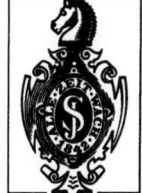

G. Bueß · A. Cuschieri
J. Périssat (Hrsg.)

Operationslehre der Endoskopischen Chirurgie 1

Mit 378 Abbildungen in 567 Einzeldarstellungen, 171 in Farbe

Springer-Verlag
Berlin Heidelberg New York
London Paris Tokyo
Hong Kong Barcelona
Budapest

Prof. Dr. GERHARD BUESS
Minimal Invasive Chirurgie, Abt. für Allgemeinchirurgie
Klinikum Schnarrenberg, Eberhard-Karls-Universität
Hoppe-Seyler-Str. 3, 72076 Tübingen, Deutschland

Prof. Dr. ALFRED CUSCHIERI
Ninewells Hospital and Medical School, Dept. of Surgery
University of Dundee
Dundee DD1 9SY, Scotland, U. K.

Prof. Dr. JACQUES PÉRISSAT
Cliniques Chirurgicales, 311 Boulevard du Président Wilson
33200 Bordeaux, France

Übersetzerin:
MARIA BUESS

Fachliche Beratung: Prof. Dr. G. Bueß, A. Melzer, Dr.-Ing. H.-D. Reidenbach, M. O. Schurr

Umschlagbild: Abb. 11.6, S. 157

Titel der englischen Ausgabe:
A. Cuschieri, G. Bueß, J. Périssat (Eds.): Operative Manual of Endoscopic Surgery
© Springer-Verlag Berlin Heidelberg 1992

ISBN-13:978-3-642-78287-9   e-ISBN-13:978-3-642-78286-2
DOI: 10.1007/978-3-642-78286-2

Die Deutsche Bibliothek – CIP-Einheitsaufnahme
Operationslehre der Endoskopischen Chirurgie / G. Bueß ... (Hrsg.). – Berlin ; Heidelberg ; New York ; London ; Paris ; Tokyo ; Hong Kong ; Barcelona ; Budapest : Springer
NE : Bueß, Gerhard [Hrsg.]
  ISBN-13:978-3-642-78287-9

Dieses Werk ist urheberrechtlich geschützt. Die dadurch begründeten Rechte, insbesondere die der Übersetzung, des Nachdrucks, des Vortrags, der Entnahme von Abbildungen und Tabellen, der Funksendung, der Mikroverfilmung oder der Vervielfältigung auf anderen Wegen und der Speicherung in Datenverarbeitungsanlagen, bleiben, auch bei nur auszugsweiser Verwertung, vorbehalten. Eine Vervielfältigung dieses Werkes oder von Teilen dieses Werkes ist auch im Einzelfall nur in den Grenzen der gesetzlichen Bestimmungen des Urheberrechtsgesetzes der Bundesrepublik Deutschland vom 9. September 1965 in der Fassung vom 24. Juni 1985 zulässig. Sie ist grundsätzlich vergütungspflichtig. Zuwiderhandlungen unterliegen den Strafbestimmungen des Urheberrechtsgesetzes.

© Springer-Verlag Berlin Heidelberg 1994
Softcover reprint of the hardcover 1st edition 1994

Die Wiedergabe von Gebrauchsnamen, Handelsnamen, Warenbezeichnungen usw. in diesem Werk berechtigt auch ohne besondere Kennzeichnung nicht zu der Annahme, daß solche Namen im Sinne der Warenzeichen- und Markenschutz-Gesetzgebung als frei zu betrachten wären und daher von jedermann benutzt werden dürften.

Produkthaftung: Für Angaben über Dosierungsanweisungen und Applikationsformen kann vom Verlag keine Gewähr übernommen werden. Derartige Angaben müssen vom jeweiligen Anwender im Einzelfall anhand anderer Literaturstellen auf ihre Richtigkeit überprüft werden.

Zeichnungen: M. Wosczyna, Rheinbreitbach, Deutschland
Gesamtherstellung: Appl, Wemding, Deutschland
24/3130-5 4 3 2 1 0 – Gedruckt auf säurefreiem Papier

Vorwort

Unser Hauptanliegen bei der Zusammenstellung dieser Operationslehre für die endoskopische Chirurgie war von Anfang an, die drei wichtigsten Aspekte dieser neuen chirurgischen Vorgehensweise abzudecken: die technologischen Grundlagen, die endoskopisch-chirurgischen Fertigkeiten und die Operationsabläufe.

Die Darstellung des Operationssitus, die Exposition und das indirekte chirurgische Arbeiten setzen die optimale Funktion der Hilfsgeräte voraus, ohne die die endoskopische Chirurgie nicht möglich ist. Die genaue Kenntnis der physikalischen Grundlagen der verschiedenen Hilfstechniken, die bei dieser stark technologie-abhängigen Art der Chirurgie verwendet werden, ist nicht nur eine wichtige Voraussetzung für ihre sichere Anwendung, sondern auch für eine längere Lebensdauer der Ausrüstung und den reibungslosen Ablauf der endoskopisch-chirurgischen Eingriffe. Nicht weniger wichtig ist natürlich die Aneignung der manuellen Fertigkeiten, die sich in mehrfacher Hinsicht grundlegend von denen der konventionellen, offenen Chirurgie unterscheiden. Die Vorbereitung auf die praktische Ausübung der endoskopischen Chirurgie erfordert einen enormen Trainingseinsatz. Wer es jedoch geschafft hat, diese schwierige Hürde zu überwinden, erfährt die höchste professionelle Befriedigung bei der Beobachtung des postoperativen Verlaufes, der sich selbst nach schweren Operationen auszeichnet durch minimale körperliche und psychische Beeinträchtigung, niedrigere Morbidität und die rasche Wiedererlangung der Fähigkeit, der gewohnten Tätigkeit nachzugehen. Das neue Vorgehen hat der chirurgischen Behandlung den „Stachel" genommen und mindert die Angst der Patienten vor einer Operation. Ganz abgesehen von Kostenerwägungen rechtfertigen schon diese Gründe allein die zusätzliche Mühe und finanzielle Investitionen, um die endoskopische Chirurgie weiter zu entwickeln.

Wir hatten uns also mit diesem Buch ein ehrgeiziges Ziel gesteckt. Für viele der Abbildungen mußten aufwendige Computergraphiken hergestellt werden. Wir haben auf diesen Aspekt des Buches in Zusammenarbeit mit dem Graphiker Mathias Wosczyna besonders viel Zeit und Mühe verwendet und eine beträchtliche Verzögerung des Fertigstellungstermines in Kauf genommen; wir sind jedoch der Meinung, daß sich der Aufwand gelohnt hat, weil die Darstellungen ihresgleichen suchen. Diese Kompromißlosigkeit war notwendig, weil die Abbildungen, bei denen didaktische Kriterien eine ausschlaggebende Rolle gespielt haben, u. E. von entscheidender Bedeutung sind für die Übermittlung der Grundlagen, für die sichere Handhabung der Instrumente und Geräte sowie für die Durchführung der einzelnen Schritte der immer größer werdenden Vielfalt endoskopischer Operationen.

Die Entwicklung auf diesem Gebiet schreitet derart rasant fort, daß wir, schon als wir mit dem Schreiben der Beiträge begannen, feststellen mußten, daß das Buch zum Zeitpunkt des Erscheinens niemals dem Anspruch auf Vollständigkeit gerecht werden könnte. Deshalb wurde der Entschluß gefaßt, aktuelle Weiterentwicklungen in Form weiterer Bände abzuhandeln. Im Band 2, der 1994 wieder zuerst in englischer Sprache erscheinen wird, stellen wird diese Entwicklungen ausführlich dar (s. Inhaltsverzeichnis, S. XI).

Wir haben uns bemüht, die praktischen Aspekte der einzelnen Operationen in den Vordergrund zu stellen und deshalb eine einheitliche Gliederung der einzelnen Kapitel angestrebt. Für jedes Verfahren erfolgt eine genaue Beschreibung der speziell dafür verwendeten Instrumente, der Position des Operationsteams, der Anordnung der Geräte und Instrumente sowie der schrittweisen Durchführung der Operation.

Insgesamt gesehen war es trotz der Schwierigkeiten, denen wir begegneten, eine angenehme Aufgabe, und wir sind allen Autoren für die ausgezeichneten Beiträge zu größtem Dank verpflichtet, ebenso dem Springer-Verlag für die fortwährende Unterstützung. Wir hoffen, daß die Chirurgen in dieser Operationslehre die für ihre chirurgische Praxis notwendigen Informationen finden. Auf alle Fälle spiegelt dieses Buch unsere langjährige Erfahrung in der Auseinandersetzung mit diesem hochinteressanten neuen Gebiet wider.

G. BUESS
A. CUSCHIERI
J. PÉRISSAT

Inhaltsverzeichnis

Einführung und historische Aspekte
A. Cuschieri und G. Buess 1

Teil I. Allgemeines

1 Definition und Spektrum der endoskopischen Chirurgie
A. Cuschieri und G. Buess 9

2 Instrumente und Technologie für die endoskopische Chirurgie
A. Melzer, G. Buess und A. Cuschieri 15

3 Videobildübertragung und Photodokumentation
M. Paz-Partlow 41

4 Hilfstechniken: Elektrokauter, Thermokoagulation und Laser
H.-D. Reidenbach und G. Buess (Mit einem Beitrag von J. Keckstein) . . . 49

5 Die Einrichtung des Operationssaales für die endoskopische Chirurgie
G. Buess und A. Cuschieri 67

6 Training für die endoskopische Chirurgie
G. Buess und A. Cuschieri 70

7 Chirurgische Grundtechniken
A. Cuschieri, L. K. Nathanson und G. Buess 90

Teil II. Eingriffe am Thorax

8 Allgemeine Grundlagen der thorakoskopischen Chirurgie
A. Cuschieri 115

9 Thorakoskopische Sympathektomie und Vagotomie
R. Wittmoser 120

10 Thorakoskopische Ligatur und Resektion von Bullae der Lunge
und parietale Pleurektomie beim rezidivierenden Spontanpneumothorax,
Empyembehandlung und Perikardektomie
A. Cuschieri und L. K. Nathanson 145

11 Thorakoskopische Myotomie des Ösophagus bei Motilitätsstörungen
 A. Cuschieri, L. K. Nathanson und S. M. Shimi 152

12 Periviszerale endoskopische Ösophagektomie –
 Endoskopisch-Mikrochirurgische Dissektion des Ösophagus (EMDÖ)
 G. Buess, H. D. Becker und G. Lenz 161

Teil III. Eingriffe im Bauchraum

13 Allgemeine Grundlagen der laparoskopischen Chirurgie
 A. Cuschieri 181

14 Diagnostische Laparoskopie und laparoskopische Adhäsiolyse
 A. Cuschieri 193

15 Laparoskopische Appendektomie
 A. Pier und F. Götz 209

16 Laparoskopische Cholezystektomie
 J. Périssat 225

17 Laparoskopische Entfernung von Gallensteinen
 B. Mentges, E. Frimberger und G. Buess 251

18 Drainage der Gallenblase bei der schweren akuten Cholezystitis
 A. Cuschieri 258

19 Die laparoskopische Operation der Leistenhernie – Vorläufiger Bericht
 R. Ger 264

20 Laparoskopische Vagotomie
 F. Dubois 272

21 Laparoskopische posteriore trunkuläre Vagotomie
 und anteriore Seromyotomie
 J. Mouïel und N. Katkhouda 282

22 Laparoskopische Behandlung des perforierten Ulcus duodeni
 L. K. Nathanson und A. Cuschieri 292

23 Laparoskopische Antirefluxchirurgie
 A. Cuschieri, L. K. Nathanson und S. M. Shimi 300

24 Laparoskopische Kardiomyotomie bei der Achalasie
 A. Cuschieri, S. M. Shimi und L. K. Nathanson 319

25 Endoluminale Rektumchirurgie –
 Transanale Endoskopische Mikrochirurgie (TEM)
 G. Buess 325

Teil IV. Ausblick

26 Lebensqualität und Festlegung der Zielkriterien
   M. B. Naruhn und G. Buess 351

27 Zukunftstechnologien für die endoskopische Chirurgie
   A. Cuschieri und G. Buess 360

Sachverzeichnis 373

Inhaltsverzeichnis der englischen Ausgabe des 2. Bandes*

1. Instrumentation
   A. Melzer, G. Buess and A. Cuschieri

2. Video-Documentation Techniques
   Th. Lange and G. Buess

3. Anaesthesia
   G. Lenz, B. Kottler and G. Buess

4. Right Subtotal Oesophagectomy With Lymphadenectomy
   A. Cuschieri

5. Thoracoscopic Pericardiectomy and Insertion of Epicardial Insertion of Pace-maker lead
   A. Cuschieri

6. Thoracoscopic Management of Mediastinal Lesions
   K. Manncke, G. Roviaro and G. Buess

7. Pulmonary Resections
   G. Roviaro

8. Laparoscopic Liver Surgery: Excision of Cysts, Benign Tumours and Resection of Secondary Deposits
   A. Cuschieri

9. Laparoscopic Bilio-enteric bypass
   A. Cuschieri

10. Laparoscopic Treatment of Ductal Calculi
    A. Cuschieri

11. Laparoscopic Splenectomy
    A. Cuschieri

12. Laparoscopic Gastric Procedures
    A. Cuschieri

13. Laparoscopy and Laparoscopic Contact Ultrasound Scanning in Disorders of the Liver, Biliary Tract and Pancreas
    A. Cuschieri

---

* deutsche Übersetzung ist geplant.

Autorenverzeichnis

Prof. Dr. med. H. D. Becker
Abt. für Allgemeinchirurgie
Klinikum Schnarrenberg
Eberhard-Karls-Universität
Hoppe-Seyler-Str. 3
72076 Tübingen
Deutschland

Prof. Dr. med. G. Buess, FRCS Ed
Abt. für Allgemeinchirurgie
Klinikum Schnarrenberg
Eberhard-Karls-Universität
Hoppe-Seyler-Str. 3
72076 Tübingen
Deutschland

A. Cuschieri, MD, ChM, FRCS Ed
Ninewells Hospital
and Medical School
Department of Surgery
University of Dundee
Dundee DD1 9SY
Scotland, UK

F. Dubois, MD
Hôpital International
de L'Université de Paris
42 Boulevard Jourdan
75014 Paris (XIV)
France

Dr. med. E. Frimberger
Technische Universität
II. Medizinische Klinik
und Poliklinik
Ismaninger Str. 22
81675 München
Deutschland

R. Ger, MD, FRCS, FACS
Winthrop-University Hospital
Department of Surgery
259 First Street
Mineola, New York 11501
USA

Dr. med. F. Götz
St. Elisabeth-Krankenhaus
Chirurgische Klinik
Abt. Laparoskopische Chirurgie
Von-Werth-Str. 5
41515 Grevenbroich
Deutschland

N. Katkhouda, MD
University of Nice-Sophia Antipolis
Department of Digestive Surgery
Video-Surgery and Transplantations
Hôpital Saint-Roch
06006 Nice
France

Dr. med. J. Keckstein
Universität Ulm
Frauenklinik
Prittwitzstr. 43
89075 Ulm
Deutschland

Dr. med. G. Lenz
Klinik für Anaesthesiologie
und Transfusionsmedizin
Klinikum Schnarrenberg
Eberhard-Karls-Universität
Hoppe-Seyler-Str. 3
72076 Tübingen
Deutschland

A. Melzer
Abt. für Allgemeinchirurgie
Klinikum Schnarrenberg
Eberhard-Karls-Universität
Hoppe-Seyler-Str. 3
72076 Tübingen
Deutschland

Dr. med. B. Mentges
Abt. für Allgemeinchirurgie
Klinikum Schnarrenberg
Eberhard-Karls-Universität
Hoppe-Seyler-Str. 3
72076 Tübingen
Deutschland

J. Mouïel, MD, FACS
University of Nice-Sophia Antipolis
Department of Digestive Surgery
Video-Surgery and Transplantations
Hôpital Saint-Roch
06006 Nice
France

Dr. med. M. B. Naruhn
Abt. für Allgemeinchirurgie
Klinikum Schnarrenberg
Eberhard-Karls-Universität
Hoppe-Seyler-Str. 3
72076 Tübingen
Deutschland

L. K. Nathanson, MB, CH, B, FRCS
Department of Surgery
Royal Brisbane Hospital
Queensland
Australia

M. Paz-Partlow, MFA
Cedars-Sinai Medical Center
8700 Beverly Boulevard
Los Angeles
California 00048-1869
USA

J. Périssat, MD
Cliniques Chirurgicales
311 Boulevard du Président Wilson
33200 Bordeaux
France

Dr. med. Dipl.-Ing. A. Pier
St. Elisabeth-Krankenhaus
Chirurgische Klinik
Abt. Laparoskopische Chirurgie
Von-Werth-Str. 5
41515 Grevenbroich
Deutschland

Prof. Dr.-Ing. H.-D. Reidenbach
Fachhochschule Köln
Forschungsbereich Medizintechnik (IHLT)
Schwerpunkt Hochfrequenz-
und Lasertechnik
Betzdorfer Str. 2
50679 Köln
Deutschland

S. M. Shimi, MB, ChB, BSC, FRCS
Department of Surgery
Ninewells Hospital and Medical School
University of Dundee
Dundee DD1 9SY
Scotland, UK

Dr. med. R. Wittmoser †
Institut für Neurovegetative Chirurgie
und Endoskopie
Degerstraße 10
40235 Düsseldorf
Deutschland

Einführung und historische Aspekte

A. Cuschieri und G. Buess

Einleitung

Es ist nicht einfach, die Chronologie der Stationen aufzuzeigen, die zur Entwicklung der endoskopischen Chirurgie geführt haben, zumal diese Vorgehensweise trotz des geradezu phänomenalen Fortschrittes immer noch in den Kinderschuhen steckt. Manche betrachten die endoskopische Chirurgie als logische Weiterentwicklung der flexiblen Endoskopie, die im Laufe der vergangenen 25 Jahre zu den heute bekannten interventionellen Eingriffen geführt hat. Obwohl die flexible Endoskopie zweifellos eine wichtige Vorreiterrolle gespielt hat, ist diese Auffassung jedoch falsch, denn in der endoskopischen Chirurgie wurde zwar die Art des Zugangs geändert, ansonsten aber gelten die bekannten Ansprüche der konventionellen Chirurgie. So besteht die chirurgische Therapie sowohl bei der laparoskopischen als auch bei der offenen Cholezystektomie in der sicheren Entfernung der Gallenblase. Beide Techniken befolgen die chirurgischen Richtlinien und Schritte, die bereits vor über 100 Jahren festgelegt wurden, als Langenbuch die erste Cholezystektomie durchgeführt hat.

Das Hauptmerkmal der neuen Technik besteht darin, daß etablierte Verfahren auf eine Weise durchgeführt werden, die eine Minderung des Traumas durch den Zugang und somit eine raschere Genesung des Patienten mit sich bringt. In diesem Sinne ist es viel vernünftiger, die bereits verfügbaren Technologien so einzusetzen bzw. dahingehend weiterzuentwickeln, daß die Durchführung bewährter Verfahren möglich ist, anstatt aufgrund von vorhandenen technischen Einschränkungen Kompromisse einzugehen und sich auf neue, unerprobte Methoden einzulassen.

Die Begeisterung für die neuen Methoden darf nicht dazu führen, daß fundierte chirurgische Erkenntnisse mißachtet und etablierte Verfahren verworfen werden.

Wir wollen hier die wichtigsten Meilensteine anführen, die das Feld bereitet haben für das aktuelle Interesse an dieser Form der Chirurgie und die teilweise bis zur Jahrhundertwende zurückreichen. Trotzdem steht u. E. eines fest: Die endoskopische Chirurgie hat mehr Zukunft als Vergangenheit.

Laparoskopie

Die ersten veröffentlichten Berichte über die Technik der Laparoskopie stammen von Jakobeus (1901) und Kelling (1902), der jedoch schon 1 Jahr zuvor auf dem Kongreß der Deutschen Gesellschaft für Biologie und Medizin in Hamburg über seine experimentellen Ergebnisse berichtet hatte. In seiner ersten Veröffentlichung beschrieb Kelling die Technik der Untersuchung der Peritonealhöhle beim Hund mit einem Zystoskop nach vorheriger Anlage eines Pneumoperitoneums mit gefilterter Luft. Jakobeus, dessen Bericht auf seinen Erfahrungen am Menschen basiert, führte dagegen ohne vorherige Anlage eines Pneumoperitoneums ein „Zystoskop" direkt in die Peritonealhöhle ein. Deshalb entspricht die heute verwendete Technik der Laparoskopie im wesentlichen der von Kelling entwickelten Methode. Es läßt sich schwer bestimmen, von welchem der beiden beruflichen Rivalen die ursprüngliche Idee stammt, aber nachdem sich beide zur gleichen Zeit mit dieser Thematik beschäftigt haben, ist am ehesten davon auszugehen, daß die Entwicklung unabhängig voneinander gleichzeitig in Schweden und in Deutschland ablief.

Kalk, der Pionier der diagnostischen Laparoskopie, hat die um 45–50° abgewinkelte Optik zur Diagnostik der Lebererkrankung in die Routine eingeführt. Die Abwinkelung gestattete eine bessere Inspektion der Organe. Er konnte so zum einen hinter die Leber sehen, aber auch durch Rotieren der Optik den Blickwinkel beliebig ändern. Kalk war ein Neuerer, der auch andere zweckdienliche Instrumente für die Laparoskopie entwickelte. Im Jahr 1929 war er der erste Befürworter der Technik mit 2 getrennten Zugängen. Dieser Fortschritt erweiterte das Spektrum der diagnostischen Laparoskopie beträchtlich und bereitete den Weg für die Entwicklung der operativen Laparoskopie. Kalk erzielte mit seinen Untersuchungen an über 2000 Patienten eindrucksvolle Ergebnisse, die er im Jahr 1951 in einer Monographie über die Laparoskopie veröffentlichte.

Fevers berichtete 1933 über Erfahrungen mit laparoskopischen Untersuchungen bei 50 Patienten unter Verwendung von O_2 bzw. CO_2 anstelle von Raumluft für die Anlage des Pneumoperitoneums und hat demnach als erster diese Gase eingesetzt. Eine wesentliche Weiterentwicklung wurde 1938 von dem Ungarn Veress beschrieben. Er verwendete für eine sichere Anlage des Pneumothorax eine spezielle Nadel, die auch heute noch mit geringfügigen Modifikationen routinemäßig zur Anlage des Pneumoperitoneums gebraucht wird. Diese Nadel verfügt über einen an der Spitze abgerundeten, zentral liegenden Stift, der durch eine Feder vorgeschoben wird, sobald das Peritoneum bzw. die Pleura durchstoßen ist, und der so die Verletzung innerer Organe vermeidet. Die Gasinsufflation erfolgt über eine seitliche Öffnung am vorgeschobenen Zentralstift.

Endoskopische Elektrokoagulation

Ruddock setzte 1934 erstmals eine Biopsiezange in Verbindung mit einem monopolaren Elektrokauter bei einer Laparoskopie ein. Die erste laparoskopische Tubensterilisation mit monopolarer Hochfrequenz-(HF-)Koagulation der Eileiter wurde 1936 von Bosch in Deutschland durchgeführt, der dazu einen Niederfrequenzgenerator mit einer Leistung von 100 Watt (W) verwendete. Power und Barnes setzten 1941 in den Vereinigten Staaten den Bovie-Hochleistungsgenerator mit einer Spitzenleistung von 350 W bei der Laparoskopie ein. Die Anwendung dieses monopolaren Elektrokauters mit hoher Leistung für die Tubensterilisation führte zu einer kritischen Morbidität und auch zu Todesfällen als Folge der Koagulation von Nachbarorganen; deshalb wurde diese Methode nach Einführung der mechanischen Tubenligatur wieder verlassen. Fikentscher und Semm (1971), Corson et al. (1973) sowie Rioux und Cloutier (1974) verwendeten den bipolaren Elektrokauter für die Koagulation der Tube. Der bipolare endoskopische Elektrokauter wurde allerdings erstmals von Wittmoser 1966 für thorakoskopische Eingriffe eingesetzt.

Stablinsensystem

Ein entscheidender Durchbruch sowohl in der diagnostischen als auch in der operativen Laparoskopie gelang dem britischen Physiker Hopkins 1952 mit der Erfindung des Stablinsensystems. Davor wurden in den Endoskopen in längeren, luftgefüllten Abständen kleine Glaslinsen angeordnet. Hopkins hat dieses Prinzip für sein System umgekehrt. Die langen Zwischenräume sind jetzt mit geschliffenen Glasstäben ausgefüllt und das Licht wird an Linsen aus Luft gebrochen (s. Kap. 2, Abb. 2.2). Der Gesamtbrechungsindex entspricht nun annähernd dem von Glas, wodurch sich die Lichtausbeute verdoppelt. Ein weiterer Vorteil der Stablinsenoptik besteht in der deutlichen Verbesserung der Apertur des Systems. Bei den Endoskopen der älteren Generation nach dem von Nitze angegebenen Prinzip mußte eine Serie kleinster Linsen in einer präzisen Anordnung im Inneren der Hülse montiert werden. Die Position der Linsen wurde durch Zwischenrohre stabilisiert, die an ihrer inneren Oberfläche mattiert werden mußten, um die Lichtreflexion an ihrer Oberfläche auf ein Minimum zu reduzieren, weil diese Reflexe die Kontrastschärfe des endgültigen Bildes beeinträchtigt haben. Beim Hopkins-Stablinsensystem dagegen ist die Anordnung der präzisionsgeschliffenen Glasstäbe, deren Länge das 10fache ihres Durchmessers beträgt, sehr einfach, da nur sehr kurze, dünne Abstandhalter erforderlich sind. Daraus resultiert eine signifikant größere Apertur. Darüber hinaus vermindert sich durch den feinen Schliff der äußeren Oberfläche der einzelnen Stäbe die Lichtreflexion im Inneren der Optik.

Das Hopkins-Stablinsensystem bildet nach wie vor die Grundlage für alle modernen starren Endoskope, die in der endoskopischen Chirurgie verwendet werden. Zwei Probleme sind allerdings noch nicht gelöst: Das erste besteht im Lichtverlust am Übergang vom faseroptischen Lichtkabel zu den Lichtleitfasern der Optik. Verschiedene Hersteller haben versucht, dieses Problem auf unterschiedliche Weise zu lösen: Einige haben mehr lichtleitende Fasern integriert, andere haben auf die Schnittstelle eine „Kondensorlinse" aufgesetzt, die das Licht auf die Glasfasern der Optik fokussiert. Das zweite Problem besteht in einer kissenförmigen Verzeichnung durch die starren Optiken im Randbereich, die durch die Übertragung eines Karomusters demonstriert werden kann (s. Abb. 2.2b). Einem der Hersteller (Olympus, Winter & Ibe) ist es gelungen, dieses Problem durch den Einbau spezieller Korrekturlinsen in die Optik zu lösen.

Die Laparoskopie in der Allgemeinchirurgie und in der Gastroenterologie

Bis vor nicht allzulanger Zeit war die Laparoskopie sowohl in Europa als auch in Amerika überwiegend eine Domäne der Gynäkologen. In den USA löste sie die sog. „Culdoscopy" ab, die durch Decker populär gemacht wurde. Die Etablierung der Laparoskopie als wesentlicher Bestandteil der Gynäkologie geht auf einige bedeutende Gynäkologen zurück, wobei an vorderster Stelle Palmer (Frankreich), Frangenheim und Semm (Deutschland), Steptoe (Großbritannien) und Phillips (USA), die Gründer der American Association of Gynecological Laparoscopists im Jahr 1971, zu nennen sind. Palmer und Frangenheim forcierten als erste die Technik des abgewinkelten Operationslaparoskops mit einem integrierten Instrumentierkanal (Eingriffe mit 1 Einstich). Semm entwickelte die Technik mit mehreren Einstichen unter Verwendung eines starren Endoskops und mehrerer Hilfstrokare, wodurch komplexere chirurgische Eingriffe möglich wurden.

Die Laparoskopie zur Diagnose von Erkrankungen der Leber und des Gallengangsystems etablierte sich dank der Bemühungen von Kalk, Wannagat, Beck und Henning in Deutschland, Berci, Gaisford und Boyce in den Vereinigten Staaten und Cuschieri in Großbritannien. Trotz des nachdrücklichen Hinweises dieser Autoren auf den vielfältigen Nutzen der Laparoskopie – Möglichkeit, die Leber zu inspizieren, Durchführung der Cholangiographie, sichere Entnahme von Gewebeproben aus Herden der Leber –, erfuhr die Technik jedoch weder bei den Gastroenterologen noch bei den Chirurgen große Verbreitung.

Im Zusammenhang mit der Laparoskopie in der Allgemeinchirurgie darf nicht versäumt werden, den außerordentlich großen Beitrag von Berci (Los Angeles) hervorzuheben, der sich wie kein zweiter sowohl durch die Entwicklung von Instrumenten als auch durch die Einführung der Laparoskopie auf neuen Gebieten verdient machte, wodurch sich für die tägliche chirurgische Praxis wichtige Auswirkungen ergaben. Er leistete Pionierarbeit beim Einsatz der Laparoskopie in diagnostisch schwierigen Fällen, speziell in der Notfallchirurgie, und war an der Entwicklung der Minilaparoskopie in der Unfallchirurgie beteiligt. Letztere ermöglicht die Inspektion und Beurteilung der traumatisierten Bauchhöhle unter Sedierung; die Überlegenheit gegenüber der Peritoneallavage konnte Mitte der 80er Jahre in einer prospektiven Studie bestätigt werden, die von Cuschieri und Berci gemeinsam geplant und koordiniert wurde.

Die ersten, die sich der Laparoskopie zur Bestimmung des Tumorstadiums bei onkologischen Fragestellungen bedienten, waren Pergola et al., Etienne et al. und Delavierre et al. (Frankreich), Canossi et al. und Spinelli et al. (Italien), Sotnikovet et al., Berezov et al. und Nikora (UdSSR), Cuschieri et al. und Gross et al. (Großbritannien), sowie Devita, Gaisford, Sugarbaker und Lightdale (USA).

Entwicklung der laparoskopischen Chirurgie

Die heute praktizierte laparoskopische Chirurgie geht auf die von Semm geleitete Kieler Schule zurück. Die grundlegende instrumentelle Ausrüstung und der Endokoagulator (Heater probe) wurden in diesem Zentrum entwickelt. Der moderne elektronische Insufflator mit variablem Flow und automatischem Feedback zur Steuerung der Insufflation und zur Aufrechterhaltung eines vorgewählten intraabdominellen Druckes ist aufgrund von Semms wichtigen Verbesserungen am zuvor verfügbaren Insufflator entstanden. Zu seinen Verdiensten zählt darüber hinaus aber auch die Entwicklung der chirurgischen Basistechniken und der laparoskopischen Präparation, der Ligatur (intra- und extrakorporal) und der Naht. So gut wie alle gegenwärtig angewendeten laparoskopischen gynäkologischen Verfahren wurden erstmals in seiner Klinik praktiziert. Semm und seine Arbeitsgruppe in Kiel entwickelten auch die Basistechnik für die laparoskopische Appendektomie, einschließlich der Entfernung der Appendix unter Verzicht auf die Minilaparotomie.

Die laparoskopisch gestützte Entfernung von Gallensteinen wurde 1979 erstmals von Frimberger et al. experimentell in Deutschland durchgeführt. Der darauf folgende Zeitabschnitt war hauptsächlich der tierexperimentellen Forschung gewidmet. In dieser Periode wurde der Eingriff mit mehreren Einstichen und die entsprechende Ausrüstung für die sichere Durchführung der Cholezystotomie entwickelt (Trokarfixierung, federgeladenes Führungsinstrument). Diese Methode wurde in der Folge von El Ghany et al. modifiziert und klinisch eingeführt. Zur gleichen Zeit nahm man allerdings auch in einigen Zentren in Europa und Nordamerika die perkutane Gallensteinextraktion unter radiologischer anstelle der laparoskopischen Kontrolle vor (Kellet et al. 1987; Cope 1988).

Cuschieri und El Ghany begannen 1985 in Dundee mit der experimentellen laparoskopischen Gallenchirurgie und führten die laparoskopische Ligatur des Ductus cysticus, die Cholezystotomie und die Präparation der Gallenblase durch. Es folgte die Cholezystektomie am Schwein, die 1987 von Nathanson und Cuschieri, und 1988 von Ko et al. in Chicago ausgeführt wurde. Mouret (Lyon) führte 1987 als erster Chirurg die Operation mit der laparoskopischen Standardausrüstung am Menschen durch. Zuvor hatte jedoch schon Mühe (Böblingen) 1985 das Verfahren in die Klinik eingeführt, allerdings mit einem modifizierten, mit einer Optik ausgestatteten Rektoskop und CO_2-Insufflation. Der erste veröffentlichte Bericht über einen Eingriff mit der Standardausrüstung für das Verfahren mit mehreren Einstichen stammt von Dubois et al. (1989). Etwa zur selben Zeit wurde das Verfahren auch in Bordeaux (Périssat), in Nashville (Reddick et al.), in Dundee (Cuschieri und Nathanson) und in Los Angeles (Berci et al.) eingeführt. Seitdem hat die laparoskopische Cholezystektomie weltweit Verbreitung gefunden, und es wurden inzwischen mehrere Tausend derartiger Eingriffe durchgeführt. Die Einführung der laparoskopischen Cholezystektomie hat somit allein den entscheidenden Anstoß gegeben für die Entwicklung der laparoskopischen und anderer Formen der endoskopischen Chirurgie. Tabelle 1 zeigt die verschiedenen Verfahren, die mit der neuen Technik durchgeführt wurden. Wir haben versucht, herauszufinden, in welchen Zentren die jeweiligen Verfahren erstmals unter klinischen Bedingungen Anwendung fanden.

Thorakoskopie und thorakoskopische Chirurgie

Der Prioritätsanspruch um die diagnostische Laparoskopie zwischen Kelling und Jakobeus kann, wie schon erwähnt, nicht zweifelsfrei geklärt werden. Letzterer arbeitete in Stockholm und von ihm stammt der erste Bericht über eine Thorakoskopie. Er führte 1925 den ersten thorakoskopischen Eingriff durch, indem er bei einem Patienten mit Lungentuberkulose Verwachsungen von Organen mit der Pleura parietalis mit Hilfe eines Elektrokauters löste. Er legte dazu einen künstlichen Pneumothorax an, um das Kollabieren der Lunge zu erreichen. Dies war damals die Standardbehandlung bei diesem Leiden.

Das erste thorakoskopische Denvierungsverfahren geht auf Goetze et al. zurück, die 1948 eine Methode der nicht-selektiven Sympathektomie entwickelten und auch ausführten. Die Arbeit auf diesem Gebiet wurde von Cux fortgesetzt, der das Verfahren 1949 in Innsbruck einführte.

Die Entwicklung der thorakoskopischen Chirurgie, die wir heute kennen, ist der hervorragenden Pionierarbeit von Wittmoser (Tabelle 2 und 3) zu verdanken, der von 1951 an über einen Zeitraum von 3 Jahrzehnten die Ausrüstung für Denvierungsverfahren sowohl im Brustraum als auch später im Retroperitoneum entwickelte. Die selektive thorakoskopische Vagotomie der Rr. bronchiales et abdominales (1955), die selektive Sympathektomie der Rr. communicantes (1962) und die retroperitoneale Sympathektomie (1970) wurden von Wittmoser entwickelt und in die klinische Praxis eingeführt. Die thorakoskopische Chirurgie mit mehreren Einstichen wurde 1989 von Cuschieri und Nathanson in Dundee begonnen. Dadurch wurde die Palette der thorakoskopischen Möglichkeiten beträchtlich erweitert, wie z.B. Abtragung und Ligatur von Bullae und Pleurektomie beim wiederkehrenden Spontanpneumothorax, die Mobilisierung des Ösophagus, die Myotomie bei der Achalasie, sowie die Behandlung des

Tabelle 1. Am Menschen angewandte Verfahren im Rahmen der endoskopischen Chirurgie

1920	Jakobeus	Thorakoskopische Adhäsiolyse
1944	Goetze	Thorakoskopische Sympathektomie
1955	Wittmoser	Selektive thorakale Sympathektomie
1970	Wittmoser	Retroperitoneale Sympathektomie
1979	Frimberger et al.	Laparoskopische Cholezystotomie und Steinentfernung (im Tierexperiment)
1981	Semm	Laparoskopische Appendektomie
1983	Bueß et al.	Transanale Endoskopische Mikrochirurgie
1985	Mühe	Cholezystektomie (über einen einzelnen Zugang unter Insufflation)
1987	Mouret	Cholezystektomie (Eingriff mit mehreren Einstichen)
1988	Bueß et al.	Transanale Endoskopische Rektopexie
1989	Dubois	Selektiv proximale Vagotomie
1989	Nathanson et al.	Verschluß beim perforierten Ulcus duodeni
1989	Bueß et al.	Endoskopische Ösophagektomie
1990	Katkhouda u. Mouïel	Posteriore trunkuläre Vagotomie und Seromyotomie
1990	Cuschieri et al.	Lig.-teres-Kardiopexie Abtragung und Ligatur von Bullae und Pleurektomie Thorakoskopische Myotomie des Ösophagus
1990	Ger	Laparoskopische Operation der Leistenhernie
1991	Cuschieri et al.	Abdominelle Kardiomyotomie Komplette und partielle Fundoplicatio

Tabelle 2. Grundausrüstungen für endoskopische Operationen

1950–1960	Wittmoser	Thorakoskopisches System (mit 1 Einstich)
1965–1980	Semm	Laparoskopisches System für Eingriffe mit mehreren Einstichen
1980–1983	Bueß et al.	Rektoskopisches System
1985–1989	Bueß et al.	Mediastinoskopisches System
1989–1990	Cuschieri et al.	Thorakoskopisches System für Eingriffe mit mehreren Einstichen

Tabelle 3. Entwicklung der Bildübertragungssysteme

1952	Wittmoser	Farbdias thorakoskopischer Eingriffe
1965	Wittmoser	TTL-(through the lens-)Lichtmessung zur automatischen Belichtung bei der Photographie über das Endoskop
1968	Wittmoser	Gliederoptik für den Mitbeobachter und die Dokumentation
1968	Wittmoser	Endoskopischer 16-mm-Film
1969	Wittmoser	Videobildübertragung

Nußknackerösophagus und diffuser Ösophagusspasmen.

Die Entwicklung des Operationsmediastinoskops durch Bueß, Kipfmüller, Naruhn und Melzer (1985–1989) ermöglicht die visuelle Kontrolle der endoskopischen Ösophagektomie und den Verzicht auf die Thorakotomie. Dieses Verfahren wird seit 1989 in Tübingen klinisch angewendet und kann in absehbarer Zukunft wahrscheinlich die transhiatale stumpfe Ösophagektomie ersetzen.

Endoluminale Chirurgie

Seit der Einführung der endoskopischen Sphinkterotomie durch Kawai et al. in Japan (1973) sowie Classen und Demling in Deutschland (1974) sind nun schon fast 20 Jahre vergangen. Daß dieser chirurgische Eingriff von den Gastroenterologen übernommen wurde, ist bedauerlich; dies ist größtenteils dem damaligen Desinteresse der Chirurgen an der neuen Vorgehensweise zuzuschreiben. Wir sollten daraus eine Lehre ziehen und in Zukunft darauf bedacht sein, daß Neuerungen auf dem Sektor der interventionellen Endoskopie des Gastrointestinaltrakts von Chirurgen aufgegriffen und nicht jenen überlassen werden, die keine chirurgische Ausbildung haben.

Die interessanteste Neuentwicklung auf diesem Gebiet ist das Operationssystem für die endoluminale stereoskopische Rektumchirurgie, das von Bueß et al. in den Jahren 1980–1983 mit dem Ziel entwickelt wurde, komplexe endoskopisch-chirurgische Eingriffe zur Entfernung von Rektumtumoren mit abschließendem Nahtverschluß des Defektes durchzuführen. Die bisherigen umfangreichen Erfahrungen zeigen, daß die transluminale endoskopische Rektumchirurgie die Exzision von großen Adenomen und Rektumkarzinomen im Frühstadium (pT1 und pT2) mit minimaler Morbidität und Beeinträchtigung der Patienten gestattet. Eine weitere neue Entwicklung ist die endoskopische Mukosektomie beim frühen Magenkarzinom, die derzeit in Japan erprobt wird.

Literatur

Berci G, Dunkelman, Michel SL, Sanders G, Wahlstrom E, Morgenstern L (1983) Emergency minilaparoscopy in abdominal trauma. An update. Am J Surg 146: 262–265

Bueß G (ed) (1990) Endoskopie – von der Diagnostik zur neuen Chirurgie. Deutscher Ärzte Verlag, Köln

Bueß G, Unz F, Pichlmaier H (eds) (1984) Endoskopische Techniken. Deutscher Ärzte Verlag, Köln

Bueß G, Kipfmüller K, Hack D, Grüssner R, Heintz A, Junginger T (1988) Technique of transanal endoscopic microsurgery. Surg Endosc 2: 71–75

Bueß G, Becker HD, Mentges B, Teichmann R, Lenz G (1990) Die endoskopisch-mikrochirurgische Dissektion der Speiseröhre. Erste klinische Erfahrungen mit Darstellung der Operationstechnik. Chirurg 61: 308–311

Dubois F, Berthelot G, Levard H (1989) Cholecystectomie par coelioscopie. Presse Med 18: 980–982

Frimberger E, von Sanden H, Wernsdorfer C, Erhardt W, Vogel GE (1987) Laparoskopische Cholezystotomie. In: Henning H, Classen M (eds) Fortschritte der gastroenterologischen Endoskopie, vol 17. Demeter, Graefelfing, p 100

Goetz RH, Marr JAS (1944) The importance of the second thoracic ganglion for the sympathetic supply of the upper extremities. Two new approaches for its removal. Clin Proc J Cape Town Postgrad Med Ass 3: 102–114

Hopkins HH (1953) On the diffraction theory of optical images. Proc Soc Lond A 217: 408

Jakobeus HC (1910) Über die Möglichkeit, die Zystoskopie bei Untersuchung seröser Höhlungen anzuwenden. Münchner Med Wochenschr 57: 2090–2092

Kalk H (1929) Erfahrungen mit der Laparoskopie (zugleich mit Beschreibung eines neuen Instrumentes). Z Klin Med 111: 303–348

Kelling G (1902) Über Oesophagoskopie, Gastroskopie und Kölioskopie. Münchner Med Wochenschr 49: 21–24

Palmer R (1948) La coeliscopie. Bruxelles Med 28: 305–312

Power FH, Barnes AC (1941) Sterilization by means of peritoneoscopic tubal fulguration. Preliminary report. Am J Obstet Gynecol 1038–1043

Ruddock JC (1934) Peritoneoscopy. West J Surg Obstet Gynecol 392–405

Semm K (1976) Endocoagulation: a new field of endoscopic surgery. J Reprod Med 16: 105–197

Semm K (1978) Tissue-puncher and loop ligation > New aids for surgical-therapeutic pelviscopy (laparoscopy) = endoscopic intraabdominal surgery. Endoscopy 10: 119–124

Semm K (1983) Endoscopic appendicectomy. Endoscopy 15: 59–64

Semm K, Mettler L (1980) Technical progress in pelvic surgery via operative laparoscopy. Am J Obstet Gynecol 138: 121–127

Steptoe PC (1967) Laparoscopy in gynaecology. Churchill Livingstone, Edinburgh

Veress J (1938) Neues Instrument zur Ausführung von Brust-Punktionen und Pneumothorax Behandlung. Dtsch Med Wochenschr 64: 1480–1481

Wittmoser R (1969) Fortschritte der operativen Thorakoskopie. 2. Kongress der Deutschen Gesellschaft für Endoskopie. Erlangen 1968. Schattauer, Stuttgart, p 73 (Fortschritte der Endoskopie, vol 2)

# Teil I. Allgemeines

1 Definition und Spektrum der endoskopischen Chirurgie

A. CUSCHIERI und G. BUESS

Nachteile der offenen Chirurgie

Ein Grunderfordernis der konventionellen, offenen Chirurgie ist, daß der Chirurg den Zugang zum krankhaft veränderten Organ freilegt: Um zum Operationssitus zu gelangen und dort den Eingriff auszuführen – als Resektion oder in anderer Form –, muß die entsprechende Körperhöhle (Thorax, Bauchhöhle, Becken) weit eröffnet werden. Die für sicheres und fachgerechtes Operieren notwendige Darstellung wird durch den Einsatz von Metallretraktoren ermöglicht, welche von Assistenten oder mechanischen Haltevorrichtungen gehalten werden. Nach Vollendung des Eingriffes muß die Körperhöhle wieder verschlossen werden.

Dieses herkömmliche, offene Vorgehen ist aufgrund seiner langen Tradition in der Chirurgie zwar unangefochten, weist jedoch gewisse spezifische Nachteile auf, die den unmittelbaren postoperativen Verlauf wesentlich beeinflussen und die Genesung des Patienten von den Operationsfolgen hinauszögern:

1. Zunächst resultiert aus dem für die Exposition des Situs erforderlichen ausgedehnten Trauma eine nachhaltige katabole Stoffwechselreaktion. Diese besteht in nachweisbaren physischen und biochemischen Veränderungen sowie in neurologischen und psychologischen Folgeerscheinungen, die zwar bisher kaum erklärbar sind, aber oft mehrere Wochen oder Monate lang fortdauern. Es handelt sich dabei auch um Phänomene wie Asthenie, Lethargie und Debilität.
2. Postoperative Schmerzen sind hauptsächlich auf die Durchtrennung der Bauchdecken zurückzuführen. Zusätzlich zu der Beeinträchtigung des Patienten, die oft die Gabe starker Opiate oder vergleichbarer Schmerzmittel notwendig macht, beeinträchtigt der Schmerz die Mobilität und die Atmung und trägt so entscheidend zu den bekannten postoperativen Komplikationen in der Chirurgie, wie Lungenatelektase, Infektion oder tiefe Venenthrombose, bei.
3. Die Freilegung der Körperhöhlen hat eine Abkühlung des Patienten und der inneren Organe sowie Flüssigkeitsverlust durch Verdunstung zur Folge. Dieser Abkühlungseffekt ist besonders bei Kindern und älteren Menschen von Bedeutung, und es sollten während des Eingriffes Vorkehrungen getroffen werden, um diesen unerwünschten Nebeneffekt zu vermeiden. Bei länger dauernden Eingriffen hat der Flüssigkeitsverlust der Darmschlingen nachteilige Folgen hinsichtlich der Wiederaufnahme der Darmfunktion und der Heilung der durch den Chirurgen angelegten gastrointestinalen Anastomose.
4. Durch die häufig mit großem Kraftaufwand ausgeführte Retraktion mit den Metallinstrumenten kann es zu sofort sichtbaren Verletzungen, insbesondere der parenchymatösen Organe, wie der Milz oder der Leber, und zu Verletzungen am Mesenterium kommen. Neben diesen offenkundigen Läsionen beeinträchtigt der langanhaltende Zug durch die Retraktoren auch die Durchblutung des komprimierten Gewebes. Die Manipulation der Darmschlingen durch den Operateur und den Assistenten hat negative Auswirkungen auf die Motorik des Darmes.
5. Für die bei offenen Baucheingriffen unvermeidliche postoperative Atonie sind verschiedene Faktoren verantwortlich, z.B. die Exposition, Abkühlung, Manipulation und die Retraktion. Daraus kann sich in Einzelfällen ein regelrechter Darmverschluß entwickeln, der eine Reoperation notwendig macht.
6. Infolge der Verletzung der feinen Serosaschicht zusammen mit der unsanften Handhabung des Gewebes kommt es leicht zu Verwachsungen, dies trifft besonders auf die Laparotomie- und die Thorakotomiewunde zu. Manche Patienten neigen von ihrer Veranlagung her besonders stark zur Ausbildung von Verwachsungen, die auf Dauer durch immer wieder auftretende Darmstrikturen zu einem unbehandelbaren Problem werden können.
7. Schließlich stellen die Folgen des Bauchschnittes in Form von Infektionen, Nahtdehiszenz und nachfol-

gender Narbenbruchbildung eine wesentliche Morbiditätsursache dar. Trotz prophylaktischer Maßnahmen einschließlich der Gabe von Antibiotika bleibt die postoperative Wundinfektion eine verbreitete Komplikation, die den Krankenhausaufenthalt verlängert und infolgedessen die Kosten für die chirurgische Behandlung beträchtlich ansteigen läßt.

Definition der endoskopischen Chirurgie

Das Hauptmerkmal der endoskopischen Chirurgie besteht in der Minderung des für den Zugang zum Operationssitus erforderlichen Traumas, ohne Nachteile bei der Darstellung in Kauf nehmen zu müssen. Chirurgische Eingriffe werden unter Sicht über die Optik mit integriertem Hopkins-Stablinsensystem und die angekoppelte CCD-Kamera entweder in geschlossenen Körperhöhlen oder im Lumen von Hohlorganen ausgeführt, der Chirurg kann also über den Bildschirm operieren. Neben dem Wegfall eines großen, schmerzhaften Schnittes fällt ins Gewicht, daß für die Präparation vor Ort miniaturisierte, feine Instrumente Verwendung finden, wodurch auch das Trauma durch die chirurgische Präparation weiter verringert werden kann. Das Operationstrauma bleibt also auf die betreffende Körperhöhle begrenzt, unter Vermeidung einer breiten Eröffnung, der damit verbundenen Abkühlung und Austrocknung sowie der Manipulation und Retraktion innerer Organe. Daraus ergibt sich eine drastische Minderung der Gesamtbelastung und in der Folge eine deutlich raschere Erholung und Genesung. Darin liegt der Hauptvorteil der neuen Methode, der bei weitem den materiellen Nutzen der Einsparungen durch die endoskopische Chirurgie bei den Krankenhauskosten überwiegt, der immer zu sehr in den Vordergrund gestellt wurde. Der wahre Nutzen für den einzelnen Patienten wie für die Gesamtbevölkerung liegt in der frühzeitigen vollen Wiederaufnahme der Berufstätigkeit, die bei der überwiegenden Mehrzahl der Patienten nach Behandlung mit endoskopisch-chirurgischen Methoden möglich wird.

Darüber hinaus gibt es noch weitere Vorteile, deren positive Auswirkungen unumstritten sind: So gehören Komplikationen im Zusammenhang mit der Wundheilung praktisch der Vergangenheit an. Finanziell gesehen belaufen sich die durchschnittlichen Mehrkosten durch eine Infektion einer Bauchwunde auf 4500 DM; es ergeben sich also, zusätzlich zur verminderten Morbidität durch die Vermeidung großer Bauchschnitte, beträchtliche Einsparungen. Ebenso stellt der Wegfall der postoperativen Wunddehiszenz (Platzbauch) und großer Narbenhernien, besonders beim adipösen Patienten, einen echten und wesentlichen Fortschritt dar.

Ein bedeutender Vorteil der endoskopischen Chirurgie, der bisher kaum beachtet wurde, ist außerdem der drastisch geminderte Kontakt mit Patientenblut im Verlauf der Operation. Die Bedeutung dieses Faktors ist im Hinblick auf den Schutz der an der Operation Beteiligten vor Viruserkrankungen wie Hepatitis B und Aids nicht zu unterschätzen.

Weitere beachtliche Vorzüge der endoskopischen Chirurgie sind u. a.: die Minderung der häufigen postoperativen Komplikationen, die als Folge von längerem Liegen und Schmerzen auftreten, wie postoperative Lungenatelektase, Pneumonie und tiefe Venenthrombose; diese Verminderung bedarf jedoch noch der Bestätigung durch prospektive klinische Studien. Mehrere Chirurgen, auch die Autoren, haben im Verlauf ihrer Erfahrungen in der endoskopischen Chirurgie eine deutliche Abnahme der Häufigkeit von Verwachsungsbildung beobachtet. Neben der Vermeidung von großen Bauchschnitten kann über weitere Faktoren gegenwärtig nur gemutmaßt werden. Auch dieses Phänomen bedarf noch der weiteren Untersuchung durch prospektive klinische Studien.

Terminologie

Die Herausgeber Cuschieri und Bueß praktizieren seit dem „International Congress on Surgical Endoscopy, Ultrasound, and „Interventional Techniques" in Berlin im Jahr 1988 eine enge Zusammenarbeit auf dem gesamten Gebiet der endoskopischen Chirurgie, sowohl in bezug auf technische Entwicklungen als auch auf dem tierexperimentellen und klinischen Sektor. Es herrscht weitgehend Übereinstimmung über die grundsätzlichen theoretischen und praktischen Ansätze, dies kommt auch durch die gemeinsamen Beiträge in diesem Buch zum Ausdruck. Wir haben beide einen erheblichen Beitrag zur Entwicklung der neuen Form der Chirurgie geleistet und uns schon mehrere Jahre vor dem Beginn des „Booms" mit der Materie beschäftigt. In einem einzigen Punkt konnten wir allerdings lange keine Übereinstimmung erzielen, und zwar bei der Wahl des zu verwendenden *Terminus* für diese neue Chirurgie. Für dieses Buch mußte jedoch ein Kompromiß gefunden werden, wozu es einiger Erklärungen bedarf. Bueß hatte seit Jahren den Begriff *endoskopische Mikrochirurgie* verwendet, um eine Differenzierung zwischen den neuen chirurgischen Techniken und anderen endoskopischen Vorgehensweisen, wie der Schlingenabtragung von gestielten Polypen, vorzunehmen. Dieser Begriff wurde jedoch von den Chirurgen nicht angenommen, weil sie zu dieser Zeit nicht erkannten, daß eine neue Ära der Chirurgie der Abgrenzung bedurfte. Dagegen wurde einige Zeit später der von Wickham und Fitzpatrick geprägte Ausdruck *minimal invasive Chirurgie* (MIC) von den Medizinern sehr schnell akzeptiert und findet heute breite Anwendung.

Cuschieri hält diese Bezeichnung für unbefriedigend, weil sie seiner Meinung nach einen falschen Eindruck vermittelt. Erstens wird damit in gewisser Weise auch eine erhöhte Sicherheit suggeriert, die aber mangels einer Wechselbeziehung zwischen Invasivität und Risiko nicht gegeben ist. Außerdem ist „to invade" ein absoluter Begriff *(Oxford English Dictionary)*, der eine nähere Bestimmung nicht zuläßt. Abgesehen von der Frage der Wortbedeutung – die sich auch im Deutschen stellt, nachdem „minimal invasiv" ja einfach übernommen wurde –, führt er als wichtigstes Argument gegen den Gebrauch dieser Bezeichnung die Tatsache an, daß das Hauptmerkmal der neuen Vorgehensweise, nämlich die Minderung des Traumas durch den Zugang, nicht vermittelt wird. Er favorisiert deshalb den Begriff *minimal access surgery* (MAS).

Bueß gab inzwischen der Bezeichnung MIC den Vorzug und hat sich für ihre Verwendung im Deutschen eingesetzt. Seine Argumentation geht dahin, daß die beiden anderen Bezeichnungen zu sehr den technischen Aspekt betonen, der für die Patienten nicht von vorrangiger Bedeutung ist. Dagegen hat „minimal invasive Chirurgie" einen psychologisch günstigen Beiklang, der dazu beitragen kann, dem Patienten die Furcht vor einer Operation zu nehmen, denn eine wenig invasive Methode impliziert weniger „Zerstörung" bzw. einen geringeren Eingriff in die Integrität des Körpers. Bueß hält die Bezeichnung auch vom sprachlichen Standpunkt aus für vertretbar, weil der kleinere Schnitt ein geringeres operatives Trauma bedeutet und folglich auch das Ausmaß der Invasivität gemindert wird. Ein weiteres Argument gegen die Verwendung von MAS im Deutschen ist die Schwierigkeit der Übersetzung, während minimal invasive Chirurgie und die entsprechende Abkürzung MIC auch aus diesem Grund vorzuziehen ist. Der Begriff *endoskopische Chirurgie,* auf den wir uns schließlich geeinigt haben, stellte also zunächst einen Kompromiß dar. Wir sind damit jedoch sehr zufrieden und glauben, daß er geeignet ist, alle anderen Bezeichnungen abzulösen, weil er genau das ausdrückt, was gemeint ist, nämlich Operieren über das Endoskop.

Spektrum der endoskopischen Chirurgie

Die endoskopische Chirurgie umfaßt ein weites Spektrum verschiedener chirurgischer Spezialgebiete und schließt mehrere Zugangsweisen ein:

1. laparoskopische,
2. thorakoskopische,
3. endoluminale,
4. periviszeral endoskopische,
5. arthroskopische (in diesem Buch nicht abgehandelt),
6. kombinierte Verfahren.

Laparoskopische Chirurgie

Die Einführung der laparoskopischen Chirurgie stellt den bedeutendsten Fortschritt der letzten Jahre in der Allgemeinchirurgie dar. Es bestehen kaum noch Zweifel, daß die laparoskopische Cholezystektomie in der Zukunft die Standardmethode zur Behandlung der Gallensteinkrankheit sein wird, mit der über 90% der Patienten behandelt werden können (s. Kap. 16). Mehrere andere Eingriffe im Bauchraum sind laparoskopisch durchführbar, sie sind in Teil III (S. 179–347) beschrieben. Zweifellos werden mit der Verbesserung der Instrumente und der Hilfstechnologie in naher Zukunft noch weitere abdominelle Eingriffe laparoskopisch durchgeführt werden können. Wichtig ist jedoch, daß im Bestreben, auf die laparoskopische Methode überzugehen, nicht gegen chirurgische Grundregeln verstoßen wird, die im Lauf mehrerer Jahrzehnte chirurgischer Praxis aufgestellt wurden. Bedauerlicherweise gibt es Grund zu der Annahme, daß der Ehrgeiz, der „Erste" zu sein, wenn auch nicht häufig, so doch schon vereinzelt zu derartigen Auswüchsen geführt hat. Auch wenn wir der Weiterentwicklung unseres Fachgebietes verpflichtet sind und danach streben, diese Entwicklung als Voraussetzung auch zukünftiger Konkurrenzfähigkeit gegenüber anderen Behandlungsmethoden zu erhalten, so muß doch die Sicherheit und das Wohlergehen unserer Patienten immer in erster Linie unser Handeln bestimmen.

Thorakoskopische Chirurgie

In der Thoraxchirurgie fallen die aus der Vermeidung einer Thorakotomie mittels der etablierten thorakoskopischen Verfahren erwachsenden Vorteile noch mehr ins Gewicht als in der laparoskopischen Chirurgie. Die verschiedenen thorakoskopischen Verfahren, die gegenwärtig in einer Reihe von Zentren durchgeführt werden, sind in Teil II (S. 113–178) beschrieben. Mit großer Wahrscheinlichkeit werden in naher Zukunft alle Eingriffe am Ösophagus, und zwar sowohl Resektionen als auch andere Eingriffe, thorakoskopisch durchgeführt werden. Desgleichen wird die offene Chirurgie bei Patienten mit wiederkehrendem Pneumothorax durch thorakoskopische Verfahren ersetzt werden. Gegenwärtig wird an mehreren Zentren an der Entwicklung von Techniken gearbeitet, die sowohl eine limitierte Lungenresektion als auch die Entfernung ganzer Segmente erlauben.

Endoluminale Chirurgie

Der Anwendungsbereich für die endoluminale Chirurgie umfaßt die mit dem Endoskop erreichbaren Anteile des oberen und unteren Gastrointestinaltraktes. Dabei können sowohl flexible faseroptische als auch starre Endoskope verwendet werden. Beispiele für den Einsatz der flexiblen Endoskopie sind u. a. die endoskopische Sphinkterotomie, und, neuerdings, die endoskopische Mukosektomie beim frühen Magenkarzinom. Die Transanale Endoskopische Mikrochirurgie, die neue resezierende Behandlungsmöglichkeiten für die Behandlung von Läsionen des Rektums und den Rektumprolaps erschloß, ist im Teil IV (s. S. 349–372) abgehandelt.

Periviszerale endoskopische Dissektion

Dieses Vorgehen unterscheidet sich von den vorgenannten Verfahren dadurch, daß die Präparation in lockeren bindegewebigen Schichten ausgeführt wird und nicht in einer natürlichen Körperhöhle. Voraussetzung für die Präparation ist die Schaffung eines Raumes für die Darstellung des Organs, um die Mobilisierung von den umgebenden Strukturen und Organen unter Sicht ausführen zu können. Beispiele für diese Technik sind u. a. die retroperitonealen Denervierungseingriffe wie die lumbale Sympathektomie und die Nephrektomie, sowie die unter Sicht durchgeführte endoskopische Dissektion des Ösophagus (s. Kap. 12).

Kombinierte Eingriffe

Die Zukunft gehört sicherlich den kombinierten Verfahren, d. h. die endoskopische Chirurgie in Verbindung mit offenen Eingriffen sowie kombinierte endoskopische Eingriffe, bei denen 2 der oben genannten endoskopischen Verfahren gleichzeitig angewandt werden. Ein Beispiel für erstere ist derzeit die Ösophagektomie mit zervikaler Anastomose. Der Ösophagus wird dabei entweder durch eine zervikale Inzision über das Mediastinum mit Hilfe des Operationsmediastinoskops oder thorakoskopisch über die rechte Pleurahöhle freipräpariert. Die Mobilisierung des Magens erfolgt durch einen offenen abdominalen Standardeingriff. Im Anschluß an die Resektion und Entfernung der Speiseröhre und des Tumors wird der Magen bzw. Magenschlauch mit Hilfe eines Führungsschlauches zum Hals hochgezogen, wo die zervikale Anastomose von proximalem Ösophagus und Magen ausgeführt wird.

Als Beispiel für die Möglichkeiten der kombinierten endoskopisch-chirurgischen Eingriffe ist die (bisher erst experimentell beim Schwein angewandte) endoskopische Durchführung der typischen Ösophagektomie zu nennen. Der zervikale Ösophagus wurde durch die Inzision am Hals mobilisiert, der thorakale Ösophagus endoskopisch vom Mediastinum abpräpariert und der Magen unter Erhaltung der rechten gastroepiploischen Gefäße laparoskopisch skelettiert. Ähnliche kombinierte Verfahren zur Resektion des Kolons werden gegenwärtig am Tiermodell erprobt.

Nachteile und Grenzen der endoskopischen Chirurgie

In diesem Zusammenhang ist es angebracht, auch die Grenzen und Risiken der neuen Vorgehensweise aufzuzeigen, denn wie alle Fortschritte in der klinischen Praxis hat auch die Einführung der endoskopischen Chirurgie neue Probleme aufgeworfen, mit denen wir Chirurgen uns auseinandersetzen müssen. Ein Teil der Probleme rührt von der indirekten Durchführung der chirurgischen Manipulationen her. Dies wird besonders deutlich durch den fehlenden direkten Gewebekontakt in Verbindung mit dem Verlust der Möglichkeit, den Befund zu ertasten, was für die Beurteilung der lokalen pathologischen Veränderung und zur Orientierung unabdingbar ist. Es sind verschiedene Möglichkeiten denkbar, wie dieses Problem zu umgehen ist, so z. B. durch die Entwicklung von Ultraschall „tastsonden". Gegenwärtig ist aber noch nicht abzusehen, ob und inwieweit dieser elementare Nachteil damit ausgemerzt werden kann. Ein weiteres, gravierendes Problem ist die Beherrschung von intraoperativen arteriellen Blutungen, denn die endoskopische Hämostase ist schwierig, weil sich die Gefäßstümpfe oft in das umgebende Gewebe retrahieren. Das Ausmaß dieses Problems läßt sich daran erkennen, daß laut einer kürzlichen Umfrage an mehreren großen europäischen Zentren Blutungen die häufigste Ursache für eine Erweiterung zur Laparotomie bei der laparoskopischen Cholezystektomie waren. Abgesehen von der dadurch entstehenden Gefahr einer Hypovolämie hat eine Blutung bei einem endoskopisch-chirurgischen Eingriff eine beträchtliche Verdunkelung des Bildes zur Folge, weil das aus den Gefäßen ausgetretene Blut in hohem Maße Licht absorbiert.

Im allgemeinen wird für die Durchführung von Eingriffen mit den neuen Methoden mehr technisches Können vorausgesetzt, und sie erfordern mehr Zeit und Geduld, insbesondere wenn man die Zeit für den Aufbau in Betracht zieht. Daraus ergeben sich weitreichende Auswirkungen auf den Routinebetrieb hinsichtlich der Gestaltung des Operationsprogrammes. Die längere Operationsdauer ergibt sich insbesondere bei schwierigen Fällen. So fällt beispielsweise die für eine komplikationslose laparoskopische Cholezystektomie zusätzlich erforderliche Zeit nicht ins Gewicht, allerdings nimmt eine schwierige Gallenblase (prall gefülltes Organ mit verkürztem Ductus cysticus) nicht selten doppelt so viel Zeit in Anspruch wie eine Operation nach der konventionellen Vorgehensweise. Daraus ist die klare Forderung nach einer entsprechenden präoperativen Diagnostik abzuleiten, die es ermöglicht, den zu erwartenden Schwierigkeitsgrad der Operation festzustellen, um entsprechend planen zu können. Ein weiteres Problem stellen die „endoskopisch schwierig durchführbaren Operationen" dar, die häufiger mit intraoperativen Verletzungen verbunden sind. Beispiel dafür ist die größere Inzidenz von Gallengangverletzungen bei der laparoskopischen Cholezystektomie, die in einigen Ländern im Vergleich zur offenen Cholezystektomie um das 4- bis 6fache angestiegen ist. Die genauen Gründe für diesen bedauerlichen Umstand lassen sich schwer feststellen, wahrscheinlich sind aber in den verschiedenen Zentren unterschiedliche Gründe dafür verantwortlich. Zum einen ist zu vermuten, daß nicht ausreichendes Training, mangelhafte klinische Beurteilung und der Einsatz der falschen Technik, wie z. B. die Verwendung eines Lasers zum Durchtrennen des Ductus cysticus und zum Auslösen der Gallenblase, in erster Linie als ursächliche Faktoren in Frage kommen. Der Chirurg, der eine Operation mit der neuen Technik beginnt, muß sich stets den Grundsatz vor Augen halten, daß das freiwillige Umsteigen auf die Laparotomie keinesfalls als „Mißerfolg" zu betrachten ist, sondern als Konsequenz daraus, daß in diesem speziellen Fall die offene Operation die richtige Behandlungsform war. Diese vernünftige Überlegung führt in jedem Fall zu einem besseren Ergebnis, als wenn der Eingriff endoskopisch weitergeführt wird, was nicht selten dazu führt, daß infolge der bei der Operation verursachten Schädigung mehrere Stunden nach dem Eingriff eine offene Operation notwendig wird. Noch schlimmer ist es, wenn Komplikationen erst in der postoperativen Phase offenkundig werden.

Ein erhebliches Problem bei resezierenden Verfahren stellt in der endoskopischen Chirurgie die Entfernung der Resektate dar. Manchmal ist die Entfernung über eine natürliche Körperöffnung möglich, wie z. B. die Entfernung des Ösophagus über das Mediastinum oder des Kolons über das Rektum; in anderen Fällen ist das Problem jedoch noch nicht gelöst. Ein Lösungsvorschlag sieht die „Zerkleinerung, Zerstückelung oder Verflüssigung" des Organs vor, um eine Entfernung zu ermöglichen – und manche Chirurgen befürworten dieses Vorgehen in der Tat. Dieses sehr unbedachte Konzept verstößt jedoch gegen einige der wichtigsten chirurgischen Prinzipien, die die exakte Untersuchung des gesamten resezierten Präparates vorsehen, da diese für die nachfolgende Behandlung und die Nachsorge des Patienten unerläßlich ist. Bei onkologischen Fragestellungen stellt dieses Vorgehen sogar einen Kunstfehler dar, da es eine histologische Feststellung des Tumorstadiums ausschließt. Unseres Erachtens stößt die endoskopische Chirurgie hier an ihre Grenzen. Solange eine Entnahme des gesamten Resektates nicht möglich ist, sollte sich die laparoskopische Chirurgie im Zusammenhang mit Karzinomen weitgehend auf die Lymphadenektomie zum Tumorstaging bei Tumoren im urologischen Bereich und im Becken beschränken.

Anforderungen hinsichtlich zukünftiger Entwicklungen

Hinsichtlich der zukünftigen Entwicklung sind drei grundsätzliche Forderungen zu stellen: Die erste betrifft die Frage, in welchem Rahmen die endoskopische Chirurgie durchgeführt werden soll. Einige Operationen, wie die laparoskopische Cholezystektomie und Appendektomie, sind wahrscheinlich nach entsprechendem Training von den meisten Allgemeinchirurgen auszuführen. Komplexere und anspruchsvollere Eingriffe sollten jedoch spezialisierten Zentren vorbehalten bleiben, und wir plädieren in diesem Zusammenhang für die Anerkennung der endoskopischen Chirurgie als neues Spezialgebiet der Chirurgie. Hier ergibt sich jedoch das Problem der Abgrenzung zu den anderen, gegenwärtig existierenden Spezialgebieten. Am vernünftigsten wäre eine Integrierung in die jeweilige Spezialabteilung, also z.B. Abteilung für Thorax- und thorakoskopische Chirurgie, kolorektale und endoluminale Chirurgie usw. Des weiteren besteht noch die Notwendigkeit von Trainingsprogrammen, sowohl für die Allgemeinchirurgen als auch für die Experten in dem neuen Spezialbereich. Einige diesbezügliche Vorschläge sind in Kap. 6 beschrieben. Die Verbesserung der derzeit zur Verfügung stehenden Instrumente und Hilfstechnik ist ein anderes wichtiges Anliegen, um die „indirekte" Ausführung der chirurgischen Eingriffe über lange Instrumente unter endoskopischer Sicht zu erleichtern und in bezug auf die Sicherheit zu verbessern (s. dazu Kap. 27).

Literatur

Bueß G (ed) (1990) Endoskopie – von der Diagnostik bis zur neuen Chirurgie. Deutscher Ärzte Verlag, Köln

Bueß G, Becker HD (1991) Minimal Invasive Chirurgie MIC. Leber Magen Darm 2

Cuschieri A (1990) Minimal access surgery: the birth of a new era. J R Coll Surg Edinb 35: 345–347

Cuschieri A (1991) Minimal access surgery and the future of interventional laparoscopy. Am J Surg 17: 217–222

Cuschieri A, Dubois F, Mouïel J, Mouret P, Becker H, Buess G, Trede M, Troidl H (1991) The European experience with laparoscopic cholecystectomy. Am J Surg 161: 385–387

Wickham J, Fitzpatrick JM (1990) Minimally invasive surgery (editorial). Br J Surg 77: 721

2 Instrumente und Technologie für die endoskopische Chirurgie

A. Melzer, G. Buess und A. Cuschieri

Einleitung

Charakteristisch für die endoskopische Chirurgie ist, daß mit einer möglichst kleinen Zahl möglichst kleiner Zugänge gearbeitet wird. Für die Arbeit unter Gasdehnung ist ein runder Querschnitt des Instrumentenschaftes zur Abdichtung notwendig. Diese Bedingungen engen die konstruktiven Möglichkeiten ein. Der angestrebte kleine Durchmesser wird durch die Verwendung hochwertiger Materialien erreicht, um einen häufigen Ausfall der Operationsinstrumente zu vermeiden. Technologisch aufwendiger sind die Bildübertragungssysteme, die Lichtquellen, die Geräte für die Gasdehnung und die Präparation. Der endoskopisch operierende Chirurg muß sich deshalb intensiv mit den Fragen der Technologie auseinandersetzen, zumal eine rasche weitere Entwicklung auf diesen Sektoren abzusehen ist.

Grundsätzliche Anforderungen an das Instrumentarium

Sterilisierbarkeit

Alle Instrumente und Geräte, die in den Körper des Patienten eingebracht werden, müssen sterilisierbar sein. Die als das beste Verfahren geltende Dampfsterilisation führt zu enormen Belastungen der Instrumente. Die Materialien müssen dauerhaft korrosionsbeständig sein, weil sie ständig Elektrolytlösungen ausgesetzt werden; bei kombinierter Verwendung mehrerer Materialien in einem Instrument müssen sie hinsichtlich ihrer thermischen Ausdehnungskoeffizienten sorgfältig ausgewählt und sehr präzise verarbeitet werden. Dies gilt insbesondere für die optischen Systeme der Endoskope. Da eine suffiziente Abtötung der Keime nur erfolgt, wenn das sterilisierende Medium (Dampf oder Gas) in direkten Kontakt mit den Erregern tritt, müssen die Instrumente entweder sorgfältig gegen das Eindringen von Blut oder Sekreten abgedichtet oder zerlegbar und gut zu reinigen sein.

Die Einmalverwendbarkeit der Instrumente als Lösung der hygienischen, werkstoffkundlichen und fertigungstechnischen Probleme sollte aufgrund ökologischer und wirtschaftlicher Überlegungen kritisch gesehen werden.

Strahlendurchlässigkeit

Bei radiologischen Untersuchungen während einer Operation führen die in der Regel aus Metall gefertigten Trokarhülsen für den Zugang zum Operationsgebiet oder die Instrumente selbst zu einer Beeinträchtigung der radiologischen Beurteilbarkeit. Durch Ligaturclips aus Edelstahl werden artifizielle Veränderungen des Röntgenbildes verursacht, die eine präzise postoperative Diagnostik erschweren. Es ist jedoch noch nicht möglich, alle Instrumente aus strahlendurchlässigen Materialien (Kunststoffe oder Keramik) herzustellen.

Lichtreflexion

Die glänzenden, polierten Metalloberflächen der Instrumente sind zwar leicht zu reinigen, aber sie führen während der Operation zu störenden Lichtreflexen. Die automatischen Belichtungssteuerungen der Videokameras reagieren auf die Lichtreflexe bedingt durch die integrale Belichtungsmessung mit Abdunkelung des gesamten Bildes. Durch mattierte Oberflächen können Reflexionen zwar verhindert werden, aber gleichzeitig wird die Korrosionsbeständigkeit der Metalle ungünstig beeinflußt.

Ergonomie

Verbesserte Funktionen der Spezialinstrumente setzen die Anwendung ergonomischer Grundsätze voraus. Diese sind bei endoskopischen Eingriffen anders als in der konventionellen Chirurgie:

1. Die Instrumentengriffe müssen unabhängig von der Rotationsrichtung der Maulteile gleichermaßen gut bedienbar sein.
2. Alle Funktionen der Instrumente sollten mit einer Hand leicht durchführbar sein.
3. Die Spitzen der Instrumente müssen ggf. abgewinkelt sein, um während des Eingriffes eine optimale Sicht zu erreichen. Die Maulteile der Instrumente sollten so konstruiert und ausgerichtet sein, daß während der Funktion das Instrument nicht nachgeführt werden muß.
4. Clip- und Klammergeräte sollten über Magazine verfügen.

Freiheitsgrade der Bewegung

Der Begriff „Freiheitsgrade der Bewegung" beschreibt, inwieweit ein Instrument im Raum frei bewegt werden kann. Bisher verfügen endoskopische Instrumente über 2–3 Freiheitsgrade (Abb. 2.1 a):

1. Translation: Das Instrument kann in der Trokarhülse oder im Instrumentierkanal in der Längsachse vor- und zurückgeschoben werden.
2. Rotation des Instrumentes um seine Längsachse.
3. Relative Rotation um die Eintrittsstelle der Trokarhülse, d.h. die Rotation um den Mittelpunkt der Zugangsöffnung zum Operationsfeld (Trokar oder Instrumentierkanal). Dieser Freiheitsgrad ist inkonstant, da er von Art und Größe des jeweiligen Zugangs abhängt.

Als künftige Erhöhung der Freiheitsgrade wäre eine Rotation des Instrumentenkopfstückes um den Mittelpunkt eines distal eingebauten Gelenkes sinnvoll. Jede Bewegung des Griffstückes würde auf eine ähnliche Bewegung des inneren Kugelgelenkes übertragen (Abb. 2.1 b). Solch ein Ferngreifer sollte zunächst rein mechanisch arbeiten und möglichst einfach zu bedienen sein. Im weiteren Verlauf der Entwicklung von zusätzlichen Freiheitsgraden der Instrumente ist es aber durchaus denkbar, ein rechnergesteuertes Fernhantierungssystem, wie es heute schon routinemäßig in technischen Bereichen eingesetzt wird, bei Operationen in der endoskopischen Chirurgie anzuwenden (s. Kap. 26).

Präparationstechniken und Kombinationsinstrumente

Die Präparation bei endoskopischen Eingriffen erfordert mindestens 3 verschiedene Instrumentenfunktionen im Einsatz: Koagulieren, Schneiden und Absaugen. Zur Zeit sind diese Funktionen noch voneinander getrennt in verschiedene Instrumente integriert. Soll beispielsweise eine gefäßführende Struktur durchtrennt werden, so muß diese Struktur zunächst mit einer entsprechenden Zange koaguliert werden. Danach ist ein Instrumentenwechsel notwendig, der aufgrund der Länge der Instrumente umständlich und zeitraubend ist. Wird die koagulierte Struktur mit einer Schere durchtrennt, kann eine Blutung ausgelöst werden und evtl. die Optik verschmutzen. Zur Lokalisation und Beherrschung der Blutung ist ein Sauger notwendig, der jedoch erst nach erneutem Instrumentenwechsel eingesetzt werden kann. Abhilfe kann hier entweder die Kombination der Einzelfunktionen in einem Instrument oder die Entwicklung neuer endoskopischer Präparationssysteme schaffen. Denkbar ist z.B. die Kombination einer koagulierenden Funktion mit einer schneidenden, damit eine zu durchtrennende Struktur breitflächig koaguliert und gleichzeitig im Zentrum der Koagulationszone durchtrennt werden kann. Beide Systeme wurden von uns in Karlsruhe und Tübingen entwickelt und befinden sich bereits im experimentellen Einsatz.

Automatisierung operativer Abläufe

Gegenwärtig sind die endoskopischen Naht- und Klammertechniken im Gegensatz zur konventionellen Technik noch reichlich umständlich und zeitraubend und bedürfen dringend der Verfeinerung. Die in der konventionellen Chirurgie üblichen Linear- und Zirkularstapler (Klammernaht) sowie die automatischen Ligaturgeräte sind bisher für endoskopische Eingriffe nur begrenzt verfügbar. Seit kurzem ist ein Linearstapler (Endo GIA, Auto-Suture) auch in Europa auf dem Markt. Für Ligaturen und Einzelknopfnähte müssen die Knoten entweder extrakorporal nach Roeder oder intrakorporal mit den Instrumenten geknotet werden. Beide Techniken sind umständlich und zeitaufwendig. Der Roeder-Knoten sollte nur mit speziellem Nahtmaterial (Catgut) durchgeführt werden, da nur Catgut durch Flüssigkeitsaufnahme quillt und so den Knoten sichert. Wir entwickeln in Tübingen neue Knotentechniken, die die Verwendung des bioabsorbierbaren Nahtmaterials PDS (Po-

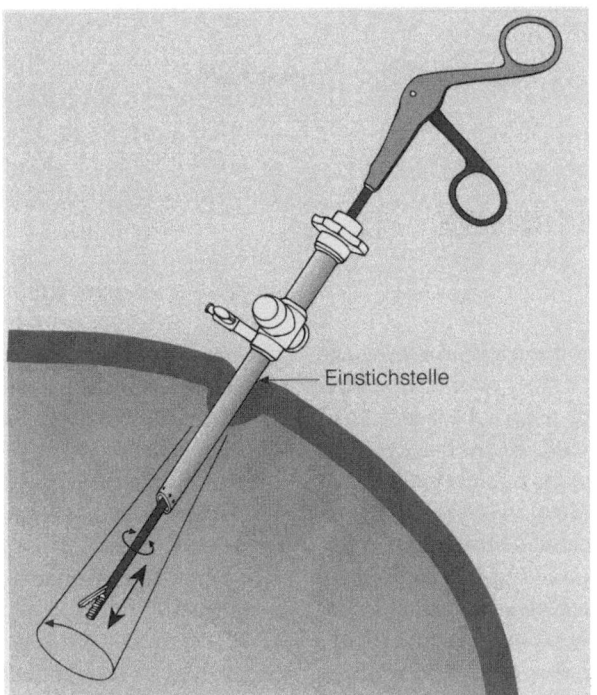
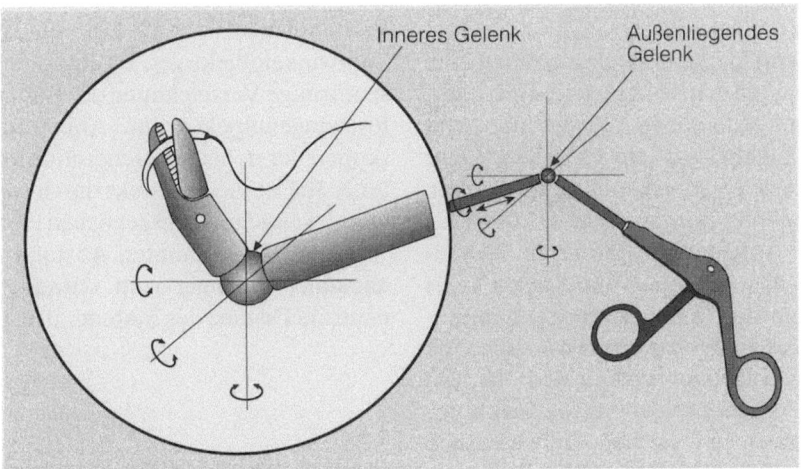

Abb. 2.1. a Freiheitsgrade eines herkömmlichen Instruments für die endoskopische Chirurgie. **b** Funktionsschema eines neuen endoskopischen Nadelhalters mit 3 zusätzlichen Freiheitsgraden. Jede Bewegung des Handgriffs im außen liegenden Gelenk wird direkt mechanisch gekoppelt auf das Gelenk innen übertragen

lydioxanon) erlauben; des weiteren erarbeiten wir in enger Kooperation mit dem Kernforschungszentrum Karlsruhe eine halbautomatisierte „Nadelübernahme" zur Erleichterung der endoskopischen Naht- und Knotentechnik.

Hilfstechniken

Ein weiteres Gebiet der Forschung und Entwicklung seitens der Industrie sollte sich mit den Zusatzgeräten (Lichtquellen, Videotechnik, Koagulation, Insufflation, Aspiration und Irrigation) beschäftigen, wobei ein besonderer Schwerpunkt die Verbesserung der Steuerung und die gleichzeitig möglichst einfache Bedienung der Geräte sein sollte, denn schon heute haben Chirurgen und Operationspersonal über hundert verschiedene Schalter und Regler der Geräte zu bedienen. Ein wesentlicher Fortschritt im Hinblick auf die

Entlastung des Personals könnte durch eine Kombination der einzelnen Gerätefunktionen in einem Gerät, verbunden mit einer zentralen Steuerung, erzielt werden.

Gegenwärtig verfügbare Systeme

Optische Systeme

Endoskope sind der Definition nach dünne optische Instrumente, die starr, semiflexibel oder vollflexibel sein können. Sie werden durch natürliche oder künstliche Öffnungen in das Innere des Körpers eingeführt und erlauben eine direkte visuelle Inspektion. Die besondere Problematik der endoskopischen Bildübertragung ergibt sich aus dem kleinen Durchmesser der Linsen und den langen Übertragungswegen. Für ein farbtreues und gut ausgeleuchtetes Bild sind insbesondere für die Videotechniken hohe Lichtintensitäten notwendig. Die Lichtquellen sind extern angebracht, und die Lichtleitung erfolgt in der Regel über in das Endoskop integrierte Glasfasern. Auf zusätzliche Beleuchtungen muß aus Platzgründen verzichtet werden. Bei photographischen Objektiven wird eine gute Abbildungsqualität, d.h. Bildschärfe, Farbtreue, Auflösungsvermögen (deutliche Wiedergabe von Einzelheiten) und Lichtstärke (die Fähigkeit, Licht durchzulassen), durch entsprechend große Linsen, Korrekturlinsen und Vergütungsverfahren (z.B. Entspiegelung durch Aufdampfen dünnster Metallschichten) erreicht. Da zum einen die Linsen eines Endoskops sehr klein sind (bis zu 0,3 mm Durchmesser) und in ein starres Endoskop eine entsprechende Anzahl von Linsen eingebaut werden muß, ist, um eine vergleichbare Abbildungsqualität wie bei photographischen Objektiven zu erreichen, ein wesentlich höherer technologischer Aufwand in der Fertigung erforderlich. Grundsätzlich gilt: Je größer die Zahl der Linsen, desto größer die Zahl der Abbildungsfehler. Die optischen Systeme in modernen starren Endoskopen sind voraussichtlich nicht mehr wesentlich zu verbessern. Dies ist auch nicht von höchster Priorität, da bei endoskopischen Operationen in der Regel eine Videokamera an das Endoskop angekoppelt und der Eingriff über einen Monitor kontrolliert wird. Die guten optischen Qualitäten der Stablinsensysteme werden aufgrund der relativ schlechteren optischen Auflösung der Videosysteme nicht ausgenutzt.

Bei vollflexiblen Endoskopen, die zur Bildübertragung geordnete Glasfasern nutzen, entspricht die Abbildungsqualität gegenwärtig ungefähr der einer Videokamera. Einer Verbesserung der Faserendoskope sind physikalische und technische Grenzen gesetzt. Anders ist dies bei vollflexiblen Videoendoskopen, die über einen distal integrierten CCD-Chip (Charge-coupled device) als Bildübertragungssystem verfügen, denn in der Videotechnik sind noch erhebliche Verbesserungen zu erwarten.

Starre monokulare Endoskope

Technologische Grundlagen
Am distalen Ende eines Endoskops befindet sich ein Objektiv, das ein umgekehrtes reelles Bild des Abbildungsgegenstandes erzeugt. Eine bestimmte, der Länge des Endoskops entsprechende Anzahl von Umkehrsystemen transportiert das Bild bis zum Okular, dort wird es mit einer Lupe betrachtet. Im Stablinsensystem nach Hopkins wird das Licht in Stäben aus Glas übertragen und an Linsen aus Luft gebrochen (Abb. 2.2a). Die Vorteile sind: größere Lichtausbeute, größeres Gesichtsfeld, höhere Bildschärfe, Bildkontraste und Farbtreue. Das Objektiv eines Endoskops hat entsprechend dem Öffnungswinkels oder Bildfeldwinkels von 67–120° die Charakteristik eines Weitwinkelobjektives. Im Randbereich tritt eine kissenförmige Verzeichnung des Bildes ähnlich wie beim Fischaugenobjektiv auf (Abb. 2.2b). Bei den Endoskopen der neuesten Generation von Olympus, Winter & Ibe ist dieser Effekt durch spezielle Korrekturlinsen weitgehend ausgeglichen (Abb. 2.2b).

In einem bestimmten Abstand zur Objektivlinse, ebenfalls abhängig vom Öffnungswinkel, liegt die neutrale Distanz des Systems, d.h. Objekte innerhalb

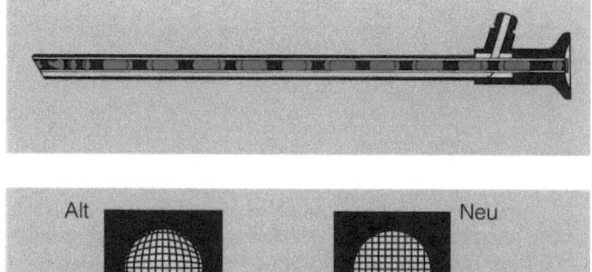

Abb. 2.2. a Schematischer Längsschnitt einer modernen Stablinsenoptik (Panaview, Wolf). Das Licht wird an Linsen aus Luft gebrochen und in Stäben aus Glas transportiert. **b** Schematische Darstellung der Randverzeichnung einer endoskopischen Abbildung: *alt* konventionelles Linsensystem; *neu* neues Korrekturlinsensystem (Olympus, Winter & Ibe)

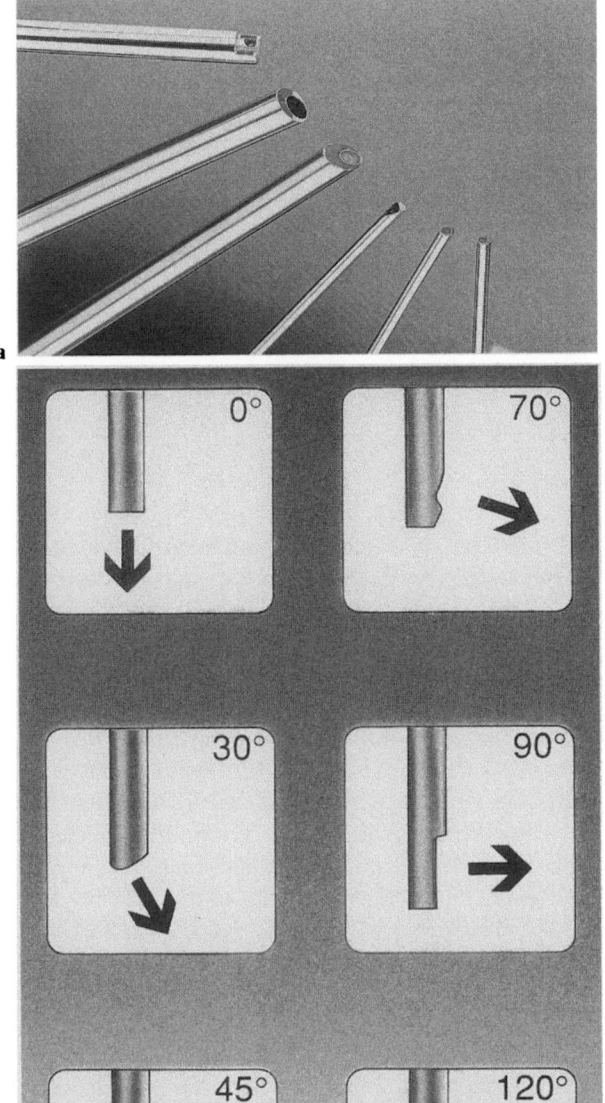

Abb. 2.3 a, b. Starre endoskopische Optiken (Olympus, Winter & Ibe; Storz; Wolf). **a** Auswahl verschiedener starrer Endoskope; **b** Schema der verschiedenen Blickrichtungen

dieser Distanz werden 1:1 abgebildet, näher zur Linse werden sie vergrößert, weiter entfernt entsprechend verkleinert. Von einer Vergrößerung im Sinne eines Mikroskops kann daher nicht gesprochen werden.

Starre monokulare Optiken

Je nach Anwendung kann der Chirurg aus einer Vielzahl von verschiedenen Endoskopen auswählen (Abb. 2.3 a). In Durchmessern von 1,9–14 mm werden starre Optiken mit verschiedenen Blickrichtungen und Bildfeldwinkeln sowie Instrumentierkanälen angeboten. Das Spektrum der Blickrichtungen reicht vom 0°-Geradeausblick, 30°-Vorausblick, 45°-Seitblick, 70°-Seitblick bis hin zum 120°-Rückblick (Abb. 2.3 b).

Eine Blickrichtung von 30–60° ist für endoskopische Operationen günstig. Sie erlaubt einen Vorausblick bei gleichzeitiger Möglichkeit eines Rundblickes durch Rotation der Optik um ihre Längsachse. Größere Blickwinkel sind weder für Diagnostik noch für chirurgische Eingriffe zu empfehlen, da Orientierungsfehler auftreten können. Für Eingriffe, die nur über einen Zugang durchgeführt werden, beispielsweise die Endoskopisch-Mikrochirurgische Dissektion des Ösophagus (EMDÖ, s. Kap. 9) werden Optiken mit integriertem Arbeitskanal angeboten.

Stereoskopische Optiken

Stereoskopische Optiken erlauben eine räumliche Sicht auf das Operationsfeld. Erreicht wird dies durch den Einbau von 2 monokularen optischen Systemen und 2 auf den Augenabstand des Operateurs einstellbaren Okularen.

Entwicklung

Ein erstes stereoskopisches Endoskop wurde 1904 von Loewenstein nach Konzepten von Jacoby als Zystoskop realisiert. Die Konstruktion dieses Stereozystoskops bildet bis heute die Basis binokularer Endoskope. Die Einführung des Kaltlichtes (Storz 1962) brachte der Entwicklung der Stereoendoskopie entscheidende Impulse, aber erst 1980 stellte Jonas ein weiterentwickeltes Stereozystoskop zur Tumorresektion in Blase und Prostata vor. Ebenfalls 1980 begannen wir mit der Entwicklung einer stereoskopischen Optik für die Transanale Endoskopische Mikrochirurgie (TEM).

Technologische Grundlagen

Die stereoskopische Optik des Instrumentariums der TEM nach Bueß, Theiß und Hutterer (Wolf) hat 2

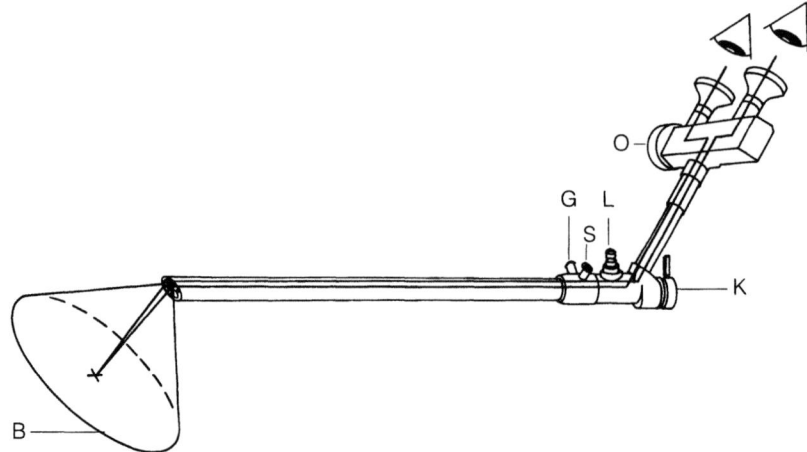

Abb. 2.4. Prinzip des Strahlenverlaufs in einer stereoskopischen Optik (Wolf). *O* verstellbare Okulare; *B* stereoskopisches Bild; *K* Kanal zur Aufnahme einer zusätzlichen Optik; *L* Anschluß für das Lichtleitkabel; *S* Anschluß für eine Linsenspülung; *G* Anschluß für die CO_2-Gasinsufflation

parallel im Abstand von 6,3 mm eingebaute Stablinsensysteme, die einen Bereich von 75° räumlich abbilden. Der Blickwinkel beträgt 50° zur Längsachse nach unten. Die Bildübertragung erfolgt über ein System von Prismen. Die Okulare sind entsprechend dem Augenabstand des Operateurs von 56–72 mm einzustellen (Abb. 2.4).

Die Optik verfügt über ein integriertes Linsenspülsystem und einen zentralen Kanal von 6,7 mm zur Aufnahme einer monokularen Optik für die Videowiedergabe.

Flexible und semiflexible Endoskope

Flexible Endoskope verfügen zwar ähnlich wie die starren Endoskope über ein Objektiv und ein Okular, jedoch erfolgt die Bildübertragung entweder über integrierte Glasfasern oder elektronisch mittels eines im distalen Teil integrierten CCD-Chips.

Entwicklung flexibler Endoskope
Auf der Basis des durch Tyndall entdeckten Effekts des Lichttransports in einem Wasserstrahl führte Baird 1905 Versuche mit Glasstäben durch. Lamm erreichte mittels Kämmen von Glasfasern eine erste brauchbare Bildübertragung. Wolf u. Schindler konstruierten 1932 ein erstes semiflexibles Endoskop durch bewegliche Koppelung herkömmlicher Umkehrsysteme in einem biegsamen Rohr (s. unter „Technologische Grundlagen der starren Endoskope", S. 18). Doch erst die industrielle Fertigung der Glasfasern ermöglichte es Hirschowitz et al. (1958), ein vollflexibles Endoskop zu realisieren.

Technologische Grundlagen flexibler Endoskope
Entsprechend ihrer Größe sind flexible Endoskope mittels einer Handsteuerung distal abwinkelbar. Diese Abwinkelung erfolgt über integrierte Züge, und zwar in zwei Ebenen bei den dickeren und in einer Ebene bei den dünneren Endoskopen. Neben Optik und Lichtleitern sind Arbeits- und Spülkanäle eingebaut (Abb. 2.5).

Die Bildübertragung in flexiblen Endoskopen erfolgt entweder über geordnete Glasfasern oder über einen distal integrierten CCD-Chip (Abb. 2.6). Dieser Chip verfügt über einzelne photosensorische Pixel (bis zu 400 000). Diese Pixel wandeln den einfallenden

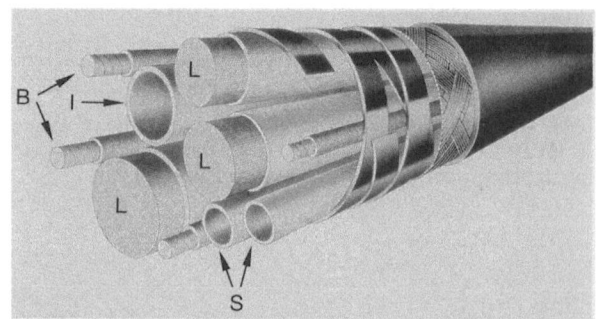

Abb. 2.5. Schematischer Querschnitt eines flexiblen Endoskops (Olympus). Sichtbar sind die Lichtleiter für Optik und Beleuchtung *(L)*, Saug- und Spülkanäle *(S)*, Instrumentierkanal *(I)* und Bowdenzüge *(B)*

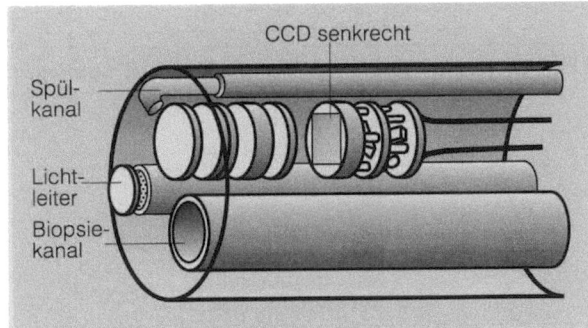

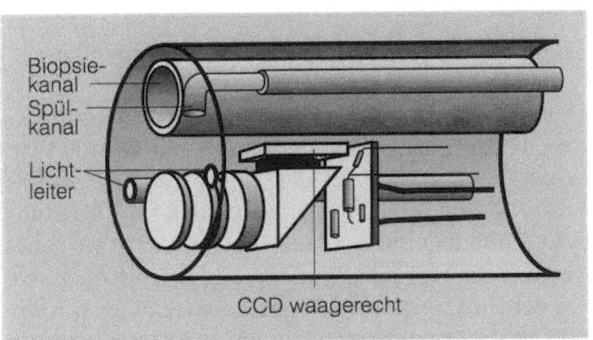

Abb. 2.6 a, b. Anordnungsmöglichkeiten des CCD-Chips im Distalende eines Endoskops. **a** Olympus: CCD senkrecht, **b** Fujinon: CCD waagrecht

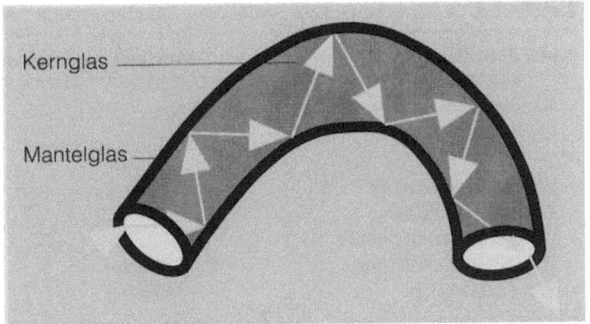

Abb. 2.7. Schematische Darstellung des Strahlenverlaufs in einer Lichtleitfaser. Aufgrund des niedrigeren Lichtbrechungsindex des Mantelglases wird das einfallende Licht totalreflektiert

Photonenstrom in elektrische Ladungen um, die in einer bestimmten Taktfrequenz zeilenweise, seriell ausgelesen, zum Aufbau eines Fernsehbildes gespeichert und verarbeitet werden. Es existieren verschiedene Bauarten zur Erzeugung eines Farbbildes. Entweder werden die Pixel durch Mosaikfarbfilter entsprechend für Rot, Grün und Blau angeordnet oder der Chip wird mittels eines Shutters abwechselnd belichtet.

In modernen Faserendoskopen werden bis zu 40 000 Lichtleitfasern eingebaut. Die Fasern sind geordnet, d. h. jedem Faserpunkt am Objektiv entspricht ein Punkt am Okular. Eine Erhöhung der Faserzahl würde die Flexibilität ungünstig beeinflussen. Die Größe der Einzelfasern hat 7 µm unterschritten, bei 6 µm liegt gegenwärtig die physikalische Fertigungsgrenze.

3 Fasertypen werden unterschieden: die *Stufenfaser*, die *Gradientenfaser* und die *Silikatfaser*.

Stufenfasern. Auf dem Kernglas der Einzelfaser befindet sich die wenige Mikrometer dünne Schicht eines Mantelglases, das einen niedrigeren Lichtbrechungsindex als das Kernglas aufweist. Ein unterhalb eines bestimmten Grenzwinkels auftreffender Lichtstrahl wird totalreflektiert, läuft weiter, bis er wieder am Mantelglas reflektiert wird, und gelangt schließlich zum Ausgang der Faser (Abb. 2.7).

Gradientenfasern und Silikatfasern. Bei sehr dünnen Endoskopen unter 1 mm werden zum Lichttransport Gradienten- oder Silikatfasern eingebaut. In Gradientenfasern ändert sich der Brechungsindex kontinuierlich zum Mantel der Faser hin und nicht sprunghaft wie bei Stufenfasern. Bei der Herstellung dieser Fasern stellt sich jedoch z. Z. noch das Problem, daß das Spektrum des übertragenen Lichts sich verändert. Silikatfasern bestehen aus zusammengeschmolzenen Einzelfasern und haben etwas bessere Abbildungsqualitäten als die Gradientenfasern.

Anforderungen an optische Systeme aus chirurgischer Sicht

In Tabelle 2.1 sind die Forderungen an Endoskope aus chirurgischer Sicht und die Verfügbarkeit sowohl bei starren als auch bei flexiblen Endoskopen zusammengestellt. Der Verbesserung von Faserendoskopen sind physikalisch Grenzen gesetzt. Im CCD-Chip liegt jedoch ein großes Entwicklungspotential (Megapixelchip), und die Videotechnik wird weiter verbessert, so daß möglicherweise schon in naher Zukunft die Qualität eines Stablinsensystems erreicht werden kann. Eine räumliche Wahrnehmung ist bei allen Eingriffen in der endoskopischen Chirurgie dringend zu fordern. Dies ist bisher jedoch nur bei der Optik des TEM-Instrumentariums (Wolf) realisiert. Die zugehörige Optik ist aufgrund des Verstellmechanismus der Okulare nur gassterilisierbar. Auch hier ist eine Verbesserung durch die Videotechnik zu erwarten, denn durch Ankoppelung von 2 Chipkameras mit 3-D-Videotechnik ist räumliche Wahrnehmung möglich und der Ver-

Tabelle 2.1. Anforderungen an Endoskope aus chirurgischer Sicht

Anforderungen an Endoskope	Verfügbarkeit bei starren Endoskopen	Verfügbarkeit bei flexiblen Endoskopen
– Kleiner Außendurchmesser	Ja	Ja
– Große Auflösung	Ja	Abhängig von Faser- bzw. Pixelzahl
– Große Tiefenschärfe	Ja	Ja
– Lupenvergrößerung	Ja	(Ja)
– Großer Öffnungswinkel	Ja	Ja
– Räumliche Abbildung	Teilweise	Nur experimentell
– Sterilisierbarkeit	Teilweise	Nur gassterilisierbar

stellmechanismus der Okulare kann entfallen. Monokulare Endoskope sind durch Neukonstruktion und Anpassung von Dichtungsmaterialien an die verschiedenen thermischen Ausdehnungskoeffizienten der verwendeten Materialien (Glas, Kunststoff und Metall) heute teilweise voll autoklavierbar (Olympus, Winter & Ibe).

Aus werkstofftechnischen Gründen konnten bisher keine autoklavierbaren, flexiblen Endoskope gefertigt werden. Aus hygienischer Sicht ist die Forderung nach vollständiger Sterilisation (als bestes Verfahren gilt die Dampfsterilisation) beim Einsatz von flexiblen Endoskopen in der endoskopischen Chirurgie zu erfüllen. Zur Zeit werden neue Niedertemperatursterilisationsverfahren mit H_2O_2 entwickelt und erprobt.

Lichtquellen

Bei einer Kaltlichtquelle wird das Licht einer externen Glüh- oder Metalldampfbirne in einen Lichtleiter aus Glasfasern eingekoppelt und tritt an der distalen Endoskopspitze aus dem Lichtleiter aus.

Entwicklung der Kaltlichtquellen

Den ersten brauchbaren Beleuchtungsapparat erfand der Frankfurter Arzt Bozzini 1790. Die Erfindung der Glühlampe (Edison 1875) und die Verkleinerung zur Mignonlampe ermöglichten erstmals die Beleuchtung durch eine an der Endoskopspitze integrierte Birne. Die Problematik dieser Konstruktion ist darin zu sehen, daß eine Glühbirne die elektrische Energie zu 97% in Wärme und nur zu 2% in sichtbares Licht verwandelt: Verbrennungen waren häufig die Folge. Die Einführung des Kaltlichtes (Storz 1962) war ein entscheidender Impuls für die Weiterentwicklung der Endoskopie, insbesondere der endoskopischen Film-, Photo- und Videotechnik.

Technologische Grundlagen der Kaltlichtquellen

Das Licht wird von einer leistungsstarken Halogen- bzw. Hochdruckmetalldampflampe mit 70–400 Watt erzeugt. Wesentlich bei der Ausnutzung der vollen Leistung der Glühlampe ist die komplette Abbildung des Glühfadens auf den Lichtleiter. Erreicht wird dies durch einen Hohlspiegel hinter und einen Kondensor vor der Birne; ein zwischengeschalteter Filter vermindert die Wärmeübertragung (Abb. 2.8). Parallel zur Birne kann eine Blitzlampe eingebaut und über die TTL-Messung (TTL: through the lens) eines entsprechenden Photoapparates in Echtzeit gesteuert werden (Wittmoser). Als Lichtleiter werden Glasfasern oder Flüssigkristall-Lichtleiter verwendet.

Glasfasern. Der Transport des Lichtes erfolgt durch Totalreflexion (s. unter „Technologische Grundlagen flexibler Endoskope", S. 20). Als Fasern sollten nur Stufenfasern eingesetzt werden, da Gradientenfasern das Licht nicht vollständig in der sichtbaren spektralen Zusammensetzung leiten und zu Farbverfälschungen führen.

Flüssigkristall-Lichtleiter. Flüssigkristalline Substanzen sind komplexe organische Verbindungen, deren langgestreckte Moleküle in einer bestimmten Phase wenige Grade oberhalb ihres Schmelzpunktes, zwar ähnlich wie in Festkörperkristallen, in Schichten angeordnet sind, jedoch innerhalb dieser Schichten freibeweglich bleiben. Dieser periodische Aufbau verleiht den flüssigkristallinen Substanzen Lichtbrechungseigenschaften, wie sie sonst nur bei klassischen, festen Kristallen zu finden sind. Der Lichttransport erfolgt ebenfalls nach dem Brechungsgesetz. Das abgestrahlte Licht hat vernachlässigbar kleine spektrale Fehler, und die Lichtausbeute ist ca. 25% höher. Als wesentliche Nachteile sind die mangelnde Sterilisierbarkeit und die geringere Flexibilität zu nennen (der innere Querschnitt muß immer kreisrund bleiben).

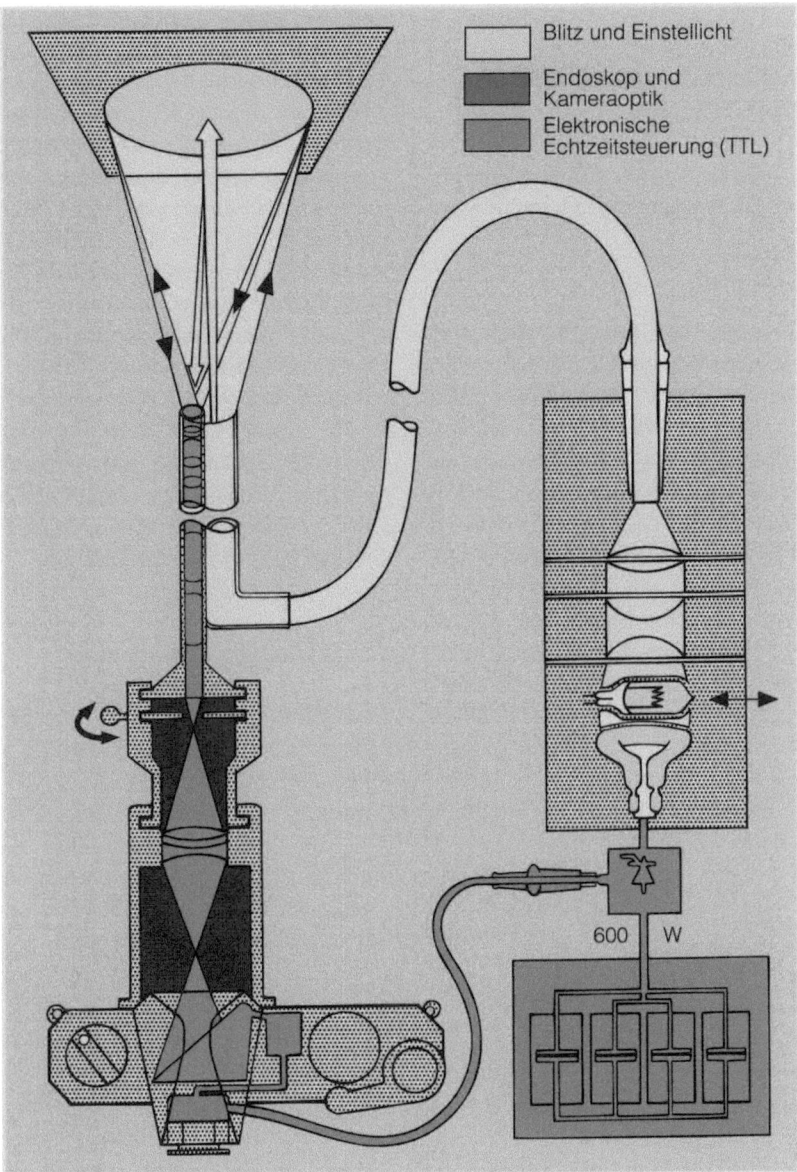

Abb. 2.8. Schematische Darstellung des von Wittmoser mitentwickelten Aufnahmesystems; TTL-Automatik mit Lichtmessung durch die Kamera und Echtzeitsteuerung des Elektronenblitzgerätes

Anforderungen an Lichtquellen
aus chirurgischer Sicht

- Hohe Lichtintensität
- Gleichmäßige spektrale Zusammensetzung des Lichtes
- Eingebautes Blitzgerät (nur zur Dokumentation)
- Eingebaute Ersatzbirne
- Steuerbar über die Videokamera

Adäquate Lichtquellen und Lichtleiter

Die Leistung der Lichtquelle ist mit 150 Watt (W) für eine direkte Betrachtung ausreichend; für Videoaufnahmen sollten stärkere Lichtquellen mit bis zu 400 W verwendet werden, für die Routineanwendung sind Glasfaserlichtleitkabel gut brauchbar. Zur perfekten Dokumentation sind Fluidkabel und ein eingebautes Blitzgerät zu empfehlen.

Insufflationsgeräte

Prinzipien der Darstellung des Operationsfeldes in der endoskopischen Chirurgie

Prinzipiell werden 2 Verfahren zur Darstellung des endoskopischen Operationsfeldes unterschieden:

- mechanische Dehnung,
- Dilatation durch Insufflation von CO_2.

Dort wo keine gasdichten Verhältnisse möglich sind, z. B. bei der Endoskopisch-Mikrochirurgischen Dissektion des Ösophagus (nach Bueß, Kipfmüller, Naruhn und Melzer), werden Dilatationsoliven bzw. Spreizsysteme angewendet. Bei laparoskopischen und thorakoskopischen Operationen (z. B. nach Wittmoser) und bei Eingriffen im Rektum wird bei entsprechender Abdichtung die CO_2-Insufflation eingesetzt. Voraussetzung für die bei laparoskopischen Operationen notwendige Dilatation des Operationsfeldes ist die Anlage eines Pneumoperitoneums. Hierfür muß eine Blindpunktion des Abdomens mit einer Kanüle (Veress-Nadel) durchgeführt werden, durch die das Gas einströmen kann. Um Verletzungen der Bauchorgane bei dieser Blindpunktion zu verhindern, haben Götze (1918) und später Veress (1938) einen Schnappmechanismus in eine Kanüle integriert. Nach dem Durchtritt der Nadel durch die Bauchwand springt eine federbelastete, stumpfe Insufflationskanüle vor und verhindert so weitere Verletzungen durch die Nadelspitze. Das Abdomen wird nun durch Anschluß eines externen Gasreservoirs künstlich gebläht. Während des operativen Eingriffes wird der notwendige Druck mittels einer elektronischen Steuerung geregelt, und Gasverluste durch Resorption oder Undichtigkeit werden automatisch ausgeglichen.

Entwicklung

Mit der Entwicklung der Endoskopie im 19. Jahrhundert begannen die Bemühungen, die Inspektion des Abdomens und der Hohlorgane durch Insufflation von Gasen zu erleichtern. Die zunächst eingesetzten Gase wie Luft und Sauerstoff sind bei längerdauernden operativen Eingriffen wegen der damit verbundenen Emboliegefahr unbrauchbar. Das früher oft eingesetzte Lachgas birgt die Gefahr der Gasembolie und der Beeinflussung der Narkose durch rasche, nicht steuerbare Resorption. Dies kann bei Gasaustritt auch für das Operationsteam gefährlich sein. Die Insufflation von Edelgasen wie Helium oder Argon hat sich trotz gewisser Vorteile (die schlechte Lösbarkeit von Wasserdampf verhindert ein Beschlagen der Optik) nicht durchsetzen können.

Das adäquate Insufflationsgas ist CO_2. Mit einer 200mal größeren Diffusionskonstanten als Sauerstoff wird es sehr schnell resorbiert und über die Lunge abgeatmet. Selbst bei der Anlage eines Pneumoperitoneums über Stunden entsteht beim Menschen keine signifikante Azidose (Kastendiek 1973). Nach Lindemann (1980) ist erst bei einer direkten intraarteriellen oder intravenösen Insufflation von CO_2 von über 150 ml/min mit Tachykardien und Kreislaufstörungen zu rechnen. Wittmoser hat 1961 die Grundlagen einer automatischen Insufflation geschaffen. Er konstruierte ein Gerät mit Fülldruckmessung, vorwählbarer Fülldruckbegrenzung und synchroner Höhlendruckmessung (Abb. 2.9a). Der von Eisenburg u. Semm 1965 entwickelte Wisap-CO_2-Pneu löste das mit Luft gefüllte Pneumoperitoneum ab.

Technologische Grundlagen

Insufflationsgeräte dienen der automatischen Aufrechterhaltung des für eine optimale Darstellung des Operationsfeldes notwendigen CO_2-Druckes im Abdomen. Die Entwicklung einer elektronischen Steuerung der Insufflation erbrachte mit einer geregelten Nachfüllgeschwindigkeit eine optimale Konstanz des Pneumoperitoneums. Als Gasreservoir eines Insufflationsgerätes dient eine handelsübliche CO_2-Gasflasche, die extern an das Gerät angeschlossen wird. Im Gerät befindet sich ein Druckminderer, der den hohen Druck in der Flasche (60 atü) auf den maximalen Insufflationsdruck reduziert. Im Gegensatz zu herkömmlichen Geräten werden bei modernen Geräten Gasreservoire verwendet, die nicht mehr manuell nachgefüllt werden müssen. Die Flowraten betragen heute bei automatischer Insufflation bis zu 10 l/min bei freiem Ausströmen. Diese neuen Geräte weisen 4 verschiedene Meßparameter auf: CO_2-Flaschendruck, maximaler intraabdominaler Druck, Flowrate und die Gesamtmenge des insufflierten Gases. Das elektronisch gesteuerte Gerät von Wisap mißt nach dem Monofil-Bivalenten System (Semm) über denselben Kanal, durch den das Gas ins Abdomen einströmt (Veress-Nadel), intermittierend den jeweiligen aktuellen intraabdominellen Druck mit einem elektronischen Meßfühler (Abb. 2.9b). Diese Elektronik reguliert den maximalen Gaszufluß bis zum Erreichen des vorgewählten Maximaldruckes. Bis zum Einbringen der Optik ist der primäre Gasfluß nach der Punktion aus Sicherheitsgründen auf 1 l/min bei einem Druck von 10 mm Hg begrenzt.

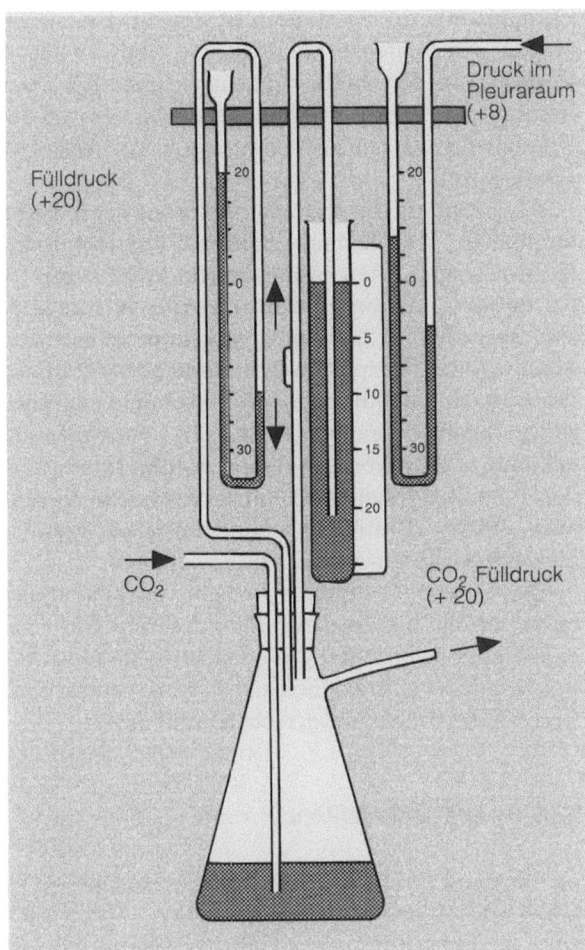

Anforderungen an ein Insufflationsgerät aus chirurgischer Sicht

Bereits heute verfügbar
- Insufflationsmenge und Maximaldruck dürfen Höchstwerte nicht überschreiten.
- Bei Absaugvorgängen muß das Pneumoperitoneum konstant bleiben.
- Automatische elektronische Steuerungssysteme.

Zukünftiger Entwicklungsbedarf
- Audiovisuelle Warnsignale bei allen Fehlfunktionen
- Gut ablesbare analoge Anzeige
- Kombination und Steuerung der Absaug- und Insufflationsfunktion in einem Gerät
- Einfache Handhabung

Die verfügbaren Insufflationsgeräte haben je nach Ausführung eingebaute Flow- und Druckregelungen. Auf diese Sicherheitssysteme sollte nicht verzichtet und es sollten diejenigen Geräte bevorzugt werden, die über entsprechende audiovisuelle Warnsignale bei Fehlfunktionen verfügen.

Aspiration und Irrigation

Bei endoskopischen Eingriffen müssen evtl. auftretende Blutungen sofort beherrscht werden, da sonst die Sicht schnell beeinträchtigt wird. In der konventionellen Chirurgie stehen Sauger, Tupfer, Bauchtücher und Spülrohr zur Verfügung. Bei endoskopischen Eingriffen dagegen limitieren die kleinen Zugänge nicht nur die Anwendung von Tupfern, sondern auch die Leistung der Sauger wird durch das kleinere Lumen bzw. die Länge der verwendeten Rohre vermindert. Während der Absaugvorgänge wird die Gasmenge im Abdomen vermindert und dadurch die optische Sicht beeinträchtigt. Ein Insufflationsgerät mit hoher Flowleistung, bei dem die durch Absaugen verlorene Gasmenge automatisch ersetzt wird, kann dies verhindern.

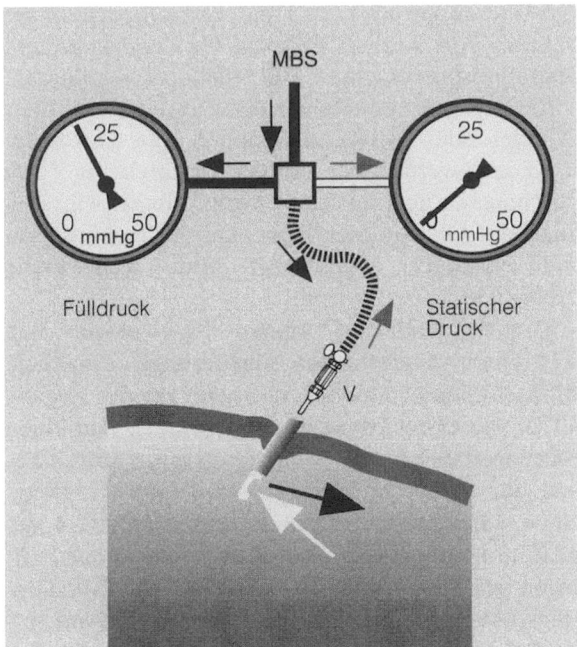

Abb. 2.9. a Schema eines Insufflationssystems nach Wittmoser mit Messung des Fülldrucks und des intrapleuralen Drucks. **b** Monofil-Bivalentes System *(MBS)* (Semm). Über die Veress-Nadel *(V)* werden intermittierend Fülldruck und intraabdomineller Druck gemessen

Anforderungen an Aspirations- und Irrigationsgeräte aus chirurgischer Sicht

Bereits heute verfügbar
- Absaug- und Spüldruck müssen automatisch regelbar sein.
- Saug- und Spülfunktion müssen über ein Instrument erfolgen und über den Handgriff steuerbar sein.

Zukünftiger Entwicklungsbedarf
- Saug- und Spülfunktion sollten elektronisch geregelt werden.
- Saugen und Spülen sollte über getrennte Kanäle erfolgen, damit beim Spülen nicht ein Teil des abgesaugten Materials in die Bauchhöhle zurückfließt.
- Großes Reservoir an Spülflüssigkeit mit audiovisueller Warnanzeige, die einen nötigen Wechsel anzeigt.
- Audiovisuelle Warnsignale bei Fehlfunktionen.

Vor- und Nachteile der verschiedenen verfügbaren Saug-/Spülkombinationen

Die erhältlichen Saug-/Spülkombinationsinstrumente verfügen meist über einen Griff mit 2 Ventilen, über die Aspiration und Irrigation gesteuert werden (Abb. 2.10). Die verwendeten Trompeten- und Zylinderventile sind zwar recht robust und scheren in der Regel Koagel und Verunreinigungen ab, so daß die Dichtheit der Ventile erhalten bleibt, sie werden aber bei Dauergebrauch schwergängig und stellen ihre Funktion nicht selten völlig ein. Einfache Schlauchklemmen (Wisap) verstopfen zwar nicht, aber sie ermüden den Schlauch auf Dauer, so daß er ausgewechselt werden muß. Günstig scheint die Ausführung des Ventils als Dreiwegehahn, der in den Handgriffen der neuesten Generation von Wolf eingebaut wird.

Als Reservoir für die Spülflüssigkeit dienen handelsübliche 1-l-Flaschen steriler, physiologischer Kochsalzlösung. Diese Menge reicht in der Regel für die meisten unkomplizierten Eingriffe aus; müssen aber ausgedehnte Spülungen vorgenommen werden, so sind größere Vorratsflaschen wünschenswert. Günstig wäre eine audiovisuelle Warnanzeige, die rechtzeitig einen notwendigen Wechsel der Vorratsflasche ankündigt. Die Absaugbehälter sollten mindestens den doppelten Inhalt der Spülflaschen haben, um ggf. auch größere Blutmengen aufnehmen zu können, ohne daß sie ausgewechselt werden müssen.

Der Ersatz der durch Absaugen verlorenen Gasmenge erfolgt über die Insufflationsgeräte. Mit einer Kombination von Aspiration, Irrigation und Insufflation in einem Gerät können alle Systeme zentral elektronisch überwacht und gesteuert werden.

Trokare und Trokarhülsen

Der Zugang zur Bauchhöhle wird in der endoskopischen Chirurgie über Trokare erreicht. Der Trokar wird zur Punktion in eine Hülse geschoben, die am proximalen Ende mit einem Ventil versehen ist; der Trokar selbst wird nach dem Eindringen in die Bauchwand herausgezogen, und die verbleibende Hülse dient als Port bzw. als Führung für Endoskope und Operationsinstrumente. Die wiederverwendbaren, sterilisierbaren Systeme verfügen in der Regel über Zylinder- oder Trompetenventile. Kugel- oder Klappenventile werden bei kleinen Trokaren bis 7 mm Durchmesser und bei einmal verwendbaren Geräten eingebaut. Die vorderen Öffnungen der Trokarhülsen sind entweder abgeschrägt oder rechtwinklig (Abb. 2.11).

Trokare sind mit einem Durchmesser von 3–13 mm in verschiedenen Ausführungen erhältlich. Mit speziellen Dilatationssystemen kann der Zugang auf 20 mm erweitert werden (Abb. 2.12). Auf einen Führungsstab wird ein Dilatationstrokar aufgeschoben, der distal ein konisch zulaufendes Trapezgewinde aufweist. Über den Führungsstab wird der Dilatationstrokar mit Druck in 3 Schraubumdrehungen im Uhrzeigersinn eingeschraubt. Der Führungsstab mit dem Dilatationskonus kann dann entfernt werden.

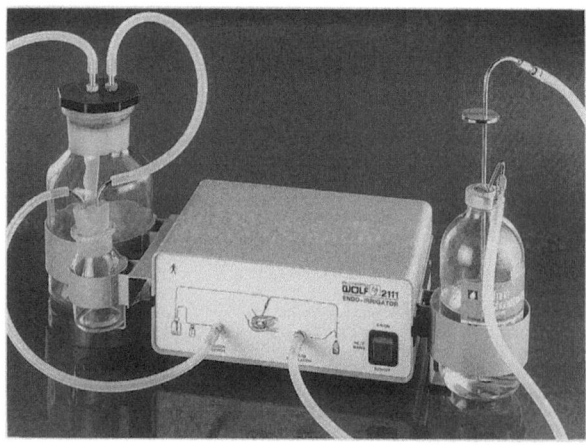

Abb. 2.10. Mit diesem Gerät können Insufflation, Irrigation und Aspiration durchgeführt werden. *Rechts* ist die Spülflasche angeschlossen, *links* der Auffangbehälter für das aspirierte Material

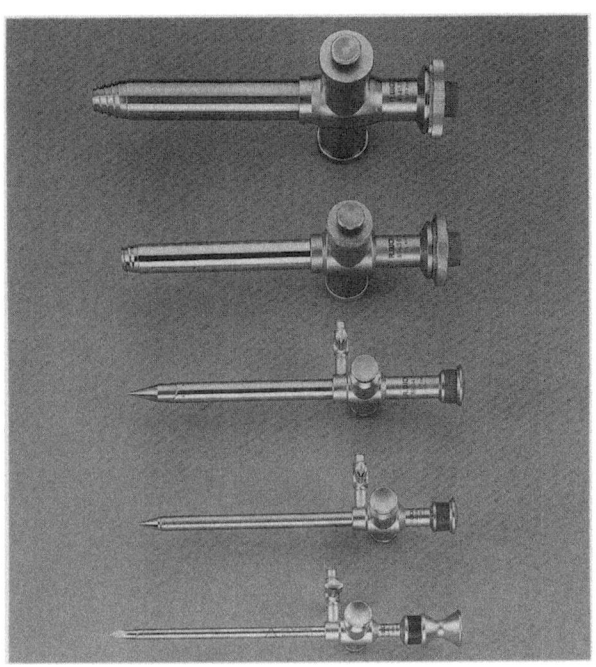

Abb. 2.11. Eine Auswahl verschiedener Trokare und Trokarhülsen von 5–20 mm Außendurchmesser

Das Trokarsystem von Hasson (1971) wurde speziell für die offene laparoskopische Technik entwickelt, und zwar für Patienten, bei denen zuvor bereits eine Laparotomie durchgeführt worden war, und bei Verdacht auf Verwachsungen. Der Hauptvorteil dieses Systems besteht darin, daß der Trokar unter direkter Sicht plaziert werden kann. Außerdem ist keine spezielle Vorbereitung für diesen Eingriff notwendig, es kann derselbe Zugang am Nabel benutzt werden wie bei einer Standardlaparoskopie. Der Hasson-Trokar ist ein modifizierter 10-mm-Trokar mit normalem Trompetenventil. Eine äußere Kanüle mit verstellbarer konusförmiger Dilatationsspitze ermöglicht die Aufrechterhaltung des Pneumoperitoneums, weil sie den Einstich in die Bauchdecke abdichtet. Neben dem Trompetenventil sind zusätzlich 2 Flügel für die Aufnahme der Fasziennaht angebracht. Die Dilatationsspitze wird mit 2 Nähten an die Inzision der Faszie herangezogen und mit den seitlichen Flügeln verknotet. Auf diese Weise wird der Trokar in seiner Position gehalten und Gasaustritt vermieden. Die beiden Nähte werden später für den Verschluß der Wunde verwendet.

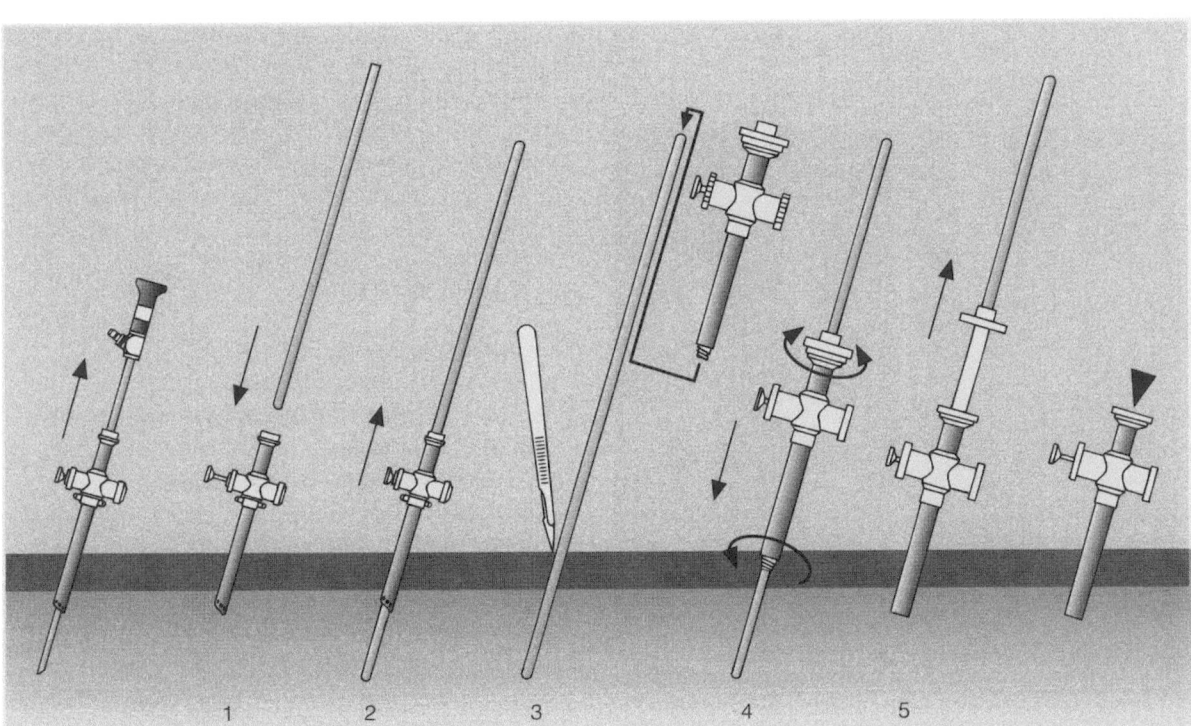

Abb. 2.12. Schematische Darstellung der Dilatation eines 5-mm-Zugangs auf 10 mm Durchmesser. *1* Die Optik wird entfernt und durch einen Führungsstab ersetzt. *2* Die 5-mm-Trokarhülse wird entfernt, aber der Führungsstab verbleibt als Platzhalter. *3* Entlang des Führungsstabes wird nun mit einem Skalpell inzidiert und der 10-mm-Dilatationstrokar auf den Stab aufgeschoben. *4* Der Dilatationstrokar wird entlang des Führungsstabes unter Druck im Uhrzeigersinn in die Bauchwand eingeschraubt. *5* Der Führungsstab kann zusammen mit der Gewindehülse entfernt werden, der 10-mm-Trokar bleibt zurück

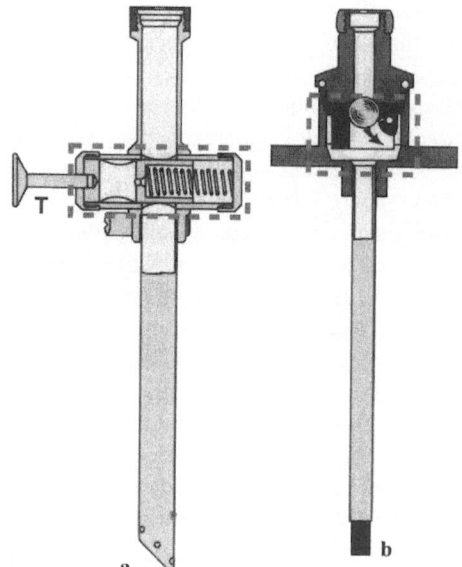
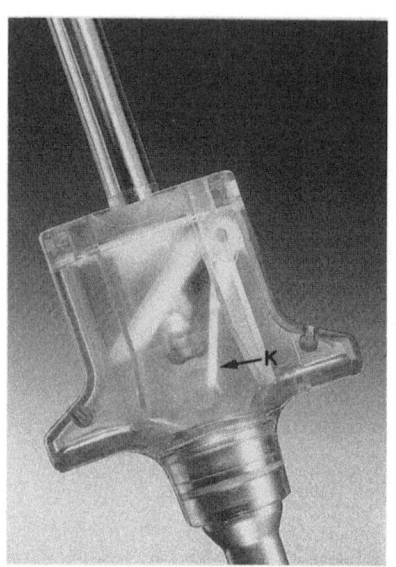

Abb. 2.13 a–c. Die verschiedenen Ventile der Trokare. **a** 10-mm-Trokarhülse mit einem Trompetenventil *(T)*; **b** Kugelventil einer 5-mm-Trokarhülse (Wolf); **c** ein speziell angefertigter durchsichtiger Trokar zeigt das Funktionsprinzip der Klappenventile *(K)*, wie sie in Einmaltrokaren verbaut werden (Ethicon)

Die einmal zu verwendenden Trokarsysteme von Auto-Suture und Ethicon haben eingebaute Klappenventile (Abb. 2.13 b) und sind mit einer Dreikantspitze versehen. Beide Systeme verfügen über eine integrierte Hülse, die zwischen Trokar und Trokarhülse liegt und nach dem Eindringen des Trokars federbelastet in etwa 12–15 ms vorspringt, einrastet und so die Spitze des Trokars abdeckt. Diese Konstruktion soll Verletzungen innerer Organe verhindern (Abb. 2.14).

Anforderungen an Trokarsysteme aus chirurgischer Sicht

Bereits heute verfügbar
- Minimales Trauma der Bauchwand
- Geringer Druckverlust beim Instrumentenwechsel
- Elektrische Isolation
- Fixierbar in der Bauchdecke
- Vollsterilisierbar
- Röntgenstrahlendurchlässigkeit

Zukünftiger Entwicklungsbedarf
- Geringer Kraftaufwand beim Einstechen
- Sicheres und einfach zu bedienendes Ventil
- Keine Verletzung innerer Organe beim Einstechen
- Punktion unter Sicht

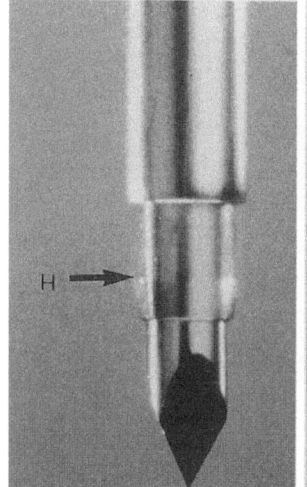
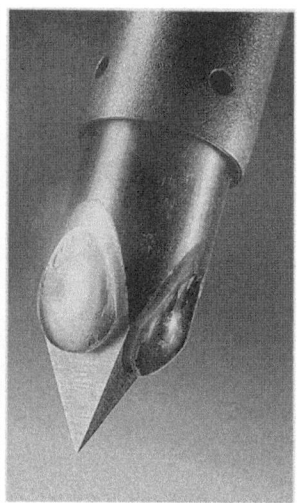

Abb. 2.14 a, b. Die Dreikantspitze eines Einmaltrokars. Die Schutzhülse *(H)* schnellt nach Durchtritt des Trokars durch die Bauchwand vor, deckt die Trokarspitze ab und soll so vor weiteren Verletzungen schützen. **a** Auto-Suture, **b** Ethicon

Vor- und Nachteile der verschiedenen Trokare und Trokarhülsen

Die Verletzung innerer Organe durch den Trokareinstich kann durch eine korrekte Technik und entsprechende Erfahrung weitgehend vermieden werden. Die Verwendung von atraumatisch kegelförmigen Trokaren führt nicht zu den klaffenden Faszienwunden und Verletzungen der Bauchwandgefäße, wie sie durch die scharfgeschliffenen Dreikanttrokare entstehen können. Der Vorteil scharfer Trokare, wie sie von Ethicon und Auto-Suture in den Einmalsystemen verwendet werden, ist der geringere Kraftaufwand beim Einstechen. Das Vorschnellen der in diesen Geräten eingebauten Schutzhülsen verhindert jedoch nicht sicher eine Verletzung innerer Organe, insbesondere nicht bei Verwachsungen (s. hierzu auch Kap. 13, Abb. 13.2. und 13.3). Dem wichtigen Vorteil der perfekten Sterilität dieser Einmalinstrumente stehen als wesentliche Nachteile die hohen Kosten und ökologische Einwände gegenüber.

Druckverluste durch Abblasen aus den Trokarhülsen während des Instrumentenwechsels werden mit Trompeten-, Klappen- oder Kugelventilen verhindert. Die in der Bedienung einfachen halbautomatischen Klappen- und Kugelventile versagen, wenn Gewebefetzen an den Dichtflächen haften bleiben. Trompetenventile arbeiten auch bei Verschmutzungen relativ gut, sie neigen aber zum Festfressen. Die Verwendung von Materialien mit besseren Reibpaarungen bei gleichzeitig besserer Korrosionsbeständigkeit für die Ventile oder eine komplette Neukonstruktion wäre wünschenswert.

Instrumentenhalter

Die endoskopischen bzw. laparoskopischen Operationen erfordern Haltesysteme, die verstellbar am Operationstisch angebracht sind und Instrumente oder Trokare während einer Operation in einer vorgewählten Lage fixieren können. Diese Bedingungen werden weitestgehend vom sog. „Martin-Arm" erfüllt (Abb. 2.15): Eine 15 mm starke Edelstahlstange wird mit einem Kloben an der Längsschiene des Operationstisches befestigt. Die Klemmschraube des Klobens hält gleichzeitig die Stahlstange. Zwischen der Stange und dem Instrumentenhalter befindet sich ein System aus 2 Kugelgelenken und einem Scharniergelenk. Die Spannvorrichtungen für die Kugelgelenke werden über eine Klemmschraube gesteuert, die zugleich die Achse des Scharniergelenks bilden. Mit einer Hand können alle Gelenke gelöst und wieder ver-

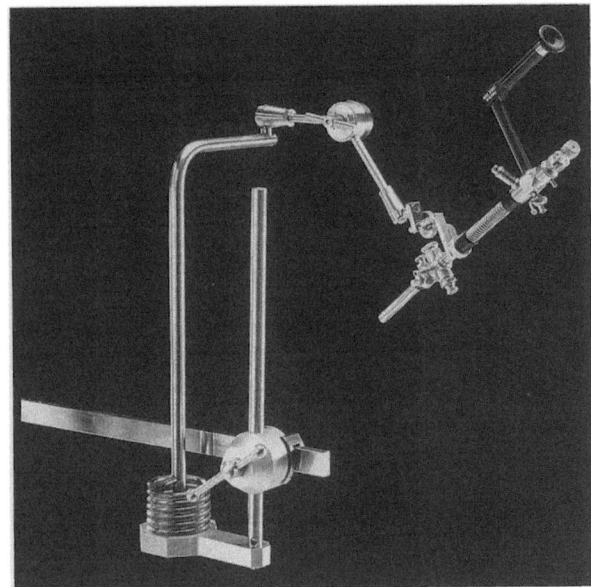

Abb. 2.15. Martin-Arm mit eingespanntem Operationslaparoskop

spannt werden, wobei das Instrument allerdings mit der anderen Hand geführt und neu ausgerichtet werden muß. Ähnlich arbeitet der Leyla-Retraktor von Aesculap (Abb. 2.16). Dieses Gerät besteht aus ungefähr 30 einzelnen Kugelsegmenten, die jeweils eine Positiv- und eine Negativseite haben, ineinander gesetzt sind und mit einem zentral eingebauten Zug über einen Hebel gegeneinander verspannt werden. Die Haltekraft ergibt sich aus der Reibung zwischen den Einzelsegmenten. In einer Neukonstruktion sind die Einzelsegmente kontinuierlich zur Spitze hin verkleinert. Der so entstandene Reibungsgradient bedingt eine bessere Einstellbarkeit bei gleichzeitig erhöhter Haltekraft. Dieses System kann nur geringe Kräfte aufnehmen.

Eine Neuentwicklung von Aesculap, der Robotrac (Abb. 2.17), ermöglicht es erstmals, daß Bedienung und Neuausrichtung des Haltesystems mit einer Hand durchgeführt werden können. Mit 2 Schaltern, die im Handgriff integriert sind, wird die pneumatische Spannvorrichtung der Kugelgelenke aktiviert bzw. deaktiviert. Die Preßluftzufuhr erfolgt über ein externes Steuergerät. Die Dimensionierung dieses Systems scheint für die Aufnahme von größeren Haltekräften auszureichen. Das sehr teuere Gerät ist allerdings noch nicht sterilisierbar und muß daher mit einer sterilen Polyäthylenfolie überzogen werden. Bei der Deaktivierung wird die Konstruktion schlaff und muß gehalten werden.

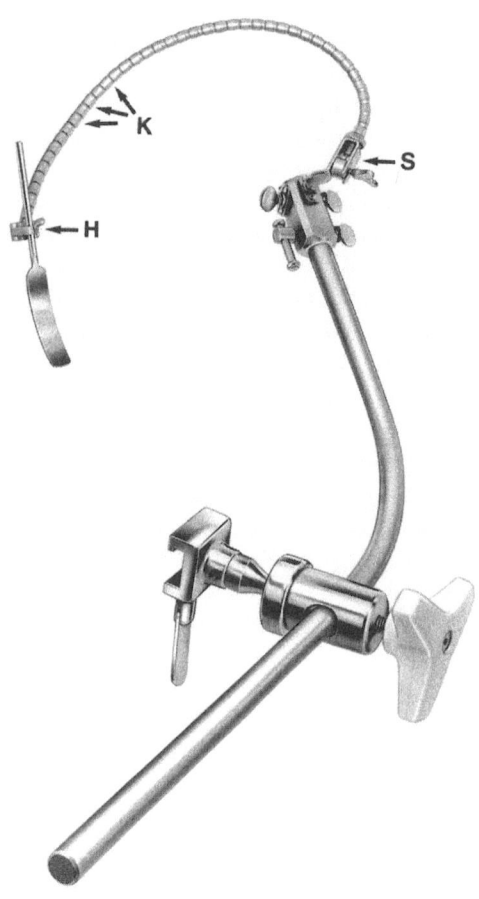

Ein durch Vakuum stabilisierter Haltearm, der First Assistant (Leonard Medical), ist robust und funktionell; die Kontrollknöpfe sind neben dem Handgriff angebracht, so daß eine einhändige Bedienung zum Positionswechsel möglich ist. Die Instrumente werden mit einem federnden Kugelmechanismus an- und abgekoppelt. Die Steuerung erfolgt einfach über Ventilsteuerung des Vakuums, darüber hinaus ist dieses Gerät autoklavierbar und relativ preiswert. Dies ist der beste Selbsthalter auf dem Markt.

Anforderungen an Instrumentenhalter aus chirurgischer Sicht

Bereits heute verfügbar
- Sicherer Halt in jeder Einstellung
- Sterilisierbarkeit
- Ausrichtung in jeder Raumebene

Zukünftiger Entwicklungsbedarf
- Leichte Entriegelung und Wiederverriegelung
- Einfache Handhabung (Einhand- oder Fußschalter)
- Universell anwendbares, einheitliches Halteteil

Abb. 2.16. Leyla-Retraktor (Aesculap). Mit dem Spanngriff *(S)* können die Kugelsegmente *(K)* des Halteteils *(H)* gelöst werden

Abb. 2.17. Robotrac (Aesculap). Mit den Schaltern *(S)* im Handgriff können die pneumatischen Kugelgelenke *(K)* des Haltearms mit einer Hand gesteuert werden. Der Haltearm muß mit einer sterilen Folie überzogen werden (*G* Steuergerät für Druckluft)

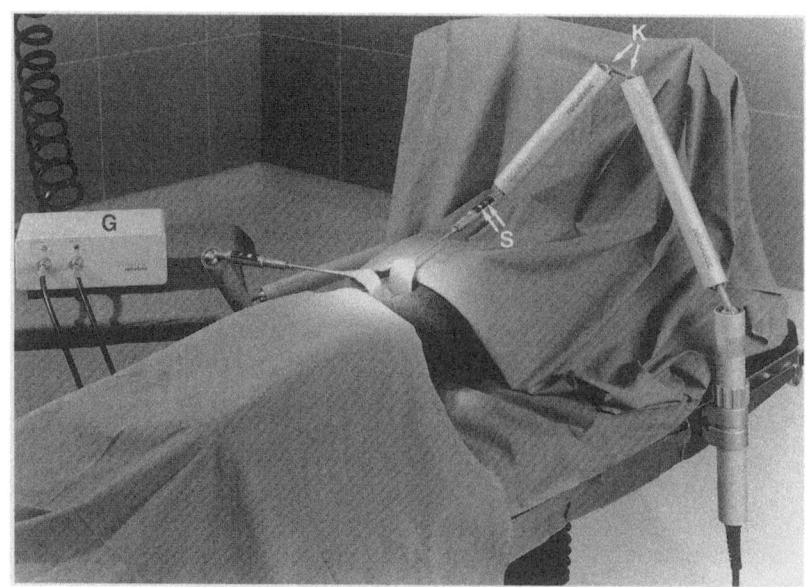

Chirurgische Instrumente

Die Instrumente für die endoskopische Chirurgie wie Faßzangen, Scheren, Nadelhalter, Saugrohre, Hochfrequenzpräparierhaken und Instrumente zur Blutstillung wurden zum großen Teil aus der Laparoskopie der Gynäkologen übernommen, zum kleineren Teil für die Belange des Chirurgen modifiziert (Abb. 2.18).

Technologie und Aufbau

Die Instrumente der endoskopischen Chirurgie sind den verschiedenen operativen Basistechniken wie Fassen, Schneiden, Koagulieren und Saugen in Ausführung und Werkstoffen angepaßt. Die Konstruktionsmöglichkeiten werden durch die kleinen Durchmesser und die Länge der Instrumente begrenzt.

Jede Bewegung der Maulteile muß zweifach durch Gelenke übertragen werden. Im Griff des Instruments überträgt ein Hebelmechanismus die Handkräfte mit einer Zug- bzw. Druckstange, die durch den Schaft bis zum distalen Ende läuft. Dort ist diese Zug-Druck-Stange über einen weiteren Hebel-

Abb. 2.18. Schematische Darstellung der verschiedenen Operationsinstrumente für die endoskopische Chirurgie (Olympus, Winter & Ibe). *1* Gelenkfreie Faßzange; *2* Faßzange, geriffelt; *3* traumatische Faßzange mit Haltezähnen; *4* Mikroschere; *5* gerade, gezahnte Schere; *6* Hakenschere; *7* HF-Messerelektrode; *8* HF-Präparationslöffel mit Saugrohr; *9* HF-Präparierhaken mit Saugrohr; *10* Sauger mit HF-Koagulationsspitze; *11* bipolare Koagulationsspitze mit Kanal; *12* bipolare Koagulationszange

Abb. 2.19 a, b. Schema der Konstruktionsmöglichkeiten ein- und beidseitig öffnender Maulteile chirurgischer Instrumente (Wolf). **a** Einseitig öffnendes Maulteil. Bei dieser Konstruktion sind nur 2 Gelenke notwendig. **b** Beidseitig öffnende Maulteile

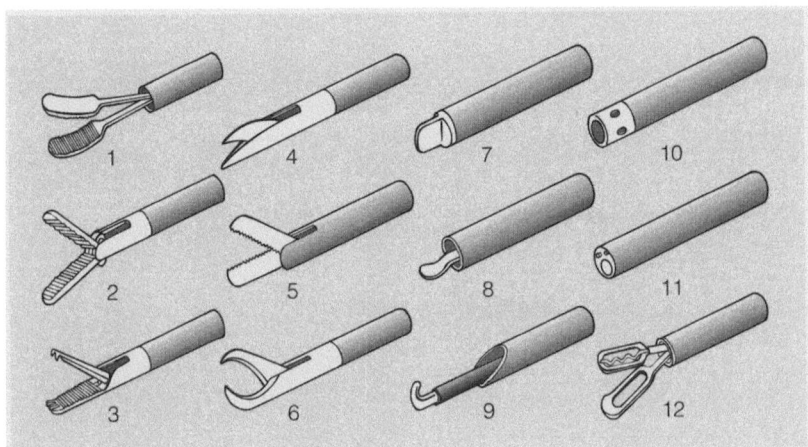

2.18

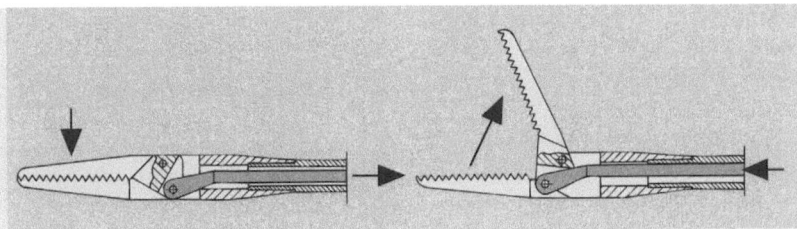

2.19a

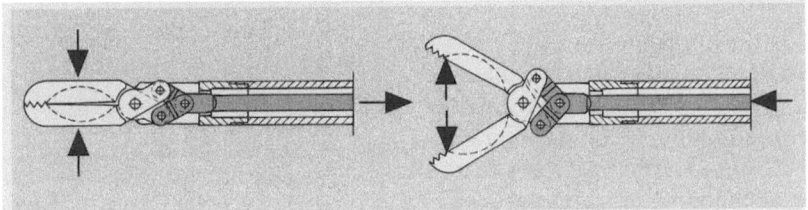

b

mechanismus mit einem oder beiden Maulteilen verbunden. Faß- und Clipzangen sowie Scheren haben überwiegend gelenkig verbundene Maulteile, die ein- oder beidseitig öffnen, wobei die beidseitig öffnenden Zangen zwar über einen größeren Öffnungswinkel der Maulteile verfügen, die übertragbaren Haltekräfte jedoch geringer sind als bei den Zangen mit nur einer beweglichen Branche. Dies liegt an dem komplizierten und schwach dimensionierten Pleuelmechanismus der beidseitig öffnenden Maulteile (Abb. 2.19). Es gibt auch gelenkfreie Greifer und Koagulationszangen. Die Greifer haben 2–4 Maulteile, die aufgrund ihrer Eigenelastizität durch einfaches Vorschieben aus dem Schaftrohr hinaus geöffnet und durch Zurückziehen geschlossen werden. Der Vorteil dieser Konstruktion ist, daß die Instrumente einfacher aufgebaut werden und damit weniger störanfällig sind. Der wesentliche Nachteil besteht in der Notwendigkeit, das Instrument während des Greifens nachzuführen (s. unter „Ergonomie") (Abb. 2.20).

An die Isolationen werden hohe Anforderungen hinsichtlich physikalischer und chemischer Stabilität gestellt. Die Werkstoffe müssen nicht nur mechanisch belastbar sein, sondern auch dauerhaft den Einflüssen der verschiedenen Körperflüssigkeiten standhalten, ohne toxische Substanzen abzugeben. Die thermischen Sterilisationsverfahren stellen sowohl für die Isolationsmaterialien als auch für die verwendeten Metalle die stärkste Belastung dar. Als metallische Werkstoffe werden in der Regel hochlegierte Edelstähle eingesetzt, d.h. die Legierung hat einen geringeren Anteil an Eisen und einen hohen Anteil an Chrom (Cr), Nickel (Ni), Kobalt (Co), Molybdän (Mo) und anderen Metallen, die die mechanischen Qualitäten verbessern und die Korrosionsbeständigkeit erhöhen. Die Korrosionseigenschaften dieser Legierungen ändern sich in Abhängigkeit von ihrer Oberflächenbeschaffenheit: Eine hochglanzpolierte Fläche korrodiert weniger als eine rauhe Oberfläche. Die bisher hochglänzend gearbeiteten Spitzen und Maulteile der Instrumente führen aber zu störenden Lichtreflexen, die insbesondere die Videotechnik nachteilig beeinflussen. Eine Mattierung der Metallflächen beseitigt zwar weitgehend die Lichtreflexe, geht aber zu Lasten der Korrosionsbeständigkeit der Legierungen.

Die Griffstücke der Instrumente sind wie die der konventionellen Scheren, Klemmen und Nadelhalter ausgeführt. Eine ergonomisch günstige Arbeitshaltung ist nur bei einer bestimmten Rotationsrichtung des Maulteils möglich. Besonders ungünstig ist die Notwendigkeit, mit den Fingern in die entsprechen-

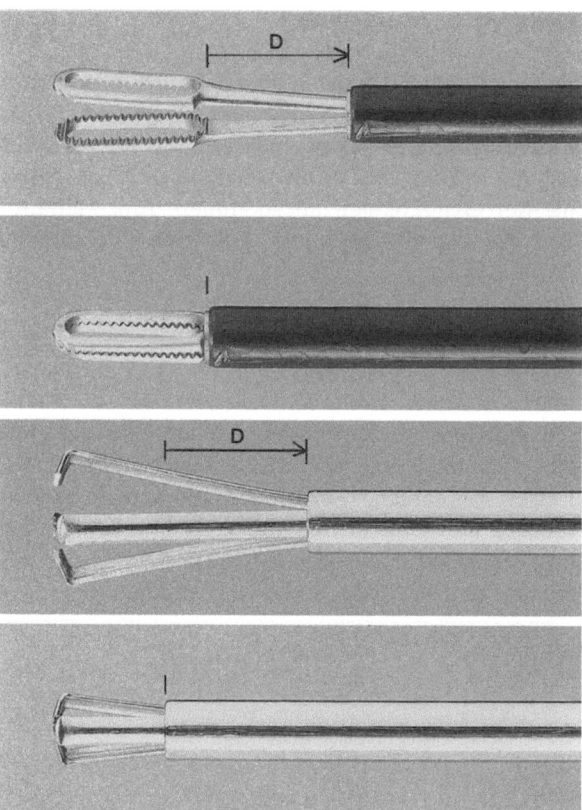

Abb. 2.20. Gelenkfreie Faß- bzw. Koagulationszangen (Wolf) werden durch koaxiale Verschiebung *(D)* der Maulteile geöffnet und geschlossen. Griff und Außenrohr müssen in Richtung auf die Spitze bewegt werden

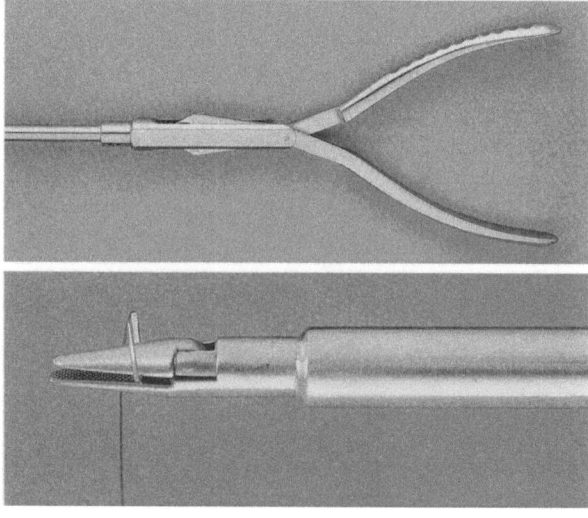

Abb. 2.21. Die Axialgriffe der Messroghli-Instrumente (Wolf) sind gut zu bedienen und übertragen mit einem aufwendigen Hebelsystem hohe Kräfte auf die Maulteile

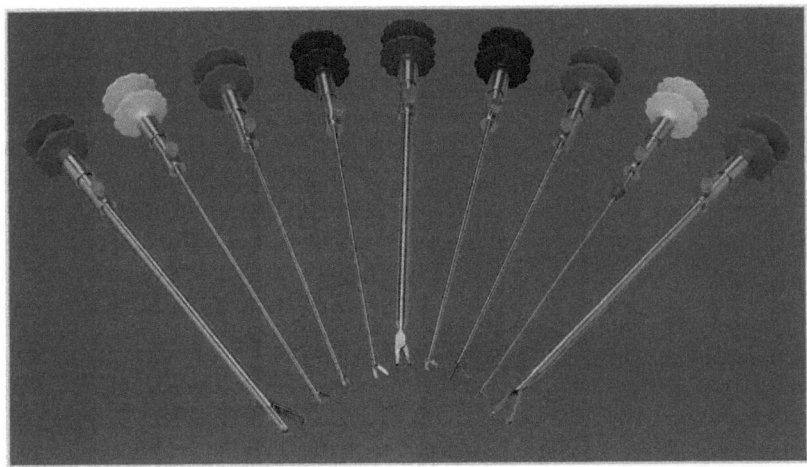

Abb. 2.22. Die Rundgriffinstrumente von Wisap sind farblich differenziert und von der Rotationsrichtung der Maulteile unabhängig gut zu bedienen

den Ösen der Griffteile hineingreifen zu müssen. Eine Alternative stellen die Axialgriffe der Instrumente nach Messroghli von Wolf (Abb. 2.21) oder die Rundgriffinstrumente dar, die die Firma Wisap anbietet. Die je nach Instrumentenfunktionen farblich differenzierten Rundgriffe haben den Vorteil, daß sie in den verschiedenen Rotationsrichtungen der Branchen gleichermaßen gut zu bedienen sind (Abb. 2.22).

Greif- und Faßinstrumente

Faßzangen haben in der endoskopischen Chirurgie unterschiedliche Aufgaben zu erfüllen. Diese Instrumente werden zum Fassen von Gewebe, zum Dilatieren, zum stumpfen Präparieren oder, falls sie über einen Hochfrequenzanschluß verfügen und isoliert sind, zum Koagulieren verwendet. Traumatische Faßzangen unterscheiden sich von atraumatischen dadurch, daß in den Maulteilen Riffelungen oder krallenartige Zahnungen eingearbeitet sind (Abb. 2.23).

Schneidinstrumente

In der endoskopischen Chirurgie werden zum Schneiden endoskopische Scheren oder einmal verwendbare Mikroskalpelle mit entsprechenden Griffen benutzt. Bei den Scheren sind 3 verschiedene Typen zu unterscheiden (Abb. 2.23):

- Die Hakenschere: Mit dieser Schere können Gewebeportionen während des Schneidens gut gehalten werden.
- Die gerade Schere: Sie dient dem sukzessiven Durchtrennen von Strukturen oder dem stumpfen Präparieren.
- Die gekrümmte Schere: Damit werden die Strukturen besser sichtbar.

Scheren sind mit Isolation und Anschluß für monopolaren Koagulationsstrom erhältlich. Problematisch ist, daß die Kontaktflächen zu groß sind und die Schneiden durch kleinste Lichtbögen, die während der Koagulation entstehen, abstumpfen. In modernen Hochfrequenzgeneratoren kann die Lichtbogenbildung meßtechnisch minimiert werden.

Instrumente zur Präparation

Die Präparation wird bei einem Teil der laparoskopischen und endoskopischen Eingriffe trotz gewisser Risiken mit monopolarem Hochfrequenzstrom (HF-Strom) durchgeführt (s. Kap. 4). Präparierhäkchen, -spitzen und -löffel werden in verschiedenen Ausführungen angeboten (Abb. 2.23). Der Vorteil dieser Präparierinstrumente liegt darin, daß sie nur bei Stromapplikation schneiden und daß dabei kleine Gefäße koaguliert werden. Um unerwünschte Stromableitungen während der Präparation zu vermeiden, müssen die Instrumente allerdings gut isoliert sein, und die Isolation muß möglichst weit bis an die Spitze des Hakens reichen. Durch diese zusätzliche Isolierung wird allerdings die Stabilität des Instruments abgeschwächt. Es werden auch Präparierhäkchen mit integriertem Saugrohr angeboten; die Saugfunktion ist jedoch durch den Haken beeinträchtigt.

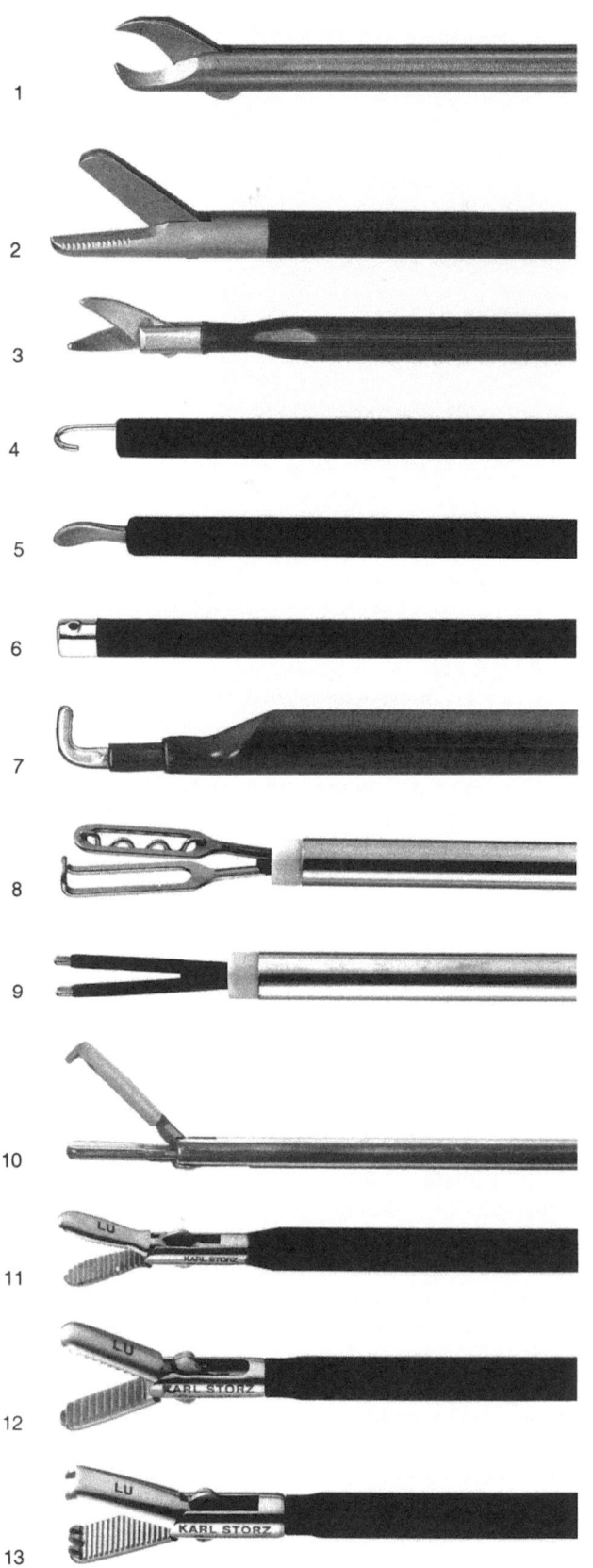

Instrumente zur bipolaren Koagulation

Das Prinzip der bipolaren Koagulationszangen ist dasselbe wie bei gelenkfreien Faßzangen. Die Maulteile müssen auf der gesamten Länge des Instrumentes gegeneinander isoliert sein. Die gezielte Koagulation von dünnen Gefäßen, z.B. in Briden, sollte nur mit bipolarem HF-Strom durchgeführt werden. Zur Applikation des bipolaren HF-Stroms existieren 3 verschiedene Ausführungen von Instrumenten (Abb. 2.23):

- die Koagulationszange mit großen schlaufenförmigen Maulteilen zur flächigen Koagulation von gefäßführenden Strukturen,
- die Koagulationszange mit kleinen, geraden und glatten isolationsfreien Spitzen zur Koagulation von freiliegenden Gefäßen,
- die bipolare Koagulationssonde (Abb. 2.18, Nr. 11).

Nach unseren Erfahrungen ist es vorteilhaft, wenn die Koagulationszange mit einem Wasseranschluß und Spülkanal versehen ist, damit während der Koagulation gleichzeitig Wasser zugeführt werden kann. Die Koagulationstemperatur wird so auf 100°C begrenzt. Dies verhindert einerseits Verklebungen des Gewebes mit den Branchen, andererseits wird die Karbonisation des Gewebes vermieden (s. Kap. 4). Meßtechnisch ist heute bereits eine automatische Begrenzung der Koagulationstemperatur möglich.

Instrumente zur monopolaren Koagulation

Endoskopische Saugrohre verfügen in der Regel über einen Anschluß für monopolaren HF-Strom und können daher zur Lokalisation und Stillung einer Blutung gleichermaßen verwendet werden. Auch Faßzangen können, sofern sie über einen monopolaren Anschluß für HF-Strom verfügen, zur Koagulation verwendet werden. Alternativen zur Verwendung von Diathermieinstrumenten sind das von Semm entwickelte Endokoagulationssystem und der Niederfrequenzkauter (Abb. 2.23) (s. Kap. 4).

Abb. 2.23. Auswahl verschiedener Instrumente für die endoskopische Chirurgie: *1* Hakenschere; *2* gerade, gezahnte Schere; *3* Metzenbaum-Schere; *4* Präparierhaken mit Saugrohr; *5* spatelförmige Elektrode; *6* Saugrohr mit Koagulationsspitze; *7* Standardpräparierhaken; *8* bipolare Koagulationszange zur flächigen Koagulation; *9* bipolare Koagulationszange zur gezielten Koagulation; *10* Niederfrequenzendo-koagulationsklemme (Semm); *11–13* Faßzangen

Nadelhalter

Nadelhalter für die endoskopische oder laparoskopische Naht werden nach dem gleichen Prinzip gebraucht wie in der konventionellen Chirurgie: Die Nadel wird zwischen den Maulteilen des Instruments entweder durch Federkraft oder einen Feststellmechanismus des Handgriffs gehalten. Die Innendurchmesser der Trokarhülsen limitieren die Verwendbarkeit gebogener Nadeln.

Als besondere Konstruktion ist der Nadelhalter nach Messroghli zu nennen. Mit dem axial angeordneten Griff können über einen speziellen Hebelmechanismus ausreichend große Haltekräfte für Nadeln bis zum Durchmesser von 1 mm aufgebracht werden (Abb. 2.21). Federbelastete Nadelhalter sind nur für gerade und kurze Nadeln zu empfehlen, da die Haltekraft für gebogene Nadeln nicht ausreicht und sich diese während des Nähvorganges verdrehen.

Anforderungen an endoskopische Instrumente aus chirurgischer Sicht

Bereits heute verfügbar
- Die Maulteile müssen mattiert ausgeführt werden, um Lichtreflexe zu vermeiden.
- Die Griffstücke der Instrumente müssen in jeder Lage des Maulteils ergonomisch günstig zu bedienen sein.
- Die langen Schäfte müssen sorgfältig abgedichtet sein, um das Eindringen von Blut und Sekret zu verhindern (teilweise realisiert).
- Die Instrumente müssen gut zu reinigen und voll autoklavierbar sein.

Zukünftige Entwicklung
- Die verschiedenen Instrumentenfunktionen wie Fassen, Koagulieren, Schneiden, Irrigieren und Aspirieren sollten in einem Instrument kombiniert werden (Kombinationsinstrumente).
- Höhere Freiheitsgrade der Bewegung.

Kombinationsinstrumente

Die Kombination von Einzelfunktionen vermeidet nicht nur den umständlichen und zeitraubenden Instrumentenwechsel, sondern sie ist auch ein wesentlicher Beitrag für die Sicherheit des Patienten. Sind beispielsweise die Funktionen Schneiden, Koagulieren und Aspirieren kombiniert, kann eine Blutung verhindert oder aber schneller beherrscht werden. Ein brauchbarer Ansatz zur Kombination der Funktionen besteht in der Verwendung eines Saugers mit monopolarem HF-Anschluß, der gleichzeitig als Arbeitskanal für Scheren, Präparierhaken oder Faßzangen fungiert (Abb. 2.24). Neben dieser Kombination, die bereits im klinischen Einsatz ist, haben wir in Tübingen eine Reihe weiterer Instrumentenkombinationen entwickelt, die jedoch noch auf ihre Brauch-

Abb. 2.24. Ein vergrößertes Saugrohr mit HF-Anschluß kann als einfaches Kombinationsinstrument fungieren. Der zentrale Kanal dient der Aufnahme von Instrumenten. Wird das Instrument zurückgezogen, kann sofort abgesaugt werden

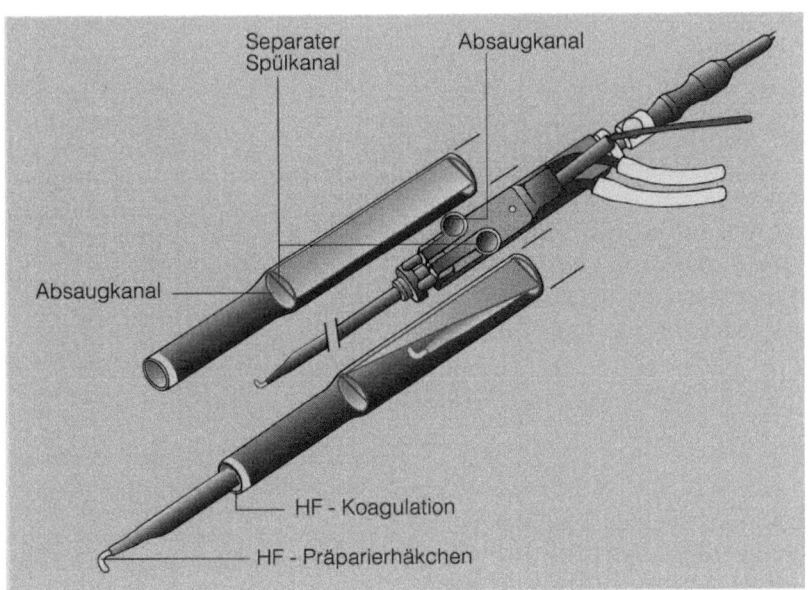

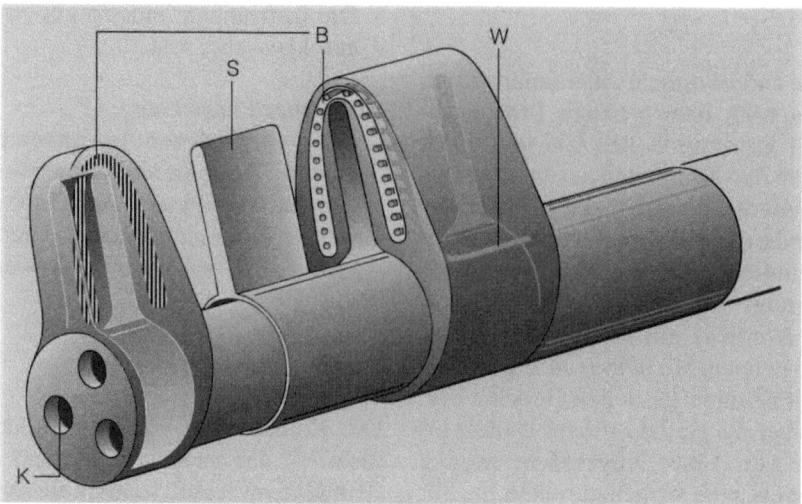

Abb. 2.25. Schematische Darstellung einer bipolaren Koagulationszange mit integrierter Wasserspülung und Schneidefunktion (*B* bipolare Koagulation; *S* Schneidefunktion; *K* Saugkanal; *W* Wasserspülung)

barkeit hin untersucht werden müssen. Bereits 1987 entwickelten wir eine bipolare Koagulationszange mit integrierter Wasserspülung und einem zentralen Arbeitskanal, die jedoch noch nicht in Serie hergestellt wird. Gemeinsam mit dem Kernforschungszentrum Karlsruhe wird z. Z. eine bipolare Koagulationszange mit integrierter Schneidefunktion, Wasserspülung und zentralem Absaugkanal (Abb. 2.25) realisiert.

Clips und Stapler

Clips sind einfache, klammerartige Metall- oder Kunststoffelemente, die entweder durch Eigenelastizität, durch plastische Verformung oder durch Verriegelung Gewebeportionen approximieren oder Gefäße verschließen. Als Stapler werden Klammergeräte bezeichnet, die während der Applikation eine Serie von Klammern gleichzeitig in Linie oder zirkulär setzen.

Entwicklung

Der mechanische Wundverschluß geht auf den indischen Arzt Susruta zurück, der bereits im 6. Jh. v. Chr. das Klammern von Hautwunden mit den Kopfzangen großer Ameisen beschrieb. Die Weiterentwicklung des Prinzips der Klammerung richtete sich zunächst auf den Wundverschluß der Haut und ist heute mit den magazinierten Geräten gut durchzuführen. Seit Jahren werden Clips in der Neurochirurgie in Form von federbelasteten Systemen zum temporären oder permanenten Gefäßverschluß (Aneurysmen) angewendet. Metallclips, die nach plastischer Verformung mittels eines entsprechenden Applikators ein Gefäß ligieren, sind sowohl zur Einzelanwendung mit Clipzangen als auch magaziniert in einmal verwendbaren Geräten erhältlich. 1908 konstruierte Hütl das erste Linearklammergerät, den Vorläufer für alle später gebauten Geräte: In einem Arbeitsgang wird Gewebe adaptiert, durchtrennt und mit U-förmigen Klammern, die zu einem B verformt werden, fixiert (Abb. 2.26).

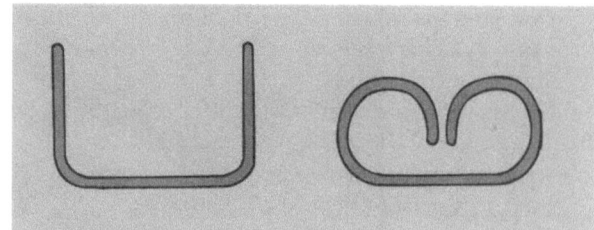

Abb. 2.26. Alle Edelstahlklammern, die in chirurgischen Klammernahtgeräten (Linear- oder Zirkularstapler) eingesetzt werden, funktionieren nach dem gleichen Prinzip: Die Klammern werden aus der U-Form durch plastische Verformung in eine B-Form umgewandelt; so bleibt die kapillare Durchblutung weitgehend aufrechterhalten

Werkstoffkundliche Grundlagen

Ligaturclips werden aus hochlegierten Edelstählen, Titan oder bioabsorbierbaren Polymeren (Abb. 2.27), die Klammern der Linearstapler aus Edelstahl hergestellt. Hochlegierte Edelstähle haben die höchste mechanische Werkstoffqualität; sie werden biologisch toleriert, d.h. die umliegenden Gewebe zeigen nur geringe negative Reaktionen; allerdings verursachen die Clips ausgedehnte Artefakte in CT und NMR.

Die mechanische Werkstoffqualität von Titan ist um den Faktor 2–3 schlechter als die der Edelstähle. Titan ist jedoch biologisch inert, d.h. das umliegende Gewebe zeigt keine Fremdkörperreaktion (bisher wurde lediglich eine Anreicherung von Titanionen nach Implantation von großflächigen Implantaten in Lymphknoten nachgewiesen). Titan ruft nur eine geringe Artefaktbildung in CT und NMR hervor. Der Verschluß der Metallclips erfolgt durch mechanisch plastische Verformung (Abb. 2.27). Die biologisch abbaubaren Clipmaterialien, wie Polyglykolsäure oder Polydioxanon, werden im Körper durch Hydrolyse abgebaut und vollständig metabolisiert; sie sind röntgenologisch eine gewisse Zeit (bis zu 90 Tage) nachweisbar, führen aber nur im NMR bei höheren Feldstärken zu geringen Artefakten. Nachteilig sind die ungünstigen mechanischen Werkstoffeigenschaften der Polymere (keine oder nur sehr geringe plastische Verformbarkeit), die die Applikation erschweren. Die aufwendige Verschlußkonstruktion der Clips erfordert ein vollständiges Freipräparieren des zu verschließenden Gefäßes, da das Schloß der Clips ansonsten nicht sicher einrastet (Abb. 2.27).

Anforderungen an Clip- und Klammergeräte aus chirurgischer Sicht

Bereits verfügbar
- Die zu verwendenden Materialien für Clips müssen sowohl biologisch inert (besser noch biologisch aktiv) als auch mechanisch stabil sein.
- Günstige mechanische Werkstoffeigenschaften
- Die Materialien dürfen keine artifiziellen Bildveränderungen in CT oder NMR hervorrufen.
- Der Verschlußmechanismus der Clips muß leichtgängig, sicher und dauerhaft funktionieren.
- Der Außendurchmesser der Clipapplikatoren sollte 10 mm nicht überschreiten.
- In den Clipapplikatoren sollten die Clips magaziniert vorliegen (teilweise realisiert).

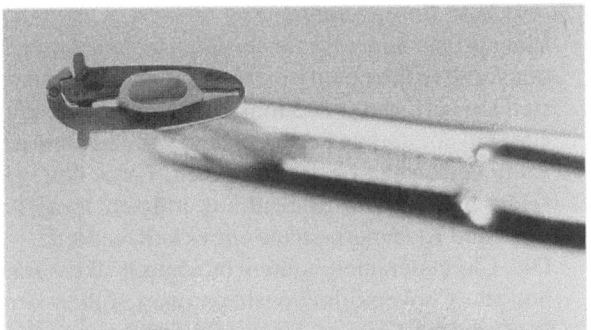

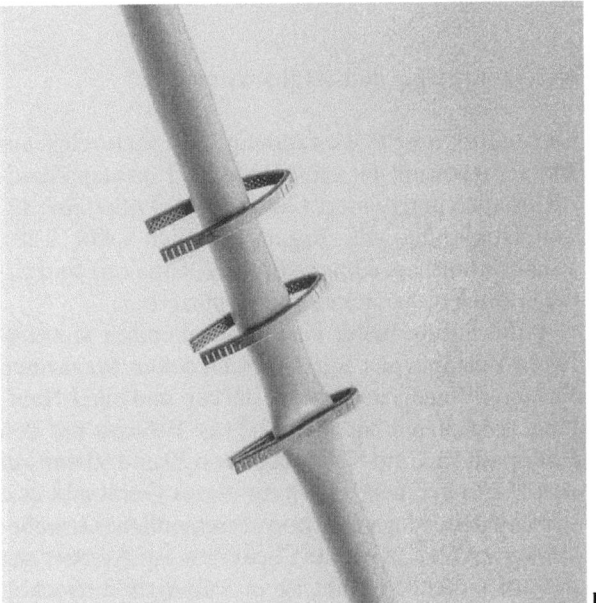

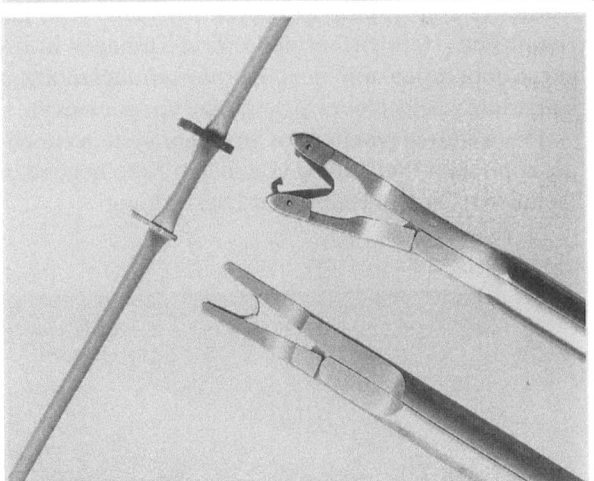

Abb. 2.27 a–c. Chirurgische Clips zum Gefäßverschluß. **a** Absolock-Clip (Ethicon) aus bioabsorbierbarem Polydioxanon. Ein zu ligierendes Gefäß muß, damit es mit einem Absolock-Clip unterbunden werden kann, sorgfältig freipräpariert werden, da Gewebereste ein sicheres Einrasten des Schlosses verhindern können. **b** Metallclip aus hochlegiertem Edelstahl oder Titan. Die Metallclips schließen durch plastische Verformung und können so eine Struktur unterschiedlich stark unterbinden. **c** Clipzangen mit Clips

Zukünftiger Entwicklungsbedarf
- Linearklammergeräte zur endoskopischen Anwendung sollten über eine variable Klammerhöheneinstellung verfügen (1–2,5 mm), damit unterschiedliche Gewebestärken berücksichtigt werden können.
- Zum Verschluß von Hohlorganen, Faszienlücken (Hernien) und zur Blutstillung müssen spezielle Clip- und Klammersysteme entwickelt werden.
- Die Clipmaterialien sollten biologisch aktiv sein und die Clipverschlußkonstruktionen sollten verbessert werden.

Verfügbare Clip- und Staplersysteme

Die endoskopische Anwendung von Ligaturclips aus Metall ist sowohl mit Clipzangen zur Einzelapplikation als auch magaziniert (Auto-Suture) über eine 12-mm-Trokarhülse als Zugang möglich (Abb. 2.28). Bioabsorbierbare Clips (Absolock, Ethicon) sind endoskopisch bisher nur einzeln applizierbar.

Auto-Suture bietet einen endoskopisch anwendbaren Linearstapler mit 2 verschiedenen Magazinen für unterschiedliche Gewebestärken und einer Nahtlänge von 30 mm an (Abb. 2.29 a); Ethicon hat den Endopath ELC mit Nahtlängen von 30 und 60 mm auf den Markt gebracht. Auch für dieses Gerät gibt es 2 verschiedene Magazine für unterschiedliche Gewebestärken (Abb. 2.29 b). Ein Clipsystem zur Arretierung der fortlaufenden Naht ist in Tübingen entwickelt worden (s. Kap. 13). Zum sicheren Verschluß von Faszienlücken (Hernien) werden z. Z. in Tübingen in enger Kooperation mit dem Kernforschungszentrum Karlsruhe verriegelbare Sicherheitsclips entwickelt.

Des weiteren arbeiten wir an einem System zur endoskopischen Blutstillung von in der Tiefe liegenden Gefäßen nach dem Prinzip der Umstechung.

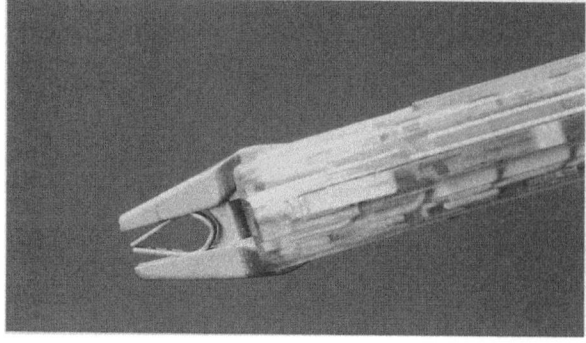

Abb. 2.28. Ein magazinierter Clipapplikator (Auto-Suture) mit 20 Clips für einen 10-mm-Zugang. Die Clips werden vom Schaft her halbautomatisch nachgeladen

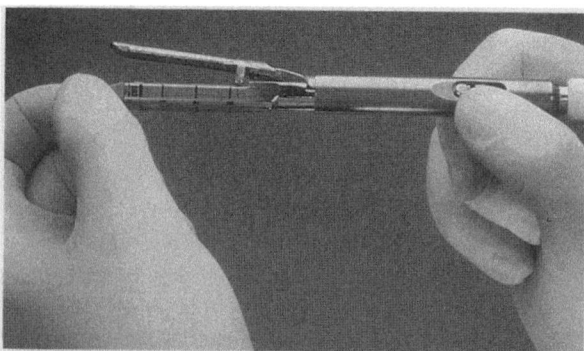

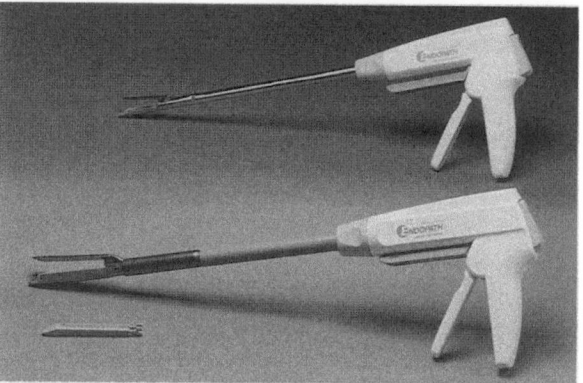

Abb. 2.29. a Endo-GIA-Stapler, 30 mm (Auto-Suture). **b** Endopath ELC, 30 und 60 mm (Ethicon)

Zukünftige Verfahren und Werkstoffe in der Instrumententechnologie der endoskopischen Chirurgie

Formgedächtnislegierungen

Ein hochinteressantes Phänomen, das Formgedächtnis (shape memory effect) von neuartigen Nickel-Titan-Verbindungen, eröffnet neue Anwendungsmöglichkeiten bei chirurgischen Clips und Instrumenten. Die Besonderheit dieser Legierungen im Vergleich zu legierten Edelstählen läßt sich durch den metallurgischen Aufbau erklären. Nickel-Titan-Gedächtnislegierungen sind aufgrund ihrer kristallinen Struktur eigentlich keine Legierungen, sondern intermetallische Verbindungen. Kubisch raumzentriert gruppieren sich Titanatome um ein zentrales Nickelatom. Diese Struktur liegt bei hohen Temperaturen (abhängig von der Legierung in einem Temperaturbereich von ca. 20 bis zu 400 °C) in der austenitischen Phase vor, bei niedrigeren Temperaturen in der martensitischen Phase. In einem bestimmten durch die Zusammensetzung der Legierung beeinflußbaren Temperaturintervall transformiert bei Erwärmung die austenitische

Struktur in die martensitische. Diese Transformation verläuft umgekehrt bei Abkühlung. Diese Eigenschaft hat zweierlei Effekte:

Formänderung eines Werkstückes bei Wärmeeinwirkung

Wird ein Nickel-Titan-Draht unterhalb der Umwandlungstemperatur in der martensitischen Struktur plastisch verformt (bis zu 8%), so nimmt er oberhalb der Umwandlungstemperatur die austenitische Struktur und gleichzeitig wieder die Ausgangsform ein. Diese Eigenschaft wird in der Industrie z.B. für Öldruckventile in Kfz-Motoren verwendet.

Superelastische Eigenschaft

Bei einer bestimmten Auswahl der Legierungskomponenten entsteht ein Effekt, der elastisches Formgedächtnis heißt. Hier erfolgt ebenfalls die martensitische Transformation, allerdings erst bei ca. 400°C. Unterhalb dieser Temperatur ist ein Draht aus diesem Werkstoff ca. 8mal so elastisch wie eine hochlegierte Federstahllegierung. Oberhalb dieser Temperatur kann der Draht gut plastisch verformt, gewissermaßen programmiert werden, denn er verändert seine Form bei Abkühlung nicht, sondern die Superelastizität kehrt zurück.

Die superelastischen Nickel-Titan-Verbindungen sind 1971 von Andreasen u. Hillemann in die Kieferorthopädie eingeführt worden und werden dort heute bei Zahnstellungskorrekturen verwendet; in der Orthopädie und der Unfallchirurgie werden sie zur Osteosynthese und in der Gefäßchirurgie für intravasale Prothesen eingesetzt. Mit diesen Legierungen ist eine Anwendung als hochflexibles Instrument denkbar: So könnte etwa eine Faßzange oder ein Nadelhalter in geradem Zustand in einen Trokar eingeführt werden und sich im Abdomen wieder krümmen. Dies erhöht die Freiheitsgrade des Instruments innerhalb des Abdomens und erleichtert operative Manipulationen. Problematisch für eine dauerhafte Inkorporation ist die noch zweifelhafte Korrosionsbeständigkeit, die jedoch durch neue Beschichtungsverfahren mit Titannitriden verbessert werden kann. Neuartige Kunststoffpolymere, die Polynorbornene, zeigen während der Polymerisation (Aushärtung) ebenfalls das Formgedächtnisphänomen. Sie werden auf Anwendungsmöglichkeiten und Körperverträglichkeit hin untersucht.

Präparation mit Hochdruckwasserstrahl

Seit einigen Jahren werden bei chirurgischen Eingriffen an Leber und Gehirn zunehmend Wasserstrahltechniken eingesetzt. Die Besonderheit dieser Technik liegt in der Möglichkeit, das weiche Parenchym dieser Organe aus den gefäßführenden Strukturen herauszuspülen zu können, ohne daß Gefäße größer als 0,2 mm verletzt werden. Hochdruckwasserstrahlschneiden sind ursprünglich für den industriellen Einsatz entwickelt worden. Mit mehreren tausend bar Druck, bei Düsengrößen von 0,2–0,5 mm, werden mit einem Wasserstrahl elastische, textile Materialien und Metalle bis zu einer Stärke von 20 mm, sowie Steinplatten bis zur Dicke von 50 mm äußerst präzise geschnitten. In der Lebensmittelindustrie können Hähnchenteile vollautomatisch in 19 mm dicke Scheiben geschnitten werden. Die Schneideigenschaften des Wasserstrahls werden durch Zusätze wie Polymere (Eindringtiefe) oder mineralische Stoffe (als Schleifmittel) verändert. Bei Anwendungen in der Leberchirurgie finden unterschiedliche Wasserdrücke (von 1,2 bis zu 400 bar) Anwendung. Die Düsengrößen variieren von 0,03 mm bei hohen Drücken bis zu 0,2 mm bei niedrigen Drücken.

In der Neurochirurgie konnten Athanase et al. (1989) die Eindringtiefe des Wasserstrahls in Nervengewebe in Abhängigkeit von Druck und Düsengröße bestimmen: So liegt z.B. bei einer 0,2-mm-Düse und einem Druck von 0,5 bar die Schnittiefe bei 1,0 mm; wird der Druck auf 3,0 bar erhöht, steigt die Eindringtiefe auf 3–4,5 mm an. Hochdruckwasserstrahltechniken (bis 400 bar) sollen zukünftig auch bei der laparoskopischen Cholezystotomie eingesetzt werden.

Literatur

Berci G (1976) Endoscopie. Appleton-Century-Crofts, New York

Bueß G (1990) Endoskopie. Deutscher Ärzte Verlag, Köln

Cotton PB, Williams CB (1985) Lehrbuch der praktischen gastrointestinalen Endoskopie. Perimed, Erlangen 1985

Demling L, Rösch W (1979) Operative Endoskopie. Acron, Kiel 1979

Ethicon (1990) Nahtmaterial, Klammern und Implantate. Ethicon, Hamburg

Franke G (1968) Endoskope – Prinzipien und Probleme ihrer Optik. Medizinal-Markt – Acta Mediotech 16: 372–374

Franke G (1970) Der Aufbau moderner Endoskope. Feinwerktechnik 74: 382–385

Heiland WK, Konstance RP, Craig JC Jr (1990) Robotic high pressure water jet cutting of chuck slices. Food Process Eng 12: 131–136

Hiroshi Kimura, Fumio Teraoka (1986) Application of shape memory polymer to dental materials. Physical properties. J Osaka Dent Univ 26: 59–65

Hirschowitz BJ, Curtiss LE, Peters CW, Pollard HM (1958) Demonstration of a new gastroscope: the fiberscope. Gastroenterology 35: 50

Hopkins HH (1976) Optical principles of the endoscope. In: Berci G (ed) Endoscopy, New York

Jonas U (1980) Stereoresektoskopie. Aktuel Urol 11: 225–227

Kluge F (1978) 120 Jahre Gastroenterologie. Endoskopie – wer war der Erste? Leber Magen Darm 4: 217–218

Lee JH, Park JB (1988) Thermomechanical study of Ni-Ti alloys (shape memory effect). J Biomed Mater Res 22: 573–588

Ravitch MM, Steichas FM (1984) Surgical stapling techniques. Surg Clin North Am 64 (3). Saunders, Philadelphia

Reidenbach HD (1983) Hochfrequenz- und Lasertechnik in der Medizin. Springer, Berlin Heidelberg New York

Reling J (1988) Industrielle Endoskopie. Moderne Industrie. Landsberg (Bibliothek der Technik, vol. 25)

Rösch W (1976) Fortschritte in der Endoskopie. Straube, Erlangen

Semm K (1984) Operationslehre für endoskopische Abdominal-Chirurgie. Schattauer, Stuttgart

Veress J (1938) Ein neues Instrument zur Ausführung von Brust- oder Bauchpunktionen und Pneumothoraxbehandlungen. Dtsch Med Wochenschr. 41: 1480

Winkler-Gniewek W (1987) Metallische Werkstoffe in der Neuro- und Gefäßchirurgie. Aeskulap Wissenschaftliche Informationen, vol 16. Tuttlingen

Wolf R (1979) 100 Jahre Cystoskopie. Firmenfestschrift Richard Wolf GmbH, Knittlingen

Zucker KA (1991) Surgical Laparoscopy. Quality Medical, St. Louis

3 Videobildübertragung und Photodokumentation

M. Paz-Partlow

Allgemeine Grundlagen

Eine der wichtigsten Herausforderungen, die die Forschung und Entwicklung in der Endoskopie vorantreiben, ist die Suche nach einfacheren und präziseren Wegen, eine gestellte Aufgabe zu lösen. Ein wesentlicher Bestandteil fast aller neuen endoskopischen Verfahren ist die Videobildübertragung, die dem Chirurgen die folgenden Vorteile bringt:

- Chirurg und erster Assistent können ihr Vorgehen koordinieren und sich gegenseitig unterstützen.
- Operationsschwestern/-pfleger können die erforderliche Instrumentation anhand des chirurgischen Geschehens, das sie auf dem Bildschirm mitverfolgen, antizipieren.
- Die Instrumente werden unter visueller Kontrolle sicher eingeführt.
- Die anatomische Orientierung wird erleichtert.
- Die pathologische Veränderung ist klar erkennbar.
- Jeder Eingriff wird gleichzeitig dokumentiert, die Aufzeichnungen können im Bedarfsfall später zu Rate gezogen werden [1].

Es würde den Rahmen dieses Buches sprengen, einen erschöpfenden Überblick über den ständig wachsenden endoelektronischen Markt geben zu wollen. Es wird vielmehr über die Möglichkeiten und die Grenzen eines Systems diskutiert, mit dem wir an unserem Institut Erfahrungen gesammelt haben.

Generell ist allerdings vorauszuschicken, daß kein System, wie gut oder teuer es auch sein mag, die optimale Leistung erbringen wird, wenn es nicht von einem zuverlässigen, gründlich eingewiesenen Operationsteam bedient wird. Da die Bildsysteme aus mehreren Komponenten zusammengesetzt sind, muß man sich Gedanken über die Relevanz und die Effektivität ihrer Anwendung im Operationssaal machen. Ihre Integration in die gegebene Routine muß gut durchdacht sein, und die Verantwortung dafür muß kompetenten Personen übertragen werden. In unserem Fall wurde ein spezielles Team für die endoskopische Chirurgie zusammengestellt, das für die Wartung, den ordnungsgemäßen Aufbau und die Instrumentation bei endoskopischen Eingriffen verantwortlich ist. Allerdings ist aufgrund der drastischen Zunahme sowohl der Anzahl als auch der Komplexität der Fälle, ein Training für das gesamte Operationspersonal erforderlich geworden, um den Bedürfnissen der Chirurgen gerecht zu werden. Es wurden hausinterne Fortbildungskurse zur Instrumentation und zur Einführung in die Grundlagen der Videodokumentationstechniken für alle chirurgischen Abteilungen durchgeführt; weitere derartige Veranstaltungen sind notwendig, wenn neue Geräte angeschafft werden oder neue chirurgische Techniken zur Anwendung kommen. Das gesamte Operationspersonal wird dann während einer Reihe von Eingriffen eingewiesen, bis es als ausreichend sachkundig gelten kann.

Instruktionen zum Einsatz von Zoomlinse, Fokus, Weißabgleich und zur Adaptation der Kamera an die Stablinsenoptik sind eine zwingend notwendige Voraussetzung für das gute Gelingen eines Eingriffes. In der videoendoskopischen Chirurgie ist der Chirurg darauf angewiesen, daß die Kamera und die Stablinsenoptik gut bedient werden, um eine gute Sicht zu haben. Das Training des Kameramannes verdient spezielle Aufmerksamkeit, denn die Qualität der Operation ist abhängig von seiner Leistung.

Für jede technische Neuerung muß auch ein geeigneter Platz im Operationssaal vorgesehen werden, wodurch wir gezwungen sind, die Stellung des Operationsteams jeweils neu zu konzipieren, ohne Abstriche beim maximalen Komfort zu machen und ohne gegen die Regeln der Asepsis zu verstoßen.

Durch die vorteilhafte Kombination der Funktionen der Hilfsgeräte (Spülpumpe, Lichtquelle, elektrochirurgische Einheit usw.) kann Raum gewonnen werden, damit das Personal sich ungehindert im Operationssaal bewegen kann (s. Kap. 5).

Die günstigste Plazierung der Monitore um den Operationstisch richtet sich nach der Art des Eingriffes und der Stellung des Chirurgen, wobei ein Spielraum für mögliche Präferenzen bleibt. Für die operative Pelviskopie ist nur ein Monitor erforderlich, der am Fußende des Tisches plaziert wird, während für die laparoskopische Cholezystektomie eine Anordnung mit 2 Monitoren vorgezogen wird. Auf der rechten Seite des Patienten steht der Videocontainer, in dem ein hochauflösender Monitor mit 48,3 cm Bilddiagonale, ein 122-mm-VHS-Recorder, ein 19-mm-Recorder und manchmal ein Videoprinter untergebracht sind (Abb. 3.1). Dieser Container steht neben dem Anästhesiewagen und verschafft dem Chirurgen, der gegenüber auf der linken Seite des Patienten steht, einen bequemen Blick auf den Bildschirm. Um Platz zu sparen, haben wir den hochauflösenden 33-cm-Monitor, der gegenüber dem 1. Assistenten stehen muß, auf dem Container aufgestellt, in dem der Insufflator, die CO_2-Gasflaschen und eine kleine Spülpumpe untergebracht sind. Dieser Container steht am Kopfende des Tisches auf der linken Seite des Patienten (Abb. 3.2). An der Rückwand erlaubt ein dritter Monitor, der auf einer Deckenampel steht, dem Hilfspersonal die Mitbeobachtung. Alle 3 Monitore sind hintereinander geschaltet mit Abschluß am dritten.

Die Anschaffung eines Dokumentationssystems ist nur gerechtfertigt, wenn eine dauerhafte, zweckmäßige Unterbringung gewährleistet ist und die Dokumentation auch fachgerecht betreut wird. Nach vielfachen Abwägungen haben wir eine Ausrüstung ausgewählt, die in verschiedenen Anwendungsbereichen gute Dienste leisten kann. Durch praktische Einweisung am Gerät wird das Personal mit deren unterschiedlichen Funktionsweisen vertraut, ohne die manchmal angespannte Atmosphäre während einer Operation. Dies stärkt die Zuversicht und trägt auch dazu bei, die ablehnende Haltung gegenüber moderner Technologie abzubauen. Weitere Unterweisungen der Operationsschwestern/-pfleger untereinander sollen dann dazu führen, daß eine ausreichende Besetzung während des gesamten Operationsprogrammes gesichert ist. In der folgenden Auflistung werden Zweck und Arbeitsweise der einzelnen Geräte beschrieben.

Stablinsenoptik

Die einfachsten Dinge werden oft außer acht gelassen: Vor Beginn eines jeden Eingriffs muß man sich davon überzeugen, daß die Optik nicht beschädigt ist. Beschädigte Linsenoberflächen am proximalen oder distalen Ende können das Bild verzerren. Gebrochene Fasern können die Lichtleistung signifikant einschränken. Das Teleskop sollte vor dem Einführen auf Körpertemperatur vorgewärmt werden, das Okular muß trocken sein, um Kondensation zwischen Optik und Kameralinse zu verhindern. Diese grundlegenden Vorkehrungen tragen dazu bei, Fehlstarts und unnötige Frustration zu vermeiden.

Lichtquellen

Während für die Arthroskopie oder in der Urologie kleinere Lichtquellen ausreichen, wird für das Abdomen das stärkstmögliche Licht gebraucht. Die automatische Xenon 610 von Storz ist nach wie vor am hellsten und zuverlässigsten für den Gebrauch mit starren Endoskopen, obwohl inzwischen mehrere Firmen Hochleistungsgeräte mit derselben 300-W-Xenonlampe anbieten. Das Storz-Gerät verfügt über eine automatische Lichtregelung für Videoaufnahmen und dient auch als Blitzgenerator für 35-mm-Dias [2].

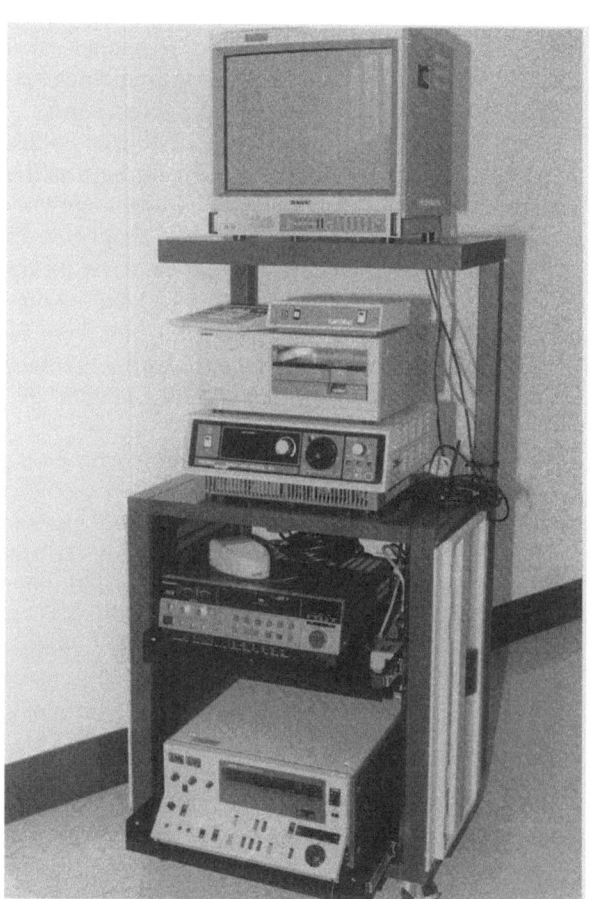

Abb. 3.1. Videowagen mit Geräten für die Photodokumentation

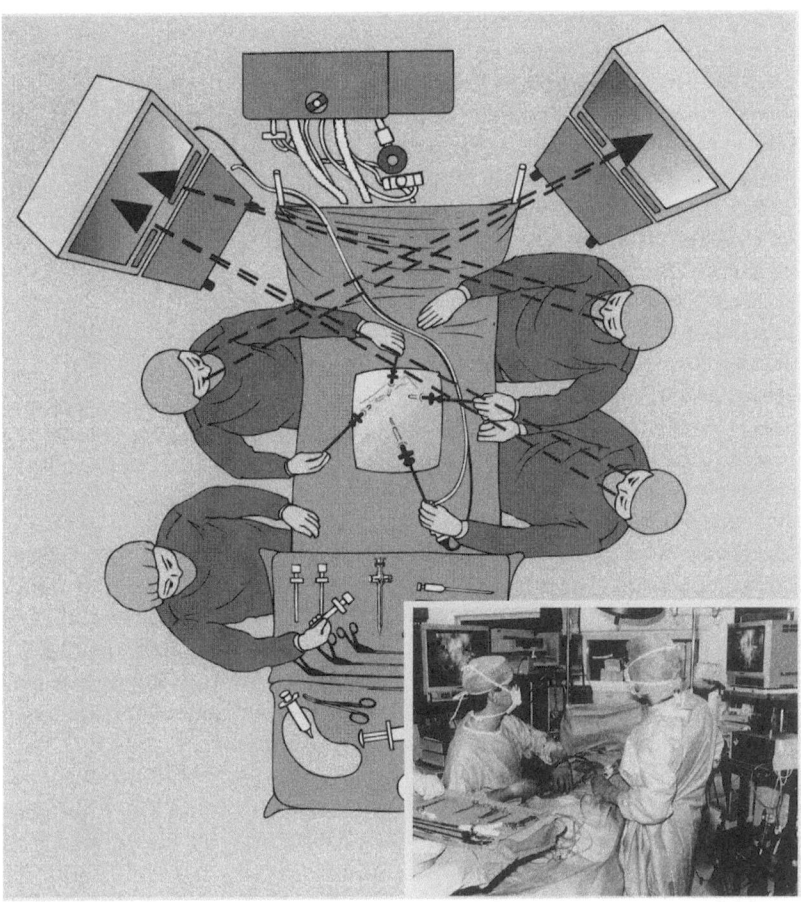

Abb. 3.2. Laparoskopische Cholezystektomie mit 2 Monitoren im Einsatz

Monitore

Trotz des überaus vielfältigen Angebotes an TV-Monitoren und namhaften Marken wie NEC, Zenith und Toshiba auf dem Markt ist inzwischen der Einsatz von Sony-Geräten bei den meisten Herstellern von endoskopischen Ausrüstungen die Norm, und es werden verschiedene Modelle dieser Firma als Bestandteil der Ausrüstungen angeboten. Da der Chirurg in der komplexen endoskopischen Chirurgie darauf angewiesen ist, auch kleinste Details zu erkennen, muß die Bildqualität auf dem Monitor höchsten Ansprüchen an die Farbwiedergabe, die Auflösung und die Brillanz genügen. Wir setzen gegenwärtig einen Sony PVM-1943MD (48,3 cm) für den Operateur und ein 33-cm-Gerät (PVM-1343MD) für den ersten Assistenten ein. Diese Studiomonitore haben eine horizontale Auflösung von ungefähr 700 Zeilen, die auch der höchstauflösenden Kamera gerecht werden. Der Monitor auf der Deckenampel, ein Standardgerät PVM-1910, hat dagegen nur 350 Zeilen horizontaler Auflösung. Ein drittes Modell, der Sony PVM-2030, bietet eine horizontale Auflösung von 580 Zeilen, eine gute Farbwiedergabe, bessere Kontraste, und der Preis liegt zwischen dem der beiden oben genannten Modelle.

Kameras

Aufgrund unserer umfangreichen Nutzung und des intensiven Einsatzes in der Forschung auf dem Gebiet der endoskopischen Chirurgie ist unser Institut in der glücklichen Lage, neue Produkte schon im Prototypstadium erproben zu können, wodurch sich für uns natürlich Vorteile im Hinblick auf die Anschaffung ergeben. Dennoch können wir uns unmöglich mit allen Neuerungen bei den endoskopischen Mikrochipkameras befassen. Die heutigen festinstallierbaren Kameras funktionieren auf der Basis von Chips, die üblicherweise 150000–400000 Pixel (die kleinste Bildeinheit beim Bildaufbau; äußerer Durchmesser 17 × 13 μm) besitzen. Die Silikon-CCD (Charge-Coupled Device) wurde schon vor einigen Jahrzehnten als für die Videoapplikation brauchbar erkannt [3]. Diese Systeme müssen mit Standard-TV-Formaten kompatibel sein (525 oder 625 Zeilen), so daß die Abtastgeschwindigkeit 200000–300000 Pixel pro Bild beträgt. Bei einer Bildrate von 30 Hz (NTSC) (25 Hz PAL) kommt eine Ausleserate von ungefähr 10 Megapixel/s zustande. Die Pixelzahl eines Chips bestimmt die Auflösung; jedes einzelne Pixel ist mit einen Rezeptor in einem dichtbepackten Gitter von Photozellenrezeptoren verbunden. Eine gute, leichte CCD-Kamera, sowohl mit Äthylengas als auch mit Glutaraldehyd sterilisierbar, ist für die endoskopische Chirurgie unentbehrlich, denn die Röhrenkameras waren zu schwer, zu unhandlich und für die meisten Eingriffe bei weitem nicht lichtempfindlich genug.

Unser derzeitiges Modell bringt uns die gute Farbwiedergabe zurück, die wir mit der 1/2″-(13 mm) Chipkamera für die Lichtempfindlichkeit hatten opfern müssen. Der Videobildsensor in der 9050 B von Storz ist ein Sony 2/3″-(17 mm) Interline Transfer CCD-Chip, der verschlußfähig ist. Die automatische Verschlußzeit ist Mikroprozessor-gesteuert, und zwar von 1/60 bis 1/10000. Das Abtastsystem ist 2:1-interlaced mit integrierter Synchronisation und einem Signal-Rausch-Abstand von 47 dB oder größer. Die horizontale Auflösung beträgt über 450 Zeilen bei einer minimalen Beleuchtungsstärke von 7 lux bei Blende 1,4. Automatischer Weißabgleich ist in einem Bereich von 2200 K–9000 K möglich. Der Kopf mißt 34×86 mm und wiegt 127 g, ein 3-m-Kabel ist angeschlossen. Die Kamera ist mit einer eingebauten Zoomlinse von 25–40 mm konzipiert (Abb. 3.3). Wir haben mehrere dieser Kameras für die Anwendung bei der laparoskopischen Cholezystektomie angeschafft, während wir ältere Modelle noch auf anderen Gebieten einsetzen, bis auch ihr Austausch finanziell gerechtfertigt ist, entweder durch Wertverlust oder durch größere Fallzahlen. Andere Firmen bieten ähnliche Kameras an, aber auch sie basieren meistens auf 1/2″-(13 mm) CCD-Chips.

Manchmal werden die in die Leistung eines Gerätes gesetzten Erwartungen nicht erfüllt. So verwenden wir nach intensiver Evaluierung die 3-CCD-Kamera HR-3000 nicht mehr, weil noch verschiedene technische Schwierigkeiten auftreten. Dieses Gerät neigte zur Überhitzung, wodurch es zum Bildzusammenbruch bzw. zur Dejustierung der Chips kommt,

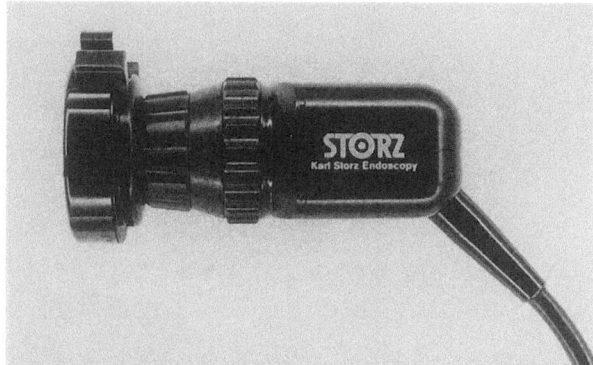

Abb. 3.3. Eine neue 2/3″-(17 mm) CCD-Kamera mit automatischem Weißabgleich und Irisblende

die eine Bildverzerrung durch Zeilenverlust zur Folge hat. Es kann noch einige Zeit dauern, bis diese Kamera für den Routineeinsatz reif ist. Stryker Endoscopy vertreibt eine 3-Chip-Kamera, die auf 3 1/2″-(13 mm) CCD-Bildsensoren mit auswechselbaren Köpfen basiert, aber wir haben damit keine klinischen Erfahrungen gesammelt.

Auch nach der Einführung der 9050 B sind weitere Änderungen des Kamerakonzeptes realisiert worden. Im klinischen Einsatz haben wir verschiedene Systeme erprobt, bei denen die herkömmliche Verbindung zwischen Kupplung und Optik wegfällt und die Linse Glas-an-Glas mit dem Okular verbunden wird. Dadurch wird das Beschlagen der Grenzfläche zwischen Optik und Linse verhindert und es entsteht ein brilliantes, kontraststarkes Bild. Die in diesen Kameras verwendeten Linsen haben eine spezifische Brennweite von 30 oder 38 mm.

Olympus hat ein 0°-10-mm-Laparoskop (dampfsterilisierbar), das an eine Minikamera mit einem Panasonic-1/2″-(13 mm) Chip gekoppelt ist (Abb. 3.4a). Baxter hat eine ähnliche Kombination herausgebracht, allerdings mit einer 2/3″-(17 mm) CCD-Kamera (Abb. 3.4b). Bei der Storz Lapcam sind Kamerakopf und Teleskopokular in einen versiegelten, wasserdichten Handgriff integriert, wodurch das Fokussieren wegfällt (Abb. 3.4c). Wir haben mit diesem Modell gute Erfahrungen gesammelt. Ein Nachteil dieser Konzepte ist die fehlende Zoomlinse, wenn wie in manchen Fällen die größte Vergrößerung gewünscht wird, wie z. B. bei der Inzision des Gallenganges vor der Cholangiographie. Fujinon hat ein neues Videolaparoskop vorgestellt, von dem wir zwar gute Testbänder gesehen haben, das wir aber nicht selbst erproben konnten. Vor der Anschaffung eines Videosystems sollten möglichst mehrere Marken und Typen

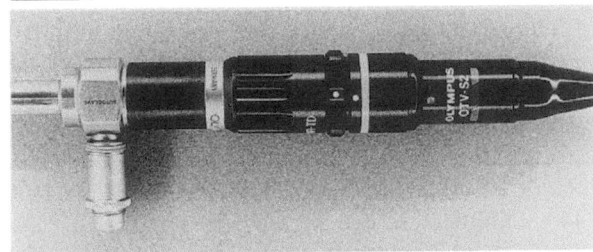
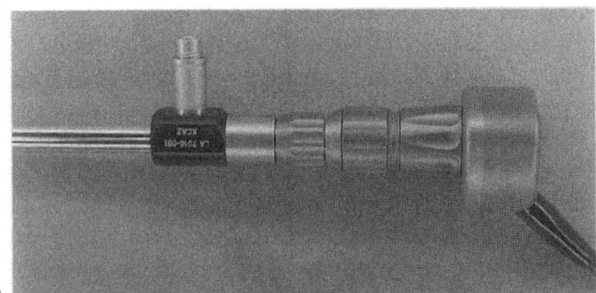
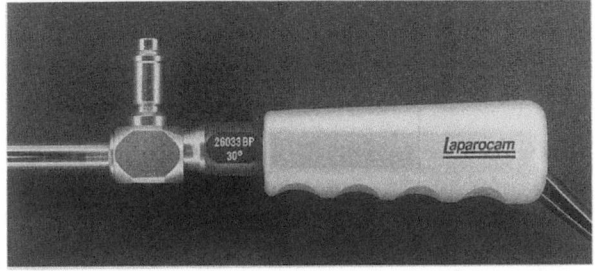

Abb. 3.4. a Olympus 1/2"-(13 mm) CCD-Kamera mit direktem Anschluß an die 0°-Optik. **b** Andere Version des gleichen Kameratyps von Baxter-V. Mueller mit einem 2/3"-(17 mm) Chip. **c** Bei der Lapcam von Storz sind ein 2/3"-(17 mm) CCD-Sensor und die Optik in den Handgriff integriert, wodurch die Möglichkeit des Fokussierens wegfällt

erprobt werden, um herauszufinden, welches Modell die Anforderungen des Nutzers am ehesten erfüllen wird.

Dokumentation

35-mm-Photographie

Elektronische Photographie bedeutet: Standbilder wurden elektronisch erzeugt und übermittelt oder bearbeitet. Um jedoch ernsthaft eine mit der Photographie vergleichbare Schärfe für eine graphische Reproduktion zu erzielen, müßte eine Auflösung von mindestens 2000 Zeilen gegeben sein. Hier ein paar grobe Zahlen zum Vergleich der Auflösung von Film und elektronischen Bildchips: AP-Bildübertragungsphoto 8 × 10 Negativfilm: ca. 2,5 Millionen Pixel; Kodak Megapixel-Sensor: 1,4 Millionen Pixel; Still-Video-Sensoren: 200000–380000 Pixel.

Ein Kleinbildnegativ hat derzeit über 15mal mehr Informationen als die meisten Still-Videosysteme. Die Überlegenheit der Filmdokumentation gegenüber Video steht außer Frage; die mit der Herstellung von Photos verbundenen Schwierigkeiten haben deren schwindende Bedeutung zur Folge. Wir haben in den 80er Jahren ein System entwickelt, bei dem das Okular des Endoskops über einen abgewinkelten Arm mit einem 90/10 Beam splitter mit einer 35-mm-Kamera verbunden war. Damit konnte der Operateur weiterarbeiten, während der Assistent die gewünschten Sequenzen photographierte. Mit dieser Methode haben wir auf einigen Gebieten, z. B. in der Urologie oder in der Laryngologie, zufriedenstellende Resultate erzielt; für die Laparoskopie sind jedoch höhere Anforderungen zu erfüllen, der Lichtverlust war hier durch die Abwinkelung des Armes zu groß.

Die besten 35-mm-Diaaufnahmen für Vorträge und Publikationen werden durch die direkte Ankoppelung der 35-mm-Kamera an die Optik des Endoskops über eine spezielle endoskopische Linse erzielt. Dieses Vorgehen ist nicht nur für den Operateur ungünstig, wenn man das Gewicht der Kamera bedenkt, sondern schließt auch noch das übrige Operationsteam vom Bildgeschehen aus, solange die Aufnahmen gemacht werden. Hinzu kommt noch das nicht zu vernachlässigende Sterilitätsproblem. Wenn eine Serie von Aufnahmen gemacht werden soll, um den Verlauf eines Eingriffes zu dokumentieren, kann es zu Nachschubproblemen kommen: Mehrere Optiken werden gebraucht, mindestens 2 müssen ständig in Lösung eingelegt sein, um die Optik auszutauschen, die durch den Kontakt mit der Kamera unsteril wurde. Die Kamera selbst kann zwar eingehüllt werden, dadurch wird jedoch die Handhabung erschwert. Der Chirurg muß vor jeder Aufnahme ein zweites Paar Handschuhe an- und nach der Aufnahme wieder ausziehen. Das Synchronisationskabel für das Blitzgerät stellt ein weiteres Hindernis für die Erhaltung der Sterilität dar.

Wir verwenden die automatische Blitzanlage Xenon 610 von Storz, die auch die Videotechnik kontinuierlich mit Licht versorgen kann, wodurch ein zusätzliches Blitzgerät überflüssig wird. Um die volle Kapazität des Blitzapparates zu erzielen, muß die Lichtintensität des Gerätes auf die Maximalleistung eingestellt sein. Es kann sowohl manuell als auch automatisch bedient werden. Die Kamera muß entsprechend angeglichen eingestellt und die Verschlußgeschwindigkeit auf 1/30 s eingestellt werden. Die Blitzdauer beträgt zwischen 1 und 30 ms, beträchtlich länger als bei konventionellen elektronischen Blitzgeräten. Als Filmmaterial verwenden wir üblicherweise den Ektachrome 400 ASA, aber auch der Negativfilm mit der gleichen Geschwindigkeit kann verwendet werden.

Wenn dieses Vorgehen zu umständlich erscheint, können Dias auch mit dem Polaroid-Freezeframe-Videorecorder vom Videoband aufgenommen werden. Damit sind sowohl 4 × 5 Papierabzüge als auch 35-mm-Negativaufnahmen möglich. Dieses Gerät hat ein „frame grabber board", mit dem auch Ausschnitte festgelegt werden können, die dann mit einer integrierten hochauflösenden Bildröhre abgelichtet werden. Die besten Ergebnisse erreicht man mit Ektachrome 100 oder 64 ASA. Mit diesem Gerät sind auch Papierausdrucke vom Videoband möglich, mit dem Mavigraph UP-5000 von Sony können allerdings bessere Ergebnisse erzielt werden.

Trotz der bescheidenen Auflösung der meisten Typen für elektronische Photographie bietet die elektronische Abbildung Vorteile, die sie dennoch attraktiv machen: Diese liegen nicht so sehr in der Auflösung – der Film wird immer besser sein –, sondern in der einfachen Handhabung der Übertragung und der Möglichkeit, Daten zu gewinnen. Aufgrund dieser Vorteile sind wir bereit, eine geringere Auflösung der Bilder in Kauf zu nehmen.

Videoformat

Durch das höhere Auflösungsvermögen der neuen Kameras werden die Mängel der Videorecorder zum Problem. Unser Videoarchiv wird intensiv für Lehrveranstaltungen und Vorträge genutzt, und wir haben interessante Eingriffe auf 19-mm-U-Matic aufgenommen. Die Bänder mit einfachen Zusammenschnitten, mit denen wir Vorträge und Workprints vorbereiten, sind ebenfalls 19-mm-Material. Unsere Kameras haben eine Auflösung von über 450 Zeilen; die 5 Jahre alten U-Matic-Recorder nehmen aber nur 270 Zeilen auf. Dies bedeutet für uns, daß wir nicht die bestmöglichen Aufnahmen produzieren können; dieses System jedoch durch ein besseres zu ersetzen, würde erhebliche Investitionen erfordern und die Einführung eines weiteren Bandformats bedeuten.

Eine horizontale Auflösung von 400 Zeilen ist mit den 3 Formaten S-VHS, ED-Beta und Hi8 möglich. Für diese 3 Formate wären neue Geräte notwendig, mit dem Hi8 könnten wir jedoch auch nach und nach ans Ziel kommen. Bei diesem Format wurde der Luminanzfrequenzgang erhöht und der Frequenzhub erweitert. Dies ergibt eine bessere Farbwiedergabe und Bildqualität, insbesondere weil ein anderes Metallpartikelband dafür entwickelt wurde.

Mit einem Hi8-Recorder EVO-9800 wäre es möglich, Bänder während einer Operation direkt zu bespielen. Mit einem 33-pin-Interface könnte der Hi8-Recorder als Zuspieler an unsere vorhandene RM-440-Schnittsteuerung angeschlossen werden. Das würde beim Konvertieren von 8 mm auf 19 mm eine Kopiergeneration einsparen, und das geschnittene 19-mm-Masterband wäre von guter Qualität. Schließlich könnten wir auf eine RM-450-Schnittsteuerung und einen SP U-matic-Schnittrecorder umsteigen, wodurch es möglich wäre, Schnittmaster von exzellenten Originalen mit einer Auflösung von 320 Zeilen mit hervorragendem Kopierverhalten zu bekommen. Auf diesem Gebiet ist U-matic immer noch führend. Dies könnte ein möglicher Ausweg aus unserem Dilemma sein.

Videorecorder

Auch auf diesem Gebiet gibt es ein verwirrend vielfältiges Angebot. Es ist unmöglich, die Weiterentwicklung der Elektronik vorherzusagen; was immer wir heute kaufen, kann in 1 Jahr, manchmal sogar schon in ein paar Monaten veraltet sein. Veraltet heißt aber nicht unbedingt unbrauchbar. Nicht mehr brauchbar ist ein Gerät, wenn keine Ersatzteile mehr zu bekommen sind und wenn es den Bedürfnissen nicht mehr gerecht wird. Mit der vorherrschenden Dokumentationstechnik können operative Eingriffe ausschnittsweise oder komplett aufgezeichnet werden. Die Videobänder können durch elektronischen Schnitt überarbeitet und für die Präsentation eines einzelnen Falles bzw. als aufbereitete Lehrfilme genutzt werden. Jede chirurgische Abteilung verfügt bei uns über eine Reihe von Videowagen mit jeweils 2 Videorecordern, die einzeln oder gleichzeitig eingesetzt werden (Abb. 3.5). Für die Mediothek wird der U-Matic von Sony VO-5800 (19 mm) verwendet. Für die Routineanwendung ist der Panasonic AG-6300 VHS mehr als ausreichend. Viele unserer Ärzte haben eigene VHS-Recorder und machen von allen Eingriffen Aufnahmen für ihr Archiv und für die Patientenaufklärung; einige geben sogar ihren Patienten Aufzeichnungen von ihrer Operation mit nach Hause. In diesem Zusammenhang ist noch zu bedenken, daß eine 60-min-U-matic-Kassette soviel kostet wie vier 2-h-VHS-Kassetten. Letztere sind zudem kleiner und einfacher zu archivieren. Sehr hilfreich ist auch die Ausstattung der Videorecorder in den Operationssälen mit Echtzeitzählwerk und variablem Suchlauf sowie einer

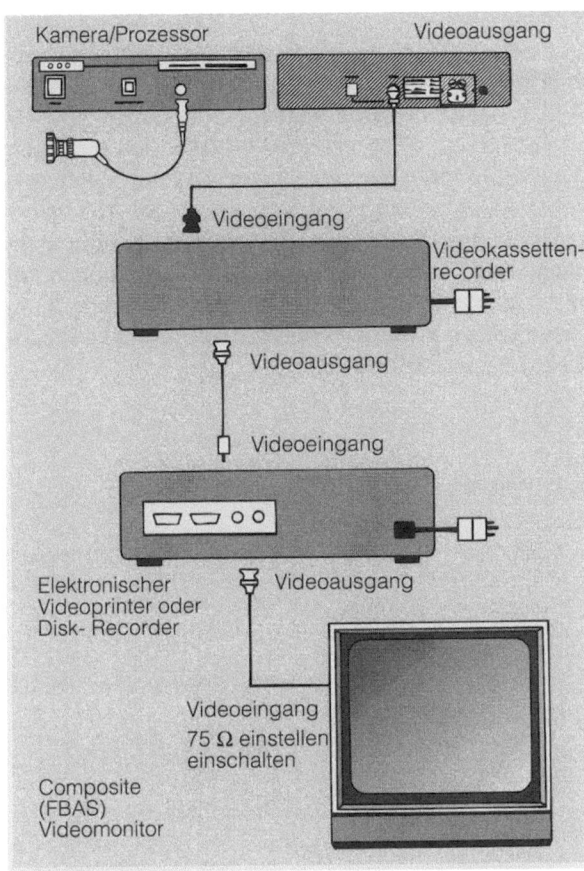

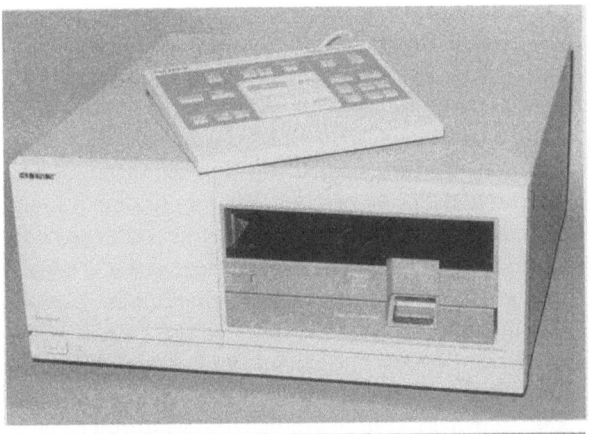

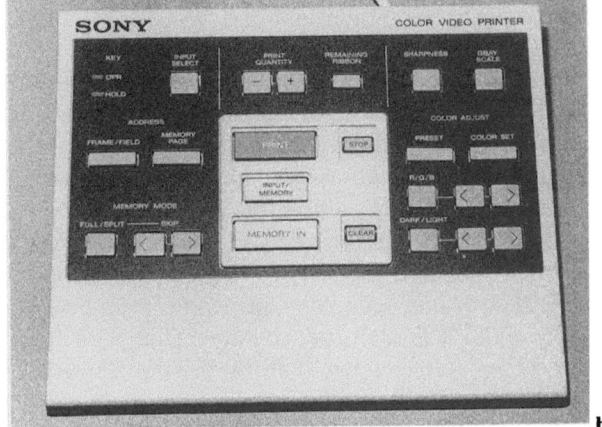

Abb. 3.5. Schematische Darstellung der Anschlüsse eines Videosystems

Abb. 3.6. a Sony Mavigraph 5000 Still Video Printer, **b** Nahaufnahme der Steuereinheit

Fußbedienung zur Aktivierung der Pausentaste. Es ist also zweckmäßig, vor dem Kauf von Videorecordern die Wahl des Formats im Hinblick auf die vorgesehene Verwendung gründlich zu überdenken, denn eine gut geführte Mediothek kostet viel Geld und erfordert Platz und Personal für die Betreuung.

Disk-Recorder

Eine weitere Möglichkeit, endoskopische Aufnahmen zu sichern, ist, zahlreiche Bilder auf optischen oder Floppy-Laufwerken zu speichern. Sony und Panasonic bieten ziemlich teure Laser-Disk-Systeme an, welche Bilder auf Laserdisks mit 580 Zeilen horizontaler Auflösung speichern. Die Floppy-Disk-Recorder von Canon und Sony sind preisgünstiger und können bis zu 50 Felder bzw. 25 Videobilder (1 Bild = 2 Felder) auf eine 2 1/2" Floppy-Disk speichern. Die Auflösung beträgt durchschnittlich 350–400 Zeilen, was – abhängig vom verwendeten Printer – eine hervorragende Bildqualität ergeben kann. Mit der Verwendung dieser Disketten kann das Platzproblem gelöst werden, und bei entsprechender Archivierung ist ein späterer Zugriff zu den Aufnahmen jederzeit leicht möglich. Die Bilder von ambulant durchgeführten Eingriffen wie der Arthroskopie oder der diagnostischen Laparoskopie in der Gynäkologie werden von den Kollegen auf ihre Verwendbarkeit hin geprüft, und die besten werden dann mit einem Still Video Printer aufgenommen. Diese Aufnahmen können bei der Konsultation von Kollegen oder bei der Patientenaufklärung verwendet bzw. der Akte des Patienten beigefügt werden [4].

Still Video Printer

Anläßlich der Photokina, einer der größten jährlichen Veranstaltungen auf dem Photomarkt, haben die Firmen Chinon, Fuji, Konica, Olympus, Ricoh und Toshiba einheitlich die unmittelbar bevorstehende Einführung von digitalen Still-Videosystemen angekündigt. Das verdeutlicht noch einmal, daß es weder in finanzieller Hinsicht noch von den praktischen Gegebenheiten her möglich ist, mit den technologischen Neuerungen Schritt zu halten. Wir empfehlen deshalb von den derzeit erhältlichen Geräten weiterhin den Sony Mavigraph UP-5000, trotz des etwas niedrigeren Anschaffungspreises der Geräte von Hitachi, Kodak, Polaroid und Canon. Das Sony-Gerät ist ein Thermotransfer-Printer mit einem Vollbildspeicher, aus dem Bilder in einer Größe bis zu 166,7 mm × 121 mm, 6 × 9″, gedruckt werden können, des weiteren ist eine Unterteilung der Seiten in 4 bzw. 9 separate Abbildungen möglich (Abb. 3.6).

Die Option einer zusätzlich eingebauten Vollbildspeicherkarte bietet die Möglichkeit, mit dem Mavigraph die Information einer vollen Seite aufzuzeichnen, Seiten umzublättern und gleichzeitig die zweite Seite aufzuzeichnen, während die erste gedruckt wird.

Durch die Einführung der endoskopischen Chirurgie befindet sich die Allgemeinchirurgie auf der Schwelle zu einer neuen Ära, in der chirurgische Eingriffe möglich werden, die vor kurzer Zeit noch nicht denkbar waren. Um den Bedürfnissen der Chirurgen gerecht zu werden, die sich anschicken, diesen mutigen Schritt zu wagen, müssen wir sowohl auf dem Gebiet der elektronischen als auch der endoskopischen Technik Bedingungen schaffen, die diesen Einsatz rechtfertigen. Dies erfordert seitens der medizinischen Einrichtungen einen enormen finanziellen und personellen Beitrag, der die Grenzen des Möglichen erreicht. Auch wenn dies oft schwierig ist, sollte dennoch die Kooperation der einzelnen Disziplinen angestrebt werden, denn die vielfache Nutzung kann dazu beitragen, die Anschaffung aufwendiger Videosysteme zu rechtfertigen.

Literatur

1. Paz-Partlow M (1990) Documentation for laparoscopic cholecystectomy. In. Cuschieri A, Berci G (eds) Laparoscopic biliary surgery. Blackwell Scientific, Oxford, pp 9–14
2. Berci G, Brooks P, Paz-Partlow M (1986) TV laparoscopy. J Reprod Med 31 7: 585–588
3. Boyle WS, Smith GE (1970) Charged couple semiconductor devices. Bell Syst Tech J 49: 285–290
4. Paz-Partlow M (1986) Documentation for laparoscopy. In: Berci G, Cuschieri A (eds) Practical laparoscopy. Bailliere Tindall, London, pp 19–32

4 Hilfstechniken: Elektrokauter, Thermokoagulation und Laser

H.-D. REIDENBACH und G. BUESS

Mit einem Beitrag von J. KECKSTEIN

Einleitung

In den vergangenen Jahren haben endoskopische Techniken in der Chirurgie zunehmend breite Anwendung gefunden und einen erheblichen Beitrag zur Verbesserung der Patientenversorgung geleistet. Den verschiedenen Techniken der Inzision, der Präparation und der Koagulation kam bei chirurgischen Verfahren von jeher eine besondere Bedeutung zu, und die perfekte Kenntnis der Grundlagen ist eine wesentliche Voraussetzung für ihre sichere Beherrschung. Durch die Einführung endoskopischer Techniken waren Modifikationen und Neuentwicklungen der operativen Hilfsmittel unabdingbar. Neben der Vertrautheit mit den neuen Instrumenten ist die Kenntnis der Wechselwirkung der angewendeten Techniken mit biologischem Gewebe eine entscheidende Bedingung für gleichbleibend gute Ergebnisse des chirurgischen Vorgehens.

Anwendung therapeutischer Wärme

Der Einsatz von operativ-therapeutischer Wärme zum Zweck der Durchtrennung, Destruktion oder Koagulation biologischen Gewebes ist fast so alt wie die Wissenschaft der Medizin selbst, wenn man bedenkt, daß schon Hippokrates das Feuer als *Ultima ratio* ansah. So ist es denn letztlich die graduelle thermische Stufe, die für die entsprechende Wirkung auf biologisches Gewebe verantwortlich ist. Tabelle 4.1 gibt einen Überblick über die wesentlichsten, den verschiedenen Temperaturschwellen bzw. -bereichen zugeordneten Reaktionen.

In Abb. 4.1 sind die wichtigsten Verfahren zur Erzeugung operativ-therapeutischer Wärme aufgeführt. Dabei ist es auf den ersten Blick unbedeutend, auf welche Art und Weise die jeweilige Temperatur physikalisch-technisch erzielt wird. Eine genauere dynamische Betrachtungsweise zeigt aber doch, daß die verschiedenen Möglichkeiten der Erzeugung operativ-therapeutischer Wärme sich außer im Wirkungs-grad, in der Temperaturänderungsgeschwindigkeit, im erzielbaren Temperaturmaximum, im Grad der flächen- bzw. volumenhaften Ausdehnung und in der Dosierung auch in der Übertragbarkeit zum Behandlungsort und in der Handhabung vor Ort nicht unbeträchtlich unterscheiden.

Eine Unterteilung in z. B. koagulative und inzisiv-präparative Methoden ist wenig sinnvoll, da diese beiden Wirkungen oftmals nach dem gleichen physikalischen Prinzip zu erzielen sind, wobei allerdings unterschiedliche Applikationssysteme bzw. Sonden eingesetzt werden. Dabei kommt der technologischen Gestaltung der am Gewebe im Eingriff befindlichen

Tabelle 4.1. Temperaturabhängige Reaktionen biologischen Gewebes

Temperaturbereich (°C)	Wärmewirkung
37–42	Erwärmung ohne irreversible Schäden
> 42	Enzyme und andere empfindliche Stoffwechselmolekülbestandteile werden verändert
43–45	Konformationswechsel, Hyperthermie, Retraktion und Schrumpfung, evtl. Zelltod
> 50	Reduzierung der Enzymaktivität
45–60	Hyperämie, Ödem mit Membranauflockerung, Aufquellen
> 60	Proteindenaturierung, Koagulation und Nekrose, Weiß-Grau-Färbung des Gewebes, Schrumpfung
> 80	Kollagendenaturierung, Membranpermeabilisierung
> 100	Kochen des Wassers in den Zellen und in der interzellulären Matrix (mehr als 1000fache Volumenvergrößerung), Zellsprengung und Gewebekavitation
100–300	Austrocknen, Wasservaporisation, Karbonisation
> 150	Karbonisation
300–400	Rauchentwicklung bei Karbonisation, Schwarzfärbung des Gewebes
> 300	Vaporisation der festen Gewebematrix
> 500	Gewebe kann brennen, Pyrolyse in Gegenwart atmosphärischen Sauerstoffs (Evaporisation)

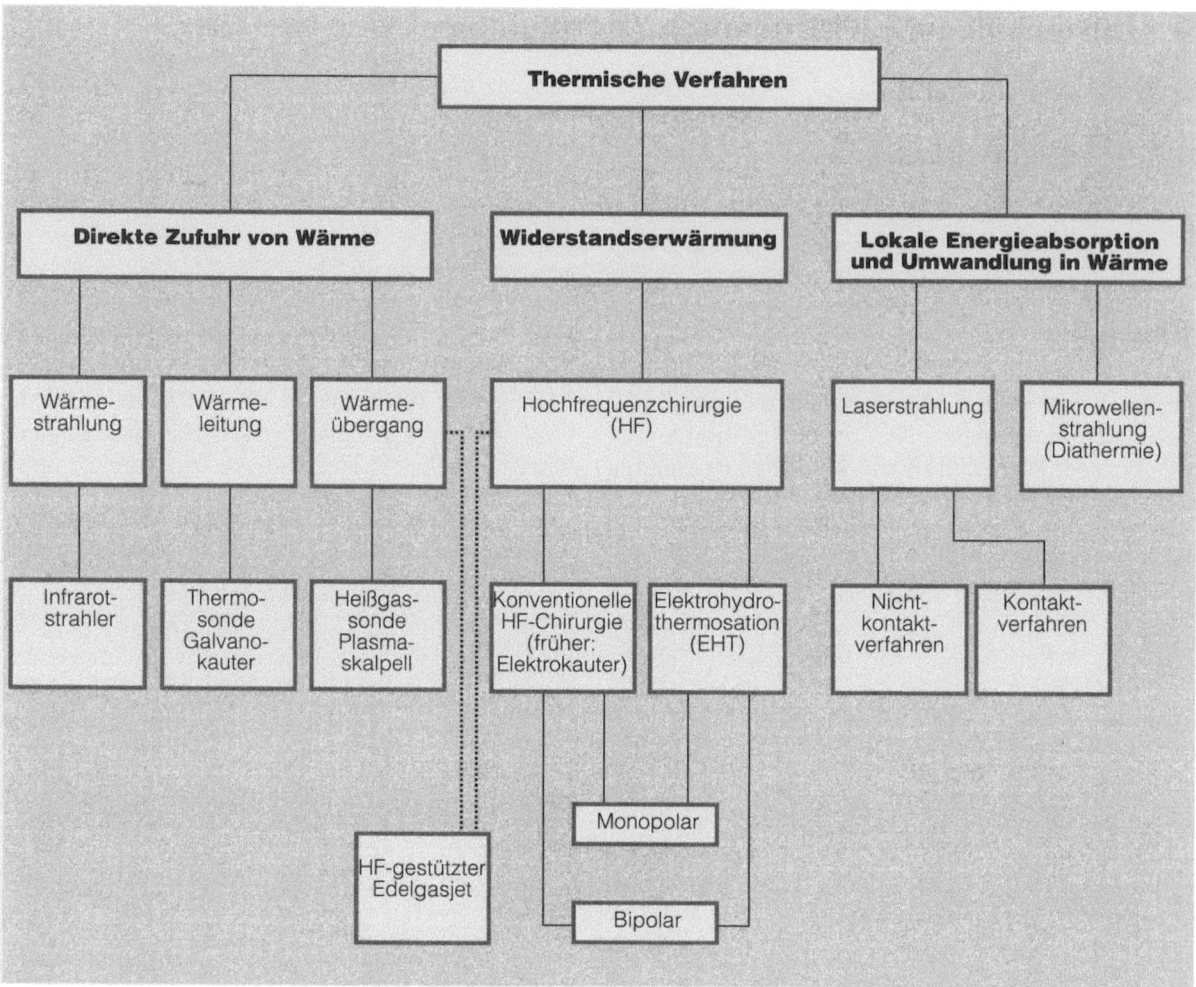

Abb. 4.1. Verfahren zur Erzeugung operativ-therapeutischer Wärme

Kontaktstelle bzw. der auf den Zielort gerichteten Applikatorspitze eine immer wieder viel zu wenig beachtete, aber vielfach entscheidende Bedeutung im Hinblick auf die beabsichtigte Wirkung zu.

Aus der Sicht der makroskopischen Wechselwirkung besteht der Effekt der thermisch induzierten Koagulation in einer deutlich abgegrenzten Zone durch die Gerinnung von Proteinen, d. h. durch die irreversible Überführung des kolloidalen Gewebezustandes in den unlöslichen Gelzustand.

Verschiedene Mechanismen können zur Blutstillung führen: die thermisch bedingte Gefäßwandkontraktion, eine Schrumpfung des umgebenden Gewebes und die Ausbildung eines endovasalen Thrombus.

Findet der Energieumsatz in einem relativ kleinen Volumen so rasch statt, daß keine merkliche Diffusion der Zellflüssigkeit durch die Zellmembranen erfolgen kann, so bewirkt der steigende Dampfdruck eine explosionsartige Sprengung des betreffenden Gewebes, wobei die Schnittflächen mehr oder weniger koaguliert sind.

Thermische Verfahren

Thermokoagulation

Durch die direkte Zufuhr von Wärme lassen sich sowohl koagulative als auch desintegrierende Wechselwirkungen erzielen, und zwar entweder radiativ, konduktiv oder konvektiv (Abb. 4.1). So kann z. B. mittels einer 200-W-Wolfram-Halogen-Glühlampe inkohärente *Infrarot- oder Wärmestrahlung* mit einem Emissionsmaximum im Spektralbereich von 900–1000 nm erzeugt werden. Mittels eines massiven

Lichtleitstabes wird die Infrarotstrahlung zu einem speziell geformten Andruckkörper geleitet, der z. B. aus einem transparenten, hochwärmeleitenden Saphirkristall mit hohem Schmelzpunkt besteht. Drückt man den Infrarotkoagulator auf eine ebene Gewebeoberfläche, z. B. auf die blutende Parenchymschnittfläche eines Organs, so wird zum einen austretendes Blut mechanisch verdrängt bzw. oberflächliche Gefäße werden komprimiert, während die auftretende Infrarotstrahlung einen wärmeinduzierten Gefäßverschluß bewirkt. Da eine wellenlängenselektive Absorption der verwendeten Infrarotstrahlung im Gewebe weitgehend fehlt und zudem die Strahlungseindringtiefe in diesem Wellenlängenbereich vergleichsweise groß ist, reicht die wärmebedingte Koagulationszone einige Millimeter tief (*6* in Abb. 4.2). Die Tiefe der Koagulation kann durch die Anwendungsdauer in gewissen Grenzen beeinflußt werden. Durch das Saphirmaterial bzw. durch fluorhaltige Kappen wird ein Ankleben von koaguliertem Gewebe weitgehend vermieden und die Sonde läßt sich nahezu ohne Beschädigung der koagulierten Oberfläche entfernen. Eine Anwendung des Infrarotkoagulators mit großlumigen, starren Instrumenten ist möglich, während dieser mit flexiblen Endoskopen aus physikalischen Gründen Grenzen gesetzt sind.

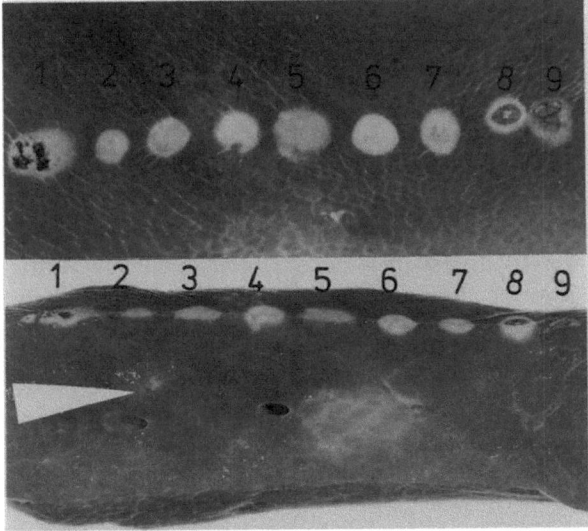

Abb. 4.2. Thermische Koagulation (Vergleich der prinzipiellen Wirkung an Lebergewebe): *1* Lötkolbenkoagulation, nicht thermostatisiert, *2* Endokoagulation bei 100° C, *3* konventionelle HF-Koagulation mit 4-mm-Kugelelektrode, *4* EHT-Koagulation mit 2,3-mm-Sonde, *5* EHT-Koagulation mit 2,3-mm-Sonde (Elektrode wurde während des Stromflusses über das Gewebe bewegt), *6* Infrarotkoagulation, *7* Argonionenlaserkoagulation, *8* Nd:YAG-Laserkoagulation, *9* CO_2-Laserkoagulation

Eine weitere Möglichkeit der direkten Zufuhr von Wärme zum Gewebe bieten die Wärmesonden in Form der sog. *„Heater probe"*, des *Endokoagulators* und des *Galvanokauters*. Dabei wird entweder nach dem Prinzip des Lötkolbens eine metallische Sonde mittels elektrischen Stromes direkt oder indirekt erhitzt. Bei der miniaturisierten Heater probe handelt es sich um eine Sonde, die meist mit Teflon überzogen zum Einsatz kommt, und zwar bevorzugt zur endoskopischen gastrointestinalen Blutstillung.

Beim Endokoagulator wird primär ein Widerstand im Innern der Sonde durch einen elektrischen Gleichstrom erhitzt, und die davon elektrisch isolierte Sondenaußenseite wird indirekt durch Wärmeleitung erwärmt. Auf diese Weise wird jeglicher Stromfluß durch den biologischen Körper vermieden. Ein in die Sonde integrierter Sensor ermöglicht die Einstellung der Temperatur auf die Eiweißkoagulation bei ca. 100° C (vgl. *2*, Abb. 4.2). Die langsame Erwärmung führt zu geringer Nekrose, und eine Adhäsion wird vermieden. Die koagulierte Fläche wird anschließend von Histiozyten und Fibroblasten umgewandelt. Das bislang zur Blutstillung kleiner Gefäße im Bauchraum eingesetzte Endokoagulationsinstrumentarium besteht aus Punktkoagulator, Krokodilklemme und Myomenukleator.

Eines der ältesten chirurgischen Hilfsmittel ist der *Thermokauter,* der als Paquelinscher Brenner eine weiterentwickelte Form des Glüheisens darstellte. Bei diesem Instrument wurde mittels eines Benzin-Luft-Gemisches ein Metallstift, z. B. aus Platin, auf Weißglut gebracht. Sein Nachfolger ist der Niederfrequenz- oder Galvanokauter, bei welchem z. B. an einer Deschamps-förmigen Platin-Iridium-Schlinge bei relativ niedrigen Spannungen von 2–6 V und Strömen von 10–20 A Leistungen von 20–60 W zur Verfügung stehen. Damit lassen sich beispielsweise ausgedehnte Membranen und Adhäsionsstränge mechanisch fassen und thermisch in Sekundenbruchteilen infolge der gleichzeitig auftretenden Koagulation nahezu blutfrei durchtrennen. Die glühenden Kauterspitzen mit Temperaturen von 600–1000° C bewirken allerdings, daß karbonisiertes Gewebe anhaftet und daß dann nicht selten Gewebeverbrennungen auftreten (vgl. *1* in Abb. 4.2), die unter starken hyperämischen Reaktionen und Exsudationen wie Brandwunden abheilen. Eine automatisch vorwählbare Thermostatsteuerung könnte hier die Sicherheit verbessern. Darüber hinaus besteht beim Galvanokauter auch die Möglichkeit, ihn mit einem HF-Gerät zu verbinden und ihn alternativ als HF-Elektrode zu verwenden.

Eine weitere Möglichkeit der direkten Wärmezufuhr stellen *Heißgasstrahlsonden* und das *Plasmaskal-*

pell dar. Dazu kann z. B. in einer Miniatursonde ein Stickstoff-Inertgasstrahl auf ca. 1500° C erhitzt und dieser zur kontaktlosen Koagulation verwendet werden. Allerdings erweisen sich experimentell damit erzeugte Koagel aufgrund ihrer Porosität für eine effiziente Blutstillung als zu unsicher.

Eine Neuentwicklung stellt der Argonplasmastrahl (Argon beamer) dar, der durch einen HF-Stromlichtbogen mit Energie versorgt wird und sich zur kapillaren Blutstillung an parenchymatösen Organen bereits bewährt hat. Der Argon beamer ist eine der wirksamsten und sichersten Methoden zur Blutstillung in der konventionellen und in der endoskopischen Chirurgie.

Das Plasmaskalpell ist dagegen schon seit einigen Jahren bekannt. Hierbei wird ein Edelgas, wie z. B. Argon oder Helium, in einem elektrischen Lichtbogen auf ca. 3000° C erhitzt und bei einer Leistung von ca. 50 W in einen Schneidestrahl von weniger als 1 mm Durchmesser konzentriert.

Elektrokauter und Hochfrequenzchirurgie

Der eigentliche „Elektrokauter" (kurz „Kauter") ist ein Instrument, das ursprünglich zum Brennen diente. Es handelt sich um ein Niederspannungsgerät, bei dem der spannungsmäßig heruntertransformierte Netzstrom zur Erwärmung der Instrumentenspitze benutzt wird. Das mit der heißen Kauterelektrode in Kontakt gebrachte Gewebe wird meist durch Koagulationsnekrose zerstört, das Eindringen der Wärme geschieht durch Wärmeleitung. Die Eindringtiefe ist deshalb erfahrungsgemäß relativ schwer vorhersagbar, und diese Methode erfordert viel Erfahrung.

Wenn im folgenden dennoch anstatt vom HF-Generator vom Elektrokauter die Rede sein wird, dann nur, weil es nahezu aussichtslos erscheint, eine Technik bzw. ein Instrumentarium umbenennen zu wollen, das diesen Namen im angelsächsischen Sprachraum physikalisch unbegründet seit Jahren trägt. Vergleichsweise undifferenziert spricht man in diesem Zusammenhang im deutschen und angelsächsischen Sprachgebiet häufig von der Diathermie, allenfalls von der HF-Diathermie, obwohl der damit angesprochenen Therapieform eigentlich eine Durchwärmung eines Körperteils zugrunde liegt. Abgeschwächt sollte man – wenn überhaupt – von „chirurgischer Diathermie" sprechen, wenn die Methode der HF-Chirurgie gemeint ist, bei der nur eine lokale Wechselwirkung angestrebt wird. Unter HF-Chirurgie versteht man den Einsatz hochfrequenter Ströme im Frequenzbereich oberhalb von ca. 300 kHz bis zu einigen MHz, und zwar zur Gewebeveränderung durch Koagulation, Desikkation und Fulguration bzw. Sprühkoagulation, sowie zur Gewebeabtragung bzw. Gewebedurchtrennung.

Bekanntlich besteht biologisches Gewebe aus elektrophysiologischer Sicht aus verschiedenen elektrolytischen Leitern, bei denen die unterschiedlichen intra- und interzellulären Salzlösungen durch Membranen getrennt sind. Ein durch das Gewebe fließender Gleich- oder niederfrequenter Wechselstrom, wie z. B. der Netzstrom, würde die Zellisotonie stören und in der Nähe von Nerven zu einer neurosensorischen Wirkung, d. h. zum sog. faradischen Reiz führen. Wird dagegen ein Stromfluß mit z. B. sinusförmig-periodischem Amplitudenzeitverlauf bei einer so hohen Frequenz gewählt, daß die Zeitdauer einer Halbwelle kleiner ist als die Mindestreizdauer, so wird eine elektrophysiologische Erregung im Takte der Frequenz ausgeschlossen, und es entsteht im stromdurchflossenen Gewebe nur noch Wärme. Daher erzeugen die heutigen HF-Chirurgiegeräte Ströme mit Frequenzen von ca. 400–700 kHz.

Damit überhaupt ein Strom durch das Gewebe fließen kann, wird ein geschlossener Stromkreis benötigt. Dieser besteht bei der HF-Chirurgie im Falle der *monopolaren* Technik aus einem HF-Generator, einer elektrisch gut leitenden „Hinleitung", an deren Ende sich die Arbeits- oder Aktivelektrode befindet, während der Strom den Körper an geeigneter Stelle über eine großflächige Neutralelektrode „verläßt" und über die „Rückleitung" zum Generator fließt. Die Abb. 4.3 zeigt diese Prinzipien an der endoskopischen koagulativen Blutstillung.

In einem HF-Stromkreis tritt demzufolge bevorzugt sowohl an Stellen geringen Querschnittes als auch in Bereichen geringer elektrischer Leitfähigkeit eine Erwärmung auf. Da die Berührstelle der Aktivelektrode mit dem Gewebe eine relativ kleine Fläche bildet und zudem biologisches Gewebe eine im Vergleich zur metallischen Elektrode wesentlich geringere Leitfähigkeit besitzt, konzentriert sich die Umwandlung der elektrischen HF-Energie in Wärme auf diesen örtlichen Wechselwirkungsbereich. Handelt es sich bei der Aktivelektrode um eine der üblicherweise verwendeten Koagulationssonden, so bleibt diese dennoch aufgrund des hervorragenden Wärmeleitvermögens des metallischen Sondenkörpers praktisch kalt.

Eine modellmäßige Analyse der Verhältnisse im homogenen Gewebe unmittelbar unter der Aktivelektrode zeigt, daß mit dem Abstand von der Elektrodenoberfläche die Querschnittsfläche und die Stromdichte quadratisch abnehmen. Es stellt sich da-

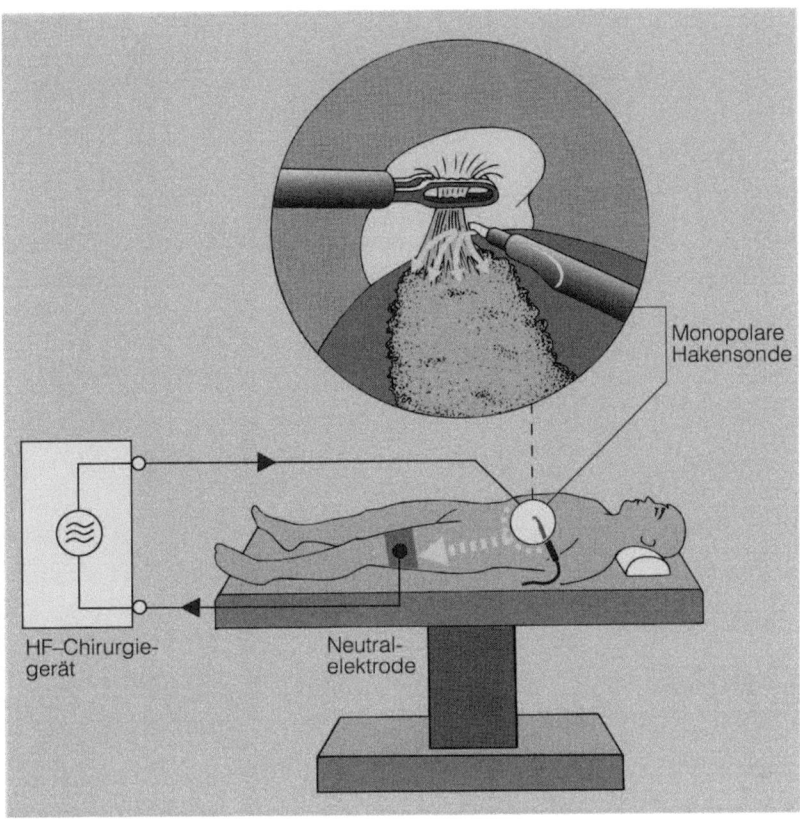

Abb. 4.3. Prinzip der monopolaren HF-Chirurgie am Beispiel der Präparation der Gallenblase *(gelbe Markierungen)*

her ein Temperaturprofil ein, das umgekehrt mit der Entfernung zur Elektrodenoberfläche zur 4. Potenz abnimmt, da die Temperatur selbst umgekehrt proportional vom Quadrat der Stromdichte abhängt.

Die daraus ableitbare Koagulationswirkungstiefe, bis zu der also eine angenommene Koagulationstemperatur von 63 °C erreicht wird, beträgt bei diesem Metall nur ca. 15% des Kontaktdurchmessers, den die jeweilige Sonde mit dem Gewebe an der Berührstelle hat. Experimentell läßt sich zeigen, daß diese Verhältnisse nur bei relativ kurzer Koagulationszeit vorliegen, d. h. bei einer Stromflußdauer unter 1 s und bei gleichzeitig hoher applizierter Leistung.

Zwar wird bei der HF-Chirurgie die Wärme endotherm, also im Gewebe selbst, erzeugt und nicht wie beim Kauter durch Wärmezufuhr von außen, aber dennoch muß die Wärmeleitung im Gewebe berücksichtigt werden, denn diese sorgt dafür, daß während der Wechselwirkung bis zu einem gewissen Grad mehr Wärme in darunterliegende Schichten gelangt, als es der unmittelbaren Stromflußwirkung entspricht. Da zudem die Koagulation von Gewebe das zeitabhängige Überschreiten einer Schwellentemperatur voraussetzt, ergibt sich unter der Aktivelektrode als kombinierte Wirkung von direkter Stromeinwirkung und Wärmeleitung im Gewebe eine quasihomogene Reaktionszone (vgl. *3* in Abb. 4.2). Die Koagulationswirkungstiefe ist im Endeffekt vergleichbar mit dem Durchmesser der verwendeten Koagulationssondenspitze bzw. deren Kontaktfläche mit dem Gewebe, und damit erheblich größer als bei Kurzzeiteinwirkung.

Die Abmessungen der Koagulationszone verändern sich unter Blutungsbedingungen, d. h. sie vergrößern sich aufgrund der elektrolytischen Leitfähigkeit des Blutbelages. Form und Abmessungen der Aktivelektrode bestimmen in erster Linie mit der darunter im Gewebe auftretenden Stromdichte und mit der Stromflußdauer, bzw. der Bewegung der Aktivelektrode, das zeitabhängige Temperaturprofil und damit letztlich den Grad und das Ausmaß der Wechselwirkung. Für eine Optimierung der Wechselwirkung ist darüber hinaus noch die sich aus der jeweiligen Leistungscharakteristik ergebende sog. An-

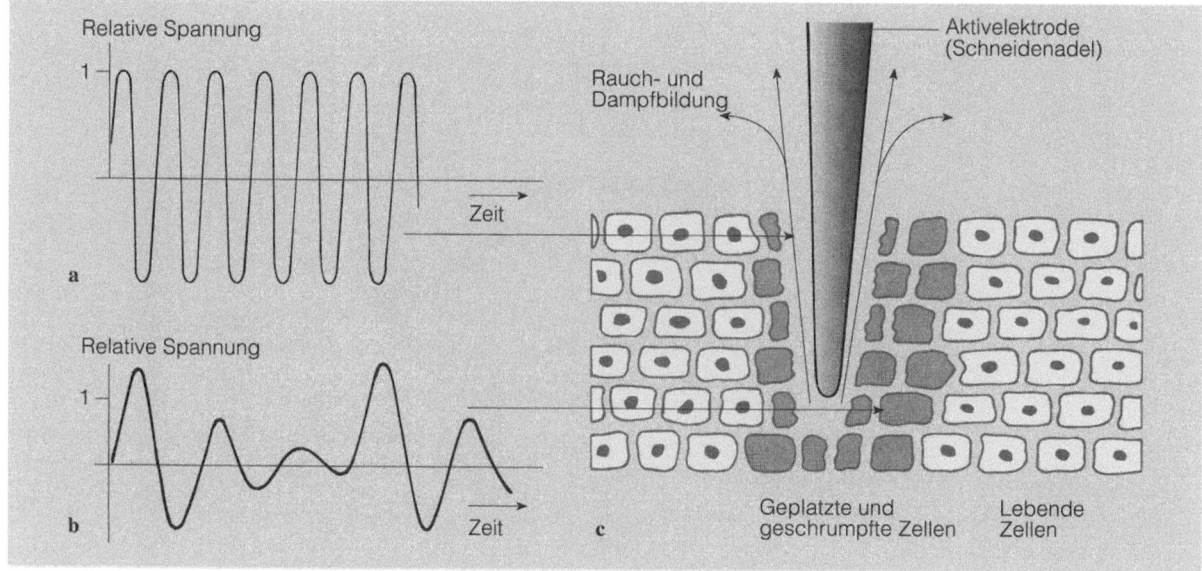

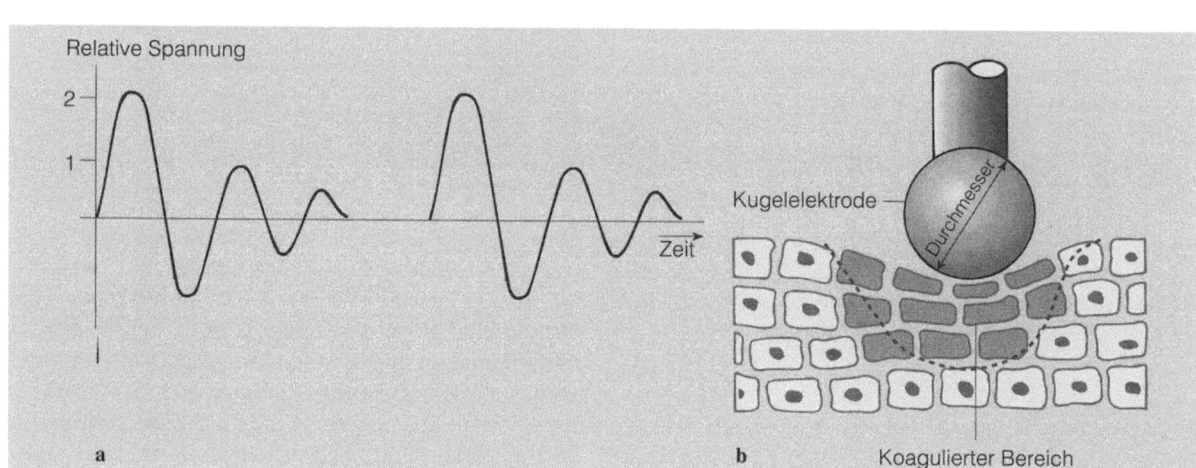

Abb. 4.4. a-c. HF-Schnitt: **a** ungedämpfter und unmodulierter Stromverlauf, **b** mäßiggradig gedämpfter und modulierter Stromverlauf, **c** Prinzip des Schneidens

Abb. 4.5. a,b. HF-Koagulation: **a** stark gedämpfter und modulierter Strom, **b** Koagulationsprinzip bei der Softkoagulation

passung des HF-Chirurgiegeneratorsystems mit der verwendeten Arbeitselektrode an den Gewebewiderstand zu berücksichtigen.

Daneben spielt auch die Art des HF-Stromes, d. h. der Amplitudenzeitverlauf, also ob moduliert oder unmoduliert, eine wichtige Rolle. So ist es leicht einzusehen, daß zur Durchführung eines HF-Schnittes auch ein kontinuierlicher, sog. ungedämpfter HF-Strom (Abb. 4.4 a), der manchmal auch als „Schneidestrom" bezeichnet wird, erforderlich ist, während die stark gedämpfte Schwingungsform des HF-Stromes als sog. „Koagulationsstrom" zu ausgeprägter Hämostase oder auch zur deutlichen Nekrose führt (Abb. 4.5).

Durch Erhöhung der Spannungsamplitude wird erreicht, daß sich von der Aktivelektrode (Abb. 4.6 a), die sich dabei in einem gewissen Abstand über dem Gewebe befindet, flächenhaft ausgedehnte, meist baumartig verzweigte Funkenüberschläge ergeben, die das Prinzip der Fulguration begründen und sich als sog. Sprüh- oder Spraykoagulation insbesondere in den Vereinigten Staaten besonderer Beliebtheit erfreuen. Der mit dem Funkenüberschlag verbundene

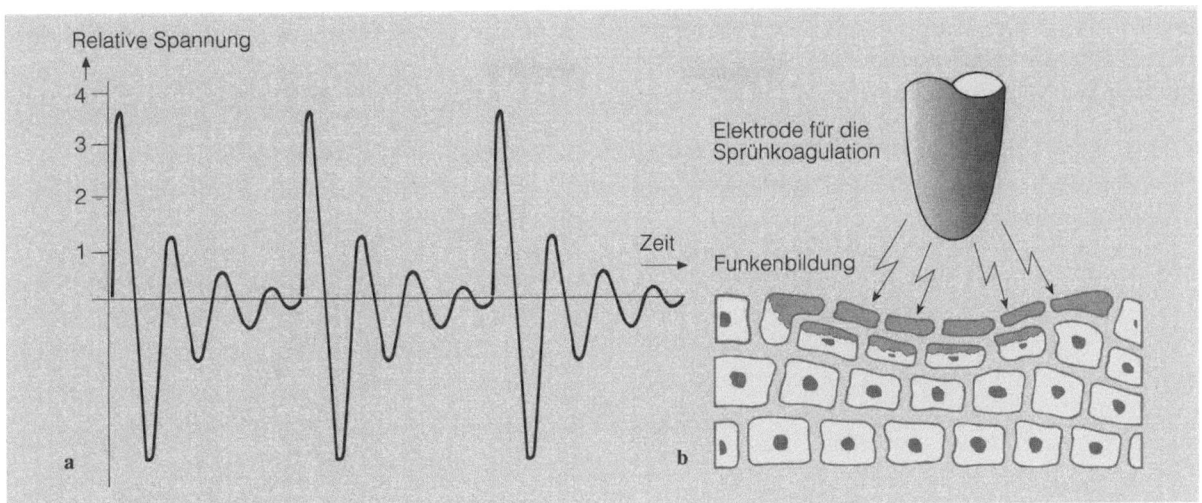

Abb. 4.6. a, b. Fulguration und Sprühkoagulation: **a** stark gedämpfter und modulierter Strom; **b** das Prinzip der Sprühkoagulation, die gefährlich ist und in der endoskopischen Chirurgie außer in Verbindung mit dem Argonbeamer keine Anwendung finden sollte

Lichtbogen weist mit einer Temperatur von ca. 600–1000° C eine leichte Violettfärbung auf. Die entstehende Hitze führt zur oberflächlichen Dehydratation des Gewebes, die meist mit einer Schorfbildung verbunden ist. Ein Vorteil der Sprühkoagulation, bei der die Aktivelektrode meist mit kreisender Bewegung über das Gewebe geführt wird, ist zweifellos, daß bei der Blutstillung ein Anhaften von koaguliertem Gewebe an der Sonde methodisch bedingt vermieden wird. Da die Sprühkoagulation eine relativ hohe Impedanz erfordert, muß dafür ein speziell ausgerüstetes HF-Gerät verwendet werden.

In der Allgemeinchirurgie wird die Blutstillung allerdings überwiegend mittels Klemmen oder Pinzetten durchgeführt, mit welchen die Gefäßwände zusammengepreßt werden, d. h. es erfolgt eine Koagulation durch Koaptation (Abb. 4.7). Dabei wird das zu verschließende Gefäß z. B. mit einer Pinzette gefaßt, und unter seitlichem Druck durch die Maulteile erfolgt mittels HF-Strom eine Art Verschweißung der gegenüberliegenden Gefäßwände.

Daneben findet bei den endoskopischen Techniken die Obliteration von Gefäßen dadurch statt, daß HF-Strom unmittelbar auf ein Saugerinstrument gegeben wird oder indem einfach mit der Sonde ein beliebiges Instrument berührt wird, das mit dem blutenden Gewebe in Kontakt ist.

Die Blutstillung erfolgt durch die HF-induzierte Erwärmung des das Blutgefäß umgebenden Gewebes

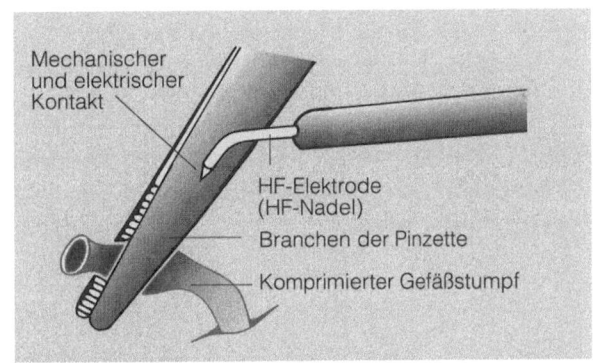

Abb. 4.7. Prinzip der Kombination von Koagulation und Koaptation, erreicht durch mechanische Kompression und Übertragung der elektrischen Energie über die Branchen der Pinzette

mit konsekutiver Schrumpfung oder durch direkten Kontakt einer Sonde mit dem Gefäßstumpf.

Der Einsatz der unterschiedlichen Formen der Koagulationsinstrumente, z. B. Kugel, Haken oder Sauger, richtet sich nach den Erfordernissen der Situation. Die optimale Leistungseinstellung für das jeweilige Instrument muß erprobt werden. Als Faustregel gilt auch hier, daß die Koagulationstiefe von der Größe der Kontaktfläche zwischen der Sonde und dem bluttrockenen Gewebe abhängt. Folglich wird mit einer breiten Saugerfläche ein tieferer nekrotisierter Bereich verursacht als mit einer dünnen Hakenelektrode. Bei der letzteren besteht die Gefahr der Durchtrennung des Gewebes vor der Koagulation, wenn die Stromzufuhr nicht genügend reduziert wird.

Bei der HF-Tomie tritt unmittelbar vor der im Vergleich zur Koagulationselektrode kleineren Schneideelektrode im Gewebe eine so hohe Stromdichte auf, daß dies eine lokal begrenzte rasche Temperaturerhöhung zur Folge hat. Der damit verbundene steigende Dampfdruck der Zellflüssigkeit führt zu einer Sprengung der Zellen vor der Elektrode, während die Schnittflächen infolge der Wärmewirkung mehr oder weniger koaguliert sind.

Die Schnittwirkung wird außer durch die gewählte HF-Leistung von der Schnittgeschwindigkeit und der Elektrodenform bestimmt. So ergibt eine relativ niedrige HF-Leistung bei gleichzeitig großer Schnittgeschwindigkeit eine nur schwach ausgeprägte Koagulationszone, während diese bei hoher HF-Leistung und geringerer Schnittgeschwindigkeit ausgeprägter ist.

Mit messerförmigen HF-Elektroden lassen sich sehr glatte Schnitte erzielen; die Messerbreitseite kann außerdem durch Andrücken auf die Schnittfläche zu deren Koagulation verwendet werden.

Im Vergleich zu HF-Messern werden Nadel- und Drahtelektroden aufgrund der viel kleineren Wärmekapazität beim HF-Schnitt selbst warm und damit besteht eine größere Gefahr, daß koaguliertes Gewebe daran anklebt. Die Schnittführung an sich ist mit einer Nadelelektrode allerdings weniger beengt als mit einer Messerelektrode, d. h. es kann feiner präpariert werden.

Zur Erzeugung von Hohlschnitten, z. B. zum hobelartigen Abtragen von Gewebe, eignen sich Band- oder Schlingenelektroden besonders gut.

Um ausgedehnte Brandwunden mit schlechter Abheilungstendenz zu vermeiden, sollte der HF-Strom weder vor dem leichten Aufsetzen der jeweiligen Elektrode eingeschaltet werden, noch über das Abheben der Sonde hinaus weiterfließen, da die damit verbundenen stärkeren Lichtbogen zu ausgedehnten Karbonisationen führen können. Der HF-Schnitt selbst ist dann optimal, wenn möglichst nur ein minimaler Lichtbogen zwischen HF-Elektrode und Gewebe auftritt. Bei der bisher beschriebenen monopolaren HF-Chirurgie können in ungünstigen Fällen, insbesondere an anatomisch bedingten Querschnittseinschnürungen bzw. an Stellen eines zufälligen Kontaktes, Ströme zu unerwünschten Überwärmungen führen, und zwar u. U. weit entfernt von der eigentlichen Wechselwirkungsstelle im Gewebe unter der

Abb. 4.8. Prinzip der bipolaren HF-Chirurgie am Beispiel der Appendix *(gelb)*

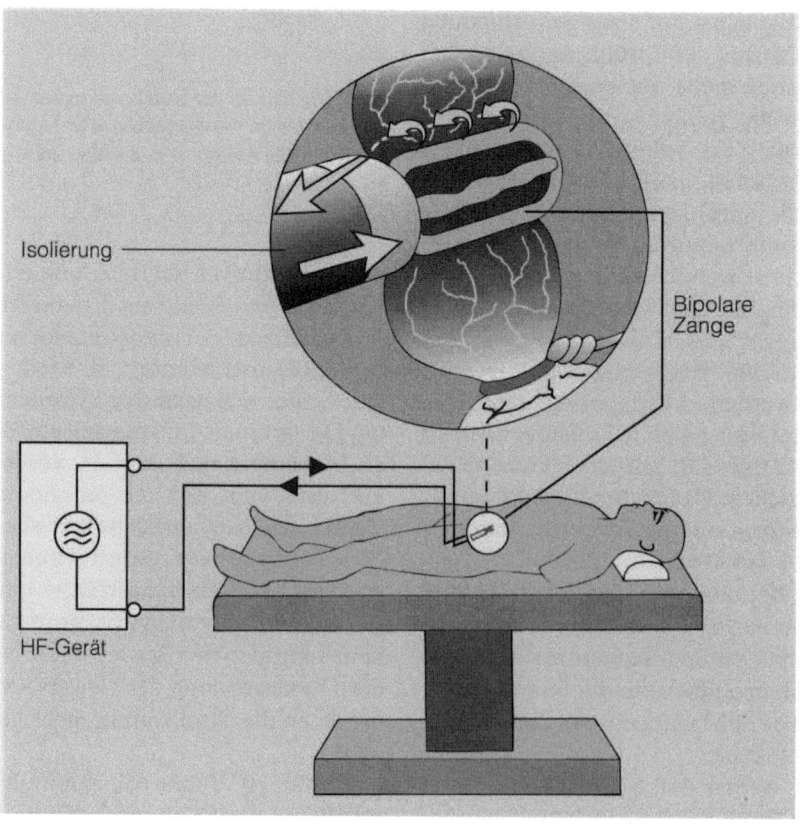

Aktivelektrode. Außerdem kann es infolge ungeeigneter Anbringung bzw. beim Verrutschen der Neutralelektrode unter ihr zu Verbrennungen kommen. Um solche gravierenden Fehler und Gefahren auszuschalten, müssen einige strikte Regeln für den Gebrauch und das Anbringen der Neutralelektrode eingehalten werden. Dazu gehören z. B. die sichere mechanische und elektrische Befestigung und Anlage, sowie die Messung von Impedanzabweichungen, z. B. durch segmentierte Neutralelektroden.

Diese Probleme lassen sich durch eine *bipolare* Anordnung (Abb. 4.8) praktisch vermeiden, da hierbei die Wechselwirkung unmittelbar auf die im Eingriff befindlichen Elektrodenteile beschränkt bleibt. Obwohl die Ausführung einer Bipolarsonde für Koagulationszwecke technisch nicht einfach ist und bislang nur wenige Formen erprobt wurden, sollte dennoch – wo immer möglich – dieser Technik der Vorzug gegeben werden.

Noch problematischer gestaltet sich die bipolare HF-Tomie, aber auch hier sollten konstruktive Lösungen angestrebt werden, um die HF-Chirurgie noch sicherer zu machen.

Bei der konventionellen HF-Chirurgie, und zwar insbesondere bei der HF-Koagulation blutender Läsionen, kommt es infolge der Blutungsbedingungen meist zu einer viel zu ausgedehnten thermischen Schädigung, die bei Hohlorganen mit einer primären oder sekundären Perforationsgefahr verbunden ist. Außerdem entwickelt sich typischerweise Rauch, der die Sichtkontrolle beeinträchtigt; nicht selten bleibt das koagulierte Gewebe an der verwendeten Elektrode haften und der Blutstillungserfolg wird gefährdet, wenn das Instrument vorübergehend zur Reinigung entfernt werden muß. Diese bekannten Nachteile der konventionellen HF-Chirurgie haben zu den verschiedenartigsten Überlegungen zu deren Beseitigung geführt.

Eine sehr einfache methodische Erweiterung, die die genannten Nachteile beseitigt, stellt die Elektrohydrothermosation (EHT) dar. Dabei wird vor und während des HF-Stromflusses ein in der Durchflußmenge regulierbarer Flüssigkeitsstrahl (destilliertes Wasser) auf die Wechselwirkungsstelle instilliert (Abb. 4.9). Mit praktisch nichtleitendem destilliertem Wasser wird nicht nur die Läsion bedeckendes bzw. ausströmendes Blut weitgehend verdünnt und damit die Sicht verbessert, infolge des kombinierten Effektes der Beseitigung elektrolytisch-leitender Körperflüssigkeiten und der externen Oberflächenkühlung wird durch die instillierte Flüssigkeit auch eine Überwärmung verhindert, und zwar indem die erzeugten Wechselwirkungstemperaturen im Gewebe unter denjenigen des Flüssigkeitssiedepunktes, d. h. um ca. 100°C, bleiben. Dies wird u. a. durch den „Energieverbrauch" bei der Verdampfung erreicht.

Äußerlich fällt eine solchermaßen erzeugte EHT-Koagulation durch ihre typische helle Färbung an der Oberfläche (vgl. *4* und *5* in Abb. 4.2; Abb. 4.9) und die im Vergleich zur konventionellen HF-Koagulation geringere räumliche Ausdehnung der Nekrosezone auf, wodurch die Gefahr der Perforation von Hohlorganen weiter reduziert wird. Durch die Integration ei-

Abb. 4.9. a, b. Elektrohydrothermosation (EHT): **a** Flüssigkeitsinstillation vor der Koagulation; **b** EHT-Koagulation bei gleichzeitiger Instillation

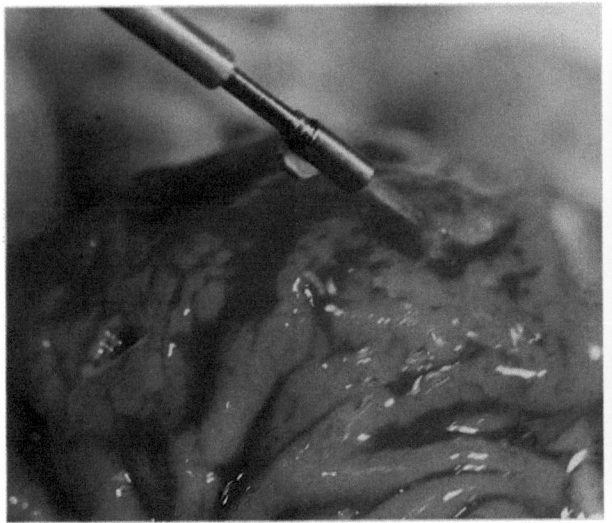
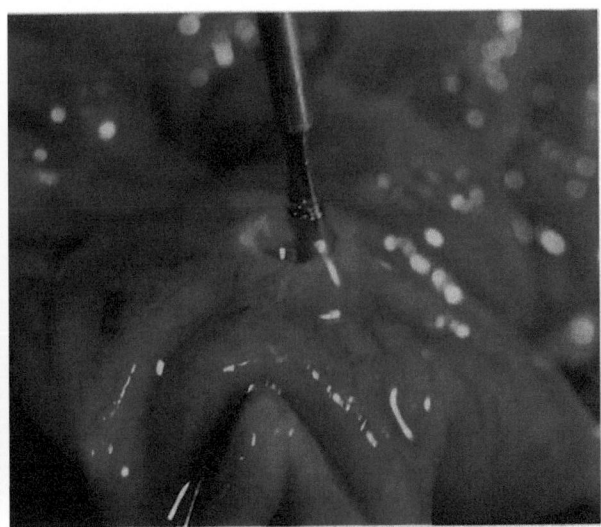

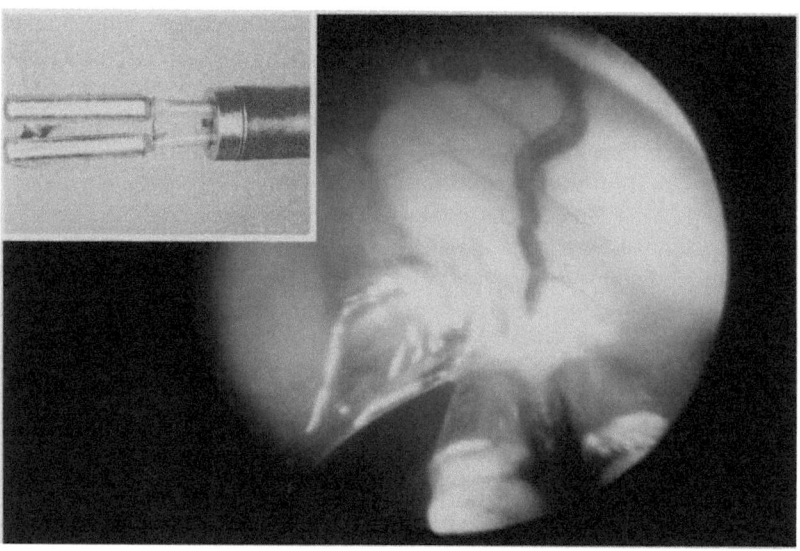

Abb. 4.10. Gefäßkoagulation mit einer bipolaren EHT-Zange (*Insert* Flüssigkeitstropfen zwischen den beiden Maulteilen der Zange, die in das Instrument eingezogen werden können)

ner miniaturisierten Feder in die Sondenspitze läßt sich darüber hinaus der Anpreßdruck (der durch Kompression zu einer gefährlichen Verringerung der Wandstärke z. B. von Hohlorganen führen kann) vermindern, wodurch die EHT-Anwendung noch sicherer wird.

Grundsätzlich ist die EHT-Technik nur eine Modifikation der bereits seit langem bekannten HF-Chirurgie. Zum Betrieb des durch Rollenpumpe und Steuergerät ergänzten Systems ist nur noch ein zweistufiger Fußschalter erforderlich, der sicherstellt, daß bereits bei der 1. Stufe, also vor dem Einschalten des HF-Stromes, destilliertes Wasser aus entsprechenden Düsen auf die jeweilige Behandlungsstelle gespritzt wird. Bisheriges klinisches Einsatzgebiet für die EHT-Sonde war die gastrointestinale Blutstillung, aber ihre Wirksamkeit wurde beispielsweise schon in der experimentellen transanalen Rektumchirurgie unter Beweis gestellt.

Nach dem EHT-Prinzip wurde eine bipolare Koagulationszange realisiert und experimentell bereits erfolgreich zur Koagulation von Gefäßen bei der endoskopischen Dissektion des Ösophagus eingesetzt (Abb. 4.10).

Angeregt durch die positiven Erfahrungen mit der EHT-Koagulation wurde eine flüssigkeitsunterstützte HF-Tomie als sog. Elektrohydrothermosationsschnitt realisiert. Es sind dabei grundsätzlich alle

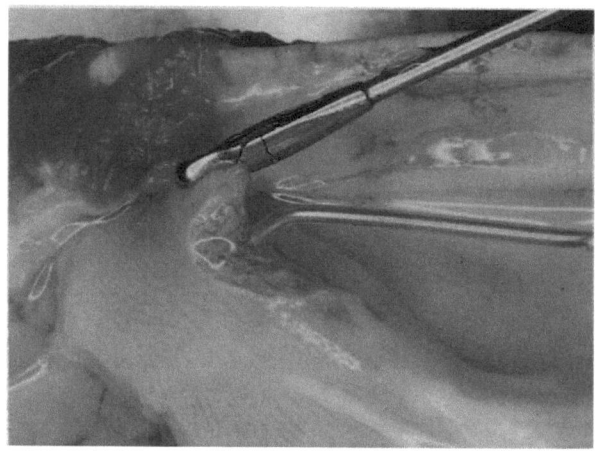

Abb. 4.11. EHT-Präparation; EHT-Nadelelektrode zum mikrolaryngoskopischen Einsatz

HF-Tomieelektrodenformen nach entsprechender Modifikation zur simultanen Flüssigkeitsinstillation auch bei der EHT-Tomie einsetzbar. Für ein präparatives Vorgehen haben sich insbesondere Nadelelektroden aus Materialien mit sehr hohem Schmelzpunkt wie Wolfram oder Molybdän bewährt, die entweder von einem Hohlröhrchen umgeben sind oder bei denen in der Nähe der Nadelspitze eine geeignete Bohrung für den Flüssigkeitsaustritt vorgesehen ist (Abb. 4.11).

Laser

Ein weiteres thermisches Verfahren basiert auf der lokalen Absorption elektromagnetischer Energie und der anschließenden Umwandlung in Wärme. Dazu eignen sich Mikrowellen- und Laserstrahlung. Während der Einsatz von Mikrowellenstrahlen zur Koagulation experimentell nachgewiesen wurde und ein System in Form eines Mikrowellenskalpells mit guten Schneideeigenschaften kommerziell verfügbar ist, wird die Laserstrahlung in einem unvergleichlich größeren Ausmaß eingesetzt.

Grundsätzlich kann die Wechselwirkung von Laserstrahlung mit biologischem Gewebe zu photochemischen, photothermischen und photoionisierenden Vorgängen führen, und zwar in Abhängigkeit von der jeweiligen Einwirkungsdauer und Leistungs- bzw. Energiedichte. Dabei ist z. B. eine trennende Wirkung der Laserstrahlen sowohl auf thermischem als auch auf ionisierendem Wege möglich.

Bei der thermischen Wirkung sind der Grad und die Ausdehnung, z. B. Koagulation, Karbonisation oder Vaporisation, insbesondere von den optischen und thermischen Eigenschaften des bestrahlten Gewebes, der Größe des bestrahlen Gebietes, der Bestrahlungsdauer sowie der Leistung bzw. der Energie der Laserstrahlung und deren Wellenlänge abhängig.

Für die sog. nicht-thermischen Wirkungen wie Photoablation und -disruption, wie sie unter bestimmten Bedingungen mit gepulsten Lasern erzielt werden können, sind die Effekte der Photodissoziation, d. h. die Trennung chemischer Bindungen, durch hohe elektrische Feldstärken und die Plasmabildung, verbunden mit einer Druckwellenabstrahlung, verantwortlich, die zu einer mechanischen Gewebeabtragung bzw. -ruptur führen.

Die Photoablation ereignet sich überwiegend bei einer Pulsdauer im Mikrosekundenbereich, d. h. bei Zeiten, die niedriger sind als die thermische Zeitkonstante des biologischen Gewebes. Bei entsprechend hoher Absorption der Laserstrahlung und so kurzer Wirkdauer, daß die Photodissoziation einsetzen kann, führt die hohe elektrische Feldstärke zur Trennung chemischer Bindungen, und es kommt zu einem dielektrischen Durchbruch. Durch das Zusammenwirken der Energie der Plasmabildung mit der sehr schnellen Erhitzung des Gewebes durch Absorption resultiert eine oberflächliche Abtragung in feinsten Schichten von wenigen Mikrometern.

Wenn die Bestrahlungszeiten noch weiter verkürzt werden, und zwar in den Bereich von Nanosekunden oder darunter, kommt es auch in durchsichtigen Materialien zu einem optisch bedingten Durchbruch des Gewebes. Charakteristisch ist dabei die Plasmabildung, die Entstehung von Kavitationsbläschen und die Auslösung einer sekundären Schockwelle. Dieser Effekt kann auch ausgenutzt werden, um beispielsweise eine Laserlithotripsie vorzunehmen oder aber opake Membranen in transparenten Geweben zu zerstören.

Beide Wirkungen, Photoablation und Photodisruption, entstehen bei Überschreitung einer bestimmten Schwelle und können mit verschiedenen Lasertypen, z. B. dem Excimer-Laser (bei ca. 200–300 nm), dem Neodym-Yttrium-Aluminium-Granat-Laser (Nd:YAG, 1,06 µm), dem Holmium-YAG-Laser (Ho:YAG, 2,1 µm) oder dem Erbium-YAG-Laser (Er:YAG, 2,94 µm) erreicht werden.

Das heute verfügbare Angebot verschiedener Laserwellenlängen reicht vom Ultravioletten bis in den Fernen Infrarotbereich. Man erkannte schon bald nach der ersten Realisierung eines Lasers durch Maiman (1960), daß sich optische Strahlung in Form des Laserlichtes insbesondere im Sichtbaren und im Nahen Infrarotbereich gut mit flexiblen Lichtleitern übertragen läßt, d. h. die Übertragung beruht hier auf dem physikalischen Prinzip der Totalreflexion, bei der das Licht zickzackförmig in einer zylindrischen Kernstruktur, die von einem optischen Mantel umgeben ist, vom proximalen zum distalen Ende gelangt. Die Kombination von Laserquelle und Lichtleiter führt daher zu einem nahezu idealen endoskopischen Photokoagulationssystem, das sich auch berührungsfrei einsetzen läßt (Abb. 4.12).

Eine der wichtigsten Indikationen für die Laserstrahlung im Nichtkontaktverfahren (Non contact mode) ist die Blutstillung. Zum Schneiden und Ablatieren von Gewebe können aber auch die Techniken der Fokussierung des Laserstrahles durch Linsen eingesetzt werden, die in das Handstück integriert sind. Der Laserstrahl kann zum Handstück sowohl über einen flexiblen Lichtleiter als auch über ein Gelenkarmsystem übertragen werden (Abb. 4.12). Eine weitere Möglichkeit ist, mit „bare fibres", also direkt mit dem Ende einer flexiblen Faser zu arbeiten, oder aber verschieden ausgeformte Kontaktspitzen auf das distale Ende aufzusetzen (Abb. 4.13).

Wenn Bare fibres oder Kontaktspitzen benutzt werden, reicht eine deutlich niedrigere Laserleistung aus, um die gewünschten Effekte zu erreichen. Es können deshalb kleinere und billigere Laser verwendet werden. Während Bare fibres meist eine Kontaktfläche koagulieren, die dem Durchmesser der Faser entspricht und selten zu einer Schneidespitze geformt werden, können Kontaktspitzen in verschiedensten Formen, wie z. B. kugelförmige Koagulationsspitzen,

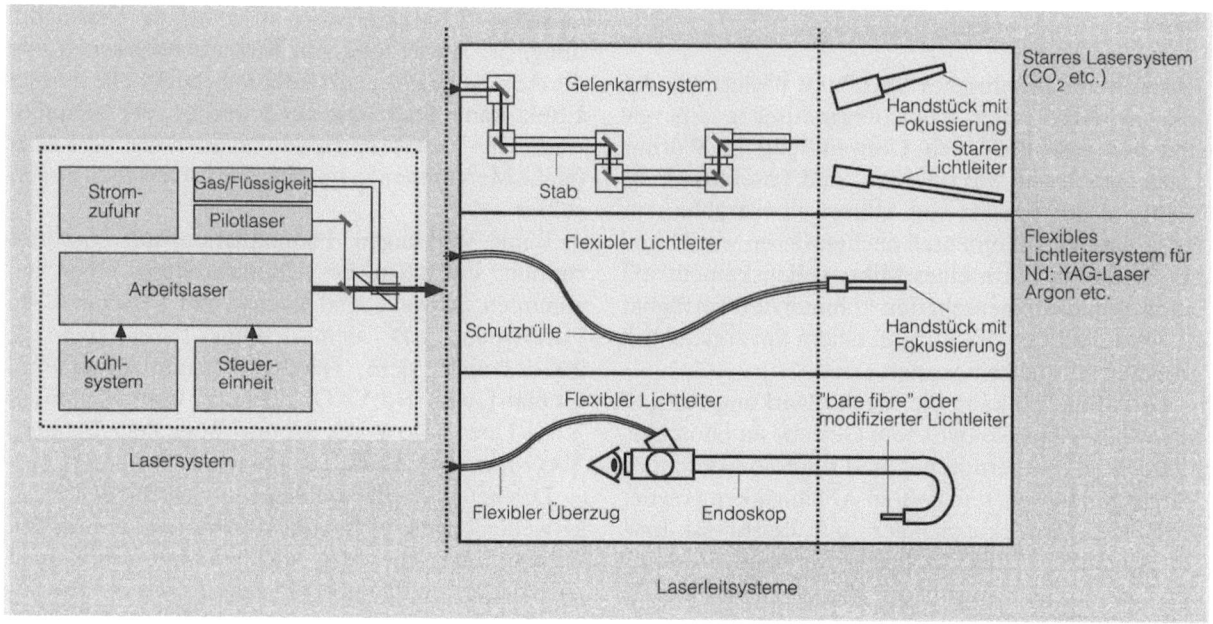

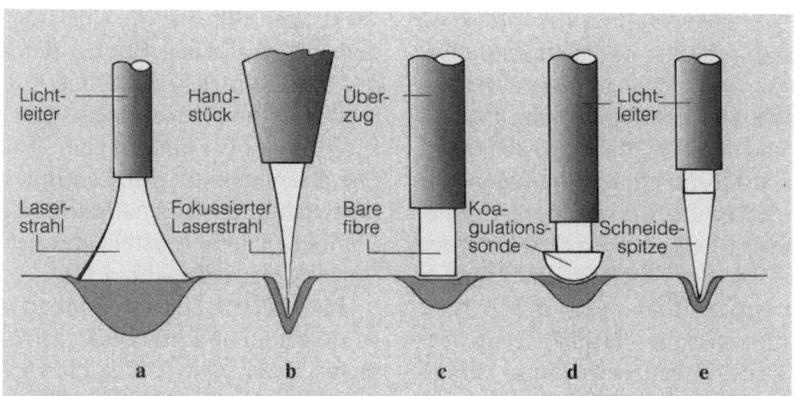

Abb. 4.12. Verschiedene Übertragungssysteme für Laserstrahlung

Abb. 4.13. a–e. Unterschiedliche Laserapplikatoren. **a** Nichtkontaktkoagulation, **b** fokussierter Strahl, **c** Bare fibre, **d** Koagulationsspitze, **e** Schneidespitze

konisch geformte oder messerartige Spitzen, hergestellt werden. Die Sondenspitzen bestehen entweder aus hochwärmeleitendem Saphir oder aus Glaskeramik. Um die Möglichkeit der Koagulation mit dem Schneiden zu kombinieren, können Sonden in bestimmten Bereichen auch aufgerauht werden. Das Spektrum der verschiedenen Laseranwendungen hat durch die Modifikation der verschiedensten Applikatoren stark zugenommen, es werden sogar bei besonderen Formen der Laserlithotripsie oder Laserangioplastie metallische Sonden durch den Laser erhitzt.

Die thermischen Reaktionen des Gewebes auf die Laserstrahlung werden entscheidend durch das Absorptionsverhalten von Wasser und Hämoglobin beeinflußt (Abb. 4.14). Dies erklärt, daß z. B. der CO_2-Laser mit einer Wellenlänge von 10,6 µm sehr gut geeignet ist, saubere Schnitte in Gewebe mit hohem Wasseranteil zu legen, und zwar bedingt durch die extrem geringe Eindringtiefe in Wasser.

Drei der zahlreichen Lasersysteme, die heute medizinisch einsetzbar sind, weisen ganz besonders typische Eigenschaften auf, die sich sowohl bei der Photo-

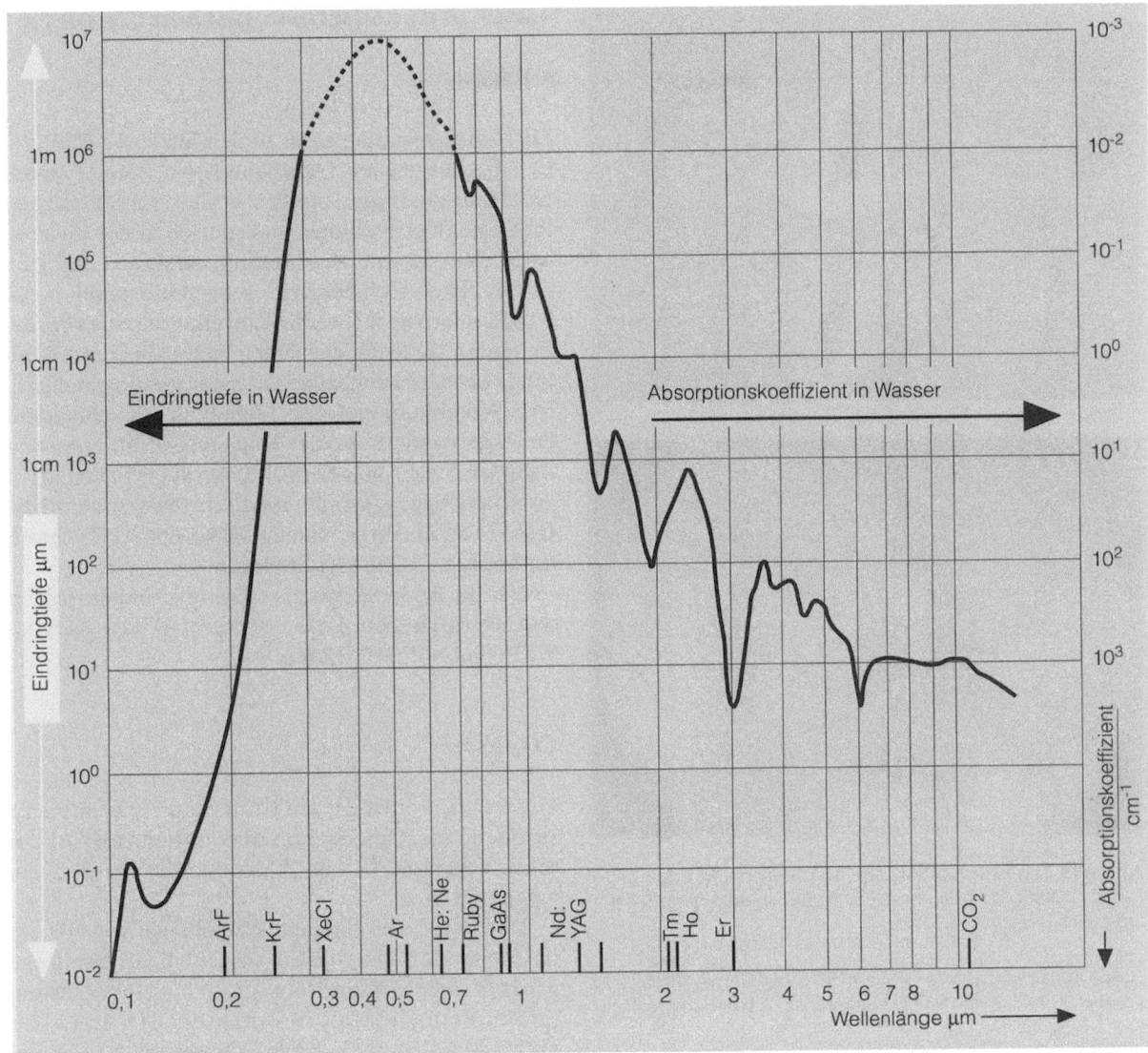

Abb. 4.14. Wellenlängenabhängige Absorption und Eindringtiefe bei Wasser und Hämoglobin

koagulation (*7–9* in Abb. 4.2) als auch beim Schneiden von Gewebe (Abb. 4.15) zeigen.

Während CO_2-Laserstrahlung bei 10,6 µm Wellenlänge aufgrund der hohen Absorption in wasserhaltigem Gewebe nur gering eindringt (Abb. 4.14) und daher im defokussierten Strahl auch nur eine oberflächliche Koagulation bewirkt (*9* in Abb. 4.2), stellt diese Strahlung das Mittel der Wahl zum klassischen Laserschneiden dar (Abb. 4.15). Obwohl sich vollflexible Lichtleiter für diese Wellenlänge noch im Versuchsstadium befinden, lassen sich CO_2-Laser mit starren Lichtleitern mit und ohne Umlenkspiegel am distalen Ende auch zum Präparieren einsetzen (Abb. 4.16). Neodym:YAG-Laserstrahlung dringt bei einer Wellenlänge von 1,06 µm relativ tief in biologisches Gewebe ein und weist dort zudem eine erhebliche Streuung auf, wodurch bevorzugt eine volumenhafte Koagulation (*8* in Abb. 4.2) und eine nur mäßige Schneideeigenschaft (Abb. 4.15) resultieren.

Eine geringe Absorption in Wasser, aber dafür wesentlich höhere Absorption im Hämoglobin weist die Strahlung eines Argonionenlasers mit 2 dominanten Laserlinien bei 488 und 514,5 nm im sichtbaren grünblauen Bereich auf (Abb. 4.14). Daher ist zum einen eine nahezu wellenlängenselektive Koagulation im blutreichen Gewebe möglich, zum anderen lassen sich

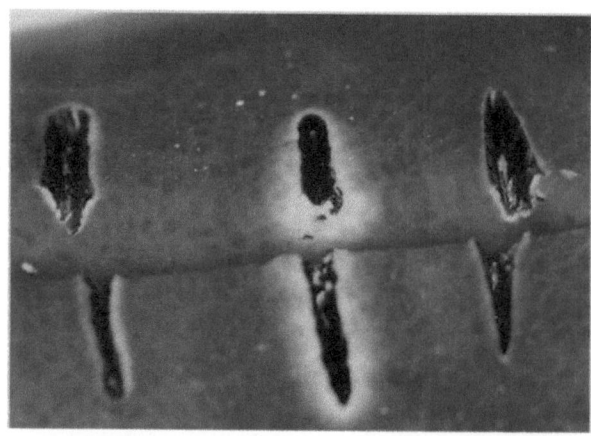

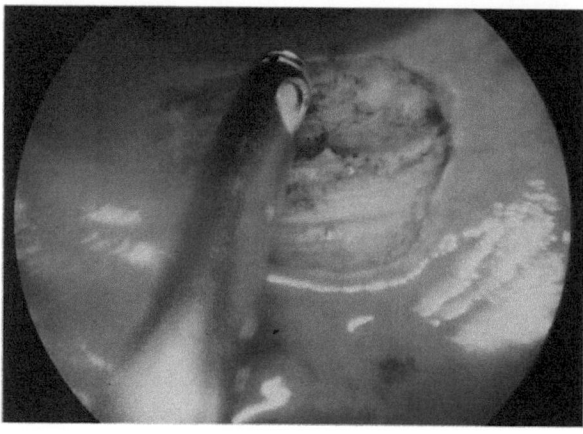

Abb. 4.15. Typische Laserschnitte in Lebergewebe mit 1. CO_2-Laser, 2. Nd:YAG-Laserstrahl, 3. Argonionenlaserstrahl (von *links* nach *rechts*)

Abb. 4.16. Präparatives Vorgehen mit CO_2-Laserstrahlung und starrem Hohlleiter mit Spiegelumlenkung, Anwendung im Rektum

aufgrund der hervorragenden Fokussierbarkeit durchaus scharfe Schnitte mit diesem Lasertyp durchführen (Abb. 4.15).

Die Auswahl der Wellenlänge im Hinblick auf die Absorptionseigenschaften kann mit durchstimmbaren Farbstofflasern noch gesteigert werden. Bezüglich der Absorption in Wasser hat sich der Erbium-YAG-Laser, der mit 2,94 µm (Abb. 4.14) praktisch in einem Wasserabsorptionsmaximum emittiert, gerade in jüngster Zeit als ein Laser erwiesen, mit dem sehr feine Schnitte ausgeführt werden können, die fast nur noch von denjenigen eines Excimer-Lasers, der im UV-Bereich emittiert (z. B. 193 nm beim ArF-Laser, 248 nm beim KrF-Laser), übertroffen werden können. Dies gilt im wesentlichen auch für Hartsubstanzen wie Knochen und Zähne.

Laser in der laparoskopischen Chirurgie

J. KECKSTEIN

Die Laseranwendung hat in den letzen 10 Jahren in den Fachbereichen Ophthalmologie, Otolaryngologie, Neurochirurgie, plastische Chirurgie, Gastroenterologie, Dermatologie und speziell in der Gynäkologie eine enorme Ausbreitung erfahren. Laser bedeutet High-tech-Medizin schlechthin und weckt Emotionen sowohl bei den Chirurgen als auch bei den Patienten. Dessenungeachtet bietet die Laserstrahlung höchste chirurgische Präzision bei unterschiedlichen Kombinationen von Techniken des Schneidens, der Vaporisation und der Koagulation. Ihre Anwendung wird zwar immer noch kontrovers beurteilt, inzwischen liegen jedoch fundierte wissenschaftliche Daten vor, die ihren Nutzen, insbesondere in der endoskopischen Chirurgie, belegen.

Für die laparoskopische Chirurgie sind die folgenden chirurgischen Laser geeignet: CO_2-, Argon-, KTP- und Nd:YAG-Laser.

CO_2-Laser

Der CO_2-Laser ist das am häufigsten verwendete Instrument zur Vaporisation, das in der laparoskopischen Chirurgie für die Ablation oder die Exzision eingesetzt wird.

Der CO_2-Laser hat eine Wellenlänge von 10,6 µm im Infraroten und ist also unsichtbar. In der Regel wird ein roter Helium-Neon-Laser mit einer Leistung im Milliwattbereich als Pilotstrahl des CO_2-Lasers benutzt. Mit dem CO_2-Laser können extrem kleine Fleckgrößen erzielt werden, d. h. es ist eine Fokussierung auf einen minimalen Fleck von 0,20 mm möglich.

Eigenschaften. Das Laserlicht wird von nichtreflektierenden festen und flüssigen Körpern absorbiert, besonders jedoch von wasserhaltigem Gewebe. Die Laserleistung wird in den ersten 100 µm absorbiert, und zwar unabhängig von der Farbe des Gewebes. In erster Linie ist der CO_2-Laser zwar für die Vaporisation geeignet, sein Einsatz ist aber auch zur Oberflächenkoagulation möglich.

Technische Merkmale. Das gegenwärtige Strahlführungssystem des CO_2-Lasers zum Endoskop ist etwas umständlich und technisch schwierig zu handhaben, weil der Laserstrahl nicht über eine flexible Faser geleitet werden kann und deshalb durch Luft oder andere Gase geleitet werden muß. Obwohl auch andere

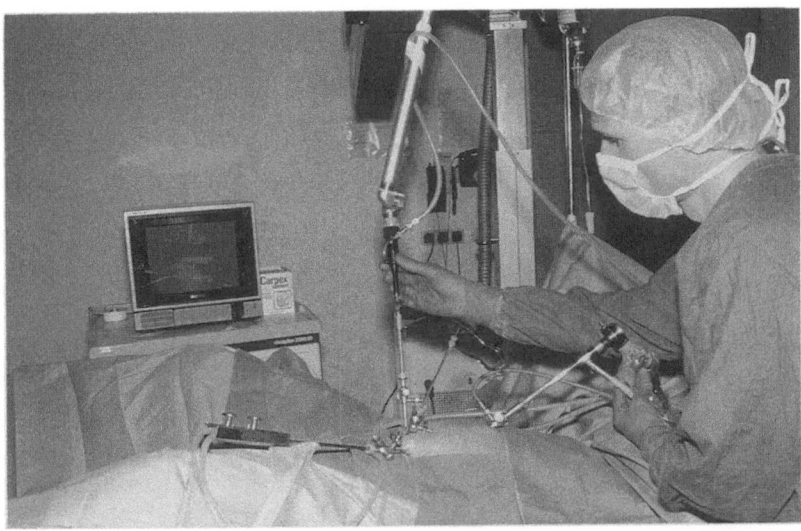

Abb. 4.17. CO$_2$-Laseranwendung in der laparoskopischen Chirurgie. Der starre Lichtleiter mit Spiegelumlenkung ist an die Sonde angekoppelt, die über den 2. Einstich eingeführt wird

Modifikationen entwickelt wurden, sind gegenwärtig nur 2 CO$_2$-Laserinstrumente wirklich für den klinischen Einsatz in der laparoskopischen Chirurgie geeignet:

Der Laserstrahl kann alternativ durch ein Operationslaparoskop (1 Einstich) oder über einen 2. Trokar eingeführt werden (Abb. 4.17). Der einzige Vorteil der Methode mit einem Einstich liegt in der erhöhten Sicherheit, weil der Laserstrahl immer automatisch im Sichtfeld ist.

Die Hauptvorteile der Technik mit 2 Einstichen liegen in der leichteren Handhabung des Laserhandgriffes und der Möglichkeit, den Laser aus unterschiedlichen Richtungen einsetzen zu können.

Die Vaporisation ist mit einer starken Rauchbildung verbunden, und der Rauch kann die Leistung des CO$_2$-Lasers reduzieren, zum Anlaufen der Linse und des Spiegels führen und so die Sicht beeinträchtigen. Er muß deshalb kontinuierlich mit einem speziellen Rauchabsauger entfernt werden.

Vorteile:
- Erkrankte Bereiche können unter präziser Sicht vaporisiert werden: „You get what you see" (man erreicht das, was man sieht).
- Es entsteht kein mechanischer Kontakt mit dem Zielorgan.
- Die Hitzeausbreitung in angrenzendes Gewebe ist minimal.
- Mikroorganismen im Wirkbereich des Laserstrahles werden automatisch abgetötet.
- Gefäße < 0,5 mm können thermisch verschlossen werden.

Nachteile:
- Starre Strahlführungssysteme,
- Rauchentwicklung,
- begrenzte Koagulationswirkung.

Klinische Anwendung. Aufgrund seiner spezifischen Eigenschaften ist der CO$_2$-Laser ein ausgezeichnetes Instrument zur Präparation in schwierigen Situationen. Ausgedehnte Verwachsungen am Darm oder an anderen Organen können ohne das Risiko, versehentlich angrenzendes Gewebe zu beschädigen, gelöst werden (Abb. 4.18). Aufgrund des beschränkten hämostatischen Effektes des CO$_2$-Lasers ist der Gebrauch anderer Hilfsmittel für die Koagulation (HF-Gerät) erforderlich.

Faseroptische Laser

Argonlaser und KTP-Laser

Der KTP-Laser (Kalium-Titanyl-Phosphat) und der Argonlaser emittieren sichtbares Licht. Der Argonlaser produziert bis zu 10 Laserwellenlängen im blaugrünen Bereich des Spektrums. Die wichtigsten sind 514,5 und 488 nm. Der KTP-Laser hat eine hellgrüne Farbe (532 nm). Diese Wellenlängen ergeben die höchste Absorption in pigmentierten und hämoglobinhaltigen Gewebearten; in klaren oder flüssigen Geweben dagegen werden sie nicht absorbiert.

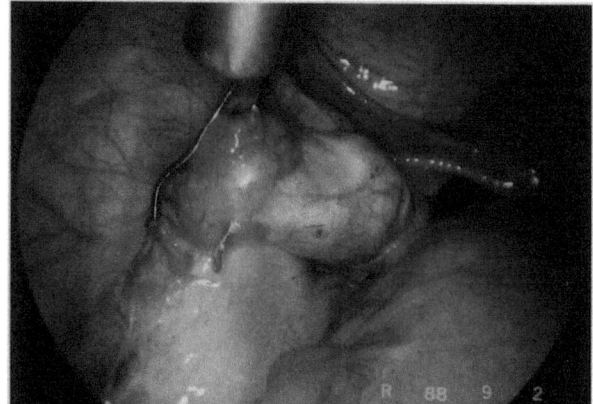

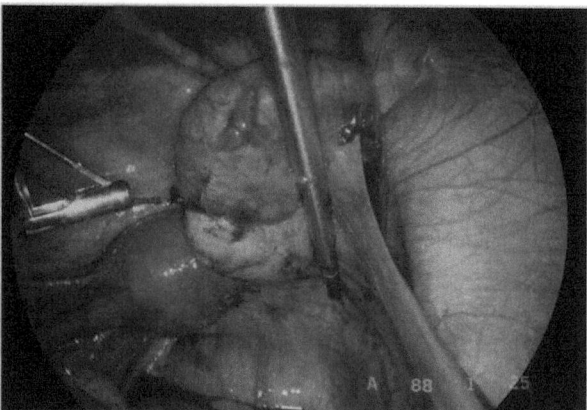

Abb. 4.19. Laparoskopischer Einsatz des Argonlasers. Eröffnung der distal verschlossenen, erweiterten Tube mit der Bare fibre

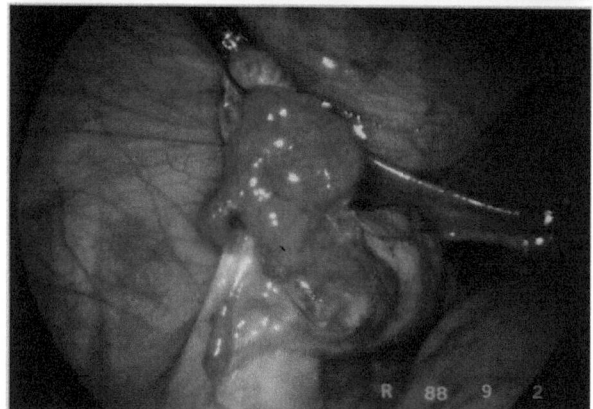

Abb. 4.18. a Tube, die am distalen Ende verschlossen ist; Inzision mit dem CO_2-Laser. **b** Ostium der Tube nach Laserinzision

μm-Fasern zur Verfügung (Abb. 4.19). Die Fasern sind mehrfach verwendbar; abgenutzte Spitzen können mit einem Messer oder durch Abschneiden mit einem Spezialgerät wieder erneuert werden. Einer der Nachteile ist, daß der grüne Pilotstrahl u. U. schlecht zu sehen ist, wenn die Faserspitze nicht ganz nahe an das Gewebe gebracht wird. Während des Eingriffes müssen Sicherheitsfilter zum Schutz der Augen des Operateurs und zur Überprüfung der Wirkung auf das Gewebe benutzt werden. Außerdem hat dieser Laser einen hohen Stromverbrauch.

Eigenschaften. Argon- und KTP-Laser haben eine maximale Eindringtiefe von 2 mm. Vaporisation oder Schneiden wird mit hoher Leistungsdichte erreicht, die durch die Verwendung dünnerer Fasern und durch den geringen Abstand zum Gewebe erzielt wird. Mit dem Argonlaser können Gewebe auch bei niedriger Leistung wirksam koaguliert und hervorragende Blutstillungsergebnisse erzielt werden.

Technische Merkmale. Diese Laser können über flexible Fasern in die Bauchhöhle übertragen und somit fast überall im Peritoneum angewendet werden. Die flexible Faser ist sowohl für das *Kontaktverfahren* als auch für das *Nichtkontaktverfahren* verwendbar. Der Hauptvorteil des freien Strahls ohne Kontakt liegt in der freien Einstellbarkeit des Arbeitswinkels im Verlauf des Eingriffes. Die Vorteile des Kontaktverfahrens sind u. a. die Tastmöglichkeit durch den Kontakt, die bessere Steuerbarkeit der Laserapplikation und ein geringeres Risiko, Gewebe durch unbeabsichtigte Ausrichtung des Laserstrahls zu verletzen. Für den laparoskopischen Einsatz stehen 300-, 400- und 600-

Nd:YAG-Laser

Der Nd:YAG-Laser ist ein Festkörperlaser. Das Strahlführungssystem ist ähnlich wie beim Argon- und beim KTP-Laser.

Eigenschaften. Dieser Laser hat die größte Eindringtiefe und Koagulationswirkung, daraus resultiert eine tiefreichende Erwärmung (Abb. 4.20). Der Laser dringt bis zu 4 mm in Gewebe ein und bewirkt auf diese Weise gleichzeitig auch eine starke Koagulation zu den Seiten hin. Dies ist besonders hilfreich zur Beherrschung von Blutungen aus Ulzera, Lungen- und Blasentumoren. Die Schneidequalität ist dagegen selbst bei hoher Leistung nur mäßig.

Technische Merkmale. Über den Einsatz des Nd:YAG-Lasers in der laparoskopischen Chirurgie wurde von verschiedenen Autoren berichtet; wegen des Risikos, durch den unfokussierten Laserstrahl vitale Strukturen zu verletzen, ist er aber nie von der Federal Drug Administration (FDA) genehmigt wor-

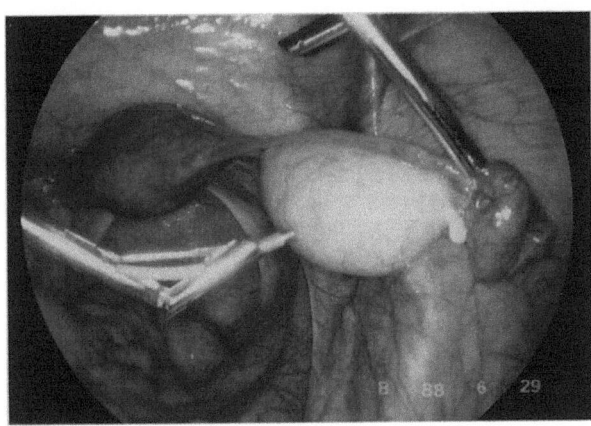

Abb. 4.20. Koagulation eines polyzystischen Ovars mit dem Nd:YAG-Laser in der Nichtkontakttechnik

den. Der direkte Kontakt der Faser mit dem Gewebe führt zur Erhitzung der Spitze, und daraus ergibt sich die Möglichkeit, mit dem Nd:YAG-Laser zu schneiden.

Probleme treten auf, wenn Gewebe mit der bloßen optischen Faser durchtrennt werden soll, weil dadurch die Faser beschädigt werden kann. Durch den Einsatz von Fokussierspitzen aus Saphir, die eine Anwendung im Kontaktverfahren erlauben, hat sich das Anwendungsspektrum des Nd:YAG-Lasers in der Laparoskopie erweitert. Dadurch wird diese Methode jedoch technologiebedingt teuer, und sie erfordert eine umfassende Einweisung des Anwenders. Außerdem muß die Saphirspitze abgekühlt werden, woraus sich für den Patienten die Gefahr einer Gasembolie ergibt.

Das neue Lasersystem Fibertom (MBB, 85521 München-Ottobrunn) wurde speziell für die Kontaktverfahren entwickelt. Es erlaubt präzise Gewebeeffekte und bietet weitere Vorteile (keine Kühlung erforderlich, die Faser ist vor Hitzeschädigung geschützt usw.).

Vorteile:
– Einfache Zuführung des Laserstrahles zum Gewebe,
– es ist kein Sicherheitssystem erforderlich,
– wirksamer Koagulationseffekt,
– Koagulieren und Schneiden mit ein und demselben System möglich,
– minimale Rauchentwicklung,
– Flüssigkeiten werden vom Laserstrahl durchstrahlt.

Nachteile:
– Schutzbrillen sind erforderlich,
– das zuführende Fasersystem kann beschädigt werden (Ausnahme: Fibertom),
– Wasserkühlung und hohe Energiezufuhr sind erforderlich.

Klinische Anwendung. Mit dem Nd:YAG-Laser können fast alle Eingriffe durchgeführt werden, die sonst laparoskopisch mit der Schere, dem Elektrokauter und dem CO_2-Laser durchgeführt wurden.

Zusammenfassung

Laser haben inzwischen einen festen Platz in der laparoskopischen Chirurgie. Sie bieten einzigartige Vorteile und höchste chirurgische Präzision mit variablen Kombinationsmöglichkeiten zum Schneiden, Vaporisieren und Koagulieren. In der Hand eines erfahrenen Chirurgen sind Laser ein sicheres und wirkungsvolles Hilfsmittel; durch sie hat die laparoskopische Chirurgie einen entscheidenden technischen Fortschritt erfahren. Nach dem derzeitigen Stand haben sich Laserinstrumente als sicher erwiesen, und die Zahl der Unfälle ist an den Fingern einer Hand abzuzählen.

Vergleich verschiedener Verfahren

Vom rein finanziellen Standpunkt aus betrachtet, ist der Laser allen anderen vorstehend genannten Hilfstechniken weit unterlegen. Der Einsatz des einfachen Kauters hat sich in vielen Fällen als völlig ausreichend erwiesen. Ebenfalls relativ einfach und außerdem kostengünstig stellt sich die HF-Chirurgie dar, die trotz der vielen, z.T. spektakulären Erfolge, die mit dem

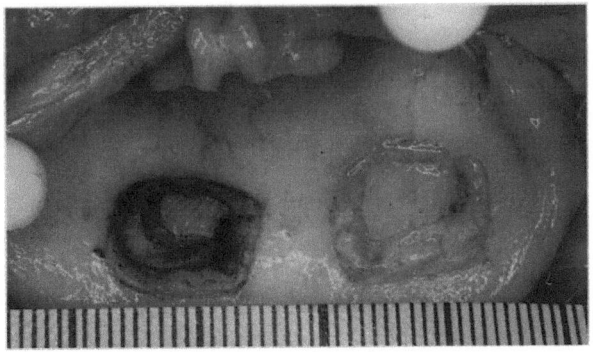

Abb. 4.21. Experimenteller Schnittvergleich am Larynx: Nach CO_2-Laseranwendung *(links);* nach EHT *(rechts)*

Laser erzielt wurden, ihren Stellenwert als Hilfsmittel in der endoskopischen Chirurgie behaupten dürfte. Neben den Abb. 4.11 und 4.16 bietet auch die Abb. 4.21 eine weitere Vergleichsmöglichkeit zwischen der Laser- und der HF-Technik bei endoskopisch-chirurgischen Eingriffen.

Die verschiedenen Möglichkeiten, die sich mit der Laseranwendung ergeben könnten, sind derzeit experimentell noch nicht voll ausgeschöpft, obwohl eine Reihe von Anwendungen schon realisiert wurde. Ideal wäre eine Kombination aller Eigenschaften der unterschiedlichen Laser in einem System. Dennoch ist die Laserstrahlung als eine wichtige Hilfstechnik in der endoskopischen Chirurgie für die Zukunft hervorzuheben, insbesondere im Hinblick auf die Entwicklung des Dioden-Array-Lasers mit einstellbarer Wellenlänge (s. Kap. 26).

Zu erwähnen sind auch noch andere Techniken wie Wasserstrahl- und Ultraschalldissektion, die in speziellen Fällen Anwendung finden können. Diese Techniken sind derzeit noch im Entwicklungsstadium und werden in einer Reihe von Zentren für die endoskopische Chirurgie evaluiert.

Literatur

1. Baggish MS, Chong AP (1981) Carbon dioxide laser microsurgery of the uterine tube. Obstet Gynecol 58: 111
2. Bodem F, Reidenbach H-D, Frühmorgen P, Matek W, Kaduk B (1980) Investigation on the hemostatic efficacy of the thermocoagulation of gastrointestinal hemorrhages by convective heat transfer via a miniature endoscopic hot gas probe. Biomed Tech (Berlin) 25: 179–181
3. Boulnois J-L (1986) Photophysical processes in recent medical laser development: a review. Lasers Med Sci 1: 47–66
4. Bruhat M, Mage C, Manhes M (1979) Use of the carbondioxide laser via laparoscopy. Proc. of 3rd Congress of the International Society for Laser Surgery, Laser Surgery III 275
5. Daniell J (1989) Fiberoptic laser laparoscopy. In: Sutton C (ed) Laparoscopic surgery, 3/3. Bailliere, London
6. Diamond M, De Cherney A, Lake Polan M (1986) Laparoscopic use of the argon laser in nonendometriotic reproductive pelvic surgery. J Reprod Med 31: 1011
7. Freeman MA, Incropera FP (1970) Operational characteristics of a prototype arc plasma scalpel. Proc Annu Conf Med Biol 23: 336
8. Frühmorgen P, Bodem F, Reidenbach H-D (1980) The state of the art of biomedical engineering in the operative endoscopic treatment of gastrointestinal bleeding. Hepatogastroenterology 27: 337–342
9. Keckstein J, Wolf A, Steiner R (1987) The use of contact laser probe in gynecological endoscopy. Proc. of 7th Congress of International Society for Laser Surgery and Medicine, 267
10. Keckstein J, Finger A, Steiner R (1988) Laser application in contact and noncontact procedures; sapphire tips in comparison to „bare-fiber", argon laser in comparison to Nd:Yag laser. Laser Med Surg. 4: 158
11. Keckstein J, Hepp S, Schneider V, Sasse V, Steiner R (1990) The contact Nd:YAG laser: a new technique for conservation of the fallopian tube in unruptured ectopic pregnancy. Br J Obstet Gynaecol 97: 352
12. Keckstein J, Tuttlies F, Wolf AS, Lauritzen C, Steiner R (1990) Lineare Salpingotomie zur Therapie der nicht rupturierten Tubargravidität – Tierexperimentelle Untersuchung, Vergleich von drei verschiedenen Lasersystemen. Zentralb Gyn 112: 445
13. Keye W, Dixon J (1983) Photocoagulation of endometriosis by the argon laser through the laparoscope. Obstet Gynecol 62: 383
14. Matek W, Frühmorgen P (1980) Elektro-Hydrothermo-Sonde. Dtsch Med Wochenschr 108: 816–820
15. Nath G, Kreitmair A, Kiefhaber P, Moritz K (1978) Neue Infrarot-Koagulationsmethode. In: Rösch W (ed) Fortschritte in der Endoskopie. Perimed, Erlangen, pp 17–19
16. Protell R, Auth D, Terrou F, Rubin C (1977) A miniaturized endoscopic heater probe: tests of efficacy in experimental acute gastric ulcer bleeding. Gastrointest Endosc 23: 238
17. Reidenbach H-D (1983) Hochfrequenz- und Lasertechnik in der Medizin. Springer, Berlin Heidelberg New York
18. Reidenbach H-D (1990) Technologische Grundlagen der endoskopischen Blutstillung mit flexiblen Instrumenten. In: Bueß G (ed) Endoskopie. Deutscher Ärzte-Verlag, Köln, pp 105–124
19. Reidenbach H-D (1990) Laserphysikalische Grundlagen und Transmissionssysteme für Laserstrahlung. In: Lehmann, H-J, Reidenbach, H-D. (eds) Laser in der Medizin. TÜV Rheinland, Köln, pp 37–55
20. Reidenbach H-D (1990) Trennen und Fügen in der Medizin – aus der Sicht der Technik. Biomed Tech (Berlin) 35: 1–9
21. Reidenbach H-D, Bodem F, Frühmorgen P, Schroeder G, Lex P, Kaduk B (1978) Eine neue Methode zur endoskopischen Hochfrequenzkoagulation von Schleimhautdefekten. Biomed. Tech 23: 71–74
22. Reidenbach H-D, Buess G, Dollinger K, Kipfmüller K, Heintz A (1988) Biophysical-technical aspects of the endoscopical-surgical preparation and hemostasis. Proceedings BME-Austria 88, Graz, June 9–11, pp 70–76
23. Rubin C, Auth D, Silverstein F, Protell R, Dennis M (1976) Preliminary study of a teflon-coated heater for endoscopic control of upper gastrointestinal bleeding in a standard ulcer model. Gastrointest Endosc 22: 235
24. Semm K (1990) Operative Pelviskopie. In: Buess G (ed) Endoskopie. Deutscher Ärzte, Köln, pp 245–268
25. Sutton C (1986) Initial experience with carbon dioxide laser laparoscopy. Lasers Med Science 1: 25
26. Wittmoser R (1984) Diathermie. In: Buess G. Unz F. Pichlmaier H (eds) Endoskopische Techniken. Deutscher Ärzte, Köln, pp 174–178

5 Die Einrichtung des Operationssaales für die endoskopische Chirurgie

G. BUESS und A. CUSCHIERI

Aktuelle Problematik

Die endoskopische Chirurgie setzt sich im klinischen Alltag rasch durch. Damit kommen für den Chirurgen und das Operationsteam neue Technologien zur Anwendung, die in die vorhandenen Strukturen eingegliedert werden müssen.

Chirurgische Instrumente

Die chirurgischen Instrumente lassen sich ähnlich handhaben wie die konventionellen, sie sind allerdings wegen der platz- und materialsparenden Bauweise empfindlicher und ihre Konstruktion ist entsprechend schwierig.

Aufbewahrung und Transport dieser Instrumente sollten in festen Containern erfolgen. In diesen Containern sollten die Instrumente möglichst in einzelnen Fächern untergebracht werden, damit bei der Lagerung und beim Transport keine Schäden entstehen. Um häufiges Resterilisieren von Instrumenten, die nur in Ausnahmefällen zur Anwendung kommen, zu verhindern, sollten in den Containern nur Instrumente untergebracht werden, die bei jedem Eingriff gebraucht werden. Instrumente für spezielle Situationen werden bei Bedarf einzeln gassterilisiert.

Hilfsgeräte

Ein wichtiger Aspekt ist die Handhabung der peripheren Geräte, die bei der endoskopischen Chirurgie unverzichtbar sind. 4 grundsätzliche Probleme können hier unterschieden werden:

- *Die optimale Position der Monitore* ist eine wichtige Voraussetzung für die Arbeit in der endoskopischen Chirurgie. Die Monitore sollten ohne Beeinträchtigung der Bewegungsfreiheit der Chirurgen nahe und höhenverstellbar in das Blickfeld geführt werden können.
- *Unklare Grenzpunkte für die Sterilität.* Schlauch- und Kabelverbindungen sind meist in größerer Zahl erforderlich. Jede einzelne Verbindung hat aber mit den heute zur Anwendung kommenden Befestigungstechniken einen häufig nicht klar definierten Grenzpunkt, an dem der unsterile, vom peripheren Gerät kommende Teil der Verbindung in den sterilen Bereich übergeht. Dadurch besteht die Gefahr, daß unsterile Verbindungsbereiche in den sterilen Bereich hineingezogen werden.
- *Unübersichtlichkeit der zahlreichen Verbindungsteile.* Ein Großteil der Schlauch- und Kabelverbindungen wird an die Operationsinstrumente angeschlossen und liegt aufgerollt auf dem Instrumententisch oder zwischen Tisch und Operationsbereich. Während des operativen Eingriffes kommt es zu Verwicklungen, und die Operationsschwester ist entweder ständig damit beschäftigt, die Ordnung wieder herzustellen, oder es droht das „Verbindungschaos".
- *Problematische Kontrolle und Steuerung der peripheren Geräte.* Die peripheren Geräte sind häufig so angeordnet, daß eine optische Kontrolle der Überwachungsanzeiger nicht möglich ist. Die Steuerung der Geräte erfordert meist eine dritte Person.

Anforderungen an den Operationssaal

Eine befriedigende Lösung dieser Probleme ist mit den heute zur Verfügung stehenden Geräten nicht möglich, so daß z. Z. nur eine Kompromißlösung umgesetzt werden kann. Eine wirksame Problemlösung ist mit einer aufwendigen Entwicklungsarbeit verbunden und wird deshalb als Zukunftsperspektive dargestellt.

Die aktuelle Einrichtung des Operationssaales für die endoskopische Chirurgie sollte so aussehen, daß alle Verfahren der endoskopischen Chirurgie durchgeführt werden können, die in diesem Buch dargestellt werden. Dazu ist eine gewisse Modifikationsfähigkeit der Einrichtung erforderlich.

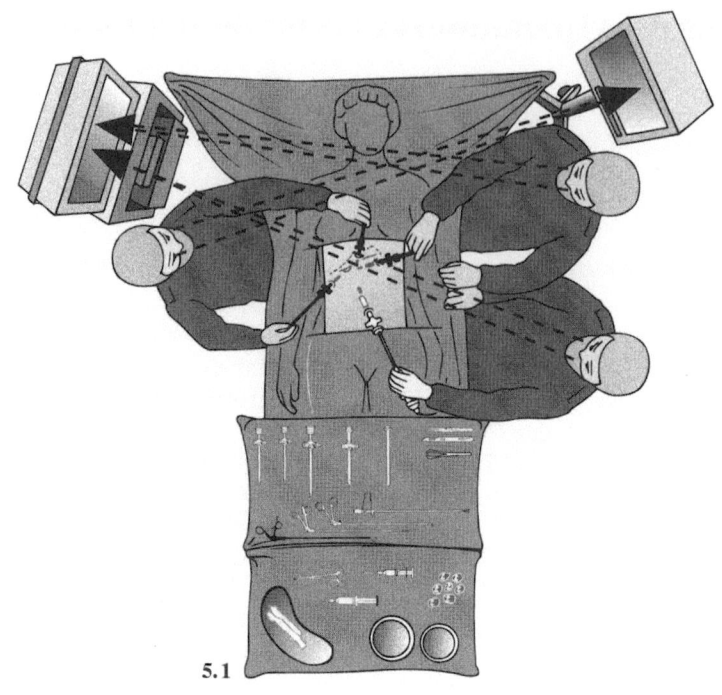

5.1

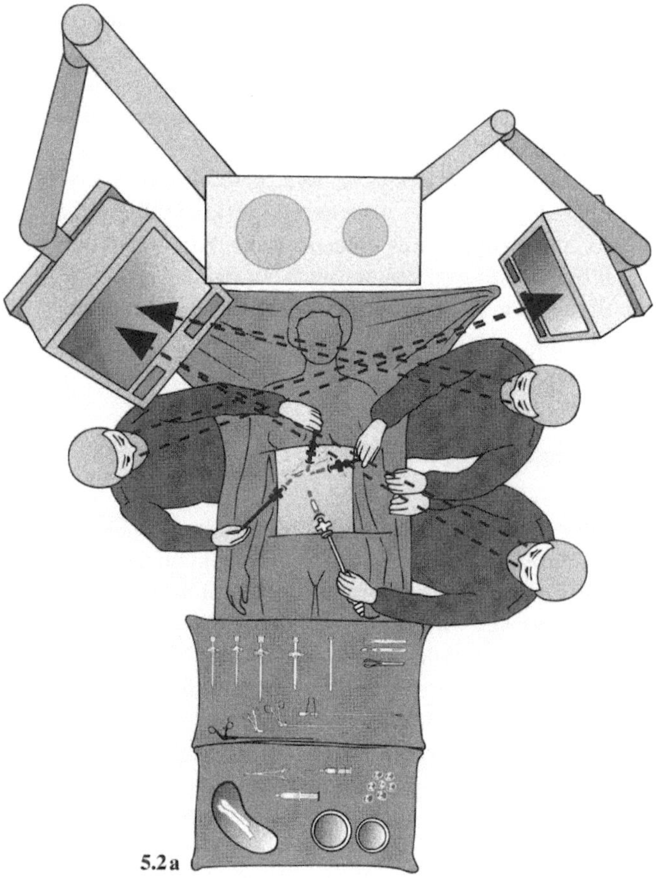

5.2 a   b

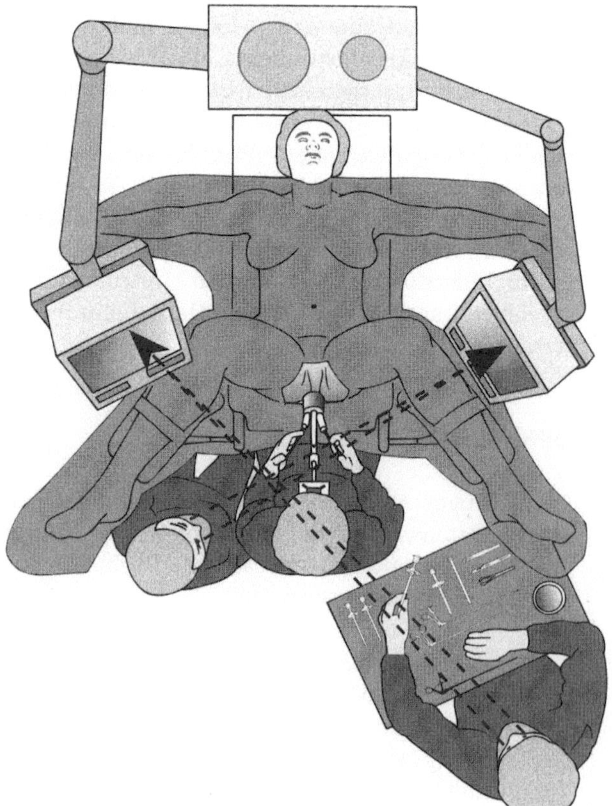

Anordnung der Monitore

Monitore müssen grundsätzlich in der Blickrichtung des Operationsteams stehen und so positioniert sein, daß eine physiologische Arbeitshaltung möglich ist. Bei den laparoskopischen Eingriffen steht das Operationsteam auf beiden Seiten des Operationstisches, es sind deshalb mindestens 2 Monitore notwendig.

Bei der einfachsten Lösung wird ein großer Monitor auf einen Videowagen gestellt, ist dann allerdings nicht höhenverstellbar. Ein zweiter, kleiner Monitor steht auf einem höhenverstellbaren fahrbaren Gestell (Abb. 5.1).

Ideal ist die Unterbringung der Monitore auf 2 Deckenampeln, die über der Mitte des Operationstisches seitlich so an der Decke angebracht sind, daß die Einstellung der Operationslampen nicht beeinträchtigt wird (Abb. 5.2). Damit sind die Monitore für jeden Eingriff auf die ideale Sichtposition auszufahren und die Beweglichkeit des Operationsteams wird nicht durch Untergestelle beeinträchtigt.

Anordnung der Hilfsgeräte

Die peripheren Geräte sollen in 2 fahrbaren Blöcken angeordnet sein: Ein Wagen ist mit der Videoeinrichtung und der Lichtquelle bestückt, ein weiterer Wagen mit dem HF-Gerät, dem Gasdehngerät und der Saug-/Spülvorrichtung. Freie Kapazität für weitere Geräte ist sinnvoll. Wird mit dem Laser gearbeitet, dann muß bei den momentan zum Einsatz kommenden Techniken noch ein weiterer fahrbarer Wagen eingesetzt werden.

Befestigung der Schlauch- und Kabelverbindungen

Alle Verbindungslinien müssen an einer definierten Stelle in den Sterilbereich geführt und dort mit Klebestreifen oder Klemmen möglichst verrutschungsfest fixiert werden.

◀───────────────────────────

Abb. 5.1. Die einfachste Lösung für die Positionierung von 2 Monitoren: Der große Monitor steht auf dem Videowagen im Blickfeld des Chirurgen, der kleine Monitor auf einem höhenverstellbaren Gestell

Abb. 5.2 a,b. Die optimale Lösung für die Positionierung von 2 Monitoren. Die Monitore sind auf höhenverstellbare Deckenampeln auf beiden Seiten des Operationstisches montiert und so schwenkbar, daß eine optimale Einstellung für alle Eingriffe der endoskopischen Chirurgie möglich ist. **a** Position für die laparoskopische Cholezystektomie; **b** Position für die TEM

Konzepte zur Einrichtung eines Operationssaales für die endoskopische Chirurgie in der Zukunft

Überwachung und Steuerung der Hilfsgeräte

An geeigneter Stelle im Operationsfeld, bei laparoskopischen Eingriffen am sinnvollsten zwischen Operateur und Anästhesie, wird eine Überwachungs- und Steuerungstafel in das Operationsfeld geführt, die an einer Ampel befestigt ist. Auf den einzelnen Feldern dieser Tafel werden ständig die wichtigsten Daten dargestellt, bei Bedarf können weitere Informationen abgerufen werden.

Die Steuerung der peripheren Geräte erfolgt durch Steuerelemente, die direkt durch das Operationsteam bedient werden. Deshalb ist die Überwachungs- und Steuerungstafel mit einer sterilen durchsichtigen Kunststoffolie abgedeckt. Diese Lösung hat den Vorteil, daß über den Überwachungsteil – wie im Cockpit eines Flugzeugs – Probleme direkt erkannt werden können. Dazu sind natürlich auch noch entsprechende optische und akustische Warnsignale notwendig. Die direkte Steuerung der Geräte durch die Operateure vermeidet Übertragungsfehler, die bei der jetzt üblichen Einstellung über eine dritte, oft nicht ausreichend sachkundige Person möglich sind.

Der Anschluß der Kabel und Schläuche an die peripheren Geräte sollte an definierter Stelle im Sterilbereich erfolgen, so daß die Verbindungen nicht mehr, wie jetzt, teilweise durch unsterile Bereiche geführt werden. Dies könnte wiederum dadurch gelöst werden, daß alle Funktionen der peripheren Geräte in Form einer Anschlußplatte über eine Ampel oder einen Wagen direkt an den Operationstisch herangeführt werden. Diese Anschlußplatte wird mit einer sterilen Kunststoffolie abgedeckt. Die Anschlüsse werden dann durch Perforieren der Folie verbunden, so daß die Sterilität an den Zuführungen nicht unterbrochen wird.

Kabel und Schläuche müssen möglichst ergonomisch geführt werden, so daß eine klare Zuordnung der Verbindungen möglich ist und „Verwicklungen" verhindert werden. Verbindungen, die nicht ständig in Funktion sind, wie z. B. das Lichtleitkabel und die Videokamera, werden mit entsprechenden Rückholmechanismen ausgerüstet.

6 Training für die endoskopische Chirurgie

G. BUESS und A. CUSCHIERI

Einleitung

Die Dynamik, mit der die endoskopische Chirurgie in letzter Zeit an Bedeutung gewinnt, ist zum einen bedingt durch den unvermutet schnellen Wandel der Überzeugung der Chirurgen dahingehend, daß über Endoskope sicher und schonend operiert werden kann, zum anderen aber auch durch den Einfluß der Medien auf die Patienten. Die Informationen über die Vorteile der neuen Methoden haben in kurzer Zeit einen großen Prozentsatz der Bevölkerung erreicht. Die Chirurgen, die selbst den Nutzen dieser neuen Verfahren zunehmend akzeptieren, sehen sich auch durch den Wunsch der Patienten unter Druck gesetzt, diese möglichst rasch in der eigenen Klinik anzuwenden.

Die Ausgangssituation der meisten Chirurgen für die Einführung der endoskopischen Verfahren ist häufig nicht optimal. Nur wenige Chirurgen haben eine solide Ausbildung in endoskopischen Verfahren, und operative Eingriffe über den Videomonitor durchzuführen, bedeutet eine völlig neue Aufgabe. Auch in der Laparoskopie und Thorakoskopie haben nur wenige Chirurgen ausreichende Erfahrungen. Die Einführung der endoskopischen Chirurgie stellt nicht nur den Chirurgen in der Ausbildung, sondern auch jeden Facharzt für Chirurgie vor die Aufgabe, sich in völlig neue Zusammenhänge und Techniken einarbeiten zu müssen. Neu ist für den Allgemeinchirurgen:

- die Technik, mit Trokaren in den Bauchraum zu gelangen,
- eine Darstellung des Raumes über eine Gasdehnung zu erreichen,
- miniaturisierte Instrumente über lange Bedienungsarme zu führen,
- keine Kontrolle durch das Tastgefühl zu haben, also ohne die Basis für das Gewebegefühl zu arbeiten,
- ohne direkte, räumliche Sicht arbeiten zu müssen,
- keine großflächigen Retraktoren einsetzen zu können,
- der Verlust der Möglichkeit, direkt mit der Hand zu arbeiten.

Der letzte Punkt stellt zugleich einen entscheidenden Nachteil der Methode dar, d. h. den Verzicht auf den größten Vorteil der menschlichen Hand, bei der Arbeit über uneingeschränkte Freiheitsgrade der Bewegung zu verfügen. Bei komplexen Vorgängen, wie z. B. einer Naht, kann die Nadel an jeder beliebigen Stelle eingestochen werden, während derselbe Arbeitsgang endoskopisch ungleich schwieriger auszuführen ist.

Viele operative Techniken der konventionellen Chirurgie lassen sich noch nicht auf die endoskopische Chirurgie übertragen; so kann z. B. die Umstechung einer Blutung mit den heute zur Verfügung stehenden Nadelhaltern endoskopisch kaum durchgeführt werden, weil die Operationsinstrumente im Bereich des Trokareinstiches fixiert sind und Instrumente mit höheren Freiheitsgraden der Beweglichkeit erst noch entwickelt werden müssen (Kap. 2). Die Dynamik, mit der heute viele Kliniken den Einstieg in die endoskopische Chirurgie suchen, stellt in Verbindung mit der weitgehend fehlenden Vorbildung der Chirurgen in endoskopischen Operationsverfahren eine große und wichtige Ausbildungsaufgabe dar. Das gegenwärtige Mißverhältnis zwischen der Zahl der Ausbilder, also der Chirurgen, die ausreichende Erfahrung in der endoskopischen Chirurgie haben, und der Zahl der Chirurgen, die in möglichst kurzer Zeit in die neuen Operationstechniken eingewiesen werden sollten, zwingt zu neuen Wegen in der Ausbildung.

Ausbildung in der konventionellen Chirurgie

Der Assistent beginnt seine klinische Ausbildung mit einen Rotationsprogramm. Die operative Ausbildung durchläuft für die jeweiligen Eingriffe die Stadien des Mitbeobachtens, verbunden mit der Funktion des Hakenhaltens, danach der direkten Assistenz und schließlich des selbständigen Operierens unter der Anleitung eines erfahrenen Chirurgen.

Das Training der manuellen Geschicklichkeit ist während der gesamten Ausbildung überwiegend auf die Tätigkeit im Operationssaal beschränkt. Nur sehr allgemeine manuelle Fähigkeiten, wie die des Knotens, werden durch „Trockenübungen" erlernt.

Der Umfang der Innovationen in der Operationstechnik und der Instrumentaltechnologie hat sich in den letzten Jahren in einer Größenordnung bewegt, die eine Integration in den chirurgischen Alltag in der Regel ohne spezielles Vortraining erlaubt hat. Kurse haben für die Ausbildung zum Chirurgen in Europa bisher keine entscheidende Rolle gespielt. Allerdings ist mit der zunehmenden Spezialisierung ein Trend zur Änderung erkennbar. In Deutschland und in Großbritannien konnten sich in Bereichen mit einem hohen Anteil an Innovationen und mit schwieriger manueller Handhabung beispielsweise Kurse für Anastomosetechniken, Osteosynthese, Mikrochirurgie usw. etablieren.

Derzeitige Ausbildung für die endoskopische Chirurgie

In den USA, wo der größte Teil der in Europa entwickelten Techniken der endoskopischen Chirurgie angewendet wird, gelten bereits klare Regeln für die Ausbildung zu diesen Verfahren: Jeder Chirurg muß vor der Einführung der laparoskopischen Cholezystektomie (LC) an einem Trainingskurs teilgenommen haben. Die operative Technik der LC wird dabei überwiegend durch Cholezystektomien an Versuchstieren vermittelt (in der Regel Schweine).

In Großbritannien ist die Verwendung von Tieren für Trainingskurse per Gesetz verboten. Es werden Kurse veranstaltet, in denen durch Vorträge und Videofilme über die Techniken und klinischen Ergebnisse theoretisches Wissen vermittelt wird. Praktische Erfahrung wird durch simulierte Eingriffe an Phantomen und, in einigen Fällen, durch Assistieren bei Operationen erworben.

In Deutschland wurden von der Chirurgischen Arbeitsgemeinschaft Endoskopie (CAE) der Deutschen Gesellschaft für Chirurgie Empfehlungen für die Einführung der neuen Operationsmethoden formuliert. In Großbritannien haben die Royal Colleges Richtlinien für das Training und den Erwerb von Kenntnissen aufgestellt, die für die Durchführung von endoskopischen Operationen notwendig sind. In der Praxis erfolgt die Vorbereitung in einer Kombination von klinischer Hospitation in einem spezialisierten Zentrum und einem 1- bis 4tägigen praktischen Einführungskurs. Der Umgang mit der Technik muß dann in der Regel vor dem klinischen Start noch weiter geübt und perfektioniert werden. Da bei dieser Form der Chirurgie die Teamarbeit eine besonders große Rolle spielt, muß auch in dieser Hinsicht entsprechende Vorsorge getroffen werden.

Unseres Erachtens sind vor allem 2 Einwände gegen das Erlernen der Verfahren am lebenden Tier von Bedeutung:

– Tierversuche sind abzulehnen, wenn die dabei gewonnenen Erkenntnisse auch auf andere Weise erzielt werden können.
– Versuche an Großtieren sind organisatorisch aufwendig und teuer.

Wichtige Argumente sprechen also für die Entwicklung spezieller Phantomübungen zur Einarbeitung in Techniken mit einem hohen Anteil an neuen Arbeitsabläufen. Die Effektivität der Phantomübung ist dabei sicher in hohem Maße abhängig vom didaktischen Aufbau der entsprechenden Übungsreihen und der Realitätsnähe des Modells.

Die Tübinger Arbeitsgruppe hat sich in den letzten Jahren intensiv mit der Entwicklung von Trainingskursen beschäftigt, die mit Operationsphantomen arbeiten. 2 Jahre nach der ersten klinischen Anwendung der TEM haben wir 1985 (damals noch an der Chirurgischen Universitätsklinik Köln-Lindenthal) mit Kursen zur Einarbeitung in dieses Verfahren begonnen. Vergleichbar mit dem von Semm 1986 aufgestellten Ausbildungsprinzip für die laparoskopische Operation verwenden wir beim Training für die TEM zuerst ein Phantom, an dem unter direkter Sicht des Auges der Umgang mit dem endoskopischen Instrumentarium geübt wird, um dann stufenweise zu einer möglichst wirklichkeitsnahen Simulation des Eingriffes unter endoskopischer Sicht zu kommen. Unser Kurssystem für die TEM und das System nach Semm für das Training der laparoskopischen Verfahren sind nach ähnlichen Prinzipien aufgebaut, stellen aber völlig eigenständige Entwicklungen dar und wurden jeweils ohne Kenntnis der Aktivität der anderen Arbeitsgruppe entwickelt. Wir haben unsere Kurse 1986 zu einem videogestützten System weiterentwickelt. Nach didaktischen Prinzipien aufgebaute Videosequenzen zu den einzelnen Trainingsschritten werden bereits beim Kurs zur Demonstration der Verfahren eingesetzt; die Videofilme werden aber auch mit der Operationsausrüstung ausgeliefert, so daß eine Wiederholung der Übungen unter Anleitung durch den Videofilm ständig möglich ist.

1989 haben wir in Anlehnung an den TEM-Trainingskurs einen Kurs für die operative Laparoskopie etabliert, der stufenweise laparoskopische Eingriffe wirklichkeitsnahe simuliert.

Wir führen gegenwärtig in Tübingen jede Woche einen Kurs für jeweils 9 oder 10 Teilnehmer für die endoskopische Chirurgie durch. Dabei werden in einem entsprechend ausgerüsteten Kursraum die praktischen Übungen an den Phantomen demonstriert und geübt. Diese praktischen Übungen werden durch Hospitationen im Operationssaal bei entsprechenden Eingriffen und durch Vorträge und Diskussionen zu den Ergebnissen der Verfahren ergänzt.

Das manuelle Training wird überwiegend von einem promovierten Naturwissenschaftler geleitet, bei besonders wichtigen Kursabschnitten unterstützen die ärztlichen Mitarbeiter der Arbeitsgruppe MIC den Kursablauf. Die Einrichtung und die Startfinanzierung für dieses Trainingszentrum wurde durch die Unterstützung von Firmen ermöglicht, die auf dem Sektor der endoskopischen Chirurgie tätig sind, die laufenden Kosten müssen über die Teilnahmegebühren der Kursteilnehmer gedeckt werden. In Dundee wurde ein ähnliches Weiterbildungslabor mit entsprechendem Ausbildungsprogramm eingerichtet.

Training für die Transanale Endoskopische Mikrochirurgie (TEM)

Bedingungen für den klinischen Einsatz

Die TEM ist ein Verfahren, mit dem im Bereich der Rektumhöhle lokale Tumorexzisionen bis zur Entfernung von kompletten Segmenten, sowie Rektopexien beim Rektumprolaps durchgeführt werden können (Kap. 24). Im Vergleich zu den laparoskopischen Eingriffen (Cholezystektomie und Appendektomie) kommen Enddarmeingriffe deutlich seltener vor, und die rektoskopischen Verfahren sind wegen des kleinen, für die chirurgische Manipulation zur Verfügung stehenden Raumes schwieriger zu erlernen. Die TEM sollte deshalb nur in Zentren angewendet werden, die eine ausreichende Operationshäufigkeit und damit eine entsprechende operative Routine bieten. Zur Einarbeitung in die TEM bieten wir eine zweistufige Ausbildung an, die einen Einführungskurs und einen Intensivkurs umfaßt.

Einführungskurs

In diesem Kurs soll lediglich ein kurzer Einblick in die Theorie und die Technik der TEM gegeben werden.

Theoretischer Teil

Dieser umfaßt die Instrumenten- und Gerätekunde, die Indikation zur Resektion des Adenoms und des frühen Karzinoms, das operative Vorgehen, die perioperative Behandlung und das Vorgehen bei Komplikationen.

Praktischer Teil

Stufe 1–3 des manuellen Trainings (s. unten). Die einzelnen Stufen werden anhand von Videotrainingsfilmen demonstriert. Die Handhabung des Instrumentariums am geschlossenen System wird nur an einem Arbeitsplatz gezeigt.

Kursziel

Ziel des Kurses ist, die operative Technik und die Komplexität des dafür notwendigen manuellen Trainings zu demonstrieren. Damit soll dem Chirurgen eine Entscheidungshilfe gegeben werden, ob er das Verfahren in seiner Klinik einführen will und ob er sich die intensive Einarbeitung zumuten will bzw. zutraut. Für die ersten beiden Stufen des Trainings steht jedem Teilnehmer ein eigener Arbeitsplatz zur Verfügung. Bei der Kursstufe 3 arbeiten jeweils 2 Chirurgen an einem Arbeitsplatz.

Intensivkurs

Dieser Kurs wird ausschließlich für Chirurgen angeboten, die das Instrumentarium bereits besitzen oder es in Kürze ausgeliefert bekommen und die bereits einen Einführungskurs absolviert haben. Diese Regel haben wir eingeführt, weil wir feststellen mußten, daß nur ein Teil der Absolventen eines Intensivkurses die Methode in ihrer Klinik einführen konnte und daß selbst bei diesen die Zeitspanne zwischen der Absolvierung des Kurses und der Einführung des Verfahrens oft so groß war, daß eine zweite Einweisung notwendig wurde.

Theoretischer Teil

– Instrumenten- und Gerätekunde: Dabei wird auch eine intensive Einweisung in die Funktionsprinzipien der Gasdehnsysteme und der HF-Geräte gegeben.

- Detaillierte Darstellung der Indikationen beim Adenom, beim frühen Karzinom und beim Rektumprolaps.
- Darstellung der Technik und der Bedeutung der endoluminalen Ultraschalluntersuchung des Rektums.
- Erläuterung des operativen Ablaufes bei den verschiedenen Indikationen anhand von Videosequenzen.
- Vorstellung der Prinzipien der perioperativen Behandlung und des Vorgehens bei Komplikationen.
- Darstellung der klinischen Ergebnisse.

Praktischer Teil

Die praktischen Übungen umfassen die Stufen 1–4 des manuellen Trainings (s. unten). Für die Einweisung verwenden wir überwiegend Videotrainingsfilme. Die Funktionsweise der peripheren Geräte wird in der praktischen Anwendung erarbeitet. Die Phasen des manuellen Trainings wechseln mit Hospitationen bei endoskopischen Eingriffen im Operationssaal ab.

Kursziel

Hauptziel ist die praktische Einarbeitung des Chirurgen in alle Techniken der TEM und die Vermittlung der klinischen Zusammenhänge. Mit Abschluß dieses Kurses hat der Chirurg, der über ausreichendes Talent für die endoskopische Mikrochirurgie verfügt, die Voraussetzung, um nach Wiederholung der wichtigsten Übungen mit dem klinischen Einsatz zu beginnen. Das weitere Training kann an der jeweiligen Klinik unter Nutzung der Videotrainingsfilme durchgeführt werden. Wir rechnen mit weiteren 20–30 h Trainingszeit.

Lernprogramm

Die Teilnehmer der Trainingskurse sind in der Regel ausgebildete Chirurgen, die aber nur wenig Erfahrung in der endoskopischen Chirurgie haben. Praktische Erfahrungen in der Mikrochirurgie haben sich als sehr hilfreich erwiesen. Unter diesen Ausgangsbedingungen muß der Kursteilnehmer in relativ kurzer Zeit ein umfangreiches Lernpensum absolvieren. Würde man den Anfänger sofort mit dem geschlossenen System über die Optik arbeiten lassen, wäre er völlig überfordert. Die Konsequenz ist, daß wir den Regeln der Didaktik folgend das Lernprogramm in einzelne Schritte unterteilen.

Die einzelnen Schritte

- Manipulation eines endoskopischen Operationsinstrumentes. Dabei muß eine Gewöhnung an die Griffe und an die langen Instrumentenschäfte erfolgen.
- Koordination von zunächst 2, später 3 Instrumenten. Bei der TEM ist dies schwierig, weil für die Manipulation nur ein kleiner Raum zur Verfügung steht.
- Erlernen der Präparation und der Naht.
- Gewöhnung an die stereoskopische Optik, anfangs am offenen, dann am geschlossenen System.
- Arbeit unter Gasdehnung. Dabei müssen die Handhabung des Gasdehngerätes im Wechselspiel mit dem Sauger sowie die Funktionskontrolle und der Austausch der einzelnen Dichtungen erarbeitet werden.
- Einstellen der optimalen Arbeitsposition. Die optische Vergrößerung ist abhängig von der Distanz zwischen der Optikspitze und dem Operationsbereich; der Einstellwinkel und die Parallelverschiebung des gesamten Systems sind entscheidend für einen optimalen Einsatz der Operationsinstrumente.

Aufbau des manuellen Trainings

1. Stufe: Durchsichtiges Plexiglasrektoskop. Präparation am Stoff

Nach der Einweisung in die Funktion der Operationsinstrumente werden die ersten Koordinationsübungen am durchsichtigen Rektoskop durchgeführt, das genauso groß ist wie das Operationsrektoskop (Abb. 6.1 a). Anstelle der Optik ist ein Kunststoffstab eingebaut, so daß der für die Manipulation verbleibende Raum mit dem des Operationsrektoskops identisch ist. Ein Fenster am Dach des durchsichtigen Rektoskops dient als Sichtfenster auf das Operationsareal. Das durchsichtige Rektoskop läßt die Beurteilung der Lage der Instrumente unter direkter Sicht zu, so daß z. B. das Überkreuzen der Instrumente erkannt und vermieden wird.

Präparationsaufgabe

Anlegen einer kreisförmigen Exzision am elastischen Stoff mit Schere und Pinzette. Verschluß des Defektes mit einer queren fortlaufenden Naht (s. Kap. 24).

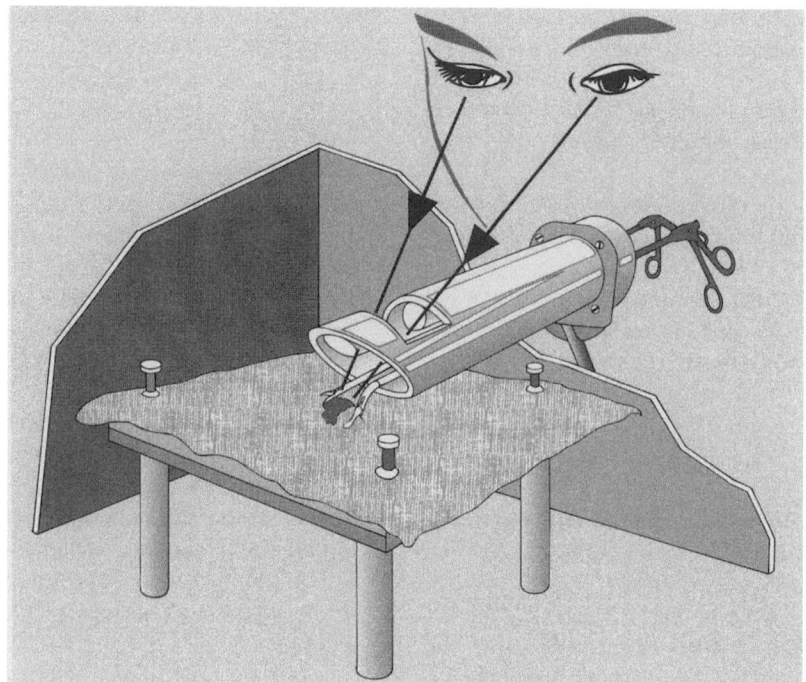

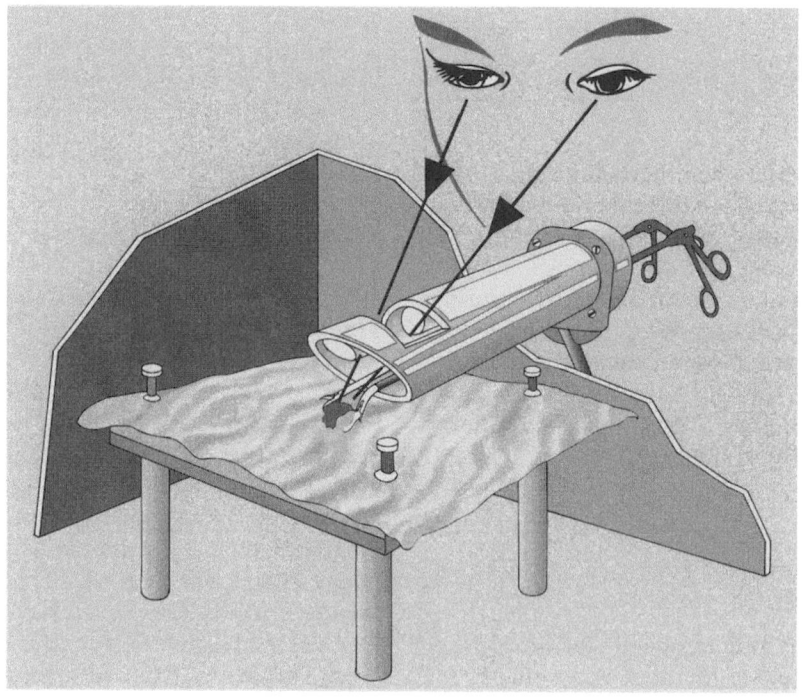

Abb. 6.1 a–d. Die 4 Trainingsstufen für die TEM. **a** 1. Stufe: Über ein durchsichtiges Rektoskop wird am Stoff geübt. **b** 2. Stufe: Über das durchsichtige Rektoskop wird am offenen Rinderdarm präpariert. **c** 3. Stufe: Über das Metallrektoskop wird unter Sicht der stereoskopischen Optik am offenen Rinderdarm präpariert. **d** 4. Stufe: Im geschlossenen Tierdarm wird über die Optik unter CO_2-Gasdehnung gearbeitet

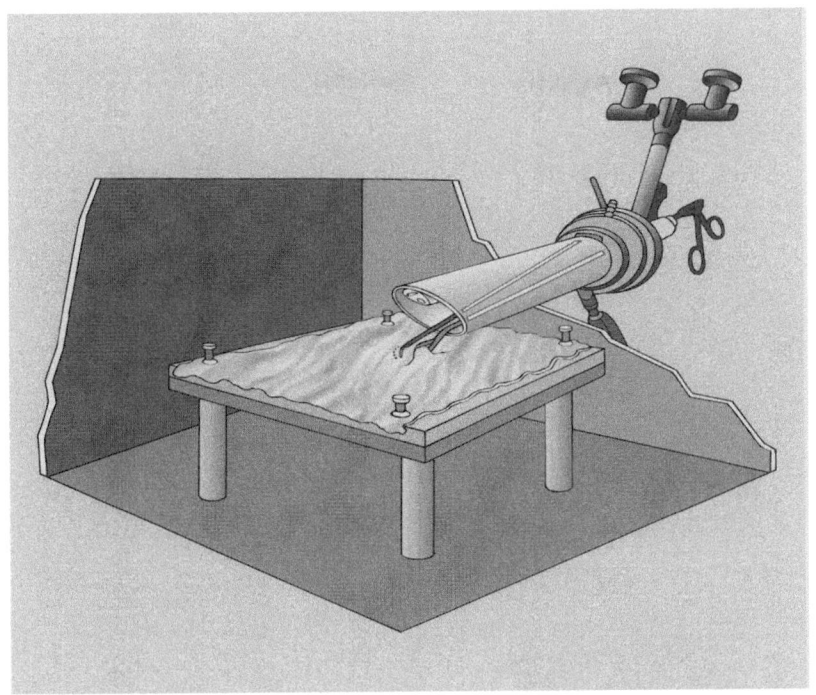

c

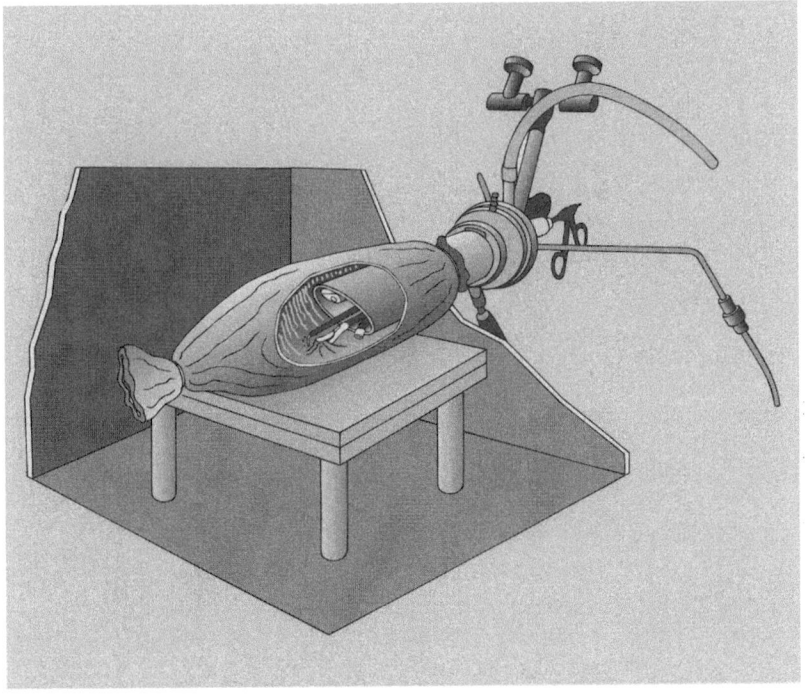

d

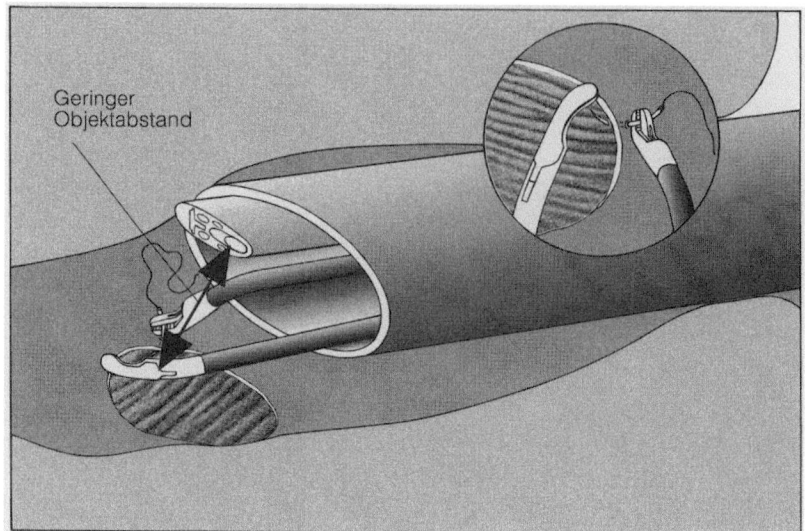

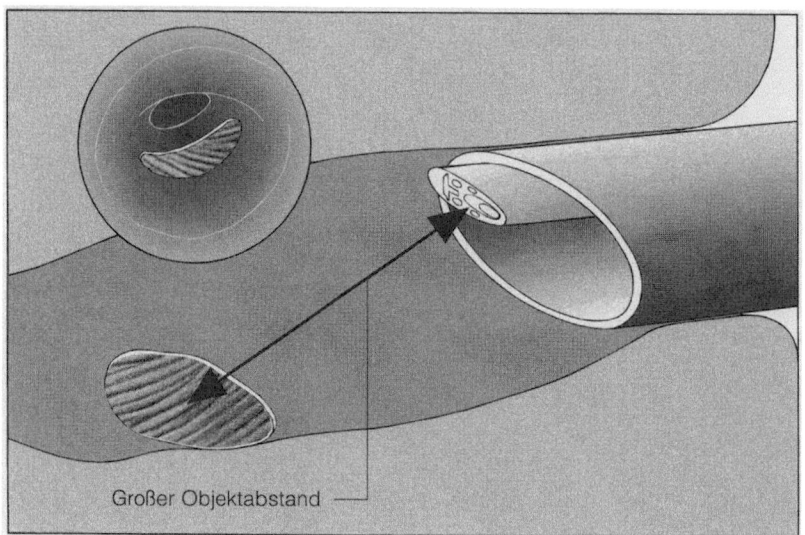

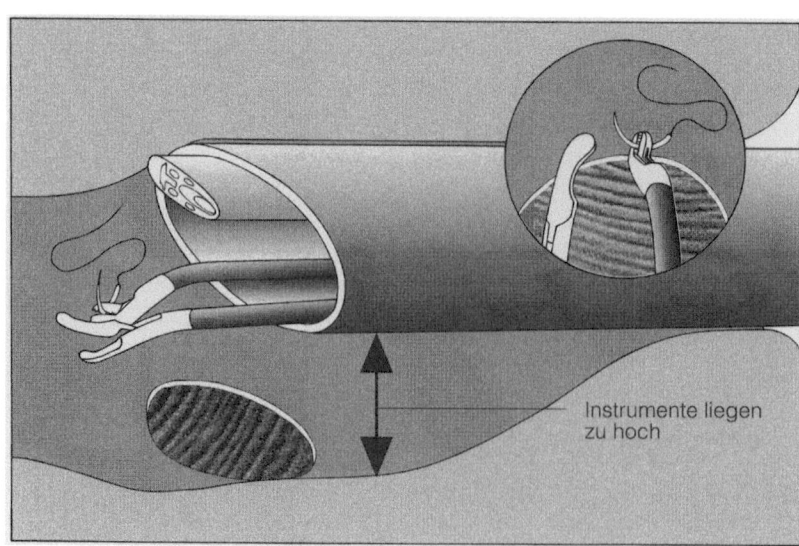

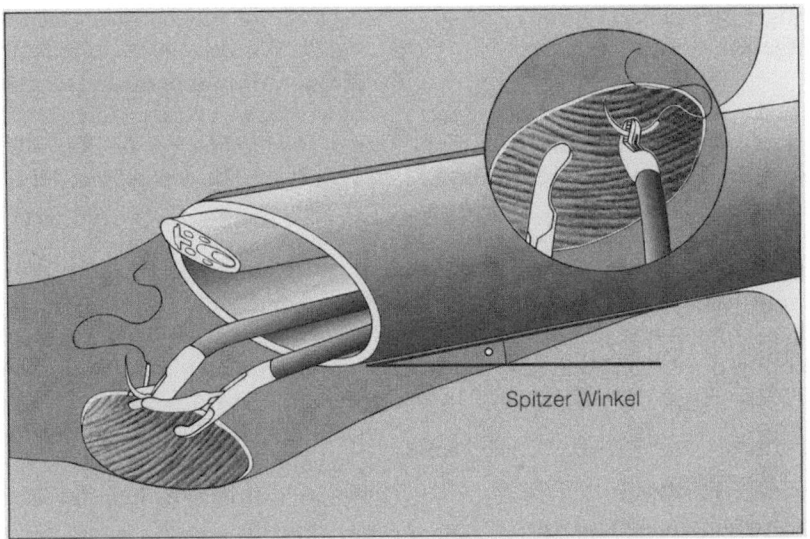

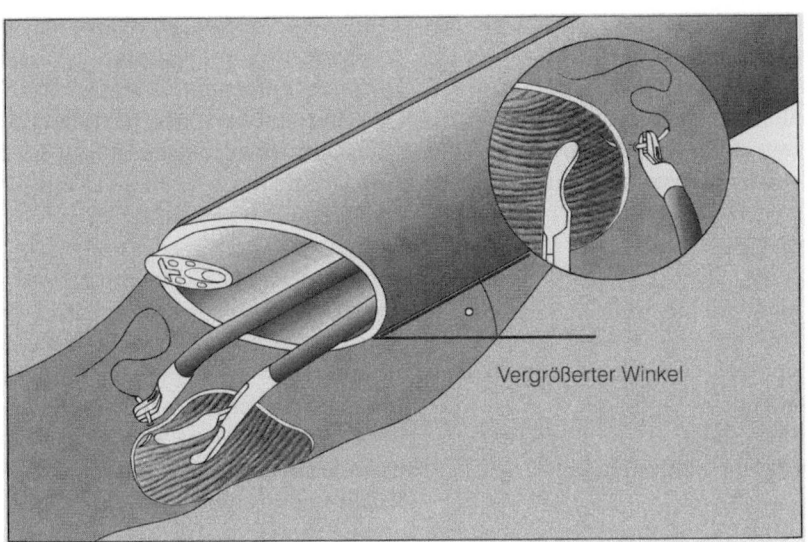

Abb. 6.2 a–e. Die Einstellung der optimalen Arbeitsposition des Operationsrektoskopes. **a** Maximale Vergrößerung bei geringem Objektabstand, **b** maximale Übersicht bei großem Objektabstand, **c** Operationsareal kann trotz guter optischer Einstellung mit den Operationsinstrumenten nicht erreicht werden, **d** bei zu spitzem Winkel liegen die Instrumente zu hoch, **e** Korrektur der Einstellung durch Änderung der Kippung

2. Stufe: Durchsichtiges Plexiglasrektoskop.
Präparation am aufgeschnittenen Tierdarm

Unter direkter Sicht des Auges wird am Rinderdarm präpariert und genäht (Abb. 6.1 b). Die Eigenschaften dieses Gewebes sind mit denen des menschlichen Darmes weitgehend vergleichbar.

Präparationsaufgabe
Anlage einer Exzision von 20 mm Durchmesser mit der Schere in Mukosektomie- und in Vollwandtechnik. Defektverschluß in querer fortlaufender Technik.

3. Stufe: Metallrektoskop mit Optik.
Präparation am aufgeschnittenen Tierdarm

Erstmals wird unter endoskopischer Sicht über das stereoskopische Endoskop gearbeitet. Lernziel ist die optimale Einstellung von Rektoskop und Optik auf das Operationsareal sowie die Koordination der instrumentellen Arbeit unter endoskopischer Sicht (Abb. 6.2 c). Bei Schwierigkeiten mit der optischen Beurteilung ist auch noch die direkte Sicht möglich.

Präparationsaufgabe
Darmpräparation, identisch mit Stufe 2.

4. Stufe: Metallrektoskop mit Optik.
Präparation am geschlossenen
und durch Gasinsufflation dilatierten Tierdarm

Die Simulation der realen Operationssituation ist mit dieser Übung weitgehend erreicht. Chirurgisches Arbeiten ist nur noch unter endoskopischer Sicht möglich (Abb. 6.1 d). Die wichtigsten Lernziele sind:

- der Umgang mit der Gasdehnung, dem Kombinationsgerät und der Dichtigkeit des Operationssystems;
- die richtige Einstellung des Rektoskops und der Optik auf das Operationsareal (Abb. 6.2); dabei muß die Distanz des Areales zur Optik und damit die Vergrößerung für die jeweilige Aufgabe richtig gewählt werden und der Einsatz der Instrumente im richtigen Winkel möglich sein (Abb. 6.2 a, b);
- der Einsatz des Hochfrequenzinstrumentes.

Präparationsaufgaben
Bei der Vollwandexzision am nicht modifizierten Tierdarm entweicht das Gas, das Darmlumen kollabiert und eine gute optische Darstellung ist nicht mehr möglich. Wir simulieren deshalb für die Übungen, die mit einer Vollwandexzision verbunden sind, die Bedingungen des extraperitonealen Raumes, indem wir einen Darmpatch auf das Areal der Präparation aufnähen. Nach Durchtrennung der Darmwand vom Lumen her verhindert der Darmpatch das Entweichen des Gases.

Vollwandexzision. Eine kreisrunde Exzision von etwa 2 cm Durchmesser wird angelegt und der Defekt durch eine quere fortlaufende Naht wieder verschlossen (Abb. 6.3 a) (s. Kap. 24). Dabei muß darauf geachtet werden, daß die Muskularisschicht jeweils mit der Naht gefaßt wird. In der Klinik muß diese Naht eine gewisse Spannung halten, für die die Mukosa nicht fest genug ist.

Vollwandexzision beim Tumormodell. Vor der Exzision wird zur Tumorsimulation Gewebe auf das Exzisionsareal aufgenäht. Damit wird die Präparation realistischer simuliert, weil wie beim Polypen die Sicht auf die Darmwand eingeschränkt wird (Abb. 6.3 b) und die Regeln des Abstandes (5 mm, wie beim Adenom) eingehalten werden müssen.

Mukosektomie. Beim gasgedehnten Tierdarm ist die Mukosektomie (Abb. 6.3 c) aus 2 Gründen schwierig: Im Vergleich zum Menschen ist die muskuläre Wand dünner und aufgrund der fehlenden Durchblutung sind die Schichten farblich schwer zu differenzieren. Die Mukosektomie wird deshalb erst nach der Vollwandexzision geübt. Die Mukosektomie wird am nicht vorbereiteten Tierdarm vorgenommen; eine zu tiefe Präparation führt zum Gasverlust und macht sich sofort durch eine Verschlechterung der Sicht bemerkbar. Bei der abschließenden Naht wird Muskularis mitgefaßt, weil die Mukosa allein die Spannung nicht aushält und einreißt.

Rektopexie. Zur Vorbereitung dieser Übung wird statt eines Darmsegmentes ein Stück der tierischen Bauchdecke zur Simulation der Waldeyer-Faszie auf den Darm aufgenäht. Endoskopisch wird dann an dem Rand der Unterfütterung, der zum Rektoskop hin liegt, eine quere Vollwanddurchtrennung angelegt (Abb. 6.3 d). Etwa 4 cm oberhalb dieser Stelle werden 2 U-förmige Nähte angelegt, mit denen die Anheftung des Rektums an die Waldeyer-Faszie simuliert wird. Die Inzision wird abschließend wieder durch eine quere Naht verschlossen.

Training für die laparoskopischen Eingriffe

Lernprogramm

Laparoskopische Eingriffe, hauptsächlich die Cholezystektomie, entwickeln sich rasch zu einem Standardverfahren der Chirurgie. Zahlreiche allgemeine Einführungen werden angeboten, so daß wir uns auf die Durchführung von Intensivkursen beschränken.

In diesen 5tägigen Kursen wird auf die momentan wichtigsten laparoskopischen Verfahren eingegangen: die Adhäsiolyse, die Appendektomie und die Cholezystektomie. Das Kursprogramm ist auf das Trainieren dieser Methoden und den Umgang mit den Geräten ausgerichtet. Wir halten es aber für erforderlich, daß ein Chirurg nicht nur die Handhabung der relativ einfachen Instrumente und Abläufe übt, die für diese Verfahren erforderlich sind, sondern auch in die Basistechniken der endokopischen Chirurgie (1. Stufe des praktischen Trainings) eingewiesen werden muß, um diese beim Auftreten von Problemen einsetzen zu können.

Die einzelnen Schritte

Die Einarbeitung in die neuen Techniken muß, wie auch bei der TEM, schrittweise erfolgen. Inhaltliche Ziele sind die Vermittlung von theoretischem Wissen und das Erlernen der Handhabung. Die praktischen Übungen umfassen:
- Erlernen der Funktionsweise der endoskopischen Operationsinstrumente,
- die Koordination von bis zu 3 Instrumenten unter direkter Sicht,
- die Durchführung der gängigen Naht- und Knotentechniken,
- die Handhabung der Optik unter Sicht des Auges und in Kombination mit einer Videokamera,
- die typische Teamarbeit (Operateur, Assistent und Kameramann),
- die Handhabung des Saug-/Spülgerätes in Kombination mit dem Gasdehngerät,

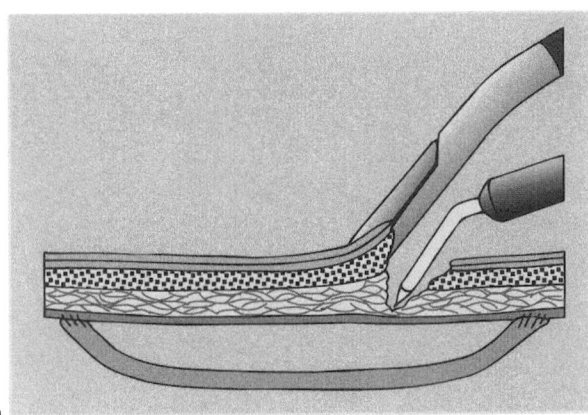
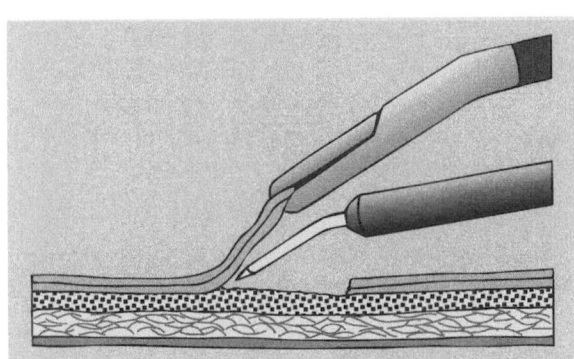
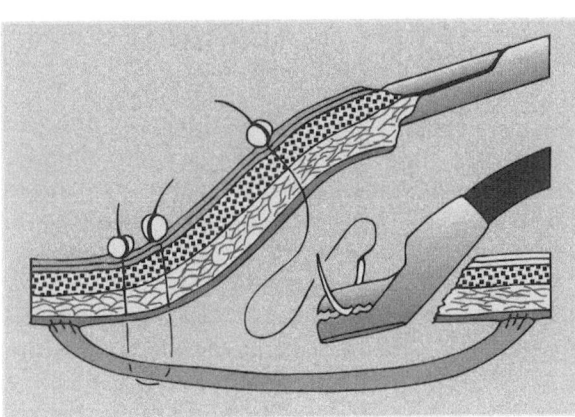

Abb. 6.3 a–d. Präparationsaufgaben der 4. Trainingsstufe: **a** Am modifizierten Rinderdarm wird eine Vollwandexzision angelegt. **b** Am modifizierten Tierdarm wird ein simulierter Tumor in Vollwandtechnik entfernt. **c** Am nicht modifizierten Tierdarm wird eine Mukosektomie vorgenommen. **d** Am Tierdarm mit hinterlegter Faszie wird eine Rektopexie angelegt

- die Punktion einer tierischen Bauchdecke (vom Schwein) mit der Veress-Nadel und das Anlegen des Pneumoperitoneums im Phantom,
- den Einsatz der HF-Technik in monopolarer und bipolarer Form,
- die Adhäsiolyse, die Appendektomie und die Cholezystektomie im Phantomaufbau.

Vor dem Beginn kliniknaher Übungsteile werden Videosequenzen zu den einzelnen Verfahren gezeigt. Die Erstellung von Videomaterial für den videogestützten Aufbau des gesamten Kurses ist geplant.

Der praktische Aufbau des Kurses ist in einzelne Stufen gegliedert. In den ersten beiden Stufen wird entweder unter direkter Sicht des Auges oder mit direktem Blick in die Optik gearbeitet. 2 Kursteilnehmer teilen sich dabei ein Trainingsphantom und assistieren sich gegenseitig. Ab Stufe 3 arbeiten wir über ein Videosystem, 3 Chirurgen bilden jeweils ein Team.

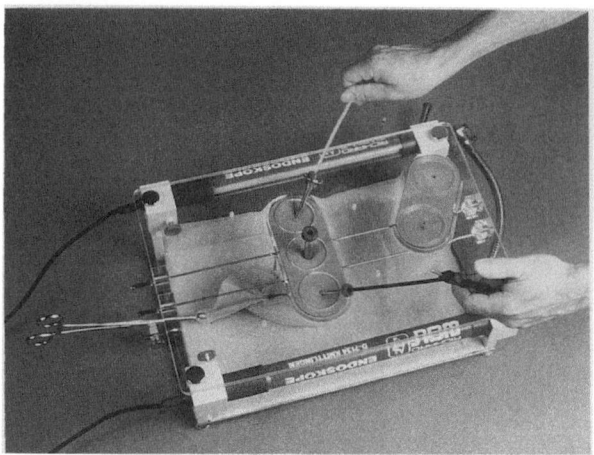

Abb. 6.4. Pelvi-Trainer nach Semm: Über die Öffnungen einer Plexiglasplatte können die Operationsinstrumente und die Optik eingeführt werden

Praktische Übungen am Semm-Pelvi-Trainer

1. Stufe des Trainings: Knoten- und Nahttechnik

Dieses Übungsphantom verfügt über eine durchsichtige Plexiglashaube mit Durchtrittsstellen für die Optik und die endoskopischen Instrumente (Abb. 6.4). Grundsätzlich kann mit diesem System, ähnlich wie bei der TEM, unter 3 unterschiedlichen Sichtverhältnissen gearbeitet werden (Abb. 6.5): unter direkter Sicht des Auges, endoskopisch bei freier, direkter Sicht und endoskopisch bei abgedecktem Plexiglas, so daß keine direkte Sicht mehr möglich ist. Beim abgedeckten Phantom muß erstmals mit aufgesetzter Videokamera gearbeitet werden, damit das Team den Ablauf unterstützen kann.

In dieser Kursphase werden folgende Naht- und Knotentechniken am Stoff und am tierischen Gewebe durchgeführt:

- Ligaturen mit der vorgeknoteten Endoligatur (Ethibinder oder Surgitie),
- Ligaturen, bei denen nach dem Umfahren einer Struktur der extrakorporale Roeder-Knoten oder andere Knoten angelegt werden,
- Einzelknopfnaht und fortlaufende Naht mit extrakorporal und intrakorporal ausgeführten Knoten (s. Kap. 7),
- Klammeranastomosen.

2. Stufe des Trainings: Trokarpunktionen

Diese Phase umfaßt die Simulation der Punktion mit der Veress-Nadel und den Trokaren am modifizierten Pelvi-Trainer (Abb. 6.6). Ein Großteil der Komplikationen der laparoskopischen Operationen resultiert aus den Punktionen. Wir simulieren deshalb alle Punktionstechniken möglichst realitätsnah am Pelvi-Trainer. Die Einstiche mit der Veress-Nadel und den Trokaren werden an der Bauchdecke des Schweines geübt. Dabei werden sowohl die wiederverwendbaren Trokare als auch die Einmaltrokare von Auto-Suture und Ethicon eingesetzt.

Präparation am geschlossenen, anatomiegerechten Phantom (Tübinger Trainer)

Aufbau des Phantoms

Die bisher auf dem Markt angebotenen Trainingsphantome erlauben keine optimale Ausbildung für die Eingriffe der Allgemeinchirurgie. Wir haben deshalb neue Trainingsphantome entwickelt, die bei dem Kurs für die operative Laparoskopie Anwendung finden (Tübinger Trainer für die Operative Laparoskopie nach Naruhn, Bueß und Mötzung). Diese Phantome basieren auf anatomiegerechten Torsi, die von der Coburger Lehrmittel Anstalt (CLA, 96450 Coburg) gefertigt werden. Wir haben die Torsi mit einer Hilfskonstruktion verbunden, die es uns erlaubt, entweder eine Plexiglasabdeckung einzusetzen (Abb. 6.7 a) oder eine elastische Gummiwand als Bauchwander-

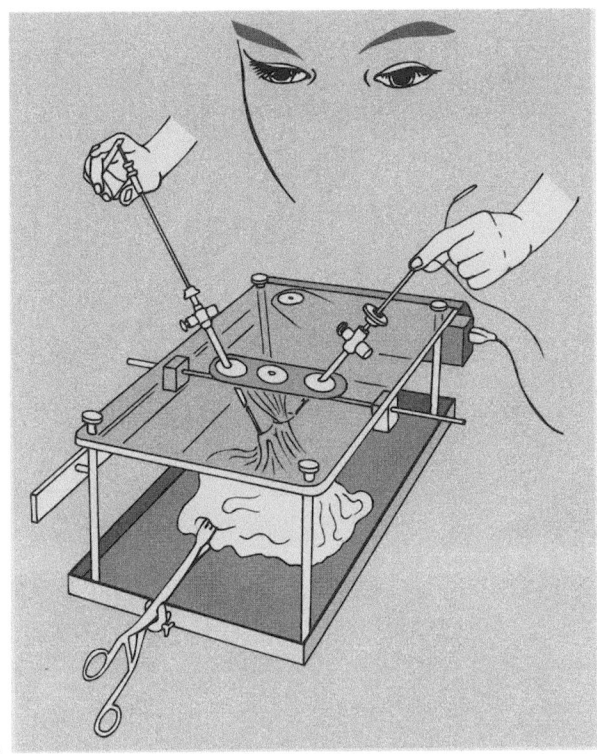
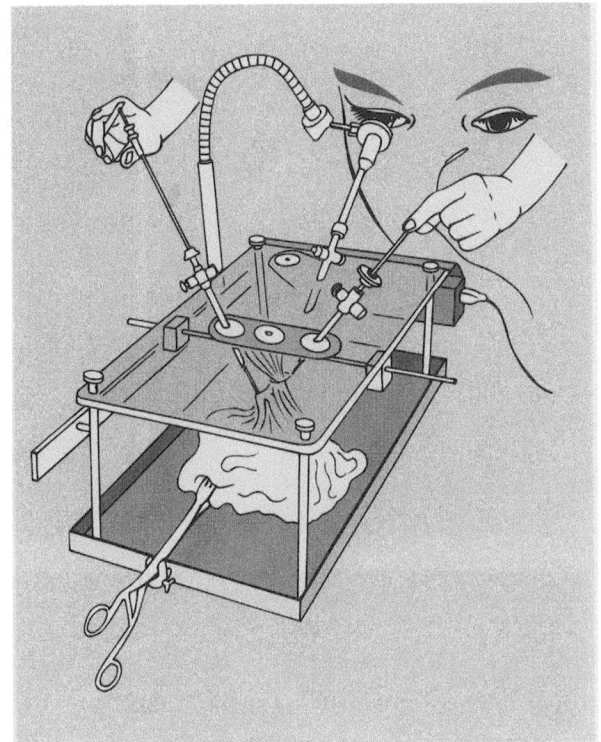

6.5 a, b

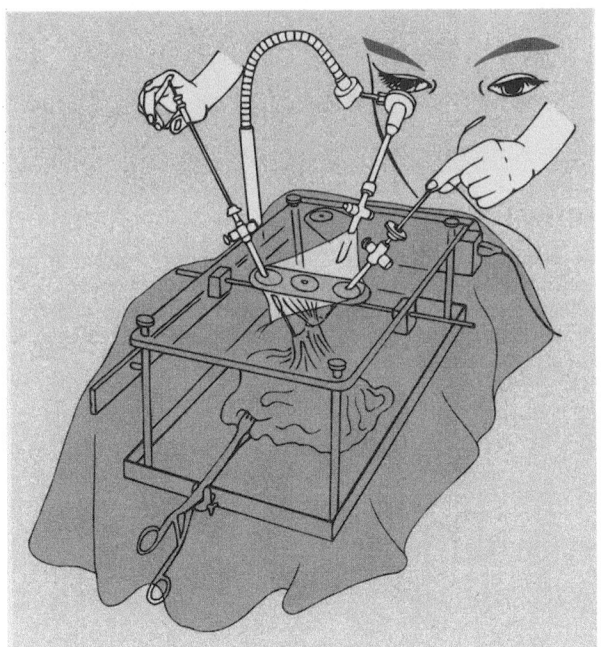
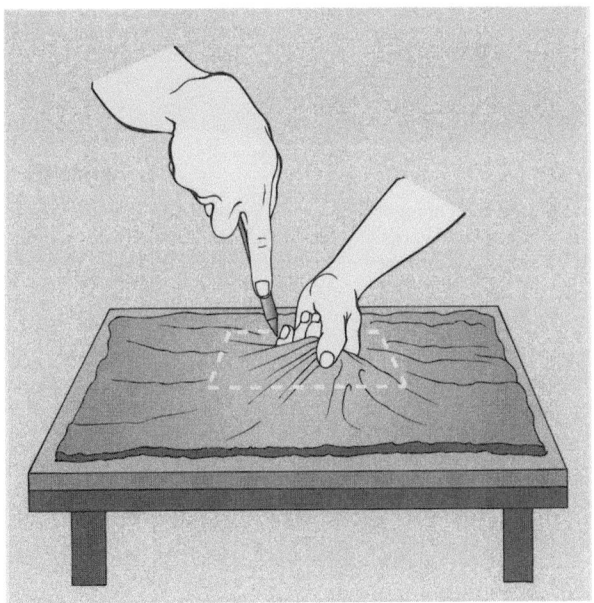

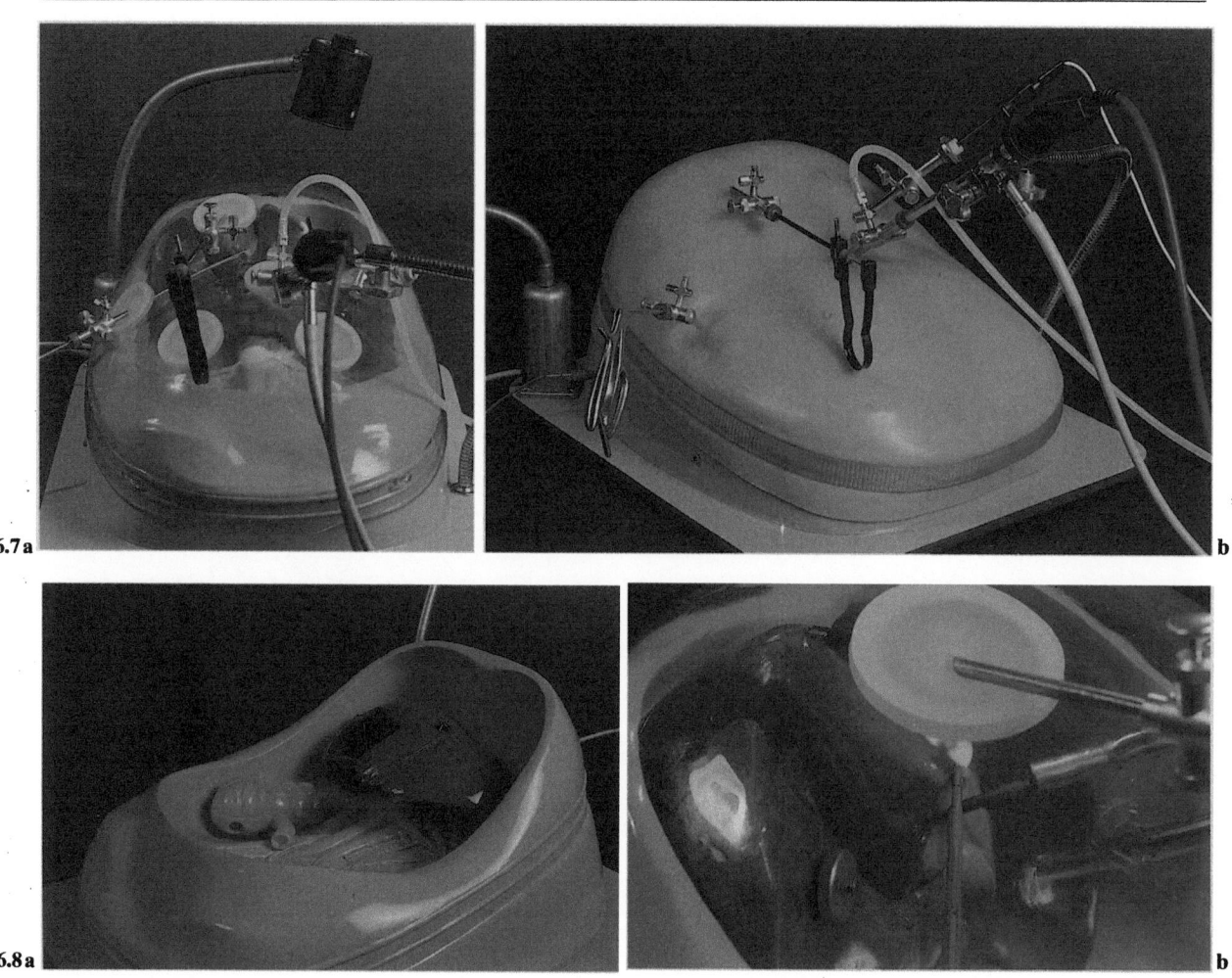

Abb. 6.7a, b. Tübinger Trainer: **a** Version mit durchsichtiger Bauchdecke und vorgegebenen Öffnungen für die Instrumente, **b** Version mit elastischer, nicht durchsichtiger Bauchdecke

Abb. 6.8a, b. Industriell gefertigter Tübinger Trainer für die operative Laparoskopie: **a** Trainer mit Kunststofforganen; **b** in einem Kunststofftorso sind die Retroperitonealorgane dargestellt, eine Kunststoffleber kann ein tierisches Lebersegment mit Gallenblase aufnehmen

satz einzuspannen (Abb. 6.7 b). Damit ist eine Simulation der Punktion der Bauchwand möglich. In die „Bauchhöhle" können tierische Gewebe und Organe für die Operationsübungen eingebracht werden (Abb. 6.8).

Operationsteams und Videotechnik

Von Stufe 3 an arbeiten die Kursteilnehmer in der Teamkonstellation, die auch bei den operativen Eingriffen in unserer Klinik regelhaft gilt: Alle operativen Maßnahmen werden über den Videoschirm durchgeführt, das Bild wird von einer kleinen, auf das Endoskop aufgesetzten Kamera übertragen. Dies hat verschiedene Vorteile:

- Das Operationsteam und alle im Operationssaal anwesenden Personen können den Ablauf des Eingriffes über den Bildschirm verfolgen.
- Die übliche Teamarbeit ist möglich, dies geht beim direkten Blick über die Optik nicht.
- Die Sterilität beim Eingriff wird gewahrt, weil keine direkte Berührung zwischen Auge und Endoskop erfolgt.
- Der Operateur kann in ergonomischer Körperhaltung arbeiten (bei direktem Blick über die Optik muß er meistens eine unnatürliche Körperhaltung einnehmen).

Der Operateur führt die aktiven chirurgischen Maßnahmen durch. Der Kameramann ist die zweitwichtigste Person. Er führt das Endoskop mit der aufgesetzten Kamera und hat dafür zu sorgen, daß immer eine optimale Bildeinstellung und der richtige Objektabstand bei ruhiger Kameraführung gewährleistet sind. Alternativ kann auch der Einsatz von Laparoskophaltern gezeigt und erprobt werden.

Die Tätigkeit des Assistenten ist in seiner Einarbeitungsphase darauf beschränkt, Instrumente in einer konstanten Position zu halten, die vom Operateur vorgegeben wird. Ein erfahrener Assistent korrigiert selbständig die Position der Halteinstrumente, um dem Operateur die jeweils beste Arbeitsposition zu ermöglichen. Während des Trainingskurses durchläuft jeder Teilnehmer der Gruppe bei allen Eingriffen die Funktionen des Assistenten, des Kameramannes und des Operateurs.

3. Stufe des Trainings: Adhäsiolyse

Die Lösung von Verwachsungen stellt eine der wichtigsten Indikationen für die laparoskopische Operation dar. Die Vorteile im Vergleich zur offenen Operation liegen in der guten Übersicht über den gesamten Abdominalraum und in der Tatsache, daß nur vergleichsweise kleine Wundflächen geschaffen werden, die wieder Anlaß zu frischen Verwachsungen geben können. Im anatomiegerechten Tübinger Trainer wird im rechten Unterbauch mit dem Mesenterium des tierischen Darmes eine Verwachsungssituation zur vorderen Bauchwand dargestellt. In der gleichen Arbeitsposition, die auch für die Appendektomie gilt (Abb. 6.9), wird dann der Eingriff vorgenommen. Die „Verwachsung" wird mit folgenden Techniken gelöst (Abb. 6.10 a):

- der bipolaren, bauchdeckennahen Koagulation und Durchtrennung mit der Hakenschere (Abb. 6.10 b),
- Durchtrennung mit der Hakenschere und Ligatur des darmnahen Bridenstumpfes mit dem Ethibinder oder Surgitie (Abb. 6.10 c),
- der präliminären Ligatur der Bride mit 2 extrakorporal geknoteten Roeder-Knoten (Abb. 6.10 d).

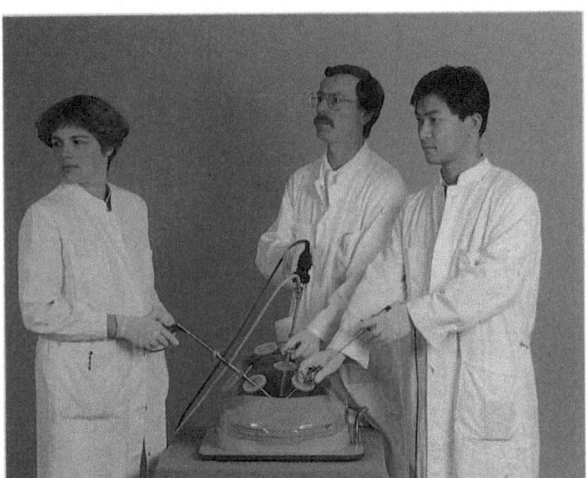

Abb. 6.9. Arbeitsposition für die Appendektomie und die Adhäsiolyse. Der Operateur steht links neben dem Patienten, fußwärts vom Kameramann

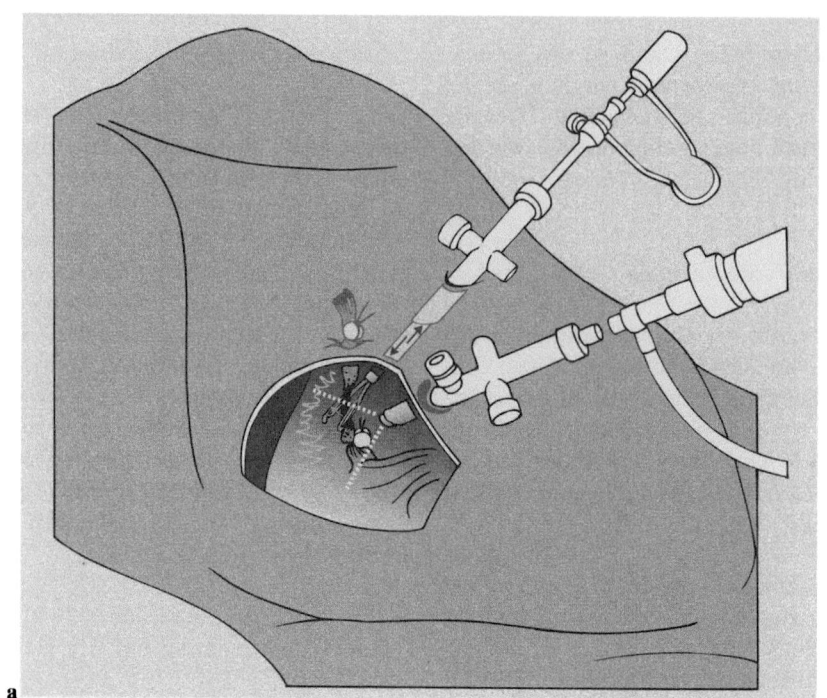
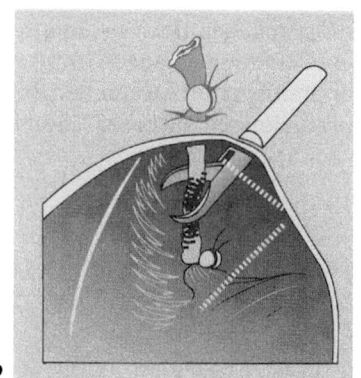
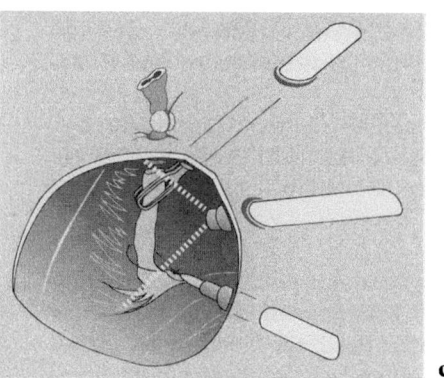
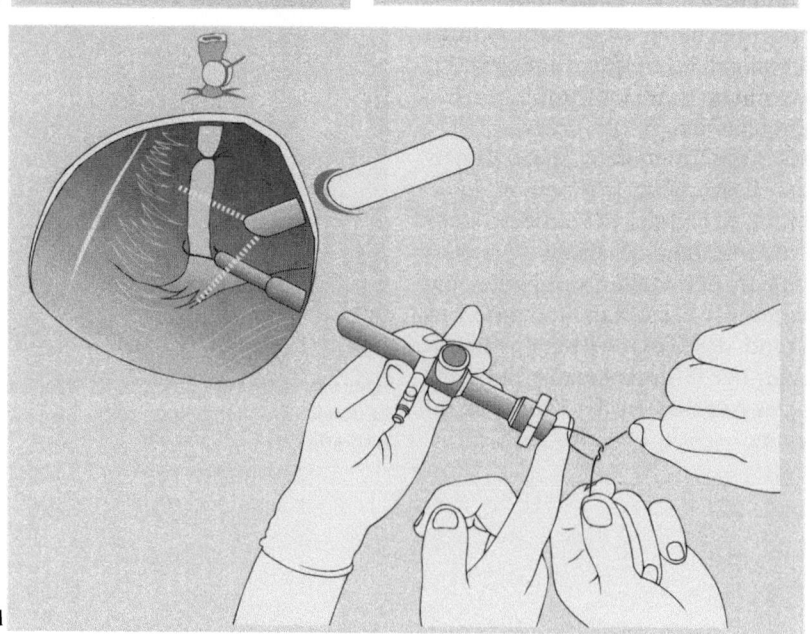

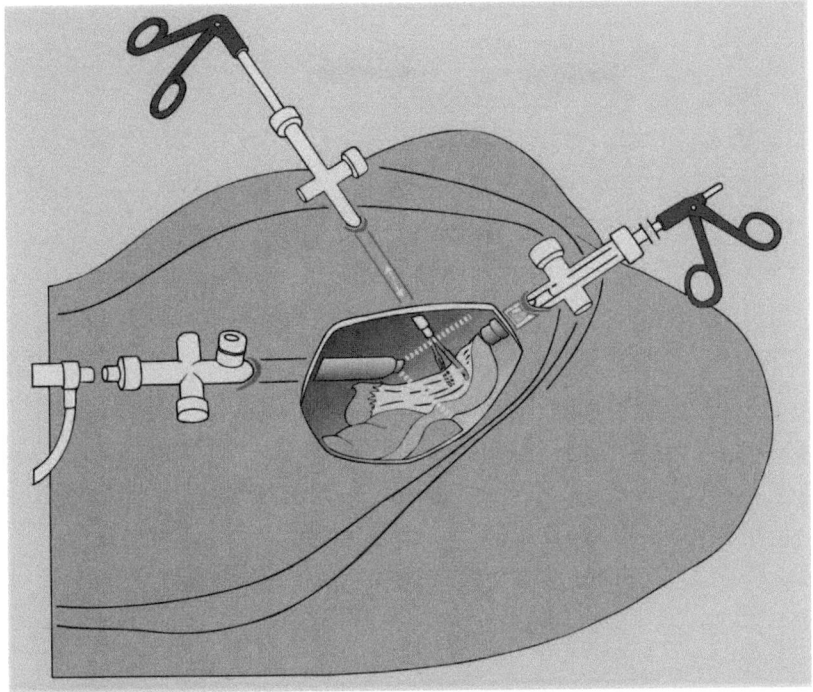

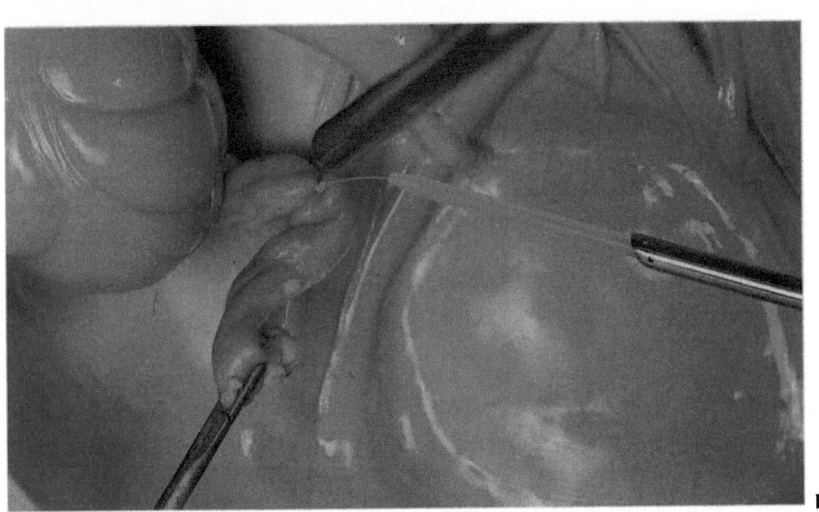

Abb. 6.10 a–d. Adhäsiolyse mit dem Tübinger Trainer. **a** Ein Streifen des Mesenteriums ist zur Simulation einer Bride zur „Bauchdecke" gezogen und wird bipolar koaguliert *(gelber Pfeil)*. **b** Durchtrennung mit der Schere nach bipolarer Koagulation. **c** Durchtrennung mit der Schere und Ligatur des darmnahen Bridenstumpfes mit einer Endoligatur. **d** Doppelte Ligatur der Bride mit 2 außen geknoteten Roeder-Knoten

Abb. 6.11. a Appendektomie mit dem Tübinger Trainer: Die Appendix wird durch ein Dünndarmsegment simuliert, das in den Dickdarm eingenäht ist. Die Appendixspitze wird hochgehalten und das Mesenteriolum bipolar koaguliert. **b** Ligatur der Appendix

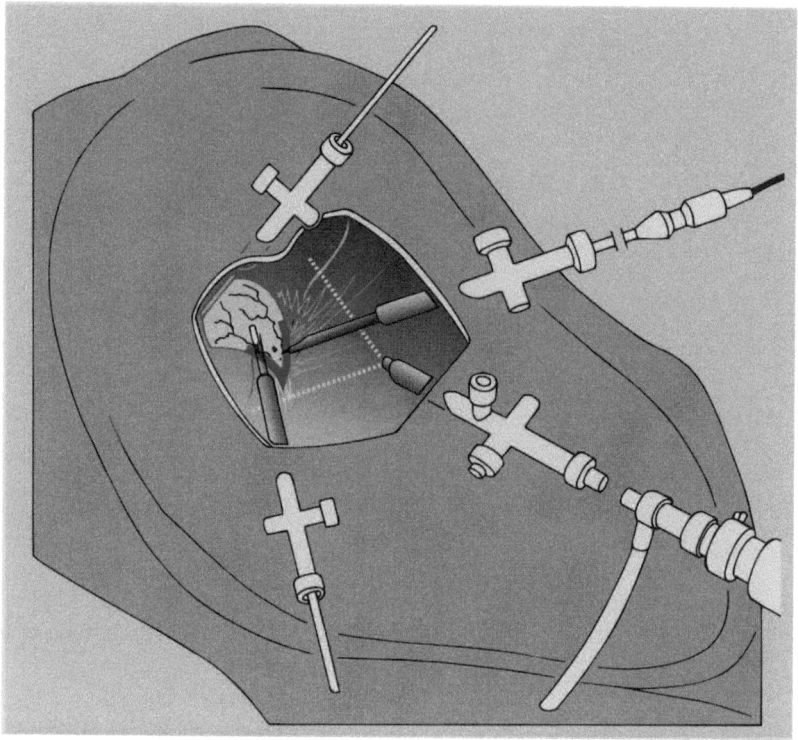

Abb. 6.12. Cholezystektomie mit dem Tübinger Trainer. Ein Leberblock vom Schwein mit Gallenblase ist in die Kunststoffleber eingesetzt. Die Gallenblase wird mit 2 Faßzangen hochgehalten, dadurch wird der Ductus cysticus ausgespannt. V-förmige Präparation des Infundibulums

4. Stufe des Trainings: Appendektomie

Dieser Eingriff stellt den nächsten Schwierigkeitsgrad dar: Erstmals kommen aufwendigere präparative Techniken zum Einsatz. Als Standardmethode lehren wir die Operationstechnik nach Götz. Zur Vorbereitung des Operationssitus wird in ein Dickdarmsegment, das durch eine Wasserfüllung aufgedehnt ist, ein Dünndarmsegment mit einem mesenterialen Ansatz eingebunden (Abb. 6.11). Der mesenteriale Ansatz simuliert das Mesenteriolum, das Dünndarmsegment die Appendix. Das „Mesenteriolum" wird mit einer bipolaren Pinzette koaguliert, mit einer Schere durchtrennt und die Appendixbasis mit einer Endoligatur verschlossen (Abb. 6.11 b; s. Kap. 15).

5. Stufe des Trainings: Cholezystektomie

Das intensive Training aller Schritte der Cholezystektomie ist das Hauptziel unseres Kurses. Wir lehren dabei ein Standardvorgehen, das mit der Freilegung des unteren Teiles der Gallenblase, also des Infundibulums, beginnt. Erst danach werden der Ductus cysticus und der Hartmann-Pouch dargestellt. Im Übungstorso liegt in anatomiegerechter Position eine Kunststoffleber, die innen hohl ist. Über ein Fenster in der Region des Gallenblasenlagers wird ein Block mit Lebergewebe vom Schwein mit anhängender Gallenblase in diese Kunststoffleber eingebracht (Abb. 6.12). Bei der Präparation können so alle operativen Schritte im klinisch üblichen Ablauf vorgenommen werden. Jeder Teilnehmer führt als Operateur 4 Cholezystektomien selbst durch, ist also an insgesamt 12 Eingriffen aktiv beteiligt.

Als erster Schritt wird der untere Pol der Gallenblase nach einer V-förmigen Inzision des peritonealen Überzuges präparativ dargestellt. Erst nach der Freilegung des Zystikusabganges wird der Ductus cysticus freipräpariert. Zum Halten verwenden wir typischerweise 2 Faßzangen, wobei die Zange, die in der Linie Nabel-Gallenblase liegt, den Gallenblasenfundus faßt, und die von der vorderen rechten Axillarlinie ausgehende Zange den Übergang von der Gallenblase zum Ductus cysticus (Abb. 6.12). Gallenblasennahe wird mit dem monopolaren Haken (s. Kap. 16) das Bindegewebe vom Ductus cysticus abge-

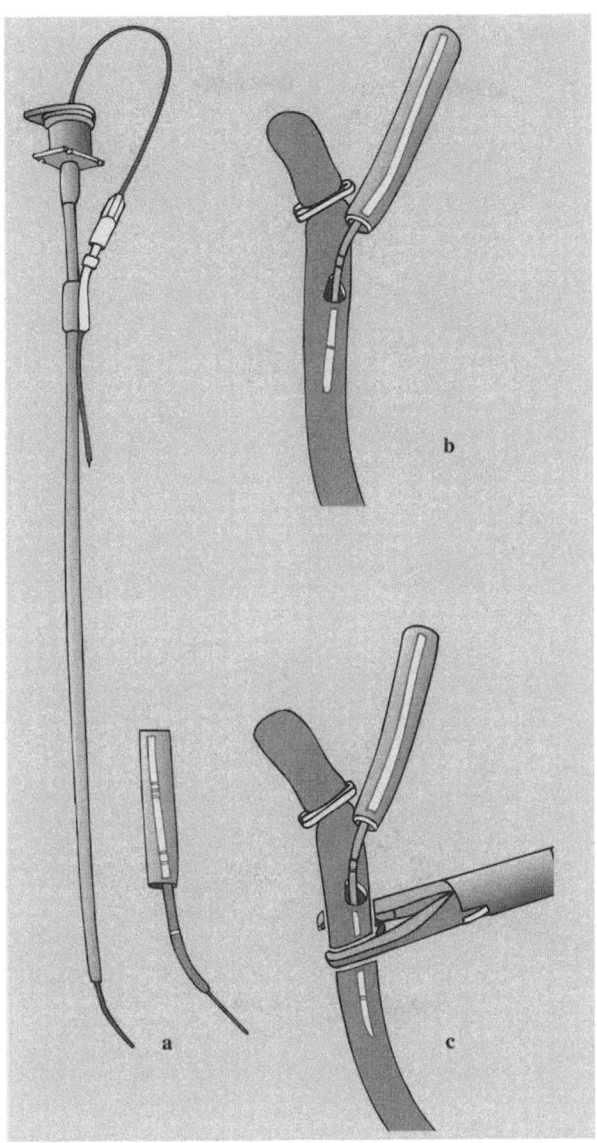

Abb. 6.13 a–c. Übung zur intraoperativen Cholangiographie. **a** Katheter für die Cholangiographie (Rüsch, 71394 Kernen). **b** Der an der Spitze gebogene Spezialkatheter wird in den Ductus cysticus eingeführt. **c** Der Ductus cysticus wird durch lockeres Aufsetzen eines Clips abgedichtet

hoben. Nur die kleinen abgehobenen Gewebeportionen werden durch Schneidestrom durchtrennt, um Koagulationseffekte auf den Ductus cysticus möglichst gering zu halten. Der Ductus cysticus wird dann mit dem Haken umfahren und auf eine Strecke von etwa 2 cm freigelegt. Der beim Schwein sehr dünne Gang wird zur Gallenblase hin geklippt und mit einer Mikroschere eröffnet. Ein an der Spitze gebogener Spezialkatheter für die endoskopische Anwendung (Rüsch, 71394 Kernen) wird über eine 5-mm-Trokarhülse in den Zystikus vorgeführt (Abb. 6.13 a) und durch lockeres Aufsetzen eines Clips abgedichtet (Abb. 6.13 b). Die Hülse wird dann so weit zurückgezogen, daß während der „Röntgendarstellung", die natürlich am Phantom nur simuliert wird, kein metallischer Schatten das Röntgenbild beeinträchtigt. Das weitere operative Vorgehen erfolgt nach der Beschreibung in Kap. 16.

Für das Ausschälen der Gallenblase aus dem Leberbett verwenden wir eine Kombination der stumpfen Präparation mit dem von uns neu entwickelten Kombinationssauger (Wolf, 75438 Knittlingen) und

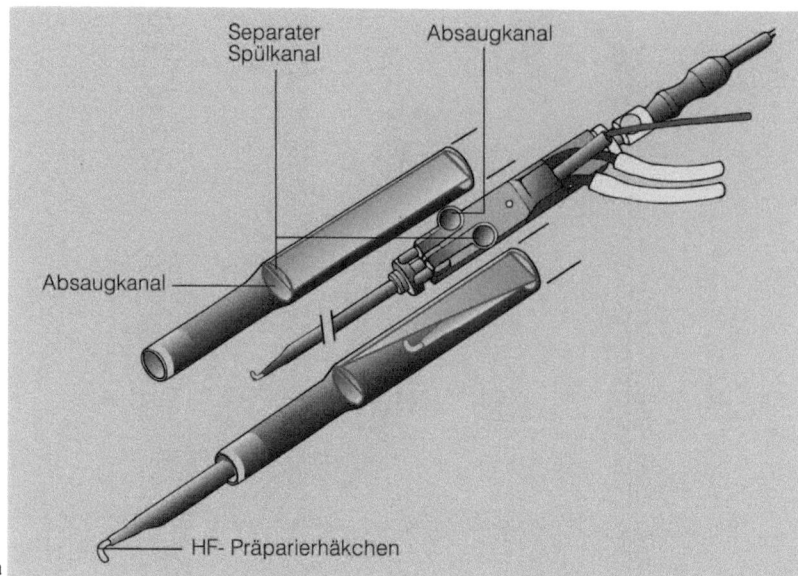

6.14a

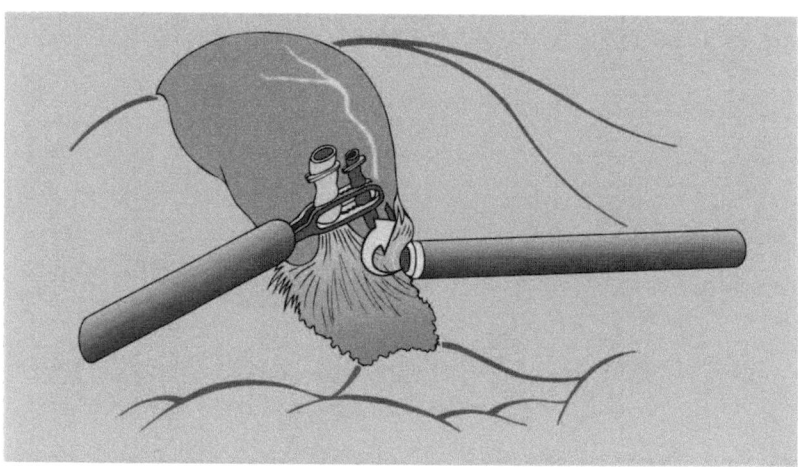

b

einer monopolaren HF-Präparation mit dem Präparationshaken. Mit diesem Kombinationsinstrument kann bei zurückgezogenem Haken das Gewebe wie bei einer Tupferpräparation abgeschoben werden (Abb. 6.14a). 5-mm-Instrumente (z. B. Präparationshaken) können zentral eingeführt werden. Gefäßführende Gewebeportionen werden dann mit dem durch das Saugrohr zentral vorgeführten Präparationshaken entweder mit Koagulationsstrom oder aber direkt mit Schneidestrom durchtrennt (Abb. 6.14b). Nach unserer klinischen Erfahrung treten bei breiten Ableitungsflächen, wie sie bei der Präparation an der Leber ebenso wie im Rektum und im Mediastinum bestehen, bei der Anwendung des monopolaren HF-Stromes keine Probleme auf. Die Anwendung des monopolaren Stromes sollte aber in der Nähe des Ductus choledochus, ebenso wie bei der Versorgung dünner Strukturen (Verwachsungen, Mesenteriolum), vermieden werden.

Nach dem kompletten Auslösen wird die Optik gewechselt und die Gallenblase über den Nabel extrahiert (Abb. 6.15). Die Erweiterung der Nabelinzision ist mit einem kleinen Schutzstab, den wir von Wilson aus Edinburgh übernommen haben, sehr elegant möglich. Darüber hinaus können noch die Anwendung von Extraktoren zur Entleerung einer prall mit Steinen gefüllten Gallenblase, die Lithotripsie sowie die Entfernung von Gallensteinen aus dem extrahierten Gallengang gezeigt und geübt werden.

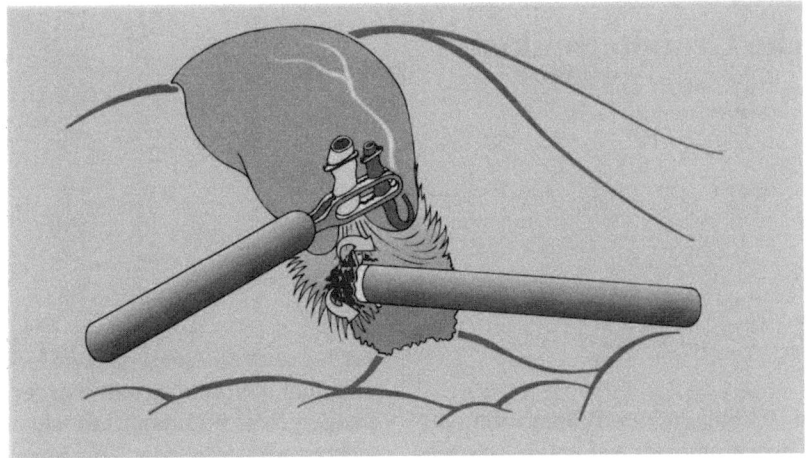

6.14c

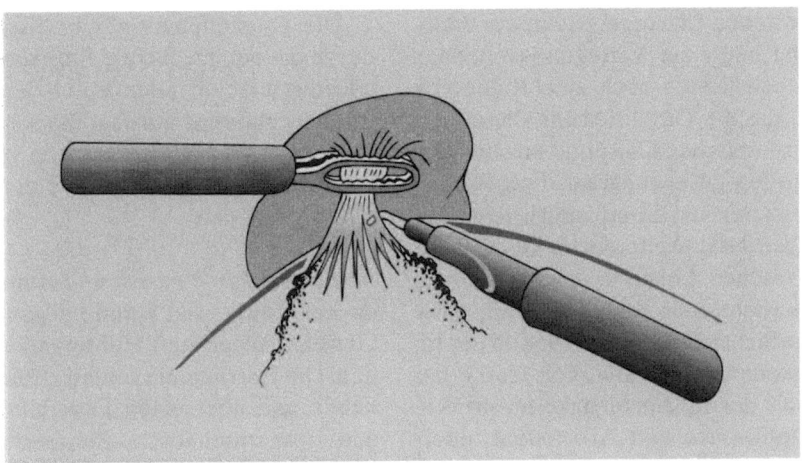

d

Abb. 6.14 a–d. Präparation mit dem Kombinationsinstrument (Wolf, 75438 Knittlingen): **a** Kombinationsinstrument. **b** Mit dem speziell ausgeformten Präparationsteil des Überrohrs wird, wie bei einer Präparation mit einem Präpariertupfer, die Gallenblase abgeschoben. **c** Blutende Gefäße werden mit der Spitze des Kombinationsinstrumentes koaguliert *(gelbe Pfeile)*. **d** Mit dem zentral vorgeführten Haken werden gefäßführende Stränge durchtrennt

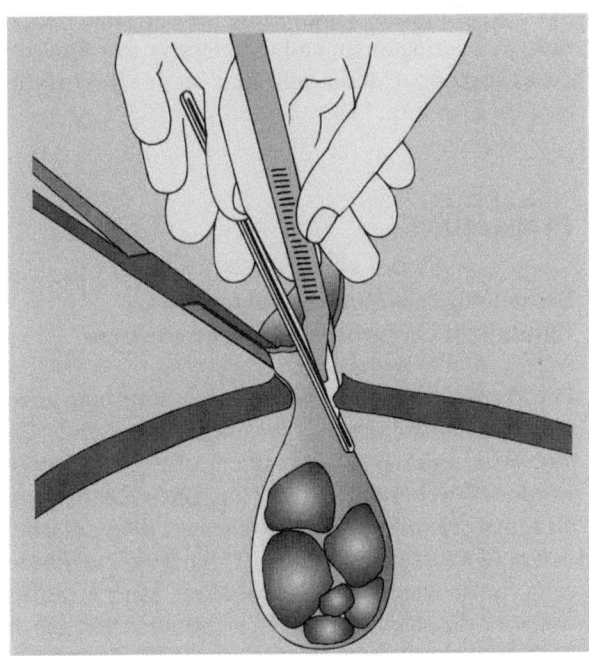

Abb. 6.15. Die Extraktion der Gallenblase über den Nabel. Bei großen, nicht entfernbaren Steinen wird die Nabelinzision unter Verwendung eines kleinen Schutzstabes (nach Wilson) erweitert

7 Chirurgische Grundtechniken

A. Cuschieri, L. K. Nathanson und G. Buess

Einleitung

Die chirurgischen Techniken der Präparation, der Blutstillung, des Knotens und der Naht bilden die wesentliche Grundlage der praktischen Arbeit, in der konventionellen, offenen Chirurgie wie in der endoskopischen. Mit der heute zur Verfügung stehenden Technologie bestehen jedoch noch eine Reihe von Einschränkungen, die die Durchführung dieser Arbeiten in der endoskopischen Chirurgie erschweren. Um Abhilfe zu schaffen, gilt es zunächst, diese Probleme genau zu spezifizieren, um die erforderlichen technischen Änderungen bzw. Weiterentwicklungen für einen fließenden, raschen Ablauf in Angriff nehmen zu können. Zu den wichtigsten Problemen zählen die fehlende räumliche Sicht bei der Koordination der Instrumente, die Erkennung der Anatomie durch das Endoskop aufgrund der in Abhängigkeit vom Abstand zwischen Optikspitze und Arbeitsfeld unterschiedlichen Vergrößerung sowie die mangelnden Freiheitsgrade der Bewegung der Instrumente infolge der Fixierung der Trokarhülse in der Bauchdecke bzw. des geringen Innendurchmessers des Operationsendoskops (Mediastinoskop oder Rektoskop) (s. dazu auch Kap. 13).

Präparation

Darstellung des Operationsfeldes, chirurgisches Vorgehen und Organretraktion

Die Präparation von Gewebeflächen setzt eine angemessene Darstellung der jeweiligen Anatomie voraus. Wie in der konventionellen, offenen Chirurgie werden Gewebeflächen durch Zug und Gegenzug mit atraumatischen Faßzangen freigelegt. Die entscheidende Voraussetzung dafür ist die korrekte Plazierung von Trokaren und Trokarhülsen. Mit 2 atraumatischen Faßzangen wird das Gewebe vorsichtig Schritt für Schritt abgehoben: Das Gewebe (z. B. Dünndarm) wird mit der linken Zange gefaßt und festgehalten, bis mit der rechten Zange, je nach Erfordernis distal oder proximal weiter zugefaßt wurde; nun wird die linke Zange gelöst und dann faßt sie ein Stück hinter der rechten wieder zu usw. Das Vorgehen erinnert in gewisser Weise an „Stelzenlaufen".

Die Darstellung einer bestimmten Region kann durch die entsprechende Lagerung des Patienten erleichtert werden, indem durch die Schwerkraft Strukturen wegbewegt werden, die sonst die Sicht auf das Operationsfeld beeinträchtigen würden. Für die Retraktion von Gewebe gibt es die folgenden spezifischen Methoden:

Retraktion durch Fassen und Anheben. Diese Methode kann mit einer 5-mm-Faßzange bei bestimmten Gewebeflächen und Hohlorganen angewendet werden. Die Instrumente sollten atraumatische Maulteile haben und über einen Feststellmechanismus verfügen. Eine traumatische Zange könnte bei länger anhaltendem Zug eine Perforation des Organs verursachen, die nach dem Lösen der Zange ein Leck zur Folge hätte. Wenn eine Faßzange über längere Zeit eine stabile Position einnehmen soll, kann sie in geeigneter Position an einem Abdecktuch festgeklemmt werden, besser ist aber die Verwendung eines einstellbaren Haltearmes, der an einer Schiene am Operationstisch befestigt ist.

Stab- und Fächerretraktoren. Diese werden an festen Organen eingesetzt, wie z. B. unter dem linken Leberlappen. Mit diesen Retraktoren wird durch Tieferschieben des Handgriffes das innenliegende Ende und damit die zu haltende Struktur angehoben, um die darunterliegende Anatomie zur Optik hin darzustellen. Der am häufigsten verwendete Stabretraktor ist die 5-mm-Palpationssonde. Bei der Verwendung dieser Instrumente ist sorgfältig darauf zu achten, daß ein Einbrechen mit dem Ende des Instrumentes in das Leberparenchym vermieden wird, was trotz des abgerundeten distalen Instrumentenendes vorkommen kann. Durch einen zu starken Druck mit dem Stab kann dieser auch mit seiner Breitfläche in die Leber einbrechen. Deshalb wird besser ein fächerförmiger bzw. Schirmretraktor angewendet, weil dieser über eine breite Kontaktfläche zum Hochheben verfügt (Abb. 7.1).

Endo-Retraktor. Dieses Instrument (Abb. 7.2) bietet 2 besondere Vorteile: 1. Es ist kein zusätzlicher Trokar erforderlich, weil der Endo-Retraktor durch den 11-mm-Kanal für die Optik eingeführt wird. 2. Der Retraktor bewegt sich mit der Optik und hebt automatisch die Strukturen weg, die vor dem Sichtfeld liegen. Der Endo-Retraktor besteht aus 3 Segmenten, und zwar aus

- einem langen zylindrischen Anteil, in welchen die Optik eingeführt wird und der seinerseits über die Trokarhülse wegreicht,
- einem Sichtfenster von 15 cm Länge, im Sinne eines Halbrohres gestaltet, in dessen Bereich das Ende der 30°-8-mm-Optik je nach Bedarf bewegt werden kann,
- dem am Ende liegenden Retraktor, der aus einem gelenkig verbundenen Stab besteht. Das stabförmige Ende des Retraktors fällt durch die Schwerkraft nach unten und bildet einen Winkel von 45° zur Horizontalen.

Die Einstellung des Retraktors erfolgt ganz einfach durch Vor- und Zurückfahren des Teleskopzylinders über die Optik. Mit einem Prototyp dieses Instruments haben wir besonders bei Eingriffen im subhepatischen Raum (Cholezystektomie, Vagotomie und Mobilisation des gastroösophagealen Überganges) sehr gute Erfahrungen gemacht (Abb. 7.3).

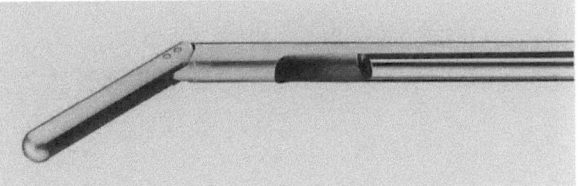

Abb. 7.2. Aufbau des abwinkelbaren Endo-Retraktors: Das distale Ende, das vor der Optik nach unten fällt und das Sichtfeld freihält, der Sichtbereich, der aus einem nach unten offenen, halbkreisförmigen Segment besteht, und der lange zylindrische Schaft, in den die 30°-8-mm-Vorausblickoptik eingeführt wird (Storz). Endo-Retraktor mit integrierter 30°-Vorausblickoptik

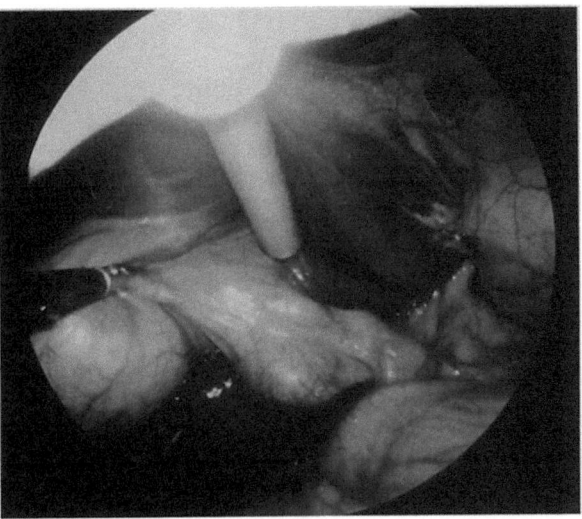

Abb. 7.3. Endo-Retraktor im Einsatz bei der laparoskopischen Cholezystektomie

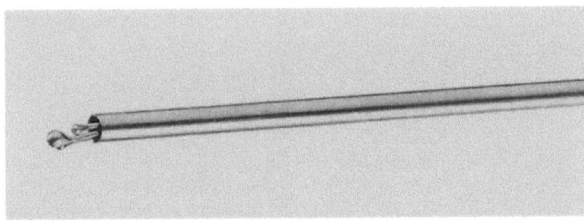
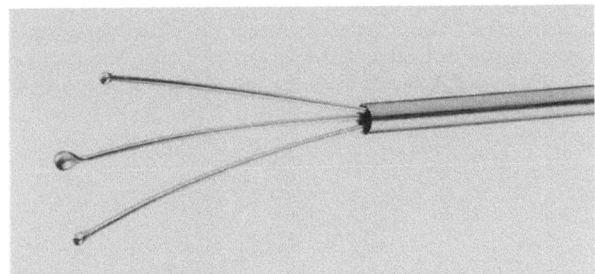

Abb. 7.1 a, b. Spreizbarer Taststab und Retraktor mit abgerundeten Spitzen (5 mm). Das spreizbare dreigliedrige Ende bildet eine große Auflagefläche (Storz): **a** Geschlossen, **b** geöffnet

Präparationstechniken

Es gibt bestimmte Grundregeln, die für jede Art der Präparation gelten: dies sind der vorsichtige Umgang mit dem Gewebe und das exakte Fassen des Gewebes, um Blutungen zu vermeiden, da diese die Sicht weit stärker beeinträchtigen als bei der offenen Chirurgie, weil die dunkelrote Farbe des Blutes das von der Optik einfallende Licht absorbiert und so das Bild verdunkelt.

Wann immer es möglich ist, sollte beidhändig präpariert werden, wobei der Chirurg das Gewebe mit einer atraumatischen Faßzange mit der linken Hand anhebt und mit dem entsprechenden Instrument in der rechten Hand präpariert. Durch die Verwendung von Laparoskophaltern (s. Kap. 13) wird die beidhändige Präparation erheblich erleichtert, weil

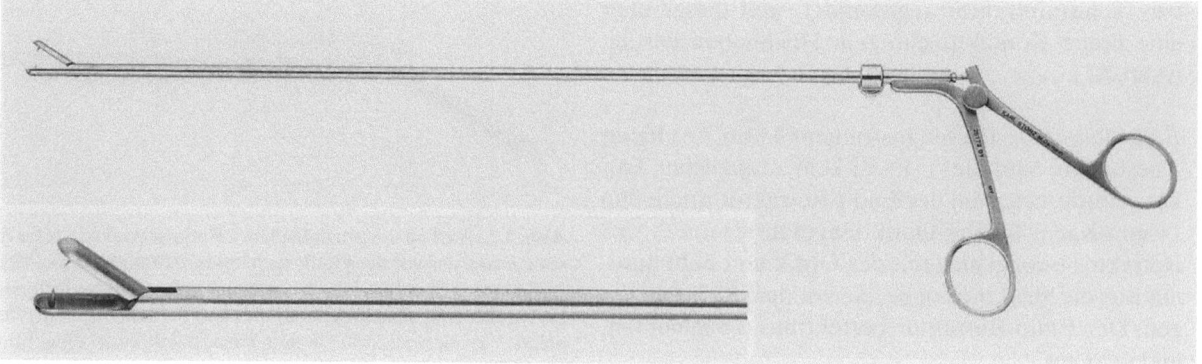

7.4

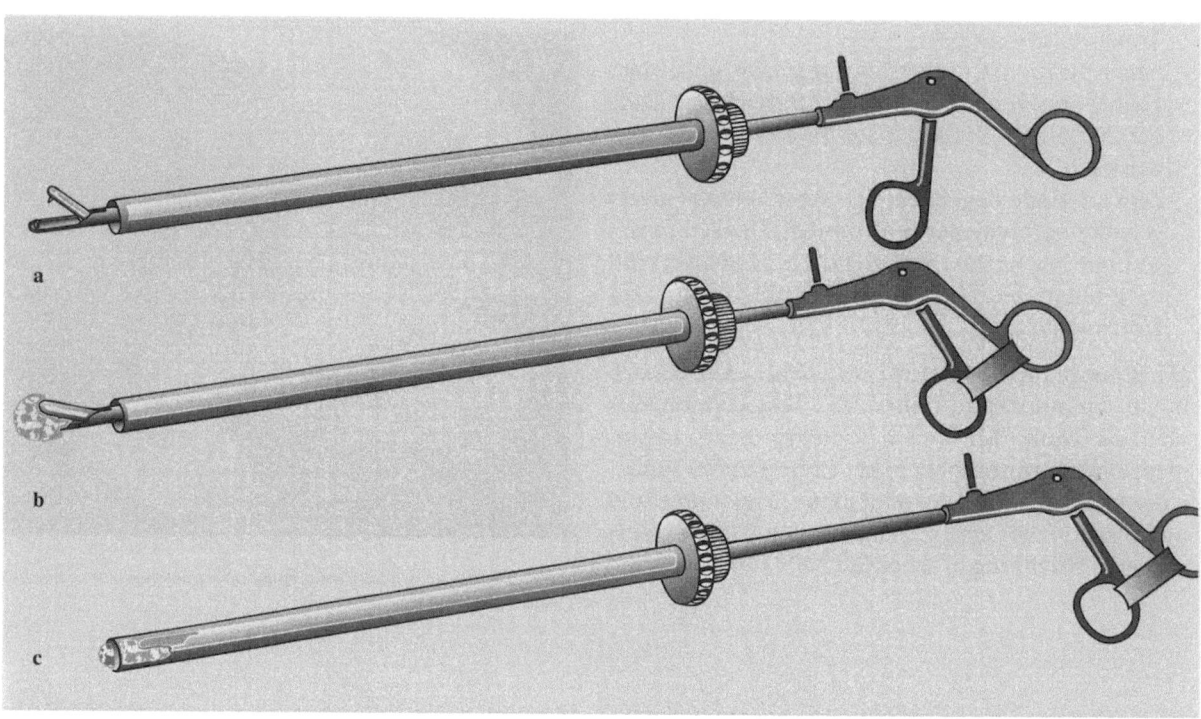

7.5

Abb. 7.4. Löffelförmige Biopsiezange zum Fassen von Tupfern (Storz)

Abb. 7.5 a–c. Instrumentenset für die Tupferpräparation. **a** Die Biopsiezange mit löffelförmigen Maulteilen und Haltedorn wird in den Appendixextraktor eingeführt. **b** Der Tupfer wird mit den Maulteilen gefaßt, und die Handgriffe werden mit einem Gummiband zusammengebunden, um die Maulteile fest geschlossen zu halten. **c** Die Spitze der Zange wird mit dem Tupfer in den Appendixextraktor hineingezogen und so an den Operateur weitergereicht

dadurch auf den Kameramann verzichtet werden kann und am Operationstisch im Ellbogenbereich mehr Bewegungsraum geschaffen wird.

Stumpfe Präparation

Die in Dundee entwickelte Technik der stumpfen Tupferpräparation ist eine wichtige Hilfe zur Ergänzung anderer Präparationstechniken. Man verwendet dafür eine löffelförmige 5-mm-Biopsiezange mit einem Haltedorn (Abb. 7.4), die über einen Appendixextraktor eingeführt wird. Diese Technik kann nur mit einer 11-mm-Metalltrokarhülse sicher angewendet werden; die einmal verwendbaren Trokarhülsen sind für diesen Zweck nicht geeignet, weil das Klappenventil den Tupfer beim Zurückziehen abstreifen würde. Beim Vorbereiten des Instrumentes führt die Operationsschwester zuerst die Biopsiezange in den Appendixextraktor ein (Abb. 7.5). Danach wird der Tupfer auf den scharfen Dorn auf der Innenseite des unteren Maulteiles gesteckt und die Zange über dem Tupfer geschlossen, so daß der vordere Teil des Tupfers über die Spitze der Faßzange herausragt. Die Zange wird durch steriles Gummiband, das die Handgriffe zusammenzieht, geschlossen gehalten. Danach wird die Spitze der Biopsiezange mit dem Tupfer in den Appendixretraktor hineingezogen, und das Instrument kann dem Operateur angereicht werden. In dieser Position wird es über die 11-mm-Trokarhülse zum Operationssitus vorgeführt.

Die Tupferpräparation ist besonders geeignet zur Darstellung von Präparationsschichten, zur Ablösung locker verbundener Strukturen (z. B. Ausschälen der Gallenblase vom Leberbett), zur Mobilisierung von Hohlorganen (gastroösophagealer Übergang), zum Trennen und genauen Freilegen wichtiger Strukturen (Arterien, Gänge, Nerven) sowie zum Abtupfen und Stillen leichter Sickerblutungen (Abb. 7.6). Nach Beendigung der Tupferpräparation wird die Instrumentenspitze samt Tupfer wieder in den Appendixretraktor eingezogen und über die Trokarhülse entfernt.

Nach der Eröffnung einer entsprechenden Gewebefläche durch scharfe Präparation kann gelegentlich eine stumpfe Mobilisation auch durch den Einsatz der geschlossenen Schere, mit der Tastsonde oder dem Saugrohr ausgeführt werden. Das Saugrohr ist besonders dann geeignet, wenn während der Mobilisation konstant leichte Blutungen auftreten, da es das Trockensaugen des Areals und bei Bedarf auch die Spülung ohne Instrumentenwechsel erlaubt.

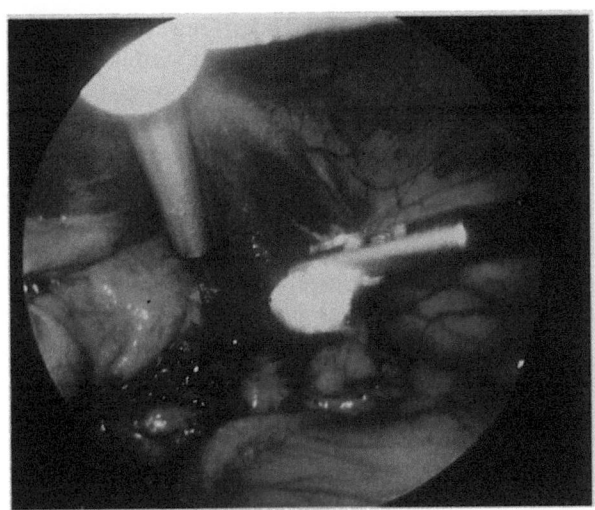

Abb. 7.6. Tupferpräparation

Scharfe Präparation mit der Schere

Das zweihändige Vorgehen mit Schere und atraumatischer Greifzange ist die Basistechnik der komplexen chirurgisch-laparoskopischen Präparation. Vom Prinzip her gibt es 2 verschiedene Präparationsscheren, und zwar Scheren mit einem oder mit zwei beweglichen Maulteilen. Bei der ersten Ausführung ist eines der beiden Scherenblätter feststehend, bei der zweiten sind beide Branchen beweglich. Letztere ist vorzuziehen, weil damit der Zug auf das Gewebe zur Schaffung der notwendigen Fläche durch das Öffnen der Maulteile gleichmäßig auf beide Seiten verteilt wird und somit ein Einreißen durch ungleichen Zug nicht so leicht möglich ist. Die ideale Präparationsschere sollte bis unmittelbar an die Maulteile heran isoliert und an der Spitze leicht gebogen sein. Für die Anwendung der Schere bei der Präparation gelten bestimmte Sicherheitsregeln:

1. Das geschlossene Instrument wird unter Sicht an das Zielgebiet herangeführt.
2. In den peritonealen Überzug der freizupräparierenden Struktur wird eine kleine oberflächliche Inzision gelegt.
3. Die geschlossenen Maulteile werden in die Inzision eingeführt und dann vorsichtig geöffnet, um die Gewebeschicht freizulegen.
4. Die Maulteile werden in geschlossenem Zustand zuerst etwas zurückgezogen und dann wieder vorwärts bewegt, um den freipräparierten Wundrand bzw. die freipräparierte Struktur zu durchtrennen.
5. Bei Verwendung einer Schere mit nur einem beweglichen Maulteil wird das feststehende Scheren-

blatt unter der Struktur oder Gewebefläche plaziert, das bewegliche Scherenblatt wird unter Sicht zum Durchtrennen benutzt.
6. Der Elektrokauter sollte nur sparsam eingesetzt werden, weil dadurch die Schnittkanten der Scheren stumpf werden. Bei Bedarf wird mit dem äußeren Rand der geschlossenen Schere eine leichte Elektrokoagulation (< 200 V) ausgeführt. Die isolierte Präparationszange eignet sich zum Koagulieren allerdings sehr viel besser.
7. Wann immer die Präparationsschere nicht im Einsatz ist, sollte sie entweder ganz entfernt oder zumindest in die Trokarhülse zurückgezogen werden, da die scharfen Enden Stichwunden an Organen, insbesondere an der Leber, verursachen können.

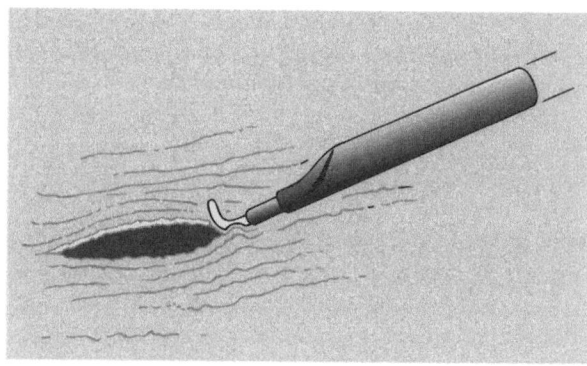

Abb. 7.7. Zum Schneiden von Gewebeflächen mit der elektrochirurgischen Hakensonde verwendet man am besten die Rückseite des Hakens

HF-Präparationshaken

Dieses Instrument ist sehr hilfreich und verdankt seine Popularität v. a. den französischen Chirurgen. Es wird mit monopolarem Schneide- oder Mischstrom eingesetzt. Das Problem der Rauchentwicklung während der Elektrokoagulation ist dadurch gelöst, daß das hohle Instrument mit einer über ein Trompetenventil gesteuerten Saug-/Spülvorrichtung ausgestattet wurde. 2 verschiedene Formen von Instrumentenspitzen stehen zur Verfügung: eine halbkreisförmig gebogene und eine L-förmige. Letztere ist einfacher zu handhaben, und ein Verhaken bzw. Verkleben mit angrenzendem Gewebe ist weniger wahrscheinlich. Das Instrument von Valley-Lab verfügt neben einer Saug-/Spülfunktion noch über austauschbare Spitzen zum Schneiden und Koagulieren.

Die sichere Anwendung der elektrischen Hakensonde setzt die genaue Kenntnis der Wirkung der HF-Stromapplikation (monopolar) voraus. Das Grundprinzip besteht in der Bildung von elektrischen Lichtbögen, die den Strom auf einen Punkt konzentrieren, an dem das Gewebe sofort verdampft. Die Spitzenspannung zur Erzielung dieses Effektes muß im Bereich zwischen 200 und 500 V liegen. Wenn die Spannung unter 200 V abfällt, kann keine Schneidewirkung erzielt werden, weil keine elektrischen Lichtbögen mehr aufgebaut werden können. Übersteigt die Spannung dagegen 500 V, werden diese Bögen so stark, daß es zur Karbonisierung des Gewebes kommt und die Elektrode beschädigt werden kann. Im sicheren Arbeitsbereich vergrößert sich die Koagulationstiefe an den Schnitträndern mit zunehmender Spannung und dadurch bedingter Intensität der elektrischen Bögen. In der Praxis bedeutet dies, daß die Koagulationstiefe beim Schneiden durch die Einstel-

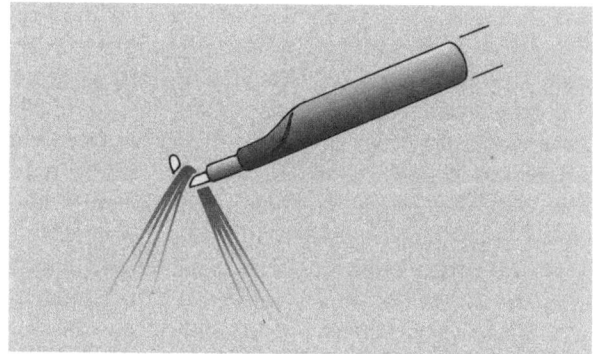

Abb. 7.8. Beim Durchtrennen und Lösen von Verwachsungen wird die Struktur mit dem Haken angehoben und gespannt, ehe der Mischstrom aktiviert wird, um die Durchtrennung und Koagulation der Wundränder durchzuführen. In der Regel ist jedoch die Durchtrennung von Verwachsungen mit der Schere eine sicherere Technik

lung der HF-Leistung und den Grad der Modulation des Stromes bestimmt wird. Darüber hinaus sind dabei noch 3 weitere Faktoren von Bedeutung: der Durchmesser der Schneideelektrode, Geschwindigkeit und Tiefe des Schnittes sowie die Impedanz des HF-Generators. Mit herkömmlichen HF-Geräten mit einer Impedanz von 250 Ohm kommt es zu gewissen Fluktuationen der Ausgangsspannung und der Lichtbögen in Abhängigkeit von der Tiefe und Geschwindigkeit der Schnittführung. Daraus kann, v. a. am Beginn und am Ende des Schnittes, eine Karbonisierung von Gewebe an den Schnitträndern resultieren. Dieses Problem, das in der endoskopischen Chirurgie besonders gravierende Folgen haben kann, ist durch die Verwendung von HF-Geräten mit automatischer Regelung zu vermeiden. Diese gewährleisten eine konstante Intensität der elektrischen Lichtbögen, unabhängig von der Schnittgeschwindigkeit und der Schnittiefe. Die Verwendung derartiger automatischer Steuergeräte ist beim Einsatz der elektrischen Hakensonde in der endoskopischen Chirurgie äußerst empfehlenswert.

Zum Schneiden mit dem Präparationshaken bedient man sich am besten der Rückseite des Hakens (Abb. 7.7). Während der Stromanwendung sind die üblichen Vorsichtsmaßnahmen zu treffen, um eine Beschädigung des umliegenden Gewebes durch den „Diathermiestrom" zu vermeiden. Bei der Präparation wird das Gewebe mit dem Haken angehoben, so daß es um die Instrumentenspitze gespannt und von den darunterliegenden Strukturen weggezogen wird, ehe der Strom aktiviert wird (Abb. 7.8). Dieselbe Technik wird auch bei der Myotomie der Speiseröhre angewendet (s. Kap. 11).

Präparation in der Zupftechnik („Stripping")

Diese Technik wird v. a. in Nordamerika bevorzugt, insbesondere zur Präparation des Ductus cysticus und der A. cystica. Dabei werden mit einer atraumatischen Präparationszange einzelne Fasern bzw. kleine Teile des Peritoneums und des umgebenden Binde- und Fettgewebes abgezogen. Dieses Verfahren ist sehr effektiv, und obwohl es zu leichten Sickerblutungen führen kann, gilt es i. allg. als sicher. Auch zur Lösung von feinen gefäßfreien Verwachsungen wird diese Technik eingesetzt.

Wasserstrahltechnik

Es handelt sich um eine sehr einfache, aber nützliche Technik zum Anheben von Gewebeflächen, die bei der Lymphadenektomie des Beckens angewendet wird. Auch zur Darstellung von Strukturen, die von Fettgewebe umgeben sind, ist sie gut geeignet, weil die Fetteilchen durch den Hochdruckstrahl herausgelöst werden und so die gewünschte Anatomie freigelegt wird.

Laserpräparation

Die physikalischen Grundlagen für die Anwendung der Laserpräparation und Photokoagulation sind in Kap. 4 beschrieben. Die 3 Laserarten, die in der laparoskopischen Chirurgie zur Anwendung kommen, sind der Argonlaser, der Nd:YAG-Laser und der KTP- bzw. Holmium-YAG-Laser. Für die Laserpräparation werden die Methoden mit direktem Kontakt (Bare fibre) gegenüber den Methoden mit freiem Strahl bevorzugt, weil sie eine größere Sicherheit und die Möglichkeit der Tastkontrolle bieten. Ein großer Nachteil der Laseranwendung für die laparoskopische Präparation ist allerdings die Gefahr einer Verletzung, wenn der Laserstrahl versehentlich am präparierten Organ vorbeizielt und die Laserenergie dahinterliegende Strukturen beschädigt. Eine unbeabsichtigte Verletzung kann bei Verwendung des freien Laserstrahles auch dann auftreten, wenn der Strahl durch einen Schaden an der Faserspitze beeinträchtigt ist. Die Präparation mit dem Laser nimmt mehr Zeit in Anspruch als die Elektrochirurgie. Gelegentlich wird vorgebracht, die Rauchentwicklung sei bei der Laseranwendung geringer als bei der Elektrochirurgie, für diese Behauptung gibt es jedoch wenig Beweise.

Ultraschallpräparation

Vor kurzem wurde eine laparoskopische Sonde vorgestellt, die mit den in der konventionellen Chirurgie benutzten Standardultraschallpräparationsgeräten betrieben werden kann. Nach ersten Erfahrungen im Tierversuch zeichnet sich ab, daß dieses Instrument sehr gut geeignet ist für die Präparation von Gewebeflächen, z. B. zur Präparation des Ductus cysticus aus einem Fettpolster oder zur Auslösung der Gallenblase aus dem Leberbett. Es sind jedoch noch weitere Erfahrungen am Menschen abzuwarten, ehe die Verwendung dieser Technik endgültig empfohlen werden kann. Grundsätzlich ist die Anwendung der Ultraschalltechnik dadurch begrenzt, daß sie nur mit geraden Instrumentenspitzen anwendbar ist.

Präparation mit dem Mikroskalpell

Es gibt inzwischen Skalpelle in verschiedenen Ausführungen, die über eine 5,5-mm-Trokarhülse eingeführt werden können und die sich bei der Choledochotomie zur Gallengangexploration oder zur Inzision anderer Bauchhöhlenorgane zur Anlage von Anastomosen eignen. Das weitere Anwendungsgebiet für diese Instrumente ist jedoch in der endoskopischen Chirurgie sehr begrenzt; grundsätzlich ist sowohl beim Einführen, als auch beim Eingriff selbst und beim Entfernen größte Sorgfalt geboten. Neben den Instrumenten aus Stahl sind inzwischen auch Mikroskalpelle aus Diamant und Keramikmaterialien auf dem Markt.

Hämostase

Bei der Blutstillung stößt die endoskopische Chirurgie an ihre Grenzen, und in der Tat sind Probleme mit der Blutstillung der häufigste Grund für die Erweiterung eines laparoskopischen oder sonstigen endoskopischen Eingriffs zu einer offenen Operation. Dieses Problem ergibt sich besonders dann, wenn Arterien durchtrennt werden, weil sie dazu neigen, sich in umgebendes Fett- oder Bindegewebe zurückzuziehen. Dieser Gefahr kann v.a. dadurch begegnet werden, daß die wichtigste Grundregel beachtet wird, nämlich Blutgefäße unbedingt vor dem Durchtrennen zu versorgen, mit welcher Methode auch immer. In der endoskopischen Chirurgie sind diesbezüglich keine Risiken erlaubt, weil eine plötzlich auftretende Blutung eben nicht einfach mit einem Tupfer oder mit dem Finger komprimiert werden kann. Dennoch ist eine Blutstillung in vielen Fällen möglich, Voraussetzung ist allerdings die Beherrschung der richtigen Technik. Am besten ist natürlich die Vermeidung von Blutungen durch Elektrokoagulation, Photokoagulation, Ligatur vor Durchtrennung oder durch Setzen von Clips.

Elektrokoagulation

Die wichtigste Technik der Blutstillung bei der endoskopischen Präparation ist die Elektrokoagulation. Auch hier ist die Kenntnis der zugrundeliegenden physikalischen Prinzipien eine wichtige Voraussetzung für die sichere Anwendung. Bei der Verwendung von HF-Wechselstrom zur endogenen Erhitzung von lebendem Gewebe ist der Temperaturanstieg proportional zum spezifischen elektrischen Widerstand im Gewebe, zur Dauer des Stromflusses und zum Quadrat der elektrischen Stromdichte. Hauptsächlich wegen der unregelmäßigen Verteilung des Stromflusses im Gewebe steigt die Temperatur in verschiedenen Gewebezonen unterschiedlich an. Da die Stromdichte in der Kontaktzone zwischen dem Gewebe und der Elektrode am höchsten ist, wird dort auch die maximale Temperatur erzielt, und sie sinkt proportional zur Entfernung von der Kontaktstelle. Die Sicherheit bei der Anwendung der monopolaren Elektrokoagulation hängt von diesem Phänomen ab, denn mit der Entfernung von der Kontaktstelle verringert sich die Wahrscheinlichkeit einer Beschädigung. Dagegen ist beim bipolaren Elektrokauter die Erhitzung des Gewebes auf den Bereich zwischen den beiden Enden der Sonde beschränkt. Sobald die Temperatur im Gewebe am Kontaktpunkt den Siedepunkt erreicht hat, bildet sich zwischen Gewebe und Elektrode eine Dampfschicht, durch die der Stromfluß unterbrochen wird. Der zeitliche Ablauf der Koagulationsfolgen hängt von der Höhe der Spannung ab. Beträgt diese weniger als 200 V, dann wird die Koagulation sukzessive schwächer, bis bei komplett ausgetrocknetem Gewebe im Bereich der Elektrode der Stromfluß ganz zum Erliegen kommt. Wird der Strom nicht abgeschaltet, kommt es zur Verklebung des koagulierten Gewebes mit der Elektrode.

Wenn die angelegte Spannung bei bipolarer Koagulation über 200 V liegt, dann kommt es zur Ausbildung von Funken, welche die Karbonisierung und die Punktion des koagulierten Gewebes bewirken, und der Koagulationsvorgang wird unvermindert so lange fortgesetzt, bis der Generator abgeschaltet oder das ausgetrocknete koagulierte Gewebe so fest wird, daß es die Durchdringung durch Funken verhindert.

3 Koagulationsmodi können verwendet werden: „Soft", „Forced" und Spraykoagulation. Die *„Soft-Koagulation"* ist zweifellos die sicherste Methode für die endoskopische Chirurgie, insbesondere bei der bipolaren Anwendung. Da hierbei die Höchstspannung unter 200 V liegt, kommt es während des ganzen Vorganges nicht zur Bildung von elektrischen Bögen zwischen der Koagulationselektrode und dem Gewebe, die Gefahr einer Karbonisierung ist also ausgeschaltet. Die Softkoagulation ist in der laparoskopischen Chirurgie immer dann zu empfehlen, wenn monopolare oder bipolare Elektroden in direkten Kontakt mit dem Gewebe gebracht werden. Da die Reproduzierbarkeit der Koagulationstiefe bei der Softkoagulation umgekehrt proportional zur Impedanz des HF-Generators ansteigt, ist ein Steuergerät mit einer automatischen Spannungskontrolle sinnvoll. Das Gerät sollte bei der Softkoagulation die Stromzufuhr unterbrechen, sobald die Dampfbildung einsetzt, weil das koagulierte Gewebe danach austrocknet und mit der Sonde verklebt. Inzwischen gibt es Generatoreinheiten, die den HF-Strom automatisch abstellen, sobald der Koagulationsprozeß abgeschlossen ist. Diese Geräte eignen sich ideal für die Softkoagulation in der laparoskopischen Chirurgie, weil sie das oben beschriebene Problem ausschalten und auch die Gefahr der Ablösung des koagulierten Gewebes beim Rückzug der Elektrode nicht mehr besteht.

Bei der *„Forced-Koagulation"* werden mit hohen Spitzenspannungen (> 500 V) elektrische Bögen zwischen Elektrode und Gewebe erzeugt, um eine tiefe Koagulation zu erzielen. Diese Koagulationstechnik, bei der dünne oder sehr kleine Elektroden angewendet werden (z.B. zur transurethralen Resektion,

Chirurgische Grundtechniken 97

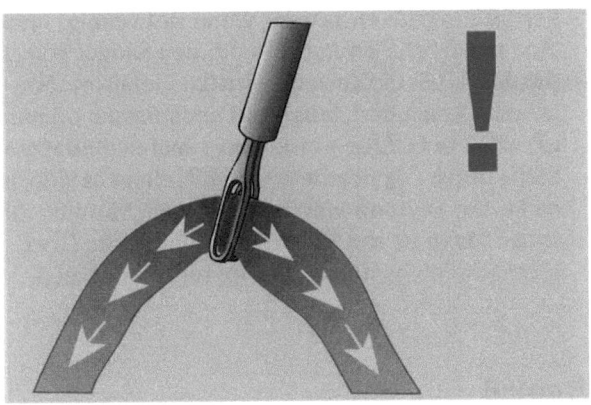

Abb. 7.9. Bei der Verwendung der monopolaren Technik ist zu beachten, daß HF-Strom in langen Gewebesegmenten gleichen Durchmessers u. U. eine Koagulation über die ganze Länge der Struktur bewirkt

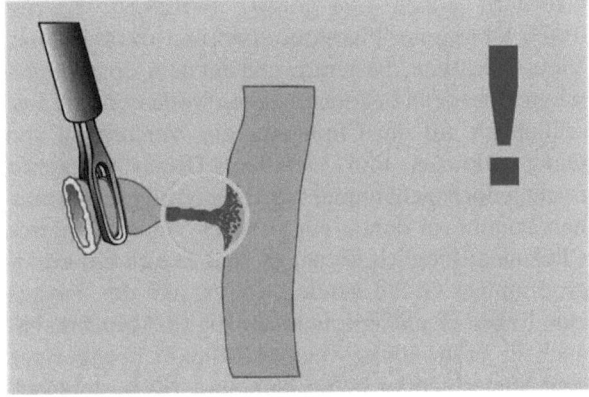

Abb. 7.10. Monopolar verwendeter HF-Strom bewirkt vorzugsweise eine Erhitzung in Segmenten mit geringem Durchmesser. Deshalb beginnt die Koagulation in einer längs verlaufenden Struktur im Bereich des geringsten Durchmessers und nicht an der Kontaktstelle mit der Elektrode *(gelber Kreis)*

TUR), ist für die endoskopische Chirurgie nicht geeignet, ja sogar gefährlich.

Die *Spraykoagulation* ist eine kontaktlose Methode, bei der durch stark modulierte HF-Spannung (einige Kilovolt) lange elektrische Bögen erzeugt werden mit dem Ziel, blutende Präparationsflächen oberflächlich zu koagulieren oder Blutungen aus nicht erreichbaren Gefäßen zum Stillstand zu bringen. Bei einer seit kurzem verfügbaren neuen Methode wird ein Argonbeamer in Kombination mit einem HF-Gerät mit automatischer Leistungssteuerung verwendet. Mit dieser Technik kann das Spektrum der Spraykoagulation in der endoskopischen und laparoskopischen Chirurgie sicherlich noch erweitert werden. Dabei wird an der Spitze der Sonde ein Argongasstrahl emittiert, der um eine Wolfram-Elektrode im Zentrum der Sonde fließt. Neben seiner Hauptwirkung, nämlich der berührungsfreien Weiterleitung der elektrischen Bögen, bewirkt der Gasstrahl, daß Blut und Flüssigkeit während der Koagulation weggepreßt werden und dadurch die Koagulationsfläche trocken bleibt. Der große praktische Vorteil der mit Argongas durchgeführten Form der Spraykoagulation liegt in der deutlichen Minderung der Koagulationstiefe und der Verhinderung der oberflächlichen Karbonisation, die bei der konventionellen Koagulation auftreten.

Hinweise zur sicheren Anwendung der monopolaren Elektrochirurgie und zur Vermeidung von Komplikationen werden in den Kap. 4 und 13 gegeben. Es sollte jedoch nochmals unterstrichen werden, daß die bipolare Koagulation grundsätzlich sicherer ist als die monopolare und deshalb bevorzugt angewendet werden sollte, wann immer es möglich ist.

Bei der Verwendung der monopolaren Technik ist unbedingt zu beachten, daß HF-Strom in langen Gewebesegmenten gleichen Durchmessers u. U. eine Koagulation über die ganze Länge der Struktur bewirkt (Abb. 7.9). Außerdem ist zu bedenken, daß monopolar verwendeter HF-Strom vorzugsweise eine Erhitzung in Segmenten mit geringem Durchmesser bewirkt. Das bedeutet, daß die Koagulation in einer längs verlaufenden Struktur im Bereich des geringsten Durchmessers beginnt und nicht an der Kontaktstelle mit der Elektrode (Abb. 7.10).

Endokoagulation („Heater probe")

Der Endokoagulator für die laparoskopische Chirurgie wurde von Semm entwickelt; es handelt sich um ein sehr sicheres und sinnvolles Gerät, bei dem die Spitze des Operationsinstrumentes, z. B. bei der stiftförmigen Endokoagulatorsonde oder der Krokodilklemme, mit elektrischem Strom erhitzt wird. Die bei der Koagulation wirksam werdende Wärme wird direkt auf das Gewebe übertragen. Die Sicherheit des Systems beruht auf 3 Faktoren: 1. das Gewebe kommt nicht in direkten Kontakt mit dem elektrischen Strom, 2. Koagulationstemperatur (90–120 °C) und Koagulationsdauer können vorgewählt werden, um eine Karbonisierung zu vermeiden, und 3. die Operationsspitzen kühlen wegen ihrer geringen Masse nach dem Abschalten sehr schnell wieder ab, wodurch eine versehentliche Verletzung durch unbeabsichtigten Kontakt mit benachbarten Organen vermieden wird. Der Endokoagulator ist die sicherste

Koagulationsmethode in der laparoskopischen Chirurgie, die durch die Vermeidung von Austrocknung und Verdampfung auch noch das Risiko der Bildung von Adhäsionen mindert.

Ligaturen vor Durchtrennung des Gefäßes

Wie in der konventionellen Chirurgie können großlumige Gefäße vor dem Durchtrennen durch Verwendung des Roeder-Knotens ligiert werden (s. unten). Dieser Knoten hält aber nur dann sicher fest und kann nicht zurückrutschen, wenn er mit trockenem Catgutmaterial ausgeführt wird. Größere Gefäße oder Gefäßstümpfe (> 3,0 mm) sollten sicherheitshalber mit 1/0-Catgut doppelt ligiert werden. Der Roeder-Knoten erfüllt seine Funktion nur mit Catgut.

Clipligatur

Die Anwendung von Clips wird später in diesem Kapitel noch abgehandelt. Es ist jedoch wichtig zu betonen, daß die richtige Clipgröße und der Ansatzwinkel (im rechten Winkel zum Gefäß) entscheidende Faktoren sind, um das Abrutschen mit der Folge einer späteren Blutung zu vermeiden.

Photokoagulation

Für die Photokoagulation kann der Laser sowohl als freier Strahl als auch in Form des Kontaktlasers verwendet werden. Der Kontaktlaser, der üblicherweise als Bare tip zur Anwendung kommt, ist exakter und auch sicherer, weil damit ein Vorbeizielen nicht möglich ist.

Beherrschung von starken Blutungen

Wenn im Verlauf einer endoskopischen oder laparoskopischen Operation eine Blutung auftritt, sind folgende Maßnahmen zu ergreifen:

1. Wenn es sich um eine einfache Sickerblutung handelt, wird mit einem Tupfer oder mit der stumpfen Spitze der Tastsonde komprimiert und anschließend mit warmer Kochsalzlösung mit Heparinzusatz gespült. Kleine Blutungsstellen können danach bei Bedarf im „Soft-Modus" koaguliert werden.
2. Bei einer starken arteriellen Blutung muß sofort versucht werden, das Gefäß präzise mit einer isolierten Pinzette zu fassen. Wenn notwendig, muß eine zusätzliche Trokarhülse für den Sauger gelegt werden. Über die Pinzette wird das Gefäß im „Soft-Modus" koaguliert, falls sein Durchmesser < 3 mm ist, größere Gefäße werden proximal der gefaßten Stelle durch Clipligatur versorgt. Gelingt es jedoch nicht, die Blutung innerhalb weniger Minuten zu stillen, dann ist aus Sicherheitsgründen die Erweiterung zur konventionellen Operation angezeigt.

Knoten

Das sichere, zuverlässige Knoten ist entscheidend für die Ligatur und die Naht. Für die endoskopische Chirurgie sind dazu spezielle Techniken notwendig. Es gibt die Möglichkeit, intrakorporale und extrakorporale Knotentechniken anzuwenden. Beide Methoden erfordern jedoch eine gewisse Fertigkeit, die nur durch Übung am Phantom erworben werden kann. Viele Chirurgen, die gerade erst mit dem laparoskopischen Operieren begonnen haben, verlassen sich ausschließlich auf die Clipligatur zur Versorgung von Gangstrukturen und Gefäßen. Dieses Vorgehen reicht jedoch nicht immer aus, da es häufig zu Situationen kommt, in denen ein sicherer Verschluß durch Clips nicht möglich ist, sei es, daß es sich um ein zu großlumiges Gefäß handelt, sei es, daß der Zugang zum Legen eines Clips nicht günstig ist. Manchmal ist auch die Verwendung von Metallclips nicht angezeigt, weil Spätfolgen zu befürchten sind. So besteht beispielsweise nach einer Ligatur des Ductus cysticus bei der Cholezystektomie mit einem Metallclip die Gefahr, daß dieser nach innen einwächst. Im Laufe der Zeit kann sich daraus ein Gallengangstein entwickeln.

Extrakorporale Schiebeknoten

Der wichtigste extrakorporale Knoten basiert auf der von Roeder (Abb. 7.11 a) für die Tonsillektomie beschriebenen Technik, die von Semm Mitte der 70er Jahre in die laparoskopische Chirurgie eingeführt wurde. Am besten funktioniert er mit trockenem Catgut („plain" oder „chromic"), weniger zufriedenstel-

Abb. 7.11 a–d. Roeder-Knoten. Der Knoten wird in 3 Abschnitten durchgeführt: **a** einfacher Knoten, **b** Anlage von 3 Windungen, **c** abschließender Knoten. **d** Melzer-Knoten zur Anwendung mit Polydioxanon (PDS)

Chirurgische Grundtechniken

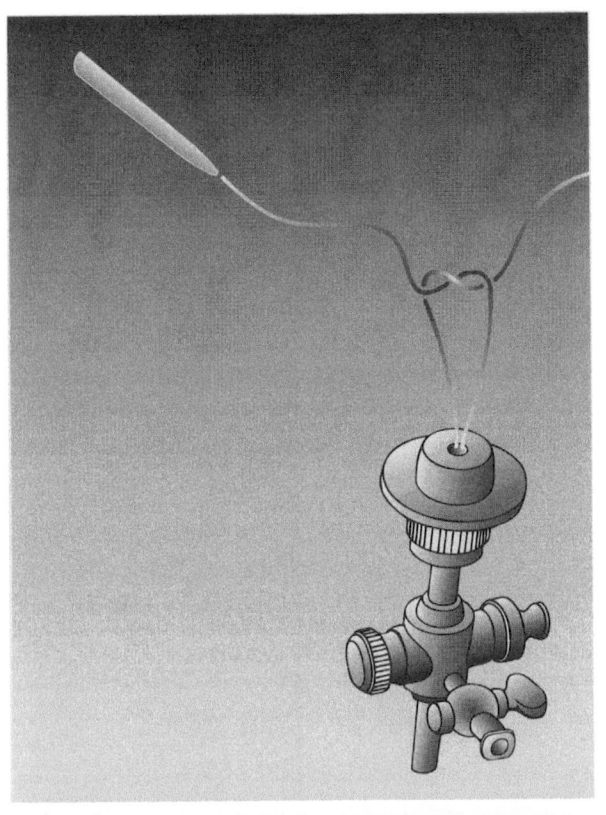
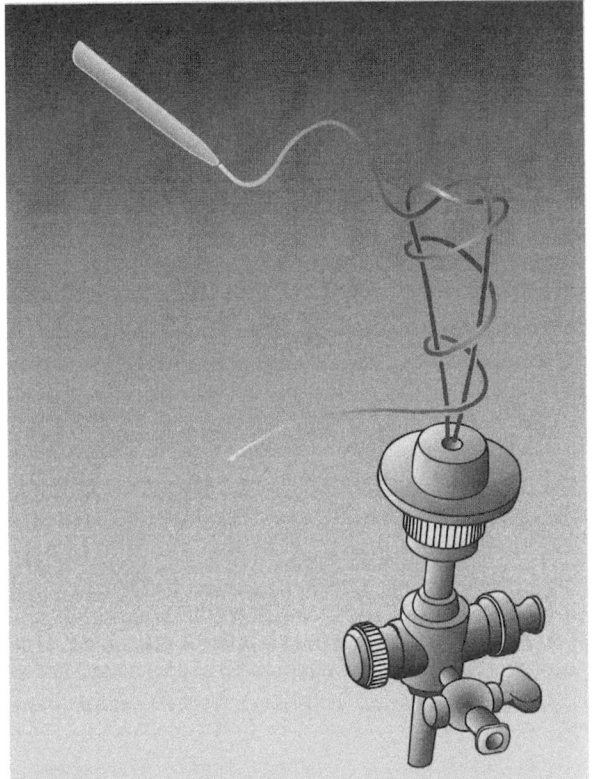
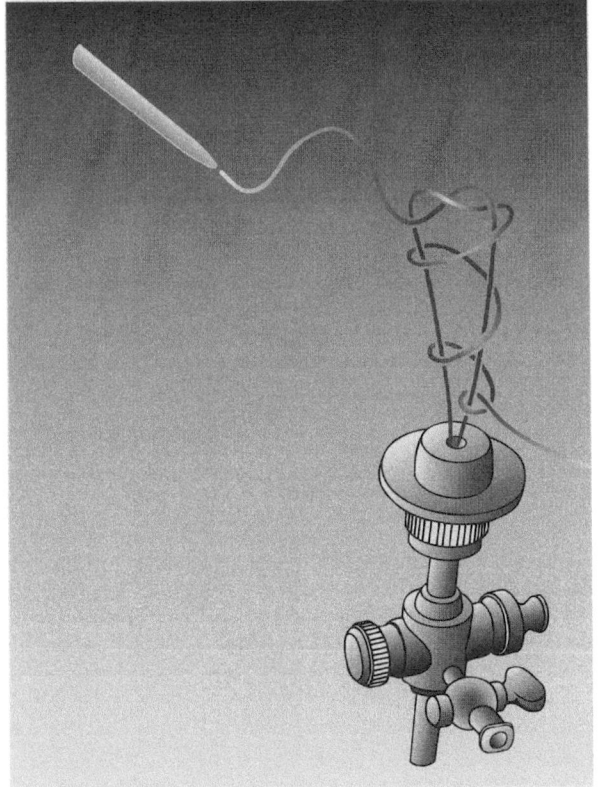
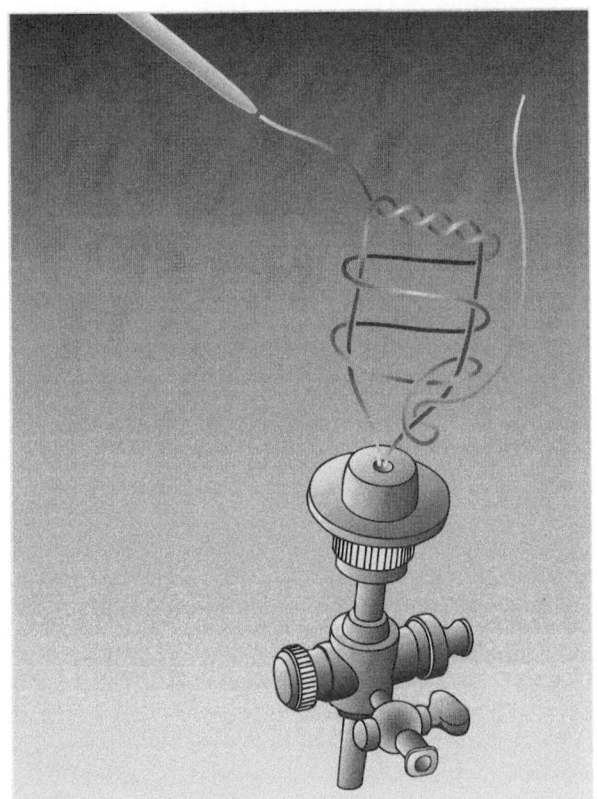

lend sind die Resultate mit Seide. Wir haben den Roeder-Knoten im Phantommodell getestet; das wichtigste Meßergebnis war die Kraft, die aufgebracht werden mußte, um den Knoten zurückzuschieben. Mit trockenem Catgut wurden die besten Ergebnisse erzielt, wobei sich die Sicherheit des Knotens noch um das 6fache erhöhte, nachdem das Material durch Feuchtigkeit zum Quellen gebracht wurde. Die Sicherheit mit Seide ist akzeptabel, weil auch dieses Material durch Feuchtigkeit aufquillt. Keines der anderen verfügbaren Materialien erbrachte einen ausreichenden Sicherheitsspielraum, um ein zuverlässiges Knoten mit dieser Technik zu erzielen. Mit Catgut ist der Roeder-Knoten eine sichere Methode zur Ligatur von Gefäßen bis zu 3 mm Durchmesser. Dies wurde nicht nur durch unsere experimentellen Ergebnisse bewiesen, sondern besonders auch durch die klinischen Erfahrungen, die in Kiel seit 1977 bei gynäkologischen Operationen gemacht wurden. Bei größeren Gefäßen sollte aus Sicherheitsgründen immer eine doppelte Ligatur durchgeführt werden. Der von Melzer und Bueß angegebene Knoten, der einen modifizierten Roeder-Knoten darstellt (mit zusätzlicher Schlinge am Anfang und am Ende), ist auch mit Polydioxanon (PDS) sicher anwendbar. Bei Tests im Versuchslabor in Dundee hielt dieser Knoten einem Zug von 1200 g stand, andere extrakorporale Schiebeknoten sind bereits bei einem Zug von weniger als 600 g zurückgerutscht.

Vorgeknotete Endoligatur

Endoligaturen basieren auf dem Prinzip des Roeder-Knotens und sind im Handel erhältlich (Ethibinder von Ethicon, Surgitie von Auto-Suture). Eine Packung enthält eine Schlinge, deren langes Ende in einem Knotenschieber untergebracht ist. Um das Fadenende zurückziehen zu können, wird das Ende des Knotenschiebers abgebrochen. Die Endoligatur wird in einen Applikator eingeführt und dieser wiederum in eine 5,5-mm-Trokarhülse (Abb. 7.12). Beim Einbringen in die Bauchhöhle sollte die Schlinge vollständig im Inneren des Applikators liegen, sie wird dann mit dem Knotenschieber herausgeschoben. Mit einer Faßzange wird das zu ligierende Gewebe durch die Schlinge hindurch gefaßt und in die Schlinge hineingezogen; diese wird dann an der gewünschten Stelle plaziert und kräftig angezogen (Abb. 7.13). Diese Technik eignet sich zum sofortigen Verschluß einer Gallenblasenperforation, zum Sichern der Appendixbasis bei der Appendektomie, zum Verschluß einer Öffnung des Peritoneums und zum Verschluß eines weiten Ductus cysticus; im letzten Fall ist jedoch eine Ligatur vor der Durchtrennung vorzuziehen (s. unten). Zur Ligatur stärkerer Gefäße stehen auch vorgefertigte PDS-Schlingen mit dem Melzer-Knoten zur Verfügung (Ethicon).

Ligatur vor Durchtrennung
mit dem extrakorporalen Roeder-Knoten

Die Ligatur vor der Durchtrennung einer Struktur ist mit der vorgeknoteten Endoligatur nicht möglich. Für diesen Zweck wird ein Catgutfaden in den Knotenschieber eingefädelt und dann durch den Applikator geführt. In Abb. 7.14 sind die einzelnen Schritte dieser wichtigen Technik dargestellt. Für die Durchführung werden 2 Nadelhalter benötigt: Mit einem Nadelhalter von 3 mm Durchmesser – um im Knotenapplikator genügend Raum zu haben für den Faden, der über denselben Zugang eingeführt wird – faßt man das Fa-

Abb. 7.12. a Vorgeknotete Endoligatur. **b** Die Endoligatur wird in den Applikator und dieser dann in eine 5,5-mm-Trokarhülse eingeführt

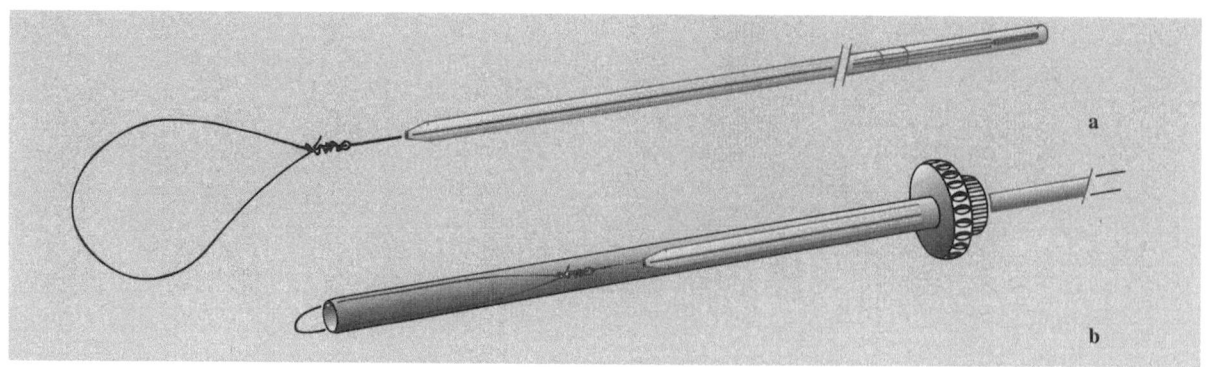

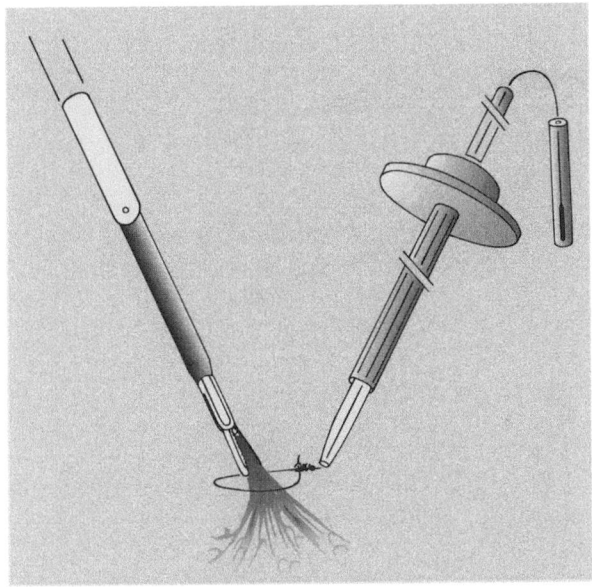

Abb. 7.13. Beim Einbringen in die Bauchhöhle sollte die Schlinge vollständig im Inneren des Applikators liegen, sie wird dann mit dem Knotenschieber herausgeschoben. Mit einer Faßzange wird das zu ligierende Gewebe durch die Schlinge hindurch gefaßt und in die Schlinge hineingezogen, welche dann an der gewünschten Stelle plaziert und kräftig angezogen wird

denende und bringt es in der Applikatorhülse über die 5,5-mm-Trokarhülse ein (der Knotenschieber bleibt außerhalb der Trokarhülse). Das Fadenende wird nun mit dem Nadelhalter an die zu ligierende Struktur herangeführt, mit dem 2. Nadelhalter, der über einen anderen Zugang eingeführt wurde, übernommen, um die Struktur herumgeführt und an den ersten zurückgegeben (Abb. 7.15 a). Mit diesem kann das Fadenende durch den Applikator wieder nach außen gezogen werden. Um eine Verletzung der Struktur durch den Zug auf den Faden und den dadurch ausgelösten Sägeeffekt beim Zurückziehen zu vermeiden, wird der 5-mm-Nadelhalter in die Schlinge gelegt. Sobald das Fadenende am Ausgang der Trokarhülse sichtbar wird, hält der Assistent den Finger auf die Öffnung des Applikators, um Gasaustritt zu verhindern. Nachdem der Roeder-Knoten vorbereitet und getrimmt ist, wird er unter Sicht mit dem Knotenschieber eingeführt und an der gewünschten Stelle plaziert (Abb. 7.15 b). Nach dem Festziehen des Knotens wird der Faden mit der Hakenschere abgeschnitten.

Extrakorporaler PDS-Knoten

Melzer und Bueß entwickelten 1991 in Tübingen einen Spezialknoten zur Anwendung mit PDS (Polydioxanon, Ethicon). Wegen ihres niedrigen Reibungskoeffizienten, der ein Zurückrutschen des Knotens zuläßt, bieten synthetische Materialien für die übliche Technik des extrakorporalen Knotens nicht den erforderlichen Sicherheitsspielraum, der für den zuverlässigen Verschluß eines Gefäßes notwendig ist. Durch Modifizierung der Roeder-Methode wurde die mechanische Reibung des Knotens auf einfache Weise erhöht. Der Vorgang beginnt mit einem chirurgischen Knoten. Nach der Anlage von 3 Windungen (Abb. 7.11 b) und Trimmen des Knotens, wie bei der Roeder-Technik wird abschließend ein doppelter Knoten gelegt.

Dieser modifizierte Knoten wurde von uns auf seine Zuverlässigkeit hinsichtlich der Gefahr des Zurückrutschens geprüft und mit anderen extrakorporalen Knotentechniken, einschließlich dem Roeder-Knoten mit Catgut, verglichen (Tabelle 7.1). Die Knoten wurden vorgeschoben und die Schlingen mit einer Zugkraft von 20 N um 2 Teflonzylinder festgezogen. Danach wurden die beiden Zylinder mit einer konstant ansteigenden Kraft ($1\,Ns^{-1}$) auseinandergezogen; die Kraft, bei der ein Zurückrutschen des Knotens auftrat, wurde elektronisch registriert. Alle Nähte wurden für 10 s durch Einlegen in Schweinegalle hydriert, dies entspricht etwa der Zeit, die ein gut trainierter Chirurg benötigt, um den Knoten anzulegen. Das beste Ergebnis wurde mit dem PDS-Knoten nach der neuen Methode erzielt. Ein 2/0-PDS-Faden konnte in fast allen Fällen bis zum Abreißen belastet werden, ohne daß der Knoten verrutschte.

Catgut zeigt eine erhöhte Sicherheit, wenn es hydriert wurde; allerdings dauert es relativ lange, bis die maximale Festigkeit erreicht ist.

Tabelle 7.1. Vergleich der Zugkraft, mit der extrakorporale Knoten aus Catgut und PDS zum Abrutschen gebracht wurden

USP	Fadenmaterial	Knotentechnik	Mittlere Zugkraft (N)	N nach 10 s Hydratation (Bereich)
0	Catgut, plain, trocken	Roeder	11,5	9,5–13,5
0	PDS	Ethicon	4,5	3,5–5,5
0	PDS	Roeder	10	8,5–11,5
0	PDS	Melzer	24,5	21–28
2/0	PDS	Melzer	25,25	22,5–31

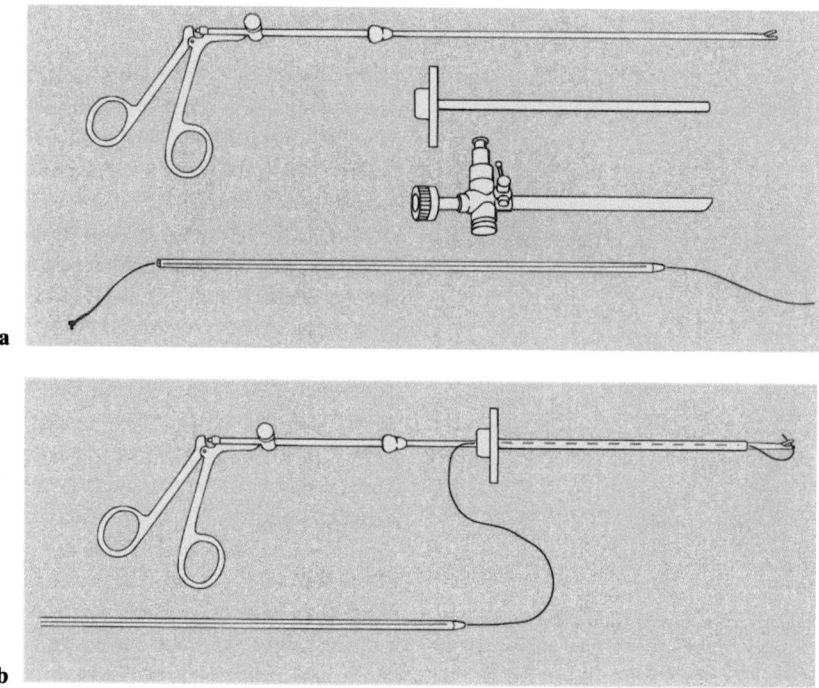
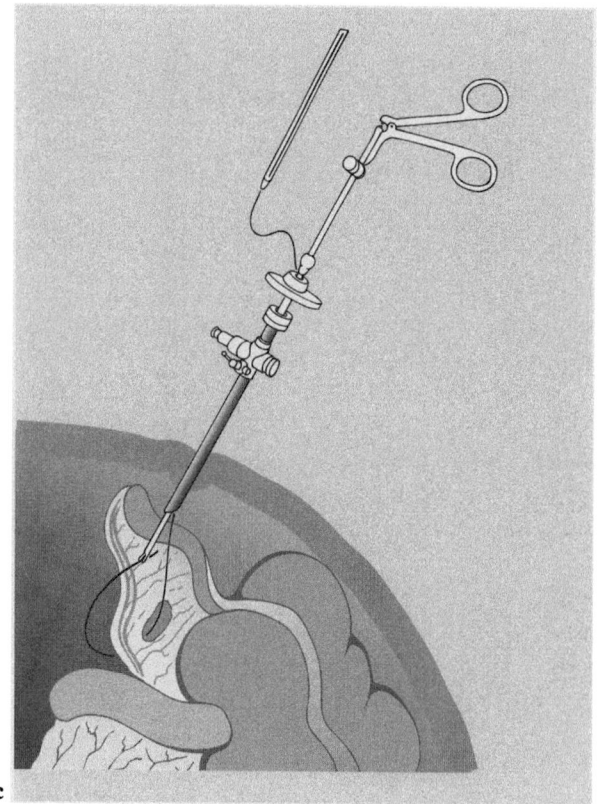
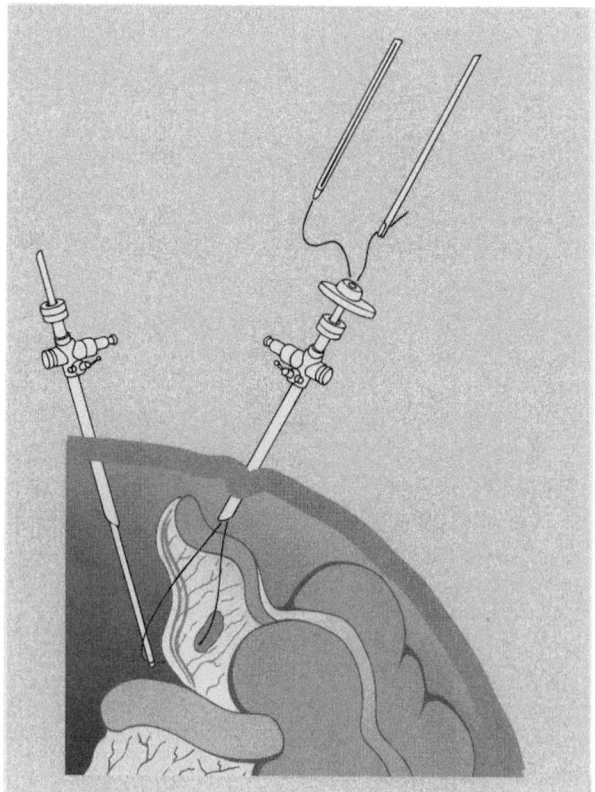

Chirurgische Grundtechniken 103

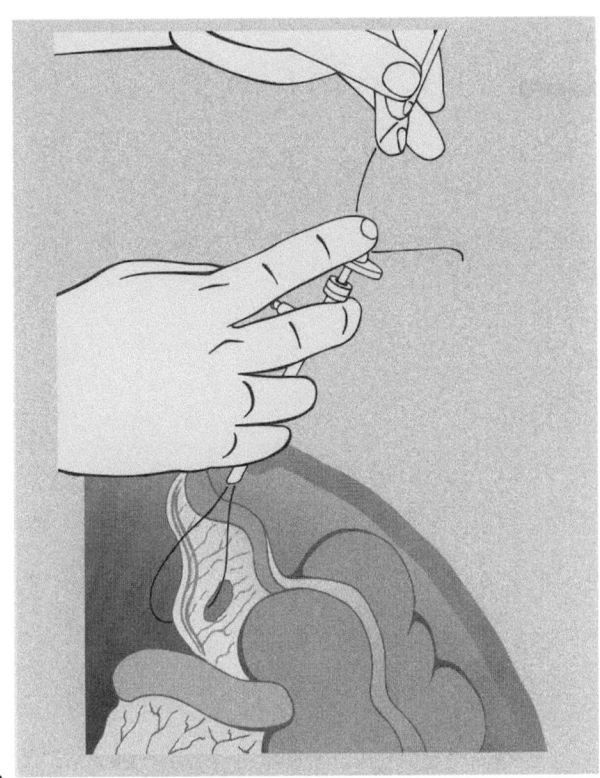

Abb. 7.14 a–i. Die einzelnen Schritte der Ligatur vor Durchtrennung mit dem Roeder-Knoten mit Catgut. **a** Erforderliche Instrumente: 5,5-mm-Trokarhülse, Knotenapplikator, Knotenschieber mit Faden, 3-mm-Nadelhalter, Hakenschere (nicht abgebildet) und Faßzange. **b** 1. Schritt: Der Faden wird mit dem 3-mm-Nadelhalter in den Applikator eingebracht. **c** 2. Schritt: Der Faden wird im Applikator über die Trokarhülse in die Bauchhöhle eingebracht und um das zu ligierende Gewebe herumgeführt. **d** 3. Schritt: Zurückholen des Fadens durch den Applikator, wobei eine 2. Faßzange in die Schlinge gelegt wird, um ein Durchschneiden der Struktur durch den Zug auf den Faden zu verhindern. **e** 4. Schritt: Der Assistent hält den Finger auf die Öffnung des Applikators, um Gasaustritt zu verhindern. **f** 5. Schritt: Vorbereiteter, getrimmter Roeder-Knoten. **g** 6. Schritt: Der Knoten wird über den Applikator vorgeschoben. **h** 7. Schritt: Der Roeder-Knoten wird mit dem Knotenschieber unter Gegenzug auf das Fadenende eingeführt. **i** 8. Schritt: Abschließendes Festziehen des Knotens

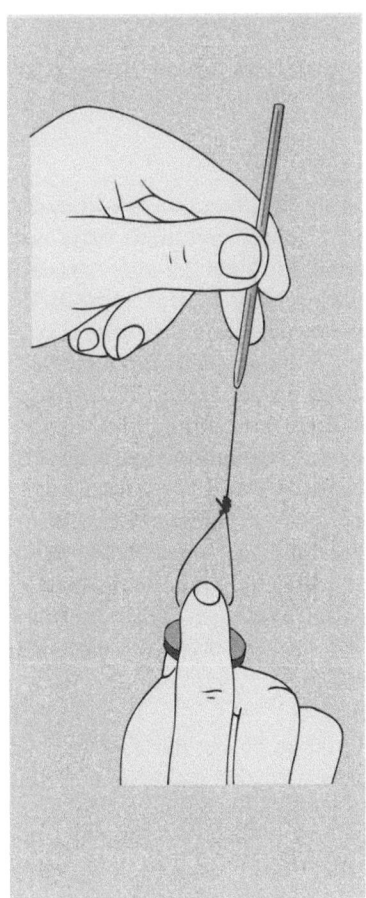
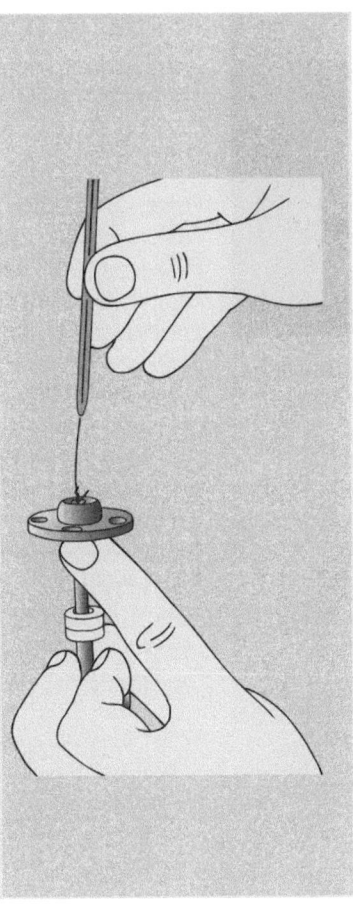
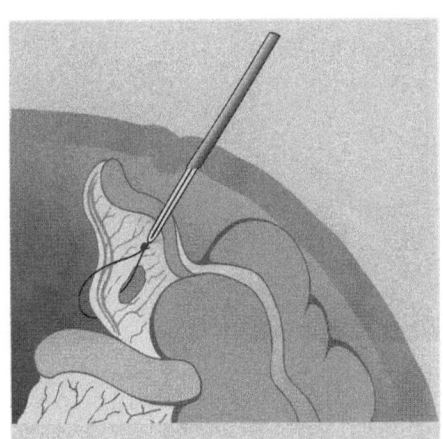
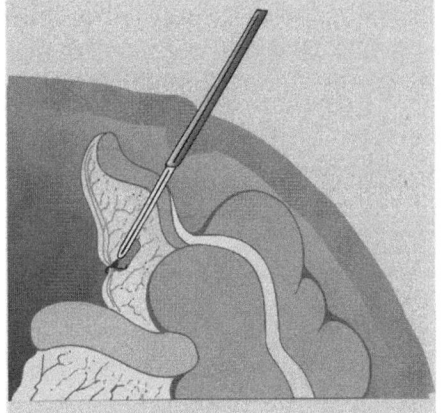

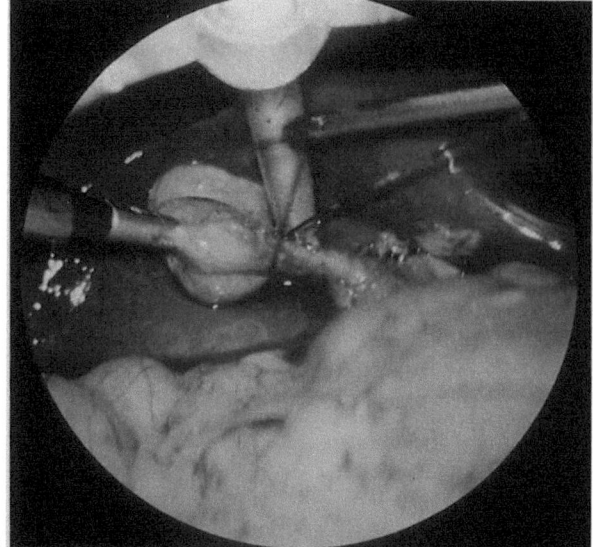

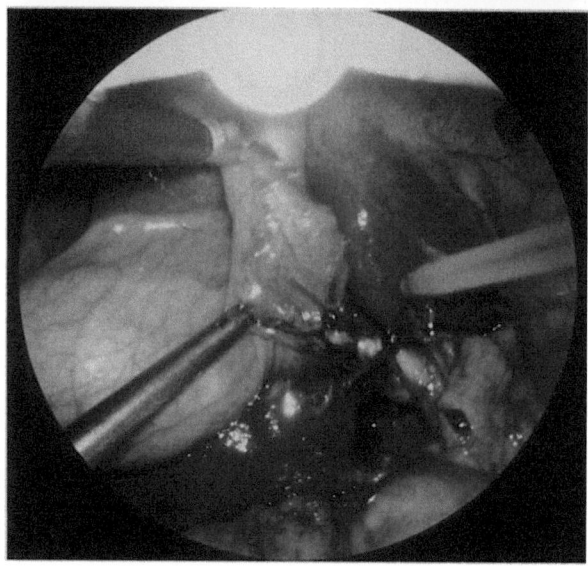

Abb. 7.15 a, b. Ductus cysticus, durch Ligatur mit dem Roeder-Knoten mit Chromcatgut vor der Durchtrennung versorgt

In der sterilen Verpackung der PDS-Endoligatur und PDS-Endonaht befindet sich eine ausführliche Anleitung zur Anlage des Melzer-Knotens.

Extrakorporaler chirurgischer Knoten

Einer der Vorteile dieser Technik liegt darin, daß der Operateur von der konventionellen Chirurgie her damit vertraut ist und daß sie mit allen Nahtmaterialien durchgeführt werden kann. Die beiden Fadenenden (Ligatur oder Naht) werden über eine Fadenapplikatorhülse oder eine Reduktionshülse nach außen ge-

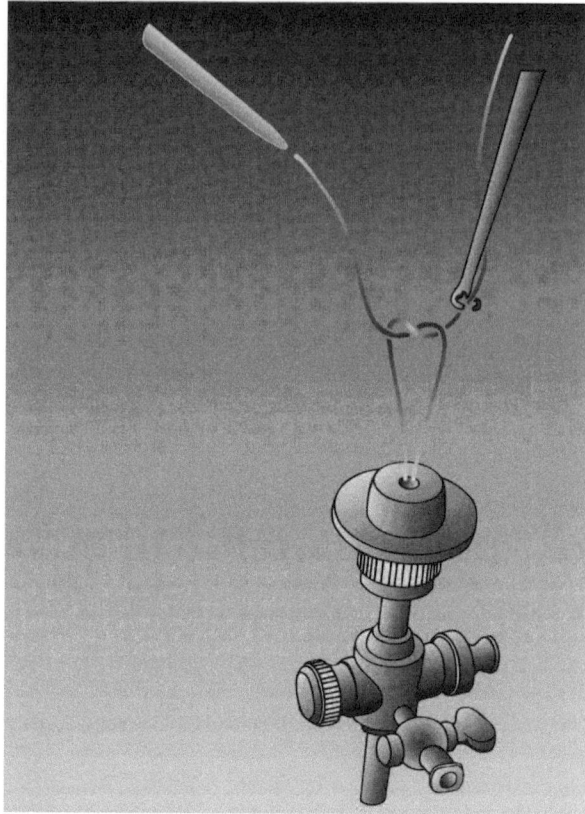

Abb. 7.16. Ringförmiger Knotenschieber für extrakorporale Knotung (chirurgischer Knoten) (Storz)

führt. Die Hülsen sind notwendig, um zu vermeiden, daß sich die Fäden in den Ventilen verfangen. Während der Assistent mit einem Finger zwischen den beiden Fäden den Ausgang des Applikators zuhält, um Gasaustritt zu verhindern, wird der erste Teil des chirurgischen Knotens, die Doppelschleife, ausgeführt. Danach werden die beiden Enden straff gehalten, und der Knoten wird mit einem eingeschlitzten Knotenpusher vorgeschoben und an definierter Stelle festgezogen (Abb. 7.16). Der 2. und 3. Teil des Knotens werden extrakorporal ausgeführt, vorgeschoben und auf ähnliche Weise festgezogen. Diese Knotentechnik wurde in Dundee sowohl experimentell als auch klinisch eingesetzt. Trotz der offensichtlichen Vorteile gibt es aber auch die folgenden Nachteile zu verzeichnen:

1. Bei manchen Materialien gleitet der Knoten nach Bildung der 1. Doppelschlinge nicht mehr ausreichend, wie z. B. bei Seide und Catgut, bis zu einem gewissen Grad auch bei einigen synthetischen Materialien, z. B. Polyamid. Dieses Problem kann

durch Verwendung monofilen Materials umgangen werden; es ist aber dann schwierig, den 1. Knoten zu halten, weil er sich meist wieder lockert, ehe der 2. angelegt werden kann.
2. Die Öffnung des ringförmigen Knotenschiebers ist im Verhältnis zum Fadendurchmesser zu weit, so daß der Faden beim Durchführen des Knotens durch die Applikatorhülse leicht wieder aus der Öffnung herausrutschen kann. Dieses Problem kann natürlich dadurch gelöst werden, daß für jeden Faden ein Knotenschieber mit entsprechender Öffnung verwendet wird.

Intrakorporale Knoten

Bei der Naht werden intrakorporale Knoten häufiger verwendet als extrakorporale. Unabhängig von der angewandten Technik, werden Zahl und Art der Knoten durch das Nahtmaterial bestimmt. Um die intrakorporale Naht sanft und zügig ausführen zu können, ist viel Übung erforderlich, die nur durch Training am Phantom mit Schaumstoff oder tierischem Gewebe erworben werden kann.

Standardknotentechnik in der Mikrochirurgie

Der mikrochirurgische Knoten ist zweifellos beim laparoskopischen Einsatz am schwierigsten. Man führt diesen Knoten in zweihändiger Technik durch, bei der 2 Nadelhalter nach Semm eingesetzt werden, normalerweise ein 3-mm- und ein 5-mm-Nadelhalter. In der Praxis gibt es einige wichtige Punkte zu beachten, die das Knoten unserer Meinung nach erheblich erleichtern:

1. Die Naht sollte kurz sein (nicht länger als 10 cm).
2. Das kurze Fadenende sollte möglichst kurz gehalten und muß immer so abgelegt werden, daß es leicht wieder gefaßt werden kann.
3. Wenn das Fadenende links liegt (vom Patienten aus gesehen), wird das lange Ende des Fadens mit dem linken Nadelhalter gefaßt und der Faden um den rechten Nadelhalter geschlungen; dieser kann dann einfach vorgeschoben werden, um das kurze Ende zu fassen (Abb. 7.17).
4. Der Faden ist leichter um den rechten Nadelhalter herumzuschlingen, wenn man die Nadel zu Hilfe nimmt und diese fast an der Spitze hält. Die Nadel wird zu dem rechten, den Faden übernehmenden Nadelhalter parallel ausgerichtet und das mit dem Faden verbundene Nadelende so geführt, daß es möglichst das Ende der Maulteile etwas überragt (Abb. 7.18). Das gilt natürlich nur für die Einzelknopfnaht, bei der fortlaufenden Naht ist dies nicht möglich! In jedem Fall ist jedoch eine doppelte Umschlingung für den 1. Knoten erforderlich, um ein kräftiges Festziehen zu ermöglichen.
5. Nach Anlegen der doppelten Schleife für den 1. Teil des Knotens muß das kurze Fadenende ganz am Ende gefaßt werden, um das Rutschen des Knotens zu erleichtern, wenn die beiden Nadelhalter zum Festziehen des 1. Knotens voneinander wegbewegt werden.

Abb. 7.17. Intrakorporale Knotung mit dem mikrochirurgischen Standardknoten. Position und Anwendung des „aktiven" und des „passiven" Nadelhalters zum Fadenende. Wenn dieses auf der linken Seite liegt, wird das lange Ende des Fadens mit dem linken Nadelhalter gefaßt und um den rechten Nadelhalter geschlungen

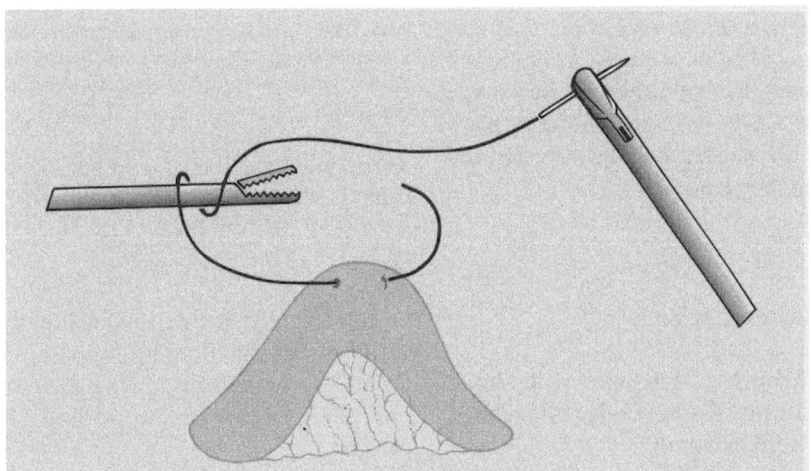

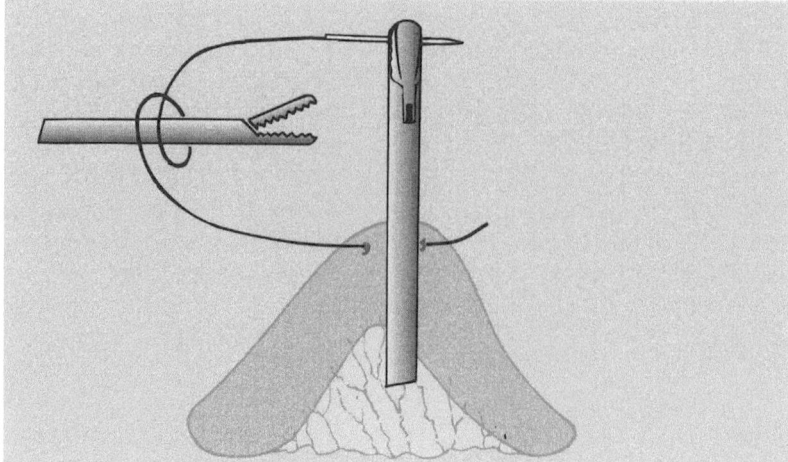

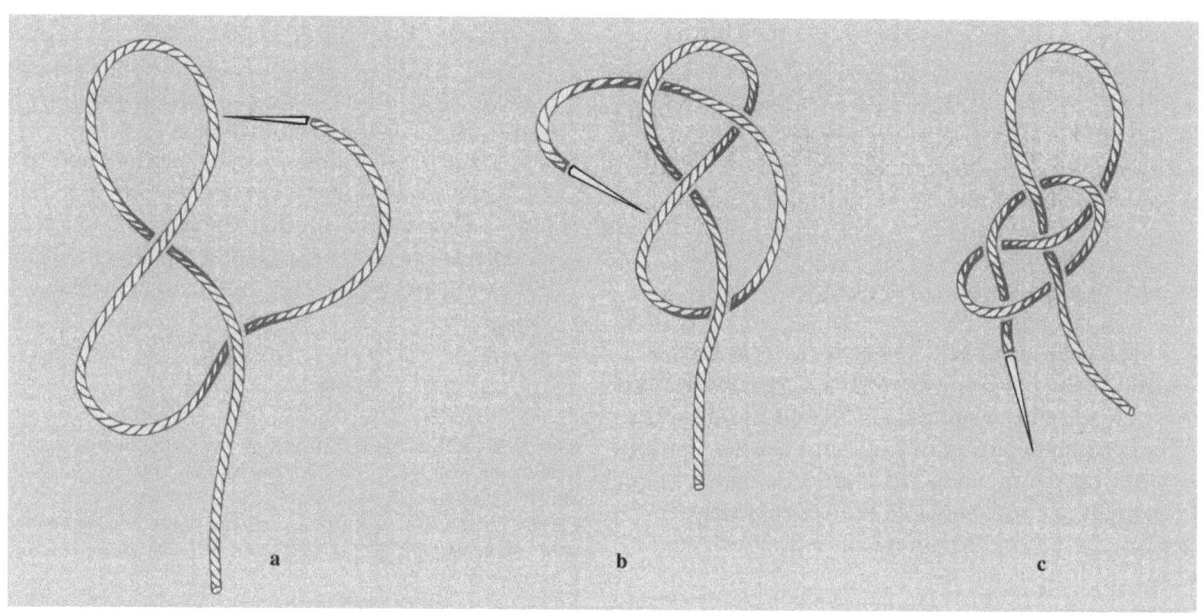

6. Um einen sicheren Knoten zu erreichen, muß der 2. Teil gegenläufig geknotet werden; beim 3. Teil geht man dann wieder in der gleichen Weise vor wie beim 1. Teil. Diese Regel des gegenläufigen Knotens gilt sowohl für den einfachen als auch für den doppelten chirurgischen Knoten.

Abb. 7.18. Intrakorporaler mikrochirurgischer Knoten. Das Herumschlingen des Fadens um den rechten Nadelhalter ist leichter, wenn man die Nadel zu Hilfe nimmt und diese nahe der Spitze faßt

Abb. 7.19 a–c. Die einzelnen Schritte zur Anlage des extrakorporalen „jamming slip loop knot" (JSL-Knoten)

Dundee-Knoten
(„Dundee Internal Jamming Knot")

Bei diesem Knoten handelt es sich um eine Technik, bei der eine Schlaufe am Knotenende vorgegeben wird, die zugezogen werden kann.

Der Dundee-Knoten ist leichter und schneller auszuführen als der Standardknoten; er wurde in dem Bestreben entwickelt, die fortlaufende Naht zu vereinfachen. Dieser Knoten wird in 4 Abschnitten ausgeführt:

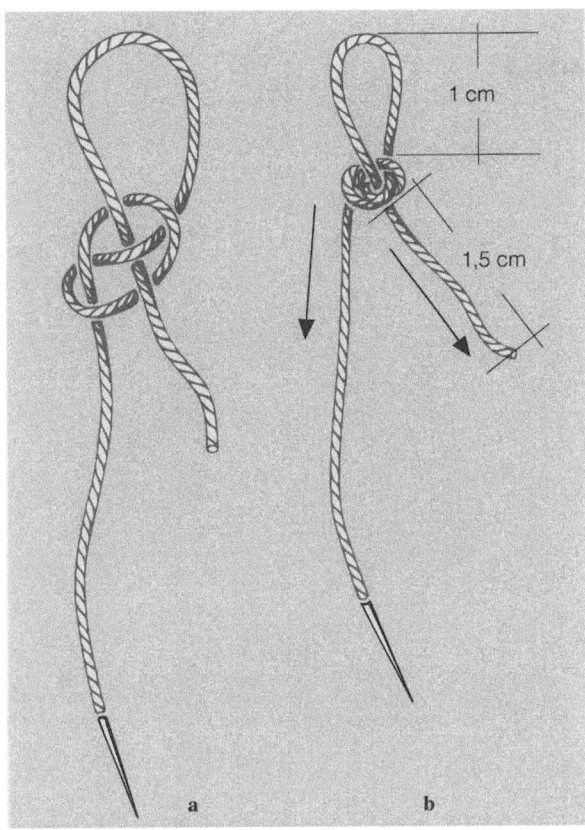

Abb. 7.20 a, b. Wenn der JSL-Knoten angelegt wird, sollte er vom Fadenende aus vorgeschoben werden, um eine Schlaufe von 1 cm Durchmesser zu bilden. Danach wird das kurze Ende bei einer Länge von 1,5 cm abgeschnitten

1. Die Anlage der Schlaufe („jamming slip loop knot": JSLK) für den Dundee-Knoten erfolgt extrakorporal.
2. Zurückführen der Nadel durch die Schlaufe.
3. Zusammenziehen des Knotens, zuerst durch Zug am Fadenende, dann durch Gegenzug.
4. Blockieren der Knoten. Diese Knotentechnik, bei der die Schlaufe durch Zug am kurzen Ende zugezogen wird, ist als „Crabber's-eye-Knoten" bekannt.

In den Abb. 7.19 und 7.20 ist die Anlage des extrakorporalen JSL-Knotens dargestellt. Der Faden wird am langen Ende nahe an der Nadel gefaßt und über eine Applikatorhülse in den Bauchraum eingeführt.

Nachdem die Nadel durch das Gewebe geführt wurde, wird der Faden angezogen, bis der JSL-Knoten an das Gewebe stößt. Die Spannung auf die Naht wird weiter gehalten, die Nadel wird umgedreht, durch die Schlaufe geführt und der ganze Faden durch die Schlaufe gezogen (Abb. 7.21). Dann wird das lan-

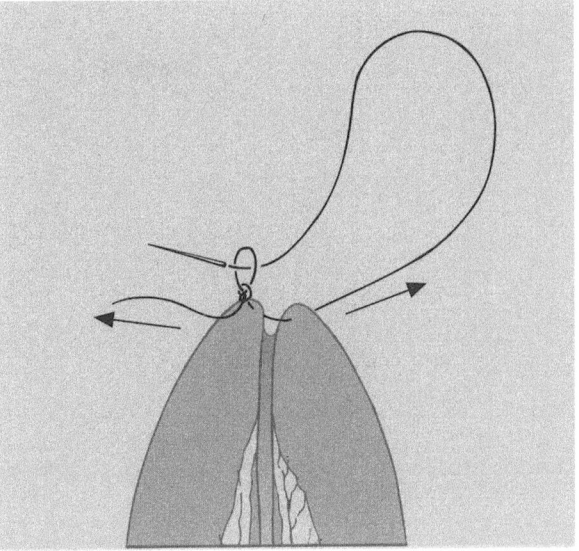

Abb. 7.21. Nach Durchstechen des Gewebes wird der Faden angezogen, bis der JSL-Knoten auf das Gewebe stößt. Die Spannung auf die Naht wird weiter gehalten, die Nadel umgedreht, durch die Schlaufe geführt und der ganze Faden durch die Schlaufe gezogen

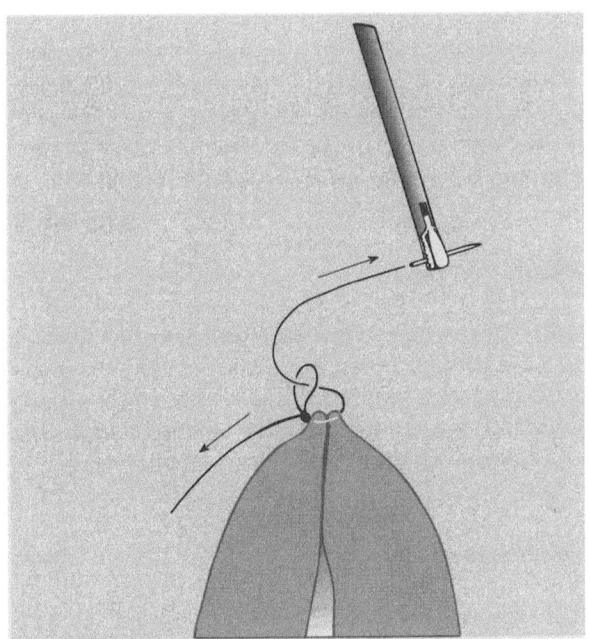

Abb. 7.22. Das lange Ende des Fadens wird nahe der Schlaufe gefaßt und das kurze Fadenende mit dem Nadelhalter in die entgegengesetzte Richtung gezogen, so daß der Faden blockiert wird

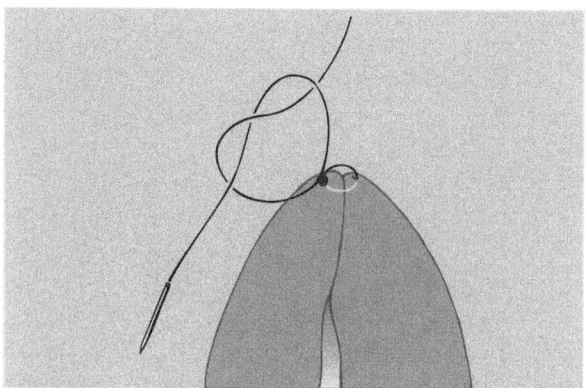

Abb. 7.23. Bei der Einzelknopfnaht erfolgt die definitive Blockierung des Knotens durch Anlage eines zusätzlichen einfachen Knotens (bei manchen Materialien sind 2 zusätzliche blockierende Knoten erforderlich)

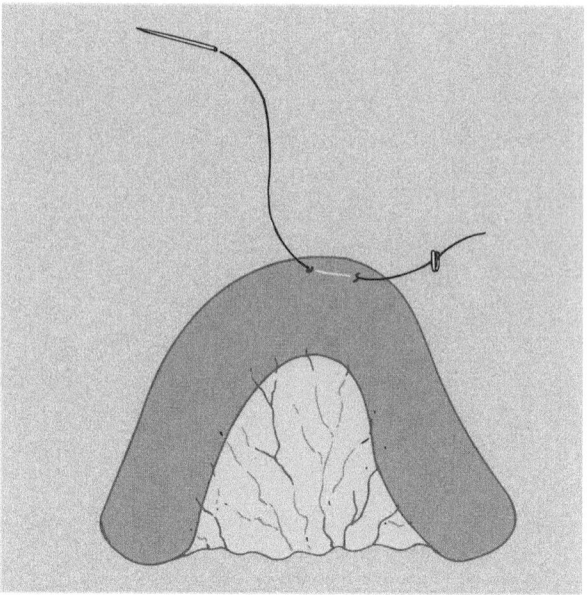

Abb. 7.24. Manche Chirurgen verwenden am Ende einer fortlaufenden Naht statt eines Knotens einen Clip. Diese Methode ist unzuverlässig, weil schon ein geringer Zug auf die Naht ausreicht, um den Clip abzustreifen

ge Ende des Fadens nahe der Schlaufe gefaßt, und das kurze Fadenende wird in die entgegengesetzte Richtung gezogen, wodurch der Faden blockiert wird. Eine definitive Blockierung des Fadens erfolgt dann durch Anlage eines zusätzlichen einfachen Knotens (Abb. 7.23).

Der zusätzliche blockierende Knoten ist nur bei der Einzelknopfnaht erforderlich (Abb. 7.23). Bei Verwendung von Seide reicht ein einziger zusätzlicher Knoten aus, bei anderen Materialien wie Polyamid, bei denen die Knoten nicht so gut halten wie bei Seide, sind 2 zusätzliche blockierende Knoten anzulegen.

Aberdeen-Knoten

Dieser Knoten eignet sich am besten, um eine fortlaufende Naht zu beenden. Nachdem 3 Schlingen gelegt und festgezogen wurden, wird der Faden durch die letzte Schlinge gefädelt, ehe die Schlinge durch Zug geschlossen und damit der Knoten gesichert wird.

Clips und Knotenersatz

Nichtabsorbierbare Metallclips (Titan) sind in verschiedenen Größen erhältlich. Wie in der konventionellen Chirurgie ist auch hier die Auswahl der richtigen Clipgröße für das zu verschließende Gefäß sehr wichtig. Die Clips müssen sehr sorgfältig gesetzt werden, bei Bedarf sollte ein 2. Clip angewendet werden. Seit kurzer Zeit sind auch Clipapplikatoren mit Magazinen erhältlich (Endoclip, American AutoStapler), bei denen die Clips automatisch zur Spitze transportiert werden. Mit diesen Clips ist ein schnelles, präzises Setzen von mehreren Clips nacheinander möglich, ohne daß das Instrument zum Nachladen herausgezogen werden muß, wodurch der Eingriff deutlich verkürzt werden kann.

Ein Nachteil dieser Clips ist immer noch die Gefahr des Abrutschens, besonders dann, wenn nicht die richtige Größe für die zu ligierende Struktur gewählt wurde oder wenn sie nicht im rechten Winkel gesetzt wurden bzw. bei Zug auf die geklippte Struktur. Ein weiterer Nachteil ist, daß die metallischen Clips zu Störeffekten bei der Computertomographie und bei der Kernspintomographie führen. In dieser Hinsicht stellen absorbierbare Clips aus PDS eine interessante Alternative zu den Metallclips dar. Es gibt Applikatoren, die deren Anwendung in der laparoskopischen Chirurgie ermöglichen. Auch hier ist die Auswahl der richtigen Clipgröße in Relation zum Gefäß sehr wichtig. Wenn der Clip zu klein ist, quillt das Gewebe über den Verschlußmechanismus hinaus, der dann nicht funktioniert. Ist der Clip dagegen zu groß, ist er nicht sicher verankert und kann vom Gefäß abrutschen. Die Resorption dieser Clips dauert ungefähr ein halbes Jahr.

Manche Chirurgen verwenden am Ende einer Naht statt eines Knotens einen Clip (Abb. 7.24). Diese Methode ist zweifellos zeitsparend, aber keineswegs zuverlässig, denn der Clip kann das Nahtmaterial nicht sicher festhalten, und schon ein geringer Zug auf die Naht hat ein Herausrutschen des Fadens zur Folge. Der einzige Clip, mit dem eine Naht zuverlässig gesichert werden kann, ist aus Silber und wird bei der endoluminalen Rektumchirurgie verwendet (s. Kap. 25). An der Entwicklung resorbierbarer Clips mit einer vergleichbaren Haltekraft wird derzeit gearbeitet.

Laparoskopische Naht

Die Beherrschung der endoskopischen Naht erfordert intensives Training am Phantom. Im Hinblick auf atraumatische Nähte, Nadeln, Nadelhalter und Hilfsmittel zum temporären Nahtverschluß von Organen in der laparoskopischen Chirurgie steht noch ein weites Feld für zukünftige Entwicklungen offen.

Die Nähte müssen atraumatisch sein; die Nadeln sind gerade oder höchstens an der Spitze gebogen (skiförmig), um das Fassen mit dem Nadelhalter und das Durchstechen des Gewebes zu ermöglichen. Es muß mit kurzen Fäden gearbeitet werden (nicht länger als 10 cm). Der Faden wird kurz hinter der Nadel mit einem 3-mm-Nadelhalter gefaßt und über eine Applikatorhülse von der linken Seite her in die Bauchhöhle eingeführt. Mit einem 5-mm-Nadelhalter, der von der rechten Seite her eingeführt wurde, wird die Nadel nahe am Faden gefaßt. Aus Sicherheitsgründen wird die Nadel immer so geführt, daß die Spitze in Richtung auf die Bauchwand zielt, um Verletzungen von Abdominalorganen zu vermeiden. Sowohl Einzelknopfnaht als auch fortlaufende Naht sind möglich, letztere ist einfacher und schneller auszuführen.

Für die Standardnahttechnik werden 2 Nadelhalter benötigt. Die Nadel wird mit dem 5-mm-Nadelhalter durch das Gewebe gestochen und mit dem 3-mm-Nadelhalter übernommen. Der 2. Nadelhalter faßt die Nadel nach dem Durchstich und zieht, bis sie kurz vor dem vollständigen Austreten aus dem Gewebe wieder vom 5-mm-Instrument übernommen wird (Abb. 7.25).

Fortlaufende Naht

Gegenwärtig wird die fortlaufende Naht in der endoskopischen Chirurgie hauptsächlich mit atraumatischen geraden 30-mm-Nadeln ausgeführt; wir verwenden jedoch 30-mm-Skinadeln. Um problemlos arbeiten zu können, sind bei der fortlaufenden Naht 3 Trokarhülsen erforderlich: 2 Zugänge sollten so liegen, daß die beiden Nadelhalter in Höhe der beabsichtigten Anastomose in einem rechten Winkel zueinander stehen; über den 3. Zugang, kopfwärts des Arbeitsgebietes plaziert, hält der Assistent den Faden nach jedem Stich unter Spannung, so daß er nicht zurückgleiten kann. Der Knoten für den Anfang der fortlaufenden Naht wird entweder als mikrochirurgischer Standardknoten angelegt oder aber in der Technik des Dundee-Knotens mit vorgeknotetem JSL-Knoten. Nach jedem Stich faßt der Assistent den Faden und sorgt dafür, daß die Spannung gleichmäßig auf die Naht verteilt ist. Dieses Vorgehen hat den zusätzlichen Vorteil, daß das Gewebe gespannt und stabilisiert wird, wodurch die Nadelpassage erleichtert wird (Abb. 7.26). Wenn der Faden zu Ende geht, bevor die Naht beendet ist, wird die Naht vom Assistenten gespannt gehalten, während eine neue Naht gelegt und intrakorporal so geknotet wird, daß das kurze Ende mindestens 2 cm Länge hat, um dann mit der 1. Naht verknotet zu werden.

Wir haben diese Technik für die Durchführung der Cholezystojejunostomie und der Gastroenterostomie eingeführt. Die fortlaufende hintere Nahtreihe wird mit tiefen seromuskulären Stichen angelegt, und die Hohlorgane werden erst später mit HF-Strom eröffnet. Danach wird die Vorderwand in derselben Technik genäht. Nach unseren bisherigen Erfahrungen treten aus dem Dünndarm nur geringe Mengen an Sekret aus, was möglicherweise auf den erhöhten intraabdominellen Druck zurückzuführen ist, durch den

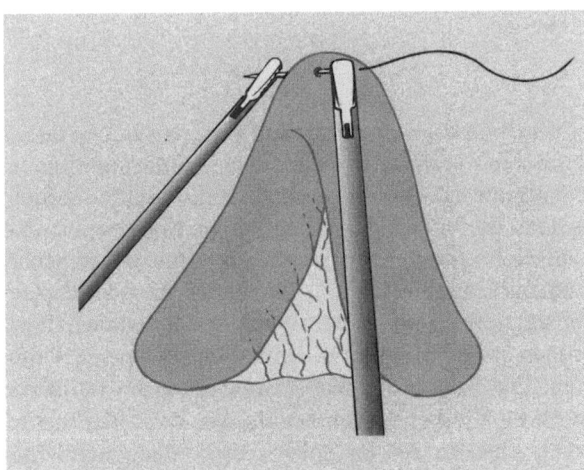

Abb. 7.25. Für die Standardnaht werden 2 Nadelhalter verwendet. Mit dem 5-mm-Nadelhalter wird die Nadel durch das Gewebe gestochen und mit dem 3-mm-Nadelhalter übernommen. Der 2. Nadelhalter faßt die Nadel nach dem Durchstich und zieht, bis sie kurz vor dem vollständigen Austreten aus dem Gewebe wieder vom 5-mm-Instrument übernommen wird

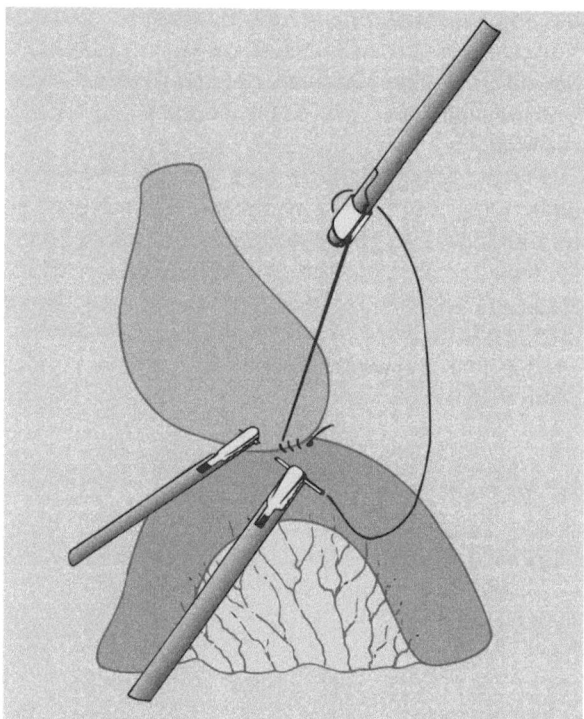

Abb. 7.26. Technik der fortlaufenden Naht. Nach jedem Stich faßt der Assistent den Faden und sorgt dafür, daß die Spannung gleichmäßig auf die Naht verteilt ist. Die Nahtreihe wird mit tiefen seromuskulären Stichen angelegt. Mit einem speziellen Nadelhalter mit gummibelegten Maulteilen kann die Spannung auf die Naht gut gehalten werden (Storz)

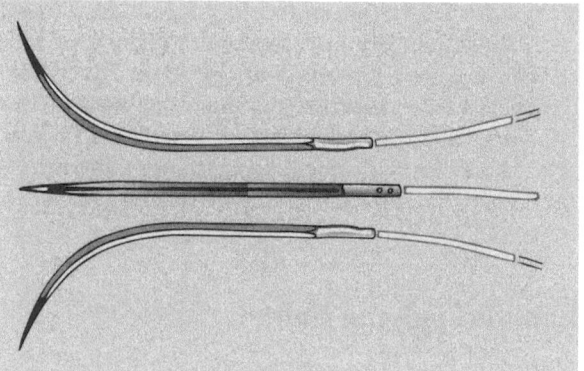

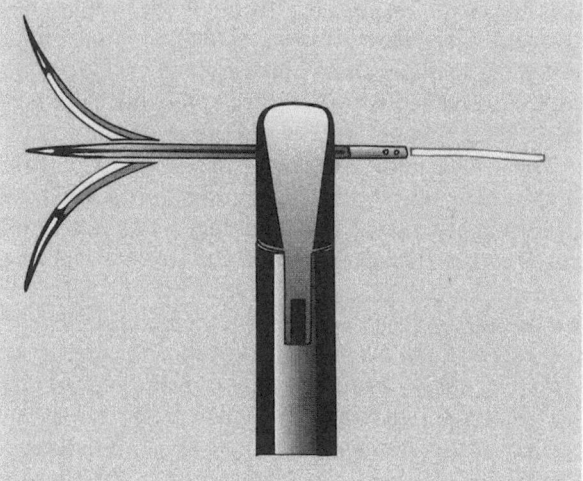

Abb. 7.27. a Endo-Skinadel, mit der das Wegkippen der Nadel bei der laparoskopischen Naht durch einen im Querschnitt dreieckigen Schaft vermieden wird. **b** Die Nadel rastet in einer von 3 möglichen Positionen in den Maulteilen des Nadelhalters nach Semm ein

der Darm komprimiert wird. Da bei einer Naht am Magen aber größere Mengen an Sekret austreten können, sind in diesem Fall Hilfsmittel zum temporären Verschluß erforderlich, d. h. laparoskopische Gewebeklemmen oder Verschlußballons (die durch eine kleine Stichwunde in den Magen eingeführt werden). Organe, die Flüssigkeit enthalten, wie z. B. die Gallenblase, werden vor dem Anlegen einer Anastomose leergesaugt.

Technische Probleme
mit den derzeitigen Nahtinstrumenten

Die oben beschriebenen Nadelhalter nach Semm haben einen großen Nachteil. Die Struktur der Maulteile ist zwar so beschaffen, daß ein Abgleiten der Nadel beim Nähen verhindert wird, aber die Maulteile greifen den Nadelschaft nicht fest genug, um ein Wegkippen der Nadel zu verhindern. Das bedeutet, daß gebogene Nadeln nicht verwendet werden können und daß man also auf die Verwendung der üblichen geraden Nadeln angewiesen ist, deren Nachteile beim Durchstechen des Gewebes bekannt sind. Wir haben dieses Problem durch die Entwicklung von atraumatischem Nahtmaterial (Vicryl, Seide, Nuralon) mit Skinadeln gelöst, die an der leicht gebogenen Spitze rund sind und einen geraden, im Querschnitt dreieckigen Schaft haben (Ethicon, USSC). Die Nadel wird an diesem Schaft gefaßt und rastet in einer von 3 möglichen Positionen in den Maulteilen des Nadelhalters nach Semm ein: Die Spitze der Nadel steht dann entweder im rechten Winkel zu den Maulteilen des Nadelhalters oder aber zu dessen Spitze bzw. entgegengerichtet (Abb. 7.27).

Alternativ können Nadelhalter nach Cook verwendet werden, die nach einem anderen Prinzip greifen, wodurch das Problem des Drehens der Nadel vollständig ausgeschaltet wird. Diese Instrumente haben jedoch 2 Nachteile: Zum einen ist es schwierig, damit intrakorporale Knoten herzustellen, zum anderen kann mit einem bestimmten Nadelhalter die Nadel nur in einem Winkel gehalten werden. Das bedeutet, daß 3 verschiedene Nadelhalter verwendet werden müssen: die Standardausführung (rechtwinkelig), eine Ausführung für die linke Hand (Nadel nach links abgewinkelt) und eine für die rechte Hand (Nadel nach rechts abgewinkelt).

Klammergeräte

Durch die Möglichkeit, Gewebe unter Verwendung von Klammergeräten zu verbinden, kann das Spektrum der laparoskopischen Chirurgie im gastrointestinalen Bereich beträchtlich erweitert werden. Zum gegenwärtigen Zeitpunkt sind die Einsatzmöglichkeiten jedoch noch beschränkt. Mit dem seit kurzem auf dem Markt befindlichen Endo-GIA von Auto-Suture kann eine Klammerreihe von 3 cm Länge angelegt werden. Das Gerät eignet sich zum Verschluß bzw. zum Absetzen des Stumpfes bei der laparoskopischen Appendektomie, zur Versorgung von Bullae der Lunge und für Wedgeresektionen an der Lunge. Zweifellos gibt es für dieses Gerät noch weitere Einsatzmöglichkeiten, gegenwärtig wird es zur Durchführung von Anastomosen im Gastrointestinaltrakt und von Kolonresektionen erprobt.

Teil II. Eingriffe am Thorax

8 Allgemeine Grundlagen der thorakoskopischen Chirurgie

A. CUSCHIERI

Einleitung

Der wesentliche Vorteil der thorakoskopischen Chirurgie für den Patienten liegt zweifellos in der Vermeidung der Thorakotomie. Abgesehen von den unmittelbaren Folgen der Thorakotomie, die häufig mit einer kardiorespiratorischen Dekompensation verbunden ist und postoperativ unterstützende Maßnahmen für die Atmung und die Herzleistung notwendig macht, erstreckt sich die Erholungsphase über einen Zeitraum von mehreren Monaten, besonders beim älteren Menschen und bei Patienten mit vorbestehenden Herzerkrankungen. Schmerzen, einschließlich interkostaler Neuralgien, sind eine sehr häufige Folge der Thorakotomie. Der positive Effekt der Operation wird durch das Problem der Schmerzen beeinträchtigt, die oft eine lange medikamentöse Behandlung, in manchen Fällen sogar die Überweisung in eine Schmerzklinik notwendig machen. Häufig ist auch eine Fixation des Schulterblattes an der Brustwand oder sogar die Versteifung der Schulter zu beobachten, die dann eine aktive krankengymnastische Behandlung erfordern.

Instrumente und Zugänge

Gegenwärtig werden noch dieselben Instrumente verwendet wie für die laparoskopischen Eingriffe (s. Kap. 2). Allerdings wird z. Z. an der Entwicklung spezifischer gebogener Instrumente für thorakale Operationen gearbeitet (Storz), durch welche das chirurgische Vorgehen erleichtert werden wird. Neben der instrumentellen Basisausstattung sind folgende Ausrüstungsgegenstände erforderlich: eine 5-mm- und eine 8- bzw. 10-mm-Vorausblickoptik mit 30 °-Abwinkelung, Xenon- oder Halid-Lichtquelle, elektronischer Insufflator, Endokamera, ein leistungsstarkes Saug-/Spülsystem und ein HF-Generator. Der HF-Generator sollte möglichst mit einer automatischen Steuerung ausgestattet sein, um auch bei der Verwendung modulierten Stromes eine gleichförmige Koagulation zu garantieren. Monopolare und bipolare Anschlüsse müssen vorhanden sein.

Grundsätzlich sind 3 verschiedene Formen des Zuganges bei der thorakoskopischen Chirurgie möglich: Eingriffe mit dem Operationsthorakoskop (Ein-Einstich-Technik), mit mehreren Einstichen und mit mediastinalem Zugang.

Eingriffe mit dem Operationsthorakoskop (Ein-Einstich-Technik)

Mit dieser Vorgehensweise hat Wittmoser bahnbrechende Leistungen auf thorakoskopischem und retroperitonealem Gebiet geleistet. Es wird nur eine einzige Trokarhülse verwendet, in welcher Optik und Instrumente einschließlich HF-Sonden und Saug-/Spülrohr untergebracht sind (Abb. 8.1). Diese Technik ist ideal für die Ausführung von Denervierungseingriffen wie Sympathektomie und Vagotomie.

Eingriffe mit mehreren Einstichen

Diese Technik wurde in Dundee entwickelt. Neben einem Zugang für die Optik werden unter thorakoskopischer Sicht 3 oder 4 Hilfstrokare für die Instrumente eingeführt, die für eine Präparation in zweihändiger Technik erforderlich sind. Diese Art des Vorgehens ist für die Pleurektomie, die Präparation des Ösophagus und für die ösophageale Myotomie erforderlich (s. Kap. 10 und 11). Flexible Trokarhülsen sind für thorakoskopische Eingriffe sehr viel besser geeignet als starre.

Zugang über das Mediastinum

Diese Technik wurde von Bueß et al. entwickelt und sie wird bei der periviszeralen Dissektion des Ösophagus angewendet (s. Kap. 12). Der Zugang zum Mediastinum erfolgt über eine zervikale Standardinzision am vorderen linken M. sternocleidomastoideus

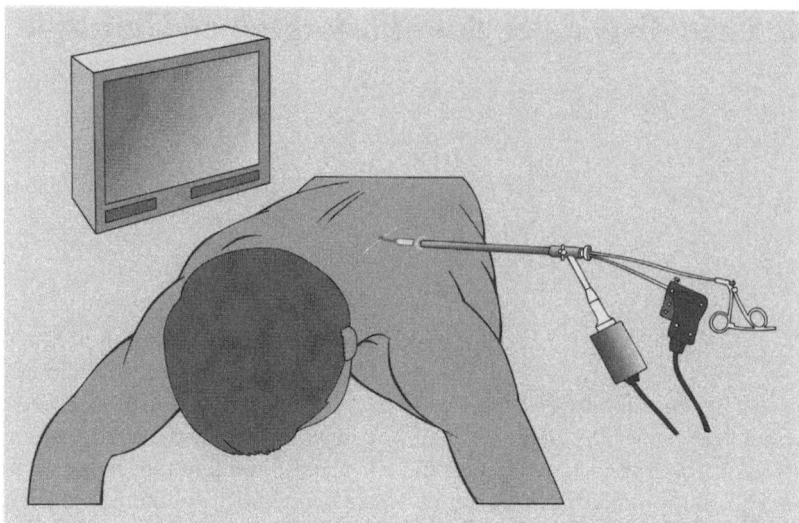

Abb. 8.1. Verfahren nach Wittmoser mit dem Operationsthorakoskop (1 Einstich)

mit einem speziell dafür entwickelten Operationsmediastinoskop.

Anästhesie, Lagerung des Patienten und Monitoring

Anästhesie

Eine endotracheale Allgemeinanästhesie ist notwendig. Wenn keine spezifische Indikation vorliegt, ist kein Doppellumentubus (Carlens) erforderlich; der einfache endotracheale Standardtubus ist ausreichend, da das Kollabieren der Lunge über die Steuerung der Gaszufuhr und des Insufflationsdruckes erreicht werden kann (s. unten).

Lagerung des Patienten

Eingriffe am Thorax erfordern, besonders beim Verfahren mit mehreren Einstichen, eine Lagerung des Patienten, die ein maximales Verschieben des Schulterblattes nach oben und eine maximale Öffnung der Zwischenrippenabstände ermöglicht. Dies wird durch die Standardlage für die posterolaterale Thorakotomie mit gut abduziertem Arm und abgeknicktem Operationstisch erreicht, so daß die Rippen so weit wie möglich gespreizt werden (Abb. 8.2). Für die endoskopische Ösophagektomie wird der Patient anders gelagert (s. Kap. 12).

Monitoring

Das kontinuierliche intraoperative Monitoring der Herz-Kreislauf- und Beatmungsparameter ist außerordentlich wichtig. Die folgenden Herz-Kreislauf-Parameter müssen überwacht werden: EKG sowie arterieller und zentralvenöser Blutdruck. Diese Werte sind von entscheidender Bedeutung für die frühzeitige Erkennung von Arrhythmien, und das kritische Absinken des Herzminutenvolumens ist bedingt durch einen zu hohen intrathorakalen Druck. Bei Patienten mit Myokarderkrankung wird ein Swan-Ganz-Katheter gelegt, um den Wedgedruck und die Auswurfleistung des Herzens bestimmen zu können. Der Gasaustausch wird durch ein Monitoring mit Pulsoxymetrie und CO_2-Messung in der Ausatmungsluft kontrolliert. Blutgasanalysen werden in Abhängigkeit vom Verlauf der Operation durchgeführt.

Positionierung der Trokarhülsen für den Mehrstichzugang

Bei der thorakoskopischen Chirurgie hat die Verwendung von Einmaltrokaren mit Schutzhülsen keinen besonderen Vorteil, da der Primäreinstich mit einer

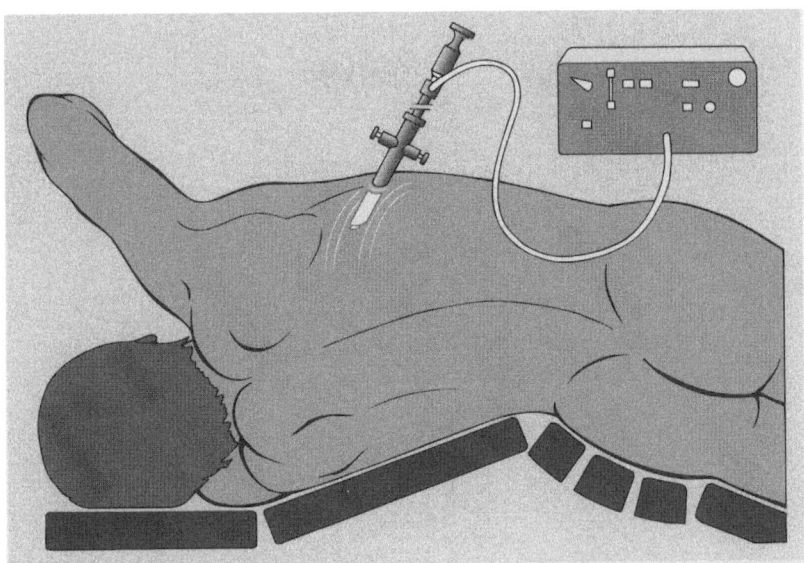

Abb. 8.2. Lagerung des Patienten für die thorakoskopische Operation. Durch die Standardflachlage für die posterolaterale Thorakotomie mit gut abduziertem Arm und abgeknicktem Operationstisch können die Rippen so weit wie möglich gespreizt werden

anderen Technik durchgeführt wird und alle weiteren Trokare unter thorakoskopischer Sicht eingestochen werden.

Für den Eingriff mit mehreren Einstichen sind 4 (manchmal auch 5) Zugänge erforderlich (Abb. 8.3). Kaudal werden 2 große (11,5 mm) Trokarhülsen für die 10-mm-30°-Vorausblickoptik und für den Clipapplikator bzw. die Zange mit den Tupfern für die stumpfe Präparation plaziert. Die beiden kranial gelegenen Zugänge (je 5,5 mm) sind für Operationsinstrumente wie Greifzangen, Scheren usw. bestimmt. Die genaue Stelle der Plazierung dieser Hilfstrokare ist wichtig, denn beim Wechsel der Optik von der vorderen zur hinteren Trokarhülse muß auch dort die Sicht auf den gesamten Brustraum möglich sein und die Instrumente müssen überall Zugang haben.

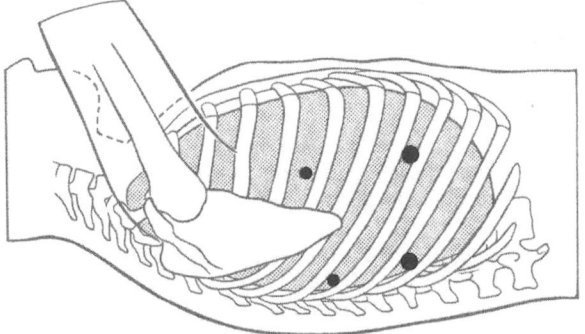

Abb. 8.3. Für Eingriffe mit mehreren Einstichen an der Lunge und am Ösophagus sind mindestens 4 Zugänge erforderlich

Primäreinstich

Wenn die Lunge noch nicht kollabiert ist, wie z. B. bei einer liegenden interkostalen Drainage, muß der Primäreinstich (anterior kranial, 5,5 mm) unter direkter Sicht unter Anwendung einer speziellen Technik vorgenommen werden, um eine Verletzung des Lungenparenchyms auszuschließen. Diese Technik umfaßt die folgenden Schritte:

1. Durch eine kleine Hautinzision wird ein 5,5-mm-Trokar mit Hülse durch das subkutane Gewebe in die interkostale Muskelschicht eingeführt (Abb. 8.4). Danach wird der Trokar entfernt und eine 5-mm-Optik eingesetzt, die Gaszufuhr über die Trokarhülse wird angeschlossen und die Insufflation wird bei niedrigster Floweinstellung und einem maximalen Druck von 6 mm Hg eingeschaltet.
2. Die Trokarhülse wird nun durch Drehung und gefühlvolles Vorschieben vor der Optik in den subpleuralen Raum eingebracht (Abb. 8.5). Wenn die Pleura parietalis nicht mit dem Lungenparenchym verwachsen ist, wird eine dünne, durchscheinende Gewebeschicht mit feinen Gefäßen sichtbar. Durch diese Schicht wird ein sicheres Eintrittsplanum definiert, durch welches die abgeschrägte Spitze der Trokarhülse durch vorsichtiges Hin- und Herdrehen weiter vorgeführt wird.

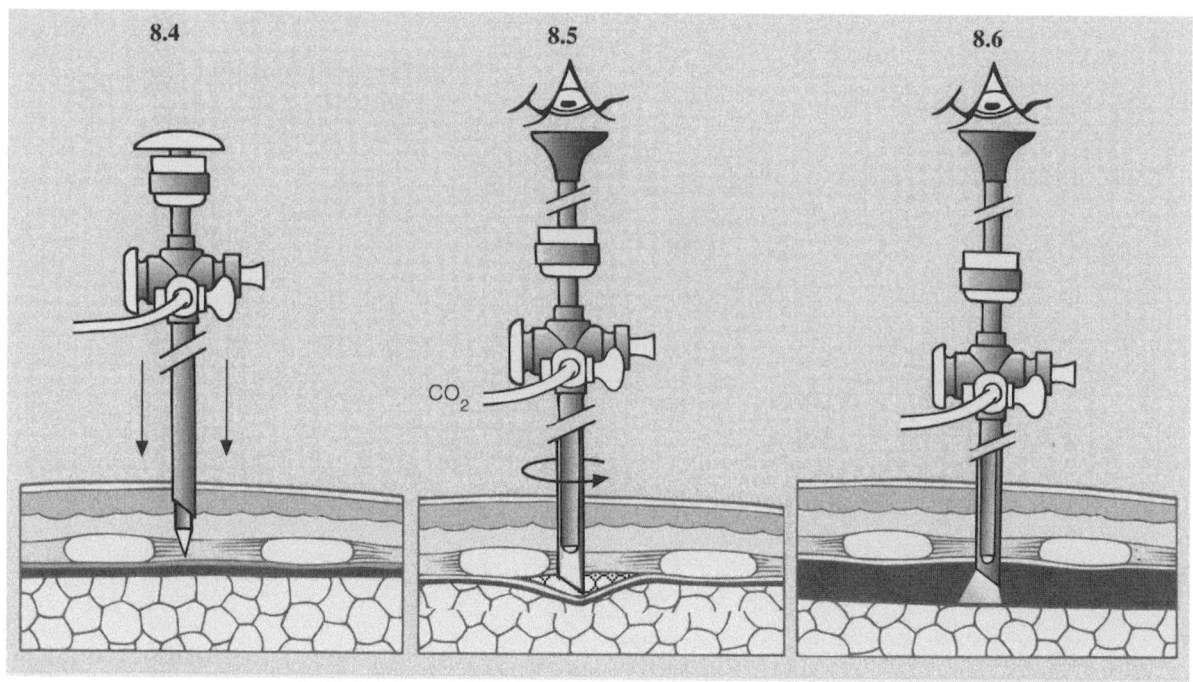

Abb. 8.4. Ein 5,5-mm-Trokar mit Hülse wird durch das subkutane Gewebe in die interkostale Muskelschicht eingeführt. Danach wird der Trokar entfernt und eine 5-mm-Optik eingesetzt

Abb. 8.5. Die Trokarhülse wird durch Drehung und kontrolliertes Vorschieben vor der Optik in den subpleuralen Raum eingebracht. Wenn die Pleura parietalis nicht mit dem Lungenparenchym verwachsen ist, wird eine dünne, durchscheinende Gewebeschicht mit feinen Gefäßen sichtbar. Durch diese Schicht wird ein sicheres Eintrittsplanum definiert, durch welches die abgeschrägte Spitze der Trokarhülse durch vorsichtiges Hin- und Herdrehen weiter vorgeführt wird

Abb. 8.6. Sobald die Trokarhülse die Pleura parietalis passiert hat, kollabiert der darunterliegende Lungenflügel durch den Effekt des Gasdruckes und der Elastizität des Lungengewebes, so daß die Optik zur Exploration der Pleurahöhle eingeführt werden kann

3. Sobald die Trokarhülse die Pleura parietalis passiert hat, kollabiert der darunterliegende Lungenflügel durch den Effekt des Gasdruckes und der Elastizität des Lungengewebes, so daß die Optik zur Exploration der Pleurahöhle eingeführt werden kann (Abb. 8.6). Bei Verwachsungen der Lunge mit der Pleura parietalis zeigt diese bei der Inspektion mit der Optik vom extrapleuralen Raum aus ein weißliches, nicht durchscheinendes Aussehen. In diesem Fall wird die Trokarhülse in eine andere Richtung bewegt, um eine sichere Stelle für den Zugang zu suchen. Das obige Vorgehen erübrigt sich bei Patienten mit einer liegenden interkostalen Drainage. In diesem Fall wird die Thoraxdrainage an den elektronischen Insufflator angeschlossen und mit einer niedrigen Flowrate bis zur Höhe von 6 mm Hg insuffliert. Anschließend wird der obere anteriore 5,5-mm-Trokar in der typischen Weise eingeführt. Daraufhin wird die Gaszufuhr an die Trokarhülse angeschlossen und der Thoraxschlauch kann entfernt werden. Die 5-mm-Optik wird für einen ersten Rundblick und zur Kontrolle der weiteren Einstiche eingeführt.

CO_2-Insufflation

Die CO_2-Insufflation erfüllt in der thorakoskopischen Chirurgie den Zweck, die Lunge zum Kollabieren zu bringen. Dies wird durch Variieren der Flowmenge und des Druckes im Thoraxraum erreicht. Dabei darf der Druck innerhalb des Hemithorax 6 mm Hg nicht überschreiten, um eine Verlagerung des Mediastinums mit der Folge eines Abfalls des Herzminutenvolumens zu verhindern. Die Gaszufuhr sollte 1 l/min niemals überschreiten. Für die Sicherheit des Patienten ist bei thorakoskopischen Eingriffen ein vollständiges kardiales Monitoring (s. oben) absolut unabdingbar. Da beim thorakoskopischen Vorgehen das Lungenparenchym nicht in der Weise wie beim offenen Vorgehen mechanisch komprimiert wird, findet eine sehr rasche Ausdehnung der Lunge am Ende des Eingriffes statt.

Präparation, Hämostase und Nahttechnik

Die 10-mm-30°-Vorausblickoptik ist für thorakoskopische Eingriffe zweifellos am besten geeignet, weil sie dem Operateur den Blick von oben auf den Situs erlaubt und einen raschen Wechsel des Sichtfeldes durch Drehung der Optik ermöglicht. Für Eingriffe am Mediastinum und im unteren Teil des Thorax kann auch eine 45°-Optik erforderlich sein. Im weiteren Verlauf müssen u. U. die Zugänge von Optik und Präparationsinstrumenten gewechselt werden, um eine reibungslose Präparation zu ermöglichen.

Die grundlegenden chirurgischen Techniken der thorakoskopischen Chirurgie erfordern ein zweihändiges Vorgehen; es gelten die in den Kap. 7 und 13 beschriebenen allgemeinen Grundprinzipien. Für die Ligatur von Lungenbullae werden am besten vorgefertigte Endoligaturen aus Chromcatgut verwendet. Die Elektrokoagulation erfolgt bei thorakoskopischen Eingriffen vorzugsweise mit der bipolaren Technik. Arterielle Gefäße, die direkt von der Aorta abgehen, sollten – wenn möglich – mit Clips versorgt und nicht koaguliert werden. Unter allen Umständen muß die Blutstillung äußerst sorgfältig durchgeführt werden, da selbst kleinste Sickerblutungen sich im Bereich des Mediastinums ansammeln und dann die Sicht beeinträchtigen können. Häufig ist dann eine Spülung mit heparinisierter Kochsalzlösung nötig, um ein freies Sichtfeld zu erhalten.

Simultane flexible Endoskopie

Bei thorakoskopischen Eingriffen am Ösophagus ist die gleichzeitige Anwendung eines flexiblen Endoskops sehr hilfreich. Besonders beim linksthorakalen Vorgehen kann aufgrund der versteckten Lage des Ösophagus in seinem Lager zwischen Aorta und Wirbelsäule seine Lokalisierung teilweise schwierig sein, v. a. wenn sich Blut in dieser Region ansammelt und dadurch die Sicht auf das Organ zusätzlich beeinträchtigt ist.

Durch den gleichzeitigen Einsatz der flexiblen Endoskopie kann dieses Problem gelöst werden. Dabei wird zunächst das Gastroskop eingeführt und die Instrumentenspitze bis zum gastroösophagealen Übergang vorgeschoben. Beim Vorschieben sollte darauf geachtet werden, daß möglichst wenig Luft insuffliert wird. Die Lichtquelle des flexiblen Endoskops sollte während des ganzen Eingriffes eingeschaltet bleiben. Auf diese Weise kann der untere Abschnitt des Ösophagus gleich zu Beginn der Präparation mit Hilfe des durchscheinenden Lichtes leicht identifiziert werden (s. Kap. 11). Die Präparation wird auch erheblich erleichtert, wenn der Ösophagus durch Abwinkeln der Spitze des flexiblen Endoskops aus seinem Lager hervorgehoben wird (s. Kap. 11). Im weiteren Verlauf des Eingriffes werden auch die weiteren Abschnitte der Speiseröhre auf dieselbe Weise angehoben.

Thoraxdrainage

Eine Thoraxdrainage ist nach thorakoskopischen Eingriffen grundsätzlich ratsam, nach der Ligatur von Lungenbullae und Pleurektomie wegen Pneumothorax ist sie zwingend notwendig. Der Drain wird durch die vordere Inzision der 11,5-mm-Trokarhülse unter Sicht eingeführt, um die exakte Plazierung an der gewünschten Stelle sicherzustellen. Beim thorakoskopischen Eingriff wird die mechanische Retraktion der Lunge weitgehend überflüssig; die bei der Thorakotomie häufig vorkommenden Komplikationen der Kompression, d. h. ein weiterbestehender Kollaps des Gewebes mit seinen entsprechenden Spätfolgen, sind dadurch praktisch eliminiert und die Ausdehnung der Lunge stellt sich in der Regel sehr rasch ein; sie ist nach 12–24 h wieder vollständig und die Thoraxdrainage kann entfernt werden.

9 Thorakoskopische Sympathektomie und Vagotomie

R. WITTMOSER

Indikationen

Periphere Durchblutungsstörungen der oberen Extremität

Die vasomotorischen Fasern für Finger und Hand steigen vom 5. bis 3. thorakalen Sympathikusganglion im Grenzstrang auf, durchsetzen das Ganglion stellatum und schließen sich dem Armplexus an (Abb. 9.1). Die vielfach geübte Exstirpation des Ganglion stellatum ist daher nicht notwendig und wegen ihrer Nebenerscheinungen (Horner-Syndrom) kontraindiziert. Die endoskopische selektive mikrochirurgische Durchtrennung der Rr. communicantes des 5., 4. und 3. Ganglions erfaßt die vasomotorischen Fasern präganglionär, was für die Verbesserung der Langzeitergebnisse von Bedeutung ist. Postganglionär können die langen vasomotorischen Fasern im Truncus interganglionaris zwischen dem 3. und 2. Sympathikusganglion auf der 3. Rippe erfaßt werden.

Hyperhidrosis

Die Lokalisation ist sehr verschieden, wobei jede Zone zwischen Kopf und Planta pedis betroffen sein kann (Abb. 9.2). Am häufigsten und schwersten ist die Beteiligung von Hand und Achselhöhle. Thorakoskopisch können entsprechend dem streng segmentären Verlauf der sudomotorischen Fasern die Hauptschweißzonen selektiv sowohl in den Zervikalsegmenten als auch im ganzen thorakoabdominalen Bereich bis zum 12. Thorakalsegment ausgeschaltet werden.

Schädel-, Gesichts- und Halshyperhidrosis. Als Einzellokalisation relativ selten, jedoch besonders belastend. Es genügt die selektive Ausschaltung der Rr. communicantes, möglichst auch der kaudalen Communicantesgruppe von Th_1 (Abb. 9.3). Eine interganglionäre Ausschaltung müßte zwischen Th_2 und Th_1 auf der 2. Rippe erfolgen, würde jedoch die postganglionären Fasern für die obere Extremität miterfassen.

Hand-Arm-Hyperhidrosis. Im Vordergrund der Belastung stehen Finger und Handfläche. Die sudomotorischen Fasern werden durch selektive präganglionäre Durchtrennung der Rr. communicantes des 5., 4. und 3. Thorakalganglions erfaßt. Falls nur Finger und Hand betroffen sind, die Brustwandzonen ausgespart werden sollen und die Achselhöhle nicht betroffen ist, kann die Ausschaltung auch postganglionär im Trun-

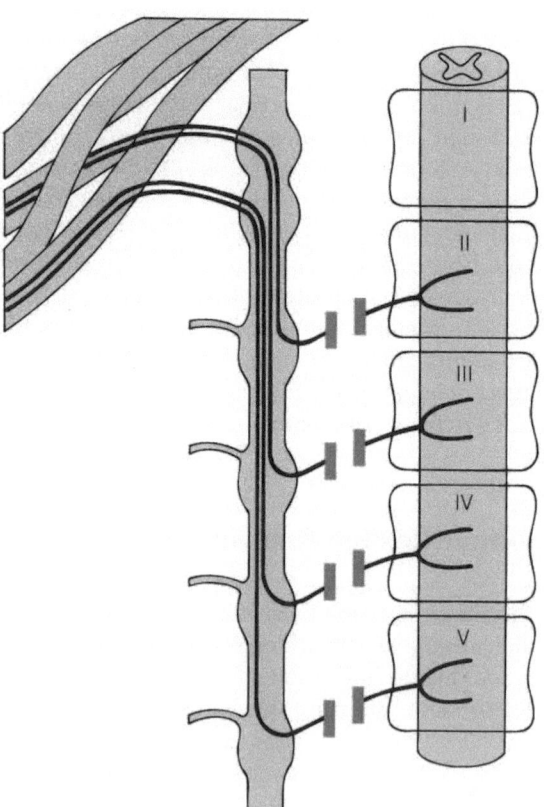

Abb. 9.1. Verlauf der Sympathikusfasern für Finger, Hand und Arm. Sie ziehen als lange Fasern durch die Rr. communicantes des 2. oder 3. bis 5. Segments. Nach Umschaltung in den zugeordneten Sympathikusganglien im Grenzstrang durch die Trunci interganglionares verlaufen sie kranialwärts und durchsetzen das Ganglion stellatum, um sich dem Plexus brachialis anzuschließen (*rot* Durchtrennungsstellen). (Schematischer, seitlicher Schnitt der Wirbelsäule)

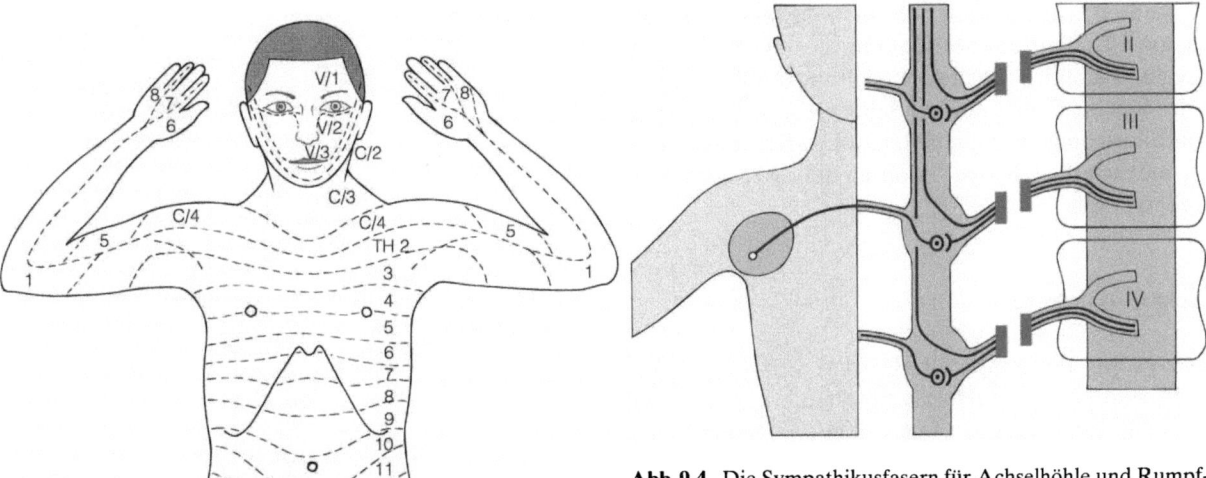

Abb. 9.2. Segmentverteilung im Bereich der oberen Quadranten. Infolge des kranial aufsteigenden Verlaufs der Sympathikusfasern werden bei $Th_{2/1}$ auch die zervikalen Segmente und die Trigeminuszonen, also Hals und Gesicht, erfaßt. Die Grenze zwischen Th_4 und Th_5 verläuft in Höhe der Mamilla, die Grenze zwischen Th_9 und Th_{10} in Höhe des Nabels

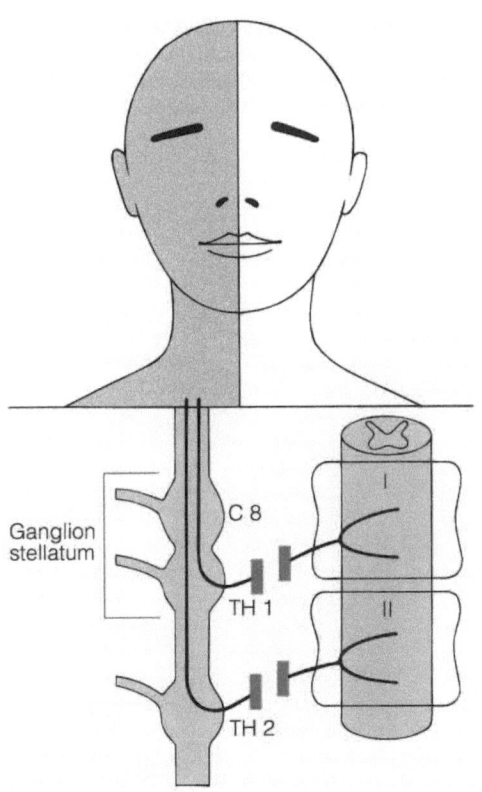

Abb. 9.3. Die Sympathikusfasern für Gesicht und Schädel verlaufen vorwiegend über die Rr. communicantes von Th_2, u. U. über kaudale Bündel von Th_1. Sie steigen longitudinal kranialwärts im Grenzstrang auf und durchsetzen das Ganglion stellatum sowie die oberen Zervikalganglien (*rot* Durchtrennungsstellen)

Abb. 9.4. Die Sympathikusfasern für Achselhöhle und Rumpfzonen verlaufen streng segmental; interganglionäre Ausschaltungen sind deshalb nicht erfolgreich, sondern die Rr. communicantes müssen segmentweise erfaßt werden (*rot* Durchtrennungsstellen)

cus interganglionaris zwischen Th_3 und Th_2 auf der 3. Rippe erfolgen.

Achselhöhlenhyperhidrosis. Eine häufige, meist sehr belastende Lokalisation (Abb. 9.4). Da die Achselzone durch kurze, segmental verlaufende sudomotorische Fasern versorgt wird, ergibt nur die segmentäre Ausschaltung der Rr. communicantes befriedigende Ergebnisse. Die Achselhöhle wird zentral von Th_3 versorgt, der kaudale Rand von Th_4; eine sichere Ausschaltung sollte Th_2–Th_4 erfassen.

Rumpfzonenhyperhidrosis. Die streng sudomotorisch-segmental innervierten Rumpfzonen können ebenfalls nur durch direkte Unterbrechung der Rr. communicantes ausgeschaltet werden. Die individuelle Lokalisation der hyperhidrotischen Zonen wird durch einen Flächenschweißtest präoperativ dargestellt und postoperativ durch die exakte Positionierung der Ausschaltung verifiziert. Bei der häufigeren Lokalisation im vorderen Brustkorbbereich und oberen Rücken wird Th_3–$Th_{8/9}$ ausgeschaltet, Abdomen und unterer Rücken können bei Th_{10}–Th_{12} erfaßt werden.

Erythrodermiesyndrom

Das wiederholte, grundlose Einschießen flammender Röte, meist in den ganzen Gesichts-, Ohren-, Stirn- und Halsbereich, das v. a. durch den Kontakt mit Menschen ausgelöst wird, ist ein wenig gewürdigtes, den

Patienten jedoch meist schwer belastendes Krankheitsbild. Die Funktionsstörung des sympathischen Systems läßt sich durch Ausschaltung der Rr. communicantes des 2. und der kaudalen Gruppe des 1. Sympathikusganglions beheben. Etwaige Rr. anastomotici, die über die 1. Rippe verlaufen, sollen zusätzlich erfaßt werden.

Schmerzsyndrom

Nozitrope, im Sympathikussystem verlaufende Fasern sind an der Schmerzsymptomatik entscheidend beteiligt (Struppler u. a.) und stehen in vielen Fällen im Vordergrund des pathophysiologischen Geschehens, wie z. B. bei kausalgiformen Syndromen, bei der posttraumatischen schmerzbedingten Reflexdystrophie sowie bei Oberbauchschmerzsyndromen.

Bei der *sympathogenen Reflexdystrophie der oberen Extremität* werden die Rr. communicantes Th_3–Th_5 oder die interganglionären Fasern zwischen Th_3 und Th_2 ausgeschaltet.

Bei *Schmerzsyndromen der Brustwand* muß die Ausschaltung die segmentmäßig zugeordneten Fasern in den Rr. communicantes des Bereichs zwischen $Th_{2/3}$ und $Th_{8/9}$ erfassen.

Oberbauchschmerzsyndrome. Vor allem bestimmte Formen der chronischen Pankreatitis, seltene „Postcholezystektomiesyndrome" ohne pathologisches anatomisches Substrat, inoperable Oberbauchkarzinome, Angina intestinalis sowie Ulcus pepticum jejuni.

Die Schmerzleitung für die Oberbauchorgane erfolgt über die Nn. splanchnici: Für Magen und Gallenblase genügt die Ausschaltung der Radices splanchnici $Th_{5/6}$–Th_8, für das Pankreas sollte die Ausschaltung bis Th_{11} reichen.

Asthma bronchiale

Die selektive Ausschaltung der Rr. bronchiales des Vagus (Abb. 9.5) kann die Bronchialspastik beeinflussen bzw. beheben (tierexperimentell gegenüber bronchokonstriktorischen Reizen jeder Genese; Ulmer et al. 1982). Wie wir bereits in den 50er Jahren zeigen konnten, ist die selektive Vagotomie rechts (Abb. 9.5) kaudal des Azygosbogens, sowie links (Abb. 9.6) kaudal des Aortenbogens im Bereich des Lungenhilus thorakoskopisch durchführbar. Eine zusätzliche Sympathikotomie für den Bronchialbereich ist nicht obligat.

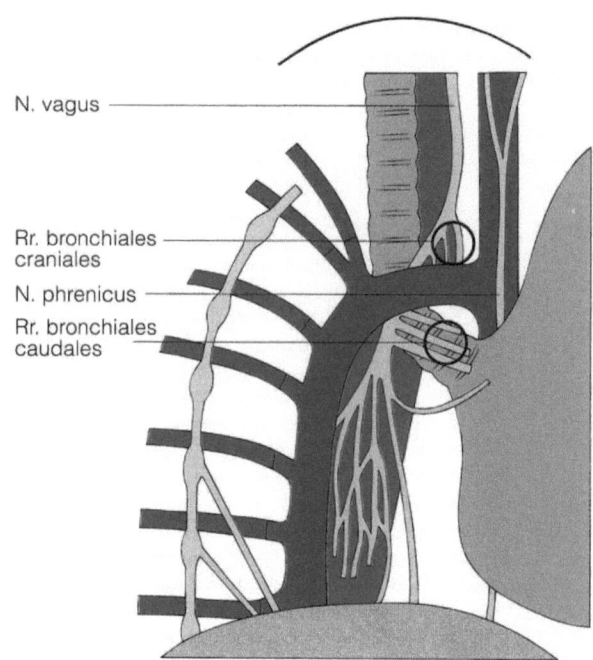

Abb. 9.5. Der Vagusstamm tritt rechts unter dem Azygosbogen durch, gibt oberhalb desselben bereits Rr. bronchiales craniales ab, und knapp kaudal des Azygosbogens die Hauptgruppen der Rr. bronchiales. Auch ein R. bronchialis imus kann von einem Truncus abdominalis ventralis abgehen. Der N. phrenicus verläuft weiter ventral auf dem Truncus venosus

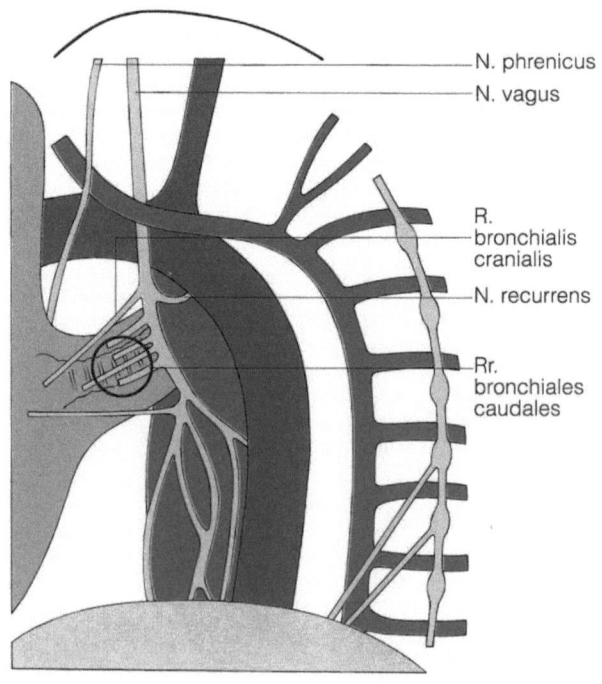

Abb. 9.6. Der Vagushauptstamm verläuft links über den Aortenbogen in das Hilusgebiet, wo ventrolateral die Rr. bronchiales in mehreren Gruppen abgehen. Knapp kranial davon zieht medial der N. recurrens unter den Aortenbogen. Die V. hemiazygos ist meist relativ kleinkalibrig ausgebildet

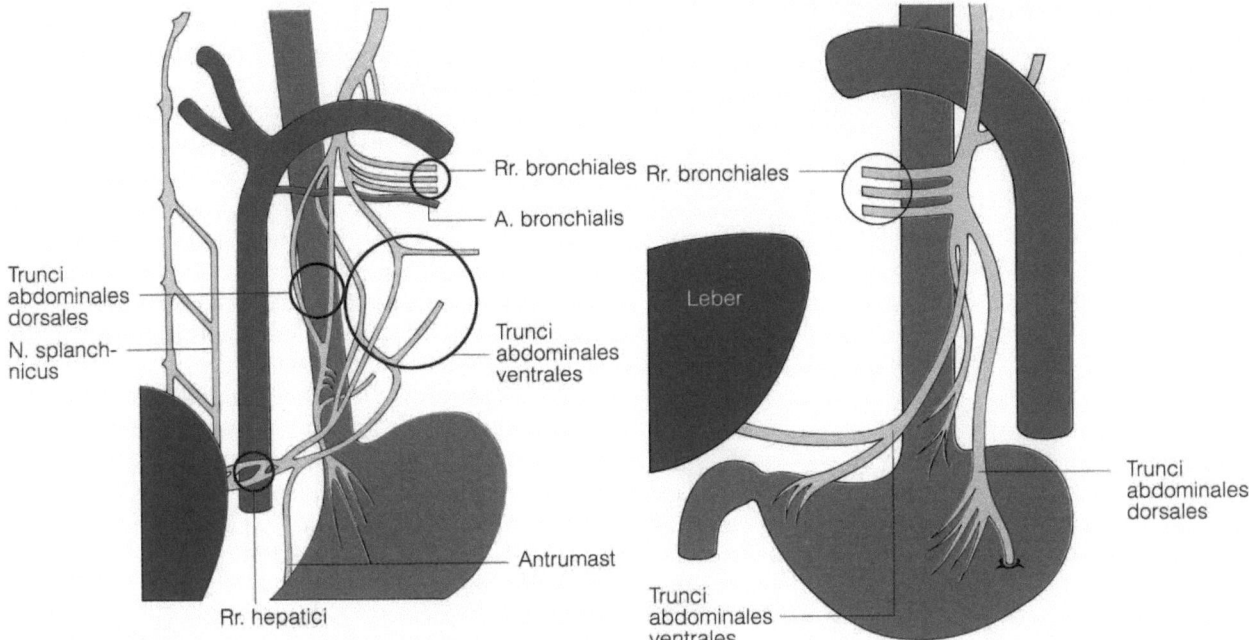

Abb. 9.7. Vagusverzweigung rechts: Es läßt sich unterscheiden zwischen Trunci abdominales dorsales, die dem Fundus-Corpus-Gebiet zugeordnet sind, und Trunci abdominales ventrales, die vorwiegend Antrum und Leber versorgen

Abb. 9.8. Vagusverzweigung links: Die Trunci abdominales dorsales ziehen zum Fundus und Corpus, die Trunci abdominales ventrales vorwiegend zu Antrum und Leber

Ulcus pepticum

Beim Ulcus pepticum jejuni stellt die thorakoskopische Vagotomie im Bereich der Trunci abdominales heute das Verfahren der Wahl dar (Abb. 9.7 und 9.8). Wir fügen immer eine Splanchnikotomie bei $Th_{5/6}$–Th_8 hinzu. Beim primären Ulcus pepticum duodeni können thorakoskopisch semiselektive Ausschaltungen der Trunci abdominales dorsales durchgeführt werden, ebenfalls in Verbindung mit Splanchnikotomien für den Magen- und Duodenalbereich (s. oben).

Angina pectoris

Der endoskopische Eingriff ist bei der Angina pectoris von besonderem Interesse als Alternative zu einer Bypassoperation. In Kombination mit intraluminalen Gefäßeingriffen dürfte die dauerhafte, gezielte vegetative Abschirmung des Herzens durch die endoskopische Neurotomie in Zukunft eine wichtige Indikation darstellen.

Die Rr. cardiaci des Sympathikus und die Nn. cardiaci des Vagus sind im Kuppelbereich thorakoskopisch gut zugänglich (Abb. 9.9), ebenso der Plexus aorticus auf dem Aortenbogen (Wittmoser 1963).

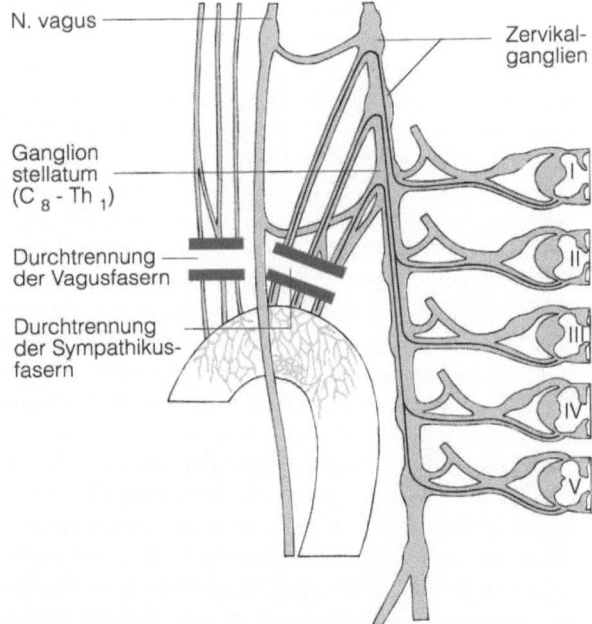

Abb. 9.9. Die vom Herzen über den Plexus cardiacus aorticus und die Nn. cardiaci des Sympathikus aufsteigenden Schmerzfasern durchsetzen zwar die Zervikalganglien des Sympathikus, steigen jedoch im Grenzstrang wieder ab, um zwischen Th_1 und Th_5 segmentweise in das Rückenmark einzutreten. Sie können daher im Bereich des kranialen Grenzstranges thorakoskopisch interganglionär oder innerhalb der Rr. communicantes ausgeschaltet werden. Die Rr. cardiaci des N. vagus verlaufen lateroventral des Vagushauptstammes im Kuppelraum

Instrumentarium

Die thorakoskopische Chirurgie der Pleuraadhäsionen begann in den 20er und 30er Jahren als *Mehreinstichmethode,* wobei Optik, distale Lichtquelle (kleine Niedervoltbirne) und Operationsinstrumente von verschiedenen Einstichen aus in die Thoraxhöhle eingeführt wurden. Für die präzisere thorakoskopische Lupenchirurgie der vegetativen Nerven haben wir von Angebinn die *Eineinstichmethode* bevorzugt. Hierbei werden die Operationsinstrumente koaxial und dadurch automatisch im Blickfeld einer 0°-Optik und des kongruenten Leuchtkegels geführt, wodurch Koordinationsschwierigkeiten der Mehreinstichtechnik vermieden wurden.

Das erste gasdichte Operationsthorakoskop mit mehreren Operationskanälen und proximaler Beleuchtung (Quarzstäbe) haben wir 1959 mit Storz konzipiert (Abb. 9.10).

Durch *die Gasabdichtung* und die gleichzeitig 1957 entwickelte druckgesteuerte CO_2-Gaszuführung wurde exaktes Operieren auch unter schwierigen intrathorakalen Druckverhältnissen (z. B. Bronchialasthma) möglich (Kap. 2, Abb. 2.9 a).

Luftlinsensysteme (Hopkins) und Glasfaserlichtleiter ermöglichen seit 1965 durch Reduzierung des Optikquerschnitts die Erweiterung der Operationskanäle zum derzeitigen Standard (Abb. 9.11).

Operationsendoskope mit zurückziehbarer Optik (ab 1975) gewährleisten am Schaftende einen ringsum geschützten Operationsraum (Abb. 9.12). Dadurch wurde die endoskopische Präparation unter Sicht in jedem Weichteilgewebe möglich, z. B. beim Eindringen durch die Brust- oder die Bauchwand.

Unsere Winkeloptik bzw. „Schrägeinblickoptik" (1973) ermöglicht das Einführen starrer, relativ großkalibriger Operationsinstrumente (bipolare Zangen, Clipsetzer, Ultraschallsonden, Lichtkoagulatoren usw.) durch einen geraden Operationskanal (Abb. 9.13), und sie wird daher heute in fast allen endoskopischen Disziplinen verwendet.

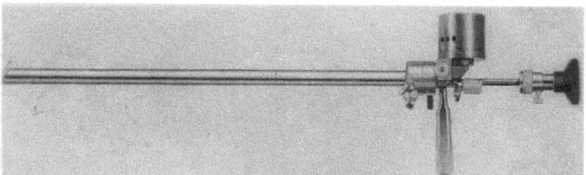

Abb. 9.10. Unser erstes gasdichtes Operationsthorakoskop (1959) mit mehreren Operationskanälen. Proximale Glühbirne im Lampengehäuse mit Hohlspiegel, Lichtleitung und Quarzstab

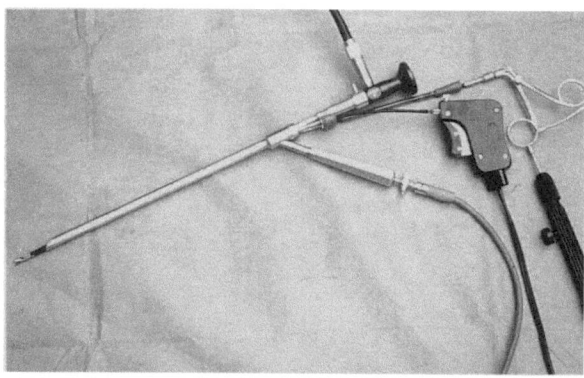

a

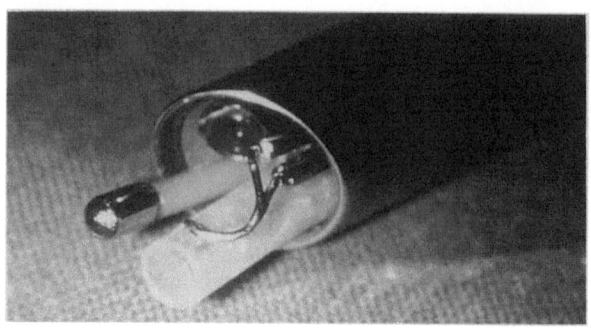

b

Abb. 9.11. a Modernes Operationsendoskop mit zurückziehbarer Optik und mehreren Operationskanälen. **b** Spitze des Operationsendoskops mit Präparationshaken, Sauger und Koagulationsspitze

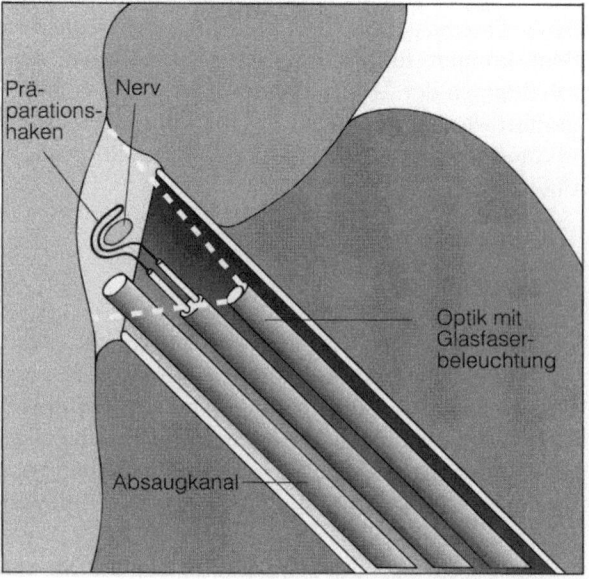

Abb. 9.12. Prinzip der Rohrpräparation bei zurückgezogener Optik in einem allseits geschützten Operationsraum am Schaftende

Die Gliederzwischenoptik („Ziehharmonikaoptik") haben wir 1968 (Abb. 9.14) auf der Basis von Prismen und Linsen konstruiert, um das endoskopische Bild ohne wesentliche Verluste von Auflösung und Farbqualität unter Wahrung der operativen Beweglichkeit des Endoskops vom Okular zu einer großen 3-Röhren-Videokamera überzuleiten. Seit der Entwicklung der Minivideokameras, die direkt auf das Endoskopokular aufgesetzt werden können, dient die Gliederoptik als hochwertiges Mitbeobachtungsgerät.

Der mit Niederfrequenz (NF) gespeiste Elektrokauter mit einer Deschamps-förmig gekrümmten Platin-Iridium-Schlinge (Abb. 9.15) ist für die lupenchirurgische Präparation feiner Strukturen, den Schnitt und die gleichzeitige Hämostase besonders geeignet, aber auch für die Durchtrennung massiver Pleuraadhäsionsstränge und -membranen. Für gekrümmte Operationskanäle steht eine flexible Ausführung mit 3 mm Durchmesser, für gerade Kanäle eine starre, dickere Version zur Verfügung. Das Wirkprinzip besteht in der Erhitzung des Drahtes ohne Stromfluß durch das Gewebe.

Monopolare Hochfrequenzzangen (HF) mit entsprechender Isolierung gehören zur Standardausrüstung für die Hämostase.

Bipolare Zangen bevorzugen wir seit 1970 wegen ihrer Ungefährlichkeit bei kleineren Blutungen.

Thermostabilisierte Bipolzangen (Abb. 9.16) stellen heute das ungefährlichste Koagulationsinstrument dar, bedürfen jedoch eines speziellen Steuergerätes (Abb. 9.18).

Licht-Kontakt-Koagulationssonden gewährleisten bei geringem Aufwand eine limitierte Koagulationstiefe.

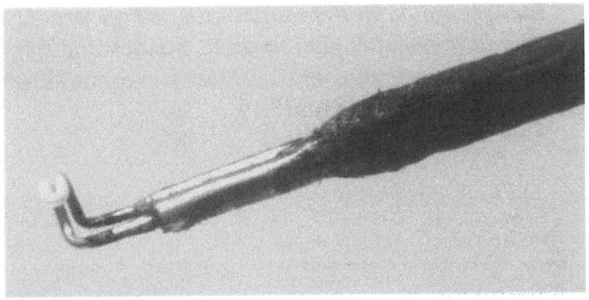

Abb. 9.15. NF-gespeister Platin-Iridium-Elektrokauter mit Deschamps-förmig gebogener Schlinge

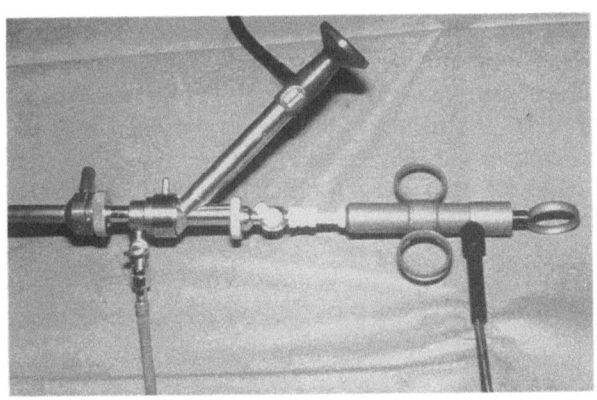

Abb. 9.13. Winkel- bzw. Schrägeinblickoptik, die das Einführen starrer, größerkalibriger Operationsinstrumente ermöglicht

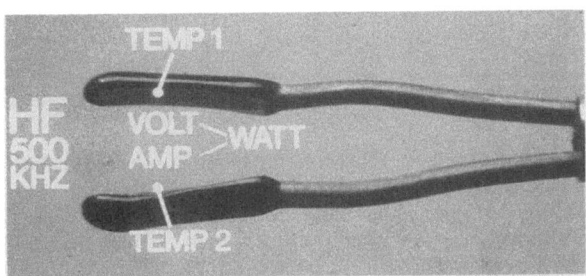

Abb. 9.16. Zangen für thermostabilisierte bipolare Koagulation

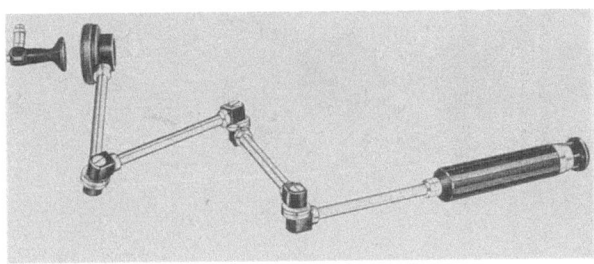

Abb. 9.14. Gliederzwischenoptik zur Überleitung des Bildes auf größere Kameras oder zur Mitbeobachtung

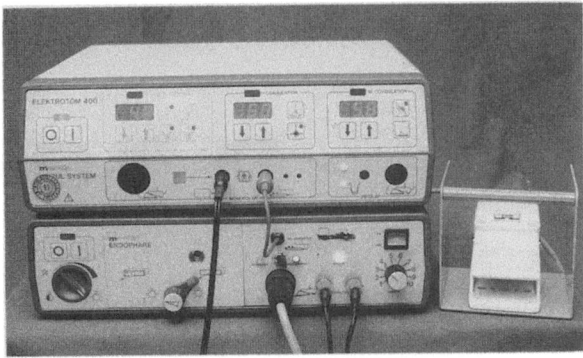

Abb. 9.17. Standard-HF-Gerät von 400 W *(oben)* mit integriertem Zusatzgerät und Niedervolt-NF-Generator *(unten)*

Geräte zur Thorakoskopie

Ein Standardhochfrequenzgerät mit 300–400 W Maximalleistung wird v. a. für die monopolare Zangenkoagulation benötigt. Das Gerät versorgt auch die *bipolaren* Zangen und Sonden (bis ca. 50 W).

Ein Integrationszusatzgerät (Abb. 9.17) enthält einen *Niedervolt-Niederfrequenz-Generator* zum Betrieb des NF-Kauters (mit Platin-Iridium-Schlinge), den wir für Präparation und Schnitt gegenüber der Hochfrequenz vorziehen, sowie einen Integrationskreis, der über einen Fußschalter das jederzeitige Zuschalten von Hochfrequenz auf den NF-Kauter ermöglicht.

Ein Generator für thermostabilisierte bipolare HF-Koagulation gestattet über spezielle Sonden und Zangen eine Koagulation bei konstanter vorgewählter Temperatur (Abb. 9.18 und 9.19).

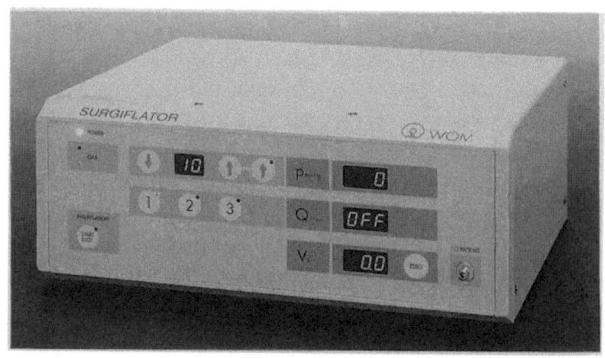

Abb. 9.20. CO_2-Insufflationsgerät mit elektronischer Steuerung des vorgewählten Insufflationsdrucks und doppelter elektronischer Druckbegrenzung. Digitale Anzeige des Körperhöhlendrucks und des Flows (auch des Gesamtfüllvolumens). Die Parameter werden über Berührungstasten eingestellt und vorgewählt

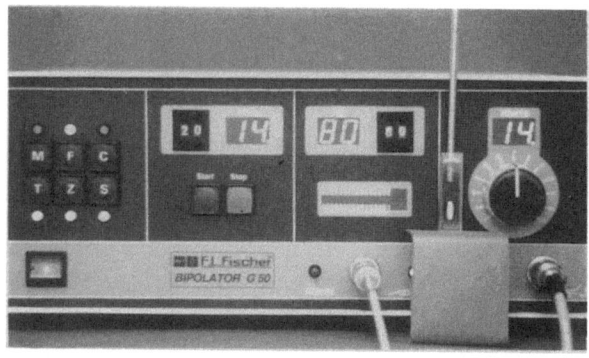

Abb. 9.18. Generator für thermostabilisierte bipolare HF-Koagulation. Koagulationszeit *(links)* und Koagulationstemperatur *(Mitte)* können vorgewählt werden und werden kontinuierlich digital angezeigt. Die Leistung in Watt *(rechts)* wird bei Automatikbetrieb durch die Microcontroller gesteuert (Prinzipschaltung s. Abb. 9.19)

Ein CO_2-Insufflationsgerät gewährleistet die Vorwahl des Füllungsdrucks und dessen elektronisch gesteuerte Konstanthaltung. Realer Füllungsdruck, Körperhöhlendruck und Flow werden digital angezeigt (Abb. 9.20).

Sauggeräte mit Unterdruckvorwahl und -begrenzung zur Schonung des Lungengewebes sowie mit Mengenmonitor (z. B. bei 500 ml) und digitaler Unterdruckanzeige verhindern die Fehleinschätzung größerer Blutmengen. Auch Rollenpumpen mit ausreichender Leistung sind geeignet.

Ein *Infrarotgenerator* ermöglicht die Lichtkoagulation.

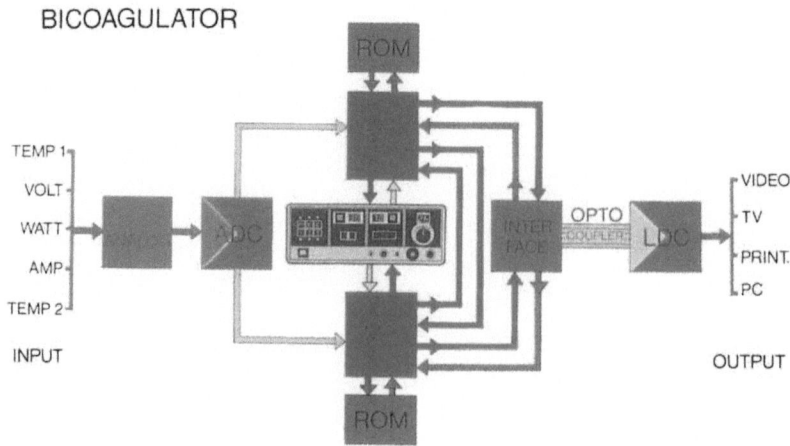

Abb. 9.19. Schaltung des Gerätes von Abb. 9.18

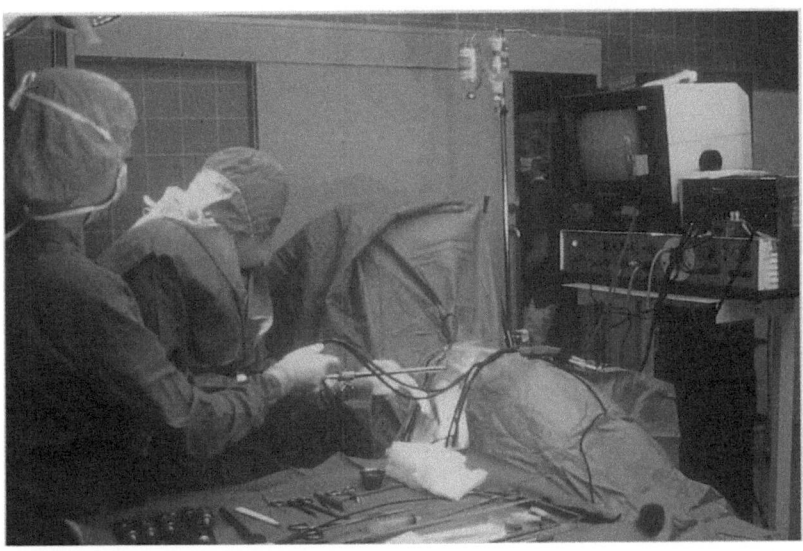

Abb. 9.21. Operationsanordnung bei linksseitiger Thorakoskopie mit paraskapulärem Eingang im 5. ICR. Videorecordingendoskopie (Videokabel *rot*)

Lagerung

Die Bauchlage ist für den Zugang zum Grenzstrang des Sympathikus und zu den Vagusästen am besten geeignet, da die Lunge der Schwerkraft folgend nach ventral absinkt und den Zugang zu Wirbelsäule und Mediastinum freigibt.

Der Kopf des Patienten liegt auf einer nierenförmigen Stützschale, die in der Breite verstellbar sein soll und die Stirn abstützt, so daß Augen, Nase und Mund freibleiben. Dadurch ist ein ungestörter Zugang für eine Intubationsnarkose gewährleistet.

Der Oberarm des Patienten hängt auf der Operationsseite frei herunter, der Unterarm wird bei rechtwinklig gebeugtem Ellbogengelenk in einer Schlinge gehalten. Dadurch wird das Schulterblatt so weit von der Wirbelsäule entfernt, daß sich ein günstiger Zugangswinkel für das Endoskop ergibt.

Der gegenseitige Arm liegt in Mittelstellung von Schulter- und Ellbogengelenk auf einer Armschiene.

Das Becken wird so weit angehoben, daß die Bauchdecke frei hängt und so keine Druckbelastung erfährt. Eine problemlose Bauchatmung ist so möglich.

Die Videoeinrichtung und die Zusatzgeräte stehen am Kopfende des Patienten (Abb. 9.21).

Inzisionen

In der Regel kommen wir mit einer einzigen Inzision aus. Eine 10–12 mm lange Schräginzision im 5. Interkostalraum (ICR) am medialen Rand der Skapula, 12–15 cm von der medialen Sagittallinie entfernt, gewährleistet meist einen guten Zugang zum ganzen thorakalen Grenzstrang sowie zu den Vagusverzweigungen (Abb. 9.22).

Bei Sympathikotomien der kranialsten Segmente – Th_1–$Th_{3/4}$ – geht man besser im 4. ICR knapp am Skapularand ein. Für die Präparation der kaudalen Sympathikussegmente – Th_{10}–Th_{12} – ist ein Eingang im 7. oder 8. ICR im gleichen paravertebralen Abstand vorzuziehen.

Für die Vaguspräparation kaudal des Azygosbogens ist ein Zugang durch den 6. ICR am günstigsten.

Bei Sympathikuspräparationen im Kuppelraum und im Sinus phrenicocostalis kann es zweckmäßig sein, einen Eingang im 4. und einen zweiten im 8. ICR anzulegen.

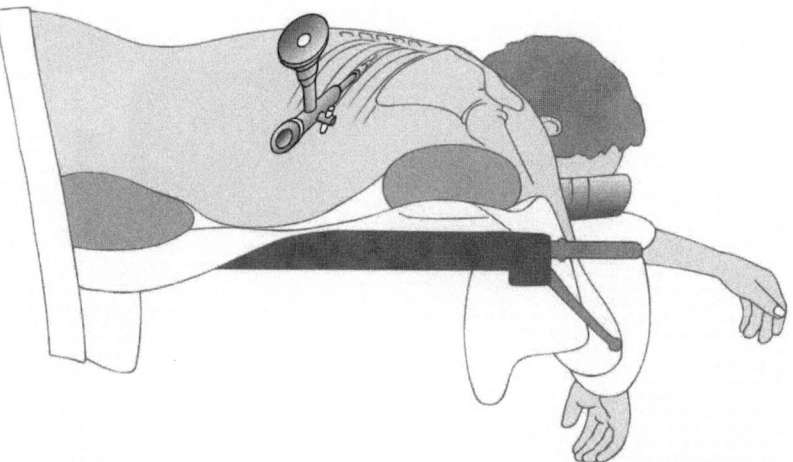

Abb. 9.22. Bauchlagerung für eine rechtsseitige Thorakoskopie für Eingriffe an Sympathikus und Vagus. Becken- und Schultergegend sind angehoben, der operationsseitige Arm hängt herunter, der andere Arm liegt auf einer Infusionsschiene. Der Kopf liegt mit der Stirn in einer sichelförmigen verstellbaren Schale auf

Operationstechnik

Sympathikusanatomie (Abb. 9.5 und 9.6)

Der Grenzstrang verläuft über den Rippenköpfen und ist meist durch die Pleura hindurch erkennbar (Abb. 9.23). Bei Adipositas oder narbig veränderter Pleura kann er jedoch gänzlich unsichtbar sein und muß dann unter Spaltung der Pleura im Bereich der Rippenköpfchen präparatorisch freigelegt werden.

Die Sympathikusganglien liegen in den Interkostalräumen, seltener auf der kaudal zugeordneten Rippe.

Die Trunci interganglionares ziehen zwischen den Ganglien über die entsprechenden Rippen und sind häufig gut sichtbar und tastbar, wobei der kalte NF-Kauter als Tastinstrument verwendet wird.

Die Rr. communicantes gehen am dorsalen Rand des meist dreieckigen Ganglions ab (Abb. 9.24), wobei der Hauptstamm der Rr. communicantes grisei, der sich dem N. intercostalis anschließt, häufig durch die Pleura durchscheint. Die Rr. communicantes albi verlaufen in einer – vom Pleurarand aus gesehen – tieferen Schicht hinter dem bzw. medial vom Ganglion und kommen von den Rückenmarkswurzeln (Abb. 9.25).

Die Rr. viscerales gehen ventralwärts von den Sympathikusganglien ab, wobei die Rr. cardiaci und Rr. pulmonales unter der Pleura kaum sichtbar sind.

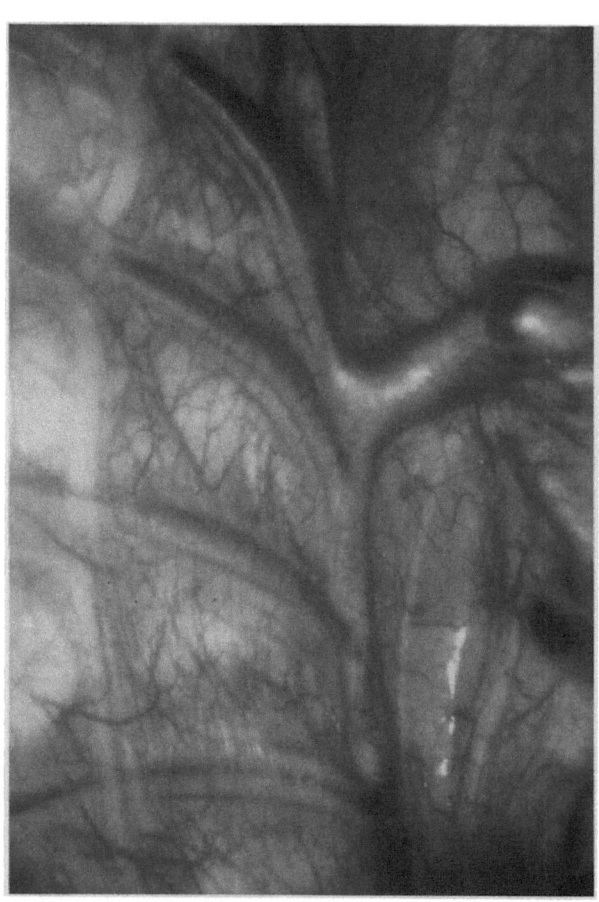

Abb. 9.23. Die rechte Brusthöhle mit den V.-azygos-Zuflüssen und dem Azygosbogen: *links* verläuft der Grenzstrang des Sympathikus auf den Rippenköpfchen, durch die Pleura durchscheinend; unterhalb des Azygosbogens befinden sich die Trunci abdominales des N. vagus auf dem Ösophagus; oberhalb des Azygosbogens scheint der Vagushauptstamm durch die Pleura durch; *rechts* angeschnittener Lungenhilus

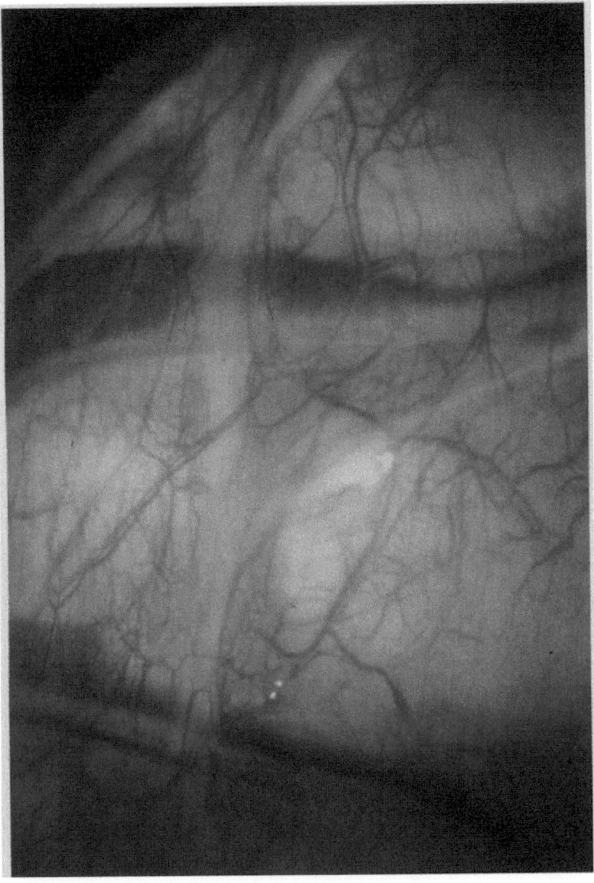

Abb. 9.24. Rechte Brusthöhle, 4. und 5. Segment. Dorsalwärts (nach links) gehen die Hauptbündel der Rr. communicantes vom dorsalen Ganglienrand nahe den Interkostalgefäßen ab; sie scheinen deutlich durch die fettarme Pleura durch

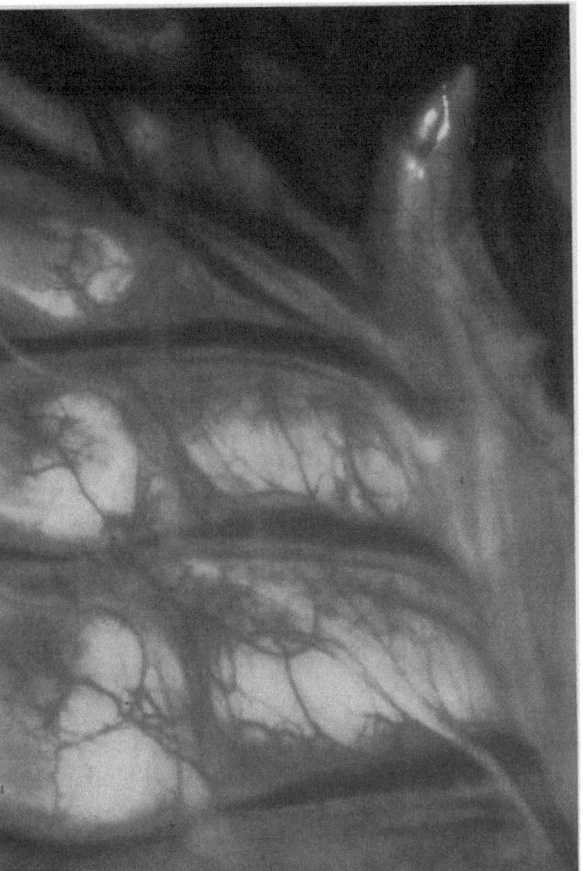

Abb. 9.26. Im *unteren* Bilddrittel verläuft die erste starke Splanchnikuswurzel, die aus dem 6. Thorakalsegment entspringt und nach unten kaudal ziehend dorsal *(links)* des Ösophagus und der V. azygos in den Splanchnikushauptstamm mündet. *Rechts* am Rand die Lunge, im *oberen* Bildteil das Einzugsgebiet der V. azygos und der Azygosbogen

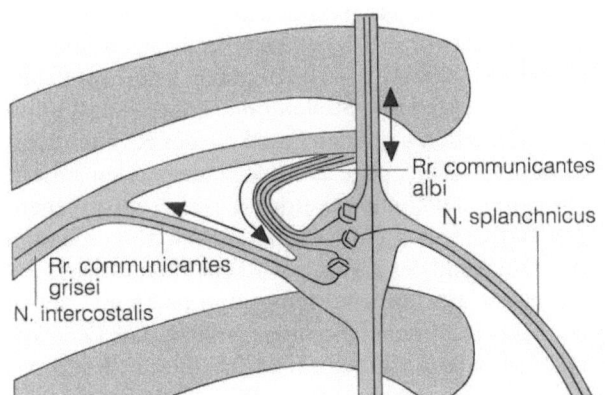

Abb. 9.25. Schema der Rr. communicantes grisei und albi am dorsalen Ganglienrand *(links)* sowie einer Splanchnikuswurzel *(rechts)*

Die Radices splanchnici – insbesondere die Hauptwurzel, die meist von Th_6 abgeht – sind dagegen unter der Pleura parietalis oft sichtbar und tastbar (Abb. 9.26). Schräg ventral-kaudal absteigend vereinigen sich die Radices von Th_6–Th_8 zum Stamm des N. splanchnicus major, die kaudaleren zum N. splanchnicus minor.

Rechts verlaufen die Splanchnikushauptstämme, dorsal und parallel der V. azygos. In diesem Bereich zieht auch der Ductus thoracicus zwischen Ösophagus und V. azygos in den subpleuralen Raum, wobei aberrierende Äste den Nn. splanchnici nahe angelagert sein können. *Links* verlaufen die Nn. splanchnici ebenfalls knapp dorsal der V. hemiazygos. Mit größeren Lymphgefäßstämmen ist hier nicht zu rechnen.

Sympathikotomien

Sympathikotomie von Th_1–Th_3. Bei Th_2 werden die Fasern für Gesicht und Hals erfaßt (Erythrodermie, Hyperhidrosis, Schmerzsyndrome).

Anlegen eines Pleurafensters. Mit dem Operationsthorakoskop wird der subpleurale Verlauf des Nervs dargestellt (Abb. 9.31 a). Mit dem Deschamps-förmigen Präparationshaken wird die Pleura unterfahren und vom Nerv abgehoben (Abb. 9.31 b). Durch die Aktivierung des NF-Kauters über den Handschalter wird der Haken erhitzt, ohne daß Strom in das Gewebe fließt. Die Erhitzung führt zu einem „Schmelzschnitt", mit dem das auf dem Haken liegende Gewebe durchtrennt wird (Abb. 9.31 c). Der in dem so geschaffenen Pleurafenster jetzt offen liegende Nerv kann auf den Präparationshaken aufgeladen werden und wird so stumpf aus der Umgebung herauspräpariert (Abb. 9.31 d, e). Durch Aktivierung des Hakens werden dann die entsprechenden Strukturen durchtrennt.

Die Erweiterung des Pleurafensters erfolgt vorerst kaudalwärts in den 2. ICR über das Sympathikusganglion hinweg, unter Abheben der Pleura parietalis von Nerven und Gefäßen, wobei unter dem Fülldruck (ca. 20 mbar) subpleural einströmendes CO_2 die Sicherheit noch erhöht.

Die Pleura wird über dem Ganglion einige Millimeter dorsalwärts gespalten, bis das meist dreieckförmige Ganglion im Grunde des Pleurafensters freiliegt (Abb. 9.27).

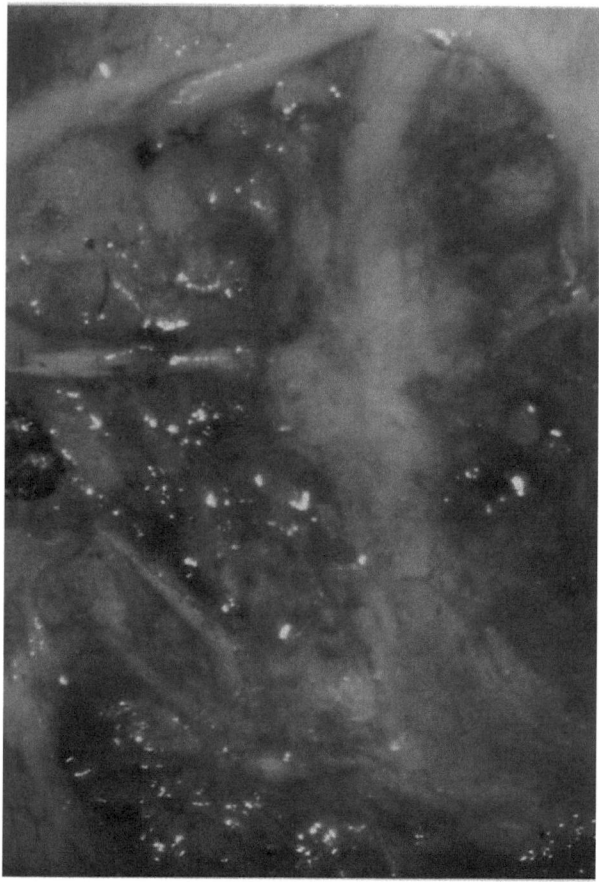

Abb. 9.27. Sympathikusganglion in einem Pleurafenster präpariert. Nach oben (dorsal) geht das Hauptbündel der Rr. communicantes grisei ab, nach rechts und links jeweils der Truncus interganglionaris

Präparation der Rr. communicantes am dorsalen Ganglienrand Th_2. Das oberflächlich knapp unter der Pleura liegende Hauptbündel der *Rr. communicantes grisei* wird mit der NF-Kauterschlinge unterfahren, abgehoben und elektrisch durchtrennt.

Die tiefer gelegenen *Rr. communicantes albi* werden von der 2. Rippe aus, knapp am dorsalen Rand des Truncus interganglionaris entlang, kaudalwärts fortschreitend mittels der leicht retrograd vorgebogenen Schlinge des NF-Kauters bündelweise unterfahren, von den darunterliegenden Gefäßen abgehoben und durchtrennt. Die Präparation erfolgt bei Lupenvergrößerung unter Beachtung der Vollständigkeit bis über den kaudalen Rand des Ganglions hinaus, das danach frei abklappbar sein muß.

Partielle Communicantes-Ramikotomie von Th_1. Das 1. Thorakalganglion bildet gemeinsam mit dem 8. Zervikalganglion das Ganglion stellatum, dessen Exstirpation oder Ausschaltung ein komplettes Horner-Syndrom mit hochgradiger Lidspalten- und Pupillenenge mit sich bringen würde. Da die sudo- und vasomotorischen Fasern für den kraniofazialen Bereich größtenteils von Th_2 zentripetal aufsteigen und das Ganglion stellatum nur durchlaufen, ist die großchirurgisch praktizierte Stellektomie heute kontraindiziert. Da in den kaudalen Faszikeln der Rr. communicantes von Th_1 einige solcher zentripetalen Fasern enthalten sein können, werden diese bei entsprechenden Indikationen (s. oben) zusätzlich ausgeschaltet: Am Oberrand der 2. Rippe wird ein Pleurafenster angelegt, das sich auf eine Länge von 10–15 mm dorsal des Truncus interganglionaris erstreckt. Die Dissektion wird dann nach oben bis zum unteren Rand des Th_1-Ganglions weitergeführt. Dort können 2–4, meist kaudale Rr. communicantes, die dorsal in Richtung auf die 2. Rippe verlaufen, dargestellt und mit der NF-Kauterschlinge durchtrennt werden (Abb. 9.28).

Anastomoticus-Ramikotomie von Th_1–Th_2. Die 2. Rippe wird in ungefähr $^2/_3$ der Fälle dorsal des Truncus interganglionaris von 1–3 feineren Ästen überkreuzt, die vom 1. zum 2. ICR ziehen (Kuntz-Fasern) und einen neurophysiologischen Nebenanschluß darstellen. Deren zusätzliche Durchtrennung gewährleistet die Vollständigkeit einer vegetativen Ausschaltung im Gesichts- und Halsbereich: Ein Pleurafenster wird vom Köpfchen der 2. Rippe aus dorsalwärts angelegt. Im Pleurafenster sind die anastomosierenden Äste meist gut sichtbar, und sie können mit der NF-Kauterschlinge abgehoben und durchtrennt werden. Es genügt allerdings auch, einen entsprechenden Pleurastreifen gegen das Rippenperiost zu koagulieren.

Präparation des Ganglions Th_3. In gleicher Weise wie bei Th_2 wird ein Pleurafenster über dem Ganglion angelegt und die Rr. communicantes präpariert; deren vollständige Durchtrennung ist v. a. bei der Hyperhidrosis axillae notwendig, da die Achselhöhle vorwiegend durch segmentäre sudomotorische Fasern von Th_3 versorgt wird. Obwohl theoretisch die Koagulation der Rr. communicantes grisei genügen würde, empfiehlt es sich, auch die tiefer gelegenen Rr. communicantes albi auszuschalten und auch auf feine medioventrale Fasern zu achten, um Residuen und Restitutionen möglichst zu vermeiden, die bei Th_3 besonders häufig sind („Th_3-Syndrom"). Zusätzliche Koagulationen der Rr. communicantes grisei von Th_2 und Th_4 sichern das Ergebnis bei Hyperhidrosis axillae.

Sympathikotomie Th_3–Th_5

Die präganglionären Sympathikusfasern für die Hand und den Arm verlaufen in den Rr. communicantes albi des 3. bis 5. Segments (Abb. 9.29) und können hier

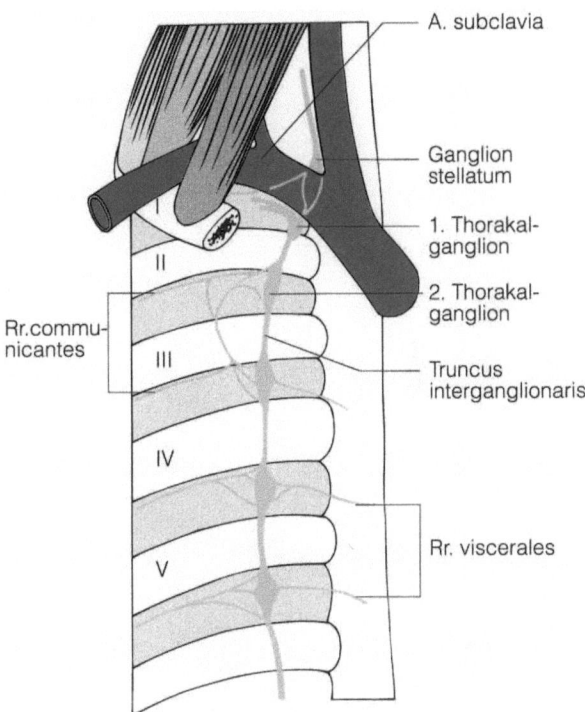

Abb. 9.29. Anatomische Darstellung der Rr. communicantes der 3. bis 5. Segmente

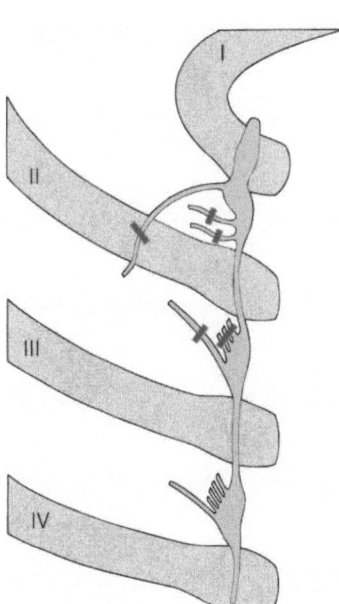

Abb. 9.28. Außer den Rr. communicantes im 2. ICR sind hier 2 kaudale Bündel der Rr. communicantes von Th_1 und ein R. anastomoticus zwischen dem 1. und 2. ICR durchtrennt dargestellt

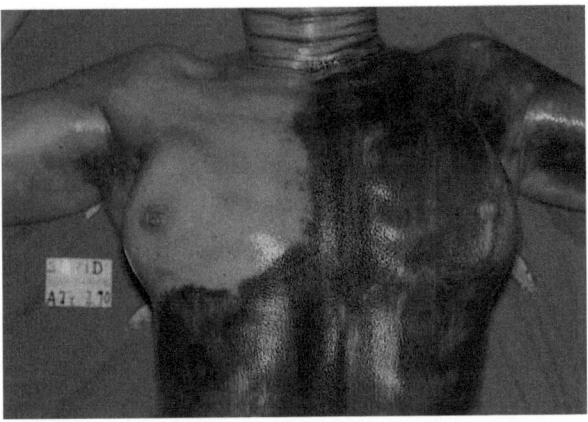

Abb. 9.30. Erfolgskontrolle der Sympathikotomie durch den Schweißtest. Der Effekt der Ausschaltung der Nerven des rechten oberen Quadranten zeigt sich durch die helle Färbung

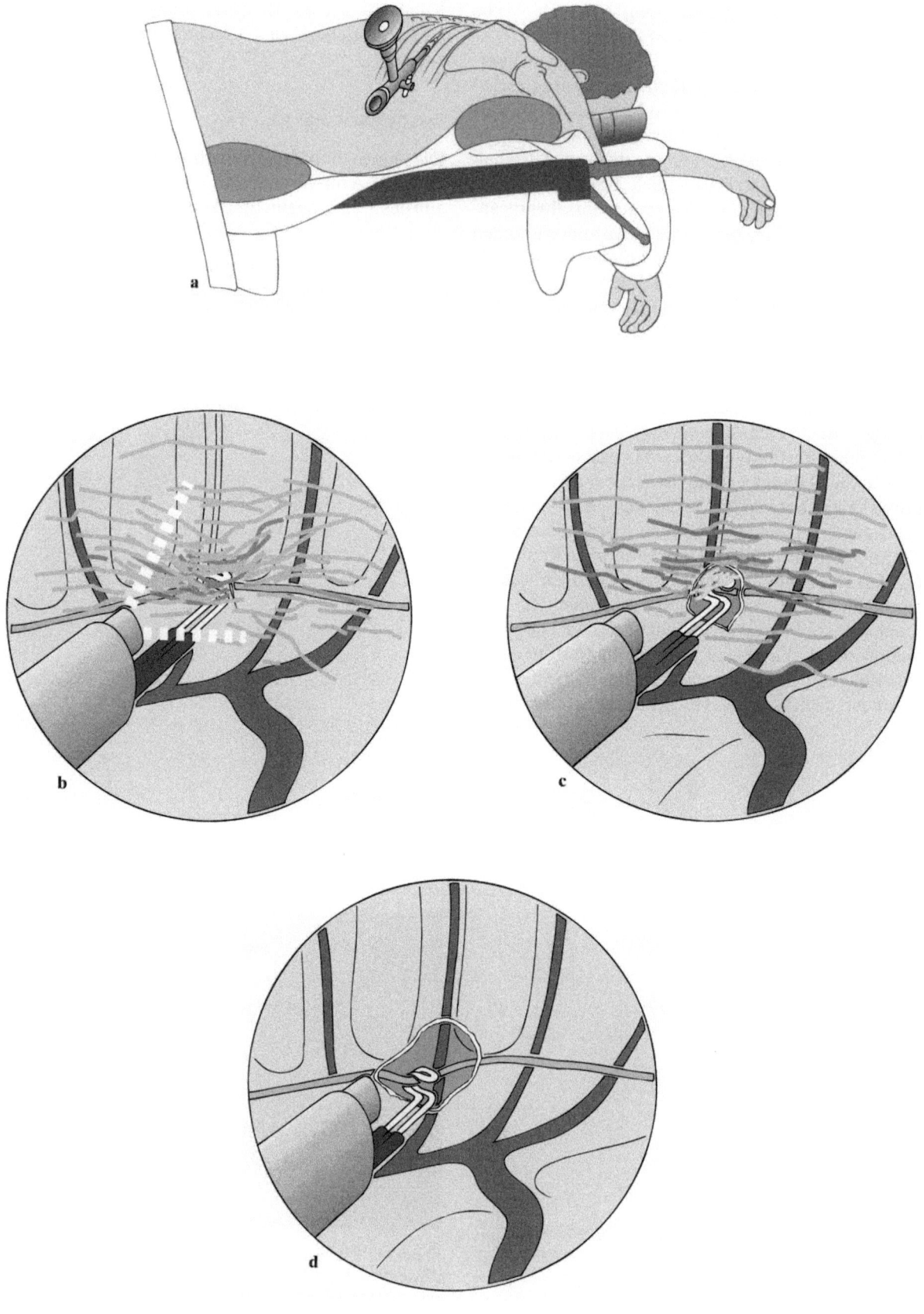

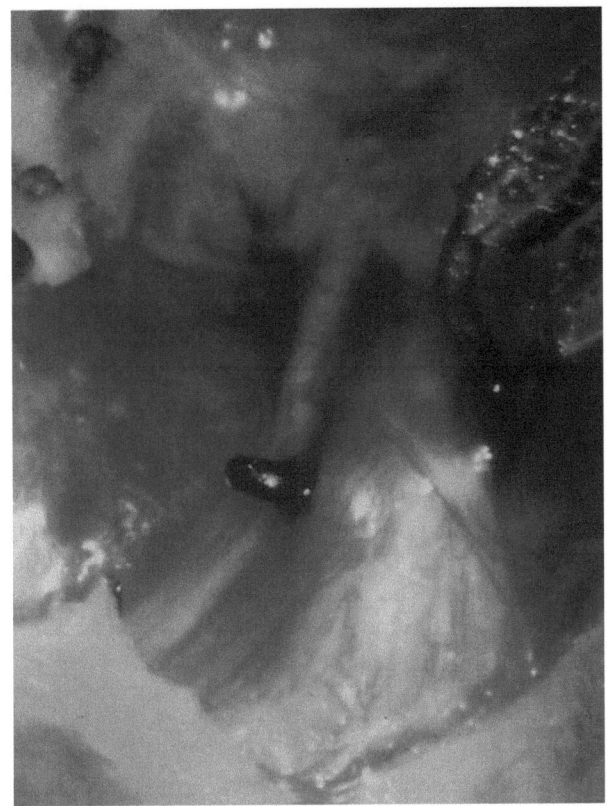

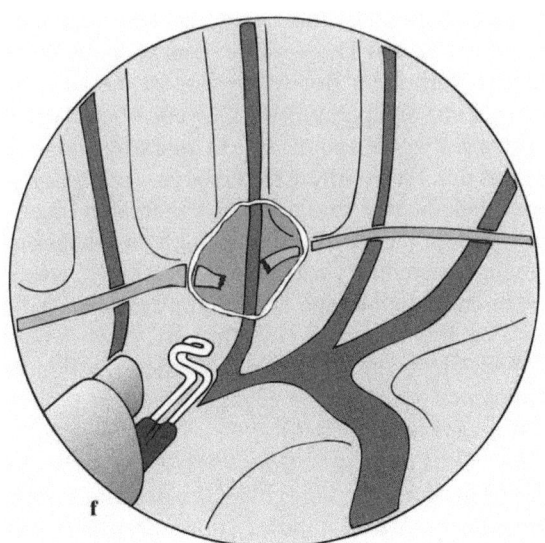

ähnlich wie bei Th$_2$ (s. unten) segmentweise präpariert und koaguliert bzw. unterbrochen werden, bevor sie als lange Fasern über die Trunci interganglionares bis zum Ganglion stellatum und dem Armplexus aufsteigen. Das gilt für akrale Durchblutungsstörungen ebenso wie für eine Hyperhidrose des Hand-Arm-Bereichs. Im 3., 4. und 5. ICR werden dazu über den Sympathikusganglien jeweils Pleurafenster mit einem Durchmesser von einigen Millimetern angelegt. Die sudomotorischen Fasern werden dabei in den Rr. communicantes grisei auch für Achselhöhle und Brustwand bis zur Brustwarzenhorizontalen erfaßt (Grenze Th$_5$/Th$_6$, Abb. 9.30).

Schweißtest. Dieser Test ermöglicht sowohl die präoperative Definition auszuschaltender, als auch die postoperative Dokumentation ausgeschalteter Sympathikusareale bzw. -segmente. Eine Jod-Öl-Stärke-Emulsion [Zusammensetzung: Jod 3,0; Äther p.a. 34,0; Amyl. tritic. 45,0 (24 h bei 60° getrocknet); Ol. Ricini 68,0] wird auf die zu untersuchenden Körperflächen aufgetragen. Die Lösung ist hellbraun, Schweißpunkte und -flächen färben sich blauschwarz. Die durch Koagulation der sudomotorischen Sympathikusfasern ausgeschalteten Schweißzonen bleiben punktfrei bzw. punktarm und behalten die hellbraune Grundfarbe bei, während weiterhin schweißabsondernde Regionen sich in den verschiedenen Intensitätsgraden blauschwarz verfärben. Das Ergebnis wird durch eine standardisierte Serie von Farbphotos objektiviert.

Durchführung des Tests

– Verabreichung von 1 l warmem Tee und 1 g Azetylsalizylsäure.
– Möglichst gleichmäßiges Auftragen der Emulsion mit einem breiten Pinsel.

Abb. 9.31. a Die Position des Operationsthorakoskops zum Operationsfeld. Der subpleural liegende Nervenverlauf wird dargestellt. **b** Mit dem Deschamps-förmigen Präparationshaken wird die Pleura stumpf gefaßt und vom Nerv der umgebenden Brustwand abgehoben. **c** Durch Aktivierung des NF-Stromes wird der Haken erhitzt und die Pleura durchtrennt. **d** Der Nerv wird auf den Haken aufgeladen und kann so stumpf im Verlauf freipräpariert werden. **e** Endoskopisches Bild des auf den Haken aufgeladenen Nervs. Der kräftige Truncus interganglionaris am Rande des 3. rechten Thorakalganglions ist mit der Kauterschlinge unterfahren, abgehoben und kann nun risikoarm durchtrennt werden. **f** Der Nerv nach der Durchtrennung

- Applikation eines Heizbügels, der über den Rumpf gestellt wird, und Abdeckung des ganzen Körpers mittels eines großen Tuches.
- Die Lufttemperatur wird für durchschnittlich 35 min auf 60° eingestellt, u. U. auch länger, bis zum Wirkungseintritt.

Interganglionäre Sympathikotomie bei Th_3

Anlegen eines Pleurafensters auf dem Köpfchen der 3. Rippe, also zwischen dem 2. und 3. Sympathikusganglion. Der Truncus interganglionaris ist hier meist sichtbar oder wenigstens tastbar und kann mit einem Instrument, z. B. dem gebogenen NF-Kauter, unter der Pleura verschoben werden. Im Pleurafenster wird er mit der Kauterschlinge unterfahren, vom Untergrund abgehoben und durch Einschalten des Stromes (Pistolengriff) gefahrlos durchtrennt (Abb. 9.31). Nach Durchtrennung und Präparation des perisympathischen Gewebes retrahieren sich die Stümpfe und können unter die Räder des Pleurafenster versenkt werden, um Reinnervationen möglichst zu vermeiden.

Die interganglionäre Sympathikotomie bei Th_3 erfaßt die langen Fasern für Finger und Hand, allerdings postganglionär. Zur Rezidivprophylaxe kann eine *interganglionäre Durchtrennung bei Th_4* hinzugefügt werden.

Interganglionäre Sympathikotomie bei Th_2

Eine interganglionäre Sympathikotomie bei Th_2, zwischen dem 2. und 1. Thorakalganglion, erfaßt die langen Fasern für Gesicht, Kopf und Hals. Das Pleurafenster wird auf dem Köpfchen der 2. Rippe angelegt, der hier meist ventral dem Rippenköpfchen anliegende Truncus interganglionaris sorgfältig identifiziert, mit der Kauterschlinge abgehoben und durchtrennt. Verwechslungen mit Faserbündeln der ventral anliegenden Längsmuskulatur (M. longus colli) müssen vermieden werden. Dorsal überquert häufig nahe dem Truncus interganglionaris ein kräftiges Gefäßbündel die 2. Rippe, dem wiederum ein R. anastomoticus sympathicus anliegen kann (s. oben, „Anastomoticus-Ramikotomie Th_1–Th_2").

Da eine interganglionäre Sympathikotomie bei Th_2 außer den Fasern für Gesicht, Kopf und Hals auch die Fasern für Finger, Hand und Arm erfaßt, wird die Indikation in der Regel auf entsprechend lokalisierte Schweißzonenkombinationen bei Hyperhidrose beschränkt sein, falls Achselhöhle und Brustwand ausgespart werden sollen. In den anderen Fällen wird man die selektiveren Eingriffe an den Rr. communicantes vorziehen (s. „Interganglionäre Sympathikotomie bei Th_3").

Sympathikotomie bei Th_6–Th_{12}

Die Rumpfwand wird in diesem Bereich vorwiegend von kurzen segmentären Sympathikusfasern innerviert, deren Ausschaltung nur in den Rr. communicantes am dorsalen Ganglienrand erfolgen kann (wie z. B. bei Rumpfhyperhidrose und thorakalen Schmerzsyndromen).

Am 6. bis 9. Sympathikusganglion (Abb. 9.32) pflegen „regelrechte" anatomische Verhältnisse vorzuliegen, so daß in typischer Weise ein Pleurafenster über dem Ganglion angelegt wird. Die Rr. communicantes grisei, die zur Rumpfwand ziehen, gehen meist in einem stärkeren Bündel vom spitz ausgezogenen dorsalen Ganglienrand ab und können hier superselektiv isoliert und koaguliert bzw. durchtrennt werden (s. auch „Sympathikotomie bei Th_1–Th_3"). Zur Prophylaxe von Reinnervationen werden auch die tiefer gelegenen Bündel der Rr. communicantes albi von den Interkostalgefäßen abgezogen und durchtrennt.

Am 10. bis 12. Sympathikusganglion weist der Grenzstrang häufig *anatomische Varianten* auf, indem er z. B. zwischen Th_9 und Th_{10} dorsal abweicht, um distal – bei Th_{11} und Th_{12} – wieder ventraler zur Wirbelsäule zu verlaufen. Bei Adipositas ist dieses Gebiet nicht selten von lipomatösem Gewebe überlagert, das abgetragen werden muß. Die Präparation folgt dem Verlauf der Trunci interganglionares – die hier meist wesentlich dünner sind als in den kranialen Segmenten –, indem die Pleura über ihnen von Ganglion zu Ganglion gespalten wird. Über den Ganglien wird die Pleura zusätzlich einige Millimeter dorsalwärts inzidiert, bis das Ganglion freigelegt ist. Nach Klärung der anatomischen Verhältnisse werden die Rr. communicantes am dorsalen Ganglienrand in typischer Weise präpariert (s. oben).

Zur Freilegung des Ganglions Th_{12}, meist auch schon Th_{11}, muß die Umschlagfalte des Sinus phrenicocostalis gespalten und der supraphrenische retropleurale Raum eröffnet werden. Von hier aus kann man unter Verfolgung des Truncus interganglionaris zwischen Th_{12} und L_1 durch das Zwerchfell bis in den subphrenischen Retroperitonealraum vordringen.

Interganglionäre Sympathikotomien bei Th_9–Th_{12}

Interganglionäre Sympathikotomien werden je nach Indikation hinzugefügt (s. auch S.134, „Interganglionäre Sympathikotomien bei Th_3"), da in diesen Segmenten kaudal absteigende längere Sympathikusfasern meist an der Innervation der Rumpfwandung beteiligt sind. Durch die interganglionäre Sympathikotomie im Bereich des Truncus interganglionaris Th_{12}–L_1 kann die Ausschaltung thorakoskopisch bis in die Regio pubica et inguinalis ausgedehnt werden (beim Mann kann ein beidseitiger Eingriff eine retrograde Ejakulation verursachen).

Anatomische Variationen

Anatomische Variationen des Grenzstrangs und des interkostalen Gefäßverlaufs können die Präparation der Sympathikusäste erschweren.

Die Rr. anastomotici zwischen dem 1. und 2. ICR können fehlen oder mehrfach vorhanden sein. Meist überqueren 1–3 feinere Äste die 2. Rippe dorsal des Truncus interganglionaris Th_1–Th_2 (s. auch „Anastomoticus-Ramikotomie Th_1–Th_2") und eines Gefäßbündels. Ein R. anastomoticus kann dem Gefäß sowohl dorsal als auch ventral eng anliegen und muß dann stumpf mittels der gebogenen Kauterschlinge abgelöst, abgezogen und durchtrennt werden. Auch in dem meist einige Millimeter breiten Raum zwischen einem anastomosierenden Gefäßbündel und dem Truncus interganglionaris kann ein R. anastomoticus des Sympathikus verlaufen, am kranialen Rippenrand dem Truncus interganglionaris eng angelagert sein und erst am kaudalen Rippenrand weiter dorsal in den 2. ICR ziehen.

In anderen Segmenten sind die Rr. anastomotici seltener, verlaufen entweder von einem kaudalen ICR schräg dorsokranial in den kranial angrenzenden – z.B. von Th_4 nach Th_3 – oder umgekehrt von einem kranialen ICR schräg dorsokaudal in den kaudal angrenzenden – z.B. von Th_2 nach Th_3. Ausnahmsweise kann ein ICR – z.B. Th_3 – anastomotische Zuflüsse sowohl von kranial als auch von kaudal aufweisen. In diesen Fällen kann ein eigenes Ganglion mit den segmentären Rr. communicantes sogar fehlen.

Die Lage des Sympathikusganglions im ICR ist variabel. Von seiner typischen „zentralen" Position zwischen den benachbarten Rippenköpfchen weicht das Ganglion nicht selten kaudal bis in den Bereich der kaudal zugeordneten Rippe ab und kann hier sogar bis in den nächsten ICR reichen. Man findet dann im segmentären ICR kein Ganglion, sondern nur einen langen Truncus interganglionaris, der auch auffallend dünn sein kann. Eine Kaudalverschiebung des Ganglions ist nicht selten, wenn der Grenzstrang im ICR von starken Gefäßen überlagert ist (s. unten). Im übrigen ist die segmentäre Anordnung des Sympathikussystems jedoch so regelmäßig ausgebildet, daß selektive Ausschaltungen mit hoher Genauigkeit durchgeführt werden können, wie durch postoperative Schweißtests nachweisbar ist (Abb. 9.30). Die früheren Vorstellungen von einem vegetativen Geflecht mit hoher Variabilität können jedenfalls nicht bestätigt werden.

Variationen des Verlaufs der Interkostalgefäße. Der Grenzstrang liegt im Regelfall direkt unter der Pleura parietalis. Von der Pleura aus betrachtet kreuzen ihn die Gefäße, die dorsal davon im ICR verlaufen. Eine starke Vene oder eine Venengabel kann den Grenzstrang jedoch „überlagern", also zwischen diesem und der Pleura gelegen sein.

Häufig ist das Ganglion dann bis auf die kaudal zugeordnete Rippe verlagert, so daß die Rr. communicantes von der Vene kaudalwärts abgezogen und gefahrlos koaguliert werden können. Wenn das Ganglion direkt von der Vene bedeckt ist, wird diese von kranial nach kaudal völlig unterminiert, damit die Rr. communicantes hervorgezogen und durchtrennt werden können.

Seltener wird das Ganglion von einer Interkostalarterie überlagert oder von einer Arteriengabel knapp unterkreuzt, wobei die Gabelung der A. intercostalis des kranial angrenzenden Zwischenrippenraums nahe am Grenzstrang liegen kann. Dies kann zu Blutungen bzw. Verwechslungen zwischen einer kontrahierten Arterie und dem Truncus interganglionaris führen. Unter Lupenpräparation lassen sich die arteriellen Äste vom Grenzstrang ablösen und behindern den Zugang zu den Rr. communicantes und Trunci interganglionares nicht wesentlich.

Abweichungen im Gefäßverlauf kommen am häufigsten im 2. bis 4. Segment vor.

Splanchnikotomien

Splanchnikotomie $Th_{5/6}$–Th_8

Diese Äste sind insbesondere dem Magen und Duodenum zuzuordnen. Die am weitesten kranial gelegene, meist am stärksten ausgebildete Splanchnikuswurzel geht am häufigsten bei Th_6 ab, kann jedoch auch bei Th_5 oder Th_7 am Grenzstrang entspringen.

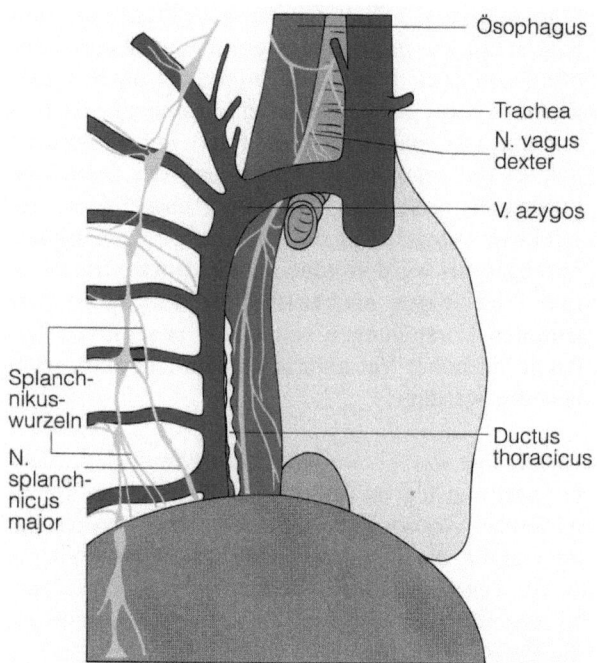

Abb. 9.32. Grenzstrang des Sympathikus rechts mit Abgängen der Splanchnikuswurzel und dem Azygossystem. Verlauf des N. vagus auf dem Ösophagus. Der Ductus thoracicus liegt nahe am Azygosrand und kann Äste bis in die Nähe der Splanchnikuswurzel abgeben

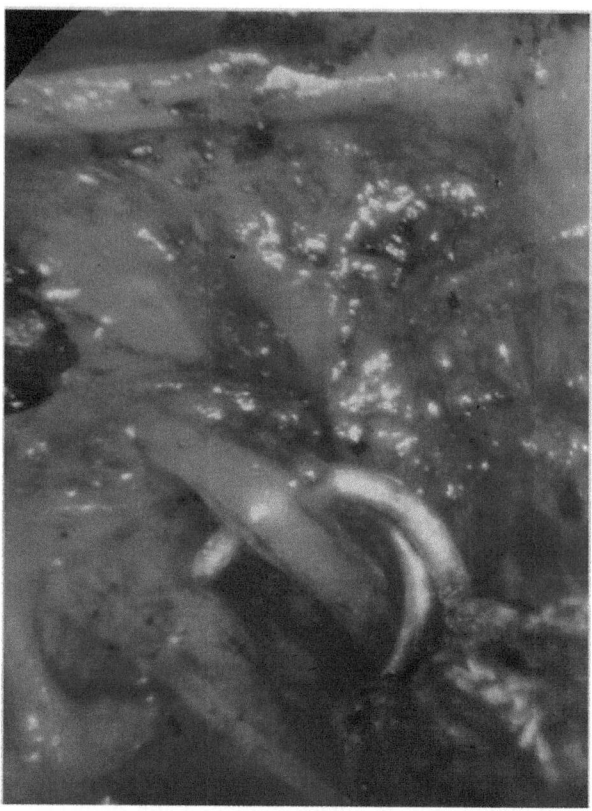

Abb. 9.33. Hauptwurzel des N. splanchnicus von Th_6, in ihrem Verlauf auf dem 7. Brustwirbelkörper präpariert und angehoben (Patient in Bauchlage)

Die Hauptwurzel wird in ihrem schräg kaudal-ventral absteigenden Verlauf auf der Wirbelsäule im Bereich des ein Segment tieferen Discus intervertebralis (Abb. 9.26 und 9.32) ventral des sagittal verlaufenden Grenzstranges freigelegt, und zwar in einem Pleurafenster von wenigen Millimetern Durchmesser. Hier befindet sich nach der meist gut sichtbaren Kreuzung mit den Interkostalgefäßen eine gefäßarme Zone. Die Splanchnikuswurzel wird mit der gebogenen Kauterschlinge unterfahren, von der Wirbelsäule abgehoben und durchtrennt (Abb. 9.33). Nach Präparation des perisympathischen lockeren Bindegewebes retrahieren sich die Stümpfe einige Millimeter und können unter die Pleuraränder versenkt werden. Bei Abgang der Wurzel im 6. Sympathikusganglion erfolgt wegen ihres schräg absteigenden Verlaufs die Durchtrennung demnach zwischen dem 7. und 8. Segment.

Vom 7. und 8. Sympathikusganglion abgehende, meist feinere Radices splanchnici steigen ebenfalls schräg kaudal-ventral ab und fließen zum Stamm des N. splanchnicus major zusammen. Diese zwischen Th_5 und Th_8 nach Anzahl und Stärke variabel ausgebildeten Radices splanchnici – meist 2–4 Äste – werden einzeln in kleinen Pleurafenstern ein Segment kaudal ihres Abganges auf der Wirbelsäule freigelegt und durchtrennt.

Der Hauptstamm des N. splanchnicus major wird bei $Th_{9/10}$ auf der Wirbelsäule aufgesucht, distal der Zuflüsse aus den Radices Th_5–Th_8. Der Splanchnikusstamm verläuft knapp dorsal der V. azygos (rechts) bzw. V. hemiazygos (links); er muß in seinem Pleurafenster vor der Vene abgezogen und stumpf exakt freipräpariert werden, bis er völlig „nackt" freiliegt, um auf diese Weise ganz sicher eine Verletzung von Ästen des Ductus thoracicus zu vermeiden. Diese sind präparatorisch schwer zu erkennen; sie können *rechts* dem N. splanchnicus major eng angelagert sein und zu einem therapiebedürftigen Chylothorax führen.

Auf der *linken* Seite ist zwar in diesem Bereich kein Chylothorax zu befürchten, doch kann die blutleere V. hemiazygos in dem hier nicht selten reichlichen subpleuralen Binde- bzw. Fettgewebe mit dem Splanchnikusstamm verwechselt werden und zu einer ausgiebigen Blutung führen (Abb. 9.34).

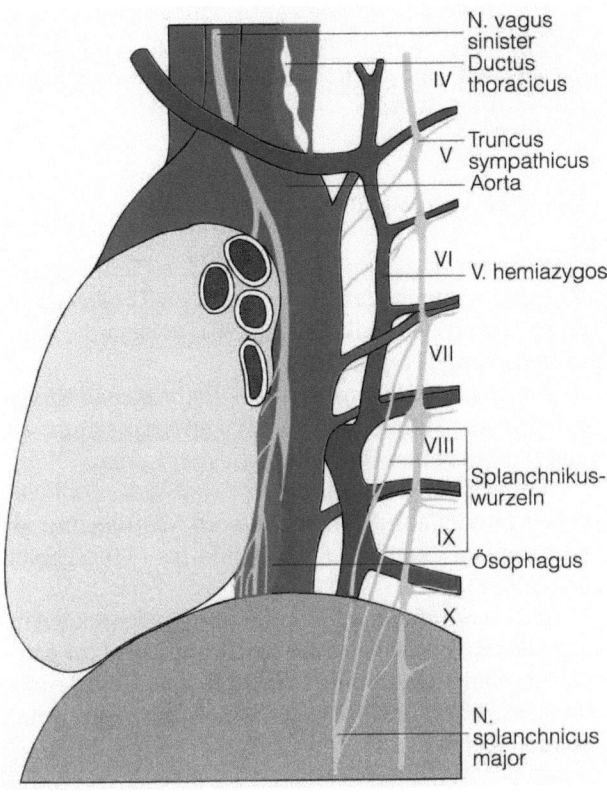

Abb. 9.34. Grenzstrang des Sympathikus links mit Splanchnikuswurzeln und System der V. hemiazygos. Einmündung des Ductus thoracicus im Kuppelbereich. Der N. vagus überquert den Aortenbogen und zieht über den Lungenhilus zum Ösophagus

Der von Begleitgewebe weitgehend befreite *Splanchnikusstamm* wird schließlich mittels der gebogenen NF-Kauterschlinge aus dem Pleurafenster herausgehoben, nochmals sorgfältig in bezug auf Komprimierbarkeit, Dehnbarkeit, Oberflächenstruktur und Glanz überprüft und dann elektrisch durchtrennt (Schalter im Pistolenhandgriff). Die Stümpfe, die einen gefüllten, leuchtend weißen Querschnitt aufweisen, werden noch etwas mobilisiert und dann unter die Ränder des Pleurafensters verlagert.

Wenn der N. splanchnicus bei reichlichem subpleuralem Fettgewebe nicht sichtbar und tastbar ist, wird die Pleura parietalis im Bereich des 10. Brustwirbels transversal bzw. von ventral nach dorsal gespalten, indem man auf der rechten Seite vom Azygosstamm, links von der Aorta descendens ausgeht. Vorwiegend stumpf werden dann die hier verlaufenden Strukturen bis zum weiter dorsal gelegenen Grenzstrang präpariert, bis der einige Millimeter starke Stamm des N. splanchnicus major isoliert werden kann.

Splanchnikotomie Th_9–$Th_{11/12}$

Die meist feiner ausgebildeten kaudalen Splanchnikuswurzeln fließen zum N. splanchnicus minor zusammen, der den Oberbauch und v. a. das Pankreas versorgt. Sie werden, soweit darstellbar, einzeln präpariert und durchtrennt, wobei besonders auf den Stamm des N. splanchnicus minor geachtet werden muß, der knapp dorsal des N. splanchnicus major verläuft, von diesem jedoch nicht immer zu differenzieren ist. Bei den meisten Indikationen für eine tiefe Ausschaltung wird im übrigen die Miterfassung des N. splanchnicus major angezeigt sein.

Für die tiefe Präparation der Splanchnikusstämme wird die Umschlagfalte des Sinus phrenicocostalis gespalten, damit die Nerven im lockeren Bindegewebe des retropleuralen supraphrenischen Raumes auf der Wirbelsäule dargestellt werden können.

Seitenunterschiede der Präparation am Sympathikussystem

Der Grenzstrang mit seinen Ästen ist regelmäßig fast spiegelbildlich angelegt, so daß für die Präparation auf der rechten und linken Seite weitgehend identische Verhältnisse herrschen.

Rechts ist das Operationsfeld durch den gut sichtbaren Stamm der V. azygos und v. a. durch den Azygosbogen klarer gegliedert. Auf den Verlauf des Ductus thoracicus nahe den rechten Splanchnikushauptstämmen ist bei kaudalen Splanchnikotomien zu achten.

Links können die Pulsationen der Aorta und des Aortenbogens Unruhe in den Präparationsbereich des mittleren Grenzstranges bringen, da dieser v. a. bei Adipositas nahe bzw. geradezu „hinter" der Aorta descendens verlaufen kann. Auch der Kuppelbereich, in welchem die A. subclavia verläuft, kann links unübersichtlicher, die Identifizierung der 2. Rippe erschwert, und die Pleura parietalis nahe den großen Arterien verdickt sein.

Der Ductus thoracicus verläuft in der linken Pleurakuppel zwischen Grenzstrang und A. subclavia, um hier in den Venenwinkel zu münden. Die Präparation am 1. und 2. Sympathikussegment darf daher nicht zu weit ventralwärts, d. h. in Richtung auf die A. subclavia, geführt werden, um Verletzungen des Ductus thoracicus zu vermeiden. Läsionen des Hauptstammes können zum Chylothorax mit Tagesvolumina von über 1 l führen (Absaugen, Reinfusionen, Clipverschluß erforderlich).

Vagusanatomie

Der rechte Vagusstamm

Der rechte Vagusstamm tritt aus der Pleurakuppel an die Trachea heran und überkreuzt diese schräg von kranial-ventral nach kaudal-dorsal (Abb. 9.35). In seinem Verlauf zwischen Truncus brachiocephalicus venosus und Trachea ist der Vagusstamm meist sichtbar oder zumindest tastbar (mittels einer kalten Elektrode oder eines Taststabes), ebenso wie die Trachealknorpelringe.

Der N. vagus zieht dann unter dem Azygosbogen hindurch auf den Ösophagus, wo meist knapp kaudal bzw. in der Konkavität des Venenbogens *die kaudale Hauptgruppe der Rr. bronchiales sive pulmonales dextri* abgeht und über den Hauptbronchus zur Lunge zieht. Die A. bronchialis kann den Vagusästen eng angelagert und sogar mit ihnen verschlungen sein.

Die Rr. bronchiales craniales gehen bereits kranial des Azygosbogens vom Hauptstamm ab (Abb. 9.35).

Der N. recurrens geht rechts im Kuppelbereich so weit kranial vom Vagusstamm ab, daß er selten sichtbar wird.

Die Trunci abdominales dextri teilen sich nach dem Abgang der Rr. bronchiales in meist je 1–2 kräftige dorsale und ventrale Stämme, die auf dem Ösophagus zur Kardia ziehen.

Der linke Vagusstamm

Der linke Vagusstamm steigt aus der Pleurakuppel über den Aortenbogen herab, in dessen Konkavität er den N. recurrens abgibt (Abb. 9.36), welcher die Aorta mediokranial umschlingt.

Die kaudale Hauptgruppe der Rr. bronchiales sinistri geht im Hilusgebiet vom Vagushauptstamm ab und zieht über den Hauptbronchus zur Lunge.

Vereinzelte, meist feinere *Rr. bronchiales craniales* gehen bereits am Aortabogen vom Vagusstamm ab und ziehen kaudal absteigend ins Hilusgebiet (Abb. 9.36).

Die Trunci abdominales sinistri verlaufen nach Abgang der Rr. bronchiales auf dem Ösophagus zur Kardia; sie sind aufgeteilt in Trunci ventrales und Trunci dorsales, wobei letztere bis unterhalb der Aorta gelegen sein können.

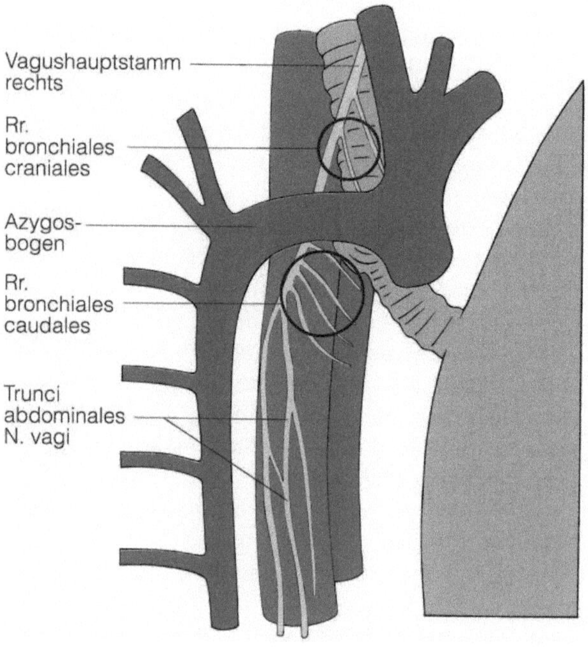

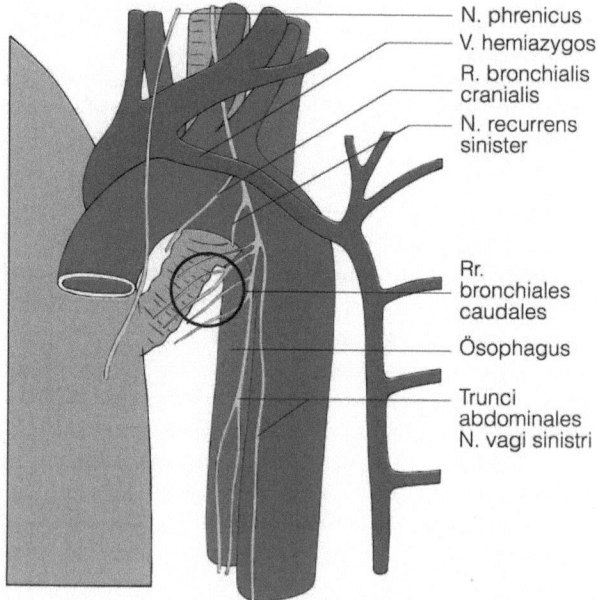

Abb. 9.35. Der Vagushauptstamm zieht rechts, aus dem Kuppelraum kommend, schräg über die Trachea hinweg und gibt hier schon kraniale Rr. bronchiales ab; er tritt dann unter dem Azygosbogen hindurch, in dessen Konkavität die Hauptgruppen der Rr. bronchiales zum Hauptbronchus ziehen. Die Trunci abdominales (dorsales et ventrales) verlaufen weiter auf dem Ösophagus

Abb. 9.36. Der Vagushauptstamm tritt links aus dem Kuppelraum an den Aortenbogen heran, übersteigt diesen, tritt unter der V. hemiazygos hindurch und gibt hier feinere kraniale Rr. bronchiales ab. Auch der kräftigere N. recurrens sinister umschlingt den Aortenbogen, in dessen Kavität die Hauptgruppen der Rr. bronchiales über den Hauptbronchus ziehen und hier selektiv unterbrochen werden können. Die Trunci abdominales dorsales und ventrales verlaufen weiter auf dem Ösophagus, wobei die ersteren teilweise unterhalb der Aorta (also zwischen Ösophagus und Aorta) gelegen sein können

Rr.-bronchiales-Vagotomie rechts

Rr. bronchiales vagales craniales

Über dem Vagushauptstamm, der aus der Pleurakuppel schräg kaudal dorsomedial über die Trachea zieht (Abb. 9.37), wird ein Pleurafenster angelegt, an dessen Basis der kräftige, mehrere Millimeter dicke Nerv vorwiegend stumpf präpariert werden kann. Hier gehen meist einige feinere Rr. bronchiales ab, die schräg zum Azygosbogen und Lungenhilus verlaufen. Sie werden knapp am Rand des Hauptstammes, vom Azygosbogen aus kranialwärts präparierend, mit der gebogenen Kauterschlinge unterfahren und durchtrennt. Bei Fettreichtum des subpleuralen Gewebes kann man die Gewebeschicht schrittweise aufladen und durchtrennen, ohne die Äste einzeln zu präparieren, bis der Rand des Nervenstammes frei ist und der Nerv vom Mediastinum abgehoben werden kann. Man präpariert dabei den Nerv so weit als möglich von kranial her unter dem Azygosbogen, der entsprechend unterminiert wird.

Rr. bronchiales vagales caudales

Anlegen eines Pleurafensters am kaudalen konkaven Rand des Azygosbogens (Abb. 9.38 und 9.39) über dem Hauptstamm des Vagus, der hier unter dem Venenbogen hindurchtritt, meist knapp medial des Hauptbronchus. Unter Erweiterung des Pleurafensters zum Lungenhilus hin werden die in mehreren kräftigen Stämmen über den Hauptbronchus verlaufenden Rr. bronchiales sive pulmonales präpariert, vom Bronchus abgezogen und durchtrennt. Dabei ist auf die A. bronchialis dorsalis zu achten, die den Ner-

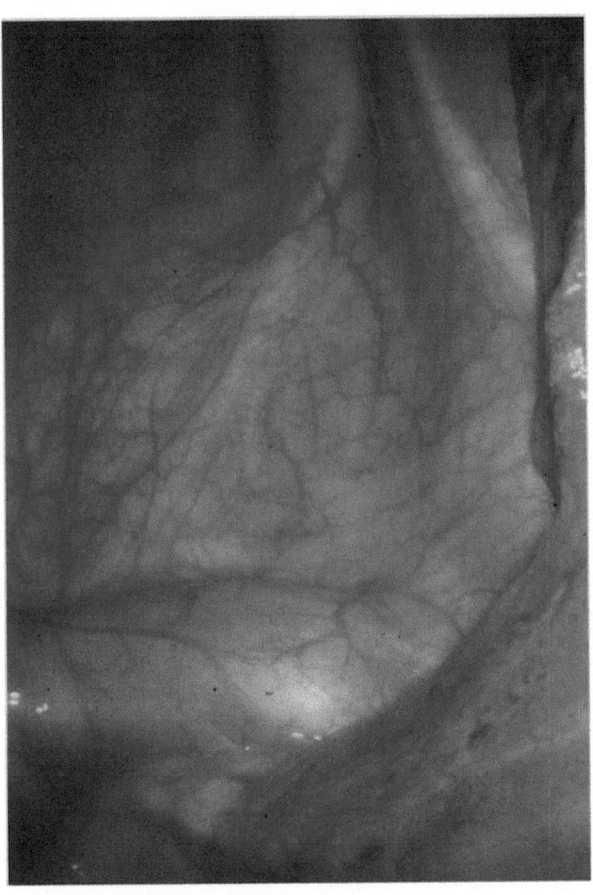

Abb. 9.37. Verlauf des Vagushauptstammes rechts aus der Pleurakuppel *(oben)* schräg über die Trachea hinweg, wo er durch das dünne Pleurablatt durchscheint und unter dem Azygosbogen hindurchtritt. *Rechts oben* der N. phrenicus auf dem Truncus brachiocephalicus; *rechts unten* die partiell kollabierte Lunge

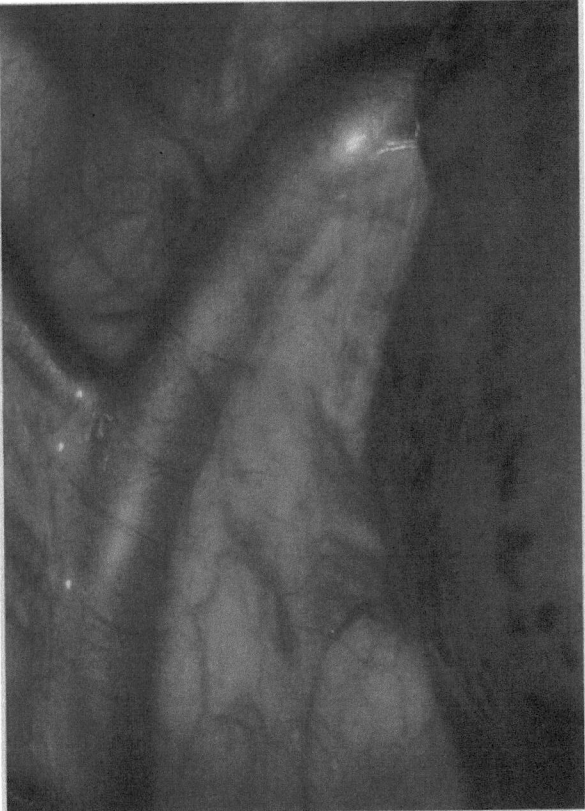

Abb. 9.38. Thorakoskopische Sicht auf das Mediastinum rechts: Die V. azygos *(links)* nimmt einige kräftige Interkostalvenen auf; *rechts* die partiell kollabierte Lunge. Dazwischen befindet sich der Ösophagus, auf dem die Vagusverzweigungen unterhalb der dünnen Pleura angedeutet sichtbar sind. In Höhe des leicht prominenten Hauptbronchus gehen die Rr. bronchiales ab, während die Trunci abdominales weiter kaudalwärts ziehen

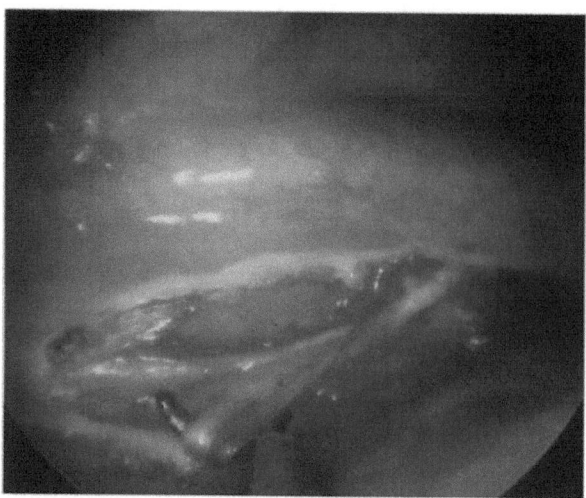

Abb. 9.39. Abgang der Rr. bronchiales vom Hauptstamm des N. vagus kaudal des Azygosbogens. Die Bronchialäste werden von der Unterlage abpräpariert, angehoben und elektrisch durchtrennt

venbündeln eng anliegen oder sie spiralig umschlingen kann. Abgesehen von der Pulsation, die nicht immer sichtbar ist, sind die Arterienäste elastischer als die Nervenzweige, so daß eine lupenchirurgische Differenzierung durchaus möglich ist. Eine blutende Arterie wird durch bipolare Zangenkoagulation oder Clips verschlossen.

Die Vollständigkeit der Präparation wird durch eine Darstellung des Hauptstammes gewährleistet, der möglichst mittels Untertunnelung des Azygosbogens bis in das kraniale Operationsfeld verfolgt wird, wobei feine intermediäre Bronchialäste, die im Bereich des Azygosbogens selbst abgehen, zusätzlich erfaßt werden. Auf etwaige feine, am kaudalen Hilusrand aus einem Truncus abdominalis ventralis abgehende Rr. bronchiales imi ist ebenfalls zu achten.

Rr.-bronchiales-Vagotomie links
(Abb. 9.36, 9.40–9.44)

Rr. bronchiales craniales sinistri

Die Rr. bronchiales craniales sinistri verlassen bereits innerhalb des Aortenbogens den Vagusstamm und ziehen schräg kaudal zum Lungenhilus. Bei der Präparation dieser Äste ist auf den N. recurrens sinister zu achten, der als kräftiger Nerv in der Gegenrichtung zum Aortenbogen zieht und diesen kranialwärts umschlingt.

Rr. bronchiales caudales sinistri

Die Rr. bronchiales caudales sinistri gehen im Bereich des Lungenhilus vom Vagushauptstamm ab (Abb. 9.43 und 9.44) und verlaufen in einigen kräftigen Bündeln über den Hauptbronchus zur Lunge. Ihre Präparation kann durch die kräftige Pulsation der Hilusgefäße und des Aortenbogens erschwert sein. Nach Anlegen eines Pleurafensters über dem Vagusstamm (Abb. 9.41 und 9.42) wird sein Verlauf vom Aortenbogen her kaudalwärts verfolgt, und die hier meist fast rechtwinklig abgehenden Bündel der Rr. bronchiales werden schrittweise mit dem gebogenen Elektrokauter von den Hilusgebilden isoliert und durchtrennt. Ist die Bronchialesvagotomie beendet, läßt sich der Vagusstamm in Richtung auf die Aorta frei abziehen bzw. unter die Aorta descendens drängen. Größere, häufig anthrakotische Lymphknotenpakete können die Präparation zusätzlich erschweren. Auch bei der Vagotomie der linken Seite muß auf die A. bronchialis dorsalis geachtet werden.

Trunci-abdominales-Vagotomie rechts
(Abb. 9.7, 9.35 und 9.45)

Ein Pleurafenster wird auf dem Ösophagus kaudal des Azygosbogens und des Hauptbronchus angelegt. Hier hat der Vagus die Hauptgruppe seiner Rr. bronchiales bereits abgegeben und teilt sich in die Trunci abdominales dorsales und ventrales auf, die selektiv dargestellt werden können.

Abb. 9.40. Kuppelraum links: *unten* der Aortenbogen, nach *oben* hin Abgang der A. subclavia, die an ihrem Ursprung von der V. hemiazygos überkreuzt wird. Hier tritt der Vagushauptstamm unterhalb der Vene über den Aortenbogen hinweg und verteilt sich in dessen Konkavität. *Links* Hilusgebiet der Lunge

Abb. 9.41. Anlegen eines Pleurafensters in der Kavität des Aortenbogens über dem Vagusstamm

Abb. 9.42. Der Vagushauptstamm ist hier freipräpariert und kann zur Identifizierung hervorgezogen bzw. angehoben werden. In dieser Höhe geht auch der N. recurrens ab und zieht unter dem Aortenbogen, diesen umschlingend, kranialwärts

Abb. 9.43. Vagusstamm etwas weiter kaudal freigelegt, wo im Hilusgebiet die Hauptgruppe der Rr. bronchiales zum Hauptbronchus zieht (s. Schema 9.44)

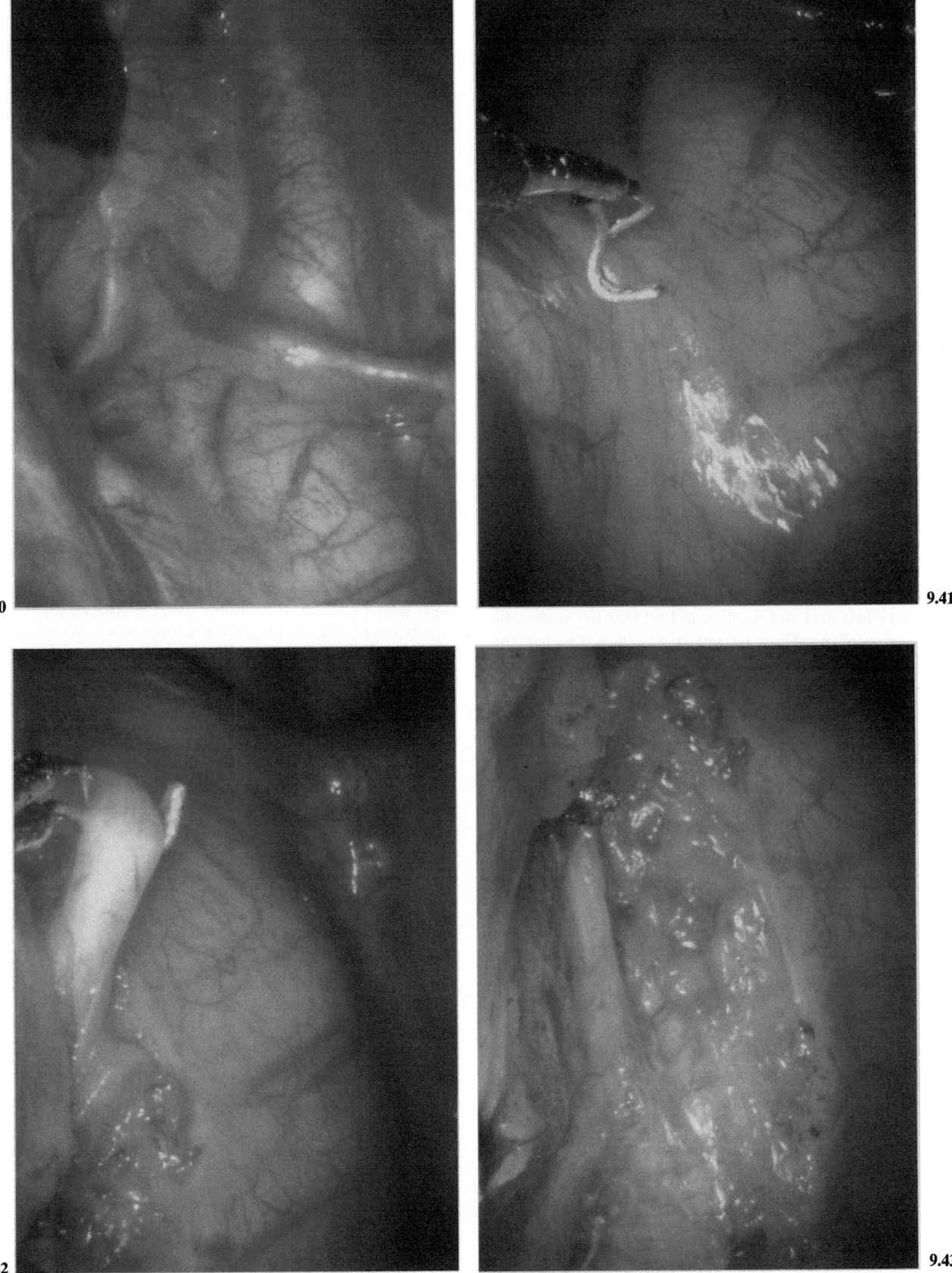

9.40 9.41
9.42 9.43

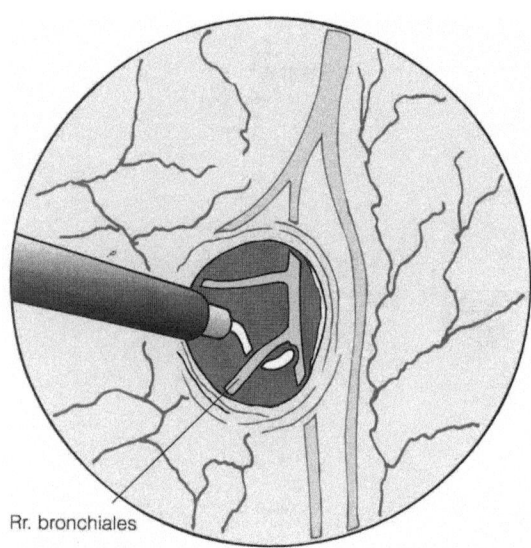

Abb. 9.44. Schema zu Abb. 9.43: Die Rr. bronchiales werden nach ihrem Abgang vom Hauptstamm mit dem Elektrokauter unterfahren und durchtrennt

Trunci dorsales

Der am weitesten dorsal gelegene ösophagogastrale Stamm kann u. U. unter die aszendierende Azygosvene ziehen und muß in diesem Fall hier herausgeschoben werden; dabei ist auf den nahen Ductus thoracicus zu achten, dessen Verletzung zu einem Chylothorax führt. Es wird daher am sichersten möglichst weit proximal direkt im Bereich der Vagusaufteilung präpariert, wo auch die Trunci dorsales in der Regel noch entfernt von der V. azygos verlaufen.

Die weiteren, meist kräftigeren 1–2 Trunci dorsales werden von der Verzweigungsstelle des Vagus aus (Abb. 9.45) durch Spalten der Pleura auf dem Ösophagus präpariert, mit der Kauterschlinge von der Muskulatur abgehoben und mit dem Elektrokauter durchtrennt. Eine Verletzung der Ösophaguswand kann dabei zuverlässig vermieden werden, falls nicht Längsmuskelbündel mit den Nervenstämmen verwechselt werden.

Trunci ventrales

Die Trunci vagales abdominales ventrales, meist 1–2 etwas schwächere Stämme, können in ähnlicher Weise kaudal der Teilungsstelle des Vagus auf dem Ösophagus aufgesucht und unterbrochen werden, wenn die Indikation zu einer totalen trunkulären Vagotomie gegeben ist, wie z. B. beim Ulcus pepticum anastomoticum bzw. Ulcus pepticum jejuni. Beim

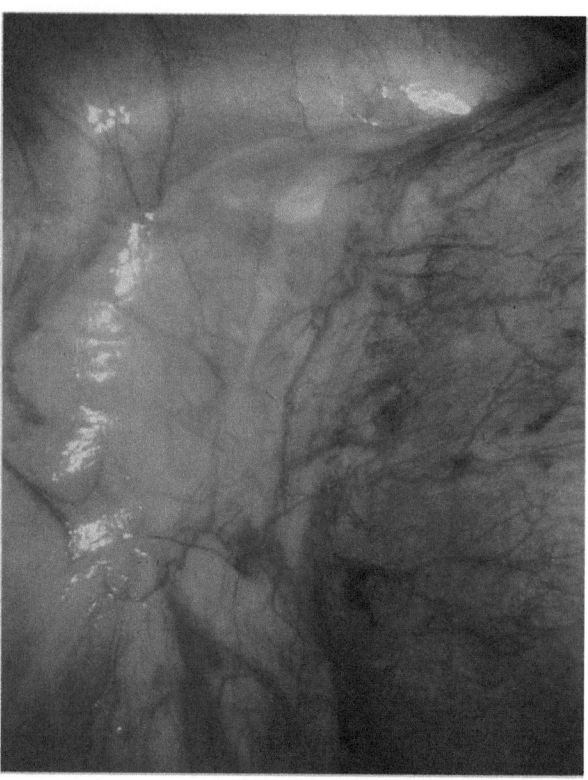

Abb. 9.45. Rechte Brusthöhle: Kaudal des Azygosbogens erkennt man die Trunci abdominales, die nach Abgang der Rr. bronchiales auf dem Ösophagus kaudalwärts ziehen. *Rechts* die teilweise kollabierte Lunge, *oben* der Azygosbogen

primären Ulcus duodeni wird man sich auf die selektivere dorsale Trunkotomie beschränken können, da die Trunci abdominales ventrales vorwiegend dem Antrumbereich zugeordnet sein dürften.

Trunci-abdominales-Vagotomie links
(Abb. 9.8, 9.36 und 9.46)

Auch links kann die Vagusverzweigung auf dem Ösophagus in einem Pleurafenster kaudal des Hauptbronchus und des Abganges der Hauptgruppe der Rr. bronchiales freigelegt werden. Die Präparation ist links schwieriger, da die Aufteilung meist schon auf dem Lungenhilus innerhalb des Aortenbogens beginnt, die Pulsationen der Aorta, Lungengefäße und Herzbeutel das Operationsfeld bewegen, die Pleura mediastinalis öfter verdickt und fettreich ist, und auch Lymphknotenkonglomerate im Hilusgebiet nicht selten sind.

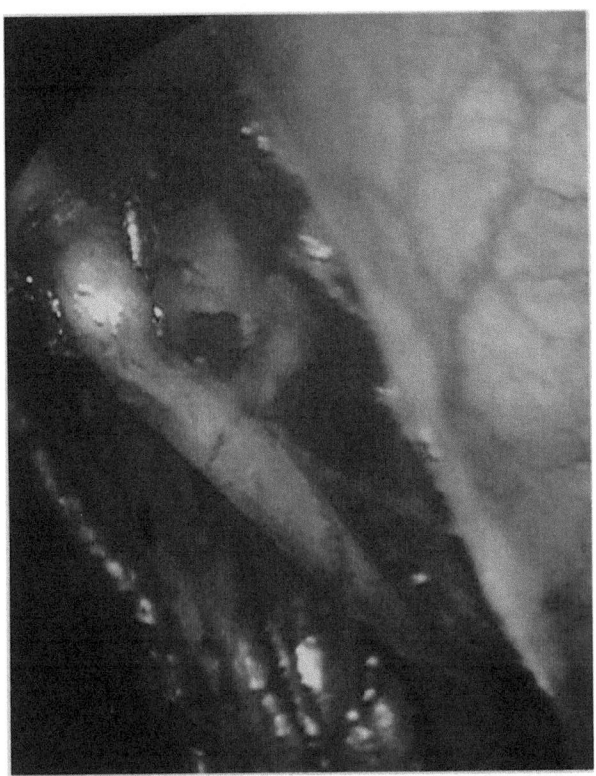

Abb. 9.46. Linke Pleurahöhle: Ein kräftiger Truncus vagalis abdominalis dorsalis wurde unterhalb der Aorta descendens (*rechts* im Bild) nach Anlegen eines Pleurafensters hervorgezogen, von dem darunterliegenden Ösophagus abgehoben und kann nun knapp kaudal des Hilusgebietes gefahrlos durchtrennt werden

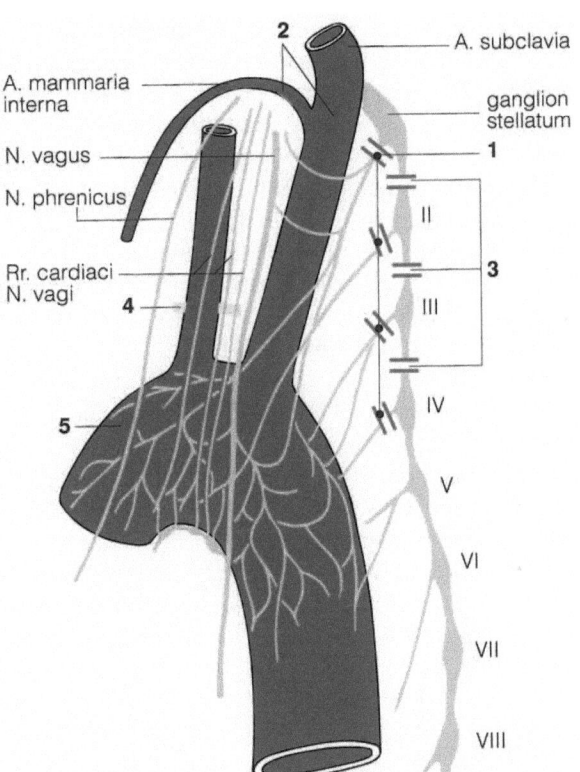

Abb. 9.47. Vegetative Denervation beim Stenokardiesyndrom (Angina pectoris). *1* Durchtrennung der Nn. cardiaci des Sympathikus am ventralen Rand der Grenzstrangganglien Th_1–$Th_{4/5}$. *2* Anastomoticus-Ramikotomie auf A. subclavia und A. mammaria. *3* Interganglionäre Sympathikotomie $Th_{1/2}$, $Th_{2/3}$ und $Th_{3/4}$. *4* Durchtrennung der Rr. cardiaci des Vagus zwischen Vagusstamm und Phrenicus. *5* Resektion des Plexus cardiacus superficialis auf dem Aortenbogen

Trunci dorsales

Die Trunci vagales abdominales dorsales können nach der Teilung unter die Aorta ziehen, so daß der am weitesten dorsal gelegene Truncus oesophagogastricus zwischen Ösophaguswand und Aorta hervorgezogen werden muß, um ihn elektrisch durchtrennen zu können. Monopolare Hochfrequenz ist dabei in Aortennähe kontraindiziert, der NF-gespeiste Platin-Iridium-Kauter ist dagegen weitgehend ungefährlich. Die weiteren kräftigen 1–2 Trunci dorsales können auch weiter kaudal auf dem Ösophagus präpariert werden.

Trunci ventrales

Die Trunci vagales abdominales ventrales, meist 1–2 schwächere Stämme, können kaudal des Lungenhilus auf dem Ösophagus aufgesucht werden, wenn die Indikation zur totalen trunkulären Vagotomie gegeben ist (z. B. Ulcus pepticum jejuni, s. auch S. 140 „Trunci-abdominales-Vagotomie rechts – Trunci ventrales"). Die Ösophaguswand ist nicht gefährdet, wenn die Nervenstämme mit der Kauterschlinge stumpf präpariert, von der Muskularis abgehoben und mit dem NF-Kauter durchtrennt werden.

Cardiaci-Ramikotomie

Die Nn. cardiaci des Sympathikus gehen zwischen Th_1 und $Th_{4/5}$ vom Grenzstrang ab und können als feine Äste am ventralen Ganglienrand endoskopisch-mikrochirurgisch dargestellt und unterbrochen werden (Abb. 9.47). Zur Sicherheit empfiehlt es sich, auch die neuralen Anastomosen auf der A. subclavia und A. mammaria durch Spaltung der Pleura parietalis bis auf die Adventitia auszuschalten. Da die kardialen Sympathikusfasern im Grenzstrang als lange Fasern verlaufen und die Zervikalganglien durchsetzen, können zusätzliche interganglionäre Durchtrennungen bei Th$_{1/2}$, Th$_{2/3}$ und Th$_{3/4}$ durchgeführt werden (s. auch S. 134, „Interganglionäre Sympathikotomie bei Th$_3$" und „Interganglionäre Sympathikotomie bei Th$_2$", S. 134, wenn die selektive Nn.-cardiaci-Ramikotomie nicht zuverlässig genug erscheint (direkt zu den Zervikalganglien aufsteigende Fasern!) und die Miterfassung der sudo- und vasomotorischen Fasern für den kranialen Quadrantenbereich (Gesicht, Arm, oberer Thorax) nicht kontraindiziert ist.

Die Ausschaltung der kardialen Sympathikusfasern bewirkt nicht nur eine symptomatische Schmerzausschaltung bei Stenokardiesyndromen (Angina pectoris), sondern auch eine Senkung des Sauerstoffbedarfs des Herzmuskels bei gleicher Herzarbeit (Eckstein et al.).

Die Rr. cardiaci des N. vagus steigen aus der Pleurakuppel zwischen N. vagus und N. phrenicus zum Aortenbogen herab, um hier den Plexus cardiacus superficialis zu bilden; sie werden am sichersten durch Spaltung der Pleura auf dem Aortenbogen und Resektion des Plexus cardiacus bis auf die Adventitia erfaßt, hier z. T. gemeinsam mit kardialen Sympathikusfasern.

Die Unterbrechung der kardialen Vagusfasern verspricht die Ausschaltung der am Herzen vasokonstriktorischen Vaguswirkungen. Die kombinierte Erfassung der kardialen Vagus- und Sympathikusfasern erscheint daher beim Stenokardiesyndrom physiologisch am erfolgversprechendsten.

Literatur

Gask GE, Ross JP (1936) Die Chirurgie des sympathischen Nervensystems. Barth, Leipzig

Goetz RH, Marr JAS (1944) The importance of the second thoracic ganglion for the sympathetic supply of the upper extremities: two new approaches for its removal. Clin Proc J Cape Town Postgrad Med ASS 3: 102–114

Hagen E, Kodal S, Wittmoser R (1967) Licht- und elektronenmikroskopische Betrachtungen an operativ entfernten thorakalen Ganglien des menschlichen Grenzstrangs. Acta Neuroveg 30: 404

Jacobaeus HC (1910) Über die Möglichkeiten, die Zystoskopie bei Untersuchung seröser Höhlungen anzuwenden. Münch Med Wochenschr 57: 2090

Kremer W (1938) Kollapstherapie der Lungentuberkulose. Thieme, Leipzig

Kux E (1948) Der transpleurale endoskopische Weg zum Brustsympathicus. Wien Klin Wochenschr 29: 472

Struppler V (1976) Persönliche Mitteilung

Ulmer WT, Islam MS, Zimmermann I (1982) Operative Behandlung des Asthma bronchiale: tierexperimentelle Grundlagen. In: Bochumer Treff 1981 Münchener Werbegesellschaft und Verlage, München, pp 64–89

Waldenauer M (1984) Vago-Sympathicotomie bei Asthma bronchiale. Dissertation. Universität Düsseldorf

White JC, Smithwick RH (1948) The autonomic nervous system. Macmillan, New York

Wittmoser R (1954) Die thorakoskopische Operation des rechten unteren Brustsympathicus. Med Bilddienst (BD) Roche 6: 79

Wittmoser R (1955) Zur Technik thorakoskopischer Eingriffe am rechten Vagus. Bruns Beitr 190: 192

Wittmoser R (1961) Die vegetative Denervation bei „Angina pectoris". Dtsch Z Chir 298: 540

Wittmoser R (1963) Chirurgische Behandlung der „Angina pectoris" durch thorakoskopische Neurotomie. Ärztl Praxis 15: 2063–2087

Wittmoser R (1965) Neurochirurgie der Funktionsstörungen des Magens und Zwölffingerdarms. Hippokrates 36: 714

Wittmoser R (1969) Die Behandlung von Oberbauch-Schmerzsyndromen durch Sympathicotomie bzw. Splanchnicotomie. Hippokrates 40: 956

Wittmoser R (1969) Thorakoskopische Sympathicotomie bei Durchblutungsstörungen des Armes. Dtsch Z Chir 292: 318

Wittmoser R (1969) Fortschritte der operativen Thorakoskopie. In: Fortschritte der Endoskopie, Bd 1. Schattauer, Stuttgart, p 73

Wittmoser R (1969) Fortschritte der Farbfernseh-Endoskopie. In: Fortschritte der Endoskopie, Bd 2. Schattauer, Stuttgart, p 47

Wittmoser R (1976) Fortschritte der selektiven endoskopischen Chirurgie großer Körperhöhlen. Kongressber Dtsch Ges Endoskopie, München

Wittmoser R (1978) Operative Methoden zur Behebung des krankhaften Schwitzens (Hyperhidrosis). Ärztl Kosmetol 8: 343

Wittmoser R, Pfau F (1953) Technik der endoskopischen Farbenphotographie. Photographie und Wissenschaft 2: H.2

10 Thorakoskopische Ligatur und Resektion von Bullae der Lunge und parietale Pleurektomie beim rezidivierenden Spontanpneumothorax, Empyembehandlung und Perikardektomie

A. CUSCHIERI und L. K. NATHANSON

Einleitung

Der rezidivierende Spontanpneumothorax hat eine Inzidenz von 4,3 : 100000 pro Jahr und kommt beim Mann 5mal so häufig vor wie bei der Frau. Bei einem Spontanpneumothorax, dessen Ausdehnung < 20 % des Volumens des jeweiligen Hemithorax beträgt, kann beim ansonsten gesunden Erwachsenen, der keine Atemnot zeigt, eine abwartende Haltung eingenommen werden, ggf. wird vorübergehend Sauerstoff gegeben. Bei 70 % der Patienten beträgt die Ausdehnung des Pneumothorax >25 %, so daß bei diesem Kollektiv eine aktive Intervention durch Legen einer Thoraxdrainage notwendig ist.

Eine weitergehende chirurgische Behandlung ist bei spezifischen Patientengruppen indiziert. Sie setzt die Feststellung der Ursache des Lungenlecks voraus, um dann unter maximaler Erhaltung von Lungensubstanz den Verschluß des Lecks durchführen zu können. Zusätzlich wird zur Rezidivprophylaxe eine Maßnahme notwendig, mit der eine Verklebung der viszeralen Pleura der ausgedehnten Lunge mit der Brustwand erreicht wird. Die Thorakotomie mit parietaler Pleurektomie und Exzision, Umstechung oder Klammernaht aller sichtbaren Bullae, verbunden mit einer postoperativen Schlauchdrainage, ist ein wirksames und anerkanntes Operationsverfahren. Eine Langzeitstudie mit einem Follow-up von 2–8 Jahren zeigte kein Rezidiv und keine signifikante Beeinträchtigung der mechanischen Atemleistung. Allerdings betrug die Reduzierung der Vitalkapazität laut dieser Studie über einen Zeitraum von 2 Monaten zwischen 7,7 und 16,6 %, präoperative Werte stellen sich erst nach 5 Monaten wieder ein. Wir führen dies auf das Thorakotomietrauma und die danach ablaufenden Wundheilungsvorgänge zurück, die in einer entsprechenden Beeinträchtigung der Atemfunktion resultieren. Durch die mit einer kleineren Inzision verbundene axillare Thorakotomie konnte dieses Problem teilweise gemindert werden, allerdings zu Lasten einer guten Übersicht während der Exzision der Bullae und der Pleurektomie. Das Thorakoskop mit angekoppelter CCD-Kamera und externem Videomonitor, kombiniert mit 3 Hilfstrokaren zur Einführung der Instrumente, ermöglicht eine hervorragende Darstellung der Pleurahöhle. Die Resektion der Pleurablasen erfolgt in situ, und mit der Pleurektomie werden die oberen $2/3$ der Pleura parietalis durch scharfe und stumpfe Präparation entfernt.

Indikationen und Patientenauswahl

Für die thorakoskopische Resektion der Bullae mit Pleurektomie gelten die gleichen Indikationen wie bei der offenen chirurgischen Standardtherapie mit Thorakotomie, d. h.

- Beeinträchtigung der Lungenexpansion bei persistierendem Lungenleck und liegender Drainage (ca. 4–14 % der Patienten)
- die Wahrscheinlichkeit des ipsilateralen Rezidivs, die von 16 % nach dem erstmaligen Auftreten auf 80 % nach dem dritten ansteigt
- kontralateraler Pneumothorax
- simultaner bilateraler Pneumothorax, lebensbedrohlich!
- spezielle Risikogruppen wie Luftfahrtbedienstete und Taucher

Anästhesie

Die Allgemeinnarkose kann mit einem einlumigen endotrachealen Standardtubus durchgeführt werden. Wenn es vorteilhaft erscheint, kann u. U. auch ein Doppellumentubus eingesetzt werden, um die Lunge besser zum Kollabieren zu bringen. Gaszufuhr zum Pleuraraum ist allerdings trotzdem erforderlich. Im übrigen können die Bullae bei nur teilweise kollabierter Lunge am besten dargestellt werden. Darüber hinaus besteht nach vollständiger intraoperativer Atelektase ein erhöhtes Risiko der postoperativen

Atelektase, besonders bei Patienten, bei denen bereits präoperativ eine teilweise Lungenatelektase bestanden hat, und bei Patienten mit chronischer obstruktiver Atemwegserkrankung.

Lagerung des Patienten, Hautdesinfektion und Abdeckung

Der Patient wird in der Standardlage für eine posterolaterale Thorakotomie mit gut abduziertem Arm gelagert, so daß eine maximale Verschiebung des Schulterblattes nach oben gewährleistet ist (Abb. 8.2). Der Operationstisch wird abgeknickt, um eine möglichst weite Spreizung der Interkostalräume zu erzielen.

Die Haut des gesamten Brustkorbes wird gewaschen und mit einer antiseptischen Lotion auf Alkoholbasis desinfiziert. Der Operationsbereich wird mit Tüchern abgedeckt, er reicht von der Mitte des Schulterblattes oben bis zur 12. Rippe unten, und vom Brustbein vorne bis zur Wirbelsäule hinten.

Anordnung der Instrumente und Position des Operationsteams

Der Operateur steht mit dem Gesicht zum Rücken des Patienten, die Operationsschwester auf derselben Seite, weiter fußwärts. Der Assistent steht auf der gegenüberliegenden Seite des Operationstisches. Die Anordnung der Instrumente und Geräte richtet sich teilweise nach den Möglichkeiten im Operationssaal; wenn möglich sollten jedoch elektronisches Insufflationsgerät, Lichtquelle, Optikwärmer, Saug-/Spülvorrichtung und HF-Generator hinter dem Operateur plaziert sein. Der Einsatz von 2 Fernsehmonitoren am Kopfende des Operationstisches ermöglicht optimale Arbeitsbedingungen; ein Monitor sollte gegenüber dem Operateur und der Operationsschwester, der zweite im Blickfeld des Assistenten angebracht sein.

Spezielle Instrumente und Einmalartikel

Neben der Standardausrüstung für die laparoskopische Operation sollten folgende Instrumente bereit liegen: 5-mm-0°-Geradeausblickoptik, gebogene Instrumente und flexible Trokare, Zange für die Tupferpräparation und 2 Nadelhalter (3 und 5 mm). Wichtige Einmalartikel sind vorgeformte Chrom-Catgut-Endoligaturen (Ethibinder, Surgitie), interkostaler Drain und 3/0-Polydioxanon-Nahtmaterial oder *Polysorb*nahtmaterial mit Endo-Skinadeln, endoskopisches Klammergerät zur Lungenresektion.

Operatives Vorgehen

Plazierung der Einstiche

Der Eingriff erfordert eine zweihändige Präparationstechnik, deshalb werden 4 Zugänge gebraucht (die Anordnung der Zugänge ist aus Abb. 10.1 zu ersehen). Die 2 kaudal gelegenen Zugänge sind 11-mm-Trokarhülsen zur Aufnahme der 10-mm-30°-Vorausblickoptik und der Tupferzange für die stumpfe Präparation. Die beiden kranial plazierten Trokarhülsen haben jeweils 5,5 mm Durchmesser und dienen zur Aufnahme der Greifzangen, der Schere und der Naht bzw. Ligatur. Die korrekte Plazierung der Trokarhülsen ist außerordentlich wichtig: Es sollte möglich sein, mit der Thorakoskopoptik von der anterioren in die posteriore Position überzuwechseln und durch Zuhilfenahme gerade nicht benutzter Instrumentierkanäle den gesamten oberen Pleuraraum und die Lungenoberfläche darzustellen. Die 0°-Geradeausblickoptik ist ungeeignet, weil sie aufgrund der Starre des Thorax nicht ausreichend bewegt werden kann. Die 30°-Optik erlaubt auch die Sicht hinter die Lunge, wodurch die Notwendigkeit, mechanische Retraktoren zu verwenden, auf ein Minimum reduziert wird. Gelegentlich kann sogar die Verwendung einer

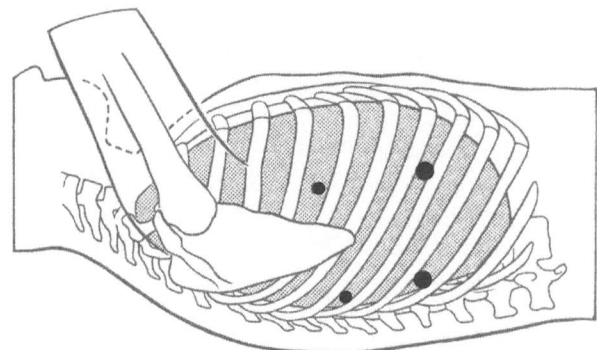

Abb. 10.1. Einstichstellen für die Trokare bei der thorakoskopischen Ligatur von Bullae und Pleurektomie. Die posterioren Trokare müssen vor dem Rippenwinkel plaziert werden, um eine Verletzung der Interkostalnerven zu vermeiden

Optik mit größerer Abwinkelung, z. B. eine 45°-Steilblickoptik, von Nutzen sein.

Beginn der Insufflation

In der Regel ist zum Zeitpunkt der Operation ein Pneumothorax vorhanden bzw. wurde bereits eine interkostale Schlauchdrainage gelegt. Bei Vorliegen eines Pneumothorax wird der 1. Trokar (5,5 mm) sehr vorsichtig blind in die Pleurahöhle eingeführt. Die Lunge kann zur Verbesserung der Sicht weiter zurückgedrängt werden, indem der CO_2-Insufflator mit einem vorgewählten Insufflationsdruck von 6 mm Hg an die Trokarhülse angeschlossen wird.

Bei voll entfalteter Lunge und liegender Interkostaldrainage wird die Lunge durch Insufflation von 500 ml CO_2 über den Drain in den Pleuraraum zum Kollabieren gebracht. Ein sorgfältiges Monitoring zur sofortigen Feststellung unerwünschter hämodynamischer Effekte durch Verdrängung des Mediastinums infolge des erhöhten intrathorakalen Druckes ist in dieser Phase besonders wichtig. Der Primäreinstich kann dann wie oben beschrieben erfolgen.

Wenn die Lunge jedoch entfaltet und keine Drainage gelegt ist, dann muß der 1. Trokar mit angeschlossenem Insufflator unter direkter Sicht eingeführt werden (s. Kap. 8). Sobald die Pleura parietalis durch Hin- und Herdrehen des abgeschrägten Endes der Trokarhülse eröffnet ist, weicht das darunterliegende Lungengewebe durch den kombinierten Effekt von Gasdruck und Lungencompliance sofort zurück, wodurch eine Verletzung der Pleura visceralis vermieden wird. Dieser Schritt erfolgt unter Sicht über das 5-mm-30°-Vorausblickthorakoskop. Nachdem die 1. Trokarhülse plaziert ist, können auch die Hilfstrokare unter Sicht eingeführt werden, wobei die Position für die Einstichstelle durch Palpation mit der Fingerspitze auf den Interkostalraum angezeigt werden kann. Diese Vorgehensweise erlaubt eine gute Kontrolle der Einstiche, eine Verletzung des Lungenparenchyms oder mediastinaler Strukturen kann auf diese Weise vermieden werden.

Erste Inspektion der Lunge

Die Lungenoberfläche wird mit der 30°-Vorausblickoptik von der Spitze aus nach unten auf Bullae untersucht, welche die häufigste Ursache für ein rezidivierendes Lungenleck darstellen. Die Lunge wird mit runden, atraumatischen Instrumenten behutsam manipuliert, um die gesamte Oberfläche eingehend inspizieren zu können. Wenn bei ansonsten gesunden Patienten ein rezidivierender Pneumothorax auftritt, sind die Bullae meist um das apikale Segment des Oberlappens herum angesiedelt; sie kommen meist multipel vor und liegen nahe beieinander. Bei Patienten mit obstruktiven Atemwegserkrankungen sind die Bullae eher weiter verstreut und breiten sich bis zum Unterlappen aus. Bei einem kleinen Teil der Patienten können trotz eines therapieresistenten Pneumothorax thorakoskopisch auch nach eingehender, gründlichster Suche keine oberflächlichen Bullae gefunden werden (s. unten). Ist das Leck nicht zu identifizieren, sollte der Brustraum mit 30° warmer Ringer-Laktatlösung gefüllt werden, um die undichte Stelle aufgrund der Blasenbildung erkennen zu können. Diese Lösung muß aber unbedingt auf Körpertemperatur vorgewärmt sein, da es sonst zu einer Bradykardie kommen kann.

Versorgung von Bullae

Ligatur der Bullae

Die rasche Entfernung der Bullae ist durch die Anwendung von Endoligaturschlingen aus Chrom-Catgut mit vorgefertigtem Roeder-Knoten möglich (Abb. 10.2). Die Schlingen werden mit dem Knotenschieber in den Applikator, und dieser wird in die Trokarhülse eingeführt. Sobald die Schlinge in die Pleurahöhle eingebracht ist, wird die Bulla durch die Schlinge hindurch gefaßt und festgehalten, bis der Knoten mit dem Knotenschieber festgezogen ist

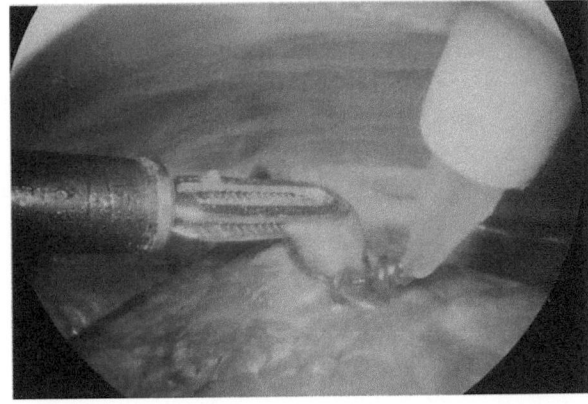

Abb. 10.2. Die Endoligaturschlinge wird um die Bullabasis gelegt, während diese mit einer Faßzange gehalten wird. Der Roeder-Schiebeknoten wird festgezogen und blockiert und sichert so den Verschluß der Bullabasis. Der überstehende Faden wird ungefähr 1 cm vom Knoten entfernt abgeschnitten

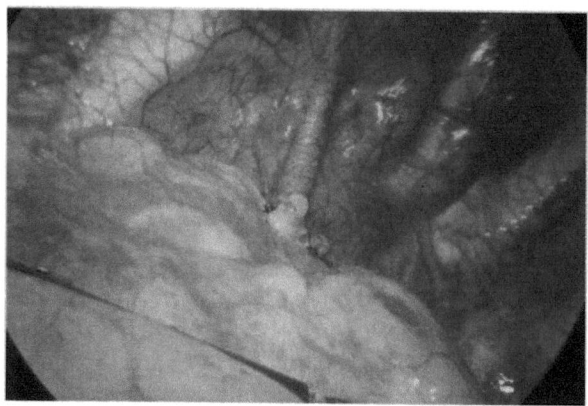

Abb. 10.3. Vollendete Ligatur von Bullae der Lungenspitze

(Abb. 10.3). Durch Hydratation quillt dieser Knoten auf, wodurch das Risiko des Abrutschens abnimmt. Wie bereits beschrieben, hält der Roeder-Schiebeknoten aus Chrom-Catgut einem Zug von ca. 1000 g stand, ehe er abrutscht. Das bedeutet, daß eine großzügige Sicherheitstoleranz gegeben ist, da der vom Pleuragewebe ausgehende Zug deutlich darunter liegt. Wenn dennoch Bedenken bestehen, kann ohne weiteres eine 2. Ligatur gesetzt werden. Es muß nochmals ausdrücklich darauf hingewiesen werden, daß diese Ligaturen, abgesehen vom Melzer-Knoten, nur ungefähr einen halb so großen Zug aushalten, wenn synthetische Materialien verwendet werden.

Umstechen großer Bullae oder Zysten

Große Bullae oder Zysten, wie man sie bei Patienten mit obstruktiven Atemwegserkrankungen findet, können nicht mit Endoligaturschlingen versorgt werden, sondern mit 3/0-PDS-Nähten in fortlaufender invertierender Technik. Manche Chirurgen tragen die Bullae vor der Naht ab, allerdings sind die Ergebnisse mit dieser Technik weniger zufriedenstellend als beim Umstechen. Die einstülpende Naht ist in Abb. 10.4 dargestellt, die fortlaufende Naht wurde in Kap. 7 beschrieben.

Versorgung von Bullae mit Klammernahtgeräten und Wedgeresektionen der Lunge
Endoskopische Klammergeräte haben sich als sehr günstige Instrumente für die gesamte Lungenchirurgie erwiesen. Sie stehen heute in einer Länge von 30 und 60 mm zur Verfügung und werden sowohl von Auto-Suture als auch von Ethicon geliefert. Der Endo-GIA von Auto-Suture wird über eine 12-mm-Trokarhülse eingeführt. Mit diesem Gerät werden gleichzeitig 2mal 2 Reihen von Klammern gelegt, und zwischen den Klammerreihen wird das Gewebe mit einem integrierten Skalpell durchtrennt. Große Bullae und Zysten können mit diesem Stapler gut verschlossen werden, eine invertierende Nahtversorgung ist damit allerdings nicht möglich. Im Vergleich zur Versorgung der Bullae mit der fortlaufenden Naht

Abb. 10.4 a–c. Technik der einstülpenden Übernähung bei großen Bullae und Lungenzysten. **a** Die Spitze der Bulla oder Zyste wird auf eine Länge von 1 cm inzidiert und kollabiert sofort. Das Innere der Bulla wird auf ein Leck hin inspiziert. Lecks müssen mit Umstechungsligaturen versorgt werden. **b** Bei der fortlaufenden Naht wird in 1 cm Abstand oberflächlich in das benachbarte Lungenparenchym im Kreis um die Zystenwand eingestochen, um das Lungenparenchym über der eingeschlagenen Wand der entleerten Bulla oder Zyste zusammenzuziehen. Dadurch wird eine Kompression des Defektes durch das geraffte Gewebe erreicht, was zu einer Abdichtung führt. **c** Eine andere Möglichkeit ist der Verschluß der Bullabasis und des benachbarten Lungengewebes mit Klammern unter Verwendung des Endo-GIA

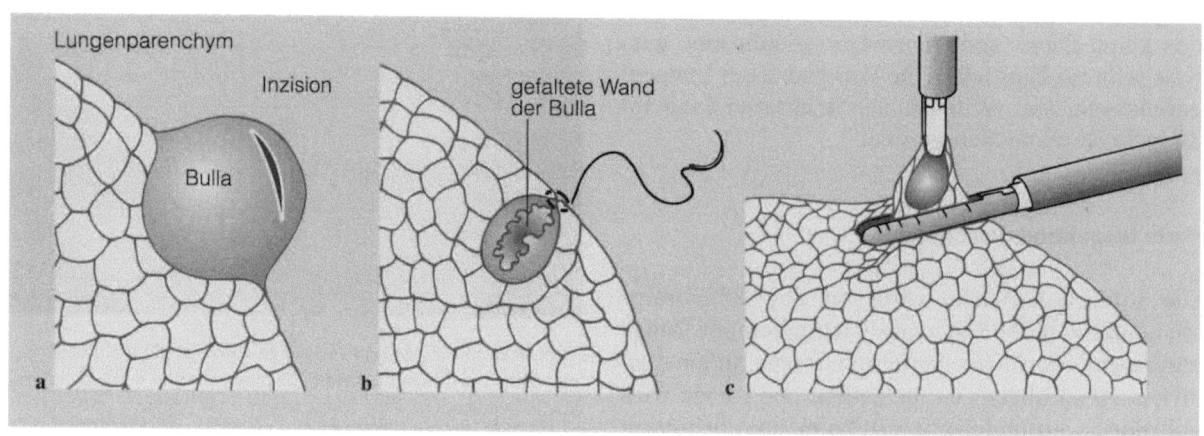

muß allerdings die Einfachheit der Anwendung des Klammergerätes eindeutig hervorgehoben werden.

Unsere klinischen und experimentellen Studien haben gezeigt, daß mit dem kleineren Staplerkopf (weiß) bessere Ergebnisse erzielt werden. Die optimale Technik des Verschlusses bzw. der Abtragung von Bullae erfordert die Punktion der Bullaspitze. Die Bulla wird dann nach oben gezogen und der Stapler am Übergang der Bulla auf das Lungenparenchym gesetzt. Nun wird der Stapler geschlossen und die Bulla entfernt. Für die Wedgeresektion der Lunge wird im Grunde dieselbe Technik eingesetzt, dabei können allerdings 3–4 Magazine erforderlich sein. Häufig ist eine kombinierte Technik mit Endo-GIA und Endoligaturschlingen notwendig.

Parietale Pleurektomie

Vor der Abtragung der Pleura durch scharfe Präparation mit der Schere werden die Resektionslinien posterior, anterior und inferior festgelegt. Die anteriore Grenzlinie wird durch die A. thoracica interna markiert, die aus der A. subclavia entspringt und deren bogenförmiger Verlauf über die Spitze der Thoraxhöhle leicht zu verfolgen ist. Die hintere Begrenzung der linken Pleurahöhle ist der seitliche Rand der Aorta thoracica, auf der rechten Seite ist es die V. azygos. Als untere Begrenzung wird die Linie zwischen den beiden unteren Trokarhülsen genommen, so daß die oberen $^2/_3$ der Pleura abgetragen werden.

Mit einer Greifzange wird die Pleura angehoben und hochgehalten, um die Inzision mit der Schere zu beginnen. Sobald das gefäßfreie Planum erreicht ist, kann die Pleura mit einem Tupfer stumpf von der Thoraxwand abpräpariert werden. Die Tupferzange kann durch eine Reduktionshülse über die 11-mm-Trokarhülse eingeführt werden. Bei dieser Art des bimanuellen Vorgehens erhält der Chirurg eine gute Rückkoppelung, die Kraft betreffend, die er auf das Gewebe ausübt (Kraftreflexion). Im weiteren Verlauf muß die Position der Optik und der Präparationsinstrumente gewechselt werden, um zügig weiter präparieren zu können. Wenn die Pleura abgelöst ist, wird sie in Stücke zerteilt und über die Trokarhülse entfernt, damit der Operationssitus frei wird. Vorsicht ist geboten an der Spitze des Brustkorbes, da der Sympathikusstamm hier über den Rippenhälsen liegt und erhalten bleiben muß. Auch eine Verletzung des Grenzstranges ist hier leicht möglich, wenn durch Zug auf die Pleura dieser mit abgehoben wird und dann bei der Präparation mit Schere, Diathermieinstrument oder auch durch den direkten Zug eine Läsion gesetzt wird. Die oberen $^2/_3$ der Pleura können auf diese Weise rasch abpräpariert werden (Abb. 10.5). Falls gewünscht, kann man den unteren Anteil der Pleura durch flächige Koagulation mit der monopolaren Diathermiesonde zerstören. Eventuell auftretende Blutungen können problemlos koaguliert oder durch Ligatur zum Stillstand gebracht werden. Zuletzt wird der Pleuraraum ausgiebig mit warmer Kochsalzlösung ausgespült, Koagula werden abgesaugt und die Pleurahöhle sollte vor Beendigung des Eingriffes vollständig trocken sein. Über die vordere 11-mm-Trokarhülse wird eine intrathorakale Drainage gelegt. Die Trokarhülsen werden entfernt und die Haut wird durch Einzelknopfnähte verschlossen.

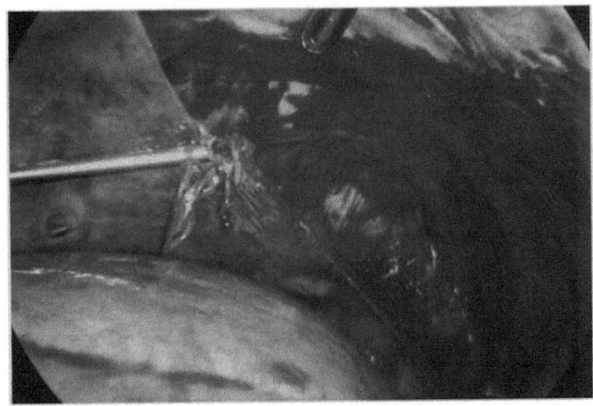

Abb. 10.5. Teilweise ausgeführte Pleurektomie

Bei den Patienten, bei denen an der Lunge keine Bullae zu entdecken sind, sollten noch einmal besonders die Areale in der Nähe der Lungenfissuren gründlich nach kleinen Bullae abgesucht werden. Sind keine Bullae vorhanden, dann sollte die Pleuraresektion ausgedehnt wie oben beschrieben durchgeführt werden. Reste der Pleura parietalis sollten systematisch durch Endokoagulation versorgt werden. Alternativ zur Pleurektomie kann eine Abrasion mit einem Polyäthylentupfer oder eine lokale Behandlung mit Elektro- oder Laserkoagulation erfolgen. Die wirksamste und schnellste Methode stellt die Koagulation mit dem Argonbeamer dar. Bei diesem Vorgehen ist jedoch darauf zu achten, daß einer der beiden Zugänge zur Thoraxhöhle vollständig offen bleibt, da sonst die Gefahr eines bedrohlichen Anstiegs des intrathorakalen Druckes besteht.

Intraoperative Komplikationen

Durch zu starke Retraktion mit den Instrumenten kann die Lunge verletzt werden. Kleinere Verletzungen verkleben in der Regel spontan, auf eine Ligatur oder direkte Naht kann dabei verzichtet werden. In diesem Zusammenhang soll noch einmal darauf hingewiesen werden, daß es äußerst wichtig ist, Verletzungen des Lungenparenchyms oder mediastinaler Strukturen beim Einführen der Instrumente in die Pleurahöhle zu vermeiden, wenn diese sich – außerhalb des Blickfeldes – nicht auf dem Bildschirm befindet. Diese Situation ergibt sich besonders dann, wenn die Optik während der Präparation der Pleura nahe an die Struktur herangeführt wird.

Im Verlauf der stumpfen Präparation kann der Tupfer von der Zange abgestreift werden und außer Sicht geraten. Dies läßt sich durch sorgfältige Sicherung des Verschlußmechanismus der Greifzange verhindern. Wir haben es uns zur Gewohnheit gemacht, den Verschluß – der häufig defekt ist – zusätzlich durch ein sterilisiertes Gummiband zu sichern, mit dem wir die Griffe des Instrumentes zusammenbinden. Wenn ein Tupfer verlorengeht und nicht sofort gefunden werden kann, wird die Greifzange durch das Saug-/Spülrohr ersetzt. Der Patient wird in Kopfhochlage (30°) gebracht; nun wird mit warmer, unter Druck stehender Kochsalzlösung ausgiebig gespült, Blut und Koagula werden entfernt. Dann wird der Sinus phrenicocostalis inspiziert, wo der Tupfer in der Regel nach Absaugung der Flüssigkeit aufgefunden werden kann. Zu Morbidität infolge einer Neuralgie kann es bei Verletzung der Interkostalnerven durch die Trokare kommen, die durch die Interkostalräume eingeführt werden. Deshalb sollten die hinteren Trokare vor dem Rippenwinkel, wo die Nerven geschützt liegen, eingeführt werden. Trokare mit kegelförmiger Spitze sind hier sicher von Vorteil, weil sie beim Einstich das Muskelgewebe verdrängen und ein geringeres Verletzungsrisiko für Muskeln, Gefäße und Nerven besteht als bei den Trokaren mit scharf geschliffenen Kanten.

Postoperative Versorgung

Die Lungen dehnen sich normalerweise rasch wieder aus, die nach offenen Eingriffen häufig vorkommenden Atelektasen treten nicht auf. Wir führen diesen positiven Effekt auf die Tatsache zurück, daß bei der endoskopischen Operation das Fassen und Retrahieren der Lunge wegfällt, weil die Lunge durch intermittierende CO_2-Insufflation auf dem gewünschten Niveau kollabiert bleibt. Neben der Tatsache, daß keine Atelektasen auftreten, spielt die Erhaltung der freien Beweglichkeit der Brustwand, die ein kräftiges Abhusten ermöglicht, gemeinsam mit der Vermeidung einer großen Thorakotomiewunde dazu, daß sich die Lunge bereits am 2. postoperativen Tag voll ausdehnen und die Drainage entfernt werden kann.

Die Schmerzen sind gering und treten in der Regel innerhalb der ersten 12 h nach dem Eingriff lediglich im hinteren Brustkorb und in der Schulter auf. Sie werden durch übliche Schmerzmittel, meist intramuskulär verabreichte Opiate, behandelt. Eine Antibiotikumtherapie wird nur dann verordnet, wenn es postoperativ zu einer Infektion kommt.

Patienten mit rezidivierendem Pneumothorax, aber sonst normalem Lungenparenchym erholen sich nach der Operation sehr schnell, so daß sie normalerweise am 3. oder 4. postoperativen Tag entlassen werden. Bei Patienten mit obstruktiven Atemwegserkrankungen dauert die Genesung wesentlich länger, weil die Expansion der Lunge sich langsamer vollzieht und mehrere Tage oder Wochen in Anspruch nehmen kann. In diesen Fällen ist häufig innerhalb der ersten 24 h nach der Operation eine Druckbeatmung notwendig. Der Hauptgrund für die Verzögerung der vollständigen Lungenentfaltung liegt in der durch die Krankheit bedingten Einschränkung der Compliance der Lunge.

Klinische Ergebnisse und Diskussion

Bis jetzt haben wir mit der thorakoskopischen Ligatur und Pleurektomie ausschließlich günstige Ergebnisse erzielt. Die Frühergebnisse unterscheiden sich kaum von denen bei Thorakotomie; es ist auch nicht zu erwarten, daß die Heilungsraten schlechter ausfallen als bei der offenen Chirurgie, da derselbe Eingriff durchgeführt wird. Der längste Follow-up-Zeitraum umfaßt 36 Monate, dabei ist es in keinem Fall nach der Entlassung aus der Klinik zu einem Wiederauftreten des Pneumothorax gekommen. Bei den ersten 25 behandelten Patienten waren 2 größere Komplikationen zu verzeichnen: im ersten Fall die Ruptur einer Bulla in der kontralateralen Lunge während der postoperativen Phase; bei einem anderen Patienten trat eine Interkostalneuralgie auf. Bei diesem Patienten war einer der hinteren 5,5-mm-Trokare hinter dem Rippenwinkel eingeführt worden, wodurch der Interkostalnerv verletzt wurde. Wir haben seit diesem Vorfall streng darauf geachtet, daß kein Einstich mehr hinter dem Rippenwinkel erfolgt und haben seitdem diese Komplikation nicht mehr beobachtet. Für besonders eindrucksvoll halten wir das Ergebnis bei einer Patientin mit chronischer respiratorischer Insuffizienz infolge einer schweren obstruktiven Erkrankung der Atemwege, bei der es zum Pneumothorax mit vollständig kollabierter Lunge kam und bei der jegliche konservative Behandlung fehlschlug. Der Allgemeinzustand der Patientin wurde als zu schlecht für eine Thorakotomie beurteilt. Nach dem thorakoskopischen Eingriff dauerte es zwar 2 Wochen, bis die Lunge wieder vollständig expandiert war, danach war jedoch eine vollständige Genesung zu verzeichnen; 3 Wochen nach der Operation konnte die Patientin aus der Klinik entlassen werden. Eine weitere größere Komplikation trat bei einem Patienten in Form eines Staphylokokkenempyems nach Ligatur multipler Bullae auf.

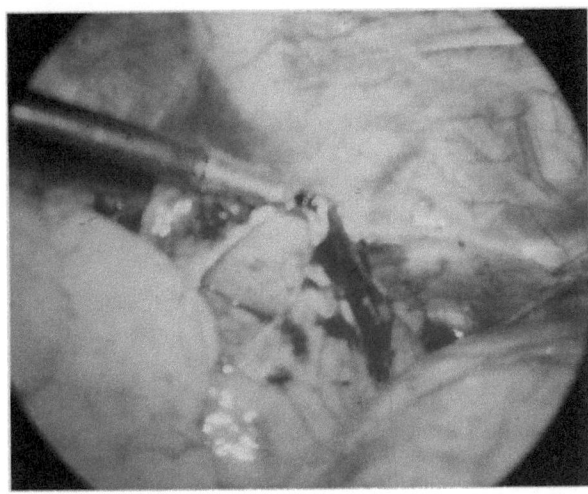

Abb. 10.6. Endoskopisches Bild des perikardialen Fensters bei der Behandlung eines Perikardergusses

Behandlung des Empyems

Wir entwickeln gegenwärtig eine ähnliche Technik zur thorakoskopischen Behandlung des Thoraxempyems. Vorausgesetzt, die Krankheit hat noch kein chronisches Stadium erreicht, können bei 70–80% der Patienten eine Entleerung des Eiters sowie die Dekortikation und danach eine entsprechende Entfaltung der Lunge erzielt werden.

Perikardektomie

Die thorakoskopische Vorgehensweise eignet sich geradezu ideal für die Behandlung von Patienten mit perikardialen Störungen und Perikardergüssen. Der Zugang zum Perikard kann sowohl von rechts als auch von links her erfolgen; wir bevorzugen allerdings die linke Seite. Bei dieser Technik wird das Perikard alternativ vor oder hinter dem N. phrenicus und den perikardiophrenischen Gefäßen mit einem Perikardhaken gefaßt und mit einer Schere mit 2 beweglichen Branchen eröffnet. Danach wird ein ausreichend großes Fenster am Perikard angelegt. Dies dient gleichzeitig zur histologischen Untersuchung und zur Dekompression (Abb. 10.6). Eine Probe der Perikardflüssigkeit (blutverfärbt, eitrig oder klar) wird für eine Kultur entnommen. Im Anschluß an die Dekompression kann ein flexibles Endoskop zur Inspektion des Myokards und des inneren Aspektes des verbleibenden Perikards eingeführt werden.

Literatur

Brooks JW (1973) Open thoracotomy in the management of spontaneous pneumothorax. Ann Surg 177: 798–805

Hopkirk JAC, Pullen MJ, Fraser JR (1983) Pleurodesis: the results of treatment for spontaneous pneumothorax in the Royal Air Force. Aviat Space Environ Med 54/2: 158–160

Nathanson LK (1990) Basic instrumentation and operative techniques for laparoscopic surgery. In: Cuschieri A, Berci G (eds) Laparoscopic biliary surgery. 1st edn. Blackwell scientific, London, p 33

Nathanson LK, Shimi SM, Wood RAB, Cuschieri A (1991) Videothoracoscopic Ligation of bulla and pleurectomy for spontaneous pneumothorax. Ann Thorac Surg 52: 316–319

Seaton A, Seaton D, Leitch AG (1989) Pneumothorax. In: Seaton A (ed) Crofton & Douglas's respiratory diseases, 4th edn. Blackwell Scientific, Oxford, p 776

Singh VS (1982) The surgical treatment of spontaneous pneumothorax by parietal pleurectomy. Scand J Thorac Cardiovasc Surg 16: 75–80

Weid U, Halkier E, Hoeier-Madsen K et al. (1983) Tetracycline versus silver nitrate pleurodesis in spontaneous pneumothorax. J Thorac Cardiovasc Surg 86: 591–593

11 Thorakoskopische Myotomie des Ösophagus bei Motilitätsstörungen

A. CUSCHIERI, L. K. NATHANSON und S. M. SHIMI

Einleitung

Motilitätsstörungen des Ösophagus sind in 2 Kategorien zu unterteilen: die Störungen am oropharyngealen Übergang und diejenigen, die den mittleren Ösophagus und den unteren ösophagealen Sphinkter betreffen. Sie verursachen in erheblichem Maße störende Symptome wie Dysphagie, Schluckschmerz, Regurgitieren und Thoraxschmerzen nicht-kardialer Genese. Darüber hinaus stellen sie eine Prädisposition für Aspirationspneumonien dar, insbesondere bei Patienten mit therapieresistenten Symptomen. Dieses Kapitel befaßt sich mit der thorakoskopischen chirurgischen Behandlung von Motilitätsstörungen des Ösophaguskörpers und des unteren ösophagealen Sphinkters.

Motilitätsstörungen im Bereich des Corpus oesophagi

In einer weiteren Unterteilung der Motilitätsstörungen unterscheidet man spezifische und unspezifische Störungen. Die wichtigsten spezifischen Motilitätsstörungen sind diffuse Ösophagusspasmen, die symptomatische Ösophagusperistaltik (Nußknackerösophagus) und die Achalasie. Sie weisen ein spezifisches manometrisches Muster auf, und ihre genaue Kategorisierung erfordert spezielle Ösophagusfunktionsuntersuchungen. Zu diesen Untersuchungen gehört die eingehende Ösophagusmanometrie zur Bestimmung des Druckprofils im Ösophagus und der Reaktion auf den Schluckakt (trockenes Schlucken und Schlucken von Flüssigkeit), ferner Ösophagustransitmessungen mit radioaktiv markierten Flüssigkeiten oder festem Bolus und die 24-h-pH-Metrie zur Feststellung bzw. zum Ausschluß eines assoziierten Säurerefluxes bzw. von Einschränkungen des Acid-clearance-Mechanismus.

Achalasie

Die Diagnose der Achalasie ergibt sich in der Regel aus Anamnese, Bariumbreischluck, Endoskopie des oberen Gastrointestinaltraktes, Manometrie und szintigraphischen Transitmessungen. Die spezifischen manometrischen Merkmale der Achalasie sind der Anstieg des Ösophagusruhedruckes im Liegen, fehlende peristaltische Kontraktionen des Ösophaguskörpers beim Schlucken, die fehlende Relaxation eines normotensiven oder hypertensiven unteren ösophagealen Sphinkters beim Schlucken und die erhöhte Empfindlichkeit der glatten Ösophagusmuskulatur auf Cholinergika.

Diffuse Ösophagusspasmen

Diese Störung ist gekennzeichnet durch Thoraxschmerzen unterhalb des Sternums, die sich äußern wie anginaähnliche Anfälle, Dysphagie bzw. die Kombination von beidem. Das Röntgenbild beim Bariumbreischluck zeigt lokalisierte nicht-progressive spastische Kontraktionen des Ösophaguskörpers (Rosenkranz- oder Korkenzieherösophagus). Bei der Manometrie treten gehäuft nicht-propulsive Kontraktionen mit hohen Druckamplituden auf.

Nußknackerösophagus

Dieses Krankheitsbild ist die zweithäufigste Ursache für nicht-kardiale Thoraxschmerzen (normales Koronarangiogramm). Als Merkmal sind peristaltische Kontraktionen mit erhöhter Amplitude und Dauer zu verzeichnen. Die Ösophagusmanometrie ist ausschlaggebend für die Diagnose, ausgehend von den üblichen Kriterien einer mittleren Kontraktionsamplitude (> 180 mm Hg) und -dauer (> 7,5 s).

Die unspezifischen Störungen stimmen mit keinem der spezifischen Druckprofile überein und treten oft als Folge einer Ösophagusrefluxkrankheit auf, die die häufigste Ursache für nicht-kardiale Thoraxschmerzen ist.

Indikationen für einen chirurgischen Eingriff

Achalasie

Die Ergebnisse der medikamentösen Behandlung sind bei Patienten mit Achalasie unbefriedigend, eine Behebung der Dysphagie ist nur durch eine Ballondilatation oder eine Kardiomyotomie zu erreichen. Bezüglich der Frage, ob die operative oder die endoskopische Behandlung der Krankheit besser ist, bestehen erhebliche Meinungsverschiedenheiten. Die Befürworter der Ballondilatation halten eine chirurgische Behandlung ausschließlich dann für gerechtfertigt, wenn die Dilatation nicht wirkt oder die Symptome danach wieder auftreten. Demgegenüber stehen Meinungen, die für die Kardiomyotomie bei allen Patienten eintreten. Selbst unter Chirurgen gehen die Meinungen darüber auseinander, ob die Operation besser über den Thorax oder als abdomineller Eingriff durchzuführen und ob zusätzlich eine refluxverhindernde Maßnahme erforderlich ist. Das eingehende Studium der diesbezüglichen Berichte in der Literatur ergab folgendes:

1. Die Ergebnisse nach Ballondilatation und nach Kardiomyotomie sind kurzfristig gleich, die Langzeitergebnisse sind jedoch nach der Operation besser.
2. Gastroösophagealer Reflux tritt nach der thorakalen Kardiomyotomie deutlich seltener auf als nach dem abdominalen Eingriff. Aufgrund der geringen Inzidenz von Reflux ist die routinemäßige Durchführung einer refluxverhindernden Maßnahme nicht gerechtfertigt. Dies ist zweifellos ein Vorteil, da jede Form der Fundoplicatio bei Patienten mit gestörter oder fehlender effektiver Peristaltik des tubulären Ösophagus von Nachteil ist.

Nußknackerösophagus und diffuse Ösophagusspasmen

Die gegenwärtigen Behandlungskonzepte für Patienten mit nicht-kardialen Thoraxschmerzen sind nicht zufriedenstellend. Bei der Mehrzahl der Fälle mit diesem Beschwerdebild liegt ein Nußknackerösophagus vor, weniger häufig werden diffuse Ösophagusspasmen nachgewiesen. Die medikamentöse Behandlung besteht einerseits in der Gabe refluxverhindernder Mittel, andererseits in der Gabe von Nitraten, Kalziumantagonisten und Cimetropiumbromid. Eine Besserung der Beschwerden ist damit nicht sicher zu erreichen, in kontrollierten Studien haben diese Mittel bei der Behandlung von Thoraxschmerzen in Verbindung mit diffusen Ösophagusspasmen und Nußknackerösophagus keine bessere Wirksamkeit als Placebos gezeigt. Die Therapie mit Kalziumantagonisten hat häufig das Auftreten bzw. die Verstärkung von gastroösophagealem Reflux zur Folge. Nur 5 % der Patienten mit nicht behandelbaren Symptomen, die nicht auf eine medikamentöse Behandlung ansprechen oder die solch hohe Dosen benötigen, daß erhebliche Nebenwirkungen auftreten, werden der chirurgischen Behandlung zugewiesen. Diese besteht in einer langstreckigen Ösophagusmyotomie – dem Ausmaß der manometrisch bestimmten Abnormität entsprechend – mit oder ohne zusätzliche Antirefluxmaßnahme.

Anästhesie, Lagerung der Patienten und Vorbereitung der Haut

Die Allgemeinnarkose wird mit einem doppellumigen Standardtubus durchgeführt. Der Patient wird für eine links-posterolaterale Thorakotomie gelagert; der Arm wird weit abduziert, damit das Schulterblatt so weit wie möglich nach oben verlagert wird. Zusätzlich wird der Operationstisch abgeknickt, um den linken Hemithorax anzuheben und eine maximale Spreizung der Rippen zu erreichen (Abb. 11.1).

Vorbereitung der Haut und Abdeckung

Die Haut wird gewaschen und mit einem Antiseptikum der Wahl desinfiziert. Das Operationsfeld wird so abgedeckt, daß der gesamte Brustkorb von der Höhe der Skapulamitte bis zur 12. Rippe und vom Sternum bis zur Wirbelsäule freibleibt.

Stellung des Operationsteams und Anordnung der Instrumente

Zur Stellung des Operationsteams und Anordnung der Instrumente bei Lagerung des Patienten in der links-posterolateralen Thorakotomieposition s. Abb. 8.2, S. 117. Der Operateur steht während des Eingriffes die meiste Zeit auf der rechten Seite des Operationstisches.

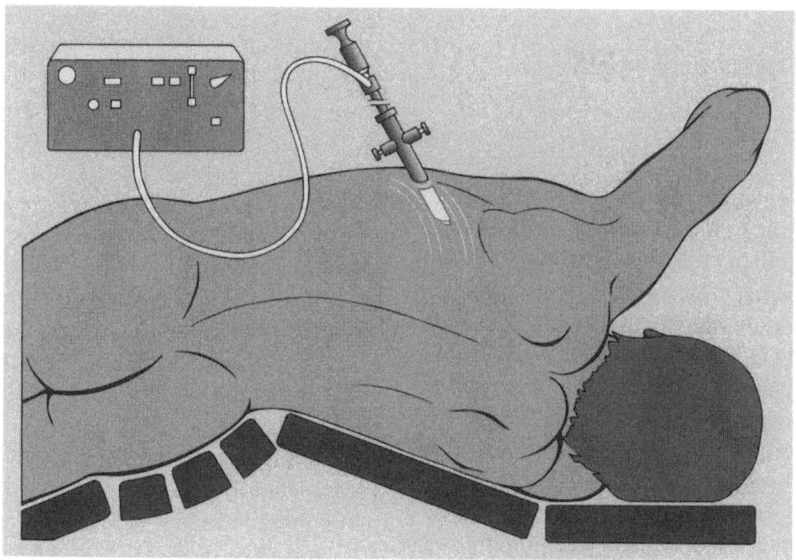

Abb. 11.1. Der Patient wird für die thorakoskopische Myotomie wie bei der links-posterolateralen Thorakotomie gelagert. Der Operationstisch wird abgeknickt, um den linken Hemithorax anzuheben und eine maximale Spreizung der Rippen zu erreichen. Der linke Arm wird weit abduziert

Spezielle Instrumente und Einmalartikel

Zusätzlich zum üblichen Grundsieb für die laparoskopische Operation werden folgende Instrumente benötigt:

1. 5-mm-Optik,
2. Laparoskophalter,
3. Bildteiler für gleichzeitige Mitbeobachtung durch das Endoskop und über den Bildschirm,
4. L-förmiger HF-Haken,
5. Präparationsschere mit 2 beweglichen Branchen,
6. flexibles Endoskop.

Einsatz des flexiblen Endoskops

Nach Anlage der Narkose wird ein flexibles Endoskop mit Geradeaus- oder Schrägblick eingeführt und die Spitze knapp unterhalb des gastroösophagealen Überganges plaziert. Danach wird das Licht des Endoskops ausgeschaltet. Das Endoskop wird später für 2 Zwecke gebraucht: zur Identifizierung des Ösophagus im aortovertebralen Areal aufgrund des durchscheinenden Lichtes des flexiblen Endoskops und zum gleichzeitigen Anheben des Organs durch das flexible Ende des Endoskops, um die Darstellung und die Präparation zu erleichtern. Diese nützliche Hilfe ist sowohl bei der Kardiomyotomie als auch bei der langstreckigen Myotomie des Ösophagus anwendbar.

Einstichstellen der Trokare

Es werden 4–5 Trokare verwendet, deren Einstichstellen in Abb. 11.2 dargestellt sind. Die beiden unteren haben einen Durchmesser von 11,5 mm für die 10-mm-30°-Vorausblickoptik und zur Aufnahme des Clipapplikators bzw. der Tupferzange für die stumpfe Präparation. Die 2 bzw. 3 oberhalb plazierten Trokarhülsen haben einen Durchmesser von jeweils 5,5 mm und dienen zur Aufnahme der Greifzange, der Schere und der HF-Hakensonde. Die präzise Plazierung der Zugänge ist von entscheidender Bedeutung für die ausreichende Darstellung und zur Erleichterung der

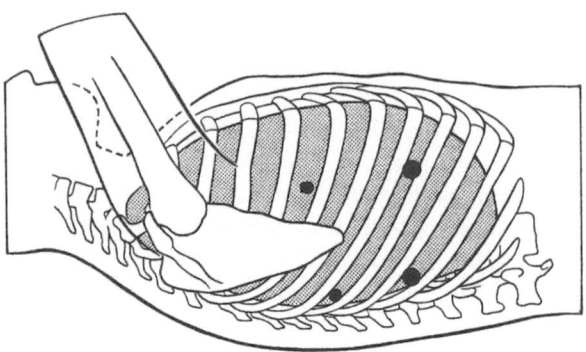

Abb. 11.2. Plazierung der Trokarhülsen

Präparation. Wichtig ist auch, daß die hinteren Trokare außerhalb des Rippenwinkels plaziert werden, um eine Verletzung des Interkostalnervs zu vermeiden, die postoperativ eine schmerzhafte Neuralgie zur Folge haben kann.

Der erste Einstich erfolgt mit dem 5,5-mm-Trokar im 4. ICR vorne oben, und zwar wird unter Sicht in einer speziellen Technik eingestochen, um eine Verletzung des Lungenparenchyms zu vermeiden (s. Kap. 8). Trokar und Trokarhülse werden durch eine kleine Inzision in den muskulären Interkostalraum eingeführt. Nach Entfernung des Trokars wird der elektronische Insufflator an die Trokarhülse angeschlossen und auf den niedrigsten Flow und einen Druck von 6 mm Hg eingestellt. Danach wird eine 5-mm-Optik mit angeschlossener Endokamera so weit in die Trokarhülse eingeführt, daß die Spitze der Optik knapp vor der schrägen Spitze der Hülse zu liegen kommt und das davorliegende gedehnte Gewebe zu sehen ist. Die Trokarhülse wird nun vorsichtig unter leichtem Druck aus dem Handgelenk durch das Gewebe gedreht. Sobald die Pleura parietalis überwunden ist, kommt es durch die Kombination von CO_2-Insufflation und Lungencompliance zum Kollabieren des Lungenflügels unterhalb der Hülsenspitze. Anschließend werden die anderen Trokarhülsen unter Sicht eingeführt, die optimale Position wird durch Abtasten des relevanten Interkostalraumes von außen festgelegt.

Intrathorakaler Druck und kardiales Monitoring

Die Sicherheit des Eingriffes hängt davon ab, daß die Verschiebung des Mediastinums vermieden wird, die sich leicht einstellt und zu Hypotension und kardialen Arrhythmien führen kann, wenn der Druck im Hemithorax 8 mm Hg übersteigt. Nach unserer Erfahrung ist dieser Sicherheitsspielraum gegeben, wenn mit einem vorgewählten Arbeitsdruck von 6 mm Hg auf dem elektronischen Insufflator ein ausreichendes Kollabieren der Lunge erzielt wird.

Das Monitoring sollte in jedem Fall die folgenden Parameter umfassen: EKG, zentralen Venendruck, arteriellen Druck und Urinausscheidung. Ein Swan-Ganz-Katheter zur Überwachung des Lungenwedgedruckes und des Herzminutenvolumens ist nur bei Patienten mit bekannten Herzkrankheiten notwendig.

Operationsschritte

Darstellung des unteren Ösophagus

Dieser Abschnitt ist bei der Kardiomyotomie und der langstreckigen Myotomie des Ösophagus bis auf kleine Unterschiede, die unten aufgeführt werden, identisch. Der erste Merkpunkt, den es aufzusuchen gilt, ist das untere Lig. pulmonale, das mit der Schere durchtrennt wird; kleinere Gefäße werden mit HF-Strom koaguliert (Abb. 11.3). Zur Identifizierung des unteren Ösophagus wird die Lichtquelle des flexiblen Endoskops eingeschaltet, das Licht des Thorakoskops wird gleichzeitig abgeschwächt.

Die Pleura mediastinalis wird oberhalb des Hiatus durchtrennt, dabei müssen einige kleine Gefäße elektrokoaguliert werden. Es ist sehr wichtig, daß der Operationssitus trocken gehalten wird, denn schon eine leichte Sickerblutung kann zu einer Blutansammlung in der aortovertebralen Region führen und die Sicht beeinträchtigen. Die Präparation der linken Zirkumferenz des unteren Ösophagus wird erheblich leichter, wenn die Spitze des Endoskops nach vorne gebogen und damit der Ösophagus aus seinem Lager herausgehoben wird. Es ist nicht notwendig, den Ösophagus in seiner ganzen Zirkumferenz zu mobilisie-

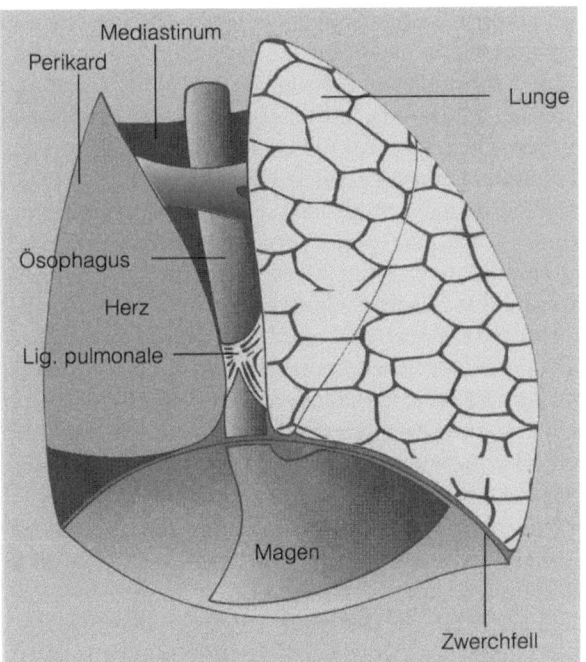

Abb. 11.3. Darstellung des unteren Ösophagusabschnittes und des gastroösophagealen Überganges vor der Durchtrennung des unteren Lig. pulmonale

ren, sondern es reicht aus, die linke Hälfte der Zirkumferenz freizulegen.

Langstreckige Myotomie beim Nußknackerösophagus und bei diffusen Ösophagusspasmen. Die Mobilisierung des unteren Ösophagus ist abgeschlossen, wenn die phrenoösophageale Membrane und der Ansatz am gastroösophagealen Übergang dargestellt sind. Danach können die Vagusstämme identifiziert werden, die erhalten bleiben müssen.

Kardiomyotomie bei der Achalasie. Das vordere Blatt der phrenoösophagealen Membrane muß durchtrennt werden; die Präparation wird dann nach vorne weitergeführt, bis der gastroösophageale Übergang und die benachbarte kleine Kurvatur des Magens sichtbar werden.

Die funktionsgerechte langstreckige Myotomie des Ösophagus

Präparation des Corpus oesophagi. Nach der Mobilisierung des unteren Ösophagusabschnittes wird die Präparation mit der Eröffnung der Pleura mediastinalis medial und parallel zur absteigenden Aorta thoracica nach kranial bis zum unteren Ansatz des Aortenbogens fortgesetzt (Abb. 11.4). Dies erfolgt am besten mit der Schere. Die untere Pulmonalvene muß behutsam vom Ösophagus abgehoben und mit dem Lungenparenchym nach medial weggehalten werden. Nach Eröffnung der Pleura mediastinalis muß die vordere Hälfte der Zirkumferenz weiter mobilisiert werden. Dazu wird der Ösophagus durch Zug auf die medial und lateral gefaßten Ränder der durchtrennten Pleura mediastinalis aus seinem Lager herausgehoben (Abb. 11.4). Wenn nötig, kann dies durch Vorwärtsbewegen des flexiblen Endoskops unterstützt werden. In diesem Präparationsabschnitt wird abwechselnd mit der Schere und dem Tupfer präpariert. Ein regelmäßig vorkommendes Gefäß, das direkt von der Aorta zum Ösophagus abgeht, wird knapp oberhalb der unteren Pulmonalvene dargestellt und vor der Durchtrennung mit Clips versorgt. Die Myotomie wird am unteren Ösophagus begonnen. Wir halten es bei diesem Schritt für sicherer, wenn der Operateur direkt über die monokulare Optik arbeitet. Zu diesem Zweck wird zwischen Endoskopoptik und Endokamera ein Bildteiler (Storz, Tuttlingen) eingesetzt, der gleichzeitig dem Operateur den Blick durch die Optik und die Übertragung auf den Bildschirm für den Assistenten und die Operationsschwester erlaubt. Die Bildauflösung und Tiefenwahrnehmung sind zweifel-

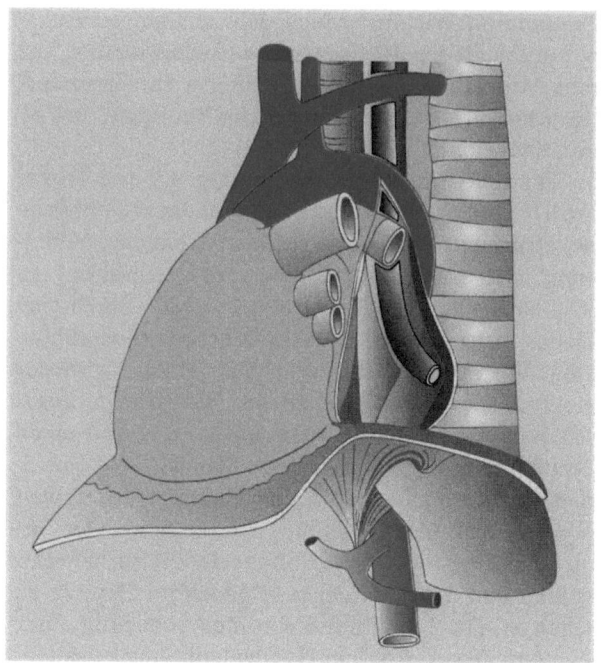

Abb. 11.4. Die Durchtrennung der mediastinalen Pleura erfolgt medial und parallel zur Aorta und erstreckt sich vom Hiatus bis zum Aortenbogen

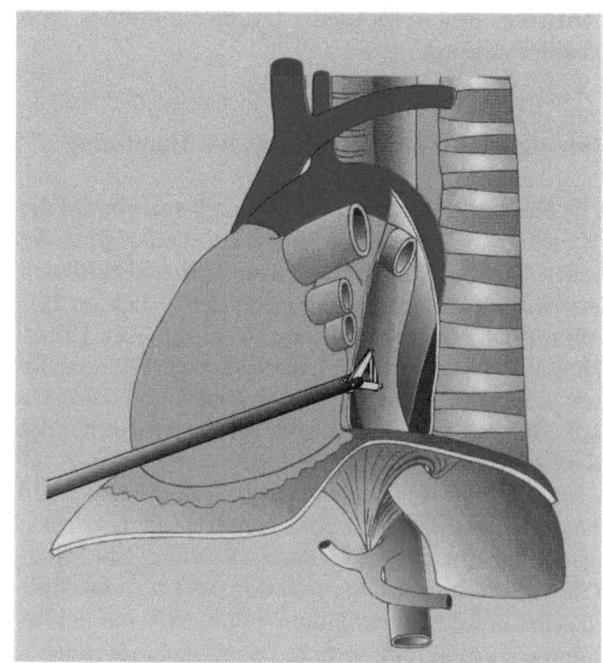

Abb. 11.5. Die Myotomie wird am unteren Ende des mobilisierten Ösophagus mit einer Schere mit 2 beweglichen Branchen begonnen und bis zum Erreichen der Submukosaschicht, die durch Auseinanderspreizen der beiden Branchen dargestellt wird, fortgesetzt

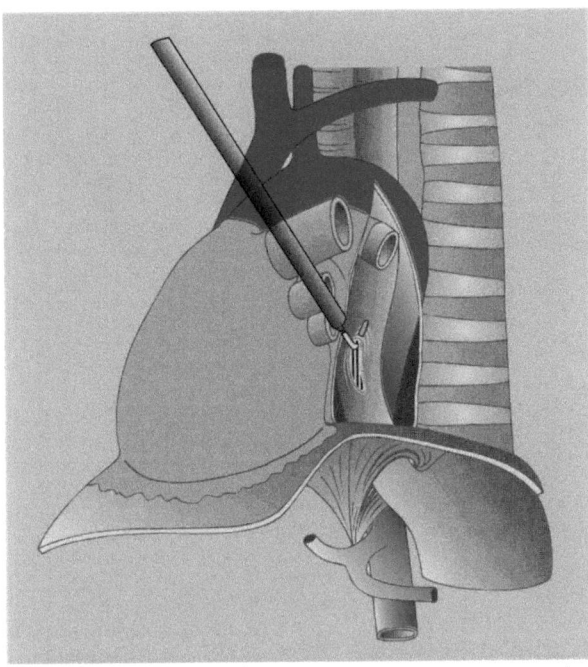

Abb. 11.6. Mit dem L-förmigen HF-Haken wird die Muskelschicht angehoben, abgehoben, vom Mukosaschlauch weggezogen und hochgehalten, ehe der Mischstrom eingesetzt wird

los bei direkter Sicht durch das Endoskop unvergleichlich besser. Deshalb ist dieses Vorgehen bei diesem Eingriff zur Vermeidung einer Perforation des Mukosaschlauches des Ösophagus während der Myotomie aus Sicherheitsgründen erforderlich.

Myotomie. Die Länge der Myotomie richtet sich nach der Lokalisierung der manometrischen Veränderungen. Häufig muß sie bis zur Höhe des Aortenbogens ausgeweitet werden. Die Myotomie wird am unteren Ende des mobilisierten Ösophagus mit einer Schere mit 2 beweglichen Branchen begonnen und bis zum Erreichen der Submukosaschicht fortgesetzt. Diese wird durch Auseinanderspreizen der beiden Branchen dargestellt (Abb. 11.5). Die Submukosaschicht wird durch stumpfe Präparation mit der geschlossenen Schere von den Muskelschichten abgelöst. Anschließend wird der L-förmige HF-Haken eingeführt, mit dem die Muskelschicht angehoben, vom Mukosaschlauch abgezogen und hochgehalten wird, bevor der Mischstrom (35 W, Blend 2) eingeschaltet wird. Das Anspannen der Muskelschichten ist von entscheidender Bedeutung, weil aufgrund der Ausdünnung die Leitfähigkeit verändert wird und der Koagulationsprozeß auf den zu durchtrennenden Bereich begrenzt bleibt (Abb. 11.6). Die Myotomie wird dann nach kranial bis zum Aortenbogen weitergeführt. Die bei diesem Vorgehen angetroffenen Nerven werden freigelegt und angehoben, so daß die Myotomie fortgesetzt werden kann, ohne sie zu durchtrennen.

Wenn der untere ösophageale Sphinkter normal ist, wird er erhalten; zeigt er aber pathologisch hohe Druckwerte, wird die Myotomie bis zum gastroösophagealen Übergang ausgedehnt, allerdings nicht darüber hinaus. Die vollendete thorakoskopische lange Ösophagusmyotomie ist in Abb. 11.7 abgebildet.

Kardiomyotomie

Die Myotomie bleibt auf die unteren 4–5 cm des Ösophagus beschränkt und schließt den gastroösophagealen Übergang und 1 cm der benachbarten Magenwand ein (Abb. 11.8). Sie beginnt, wie oben beschrieben, am unteren Ösophagus und wird bis zum Erreichen der Submukosaschicht weitergeführt. Die Präparation erfolgt mit der Schere mit 2 beweglichen Branchen. Beim Erreichen des gastroösophagealen Überganges und des Magens wird die Myotomie technisch anspruchsvoller, weil die Submukosaschicht hier nicht so gut ausgebildet ist wie am Ösophagus. Mit großer Vorsicht und durch sorgfältiges Anheben ist es möglich, unter direkter Sicht durch das Endoskop die Myotomie ohne Probleme bis zur Magenwand durchzuführen. Wegen der Gefahr, versehentlich die Mukosa zu perforieren, ist es dabei besser, leichte Blutungen beim Schneiden der Muskulatur in Kauf zu nehmen, anstatt zu versuchen, durch wiederholten Einsatz des Elektrokauters eine komplette Blutstillung zu erreichen. Wenn es infolge der Sickerblutungen zu erheblicher Beeinträchtigung der Sicht kommt, sollte man über die 11-mm-Trokarhülse mit einer Reduktionshülse einen Tupfer einführen, mit dem das Problem wirksam behoben werden kann. Bei einer versehentlichen Perforation der Mukosa des Magens kann dieser Defekt mit einer Einzelknopfnaht mit schwarzer 3/0-Seide verschlossen werden.

Einführung einer nasogastrischen Sonde und einer Thoraxdrainage

Am Ende des Eingriffes wird das flexible Endoskop entfernt und durch eine nasogastrische Sonde ersetzt. Diese wird unter thorakoskopischer Kontrolle über den Ösophagus in den Magen vorgeschoben, um so eine Perforation des freigelegten Mukosaschlauches auszuschließen. Der Hemithorax wird mit warmer

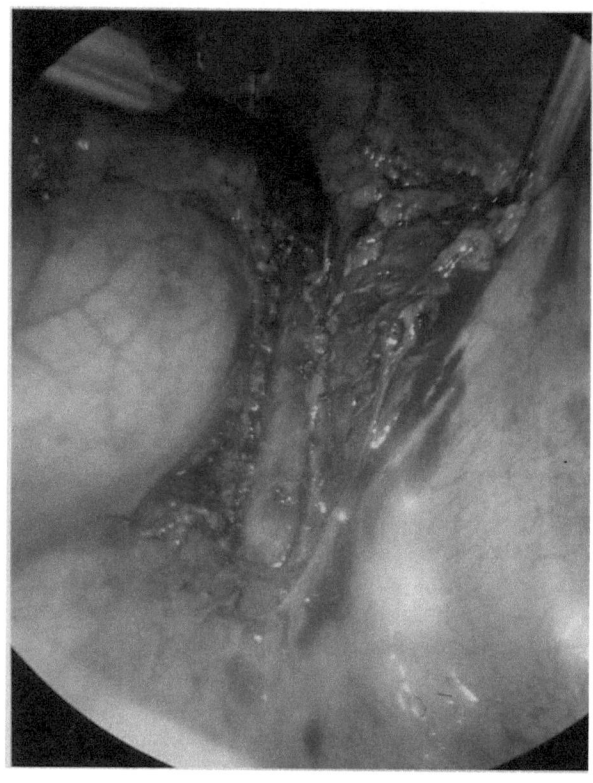
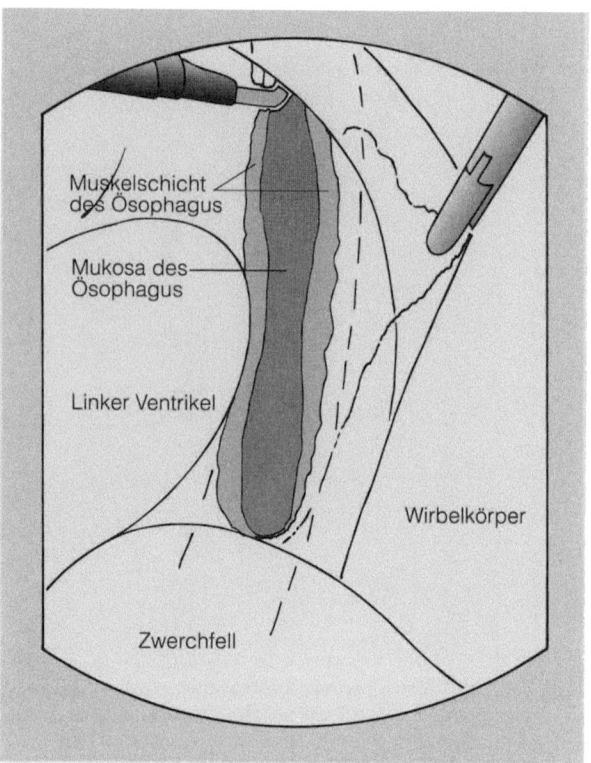

Abb. 11.7 a, b. Vollendete langstreckige Ösophagusmyotomie. **a** Endoskopisches Bild, **b** schematische Darstellung

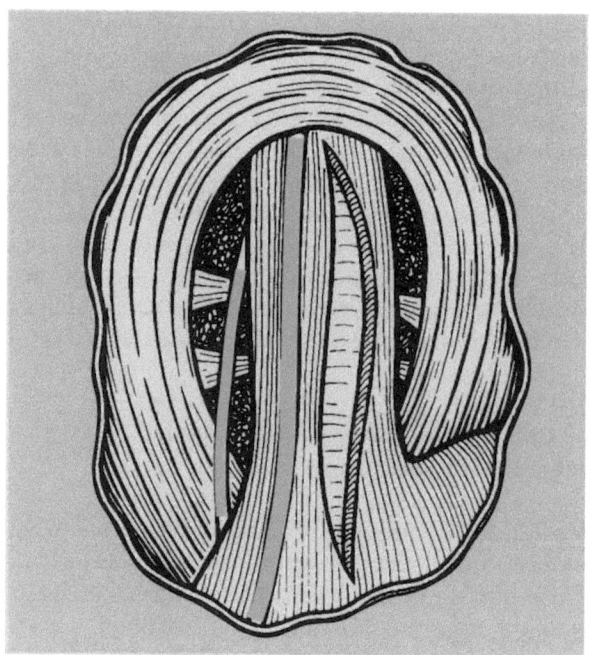

Abb. 11.8. Ausmaß der Myotomie bei der Achalasie

isotonischer Ringer-Laktatlösung (38°) gespült, um das aortovertebrale Areal zu säubern. Über eine der Trokarhülsen wird eine Thoraxdrainage eingelegt und die Lunge wieder entfaltet. Wir haben in letzter Zeit auf nasogastrische Sonden verzichtet. Vor dem Entfernen des flexiblen Endoskops wird Luft insuffliert, damit sich die Mukosa entfaltet und so eine Perforation ausgeschlossen werden kann.

Entfernung der Trokarhülsen und Verschluß der Inzisionen

Die Trokarhülsen werden nun entfernt. Die Inzisionen werden mit Bupivacain infiltriert und die Wundränder mit intrakutaner Naht verschlossen.

Postoperative Versorgung

Die Patienten bleiben 6 h im Aufwachraum und werden dann, wenn der Zustand stabil ist, auf die chirurgische Station verlegt. Eine Röntgenaufnahme des Thorax sollte zu diesem Zeitpunkt eine vollständige Entfaltung der Lunge bestätigen. Die Entfaltung erfolgt bei diesen Patienten rasch und ohne Komplikationen, da die mechanische Kompression des Lungenparenchyms während der Operation nur gering ist. Die nasogastrische Sonde wird am 1. postoperativen Tag entfernt, flüssige Nahrung kann nach Bestätigung der vollständigen Lungenentfaltung und Ausschluß von Luft- oder Flüssigkeitsaustritt durch eine 2. Thoraxaufnahme begonnen werden. Am selben Tag wird auch die Thoraxdrainage entfernt. Bei weiterem zufriedenstellendem Verlauf kann am 2. postoperativen Tag mit oraler Ernährung begonnen werden. In der Regel treten nur geringe Schmerzen auf, innerhalb der ersten 12 h in Form von Thoraxschmerzen, die durch intramuskuläre Injektion von Opiaten nach Bedarf zu beherrschen sind.

Die Patienten sind in der Regel am 1. postoperativen Tag voll mobil, so daß die Entlassung am 4. Tag nach der Operation erfolgen kann.

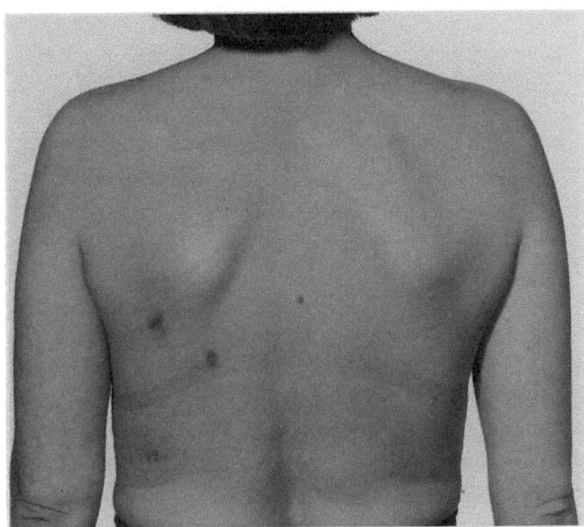

Abb. 11.9. Brustwand 4 Wochen nach thorakoskopischer Myotomie

Klinische Ergebnisse

Bis jetzt umfaßt die Serie erst 10 Patienten in der Gruppe der funktionsgerechten Myotomie des Ösophagus (6 wegen Nußknackerösophagus, 2 wegen diffuser Ösophagusspasmen) und 2 Patienten mit Kardiomyotomie wegen Achalasie. Die Abb. 11.9 zeigt die Thoraxwand eines Patienten 4 Wochen nach dem Eingriff. In keinem Fall traten postthorakoskopische Schmerzen auf, die Genesung erfolgte rasch, nach 2–3 Wochen war die volle Wiederaufnahme der gewohnten Tätigkeiten möglich.

Die Nachsorgeuntersuchungen in der Poliklinik über einen mittleren Zeitraum von 6 Monaten haben die vollständige Behebung der nicht-kardialen Thoraxschmerzen und Dysphagie bei Patienten mit Nußknackerösophagus und diffusen Ösophagusspasmen bestätigt. Bei einem Patienten (Raucher) traten Schmerzen im Epigastrium auf, die von einem Ulcus duodeni herrührten, das auf eine Therapie mit Ranitidin ansprach.

Bei den Achalasiepatienten konnte die weitgehende Behebung der Dysphagie erzielt werden. Sie unterliegen keinen Einschränkungen bei der Ernährung. Bis jetzt traten bei diesen Patienten keinerlei Refluxsymptome auf. Bei einem der beiden Achalasiepatienten mit thorakoskopischer Myotomie ist immer noch eine leichte Dysphagie zu verzeichnen, die wohl auf eine unvollständige Durchtrennung der Muskelfasern am gastroösophagealen Übergang zurückzuführen ist. Inzwischen ziehen wir bei der Kardiomyotomie den laparoskopischen Zugang vor.

Schlußfolgerungen

Die häufigste Motilitätsstörung als Ursache für nichtkardiale Thoraxschmerzen ist der Nußknackerösophagus, der in 27–48 % der Fälle diagnostiziert wurde. Die genaue Ursache der Schmerzen ist aber immer noch unbekannt. Eine kürzlich abgeschlossene Studie hat gezeigt, daß für diese Schmerzen evtl. eine Ischämie verantwortlich sein könnte, die eine Folge der pathologischen Kontraktionsamplituden ist. Indirekte Hinweise dafür haben sich aus der Tatsache ergeben, daß bei diesen Patienten die Fähigkeit des Ösophagus, sich nach rascher Abkühlung wieder aufzuwärmen, eingeschränkt ist.

Eine Zusammenstellung aller 199 Operationen mit einer langen Myotomie des Ösophagus aus der Zeit von 1964–1982, die in einer Übersichtsarbeit aus 10 Zentren resultierte, ergab folgendes: Bei 77 % der Patienten waren die Symptome, die im Zusammenhang mit Hypermotilitätsstörungen standen, vollständig beseitigt. Trotzdem werden Hypermotilitätsstörungen selten einer Operation zugeführt, obwohl allgemein anerkannt ist, daß die medikamentöse Behandlung bei einem beträchtlichen Anteil der Patienten unbefriedigend ist – mit Sicherheit bei weit mehr Patienten als bei den 5 %, die chirurgisch behandelt werden. Der Grund für die mangelnde Bereitschaft, auf die chirurgische Behandlung auszuweichen, ist sicher auf die Notwendigkeit einer großen Thorakotomie zurückzuführen. Neben der damit verbundenen Morbidität und der langen Genesungszeit hat die

Thorakotomie ohne Zweifel häufig unbehandelbare Thoraxschmerzen, aber auch Neuralgien zur Folge, deren Behandlung häufig schwierig ist und nicht selten die Überweisung in eine spezialisierte Schmerzklinik notwendig macht. Eingeschränkte Beweglichkeit der Schulter und eine Versteifung des Schultergelenkes sind nach Thorakotomie ebenfalls häufig und stellen eine wesentliche Einschränkung der Arbeitsfähigkeit dar.

Die bisherigen Erfahrungen mit der thorakoskopischen Operation haben gezeigt, daß eine langstreckige Myotomie sicher durchgeführt werden kann. Die Besserung der Symptome ist als gut zu bezeichnen; sie ist mit einer raschen Genesung, früher Entlassung aus der Klinik und rascher Erholung von den Operationsfolgen verbunden. Wir haben die thorakoskopische Myotomie ohne zusätzliche Antirefluxmaßnahme durchgeführt, weil bei der endoskopischen Operation die normale Anatomie des unteren Ösophagus nicht beeinträchtigt wird. Es bedarf jedoch noch längerer Follow-up-Zeiten, um eine zuverlässige Aussage darüber machen zu können, ob die funktionsgerechte thorakoskopische Myotomie bei diesen Patienten Reflux, evtl. in Kombination mit einer beeinträchtigten Acid clearance, hervorruft.

Literatur

Shimi SM, Nathanson LK, Cuschieri A (1992) Thoracoscopic lung myotomy for nutcracker oesophagus: initial experience of a new surgical approach. Br J Surg 79: 533–536

12 Periviszerale endoskopische Ösophagektomie –
Endoskopisch-Mikrochirurgische Dissektion des Ösophagus (EMDÖ)

G. BUESS, H. D. BECKER und G. LENZ

Einleitung

Das Ösophaguskarzinom gehört zu den bösartigsten Malignomen des Gastrointestinaltraktes. Die Entstehungsgeschichte dieses Karzinoms bedingt, daß viele Patienten für einen ausgedehnten Eingriff beträchtliche Risikofaktoren aufweisen. Das typische chirurgische Vorgehen besteht in einer kombinierten Operation: Entfernung der Speiseröhre und der regionalen Lymphknoten über eine Thorakotomie, Vorbereitung des Magens für den Hochzug über eine ausgedehnte Laparotomie und eine abschließende kollare Anastomosierung.

Die Notwendigkeit der Lymphknotendissektion wird allerdings sehr kontrovers beurteilt. Klinische Studien, die den Nutzen belegen, liegen nicht vor, und die Anatomie des Mediastinums erlaubt keinesfalls eine komplette Ausräumung des Abflußgebietes.

Der abdominothorakale Eingriff beim häufig nicht sehr belastbaren Patienten führt postoperativ zu einer hohen Rate meist pulmonaler Probleme mit einer entsprechend hohen Letalität. Dies hat dazu geführt, daß zahlreiche Arbeitsgruppen unter der Vorstellung, die Invasivität zu mindern, zu der stumpfen Dissektion der Speiseröhre übergegangen sind. Bei diesem Verfahren wird zwar die Thorakotomie umgangen, aber eine Präparation in Kauf genommen, die überwiegend ohne Sicht erfolgt.

Das Ziel, die Komplikationsrate zu senken, konnte allerdings nach den heute vorliegenden Daten nicht erreicht werden. Die Ursache dafür liegt wahrscheinlich in der intraoperativen Traumatisierung des Mediastinums durch die wenig schonende Technik der stumpfen Dissektion. Wir konnten in tierexperimentellen Studien nachweisen, daß kardiopulmonale und weitere Invasivitätsparameter bei beiden konventionellen Verfahren stark beeinflußt werden, während die geringen Veränderungen bei der EMDÖ auf eine deutlich geringere Belastung hinweisen.

Nach der klinischen Etablierung der Transanalen Endoskopischen Mikrochirurgie (TEM) haben wir 1985 mit der Entwicklung der EMDÖ begonnen und zunächst aufwendige Tierexperimente durchgeführt.

Die operative Technik wird nach den an der Entwicklung Beteiligten als Endoskopisch-Mikrochirurgische Dissektion des Ösophagus (EMDÖ) nach Bueß, Kipfmüller, Naruhn und Melzer bezeichnet. Die klinische Einführung erfolgte 1989 durch Bueß und Becker in Tübingen.

Indikationen und präoperative Diagnostik

Indikationen

Eine definitive Stellungnahme zur Indikation für die EMDÖ kann zum jetzigen Zeitpunkt, 1 Jahr nach dem Beginn der klinischen Anwendung, nicht abgegeben werden. Nach erfolgreichem Abschluß der Einstiegsphase, in der wir maximal T3-Tumoren behandelt haben, stellen wir gegenwärtig die Indikation bei jedem Karzinom, unabhängig von Lokalisation und Ausdehnung, wenn präoperativ eine Infiltration in lebenswichtige Strukturen ausgeschlossen wurde.

Präoperative Diagnostik

Zur Routinediagnostik gehören folgende Untersuchungen: MDP, Ösophagoskopie mit Biopsie, Thoraxaufnahme in 2 Ebenen, CT von Thorax und Oberbauch, Lungenfunktion und kardiale Abklärung. Bei den Laboruntersuchungen legen wir ein besonderes Augenmerk auf Leberfunktionseinschränkungen. In unserem Patientenkollektiv in Tübingen war eine portale Hypertension aufgrund einer alkoholtoxischen Genese häufig. Der endoskopische Befund sollte exakt auf die Lokalisation eingehen, um dem Operateur ein genaues Bild der zu erwartenden intraoperativen Situation zu geben.

Wenig zuverlässig in der Beurteilung der Frage der Infiltration von Nachbarorganen ist die Computertomographie. Die endoluminale Ultrasonographie ist bei der Beurteilung der Invasionstiefe eindeutig überlegen. Diese Information ist für einen gezielten Einsatz der endoskopischen Chirurgie von überragender Bedeutung. Bei der mediastinoskopischen Dissektion ist nämlich die Übersicht bei der Präparation durch die Enge des Raumes sehr begrenzt, und eine palpatorische Beurteilung ist, wie bei allen Verfahren der endoskopischen Chirurgie, nicht möglich.

Operationsvorbereitung und Patientenaufklärung

Operationsvorbereitung

Raucher sollten den Nikotinkonsum einstellen. Bei obstruktiven Ventilationsstörungen ist eine intensive physikalische und medikamentöse Vorbereitung angezeigt.

Patientenaufklärung

Die Komplikationsmöglichkeiten der EMDÖ unterscheiden sich nicht grundsätzlich von den Risiken der konventionellen Verfahren. Zusätzlich zur Regelaufklärung weisen wir darauf hin, daß bei Problemen eine Thorakotomie notwendig werden könnte, und der Patient erklärt, daß er bei Kenntnis der konventionellen Verfahren den endoskopischen Eingriff wünscht.

Anästhesie[1]

Im Rahmen der präoperativen Diagnostik ist besonders auf Anzeichen von Dehydratation, Hypovolämie, Anämie, Hypokaliämie und Magnesiummangel zu achten. Die Patienten sind überwiegend Risikofälle, häufig liegt ein reduzierter Allgemeinzustand vor in Verbindung mit schlechtem Ernährungszustand als Folge einer Dysphagie; Probleme bestehen auch bei Vorliegen einer Alkoholkrankheit mit beeinträchtigter Leberfunktion und assoziierten Erkrankungen, sowie chronischer Bronchitis und eingeschränkter Lungenfunktion aufgrund starken Rauchens. Bei parenteral ernährten Patienten kann es intraoperativ nach Unterbrechung der Infusion hochkonzentrierter Glukoselösungen zur Hypoglykämie kommen; aufgrund einer signifikant gesteigerten CO_2-Produktion infolge Lipogenese ist bei diesen Patienten u. U. eine Ventilationssteigerung erforderlich, und die postoperative Entwöhnung von der Beatmung kann sich sehr schwierig gestalten.

Patienten mit Erkrankungen der Speiseröhre neigen zu Regurgitation und Aspiration. Besondere Vorsicht ist geboten bei Obstruktion oder Strikturen des Ösophagus, wenn die laryngealen Reflexe beeinträchtigt sind. Ein leerer Magen ist keinesfalls eine Garantie für eine leere Speiseröhre! Im Zweifelsfall werden Magen und Speiseröhre noch vor Narkoseeinleitung mit einer großlumigen Magensonde abgesaugt; wegen der möglichen Verletzungsgefahr ist größte Vorsicht und Abstimmung mit dem Operateur geboten.

Die bei der Ösophagusresektion mit Laparotomie und rechtsseitiger Thorakotomie häufig eingesetzte endobronchiale Intubation (Einlungenanästhesie) ist bei endoskopischer Dissektion nicht gefordert. Der Zugang zum Patienten ist jedoch durch das simultane Arbeiten von 2 Operationsteams beträchtlich erschwert. Bis auf den rechten Arm ist der Patient vollständig abgedeckt, und der Zugang zu Nase-Mund-Bereich, Endotrachealtubus und Magensonde ist ebenfalls erheblich eingeschränkt.

Die Allgemeinanästhesie wird häufig mit einer kontinuierlichen thorakalen Epiduralanästhesie kombiniert, die vor Einleitung der Intubationsnarkose angelegt wird. Am besten wird der Patient so behandelt, als habe er einen vollen Magen; es wird eine Ileuseinleitung mit bereitliegender starker Absaugung durchgeführt. Für die orotracheale Intubation wird ein nicht abknickender Spiraltubus verwendet. Es werden großlumige Venenkanülen (vorzugsweise rechter Unterarm), ein zentraler Venenkatheter bzw. Swan-Ganz-Katheter (rechte Jugularvene) und eine arterielle Kanüle (rechte Radialarterie) gelegt. Nach Absprache mit dem Operateur wird eine weitlumige Magensonde (30 Charr) eingeführt. Weitere Maßnahmen umfassen das Legen eines Blasenkatheters, die rektale Temperaturüberwachung sowie den Schutz der Augen. Das Monitoring sollte auch die Pulsoxymetrie sowie die Überwachung der exspiratorischen CO_2-Konzentration umfassen. Es wird eine balancierte Anästhesie mit ausreichender Muskelrelaxation durchgeführt, um insbesondere Husten oder Pressen während der endoskopischen Dissektion unbedingt zu vermeiden.

Durch den engen anatomischen Bezug des Operationsgebietes zu wesentlichen intrathorakalen Strukturen (Trachea, Bifurkation, Bronchien, Herz, große Gefäße, Parasympathikusfasern) besteht das Risiko möglicher Komplikationen, wie z. B. Reflexbradykardie, Arrhythmien, kardiovaskuläre Depression sowie

---
[1] Beitrag von G. Lenz

erhebliche Beatmungsprobleme. Die intraoperative Tendenz zur Atelektasenbildung wird durch die intrathorakalen Manipulationen und den intraabdominalen Eingriff noch wesentlich verstärkt; dies kann zur pulmonalen Shuntbildung aufgrund eines beeinträchtigten Ventilations-Perfusionsverhältnisses führen. Ventilationsprobleme können auch durch den Druck auf die Trachea oder die Bronchien aufgrund einer Hebelwirkung des Endoskops hervorgerufen werden. Derartige Probleme sind jedoch zumeist durch kurzfristige Unterbrechung der endoskopischen Manipulation zu beheben. Massive Blutungen und Pneumothorax sind bei unseren Patienten nicht aufgetreten. Nach dem Eingriff wird der Patient auf die Intensivstation verlegt. Eine postoperative Nachbeatmung über Nacht ist ratsam, insbesondere bei vorliegenden pulmonalen Problemen sowie vorhersehbaren Weaningproblemen. Die Extubation sollte bei möglichst wachem Patienten in Oberkörperhochlagerung durchgeführt werden, da postoperativ keine Barriere gegenüber Reflux und Aspiration besteht. Bei Alkoholikern muß mit dem Auftreten einer Delirproblematik gerechnet werden.

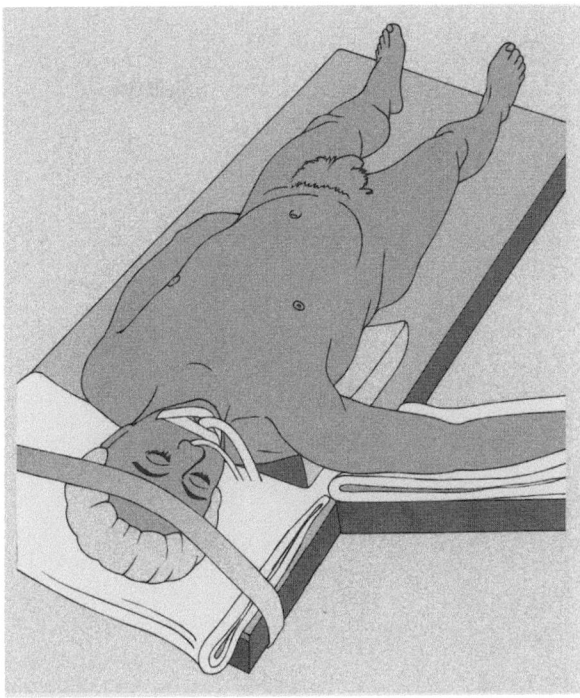

Abb. 12.1. Lagerung auf dem Operationstisch. Die rechte Thoraxseite ist etwa 5 cm angehoben, der Kopf nach rechts weggedreht und mit Pflasterstreifen fixiert

Lagerung des Patienten, Hautvorbereitung und Abdeckung

Lagerung des Patienten

Der Eingriff wird gleichzeitig von 2 Operationsteams vorgenommen. Der Patient wird deshalb folgendermaßen gelagert: In Rückenlagerung wird der Thorax durch entsprechende Unterlagen von rechts her so angehoben, daß er bis zur hinteren Axillarlinie abgewaschen werden kann, der Arm wird nach rechts ausgelagert. Der Kopf wird nach rechts weggedreht und mit Pflasterstreifen am Operationstisch fixiert. Bei dieser Lagerung können beide Operationsteams unbehindert arbeiten, und wenn Probleme bei der mediastinalen Präparation auftreten, ist eine anterolaterale Thorakotomie unverzüglich möglich (Abb. 12.1).

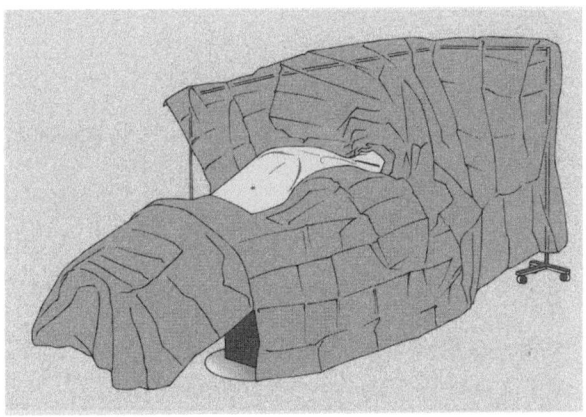

Abb. 12.2. Abdeckung des Operationsgebietes mit Tüchern. Durch das Tuch im Bereich des Kopfes über dem schräg gestellten Narkosebügel wird der Raum zwischen dem Chirurgen und der Anästhesie geteilt

Hautvorbereitung und Abdeckung

Nach Rasur des Operationsgebietes wird das Areal von der Symphyse bis zum Kinn und zur rechten hinteren Axillarlinie gewaschen und mit einer Folie abgedeckt (Abb. 12.2). Um den mediastinalen Operateur zur Anästhesie hin abzugrenzen, wird über einen Narkosebügel ein Tuch gespannt, das dem Chirurgen den Zugang zur linken Halsseite erlaubt.

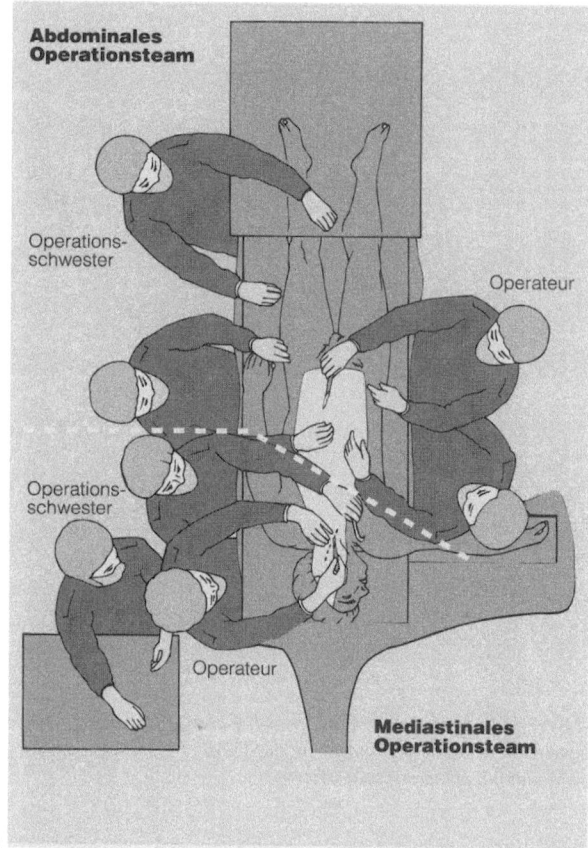
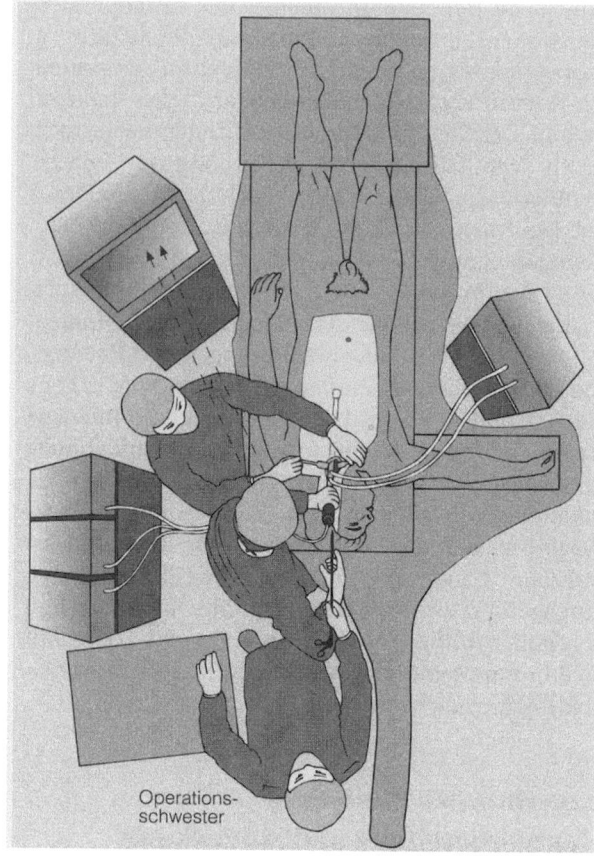

Abb. 12.3 a, b. Die Stellung des Operationsteams: **a** Während der kollaren Freilegung steht die Operationsschwester für die mediastinale Operation zwischen den beiden Operateuren. **b** Während der endoskopischen Präparation steht die Operationsschwester rechts hinter dem Operateur. Die Instrumente müssen in einer Achse mit dem Mediastinoskop zugereicht werden

Assistent an (Abb. 12.3 a); während der endoskopischen Präparation steht sie rechts hinter dem Operateur, um so die langen Operationsinstrumente in der richtigen Arbeitsrichtung zureichen zu können (Abb. 12.3 b).

Stellung des Operationsteams und Anordnung der Hilfsinstrumente

Stellung des Operationsteams

Die beiden Operationsteams führen den Eingriff simultan durch. Die Mannschaft, die den Hochzug des Magens vorbereitet, steht an typischer Stelle, der mediastinoskopische Operateur sitzt an der linken Halsseite und sein Assistent steht an der linken Thoraxseite. Die Operationsschwester für den mediastinalen Teil wechselt während der Operation die Position: Während der Freilegung des kollaren Ösophagus reicht sie die Instrumente zwischen Operateur und

Anordnung der Hilfsinstrumente

Das Instrumentarium für die mediastinale Dissektion ist auf 2 Instrumententischen angeordnet, für die Freilegung wird das konventionelle Instrumentarium verwendet. Während des endoskopischen Teiles der Operation steht der Tisch für die endoskopischen Instrumente links neben dem Operateur.

Für den mediastinalen Eingriff ist auf einem Gerätewagen folgende Gerätekombination aufgebaut:

- der Steuerteil für die Videokamera,
- die Xenonlichtquelle,
- das Gerät für die Spülung der Optik (wir verwenden die Einheit für die TEM).

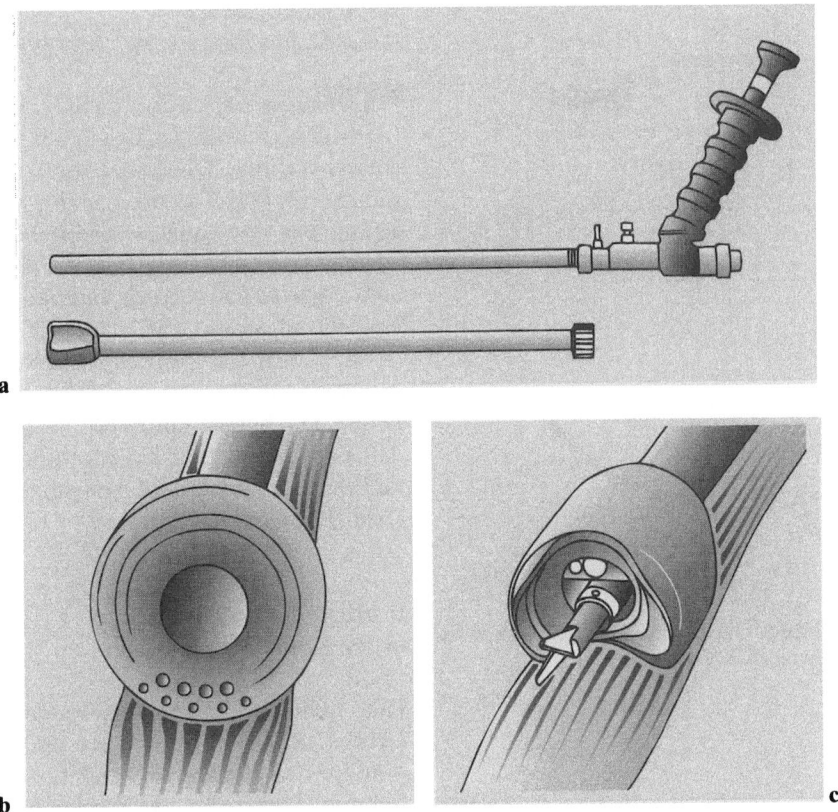

Die Spülung der Optik wird vom Assistenten über einen Fußschalter gesteuert. Für die Hochfrequenz benutzen wir einen klassischen Handgriff, der sowohl für die konventionell durchgeführte Freilegung als auch für den endoskopischen Teil eingesetzt wird. Beim endoskopischen Vorgehen wird das HF-Kabel für die Koagulation über Sauger oder Pinzette direkt mit dem Handgriff gekoppelt und vom Assistenten bedient.

Spezielle Instrumente für die EMDÖ

Operationsmediastinoskop

Der Raum für die endoskopische Operation wird bei der EMDÖ durch mechanische Dehnung dargestellt. Da keine vorgeformte Höhle vorhanden ist, muß durch die Präparation der notwendige Raum geschaffen werden, der dann durch die spezielle Form des vorderen Endes des Instrumentes mechanisch gedehnt wird. Wir haben deshalb ein neues Operations-

Abb. 12.4 a–c. Das Operationsmediastinoskop: **a** Mit abgewinkeltem Okular und Dehnungsolive an der Spitze. **b** Die kreisrunde Olive des Vorläufermodells; eine Zentrierung des Ösophagus ist mit dieser Form nicht möglich. **c** Die endgültige Form der Dehnungsolive, die eine Zentrierung des Ösophagus während der Präparation ermöglicht

mediastinoskop konzipiert, das über einen zentralen Arbeitskanal verfügt und den Raum für die Präparation durch eine Dehnungsolive freihält (Abb. 12.4a). Die Form dieser Olive haben wir in einer langen Phase experimenteller Eingriffe entwickelt. Beim Abschluß der Tierversuche lag die Olivenform vor, die in Abb. 12.4b dargestellt ist. Beim Tier war damit eine sehr gute Übersicht zu bekommen, beim Menschen hat sich aber gezeigt, daß in dem engeren und kompakteren Mediastinum mit dieser Form keine gute Übersicht erreicht werden kann. Die Kreisform beeinträchtigte die Übersicht über den Ösophagus und verhinderte eine Zentrierung während der Präparation. Wir haben deshalb die Form verändert und verwenden jetzt eine asymmetrische Form der Olive, die deutlich weniger Raum beansprucht und im Bereich

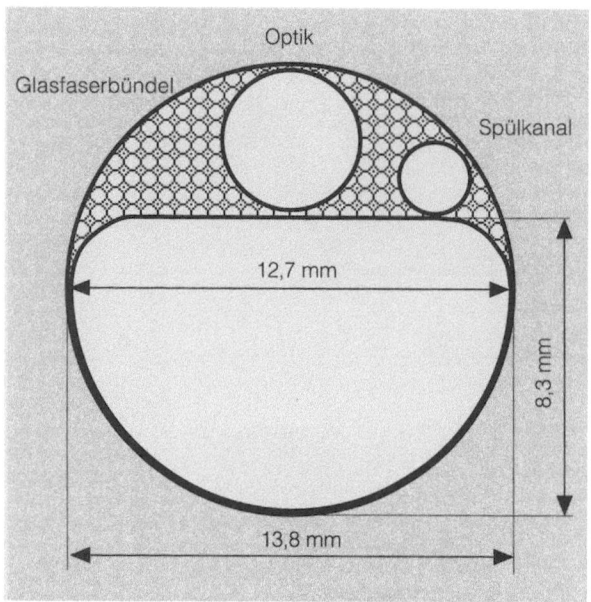

Abb. 12.5. Querschnitt des Operationsmediastinoskops. Der Arbeitskanal entspricht einem Kreisausschnitt

der Einbuchtung eine Zentrierung des Ösophagus bei der Präparation ermöglicht (Abb. 12.4 c). Diese Dehnungsolive ist um den Schaft des Endoskops rotierbar, so daß der Ösophagus an jeder beliebigen Stelle seiner Zirkumferenz stabil eingestellt werden kann.

Die Instrumente werden über den zentralen Instrumentierkanal des Mediastinoskops eingebracht, der Querschnitt dieses Kanals entspricht einem nicht kompletten Kreis und mißt etwa 12×8 mm (Abb. 12.5). In das Mediastinoskop ist eine Optikspülung integriert, so daß bei einer Verschmutzung gespült werden kann.

Die *Optik* mit Geradeausblick und einem Blickwinkel von 72° entspricht einer verlängerten Operationslaparoskopoptik von 10 mm Durchmesser bei einem 5-mm-Arbeitskanal. Der Okularteil ist ebenfalls verlängert und um 60° abgewinkelt.

Chirurgische Instrumente

Über den zentralen Instrumentierkanal kann nur ein Instrument eingeführt werden. Bei einer Blutung, die mit einem Sauger dargestellt wird, könnte die Zeit für das Auswechseln der Instrumente zu einer kritischen Beeinträchtigung der Sicht führen. Dieses Problem umgehen wir mit einer einfachen Instrumentenkombination:

Kombinationssauger mit zentraler Instrumentenführung

Ein Saugerrohr von 8 mm Außendurchmesser (Abb. 12.6 a) ist an der Spitze auf 5 mm Innendurchmesser verjüngt. Die Operationsinstrumente können zentral eingeführt werden, man kann sie aber in den weiten Teil des Saugers zurückziehen (Abb. 12.6 b), wenn gesaugt und koaguliert werden muß. Bei dieser Stellung wird das zentrale Instrument durch schmale Erweiterungsringe an der Dichtung gehalten (Abb. 12.6 c). Die Auswechselzeiten für die Instrumente verkürzen sich so auf den Bruchteil einer Sekunde. Die blanke Spitze des Saugers ist so geformt, daß Gewebe bei der Präparation zentriert und gefäßführende Strukturen koaguliert werden können (Abb. 12.6 d).

Instrumente zur Einführung in den Kombinationssauger

Die *Pinzette zur monopolaren Koagulation* (Abb. 12.7 b) wird zum Fassen und Koagulieren freipräparierter Gefäße verwendet, außerdem zum Fassen und Hochziehen der Sonden bzw. des Interponates. Am Griffteil des Instrumentes befindet sich ein HF-Anschluß, der Schaft ist isoliert, die Backen sind plan ausgeformt und haben eine aufgerauhte Greiffläche.

Die *Pinzette zur bipolaren Koagulation* eignet sich zur Koagulation freipräparierter Gefäße, besonders in den Fällen, in denen wegen kardialer Erregungsleitungsstörungen Probleme durch die monopolare Präparation erwartet werden. Wir haben allerdings beim klinischen Einsatz bisher keine Probleme mit der monopolaren Hochfrequenz gesehen. Die Branchen der *Schere* (Abb. 12.7 a) sind gerade ausgerichtet, sie wird zur Durchtrennung nicht gefäßführender Strukturen und bereits koagulierter Gefäße verwendet. Mit einer speziellen Clipzange entsprechender Länge können Gefäße auch mit Clips versorgt werden.

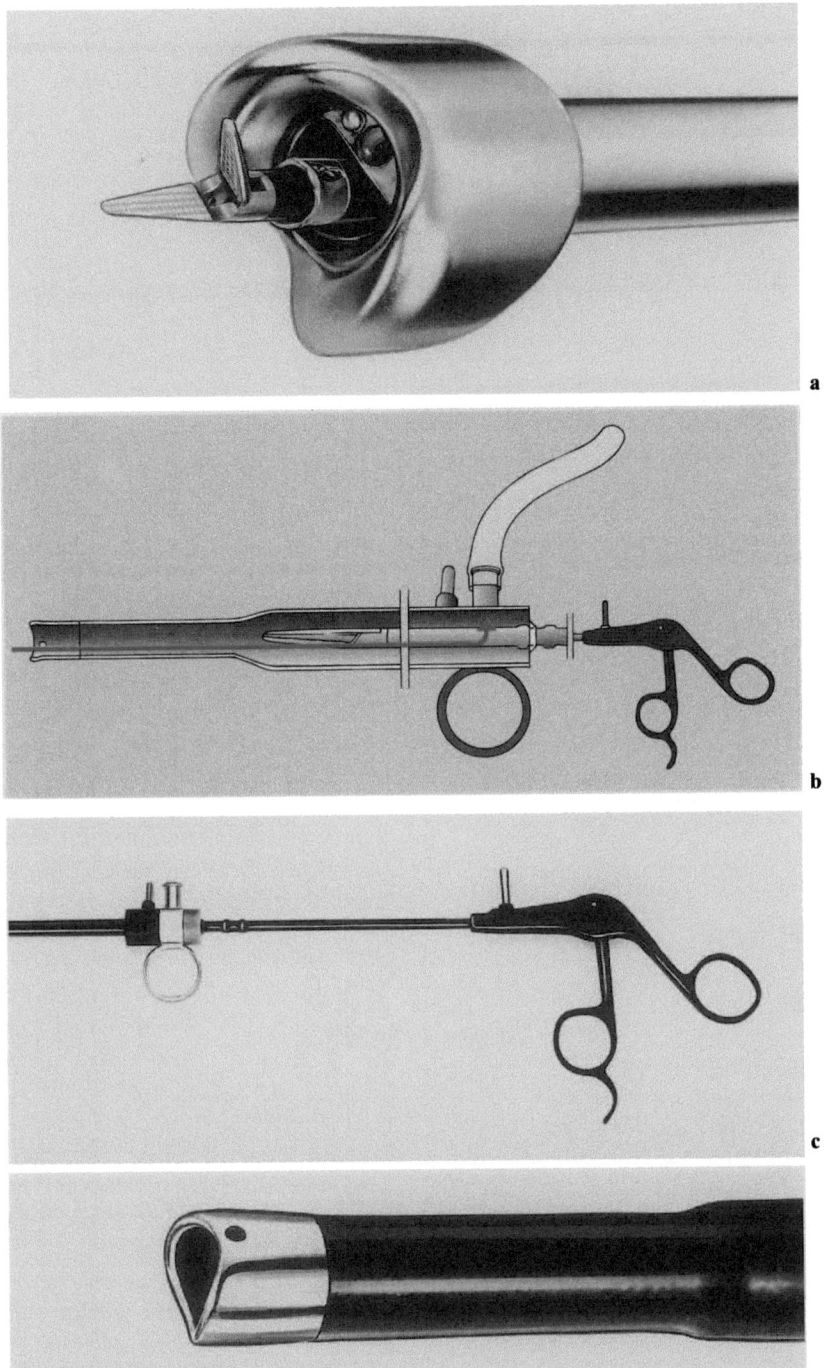

Abb. 12.6 a–d. Der Kombinationssauger: **a** Sauger mit zentral eingeführter Pinzette. **b** Die Pinzette ist auf die Ruheposition im erweiterten Saugerrohr zurückgezogen. **c** Ring für die Ruheposition der Pinzette. **d** Blanke Spitze des Saugers für die Koagulation

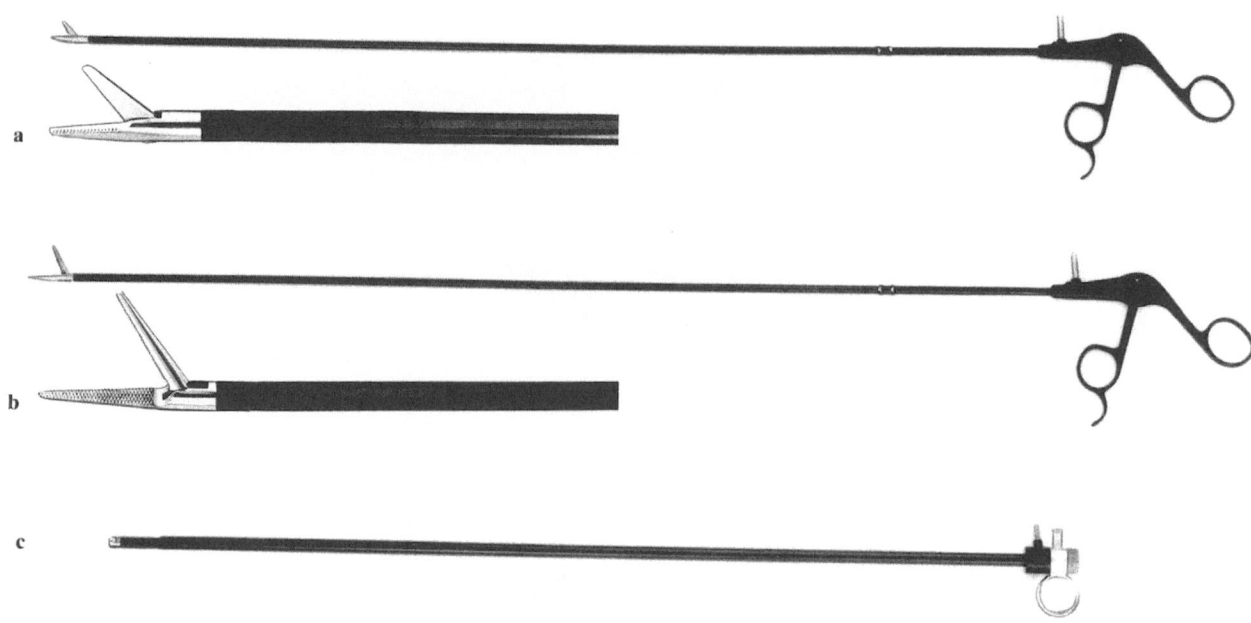

Abb. 12.7 a–c. Operationsinstrumente: **a** isolierte Schere; **b** isolierte Pinzette zur monopolaren Koagulation; **c** Kombinationssauger

Operationsschritte

Simultanes Vorgehen

Abdominales und mediastinales Operationsteam beginnen den Eingriff simultan. Abdominal wird der Magen zum Hochzug vorbereitet, wie beim konventionellen Vorgehen ist dabei auf eine gute Durchblutung des gesamten Magens und auf eine ausreichende Mobilisierung für den spannungsfreien Hochzug zum Hals zu achten.

Mediastinales Vorgehen im tumorfreien Bereich

Beginnend am Jugulum wird an der linken Halsseite am Vorderrand des M. sternocleidomastoideus die Haut auf eine Länge von ca. 10 cm durchtrennt. Unter Schonung der V. jugularis externa wird die gerade Halsmuskulatur in Faserrichtung und der M. omohyoideus quer durchtrennt. Auf der Schilddrüsenkapsel wird dann in Richtung auf die Trachea freigelegt und die Kreuzungsstelle der A. thyreoidea mit dem N. recurrens dargestellt. Unterhalb dieser Kreuzungsstelle wird die laterale Wand des Ösophagus freigelegt und durch vorsichtige stumpfe Präparation der Ösophagus von der Pars membranacea der Trachea und der prävertebralen Faszie abgeschoben. Nach Umfahrung der rechten Seite des Ösophagus mit einem stumpfen Overholt wird ein Gummizügel angeschlungen.

Die Präparation beginnt auf den Längsfasern des Ösophagus. Mit einem feinen Präpariertupfer wird das lockere Bindegewebe abgeschoben, die gefäßführenden Strukturen werden dargestellt, mit einer Pinzette gefaßt und monopolar koaguliert. Diese Präparation wird auf eine Strecke von 2–3 cm hinter das Jugulum reichend weitergeführt, um einen freien Raum für die Einführung des Operationsmediastinoskops zu schaffen.

Jetzt wird von der klassischen Operationstechnik auf die endoskopische Technik übergegangen: Der Instrumentiertisch mit den endoskopischen Instrumenten wird in Position geschoben und die Anschlüsse werden konnektiert (Abb. 12.3b). Die Operationsschwester ändert ihre Position und steht nun rechts hinter dem Operateur, um die endoskopischen Instrumente in der optimalen Position anreichen zu können. Der Assistent hält über den Gummizügel den Ösophagus in der richtigen Lage und bedient über den Handgriff des HF-Gerätes die endoskopischen Instrumente, auch die Optikspülung wird von ihm bei Bedarf über den Fußschalter aktiviert.

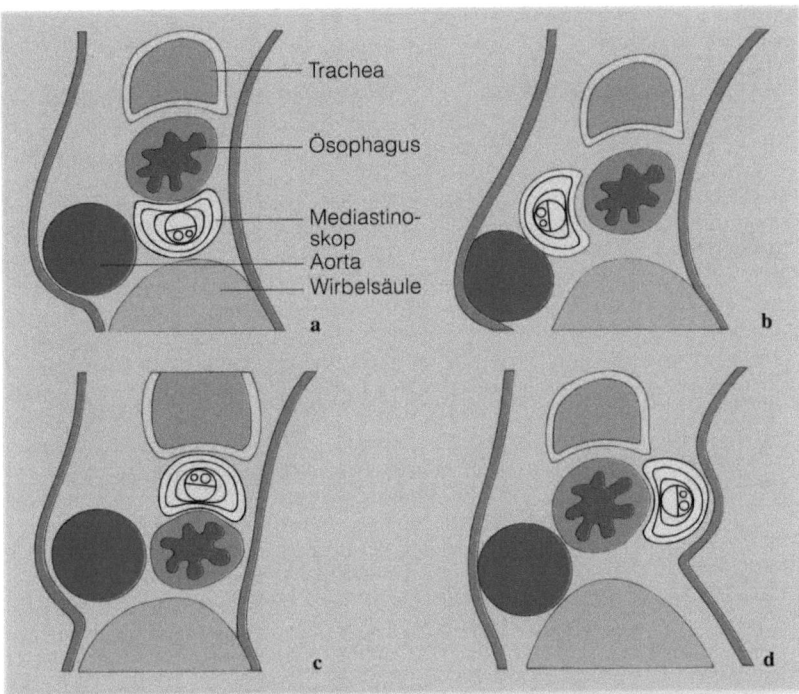

Abb. 12.8 a–d. Orientierung während der mediastinalen Präparation. Das Mediastinoskop befindet sich **a** dorsal, zwischen Wirbelsäule und Ösophagus, **b** an der linken Ösophagusseite, rechts der Aorta, **c** ventral, zwischen Ösophagus und Trachea, **d** an der rechten Ösophagusseite; zur rechten Pleura hin liegt nur eine dünne Gewebeschicht

Periösophageale Präparation

Der Ösophagus wird vom Assistenten mit dem Gummizügel nach vorne gezogen, so daß an der Hinterseite des Ösophagus der Raum für die Einführung der Olive des Mediastinoskops frei wird. Das Einführen erfolgt unter digitaler Führung und kann evtl. durch einen Haken erleichtert werden. In dieser Phase ist die Einbuchtung der Dehnungsolive nach vorne gerichtet, wodurch die Hinterseite des Ösophagus teilweise umfaßt und zentriert wird (Abb. 12.8a).

Mit dem Kombinationssauger wird die stumpfe Präparation an der Ösophagushinterwand begonnen (Abb. 12.10a). Durch vorsichtige schiebende Bewegungen (Abb. 12.10b und 12.11), bei denen das Instrument direkt über den äußeren Längsmuskelfasern des Ösophagus geführt wird, werden die weichen bindegewebigen Strukturen abgeschoben. Damit wird ein kleiner freier Raum geschaffen, der durch die Form der Dehnungsolive ausgespannt wird und so eine Übersicht für die Weiterführung der Präparation erlaubt (Abb. 12.10c).

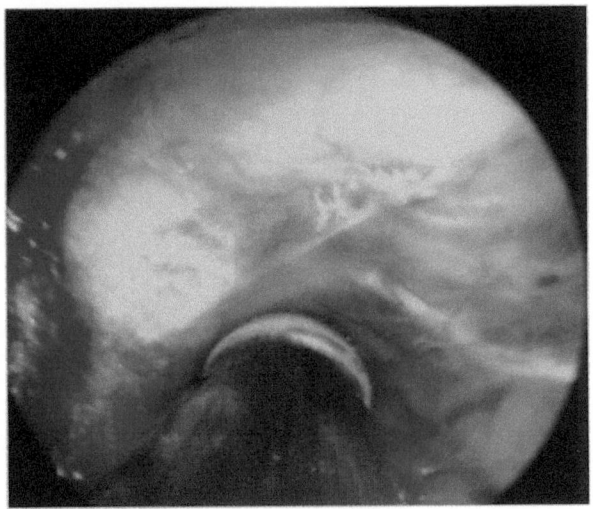

Abb. 12.9. Präparation zwischen Ösophagus und Trachea. In der *oberen Bildhälfte* sind die weißen Trachealknorpel zu erkennen (s. auch Abb. 12.8c)

Festere bindegewebige Brücken, die in Längsrichtung schräg von oben in die Ösophagusmuskulatur einstrahlen (Abb. 12.14b), werden bei der Weiterführung der Präparation freigelegt. Bei diesen Brücken kann es sich um Bindegewebefasern, aber auch um Vagusäste handeln. Eine sichere Zuordnung zum N. vagus ist aber nur möglich, wenn der Vagusstamm dargestellt werden kann.

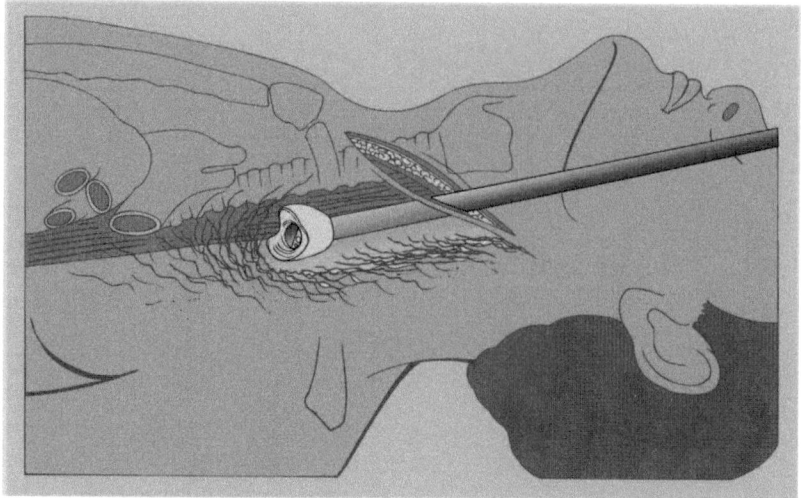

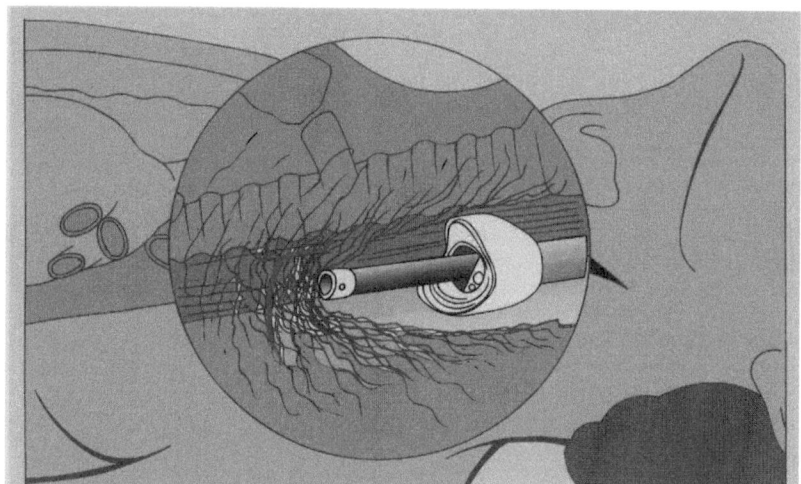

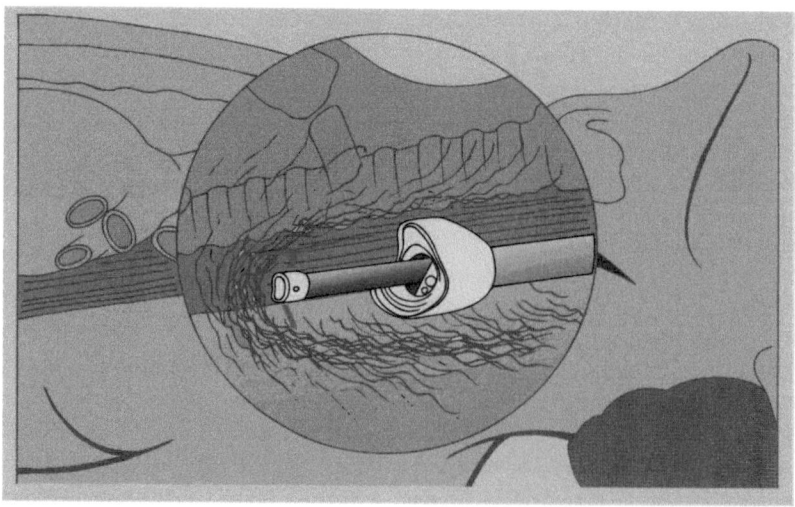

Abb. 12.10 a–f. Periösophageale Präparation: **a** Übersicht mit dorsal des Ösophagus liegender Olive. **b** Der Präparationssauger ist an das mediastinale Bindegewebe herangeführt. **c** Durch vorsichtiges Wegschieben des periösophagealen Bindegewebes wird ein Raum geschaffen, der durch die Olive aufgedehnt wird.

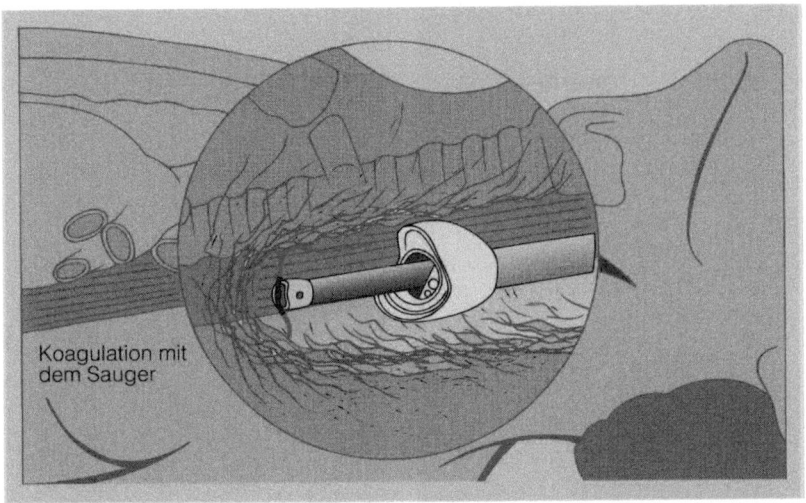

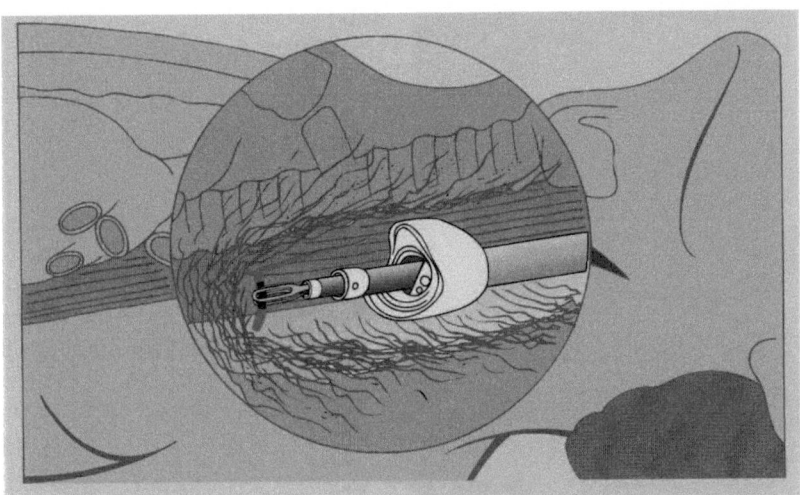

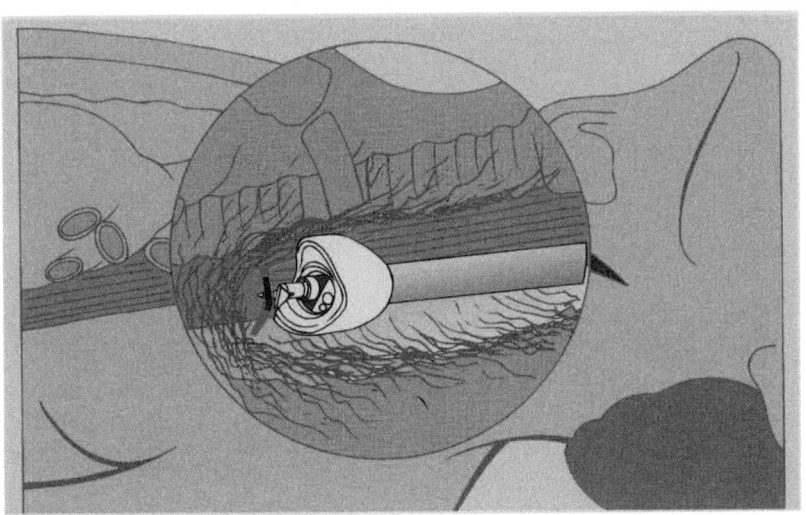

d Kleine Gefäße und bindegewebige Areale, die nicht sicher gefäßfrei sind, werden mit dem Sauger koaguliert. **e** Lumenstärkere Gefäße werden mit der Pinzette gefaßt und monopolar oder bipolar koaguliert. **f** Ein koaguliertes Gefäß wird mit der Schere durchtrennt

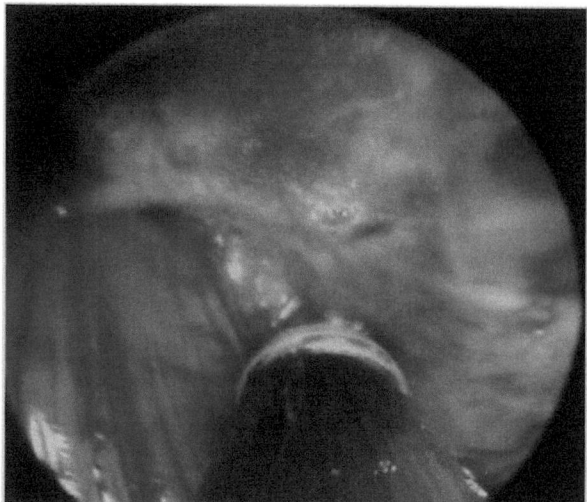

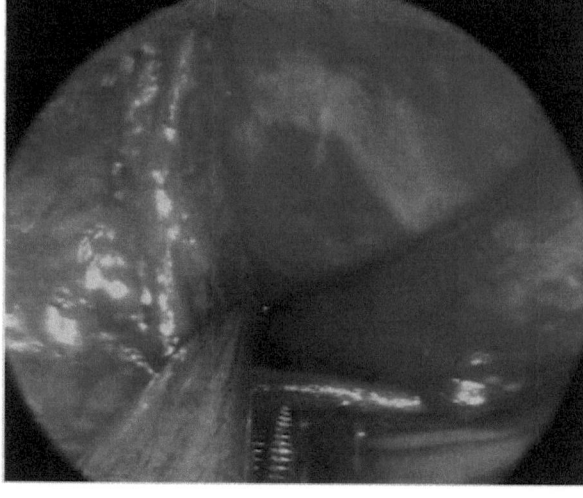

Abb. 12.13. Ein koaguliertes Gefäß wird mit der Schere durchtrennt (s. auch Abb. 12.10f)

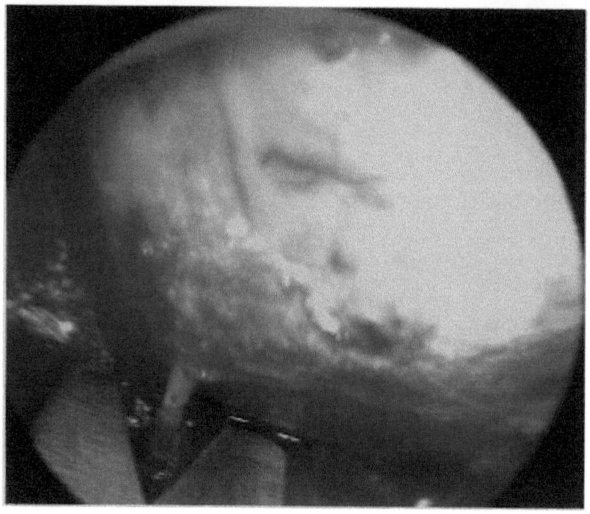

Abb. 12.11. Präparation mit dem Kombinationssauger. In der *unteren Bildhälfte* Längsfasern des Ösophagus (s. auch Abb. 12.10b)

Abb. 12.12. Mit der monopolaren Pinzette wird ein Gefäß gefaßt. Der Ösophagus ist auf der *rechten Bildseite* zu sehen (s. auch Abb. 12.10e)

Diese Brücken, die keine Gefäße zu enthalten scheinen, geraten beim brüsken Vorführen des Mediastinoskops unter Spannung (Abb. 12.14a) und Muskelfasern können aus dem Verbund des Ösophagus herausgerissen werden, wenn sie nicht vorher entweder direkt mit der Schere, eventuell nach Koagulation, durchtrennt (Abb. 12.14b) worden sind.

Sind nach dem stumpfen Abschieben des mediastinalen Bindegewebes Gefäße erkennbar (Abb. 12.10c), müssen diese vor der Durchtrennung koaguliert werden (Abb. 12.10e, f und 12.13). Besonders bei lumenstärkeren Gefäßen, deren Durchmesser erfahrungsgemäß bis über 1 mm betragen kann, muß mit einer Pinzette koaguliert werden (Abb. 12.10e und 12.12). Diese Technik hat den Vorteil, daß das Gefäßlumen nach mechanischer Kompression thermisch verschlossen wird. Alternativ zur Koagulation kann das Gefäß auch mit Clips versorgt werden.

Die Präparation auf der *linken Seite* (Abb. 12.8b) des Ösophagus folgt dem oben angegebenen Prinzip und beginnt nach Ausrichtung der Olive wieder kollar. Wichtigste Orientierung ist wiederum der muskuläre Ösophagus, unterhalb des Aortenbogens dann nach lateral die deszendierende Aorta.

Die Präparation an der *Vorderseite* (Abb. 12.8c und 12.9) des Ösophagus beginnt wieder von kollar her. Die Olive wird mit ihrer Einbuchtung zum Ösophagus weisend zwischen Ösophagus und Trachea eingeführt. Orientierungsstrukturen sind bei der Präparation die Hinterwand der Trachea, also die Pars membranacea, und die von dorsal her erkennbaren Wülste der Trachealspangen.

Den Abschluß der Präparation der oberen Ösophagushälfte bildet die Präparation der *rechten Ösophagusseite* (Abb. 12.8d). Hier liegt nach rechts lateral hin die V. azygos, die aber bei der Präparation, die sich an den Muskelfasern orientiert, nicht dargestellt wird.

Ist die Region unterhalb der Trachealbifurkation erreicht, sieht man über die fast durchsichtige Pleura die Atembewegung der rechten Lunge. Bei der weiteren Präparation reißt die dünne Pleuraschicht häufig

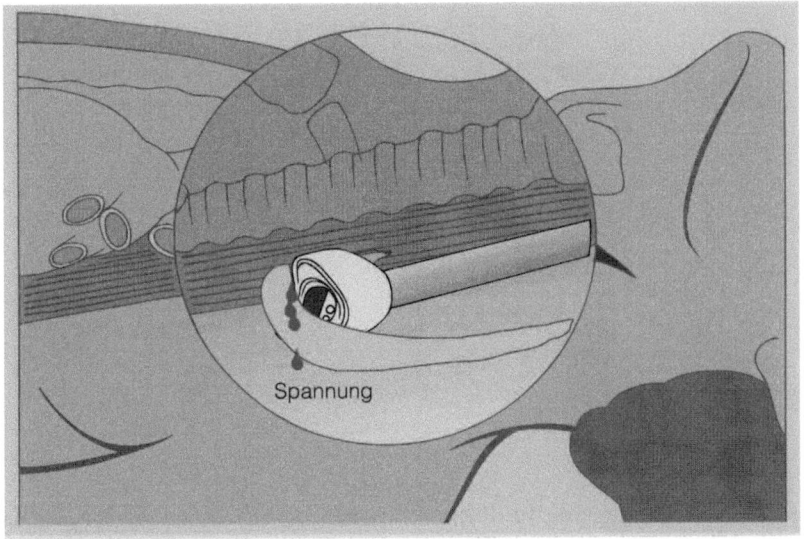

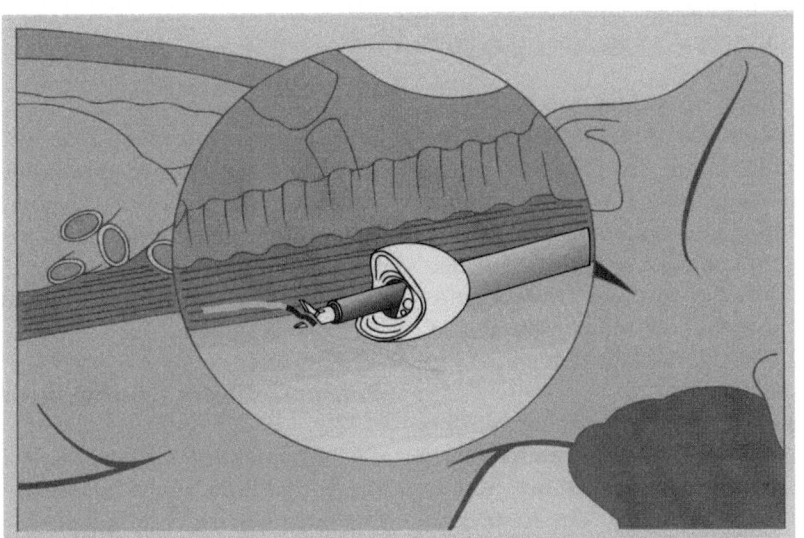

Abb. 12.14a, b. Präparation der von lateral in den Ösophagus ziehenden Strukturen. **a** Werden diese Strukturen unter zu hohe Spannung gesetzt, reißen Muskelfasern aus dem Ösophagus aus. Blutungen verschlechtern die Übersicht. **b** Von lateral heranziehende Strukturen sollten früh dargestellt und nach Koagulation durchtrennt werden

ein, so daß eine offene Verbindung zur rechten Pleurahöhle entsteht. Bei Bluttrockenheit im mediastinalen Präparationsbereich ist eine Pleuradrainage jedoch nicht erforderlich.

Präparation im Bereich des Tumors

Voraussetzung für den Eingriff ist die möglichst genaue Information über die anatomische Lage und die Eindringtiefe des Tumors, die am besten durch die endoluminale Ultraschalluntersuchung erreicht wird. Bei der Präparation in der Nähe des Tumors ist eine peritumorale bindegewebige Verdichtung zu erkennen, und man muß an dieser Stelle von den muskulären Strukturen abweichen, damit der Tumor in toto entfernt werden kann. Eine Schicht des periösophagealen Gewebes muß im Tumorareal also mitabgetragen werden.

Treten bei dieser Präparation Orientierungsschwierigkeiten auf, weil die Leitschiene verlassen wurde, dann kann an anderen Stellen der Zirkumferenz weiterpräpariert werden. Oft stellt sich dabei ein

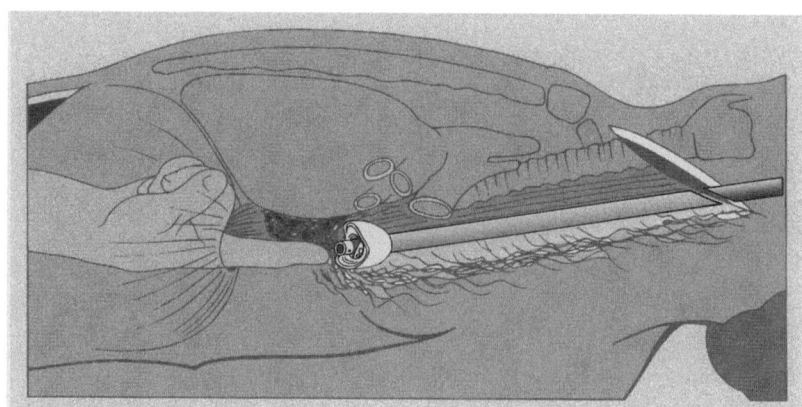

Abb. 12.15. Definition des Präparationsplanums hinter dem Tumor nach palpatorischem Kontakt zwischen dem Finger des abdominalen Operateurs und dem Präparationssauger

Bereich dar, der keine periösophageale Infiltration zeigt. Ist so wieder eine Leitschiene dargestellt und das Tumorareal zur Kardia hin überwunden, dann kann die weitere Freilegung des Tumorbezirkes erfolgen.

Am Tumor wird durch vorsichtig tastende Präparation mit dem Sauger das Abtragungsgebiet bestimmt. Eine Durchtrennung des Gewebes erfolgt dann außerhalb des kompakten Tumors. Das peritumoröse Gewebe ist hier besonders bei fortgeschrittenen Tumorstadien sehr kompakt, so daß mit dem Sauger nur die Schicht definiert wird, das Gewebe selbst aber überwiegend scharf durchtrennt werden muß. Sind in einem Gewebebündel Gefäße erkennbar, wird nach Koagulation durchtrennt.

Bei Tumoren im distalen Drittel der Speiseröhre wird die Präparation abwechselnd vom abdominalen und mediastinalen Operateur durchgeführt. Als erster Schritt wird von abdominal her der Hiatus ausgelöst. Bei kleineren Tumoren reicht dann eine stumpfe Präparation in Richtung auf das Mediastinum aus, bei größeren Tumoren wird das Areal mit Haken eingestellt, die Präparation unter Sicht vorgenommen und in Abhängigkeit von der Größe des Tumors weiterpräpariert.

Vergleichbar mit dem Zusammenwirken bei der abdominoperinealen Rektumexstirpation wird von mediastinal über die Sauger bzw. Olivenposition das erreichte Präparationsplanum definiert. Der abdominale Operateur führt dann unter palpatorischem Kontakt seinen Finger in das mediastinale Präparationsplanum vor (Abb. 12.15). Die weitere Präparation erfolgt nun aus der Position, die den direkten Zugang zum Operationsgebiet hat. Bei größeren Tumoren gewinnt die mediastinale Präparation durch die Weitergabe des palpatorischen Befundes an den mediastinalen Operateur zusätzliche Sicherheit. Durch digitale Präparation können Gewebeportionen definiert werden, die dann unter mediastinoskopischer Sicht koaguliert und durchtrennt werden. Bleiben in dieser Präparationsphase einzelne Gewebebrücken stehen, können diese in der Phase des „Umschlagens" der Speiseröhre problemlos durchtrennt werden.

Präparation in der Umschlagphase

Zur Vorbereitung wird das Mediastinoskop zum Hiatus vorgeführt. Vom abdominalen Operateur wird eine Sonde in das Sichtfeld des Mediastinoskops plaziert, dort mit der Faßzange gefaßt und unter Zurückziehen des Mediastinoskops nach kollar gezogen (Abb. 12.16 a und 12.17). Die in der Speiseröhre liegende Magensonde wird vom Anästhesisten zurückgezogen. Der mediastinale Operateur zieht über den kollar liegenden Gummizügel den Ösophagus so weit aus seinem Lager, daß dieser mit einem GIA-Klammergerät etwa 3 cm unterhalb der A. thyreoidea abgesetzt werden kann. Vor dem Öffnen des Klammer-

Abb. 12.16 a–c. Präparation in der Umschlagphase: **a** Hochziehen einer Sonde vom Hiatus aus; **b** nach Absetzen des Ösophagus mit dem GIA wird der Ösophagus unter mediastinoskopischer Kontrolle umgeschlagen; **c** Strukturen, die zum Ösophagus ziehen, spannen sich an und werden koaguliert bzw. durchtrennt

Periviszerale endoskopische Ösophagektomie

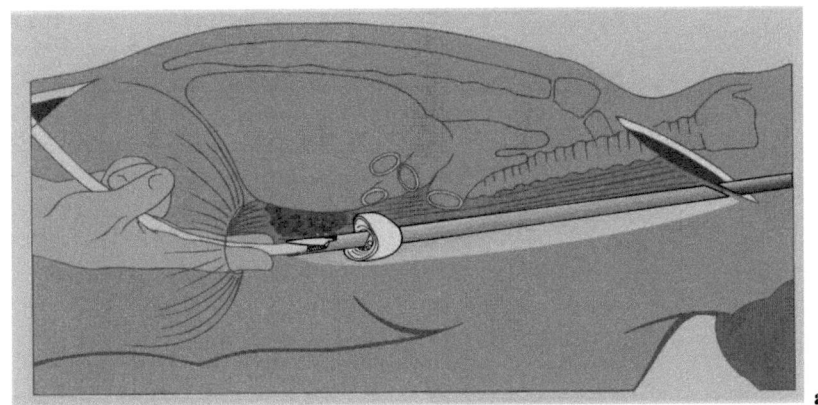

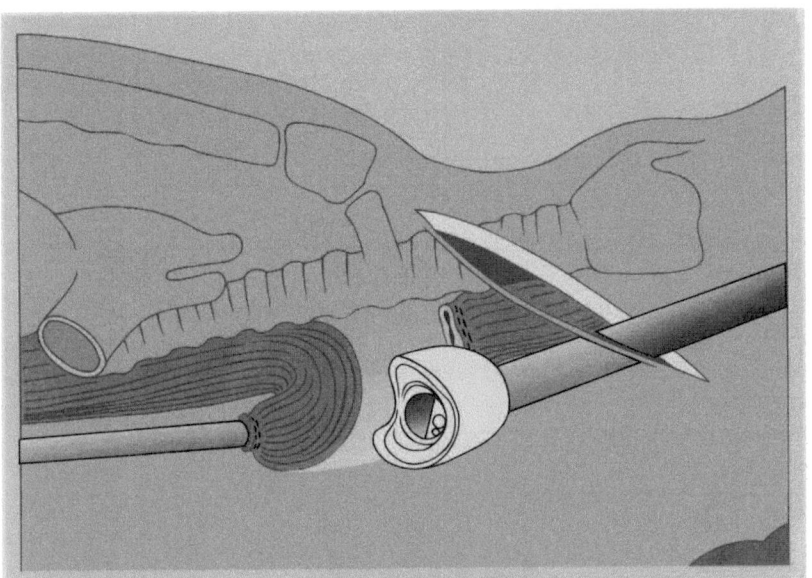

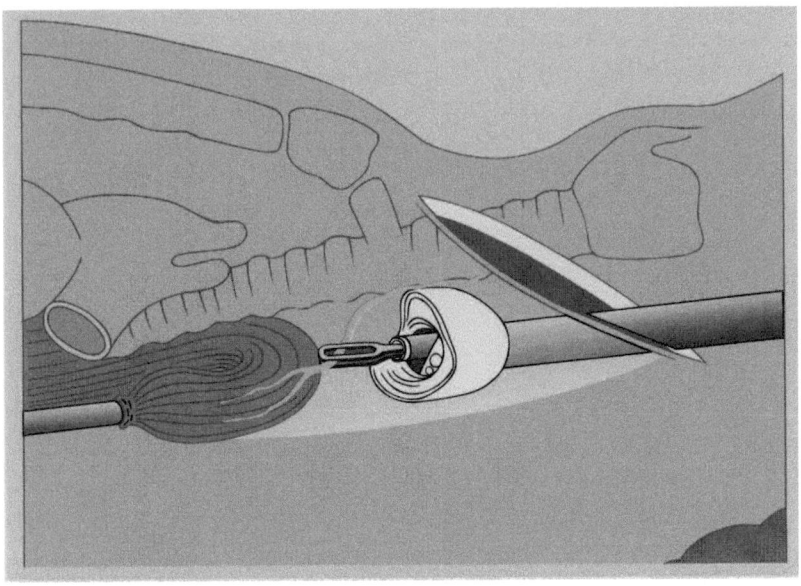

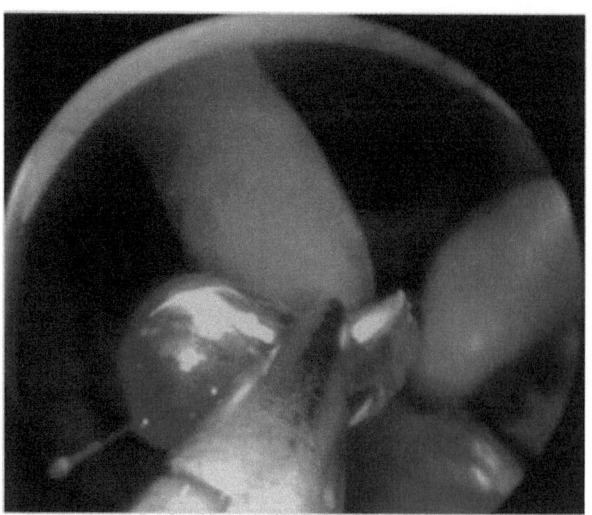

Abb. 12.17. Hochziehen der Sonde vom Hiatus aus, Finger des abdominalen Chirurgen (s. Abb. 12.16a)

gerätes wird mit kräftiger Naht der mediastinale Ösophagusstumpf an die Sonde angenäht.

Der abdominale Operateur übt jetzt einen leichten Zug auf die Sonde aus, der Ösophagus schlägt um, und der mediastinale Operateur folgt mit dem Endoskop der unter Zug tiefer tretenden Umschlagstelle (Abb. 12.16b). In dieser Phase der Operation ist der für die Präparation zur Verfügung stehende Raum größer als bei der periösophagealen Präparation, so daß bei guter Übersicht Restfasern, die sich anspannen, dargestellt und durchtrennt werden können (Abb. 12.16c). Die Extraktion wird bis zum Hiatus hin mit dem Endoskop kontrolliert, und der Ösophagus wird mit der kardianahen Magenmanschette entfernt, ausgespannt und photodokumentiert.

Über eine gebogene Kornzange führt jetzt der abdominale Operateur einen Tupfer von etwa 4 cm Durchmesser unter Sicht des Mediastinoskops bis zur Trachealbifurkation hoch. Beim langsamen Zurückziehen des Tupfers wird das mediastinale Präparationsfeld aufgedehnt (Abb. 12.18). Das Mediastinoskop folgt dem Tupfer, und unter optimaler Sicht können jetzt nochmals eventuelle Blutungen durch Koagulation gestillt werden, so daß am Ende dieser Phase eine definitive Blutstillung erreicht ist.

Hochzug des Magens und kollare Anastomose

Mit dem Mediastinoskop wird nochmals bis zum Hiatus vorgegangen und eine Sonde nach kollar gezogen, an die der Magenschlauch durch kräftige Nähte angeheftet ist. Der Magen wird dann vorsichtig, um eine Verdrehung zu vermeiden, durch das hintere Mediastinum nach kollar gezogen. Liegt sein oberes Ende spannungsfrei oberhalb des Jugulums, wird in zweischichtiger Technik die End-zu-End-Anastomose zwischen kollarem Ösophagus und Magen hergestellt (Abb. 12.19). Abschließend werden Drainagen zur kollaren Anastomose und zum subphrenischen Raum eingelegt.

Abb. 12.18. Abschließende Kontrolle des Mediastinums auf Bluttrockenheit, der Raum wird mit Unterstützung eines von abdominal vorgeschobenen Tupfers erweitert

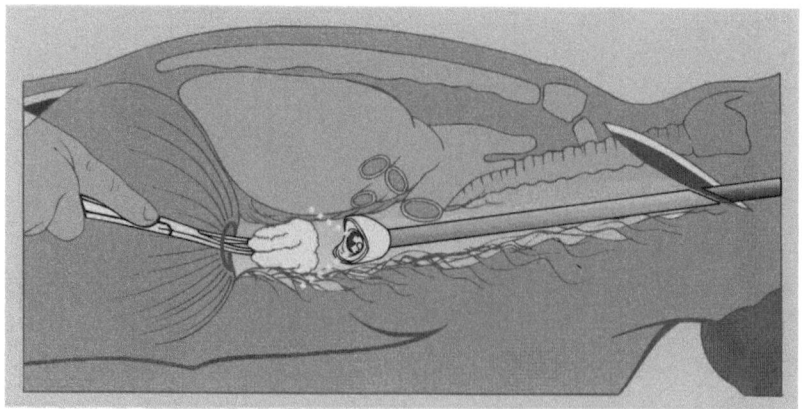

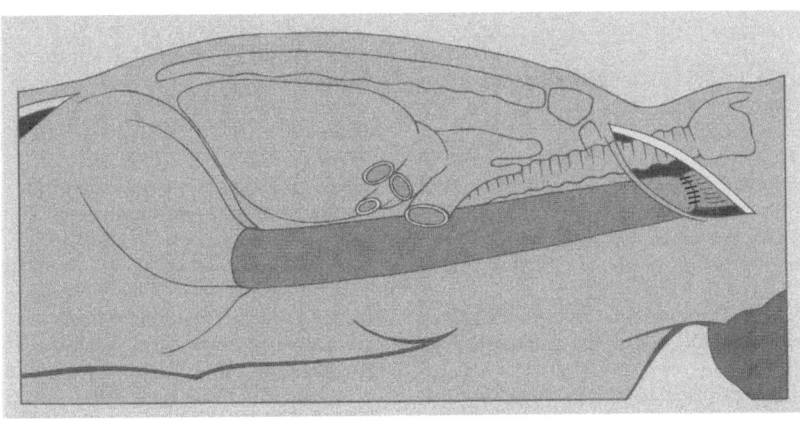

Abb. 12.19. Nach Hochziehen des Magens im Ösophaguslager wird die kollare Anastomose hergestellt

Postoperative Versorgung

Während der ersten Tage wird der Patient unter intensivem postoperativem Monitoring auf der Intensivstation betreut. Die Nachbeatmungszeit beträgt in der Regel mindestens 24 h. Zur Erkennung eines Pleuraergusses werden täglich Thoraxübersichtsaufnahmen durchgeführt. In unklaren Situationen werden ergänzende Ultraschallkontrollen vorgenommen. Bei ausgedehnteren Pleuraergüssen (> 300 ml) wird eine Thoraxdrainage gelegt. Zwischen dem 7. und 10. Tag wird die Anastomose durch einen Gastrografinschluck dargestellt, und danach wird mit der oralen Ernährung begonnen.

Klinische Ergebnisse

Von September 1989 bis Oktober 1990 haben wir die EMDÖ bei 17 Patienten mit diagnostiziertem Ösophaguskarzinom durchgeführt (15 Männer und 2 Frauen). Das Durchschnittsalter betrug 54,1 Jahre (Streubreite 47–73 Jahre); Symptome waren durchschnittlich seit 4 Monaten vorhanden. Die Mehrzahl der Tumoren war unterhalb des Aortenbogens, 2 im oberen Drittel, 8 im mittleren und 7 im unteren Drittel des Ösophagus lokalisiert.

Histologisch wiesen 15 Patienten ein Plattenepithelkarzinom und 2 ein Adenokarzinom auf. Das postoperative Tumorstaging ergab 6 pT1-, 4 pT2- und 7 pT3-Tumoren. Der Lymphknotenstatus wurde nicht bestimmt, weil eine Lymphknotenentfernung nicht vorgesehen war.

Die durchschnittliche Operationsdauer betrug 205 min, einschließlich der mittleren Dauer der endoskopischen Dissektion von 61 min. Der intraoperative Blutverlust während des mediastinalen Vorgehens lag bei allen Patienten unter 200 ml.

Bei den ersten Eingriffen haben wir nach dem Eröffnen der Pleura während der Dissektion Thoraxschläuche gelegt. Mit zunehmender Erfahrung beschlossen wir, diese nur selektiv anzuwenden. Bei den letzten 10 Patienten war nur in 3 Fällen im postoperativen Stadium eine Pleuradrainage nach Auftreten von Pleuraergüssen notwendig. Bei einem Patienten trat eine Eröffnung des Ductus thoracicus auf, die jedoch endoskopisch durch Koagulation ohne Probleme unter Kontrolle gebracht werden konnte. Im postoperativen Verlauf sind keine Folgen dieser Verletzung aufgetreten. Bei 16 Patienten wurde eine Magenanastomose am zervikalen Ösophagus angelegt, bei einem Patienten wurde ein Jejunuminterponat verwendet.

Intraoperativ sind bei der mediastinalen Dissektion keine Probleme aufgetreten, eine Patientin starb nach der Operation. Die Obduktion ergab in diesem Fall als Todesursache eine septische Thrombose, ausgehend von einem zentralen Katheter, die mit dem Operationsverlauf nicht in Zusammenhang stand.

Die Erholungsphase nach der Operation war gekennzeichnet durch eine bessere Beweglichkeit der Thoraxwand und durch einen niedrigeren Bedarf an Schmerzmitteln. Phase-II-Studien über die Vorteile in der postoperativen Phase müssen noch durchgeführt werden.

Über Langzeitergebnisse können aufgrund der kurzen Nachuntersuchungszeiten noch keine Angaben gemacht werden.

Literatur

Adams WE, Phemister DM (1938) Carcinoma of the lower thoracic esophagus: Report of a successful resection and esophagogastrostomy. J Thorac Surg 7: 621

Akiyama H, Hiyama M, Miyazono H (1975) Total esophageal reconstruction after extraction of the esophagus. Ann Surg 182: 547

Akiyama H, Tsurumaru M, Wanatabe G et al. (1984) Development of surgery for carcinoma of the esophagus. Am J Surg 147: 9

Belsey R, Hiebert CA (1974) An exclusive right thoracotomy approach for cancer of the middle third of the esophagus. Ann Thorac Surg 18: 1

Biondy D (1895) Esophago-gastrostomia sperimentale intratoracica. Policlinico 964 (supple)

Buess GF, Kipfmüller K, Naruhn M, Braunstein S, Junginger T (1987) Endoscopic microsurgery of rectaltumors. Endoscopy 19: 39

Buess GF, Becker HD, Naruhn M, Mentges B (1991) Endoscopic Esophagectomy without Thoracotomy. Problems in General Surgery, Lippincott Co. Vol 8 No. 3, 478

Bueß GF, Becker HD, Mentges B, Teichmann R, Lenz G (1990) Die endoskopisch-mikrochirurgische Dissektion der Speiseröhre. Chirurg 61: 308–311

Denk W (1913) Zur Radikaloperation des Ösophaguskarzinoms. Zentralbl Chir 27: 1065

Earlam R, Cunha-Melo JR (1980) Oesophageal squamous cell carcinoma: I. A critical review of surgery. Br J Surg 67: 381

Ellis FH Jr, Gibb SP, Watkins E Jr (1983) Esophagogastrectomy: A safe, widely applicable, and expeditious form of palliation for patients with carcinoma of the esophagus and cardia. Ann Surg 198: 531

Giuli R, Sancho-Garnier H (1986) Diagnostic, therapeutic, and prognostic features of cancers of the esophagus: Results of the international prospective study conducted by the OESO group. Surgery 99: 614

Huang GJ, Zhang DW, Wang GQ et al. (1981) Surgical treatment of carcinoma of the esophagus: Report of 1647 cases. Chin Med J 94: 305

Kipfmüller K, Buess G, Naruhn M, Duda D, Melzer A, Kessler S (1990) Die Endoskopisch-Mikrochirurgische Dissektion des Ösophagus (EMDÖ)-tierexperimentelle Ergebnisse. In: Bueß G (Hrsg) Endoskopie. Von der Diagnostik bis zur neuen Chirurgie. Köln: Deutscher Ärzte-Verlag 364

Kunath U (1980) Die stumpfe Dissektion der Speiseröhre. Chirurg 51: 296

Kunath U (1980) Ein Instrument zur stumpfen Dissektion der Speiseröhre. Chirurg 51: 738

Levy W (1898) Versuche über die Resektion der Speiseröhre. Langenbecks Arch Chir 56: 839

Lewis I (1946) The surgical treatment of carcinoma of the oesophagus with special reference to a new operation for growths in the middle third. Br J Surg 34: 18

Mannel A (1982) Carcinoma of the esophagus. Curr Probl Surg 19: 557

McKeown KC (1981) Resection of midesophageal carcinoma with esophagogastric anastomosis. World J Surg 5: 517

Müller JM, Erasmi H, Stelzner M, Zieren U, Pichlmaier H (1990) Surgical therapy of oesophageal carcinoma. Br J Surg 77: 845

Nasiloff JJ (1888) Oesophagotomia et resectio esophagi endothoracica. St. Petersburg, Vrach 481

Orringer MB (1983) Palliative procedures for esophageal cancer. Surg Clin North Am 63: 941

Orringer MB (1984) Transhiatal esophagectomy without thoracotomy for carcinoma of the thoracic esophagus. Ann Surg 20: 282

Orringer MB (1988) Transhiatal esophagectomy for esophageal carcinoma. In: Siewert JR, Hölscher AH (eds) Diseases of the Esophagus. Berlin: Springer Verlag 390

Shahian DM, Neptune WB, Ellis FH Jr et al. (1986) Transthoracic versus extrathoracic esophagectomy: Mortality, morbidity and long-term survive. Thorac Surg 41: 237

Siewert JR (1981) Das Carzinom von Ösophagus und Kardia. In: Allgöwer M, Harder F, Hollender LF, Peiper HJ, Siewert JR (Hrsg) Chirurgische Gastroenterologie Bd. 1. Berlin, Springer-Verlag, p 381

Siewert JR, Hölscher HA, Horvarth OP (1986) Transmediastinale Oesophagektomie. Langenbecks Arch Chir 367: 203

Siewert JR, Adolf J, Bartels H, Hölscher AH, Hölscher M, Weiser HF (1986) Ösophaguskarzinom: transthorakale Ösophagektomie mit regionaler Lymphadenektomie und Rekonstruktion und Rekonstruktion mit aufgeschobener Dringlichkeit. DMW 111: 647

Skinner DB (1983) En bloc resection of neoplasms of the esophagus and cardia. J Thorac Cardiovasc Surg 85: 59

Steiger Z, Wilson RF (1981) Comparison of the results of esophagectomy with and without thoracotomy. Surg Gynecol Obstet 153: 63

Torek F (1913) Bericht über die erste erfolgreiche Resektion des Brustteils der Speiseröhre wegen Carcinom. Langenbecks Arch Chir 123: 305

Watson A (1982) A study of the quality and duration of survival following resection, endoscopic intubation and surgical intubation in oesophageal carcinoma. Br J Surg 69: 585

Yonezawa T, Tsichiya S, Ogoshi S, Tamiya T (1984) Resection of cancer of the thoracic esophagus without thoracotomy. J Thorac Cardiovasc Surg 8: 146

Teil III. Eingriffe im Bauchraum

13 Allgemeine Grundlagen der laparoskopischen Chirurgie

A. CUSCHIERI

Einleitung

In diesem Kapitel werden die einzelnen Schritte der verschiedenen etablierten laparoskopischen Abdominaleingriffe beschrieben. Alle diese Schritte basieren auf den grundlegenden chirurgischen Fertigkeiten, deren Beherrschung eine entscheidende Voraussetzung für die sichere Durchführung laparoskopischer Operationen darstellt. Es besteht ernsthaft die Gefahr, daß die Begeisterung für diese neuen Operationstechniken manche Chirurgen dazu verleitet, laparoskopische Verfahren, wie z. B. die Cholezystektomie, zu erlernen, ohne durch die notwendigen Grundkenntnisse für alle Eventualitäten gerüstet zu sein. Diese Grundtechniken sind in Kap. 7 im einzelnen abgehandelt.

Bei der Ausführung dieser Grundtechniken der laparoskopischen Chirurgie begegnen wir manchen Einschränkungen und Schwierigkeiten, die jedoch überwunden werden können, wenn man sich an gewisse Grundregeln hält, die das laparoskopische Operieren erleichtern. Dieses Kapitel befaßt sich zunächst mit der Art der Probleme, und erläutert dann mögliche Ansätze bzw. Techniken zu ihrer Lösung, die vom Autor für hilfreich befunden wurden, um laparoskopische Operationen sicher und effizient durchführen zu können.

Probleme der laparoskopischen Chirurgie

Die gebührende Einschätzung dieser Probleme versetzt den Chirurgen in die Lage, durch Änderung oder Anpassung seiner Technik das notwendige Stadium der Sicherheit und Erfahrung zu erreichen. Wichtige Einschränkungen der laparoskopischen Chirurgie sind im folgenden dargestellt.

Tiefenwahrnehmung und Koordination der Instrumente

Das erste und zugleich das Hauptproblem betrifft das Bild des Operationssitus, wie es sich entweder direkt über die monokulare Optik oder über den Bildschirm darstellt. In beiden Fällen ergeben sich durch das zweidimensionale Bild Schwierigkeiten bei der Tiefenwahrnehmung und bei der Koordination von Sicht und Aktion der Hand, wobei Tiefenwahrnehmung und Auflösung bei direkter monokularer Sicht besser sind. Mit zunehmender Erfahrung und durch besondere Vorsicht lassen sich jedoch sowohl die Tiefeneinschätzung als auch die exakte Koordination der Instrumente meistern. Im Anfangsstadium ist eine Gewöhnung an gewisse Abläufe erforderlich, die jedoch mit der Zeit selbstverständlich werden:

1. Beim Operieren über den Bildschirm muß sich der Chirurg daran gewöhnen, nicht auf seine Hände zu schauen.
2. Um die Instrumentenspitze an ihr Ziel zu führen, müssen die entsprechenden anatomischen Merkpunkte aufgesucht werden. Die Einstellung der Trokarhülse wird während des Entfernens und beim Wiedereinführen von Instrumenten vom Assistenten gehalten. Dadurch ist das Wiederauffinden des Ortes mit der Instrumentenspitze gewährleistet, gleichzeitig wird das Risiko einer versehentlichen Organverletzung oder des Verfangens in benachbarten Strukturen ausgeschaltet. Die Optik muß so nicht jedesmal zurückgezogen werden, um zu gewährleisten, daß das Instrument auf dem Wege zum Operationssitus keine Verletzung setzt.
3. Die Handhabung der Instrumente ist einfacher, wenn der Operateur darauf achtet, daß die Instrumentenspitze in Richtung auf die Optik geführt wird und etwas vor der Optik liegt. Extrem schwierig wird es, wenn die Instrumente gegen die Optik gerichtet sind, weil dann die Bewegung der Instrumente spiegelverkehrt dargestellt wird.

Anatomie

Die Sicht auf den Operationssitus ist zweifellos besser als bei der offenen Chirurgie. Die Größe der anatomischen Strukturen ist jedoch in Abhängigkeit von der Entfernung zur Optik verändert: Je kürzer der Abstand, desto ausgeprägter ist die Vergrößerung. Daraus können sich bei der Identifizierung bestimmter Strukturen Probleme ergeben, besonders beim Operieren über den Bildschirm. Im Zweifelsfall sollte der Operateur nicht zögern, die Kamera abzukoppeln und direkt durch die monokulare Optik zu sehen, um die fragliche Anatomie sicher zu identifizieren. Zur Feststellung der tatsächlichen Größe kann ein graduierter Taststab verwendet werden. Ein weiteres Problem ergibt sich aus der durch das CO_2 hervorgerufenen Vasodilatation. Dadurch entsteht gelegentlich auf Gewebe oder Organen der Anschein einer „entzündeten" glänzenden Oberfläche.

Einschränkung der Freiheitsgrade der Bewegung

Die Bewegungen, die bei der Präparation und der Naht mit den Instrumenten ausgeführt werden, sind durch die Fixierung der Trokarhülsen an der Bauchdecke eingeschränkt. Die Bewegungsfreiheit des Instrumentes ist auf einen Kegel begrenzt, dessen Spitze in der Bauchdecke liegt. Daher ist die richtige Position der Trokarhülse zum Operationssitus für den optimalen Einsatz der Operationsinstrumente von ausschlaggebender Bedeutung. Zahllose Schwierigkeiten ergeben sich bei der Durchführung der chirurgischen Präparation, der Ligatur und der Naht, wenn aufgrund der Position der Trokarhülse folgende Plazierung der Instrumente resultiert:

1. die Instrumente stehen zu nahe beieinander oder liegen parallel,
2. sie befinden sich zu nahe an der Optik,
3. der Zugang liegt zu nahe am Operationssitus.

Die Einhaltung der folgenden Regeln ist unseres Erachtens sehr hilfreich bei der Plazierung der Trokarhülsen:

1. Der Abstand zwischen den Trokarhülsen sollte so gewählt werden, daß die Instrumente nicht zu nahe beieinander liegen und sich gegenseitig behindern. Der Mindestabstand beträgt 5 cm.
2. Die Einstichstellen für die 2 Arbeitstrokarhülsen müssen so liegen, daß die distalen Enden der Instrumente in einem Winkel von 90° aufeinandertreffen. Die Durchtrittsstelle des Instrumentes durch die Bauchdecke sollte etwa in Höhe der halben Länge des Instrumentenschaftes liegen. Dies entspricht dem Prinzip der Waage, die auch in der Mitte ausbalanciert ist.
3. Die Einstichstelle für die 3. Trokarhülse sollte so gewählt werden, daß sie eine optimale Retraktion erlaubt.
4. Ein 4. Zugang kann für spezielle Einsätze erforderlich werden, wie z. B. zum Führen des Fadens bei der fortlaufenden Naht, zum Einführen von Ligaturschlingen und zur Beherrschung von Komplikationen, wie z. B. Blutungen.
5. Für die Plazierung der Trokarhülsen wird mit dem Finger von außen tief palpiert. Aufgrund der endoskopisch sichtbaren Einwölbung der Bauchdecke kann der optimale Durchtrittspunkt gewählt werden.
6. Die Trokarhülsen der entsprechenden Größe werden an den richtigen Stellen plaziert. In der Regel wird zumindest eine 11-mm-Operationstrokarhülse verwendet (für die Tupferpräparation oder den Clipapplikator). Die optimale Plazierung dieses großen Zuganges ist besonders wichtig. Wenn während eines Eingriffes eine weitere großlumige Trokarhülse anstelle einer 5,5-mm-Trokarhülse erforderlich wird, kann diese durch Verwendung eines Dilatationssystems rasch ersetzt werden (Abb. 13.1).
7. Sorgfältige Pflege und Instandhaltung wiederverwendbarer Trokare und Trokarhülsen ist entscheidend, um perfekte Ventilfunktionen und Abdichtungen zu gewährleisten; dies ist besonders wichtig bei schwierigen Präparationen und bei der Naht.

Einmal- versus wiederverwendbare Trokare und Trokarhülsen

Die wiederverwendbaren Metalltrokare sind mit kantig geschliffener oder kegelförmiger Spitze erhältlich. Erstere lassen sich zwar wegen ihrer scharfen Kanten mit weniger Kraft einführen, wir bevorzugen jedoch Trokare mit kegelförmiger Spitze, weil sie das Gewebe auseinanderdrängen und weil dadurch die Traumatisierung von Gefäßen und die Hämatombildung auf ein Minimum reduziert werden. Der kegelförmige Trokar sollte innen hohl und an der Spitze mit einer Perforation versehen sein, so daß durch ausströmendes Gas ein gut hörbares Zischen entsteht, wenn der Trokar die Bauchwand durchdrungen hat. Dies ist eine wichtige Sicherheitseinrichtung, die anzeigt, daß der Trokar nicht mehr weiter vorgeschoben werden

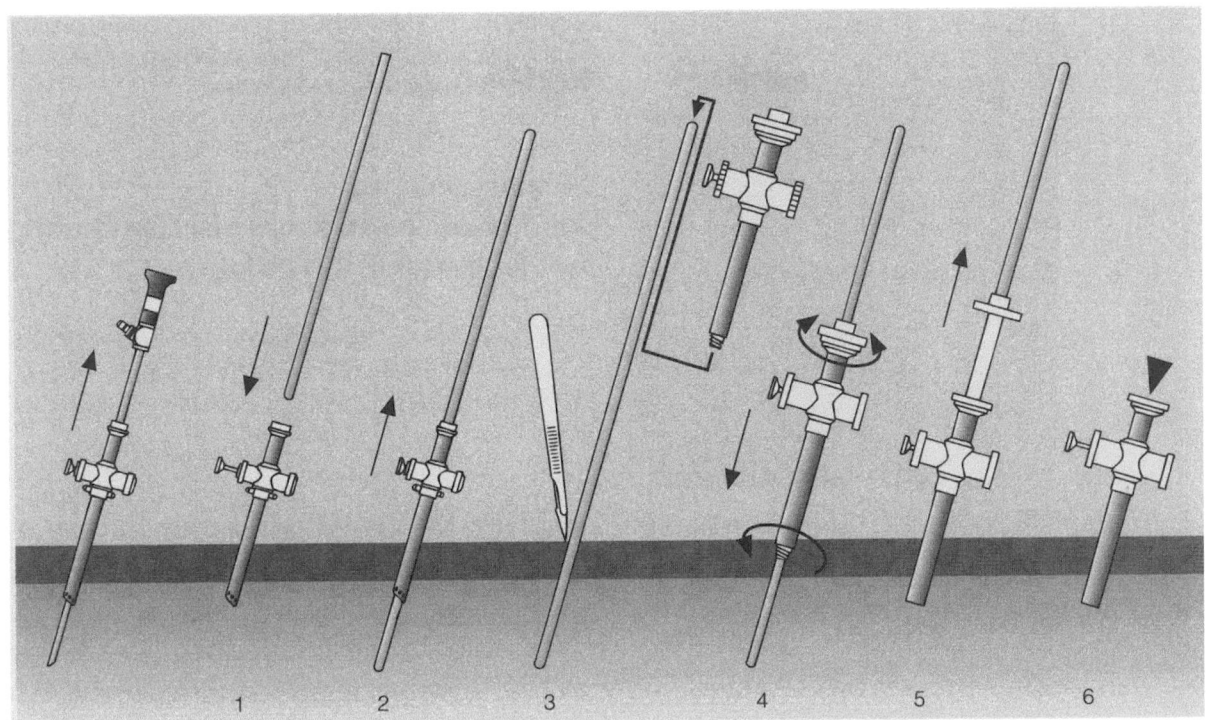

Abb. 13.1. Dilatationsinstrumente zur Erweiterung eines 5-mm-Einstiches auf 11 mm. Dafür wird ein 5-mm-Führungsstab mit Dilatationshülse (5 mm auf 10 mm) gebraucht. *1* Der Metallstab wird in die 5,5-mm-Trokarhülse, die Dilatationshülse in die 11-mm-Trokarhülse eingeführt. *2* Die 5,5-mm-Trokarhülse wird über den Führungsstab entfernt und die Dilatationshülse mit der 11-mm-Trokarhülse über den Führungsstab in die Bauchhöhle eingebracht. *3* Diese Einheit wird durch schraubende Bewegungen in die Bauchdecke eingebracht. *4* Der Vorgang wird unter laparoskopischer Sicht über die Endokamera durchgeführt. *5* Der Führungsstab wird entfernt. *6* Große Trokarhülse in situ

muß. Der Trokar wird sodann entfernt und die Trokarhülse weiter in die Bauchhöhle vorgeschoben.

Das distale Ende der Trokarhülse kann rechtwinkelig oder schräg ausgeführt sein. Die schräge Form ist vorzuziehen, weil damit die Hülse leichter durch die Schichten vorgeschoben werden kann. Dieser Vorteil kommt v. a. bei der Einführung unter Sicht zum Tragen, z. B. beim voroperierten Patienten und bei thorakoskopischen Eingriffen (s. Kap. 7). Vorausgesetzt, sie werden pfleglich behandelt, haben wiederverwendbare Trokare und Trokarhülsen eine lange Lebensdauer. Wir verwenden Einmaltrokare nur für den Primäreinstich. Bei diesem gefährlichsten Schritt der laparoskopischen Chirurgie (es sei denn, die offene Technik wird benutzt) ist die Verwendung von Einwegtrokaren mit Schutzhülsen zu vertreten.

Einwegtrokare und -trokarhülsen haben zweifellos Vorteile, da sie immer einsatzbereit sind und Probleme mit schadhaften Ventilen nicht auftreten. Das federgeladene Schutzsystem deckt die scharf geschliffene Trokarspitze nach dem Durchstich automatisch ab, wodurch die Gefahr einer versehentlichen Organverletzung beim Einstich gemindert, allerdings nicht vollständig ausgeschaltet wird. Obwohl sie in dieser Hinsicht mehr Sicherheit bieten als die Metallhülsen, können auch mit Einwegtrokaren Darmverletzungen vorkommen, es liegen zahlreiche Berichte darüber vor. Verantwortlich dafür ist das verzögerte Vorspringen der Schutzhülse („sheath drag"). Als Ursache spielen 2 Faktoren eine Rolle: der Abstand zwischen der Trokarspitze und dem Rand der Schutzhülse (Abb. 13.2) sowie der Widerstand bzw. die Dicke der Bauchdecke. Bei einem größeren Abstand zwischen Trokarspitze und Schutzhülse kann diese durch die widerstandsfähige bzw. adipöse Bauchwand zurückgehalten werden und der Trokar wird ungeschützt tiefer eingestochen. Da beim Einstich Druck auf die Bauchdecke unvermeidlich ist, kann die Trokarspitze leicht darunterliegende Organe erreichen und verletzen, ehe die Schutzhülse sich schließt (Abb. 13.3). Die ideale federgeladene Schutzhülse sollte dem Trokar in der Form angepaßt und geteilt sein.

Die Verwendung von Einwegtrokarhülsen (Auto-Suture, Ethicon) ermöglicht ein reibungsloses Ein-

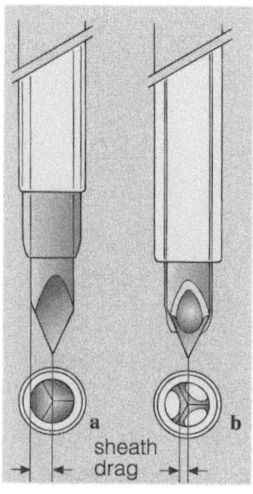
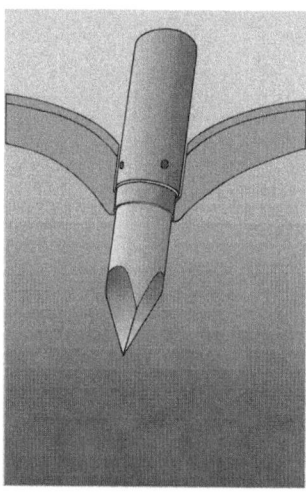

Abb. 13.2 a, b. Das Ausmaß der Verzögerung beim Vorspringen der Schutzhülse (sheath drag) wird durch den Abstand zwischen dem Perimeter der äußeren Schutzhülse und der Trokarspitze bestimmt. **a** Trokar von Auto-Suture, **b** Trokar von Ethicon

Abb. 13.3. Durch verzögertes Vorspringen der Schutzhülse kann es zu Darmverletzungen kommen

führen und Zurückziehen der Instrumente; Probleme wie das des Gasverlustes wegen eines festklemmenden Trompetenventils können nicht auftreten. Ein weiterer Nachteil von wiederverwendbaren Trokarhülsen mit Trompetenventilen ist die Tatsache, daß das Trompetenventil aktiv offen gehalten werden muß, um ein unbehindertes Gleiten der Instrumente zu ermöglichen. Das Festhalten des Trompetenventils ist sehr hinderlich. Ein klemmendes Trompetenventil kann aber dazu führen, daß beim Vorführen des Instrumentes die Trokarhülse tiefer geschoben wird oder daß beim Zurückziehen des Instrumentes die Trokarhülse herausrutscht. Das kann allerdings auch bei Einwegtrokarhülsen vorkommen, es sei denn, sie haben eine verschraubte äußere Befestigungshülse (Auto-Suture). Bei wiederverwendbaren Trokarhülsen mit Klappenventilen kann dieses Problem nicht auftreten.

Zu den Nachteilen der Einmaltrokarhülsen (5 und 10 mm) gehören der Preis und die Tatsache, daß die Anwendung von Tupfern problematisch ist. Diese werden beim Zurückziehen vom Ventil erfaßt und können vom Instrument abgestreift werden und verlorengehen. Aus diesem Grund können für die Tupferpräparation nur 11-mm-Kanülen (Metall- oder Einmalhülsen) in Verbindung mit einem Appendixextraktor verwendet werden, wodurch der Tupfer vom Ventil abgeschirmt wird. Sorgfältige Pflege und Wartung der Ventilvorrichtungen und Insufflationsanschlüsse der Metalltrokarhülsen sind äußerst wichtig für die einwandfreie Funktion und die Sicherheit der laparoskopischen Operationen.

Sicheres Anlegen des Pneumoperitoneums und Einführung der Trokare und Trokarhülsen

Der Einstich der Veress-Nadel und der Einstich des 1. großen Trokars für die Optik sind zweifellos die gefährlichsten Schritte bei der laparoskopischen Operation.

Anlegen des Pneumoperitoneums beim nicht voroperierten Patienten

Die Ausrüstung besteht aus einer Veress-Nadel, die an ein modernes elektronisches High-flow-CO_2-Insufflationsgerät mit elektronisch gesteuertem Gasdurchfluß bis maximal 10 l/min und vorwählbarem intraabdominellem Druck angeschlossen ist (s. Kap. 2). Eine optimale Darstellung wird durch einen konstanten Druck von 10–15 mm Hg ermöglicht.

In den meisten Fällen wird die Veress-Nadel subumbilikal eingestochen, dort wo später der Optiktrokar plaziert wird. Man sollte jedoch nicht zögern, beim geringsten Verdacht auf Adhäsionen eine andere Einstichstelle zu wählen (s. unten). Bevor die Nadel eingeführt wird, sollte das Abdomen palpiert werden, um die Aorta zu lokalisieren. Insbesondere beim mageren Patienten kann der Abstand zwischen Bauchdecke und Aorta nur wenige Zentimeter betragen. Die Nadel wird am Schaft (Abb. 13.4), nicht weiter als 3 cm von der Spitze entfernt, wie ein Bleistift gefaßt und durch eine kleine Stichinzision der Haut vorsichtig durch die einzelnen Schichten der Bauchdecke eingestochen, wobei Druck nur aus dem Handgelenk ausgeübt werden sollte. Häufig signalisiert ein hörbares Klicken des federgeladenen Sicherheitsmechanismus den Durchtritt durch die posteriore Rektusscheide und das Peritoneum. Wir bevorzugen beim subumbilikalen Zugang eine Einstichrichtung nach oben und rechts, hinter der Aortenbifurkation, es können aber auch andere Alternativen gewählt werden.

Zur Prüfung der intraabdominellen Lage der Nadelspitze steht eine Reihe von Tests zur Verfügung. Wichtig ist in jedem Fall die Durchführung des Aspirationstests sowie die Überwachung des Anfangsdruckes und der Flowrate auf dem elektronischen In-

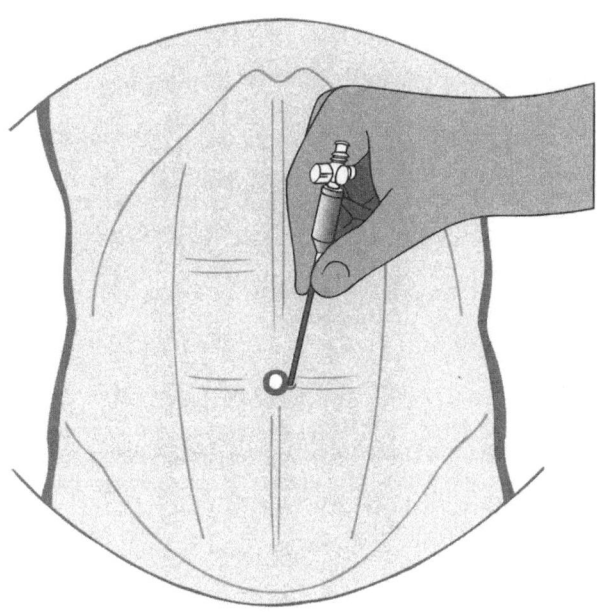

Abb. 13.4. Einführung der Veress-Nadel (vom Autor bevorzugte Technik). Die Nadel wird am Schaft festgehalten und durch die Bauchdecken geführt

sufflationsgerät. Beim Aspirationstest wird mit einer Saugspritze Kochsalzlösung in die Bauchhöhle injiziert. Wenn die Nadelspitze freiliegt, verteilt sich die Lösung und kann nicht mehr aspiriert werden. Nach diesem Test wird die Nadel an das Insufflationsgerät angeschlossen und ein Druck von 12–15 mm Hg bei minimalem Flow (1 l) eingestellt. Bei freier Lage der Nadelspitze sollte der statische intraabdominelle Druck 3 mm Hg nicht überschreiten und allmählich auf den vorgewählten Wert ansteigen. Ein anfangs hoher Druck bei gleichzeitig niedrigem Flow gilt als Nachweis für eine inkorrekte Lage der Nadelspitze, und diese muß dann neu plaziert werden. Einige elektronische Insufflationsgeräte der neueren Generation signalisieren durch eine akustische Anzeige, wann die Nadelspitze eine korrekte Lage erreicht hat. Während des Insufflationsvorganges wird die Gasverteilung im Abdomen durch Perkussion der einzelnen Quadranten überprüft.

Wichtig ist, daß die Insufflation nicht zu schnell erfolgt, weil es sonst zu Herzrhythmusstörungen kommen kann. Die sicherste Methode ist, das Insufflationsgerät erst dann auf High flow einzustellen, wenn der gewünschte Druck erreicht ist. Treten während des Eingriffs Rhythmusstörungen wie Bradykardie oder Hypotension auf, sollte vorübergehend Gas abgelassen und die Gaszufuhr unterbrochen werden, bis der Patient sich stabilisiert hat. Das Pneumoperitoneum muß jedoch so weit erhalten bleiben, daß im Abdomen eine ausreichende Sicht gewährleistet ist (s. unten).

Anlegen des Pneumoperitoneums beim Verwachsungsbauch

Bei diesen Patienten sind besondere Maßnahmen zu treffen, um Darmverletzungen zu vermeiden; dieses Risiko besteht besonders bei Verwachsungen von Organen mit der vorderen Bauchwand. Durch die Ultrasonographie ist inzwischen eine Diagnose möglich, die bei voroperierten Patienten dringend zu empfehlen ist, denn mit genügend Erfahrung läßt sich so exakt bestimmen, wo die Veress-Nadel gefahrlos eingestochen werden kann. Ausschlaggebend für diese Untersuchung ist das Ausmaß des Gleitens der Abdominalorgane bei der Atembewegung und beim Ballottement der Bauchdecke. Das Abdomen wird unter horizontaler und vertikaler Führung des 7,5-MHz-Scanners untersucht, um die Bewegung der luftgefüllten Organe in Relation zum Peritoneum der Bauchdecke zu bestimmen. Liegen Verwachsungen in einem Darmabschnitt vor, ist dies daran zu erkennen, daß er sich gar nicht oder weniger als die Umgebung bewegt. Die Ultrasonographie kann – abhängig von den jeweiligen Gegebenheiten – sowohl präoperativ als auch nach der Einleitung der Narkose durchgeführt werden.

Darüber hinaus sind bei diesen Patienten noch weitere Vorkehrungen und Maßnahmen erforderlich. So sollte z. B. die Nadel mit einem Mindestabstand von 5 cm zu einer vorhandenen Narbe plaziert werden, und zwar möglichst in einem anderen Quadranten der Bauchdecke. Dies ist von besonderer Bedeutung, wenn eine Ultraschalluntersuchung zur Bestimmung des Gleitens der Abdominalorgane nicht möglich ist. Die Tests zur Prüfung der intraabdominellen Lage der Nadelspitze müssen bei diesen Patienten besonders sorgfältig durchgeführt werden, außerdem muß während der Insufflation die gleichmäßige Gasverteilung im Abdomen wiederholt durch Perkussion überprüft werden.

Gelegentlich kann es aber trotz Einhaltung der oben genannten Regeln zu Schwierigkeiten kommen. In solchen Fällen sollten keine weiteren Einstichversuche mit der Veress-Nadel unternommen werden, sondern in der Technik der offenen Plazierung eines modifizierten Hasson-Trokars vorgegangen werden (s. unten).

Einführung der Trokarhülse beim nicht voroperierten Patienten

In den meisten Fällen liegt die Einstichstelle für die 11-mm-Trokarhülse im subumbilikalen Bereich. Wir ziehen inzwischen die 11-mm-Einwegtrokarhülse der Metallhülse vor, um die Sicherheit des Vorgehens zu erhöhen. Diese Größe ist der 10,5-mm-Trokarhülse vorzuziehen, weil sie in Verbindung mit der 10-mm-Optik eine höhere Flowrate erlaubt. Allerdings muß dazu eine 10,5-mm-Dichtung verwendet werden, da sonst Gas entweicht.

Es gibt 2 Methoden, diese Trokarhülse einzuführen: die direkte und die Z-Technik. Bei der Z-Technik werden Trokar und Trokarhülse zunächst subkutan vorgeführt, dann wird die Richtung geändert und durch den Rektus eingestochen. Die Vorteile dieser Methode liegen in der Umgehung der Linea alba und der Tatsache, daß sich der Einstichkanal kulissenförmig schließt, wenn die Trokarhülse entfernt wird. Daraus resultiert eine stabilere Vernarbung. Allerdings ist die direkte Entfernung von Organen, wie z. B. der Gallenblase, bei Anwendung dieser Technik, die weniger verbreitet ist als der direkte Einstich, auch wesentlich schwieriger.

Gleichgültig welche Methode angewendet wird, entscheidend ist immer, daß großer Wert auf die Details und die Technik gelegt wird. Die Länge der Inzision der Haut und des subkutanen Gewebes muß genau auf den Durchmesser der Trokarhülse abgestimmt sein. Trokar und Trokarhülse (Metall- oder Einweghülse) werden in der rechten Hand gehalten, und der Trokarkolben wird fest gegen die Handfläche gepreßt, während der Zeigefinger auf der Längsachse des Schaftes, 3 cm von der Spitze entfernt, liegt (Abb. 13.5).

Die periumbilikale Region wird mit der linken Hand zur Vergrößerung des Abstandes der Bauchwand zu den großen Gefäßen fest angehoben, und Trokar und Trokarhülse werden durch die subumbilikale Inzision parallel zum Verlauf der Aorta in Richtung des Beckens eingeführt. Alternativ können 2 kräftige Tuchklemmen verwendet werden, um die Ränder der Hautwunde zu fassen. Die Bauchdecke kann dann vom Assistenten hochgezogen werden. Mit kontrolliertem Druck aus dem Handgelenk werden Trokar und Trokarhülse durch Hin- und Herdrehen gefühlvoll durch die Bauchdecken geführt. Durch den Druck der Handfläche auf den Trokarkolben wird verhindert, daß sich der Trokar in der Trokarhülse bewegt, wenn er auf den Widerstand der Bauchdecke stößt. Die Spitze des Zeigefingers auf dem Schaft fungiert als „Notbremse", um ein unkontrolliertes Vordringen des Trokars beim Nachlassen des Widerstandes zu verhindern. Bei den wiederverwendbaren Trokaren entweicht nach dem Durchstich plötzlich Gas durch die Perforation an der Spitze, wodurch ein hörbares Zischen erzeugt wird. Daraufhin wird der Trokar entfernt, bevor die Trokarhülse weiter vorgeschoben wird. Nun wird die Gaszuleitung an den seitlichen Anschlußstutzen der Trokarhülse angekoppelt und der Hahn für die Gaszufuhr geöffnet.

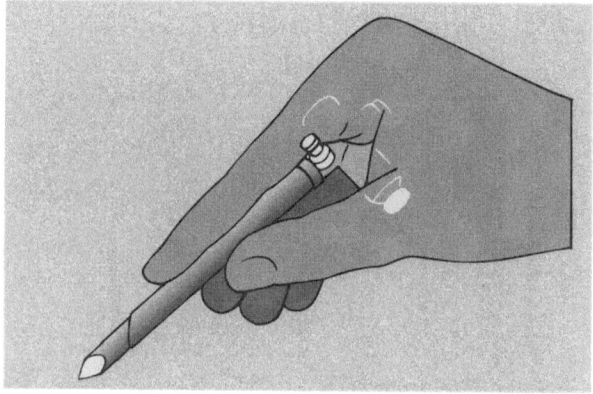

Abb. 13.5. Sichere Technik zur Einführung des laparoskopischen Trokars: Mit Druck aus dem Handgelenk wird die Trokarspitze durch die Bauchdecke geführt. Der Zeigefinger hat die Funktion einer „Notbremse"

Einführung der Trokarhülse beim Verwachsungsbauch

Es gibt 2 Techniken, um die Sicherheit bei der Einführung der Trokarhülse nach Anlage des Pneumoperitoneums beim Verwachsungsbauch zu erhöhen: Die erste Methode ist der Sondierungstest zum Ausschluß von Adhäsionen (Abb. 13.6). Dabei wird eine 12 cm lange feine Nadel an einer mit Kochsalzlösung gefüllten Saugspritze senkrecht an der künftigen Punktionsstelle in die Bauchwand eingestochen. Beim Vordringen der Nadel wird langsam Gas aspiriert und es zeigen sich Luftblasen in der Spritze. Wenn die Nadelspitze mit Gewebe in Berührung kommt, wird kein Gas mehr aspiriert. Die Nadel wird dann genau in Höhe der Haut zwischen Zeigefinger und Daumen der linken Hand gehalten, um damit die Einstichtiefe zu markieren. Dann wird die Nadel zurückgezogen, woraufhin die Aspiration wieder beginnt und anhält, bis die anteriore Bauchwand erreicht ist. Diese Strecke entspricht der Tiefe des freien Raumes, in den die Trokarhülse ohne Gefahr eingeführt werden kann. Durch Wiederholung dieses Tests in verschie-

Allgemeine Grundlagen der laparoskopischen Chirurgie

Plazieren des Trokars unter Sicht

Der Hauptvorteil dieses Vorgehens ist die Vermeidung von Gefäßverletzungen, die zwar selten, aber doch manchmal vorkommen, dann jedoch lebensbedrohliche Situationen darstellen. Die Technik der offenen Laparoskopie besteht in der Darstellung der Peritonealhöhle über eine Inzision unterhalb des Nabels. Dazu können zwar auch normale Trokare verwendet werden, die Durchführung ist aber einfacher mit einer speziellen Trokarhülse, die 1974 erstmals von Hasson beschrieben, in der Zwischenzeit allerdings modifiziert wurde. Die moderne Ausführung des Hasson-Trokars (Abb. 13.7) ist mit einem Gleitkonus versehen, der durch einen Schraubmechanismus am Hülsenschaft fixiert werden kann. Dies ermöglicht es dem Operateur, die Länge des in die Bauchhöhle ragenden Schaftabschnittes den Gegebenheiten entsprechend einzustellen. Der abgeschrägte Rand des Gleitkonus gewährleistet die Abdichtung an der Punktionsstelle durch die Linea alba. Die doppelseitige Fadenhalterung wird für die Ankernähte verwendet. Die dritte Besonderheit dieses Systems ist der stumpfe Obturator, der in der Trokarhülse Platz findet.

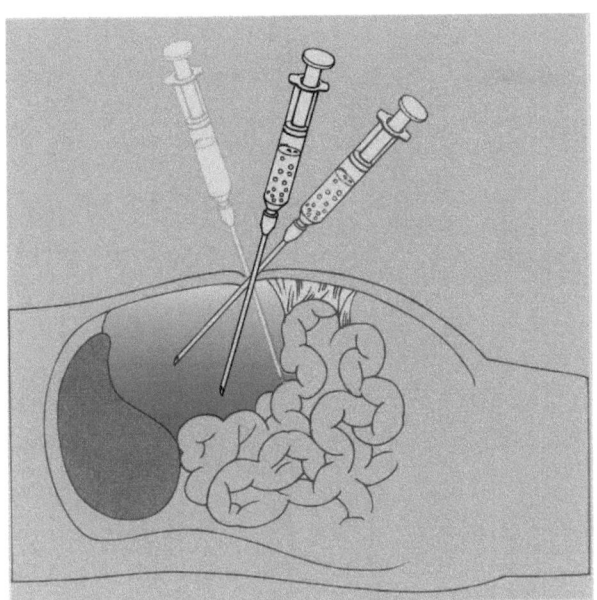

Abb. 13.6. Sondierungstest zur Feststellung der Größe des CO_2-Kissens unter der vorgesehenen Punktionsstelle

denen Winkeln im Umkreis der Einstichstelle der Nadel ergibt sich ein Bild von der Größe des CO_2-Kissens unter der künftigen Punktionsstelle für Trokar und Trokarhülse. Wenn der Chirurg ausreichende Klarheit über die Situation erreicht und nach Legen einer 4- oder 5-mm-Trokarhülse und Inspektion mit einer Optik eine Verletzung ausgeschlossen hat, wird die dünne Trokarhülse unter Verwendung des entsprechenden Dilatationssystems durch eine 11-mm-Hülse ersetzt.

In schwierigen Fällen mit unregelmäßigen Vernarbungen kann es ratsam sein, an einer für einen Hilfstrokar vorgesehenen Stelle in sicherem Abstand von der vernarbten Region einen 5,5-mm-Trokar einzuführen, um mit einer 5-mm-Optik die Bauchhöhle vorab zu inspizieren. Der große Optiktrokar kann dann unter laparoskopischer Sicht plaziert werden.

Knapp unterhalb des Nabels wird die Haut vertikal auf einer Länge von 2 cm inzidiert. Nach Identifizierung der Linea alba wird diese ebenfalls auf dieser Länge eröffnet, wobei die Faszie mit 2 Gefäßklemmen auseinandergehalten wird. Es folgt die Durchtrennung der extraperitonealen Fettschicht und des darunterliegenden Peritoneums zur Eröffnung der Bauchhöhle. An beiden Enden der Inzision wird je eine 1/0-Naht gelegt, mit der die beiden Ränder der Linea alba gefaßt werden (Abb. 13.8). Nun wird der modifizierte Hasson-Trokar mit dem Obturator in die Bauchhöhle eingeführt. Der Obturator wird entfernt

Abb. 13.7. Moderne Ausführung des Hasson-Trokars (Storz)

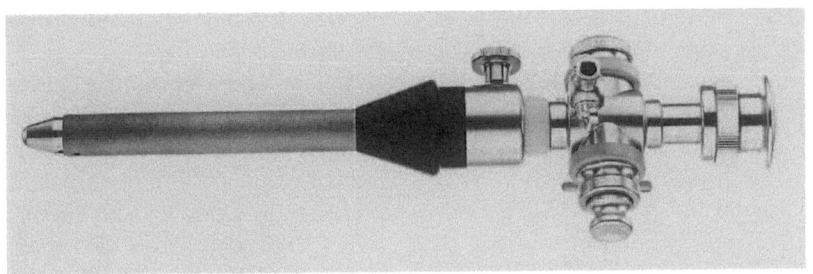

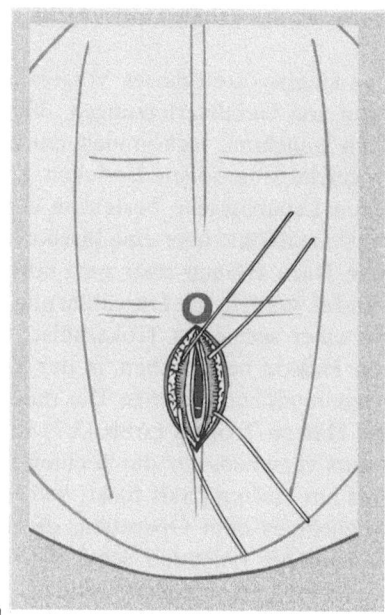
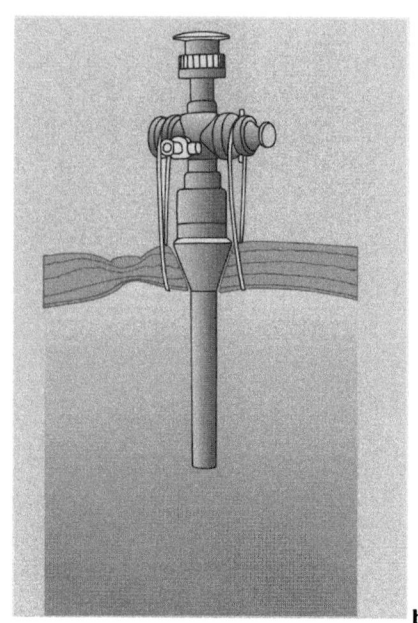

Abb. 13.8. a Knapp unterhalb des Nabels wird die Haut vertikal auf einer Länge von 2 cm inzidiert. Nach Identifizierung der Linea alba wird diese ebenfalls auf dieser Länge eröffnet, die Öffnung wird mit 2 Arterienklemmen auseinandergehalten. Die extraperitoneale Fettschicht und das darunterliegende Peritoneum werden zur Eröffnung der Bauchhöhle ebenfalls durchtrennt. An beiden Enden der Inzision wird je eine 1/0-Naht eingestochen, mit der die beiden Ränder der Linea alba gefaßt werden. **b** Hasson-Trokarhülse in situ

und die entsprechende Position des Gleitkonus am Hülsenschaft eingestellt, um die gewünschte Tiefe des distalen Endes der Trokarhülse mit dem Schraubmechanismus zu fixieren (ca. 1 cm vom Peritoneum parietale). Anschließend werden die beiden Nähte, welche die Linea alba gefaßt haben, über den Einkerbungen an den seitlichen Fortsätzen der Hasson-Kanüle verknotet, und der Gasschlauch wird an der Trokarhülse angeschlossen. Nach Beendigung des Eingriffs werden die beiden Nähte gelöst und nach Entfernung der Trokarhülse und Ablassen des Pneumoperitoneums für die Fasziennaht verwendet. Für die offene Laparoskopie können auch 11-mm-Standardtrokarhülsen benutzt werden. In diesem Fall muß die Inzision mit einer Tabaksbeutelnaht um die Trokarhülse herum abgedichtet werden. Manche Chirurgen wenden die offene Laparoskopie routinemäßig an. Dieses Vorgehen ist zweifellos sicher und die Operationsdauer wird dadurch nicht wesentlich verlängert. Problematisch ist die Plazierung des Hasson-Trokars bei Patienten mit subumbilikalen Narben. In diesen Fällen sollte versucht werden, die Areale, die besonders stark verwachsen sind, vor der Inzision zu lokalisieren, um danach eine geeignete Punktionsstelle auszuwählen.

Vorgehen bei einem Kreislaufkollaps während der Anlage des Pneumoperitoneums oder beim Primäreinstich

Die möglichen Ursachen für eine Hypotension in diesem Abschnitt der laparoskopischen Operation sind in Tabelle 13.1 aufgeführt. Die mit großem Abstand häufigste und wichtigste Ursache sind Blutungen, die zugleich für die überwiegende Mehrzahl der Todesfälle im Zusammenhang mit der diagnostischen und therapeutischen Laparoskopie verantwortlich sind. Blutungen ereignen sich meist im retroperitonealen Bereich; wird eine Blutung nicht erkannt, breitet sich das Hämatom aus und kann dann in die Peritonealhöhle einbrechen, was zu einer dramatischen Verstärkung der Blutung und dadurch zu einem fatalen Verlauf führen kann.

Viel seltener steht eine Hypotension im Zusammenhang mit signifikanten Arrhythmien infolge einer Hypoxie, bedingt durch unzureichende Ventilation, Trendelenburg-Lagerung, Myokardinfarkt oder, in seltenen Fällen, durch einen Pneumothorax.

Eine Bradykardie tritt häufig auf, besonders bei älteren Patienten. Sie wird meist ausgelöst durch eine

Tabelle 13.1. Ursachen der Hypotension bei der Anlage des Pneumoperitoneums und beim Primäreinstich von Trokaren

Ursache	Kommentar
Blutung	Retroperitoneal, häufigste Todesursache
Unzureichende Ventilation	Ventrikuläre Arrhythmien
Myokardinfarkt	Herzversagen
CO_2-Embolie	Selten, Uterus- oder Leberverletzung durch Veress-Nadel
Pneumothorax	Selten

vagale Stimulation als Folge eines Dehnungsreizes des Peritoneums, evtl. auch als Folge lokaler Einflüsse des CO_2. Eine Bradykardie läßt sich durch behutsames Anlegen des Pneumoperitoneums und Prämedikation mit Atropin weitgehend vermeiden.

CO_2-Gasembolien kommen sehr selten vor. Im Tierexperiment sind bei intravenöser Insufflation Volumina von über 1 l erforderlich, um einen signifikanten Abfall des Herzminutenvolumens zu provozieren. In den wenigen Fällen, über die in der Literatur berichtet wird, lag nicht immer ein Nachweis einer direkten Gefäßverletzung vor. Es gibt allerdings auch Berichte über CO_2-Embolien nach Einstich mit der Veress-Nadel in den Uterus oder in die Leber. Die folgenden Schritte sind beim plötzlichen Kollaps des Patienten einzuleiten:

1. Wenn außer Hypotension und Tachykardie keine signifikanten Herzrhythmusstörungen vorliegen, muß von einer Blutung als Ursache ausgegangen werden. Bei bedrohlichem Blutdruckabfall verbleiben alle Instrumente in situ, und es wird sofort eine mediane Laparotomie durchgeführt. Wichtig ist, daß Veress-Nadel bzw. Trokar nicht vor der Eröffnung des Abdomens entfernt werden.
2. Bei leichtem bis mäßigem Blutdruckabfall kann eine kurze Exploration der Bauchhöhle mit einer Vorausblickoptik durchgeführt werden. Beim Auffinden eines Hämatoms wird dieses einige Minuten lang beobachtet; bei Feststellung einer Vergrößerung wird sofort eine Laparotomie durchgeführt.
3. Tritt der Blutdruckabfall in Verbindung mit Herzrhythmusstörungen auf, wie z. B. Bigeminus, ventrikulären Extrasystolen, ventrikulärer Tachykardie oder einer Fibrillation, dann muß sofort die Insufflation abgestellt und die Hypoxie ausgeglichen werden; ggf. müssen Wiederbelebungsmaßnahmen eingeleitet werden. In dieser Situation ist eine Aufschiebung der Operation die beste Lösung.
4. Gasembolien sind am besten mit einer präkordialen Doppler-Sonde zu diagnostizieren, die auch Mühlradgeräusche feststellen kann. In diesem Fall sollte der Patient sofort in die linke Seiten- und Kopftieflage mit Kopf gebracht werden, um die Behinderung des rechtskardialen Ausstroms zu beheben.

Maßnahmen zur Erleichterung der laparoskopischen Operation

Die strikte Beachtung der Details und die sorgfältige Planung und Vorbereitung des Eingriffes werden durch einen reibungsloseren und schnelleren Ablauf der Operation belohnt, Frustrationen können dadurch vermieden und das Komplikationsrisiko kann auf ein Minimum reduziert werden.

Lagerung des Patienten

Die Rückenlage wird für die Anlage des Pneumoperitoneums und Eingriffe am Dünn- und Dickdarm verwendet. Wenn der Oberbauch eingesehen werden soll, wird das Kopfende des Tisches hochgestellt, so daß Omentum, Kolon und Dünndarm infolge der Schwerkraft nach unten gleiten. Dagegen wird die gute Sicht auf die Beckenregion durch die Trendelenburg-Position erzielt. Zur Darstellung des Kolons und seiner Umgebung ist eine seitliche Neigung (nach rechts oder links) hilfreich. Bei allen stärkeren Kippungen des Tisches muß darauf geachtet werden, daß der Patient durch entsprechende Stützen ausreichend gesichert ist. Weiter ist eine ausreichende Polsterung notwendig, um Gliedmaßen oder empfindliche Knochenvorsprünge des Patienten im Falle eines Verrutschens zu schützen. Die Stabilisierung wird durch seitliche Stützen, Fußhalter oder durch einen Gurt erzielt, der das Becken am Operationstisch fixiert. Der Kopf wird mit einem Polster, die Arme werden in der Regel durch entsprechende Armschienen gehalten.

Aufrechterhaltung des Pneumoperitoneums während des Eingriffes

Ein ausreichendes Pneumoperitoneum ist entscheidend für die sichere Durchführung der laparoskopischen Chirurgie, weil davon die angemessene Darstellung der relevanten Anatomie abhängt. Bei Benutzung von wiederverwendbaren Trokarhülsen ist größter Wert auf die Wartung und die sorgfältige Montage der Instrumente zu legen, um Funktionsfehler der Ventile und Insufflationsanschlüsse zu vermeiden. Besonders an der Trokarhülse für die Optik kann Gas austreten, wenn die Bauchdecke infolge einer Kippung der Hülse eingedrückt wird. Das bedeutet, daß die Hülse falsch plaziert wurde, und es sollte eine neue Punktionsstelle gewählt werden. Ein anderer wichtiger Punkt ist die richtige Gaszufuhr. Der Schlauch für die Gaszufuhr ist in der Regel mit der Optiktrokarhülse verbunden. Deshalb sollte grundsätzlich eine 11-mm-Hülse verwendet werden, so daß genügend Raum zwischen Optik und Trokarhülse vorhanden ist, um einen ausreichenden Gasfluß zu gewährleisten.

Nasogastrische Sonde und Blasenkatheterisierung

Für die komplette Entleerung des Magens über eine nasogastrische Sonde (14 Charr) gibt es 3 Gründe: Erstens ist danach die Gefahr einer versehentlichen Perforation des Magens durch die Veress-Kanüle sehr unwahrscheinlich. Zweitens wird die optische Beurteilung des Oberbauches verbessert. Drittens wird beim Ausleiten der Narkose, in der besonders kritischen Phase kurz nach der Extubation, das Risiko des Erbrechens reduziert, das Folge eines aufgeblähten Magens sein kann.

Die Katheterisierung der Blase vermeidet zum einen das Risiko einer Verletzung durch die Veress-Kanüle, zum anderen ist sie eine wichtige Voraussetzung für eine gute Übersicht über die Beckenregion.

Laparoskope, Laparoskopwärmer und -haltevorrichtungen

Obwohl es einer gewissen Gewöhnung bedarf, ist die 30°-Optik bei operativen Eingriffen der Geradeausblickoptik vorzuziehen. Sie ermöglicht bei oben liegendem Lichtleitkabel dem Operateur den Blick von oben auf den Situs, während die 0°-Optik eher zu einer tangentialen Betrachtungsweise führt. Die 30°-Optik erlaubt eine rasche Veränderung des Blickwinkels durch einfaches Drehen der Optik erlaubt. Um eine versehentliche Rotation der Optik während des Eingriffes zu verhindern, muß allerdings ein Optikhalter verwendet werden, der eine stabile Rotationsposition garantiert. In schwierigen Situationen kann es vorteilhaft sein, wenn die Kamera über einen Bildteiler an die Optik angeschlossen wird, um so dem Chirurgen auch eine direkte Sicht zu ermöglichen, während das Team den Ablauf über den Monitor verfolgen kann.

Das Erwärmen der Optik vor der Benutzung ist wichtig für eine gute Sicht, weil dadurch ein Anlaufen der kalten Linsenoberfläche beim Eintritt in die warme, feuchte Luft des Abdomens verhindert werden kann. Im Handel sind Geräte erhältlich, die zu einer trockenen Erwärmung führen. Wir bevorzugen jedoch das Einlegen der Optik in einen warmen sterilen Container, der mit Wasser gefüllt ist, das konstant auf 50 °C gehalten wird. Wenn es im Verlauf der Operation zur Verschmutzung der Linse durch Blut oder Gewebe kommt, wird diese in das Wasser eingetaucht und beim Reinigen gleichzeitig wieder aufgewärmt.

Die Verwendung einer leicht verstellbaren Halterung für die Optik bietet mehrere Vorteile. Da ein Kameramann überflüssig ist, wird unmittelbar am Operationstisch mehr Ellenbogenfreiheit geschaffen, wodurch besonders zweihändiges Manipulieren, z.B. bei der Naht, erleichtert wird. Der ideale Halter sollte sich rasch und leicht in alle Richtungen verstellen lassen: zur Seite, um die Instrumenteneinführung zum Operationsfeld kontrollieren zu können, Vor- und Zurückbewegung, um zwischen Übersichtsbild und Nahsicht wechseln zu können, und Hoch- und Tiefpositionierung, um den Blickwinkel entsprechend zu verstellen. In Kap. 2 sind verschiedene Laparoskophalter beschrieben.

Sichere Anwendung der HF-Elektrochirurgie

Unabhängig von der Art des Stroms können HF-Elektrokauter ausschließlich in Verbindung mit CO_2 eingesetzt werden. N_2O ist zwar nicht entflammbar, aber es unterstützt die Verbrennung und ist deshalb nicht für laparoskopische Eingriffe geeignet, bei denen der Elektrokauter angewendet werden soll.

Monopolare Technik

Der sichere Einsatz des monopolaren Elektrokauters in der laparoskopischen Chirurgie setzt die Beachtung einiger grundsätzlicher Regeln voraus. Die maximale Leistung muß auf die jeweilige Anwendung eingestellt werden, deshalb sind Hochleistungsgeräte gefährlich, weil bei ihnen die Einstellung im unteren Leistungsbereich ungenau und unzuverlässig ist (s. Kap. 7).

Die neutrale Elektrode sollte eine glatte Oberfläche haben; sie wird am Oberschenkel angelegt, wo sie ganzflächig auf einer sauberen, haarfreien Hautfläche appliziert wird. Es muß peinlichst darauf geachtet werden, daß die Haut des Patienten nicht mit Metallteilen des Operationstisches, Befestigungen, Lagerungshilfen oder feuchten Tüchern in Berührung kommt. Die Isolierung und die Stecker der Verbindungskabel sowohl der indifferenten als auch der aktiven Elektrode müssen in einwandfreiem Zustand sein. Das monopolare HF-Gerät darf nicht in der Nähe einer EKG-Elektrode eingesetzt werden (Mindestabstand 15 cm). Grundsätzlich sollte mit der niedrigstmöglichen Leistungsstufe gearbeitet werden. Der Strom ist erst dann zu aktivieren, wenn das entsprechende Gewebe gefaßt ist und ausreichend von Nachbarorganen weggehalten wird. Der nichtisolierte Teil der aktiven Elektrode darf niemals in Kontakt mit Metall, z. B. der Optik oder einer Trokarhülse, gebracht werden. Die Elektrokoagulation sollte immer an der dünnsten Stelle der Struktur oder Verwachsung erfolgen, um eine sekundäre Koagulation durch die hohe Stromdichte auszuschließen. Wenn der gewünschte Koagulationseffekt nicht erzielt werden kann, ist möglichst rasch zu überprüfen, ob die Neutralelektrode angeschlossen und richtig lokalisiert ist, ob alle Steckverbindungen korrekt angeschlossen sind, ob die Oberflächen der HF-Instrumente sauber sind, oder ob ein Kurzschluß durch unbeabsichtigten Kontakt zwischen Aktivelektrode und anderen Instrumenten vorliegt. Diese Punkte sollten auf jeden Fall kontrolliert werden, ehe die Stromleistung des Generators höher eingestellt wird.

Bipolare Technik

Die Stromleistung für die bipolare endoskopische Anwendung sollte zwischen 40 und 90 W liegen. Bei Verwendung eines Kombinationsgerätes muß dieses über einen separaten bipolaren Ausgang verfügen. Bei bipolaren Generatoren ist keine neutrale Patientenelektrode notwendig, wohl aber bei den kombinierten Geräten, und deshalb gelten hier dieselben Sicherheitsvorschriften wie bei den monopolaren, die strengstens eingehalten werden müssen. Für die bipolare Elektrokoagulation sollte wiederum nur die unterstmögliche Leistungsstufe verwendet werden, außerdem müssen alle Vorkehrungen getroffen werden, daß der Kontakt zwischen der aktiven Elektrode und den Metallinstrumenten vermieden wird. Die Spitzen der Elektrode müssen sauber gehalten werden, weil verkrustetes, koaguliertes Gewebe die Koagulationsleistung beeinträchtigt.

Erweiterung zur Laparotomie

Die Sicherheit der laparoskopischen Chirurgie hängt auch von der Möglichkeit eines sofortigen Umsteigens auf eine Laparotomie ab, wenn dies notwendig werden sollte. Das ist der entscheidende Grund, weshalb die laparoskopische Chirurgie nur von voll ausgebildeten Chirurgen ausgeführt werden sollte, nach dem Prinzip, daß kein Chirurg sich an eine laparoskopische Operation wagen sollte, der nicht in der Lage ist, diesen Eingriff in der konventionellen, offenen Technik auszuführen. Eine grundsätzliche Bedingung der laparoskopischen Chirurgie ist, daß jeder Patient ausdrücklich sein Einverständnis mit einer evtl. notwendig werdenden offenen Operation erklärt. Der verantwortungsbewußte Chirurg wird ein Wechseln zur konventionellen Chirurgie nicht als Versagen betrachten, sondern, in Abhängigkeit von der Situation, als besten Weg zum sicheren Abschluß des Eingriffs.

Letzte Kontrolle und Inspektion der Einstichstellen

Am Ende eines jeden laparoskopischen Eingriffes erfolgt eine gründliche Inspektion des gesamten Abdomens und nicht nur des Operationssitus zum Ausschluß möglicher Verletzungen, die bei der Anlage des Pneumoperitoneums oder beim Primäreinstich aufgetreten sein können. Es muß sichergestellt werden, daß das Peritoneum sowohl im Bereich des

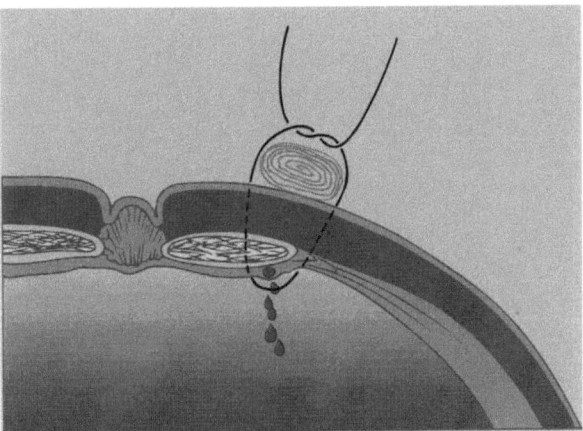

Abb. 13.9. Technik zur Umstechung einer Blutung der Bauchwand mit einer großen 60-mm-Nadel. Die Fadenenden werden über einer untergelegten Gazerolle verknotet

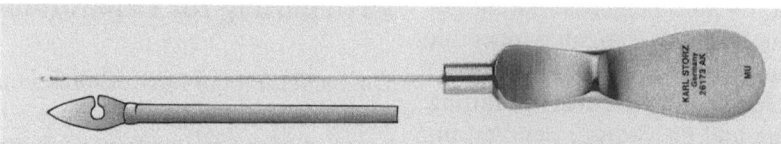

Abb. 13.10. Gerade Spezialnadel (Storz)

Darms als auch des Beckens trocken ist, und die Einstichstellen müssen auf Blutungen oder Hämatombildung hin kontrolliert werden.

Blutungen aus den Einstichstellen treten am häufigsten bei epiperitonealen Gefäßen in der Umgebung der hinteren Rektusscheide auf. Diese Situation ist leicht zu beherrschen durch eine 2/0-nichtabsorbierbare Naht mit einer 60 mm langen scharfen geraden Nadel. Die Nadel wird durch die Bauchdecke nach innen gestochen, dort mit einem 5-mm-Nadelhalter übernommen, mit einem Teil des Fadens nach innen gezogen, umgedreht und auf der anderen Seite der Blutungsstelle wieder durch die Bauchdecke nach außen gestochen. Die beiden Nahtenden werden dann gestrafft und über einer untergelegten Gazerolle verknotet (Abb. 13.9). 12 h später wird der Faden gezogen. Falls verfügbar, kann dieses Verfahren auch mit einer speziellen geraden Nadel (Abb. 13.10), die vom Prinzip her einer Schusterahle gleicht, noch schneller durchgeführt werden. Dabei wird der Faden eingefädelt und auf einer Seite der Blutungsstelle durch die Bauchdecke gestochen. Der Faden wird nun intrakorporal gefaßt und die Nadel wieder herausgezogen. Anschließend wird die leere Nadel auf der gegenüberliegenden Seite der Blutung wieder eingestochen, der Faden wird in das offene Nadelöhr eingefädelt und dann wieder nach außen gezogen.

Durch Infiltration der Wunden mit einem langwirkenden Lokalanästhetikum (z. B. Bupivacain) können postoperative Schmerzen gemindert werden. Der Verschluß von Linea alba und Rektusscheide ist bei Inzisionen von 11 mm und mehr zu empfehlen, um eine Hernienbildung zu vermeiden. Alle Hautwunden werden mit subkutanen absorbierbaren Nähten oder Klammerpflastern verschlossen.

Literatur

Berci G, Cuschieri A (1986) Practical Laparoscopy. Bailliere Tindall, London

Sigel B, Golub RM, Loiacono LA et al. (1991) Technique of ultrasonic detection and mapping of abdominal wall adhesions. Surg Endosc 5: 161–165

14 Diagnostische Laparoskopie und laparoskopische Adhäsiolyse

A. CUSCHIERI

Einleitung

Der diagnostische Wert der Laparoskopie in der Allgemeinchirurgie, in der Gastroenterologie und in der Onkologie steht außer Zweifel. Der maximale Nutzen wird erzielt, wenn diese Methode regelmäßig in die tägliche diagnostische Routine einbezogen wird. Oftmals geht dieser Nutzen jedoch über die Diagnosestellung hinaus, nämlich dann, wenn mit diesem einfachen und zugleich sicheren diagnostischen Eingriff direkt eine Therapie verbunden werden kann. In manchen Fällen kann dadurch die Notwendigkeit einer Laparotomie umgangen werden, wodurch auch die Therapiekosten gesenkt werden; oft werden auch kostenintensive bildgebende Verfahren überflüssig. Gerade unter diesem Aspekt ist die diagnostische Laparoskopie von besonderem praktischem Nutzen in unterentwickelten Ländern, in denen die Kliniken nicht über diese High-tech-Ausrüstung verfügen. In diesem Kapitel werden 3 Aspekte der Laparoskopie in der chirurgischen Praxis beleuchtet:

1. die diagnostischen Möglichkeiten sowohl in elektiven als auch in Notfallsituationen,
2. Hilfsmethoden, die diese diagnostischen Möglichkeiten erweitern oder bestätigen,
3. die laparoskopische Adhäsiolyse.

Diagnostische Laparoskopie

Ausrüstung

Die Standardausrüstung wurde bereits in den vorhergehenden Kapiteln beschrieben, für die Diagnostik wird lediglich eine kleinere Optik (6,5 mm) verwendet, die über eine abgeschrägte 7-mm-Trokarhülse eingeführt wird. Wir bevorzugen Trokare mit kegelförmiger Spitze, die eine minimale Läsion von Muskeln und Gefäßen und somit eine geringere Hämatombildung verursachen. Der Trokareinstich erfolgt in der Regel knapp unterhalb oder seitlich des Nabels. Wenn an dieser Stelle bereits Operationsnarben vorliegen, wird eine andere Stelle gewählt; in diesem Fall müssen (s. Kap. 7 und 13) besondere Sicherheitsvorkehrungen getroffen werden. Die Sicht erfolgt direkt über die monokulare Optik oder über den Videomonitor unter Verwendung einer angekoppelten CCD-Kamera. Alternativ kann eine Optik mit 0°-Geradeausblick oder 30°-Blickwinkel verwendet werden. Wir geben letzterer den Vorzug, weil sie zur genauen Beurteilung der Beschaffenheit von Organoberflächen, wie z.B. der Leber, und zur Entnahme von gezielten Biopsien besser geeignet ist. Außerdem erlaubt sie aufgrund der Rotation die Inspektion einer aufgefundenen Läsion aus unterschiedlichen Blickwinkeln. In aller Regel wird noch ein 5,5-mm-Hilfstrokar mit Trokarhülse unter Sicht im linken Oberbauch plaziert, über welche die Tastsonde eingeführt wird. Den Gegebenheiten des Einzelfalls entsprechend können noch weitere Einstiche erforderlich sein.

Minilaparoskopie. Das Set für die Minilaparoskopie (Abb. 14.1) wurde speziell für die Notfallaparoskopie unter Sedierung und Lokalanästhesie konzipiert. Das Basisset wird steril in einem mobilen Gerätewagen aufbewahrt, der auch mit Insufflationsgerät, Lichtquelle und Saug-/Spülkombination (Abb. 14.2) ausgerüstet ist, so daß der Eingriff jederzeit im Notfallraum oder am Krankenbett durchgeführt werden kann.

Indikationen

In Tabelle 14.1 sind die klinischen Indikationen für die diagnostische Laparoskopie aufgeführt, aus welchen entweder die Diagnose oder auch die Möglichkeit für eine nachfolgende Therapie abgeleitet werden kann.

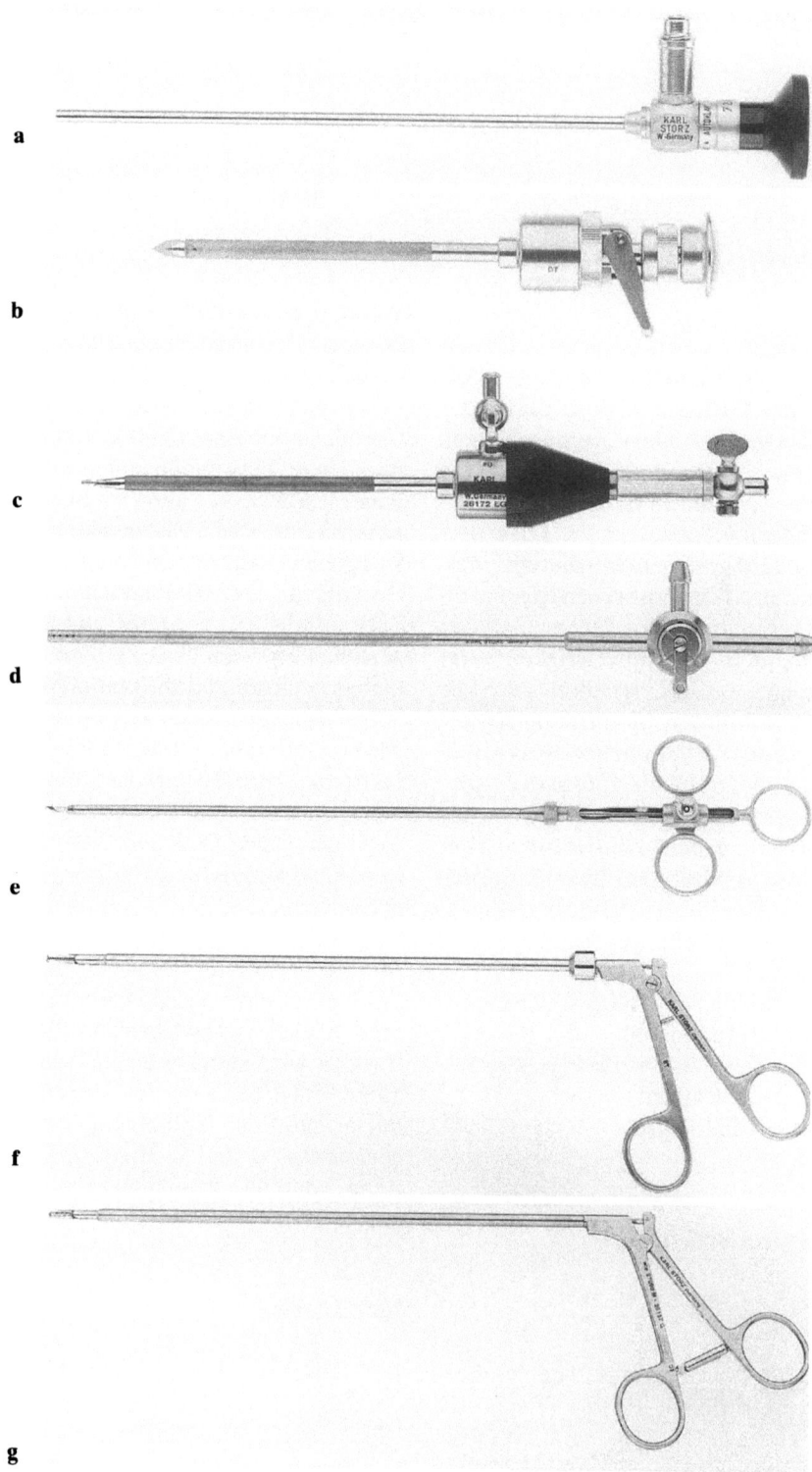

Abb. 14.1 a–g. Instrumentenset für die Minilaparoskopie: **a** Optik (4 mm), **b** Hilfstrokar, **c** Optiktrokarhülse mit integrierter Veress-Nadel, **d** Saug-/Spülkombinationsrohr, **e** laparoskopisches Miniaturskalpell mit Schutzhülse (spitz), **f** atraumatische Faßzange, **g** traumatische Faßzange

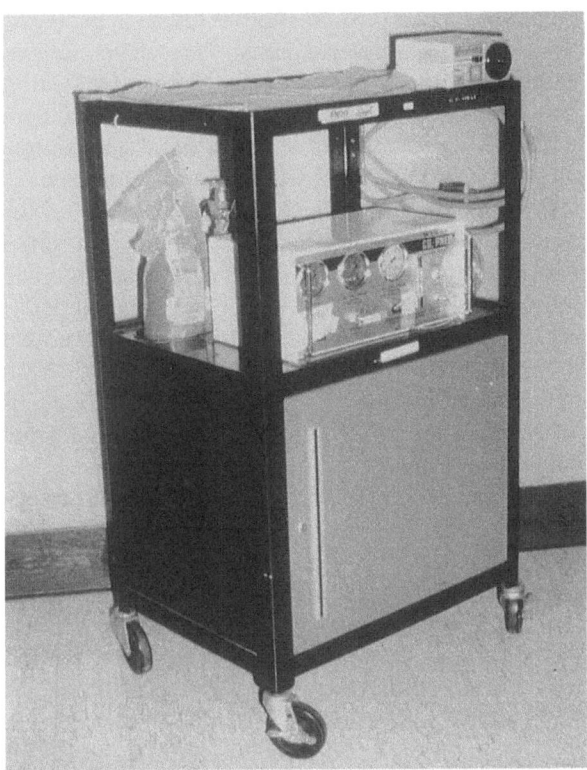

Abb. 14.2. Ausrüstung für die Minilaparoskopie beim abdominellen Trauma in einem speziell angefertigten Gerätewagen

Tabelle 14.1. Indikationen zur Laparoskopie

Elektiver Eingriff
Feststellung akuter und chronischer Lebererkrankungen mit Biopsieentnahme
Primäre und sekundäre Lebertumoren
Bestimmung des Tumorstadiums bei malignen Tumoren
Fragliche Raumforderungen im Abdomen
Fieber unbekannter Herkunft
Chronische Bauchschmerzen
Erkrankungen der Beckenadnexe bei der Frau
Hodenhochstand
Notfallsituation
Akutes Abdomen
Bauchverletzung

Erkrankungen der Leber

In der Hepatologie wird die Laparoskopie häufig angewandt. Dabei ergibt sich die Diagnose oft schon aus dem makroskopischen Aspekt. Auf eine Bestätigung durch die Biopsie sollte allerdings nicht verzichtet werden. Für den Chirurgen von besonderem Interesse ist die Diagnose der folgenden gutartigen Befunde: Leberfibrose, Zirrhose, Fettleber, portale Hypertension und Cholestase; weiter lassen sich Zysten, Hämangiome, Mikrohamartome, fokale Knotenhyperplasie und Adenome feststellen. Insbesondere für die Diagnose der Zirrhose gibt es keine annähernd gleichwertige Alternative zur Laparoskopie; die typischen Veränderungen der Oberflächenbeschaffenheit mit Vernarbungen, Regeneratknoten und eine vergrößerte Gallenblase sind deutlich zu erkennen. Ebenso kann die Gesamtgröße der Leber beurteilt werden. Die Größe der Regeneratknoten ist allerdings im Einzelfall so unterschiedlich, daß eine Unterscheidung zwischen grob- und kleinknotiger Zirrhose bei der Mehrzahl der Patienten nicht möglich ist. Rückschlüsse auf die Ätiologie der Zirrhose aufgrund der Knotengröße sind deshalb nicht möglich. Sehr große Knoten (> 1 cm) in Verbindung mit einer ausgeprägten Fibrose können allerdings unabhängig von der Ätiologie als Hinweis auf postnekrotische Vernarbungen gelten. Der makroskopische Befund einer zirrhotischen Leber sollte immer durch eine laparoskopische Leberbiopsie bestätigt werden. Diese erbringt in der Regel repräsentative Informationen und ist zudem im Vergleich zum blinden perkutanen Verfahren sicherer, weil die Blutstillung der Biopsiestelle durch Kompression oder Elektrokoagulation möglich ist. Dies ist besonders bei Patienten mit eingeschränkter Leberfunktion und begleitenden Gerinnungsstörungen von großem praktischem Nutzen.

Die intrahepatische Cholestase, ausgelöst durch eine primäre Lebererkrankung oder medikamentenbedingt, kann von der Cholestase als Folge der Obstruktion der großen Gallengänge unterschieden werden. Die Ursache des Gallengangverschlusses kann mit Hilfe der laparoskopischen Cholangiographie und der gezielten Biopsie- bzw. Zytologieentnahme in gleicher Sitzung geklärt werden. Beim malignen Verschluß des unteren Ductus choledochus springt die stark vergrößerte Gallenblase ins Auge (Abb. 14.3). Eventuell wird dabei auch direkt die Indikation zu einer Gallenblasenableitung unter laparoskopischer Sicht gestellt.

Lokale benigne Läsionen können erkannt und dokumentiert sowie in manchen Fällen auch laparoskopisch behandelt werden. Das Hämangiom ist ein relativ häufiger Befund, der zwar in der Mehrzahl der Fälle durch bildgebende Verfahren wie Ultrasonographie und Computertomographie (CT) erhoben, jedoch manchmal nicht mit letzter Sicherheit diagnostiziert werden kann. Die Durchführung der perkutanen ultraschallkontrollierten Biopsie kann in diesen Fällen schlimme Folgen haben, deshalb sollte bei diesem Befund der Ausschluß einer Gefäßerkrankung durch die Laparoskopie immer an erster Stelle stehen. Gutartige Leberadenome können diagnostiziert und

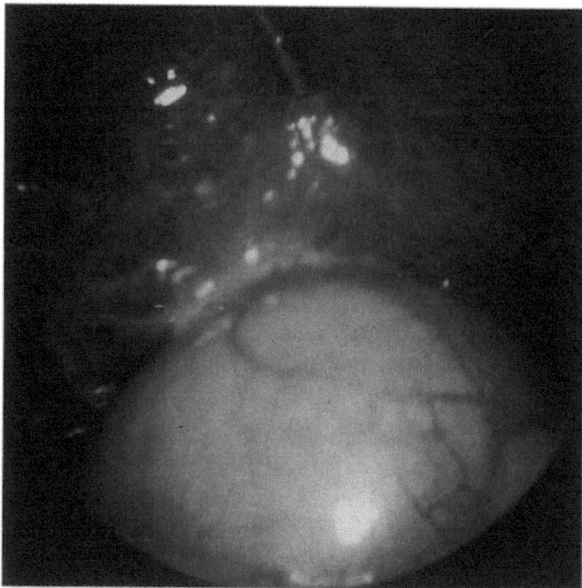

Abb. 14.3. Vergrößerte, prall aufgedehnte Gallenblase eines Patienten mit Pankreaskopfkarzinom

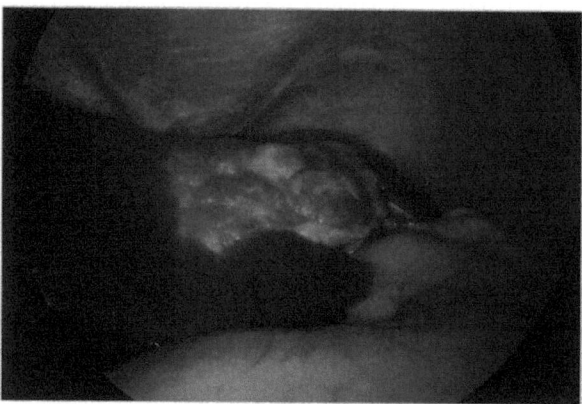

Abb. 14.4. Lebermetastasen bei einem primären Rektumtumor

fortschreitendes Wachstum oder eine rückläufige Entwicklung durch wiederholte Laparoskopien beobachtet und dokumentiert werden. Adenome zeigen eine gräulich-weiße glatte Schwellung mit fein vernetzten oberflächigen Gefäßen. Das Leberparenchym überdeckt als dünne Schicht von einigen Millimetern die Ränder des Adenoms. In manchen Fällen, wie z. B. bei der einfachen nichtparasitären Zyste, wird die Therapie während der Laparoskopie durch Aspiration und anschließende Entdachung durchgeführt.

Zur Erkennung und Behandlung maligner Lebertumoren ist die Laparoskopie unerläßlich. Primäre Hepatome in der normalen Leber erscheinen als glatte, erhabene Veränderungen im Parenchym; ihre exakte lobäre und segmentäre Zuordnung, die Bestimmung der Größe sowie das Erkennen von extrahepatischen Manifestationen sind mit der Laparoskopie möglich. Der laparoskopische Befund dient dann als Grundlage für die weitere Therapie, indem er aufzeigt, ob eine Resektion möglich oder eine Transplantation notwendig ist. Auf dem Boden einer zirrhotischen Leber entstandene Hepatome sind charakterisiert durch weißliche erhabene oder knotige, häufig multizentrische Bereiche, die sich deutlich von den dunkleren Regeneratknoten unterscheiden. In seltenen Fällen weisen die Tumorherde eine grüne Verfärbung auf.

Der makroskopische Nachweis und die histologische Bestätigung von Lebermetastasen (Abb. 14.4) stellen für den Chirurgen einen der wichtigsten Vorteile der Laparoskopie dar, da sich dadurch andere teure Untersuchungen und manchmal sogar der operative Eingriff erübrigen. Nicht selten erweisen sich im CT diagnostizierte „solitäre Metastasen" bei der Laparoskopie dann doch als multiple Metastasen, die aus einem größeren Herd mit mehreren oberflächlichen Satelliten in der näheren oder weiteren Umgebung bestehen. Der laparoskopische Aspekt von Metastasen der Leber stellt sich wie folgt dar: leicht knotig (potentiell resezierbar), ausgedehnte knotige Areale (manchmal resezierbar), knotig und infiltrierend, multipel und diffus infiltrierend. Die 3 letzten Erscheinungsformen sind immer inoperabel und in der Regel mit einer sehr kurzen Überlebensdauer verbunden.

Bestimmung des Tumorstadiums bei malignen Tumoren

Die Laparoskopie ermöglicht nicht nur die Diagnose von Metastasen, sondern ergibt auch präzise Informationen zur Stadienbeurteilung der häufigen intraabdominalen Karzinome und Lymphome. Nach den Erfahrungen des Autors ist die Laparoskopie vor einer Indikationsstellung zur Operation besonders hilfreich bei Karzinomen des Pankreas, der unteren Speiseröhre, des Magens und im kolorektalen Bereich. Bei diesen Tumoren ist die Laparoskopie die einzige zuverlässige Methode zur Erkennung einer peritonealen Aussaat. Sie ermöglicht eine absolut sichere Aussage zur Inoperabilität; die Operabilitätsrate wird allerdings überschätzt. Dies bedeutet, daß Patienten mit derartigen Tumoren im inoperablen Stadium die Laparotomie erspart werden kann, wenn eine Palliation auf laparoskopischem oder anderem Wege möglich ist. Die Frage, ob die Laparoskopie bei diesen Patienten routinemäßig oder nur selektiv durchgeführt werden sollte, muß im Rahmen prospektiver klinischer Studien geklärt werden. Wir selbst haben unsere Praxis dahingehend geändert, daß wir, außer beim Pankreaskarzinom, nur noch selektiv laparoskopieren, da die routinemäßige Laparoskopie bei allen Patienten vor der Laparotomie eine übermäßige Belastung darstellt. Die Laparoskopie ist allerdings angezeigt beim Ösophagus- und Magenkarzinom sowie beim kolorektalen Karzinom, wenn sich aus der präoperativen Diagnostik und den klinischen Befunden Hinweise auf eine fortgeschrittene Metastasierung ergeben und wenn die Möglichkeit besteht, die Symptome palliativ auf endoskopischem oder anderem Wege zu behandeln.

Es gilt als hinlänglich bewiesen, daß die laparoskopische Untersuchung eine rasche Bestätigung der klinischen Stadien III und IV beim Morbus Hodgkin sowie zugleich die histologische Befundung und Typisierung ermöglicht. Bei Verdacht auf die klinischen Stadien I und II kann die laparoskopische Inspektion der Leber durch mehrere Leber- bzw. einzelne Milzbiopsien in 70 % der Fälle die Laparotomie zum Staging überflüssig machen. Eine ähnliche Bedeutung hat die Laparoskopie beim Non-Hodgkin-Lymphom.

Aszites unbekannter Genese

Bei der Mehrzahl der Aszitespatienten kann die Ätiologie mittels klinischer Untersuchungen, Labortests und mit der Anlage von Zellkulturen sowie zytologischer Untersuchung des Punktates erkannt werden. In ungefähr 20 % der Fälle ergibt die Standarddiagnostik allerdings keinen klaren Befund. Bei diesen Patienten ist die Laparoskopie angezeigt. Sie ist besonders hilfreich beim Aszites im Zusammenhang mit intraabdominellen Entzündungserkrankungen wie der tuberkulösen Peritonitis, beim Morbus Crohn, Erkrankungen der Leber und beim nicht erkannten intraabdominellen Malignom. Der makroskopische Aspekt variiert von klarem Gelb beim malignen Aszites über Dunkelgrün beim malignen Gallengangverschluß, chylös beim malignen Verschluß der Hauptlymphwege bis zur dunklen Rotfärbung und gelatinöser oder schleimähnlicher Konsistenz.

Chronische Bauchschmerzen

Nach meiner eigenen praktischen Erfahrung sind chronische Bauchschmerzen die häufigste Indikation zur diagnostischen Laparoskopie. Diese Patienten werden oft von anderen Ärzten, auch Internisten, überwiesen, nachdem trotz intensiver Diagnostik die Ursache für die rezidivierenden Bauchschmerzen nicht gefunden werden konnte. Wir haben den Stellenwert der Laparoskopie in diesen Fällen sowohl in retrospektiven als auch in prospektiven Studien evaluiert. Daraus ergaben sich in 30 % der Fälle positive Befunde, die eine anschließende Behandlung der Ursache zur Folge hatten. In den meisten Fällen konnten wir jedoch keine neuen Erkenntnisse gewinnen, weil der laparoskopische Befund negativ war. Für die erste Gruppe ist das Vorgehen zweifellos von großem Vorteil, während der Nutzen für die Patienten mit negativem Befund weniger günstig ist, weil die Bauchschmerzen andauern, obwohl keine Ursache gefunden wurde. Bei einigen Patienten wurde sogar eine explorative Laparotomie durchgeführt, die wiederum kein Ergebnis erbrachte.

Andere Indikationen

Schließlich gibt es noch eine Gruppe von Patienten, bei denen sich aus unterschiedlichen Gründen die Notwendigkeit zur Laparoskopie ergibt, und zwar entweder zur Diagnostik oder zur Gewinnung weiterer Informationen vor der Planung eines chirurgischen Eingriffes. Dazu zählen auch Patienten mit nicht diagnostizierten und nicht erkannten intraabdominellen Raumforderungen und Fieber unbekannter Genese, insbesondere in tropischen Ländern. Ein weiteres Beispiel für die Indikation zur präoperativen Laparoskopie ist der nicht tastbare Hoden; in diesem Fall können die intraabdominelle Lokalisation sowie die Größe der Hoden vorab geklärt und die Durchführbarkeit einer Orchipexie geprüft werden.

Notfälle

Akutes Abdomen

Zur Abklärung von akuten Schmerzen und Druckschmerz im Bereich der rechten Fossa iliaca ist die Notfallaparoskopie außerordentlich hilfreich. Besonders bei Frauen ermöglicht sie die Differenzierung der akuten Appendizitis von akuten Erkrankungen der Ovarien, ektopischer Schwangerschaft und Salpingitis. Bei der Salpingitis erlaubt die Laparoskopie die Materialentnahme zur Anlage einer Kultur oder auch die definitive Behandlung durch die Entleerung von Eiter und Spülung mit Kochsalzlösung. Ebenso können Erkrankungen der Ovarien und die ektopische Schwangerschaft laparoskopisch behandelt werden. Sowohl beim Mann als auch bei der Frau kann durch den Ausschluß einer akuten Appendizitis eine negative Appendektomie vermieden und damit erhebliche Kosten gespart werden. Wenn sich der Appendizitisverdacht bestätigt, ist die Durchführung der laparoskopischen Appendektomie möglich (s. Kap. 15).

Die mesenteriale Ischämie ist klinisch oft schwierig zu diagnostizieren und es gibt keine verläßliche Nachweismethode, von eindeutigen angiographischen Zeichen abgesehen. Die Patienten, bei denen diese Erkrankung auftreten kann, sind oft alt und haben begleitende kardiovaskuläre und obstruktive Lungenerkrankungen. Die Laparoskopie ist hilfreich zur Erkennung der Darmischämie und damit zur Indikationsstellung für die Resektion bei diesen Patienten mit multiplen Risiken.

Eine weitere Indikation für die Notfallaparoskopie stellt eine Perforation beim akuten peptischen Ulkus dar. Hier ergibt sich eine besondere Relevanz im Hinblick auf die Möglichkeit des laparoskopischen Nahtverschlusses und der Spülung des Peritoneums (s. Kap. 22).

Bauchverletzungen

Der Einsatz der Minilaparoskopie zur Diagnose und Behandlung akuter Bauchverletzungen wurde sowohl in prospektiven als auch in retrospektiven Studien untersucht. Ihre Überlegenheit im Vergleich zur Peritoneallavage liegt darin, daß bei Patienten mit kleineren Verletzungen, die konservativ behandelt werden können, und bei den Patienten, bei denen eine abdominale Blutung bereits zum Stillstand gekommen ist, eine Operation vermieden werden kann. Weitere Indikationen sind Stichwunden und stumpfe Verletzungen, kontraindiziert ist die Methode dagegen bei Schußverletzungen.

Bei Patienten mit Stichwunden kann durch die Minilaparoskopie auf einfache Weise die vollständige Penetration der Bauchdecke bestätigt werden. Liegt diese nicht vor, können die Patienten nach Wundrevision und eventueller Naht der Bauchwunden ohne Risiko entlassen werden.

Es gibt zwar stichhaltige Argumente für eine regelhafte Anwendung der Minilaparoskopie bei allen kreislaufstabilen Patienten mit stumpfen Bauchverletzungen, eine besondere Indikation besteht jedoch in den folgenden klinischen Situationen:

1. Wenn das klinische Bild und der physische Zustand durch ein beeinträchtigtes Bewußtsein aus unterschiedlichen Gründen nicht eindeutig sind,
2. wenn der physische Zustand beim wachen Patienten nicht eindeutig beurteilt werden kann,
3. bei ungeklärter Tachykardie und Hypotension beim zuvor stabilen Patienten.

Kontraindikationen

Eine absolute Kontraindikation für die Laparoskopie besteht bei Patienten mit nicht ausgeglichenen Blutgerinnungsstörungen, unstabilen Kreislaufverhältnissen (Herzversagen), unstabilen Bauchverletzungen, nach Schußverletzungen, bei chronischer respiratorischer Insuffizienz und bei Infektionen der Bauchdecke. Vorsicht ist auch geboten bei großen Hiatushernien und beim eingeklemmten Bauchwandbruch. Vorausgesetzt, daß das Pneumoperitoneum mit nur geringem Druck angelegt ist und daß sorgfältig darauf geachtet wird, daß das Gas nach dem Eingriff vollständig abgelassen wird, kann auch bei diesen Patienten ohne Gefahr eine Laparoskopie durchgeführt werden. Adipositas stellt nur im Extremfall eine Kontraindikation dar, wenn die Instrumente nicht lang genug sind, um über die Bauchwand hinauszureichen.

Laparoskopie bei Patienten mit hohem Risiko

Bei den folgenden Krankheitsbildern sind besondere Vorsichtsmaßnahmen zu treffen:

Bauchwandnarben. Hier besteht die Gefahr der Verletzung von Abdominalorganen. Die zu befolgenden Schritte sind in Kap. 7 beschrieben.

Trommelbauch aufgrund ausgeprägter Gasblähung oder Aszites. Bei Aszitespatienten besteht ein erhöhtes Risiko der Darmverletzung, da sich die Dünndarmschlingen an der Oberfläche der Aszitesflüssigkeit befinden. Es hat sich als sehr hilfreich erwiesen, bei diesen Patienten nach Plazierung der Veress-Nadel zunächst ausreichend Aszitesflüssigkeit zu entnehmen, um auf diese Weise vor der Gasinsufflation die Spannung des Abdomens zu mindern und den intraabdominellen Druck zu senken. Dadurch wird die Anlage des Pneumoperitoneums erleichtert, weil der intraabdominelle Druck nicht noch weiter erhöht wird; gleichzeitig wird das Risiko einer Darmverletzung beim Einführen der laparoskopischen Trokare und Trokarhülsen weitgehend gemindert.

Blutgerinnungsstörungen. Die Ursachen können angeboren sein oder als Folge einer Krankheit auftreten, meistens liegt eine Zirrhose zugrunde. Ein Blutungsrisiko ergibt sich beim Einstechen der Trokare, aber natürlich auch bei der Durchführung einer Feinnadelaspirationszytologie. Bei diesen Patienten sollte der Laparoskopie immer eine vollständige hämotologische Abklärung bzw. eine entsprechende Behandlung von Gerinnungsstörungen vorausgehen. Darüber hinaus ist unbedingt ein Diathermiegerät mit Saug- und Koagulationssonde erforderlich; außerdem muß der Operateur mit der Technik der laparoskopischen Bauchwandnaht vertraut sein, um eine mögliche Blutung aus einer Inzision beherrschen zu können (s. Kap. 7). Die Beschränkung auf möglichst wenige Einstichstellen versteht sich von selbst.

Kardiorespiratorische Störungen. Bei diesen Patienten kann die Laparoskopie entweder unter lokaler oder Allgemeinnarkose durchgeführt werden. Ein voll ausgebildeter Anästhesist muß anwesend sein, und die umfassende Überwachung der kardiovaskulären Funktion und der Atmung während des gesamten Eingriffs ist unerläßlich. Bei diesen Patienten ist ein Pneumoperitoneum mit möglichst niedrigem Druck (5–10 mm Hg) empfehlenswert.

Vorbereitung und Anästhesie

Vorbereitung

Die Vorbereitung des Patienten für die diagnostische Laparoskopie schließt die Beurteilung möglicher Risiken für die Allgemeinnarkose ein. Bei Patienten mit erhöhtem Risiko empfiehlt es sich, den Eingriff unter Lokalanästhesie mit intravenöser Sedierung durchzuführen. Außerdem sind Maßnahmen zur Behandlung von Gerinnungsanomalien wichtig. Durch das Legen eines Katheters zur Entleerung der Blase wird das Risiko einer Blasenverletzung vermieden, insbesondere beim subumbilikalen oder suprapubischen Zugang, der von manchen Gynäkologen bevorzugt wird. Der Katheter kann entweder nach der Entleerung der Blase oder nach Beendigung des Eingriffs entfernt werden. Auch eine nasogastrische Sonde muß bei einer Notfallaparoskopie unbedingt gelegt werden; beim elektiven Routineeingriff ist sie dann erforderlich, wenn der Magen während der Intubation aufgebläht wurde. Nur bei sehr starker Behaarung muß das entsprechende Areal rasiert werden. Da bei jedem Eingriff eine Elektrokoagulation erforderlich sein kann, sollte immer eine Neutralelektrode angelegt werden. Bei der routinemäßigen diagnostischen Laparoskopie ist die Antibiotikaprophylaxe unnötig, je nach zugrundeliegender Erkrankung kann sie jedoch indiziert sein.

Anästhesie

Um die Durchführung der diagnostischen Laparoskopie zu erleichtern, ist insbesondere beim Eingriff mit mehreren Zugängen die endotracheale Allgemeinnarkose einschließlich Muskelrelaxation und kontrollierter Atmung empfehlenswert. Dies erlaubt die Verwendung von CO_2 als Insufflationsgas, ohne eine signifikante Veränderung der Blutgase, des pH-Wertes oder der Elektrolytwerte auszulösen.

Bei Patienten, bei denen aufgrund des Allgemeinzustandes eine Allgemeinnarkose nicht ratsam erscheint, wird eine Lokalanästhesie mit intravenöser Sedierung durch Benzodiazepine, die je nach Bedarf dosiert werden, durchgeführt. In diesen Fällen sollte zur Insufflation der Bauchhöhle aus folgenden Gründen N_2O verwendet werden: 1. Die Insufflation ist auf diese Weise weniger schmerzhaft; 2. wird dadurch das Risiko gemindert, daß es bei der Anlage des Pneumoperitoneums zu Störungen der Blutgaswerte kommt, insbesondere dann, wenn der Patient während des Eingriffs 30% Sauerstoff einatmet. N_2O ist zwar nicht entflammbar, da es jedoch die Verbrennung fördert, darf in diesen Fällen keine Elektrokoagulation angewendet werden.

Die Lokalanästhesie kann auf 3 verschiedene Arten durchgeführt werden:

1. durch Infiltration aller Bauchwandschichten an den vorgesehenen Einstichstellen für die Trokare,
2. durch Interkostalblockade,
3. durch eine Blockade im Bereich der Rektusscheide.

Technik der elektiven diagnostischen Laparoskopie

Nach dem Anlegen des Pneumoperitoneums erfolgt die Punktion für die Trokarhülse des Laparoskops, und zwar vorzugsweise subumbilikal. Danach wird die Optik eingeführt und die Untersuchung beginnt, entweder unter direkter monokularer Sicht oder über den Bildschirm durch eine angeschlossene CCD-Kamera. Anschließend wird unter Sicht im linken oberen Quadranten auf der Linea semilunaris auf halber Strecke zwischen Nabel und Rippenbogenwand ein zusätzlicher Trokar mit Trokarhülse (5,5 mm) plaziert. Dieser Zugang wird für die Tastsonde und den Sauger mit Koagulationsspitze gebraucht. Falls erforderlich, werden an anderen Stellen noch weitere Zugänge geschaffen.

Allgemeine Inspektion

Zunächst wird die Bauchhöhle und ihr Inhalt allgemein inspiziert, ehe die erkrankten Organe im Detail in Augenschein genommen werden. Die Darstellung der einzelnen Quadranten und Areale wird durch Verstellen des Operationstisches (Kopfhoch- und tiefstellung, Neigung zu den Seiten) erleichtert. Dies setzt voraus, daß der Patient angeschnallt ist.

Der Oberbauch wird in Kopfhochlage untersucht, da sich so die Anatomie besser darstellen läßt, weil das Omentum, der Schwerkraft folgend, nach unten gleitet und damit den Blick auf das Untersuchungsareal frei gibt. Der erste Orientierungspunkt ist das Lig. falciforme. Danach wird die Leber inspiziert, und zwar mit Hilfe der Tastsonde, mit der bis auf die posteriore Oberfläche (Pars affixa) das ganze Organ laparoskopisch untersucht werden kann. Die beste Übersicht wird erzielt, wenn die Optik ungefähr 5 cm von der Leber entfernt gehalten wird. Zur näheren Betrachtung des Parenchyms oder möglicher herdförmiger Veränderungen kann die Optikspitze noch näher gebracht werden, man kann aber auch die Zoomfunktion der Endokamera benutzen. Es folgt die Inspektion der anderen Organe im rechten Oberbauch: der Gallenblase, des Antrums und Duodenums sowie der rechten Kolonflexur. Hierzu wird die Leber mit der Tastsonde angehoben. Danach werden die Vorderwand des Magencorpus und das Lig. gastrocolicum dargestellt. Zur Inspektion des proximalen Anteiles des Magens und des kardioösophagealen Überganges wird der linke Leberlappen mit der Tastsonde hochgehoben. Im linken oberen Quadranten kann die linke Kolonflexur untersucht werden. Die Milz ist bei normaler Größe mit dem Laparoskop nicht darstellbar, sie ist nur in stark vergrößertem Zustand sichtbar, wenn der Patient in Kopfhochlage stark nach rechts geneigt wird. Bei Verwendung einer 30°-Vorausblickoptik kann diese um 180° gedreht werden, um das Diaphragma und das Peritoneum parietale im oberen Abdomen zu überprüfen. Damit ist die Inspektion des Oberbauches abgeschlossen.

Zur Untersuchung des Mittelbauches ist es am günstigsten, den Patienten in Rückenlagerung nach rechts bzw. links zur Seite zu neigen; die zu untersuchende Seite sollte jeweils hochgekippt sein. Mit Hilfe von 2 Faßzangen (zur Technik s. unten) können auf diese Weise Omentum, Appendix, Zäkum, Colon ascendens, Colon transversum und Colon descendens sowie das parakolische Areal inspiziert werden. Die Technik zur Untersuchung der Dünndarmschlingen wird ebenfalls später in diesem Kapitel beschrieben. Auch der untere Anteil der Aorta und die Iliakalgefäße können dargestellt werden. Beim mageren Patienten sind beide Ureteren zu erkennen.

Für die Untersuchung der Beckenorgane ist eine steile Trendelenburg-Position erforderlich. Um das Rektum, die Blase und die weiblichen Beckenorgane voll einsehen zu können, muß der Dünndarm komplett in das obere Abdomen geschoben werden. Bei der Frau kann der Uterus über die Vagina bewegt werden, um eine vollständige Inspektion des Beckens zu ermöglichen. Dazu bedient man sich eines Hegar-Dilatators, der mit Hilfe einer Portiofaßzange, die an der vorderen Zervixlippe angesetzt wird, in das Cavum uteri eingebracht wird (Abb. 14.5). Aus diesem Grund werden Frauen für die Untersuchung des Beckens am besten in der Lithotomieposition gelagert.

Spezielle Techniken zur Untersuchung einzelner Organe

Für die Untersuchung des Pankreas und der Darmschlingen werden spezielle Techniken angewendet. Beim Pankreas gibt es die Möglichkeit des supragastrischen und des infragastrischen Zugangs. Hierzu werden 2 zusätzliche Trokarhülsen plaziert (Abb. 14.6); zusätzlich werden eine Schere, 2 isolierte atraumatische Greifzangen, Elektrokabel und Tastsonde gebraucht. Außerdem ist eine 30°- oder 45°-Optik erforderlich.

Der supragastrische Zugang ist besonders beim mageren Patienten von Vorteil. Mit der Tastsonde wird über den rechten Zugang (Abb. 14.6, p3) die Leber angehoben, wodurch das kleine Netz dargestellt werden kann. Mit einer Schere, die über den linken Zugang (Abb. 14.6, p2) eingeführt wurde, wird an einer gefäßfreien Stelle der Pars flaccida ein Fenster eröffnet. Nun schiebt man die Tastsonde durch diese Öffnung vor, um die Leberanteile am Oberrand der Bursa omentalis anzuheben. Danach wird die Schere durch eine atraumatische Greifzange ersetzt, mit welcher am Unterrand der Öffnung das kleine Netz am

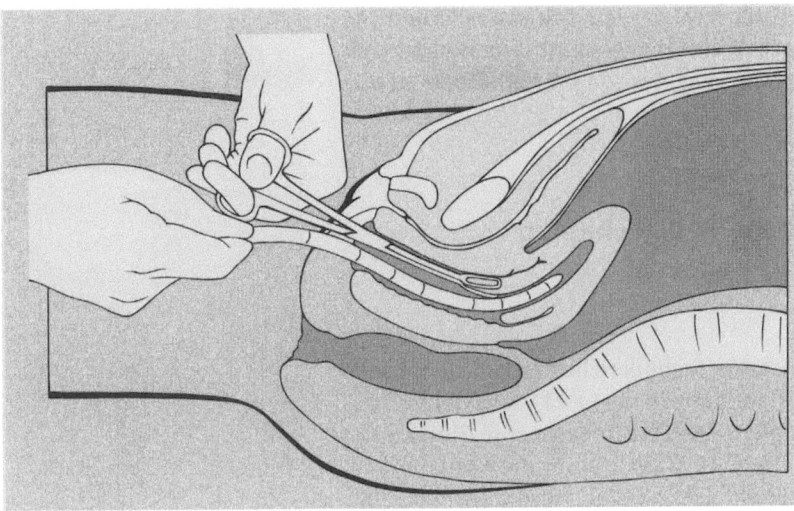

Abb. 14.5. Bewegung des Uterus mit Hilfe eines Hegar-Dilatators und einer Portiofaßzange zur laparoskopischen Darstellung der weiblichen Beckenorgane

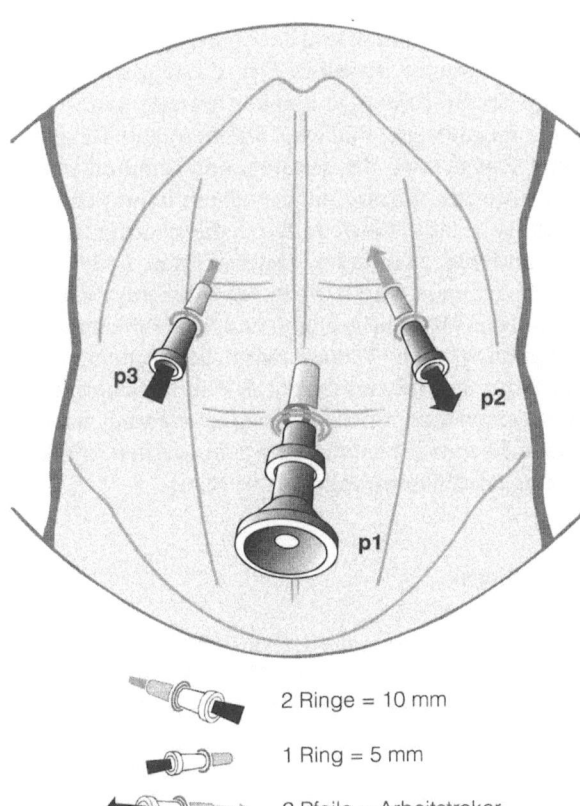

Abb. 14.6. Einstichstellen der Trokare zur laparoskopischen Untersuchung des Pankreas

Übergang zur kleinen Kurvatur gefaßt wird, um so den Magen gleichzeitig nach unten und vorne zu ziehen. Jetzt wird die Optik in die Bursa omentalis vorgeschoben und das Pankreas kann untersucht werden.

Der infragastrische Zugang zum Pankreas ist wesentlich einfacher und wird auch vom Autor bevorzugt, außer bei ausgesprochen mageren Patienten. Bei diesem Vorgehen wird das Lig. gastrocolicum im Bereich der großen Kurvatur mit einer atraumatischen Zange gefaßt, die über den rechten Zugang eingeführt wurde. Mit der Schere (linker Zugang) wird in einem möglichst gefäßfreien Areal unterhalb der großen Kurvatur ein Fenster eröffnet, dabei müssen relativ oft einzelne Gefäße mit dem Elektrokauter koaguliert werden. Danach wird die Greifzange durch die Tastsonde (rechter Zugang) ersetzt, welche ungefähr 5 cm weit in das Fenster im Lig. gastrocolicum vorgeschoben wird, um den Magen anzuheben. Mit einer Greifzange wird über den linken Zugang die Fensteröffnung zur linken Seite hin aufgezogen, um die Optik problemlos zur Inspektion des Pankreas in die Bursa omentalis vorschieben zu können.

Die Untersuchung des Dünndarmes erfolgt am einfachsten durch retrogrades Vorgehen vom terminalen Ileum aus. Die 1. Schlinge wird mit 2 atraumatischen Faßzangen gehalten und dann unter entsprechender Positionierung der Zangen auf beiden Seiten untersucht. Die 1. Faßzange, die zäkumnahe plaziert war, wird nun losgelassen und hinter die 2. Faßzange gesetzt, so daß Schritt für Schritt der ganze Darm durchuntersucht werden kann. Sobald das obere Jejunum erreicht ist, wird der Operationstisch in Kopftieflage gebracht, wodurch das Omentum in den Oberbauch und das Colon transversum nach oben verlagert werden. Bei adipösen Patienten kann dazu ein

3. Zugang erforderlich werden. Mit etwas Erfahrung kann auf diese Weise der gesamte Dünndarm vom ileozäkalen Übergang bis zum Treitz-Band untersucht werden.

Diagnostische Hilfstechniken

Biopsie

Die anzuwendende Technik richtet sich nach der anatomischen Beschaffenheit der Oberfläche der Läsion. Bei einer exophytischen Läsion wird eine Biopsiezange, bei einer flachen Läsion bzw. für die Entnahme einer Gewebeprobe aus dem Leberparenchym eine Biopsienadel verwendet.

Biopsie mit der Zange

Es gibt 3 verschiedene Zangen für die Probeexzision: die Zange mit scharfer Spitze, die durchschneidende Form und das Instrument nach Semm, das mit 2 Fangzähnen (Abb. 14.7) ausgestattet ist. Die erste Version, die am häufigsten verwendet wird, hat in der Regel einen isolierten Schaft und eignet sich besonders für die Probeexzision aus einer exophytischen Läsion der Leber. Mit der durchschneidenden Exzisionszange und dem Instrument nach Semm können größere Proben, wie z.B. aus dem Diaphragma, dem Peritoneum parietale oder der Darmserosa entnommen werden.

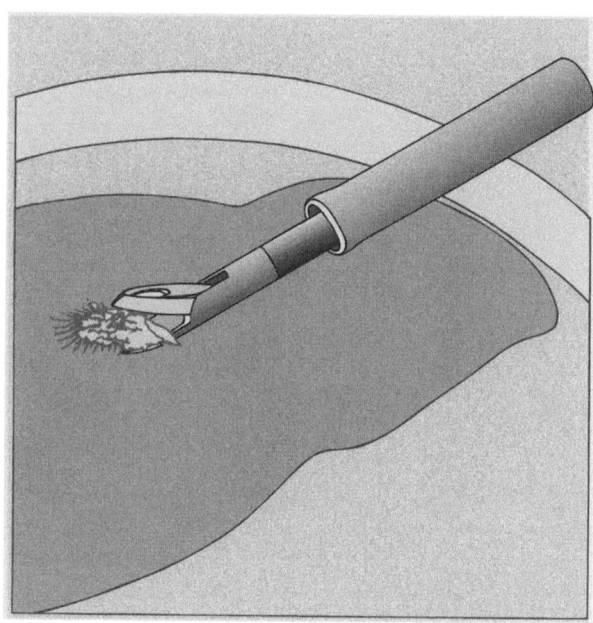

Abb. 14.8. Entnahmetechnik bei einer Probeexzision aus einer exophytischen Läsion mit der spitzen Zange

Die Entnahmetechnik ist, unabhängig vom verwendeten Instrument und der beabsichtigten Entnahmestelle, immer dieselbe. Der Zugangswinkel zwischen der Biopsiezange und der betreffenden Läsion sollte im günstigen Fall etwa 45° betragen. Bei geöffneter Zange wird das feststehende Maulteil seitlich und unter die Läsion eingestochen; beim Schließen wird das gefaßte Gewebe durch die scharfen Kanten des anderen Maulteiles abgeschnitten (Abb. 14.8). Das Instrument wird dann in geschlossenem Zustand (samt Inhalt) herausgezogen und die Probe kann entnommen werden. Danach wird die Entnahmestelle auf Blutungen hin untersucht. Kleinere Sickerblutungen können oft durch direkten lokalen Druck mit dem Saugrohr zum Stillstand gebracht werden; stärkere Blutungen müssen koaguliert werden.

Nadelbiopsie

Für die Nadelbiopsie der Leber stehen die Menghini-, die Tru-Cut- und die Biopty-Technik zur Verfügung. Die Biopty-Technik (Abb. 14.9) ist mit einem Federmechanismus ausgestattet, funktioniert aber sonst nach dem Tru-Cut-Prinzip. Der Auslösemechanismus wird mit dem Daumen bedient und sorgt für einen raschen Verschluß des schneidenden äußeren Zylinders, der in das Gewebe eingestochen wird. Dieses Instrument ist sehr gut mit einer Hand zu bedienen und

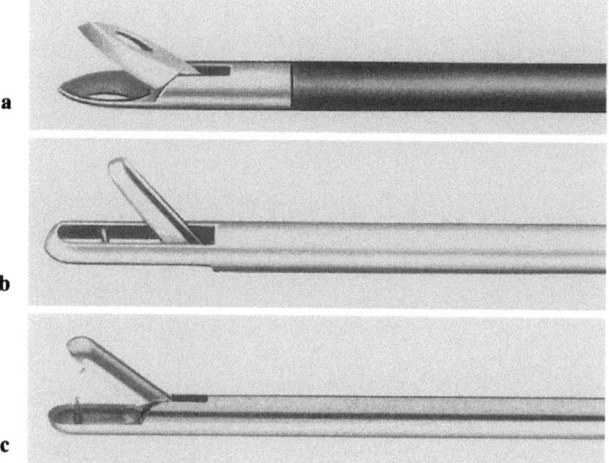

Abb. 14.7a–c. Zangen für die Probeexzision: **a** Standardversion, spitz, löffelförmig, mit isoliertem Schaft (Storz), **b** durchschneidende Form (Storz), **c** Biopsiezange nach Semm mit 2 Fangzähnen (Storz)

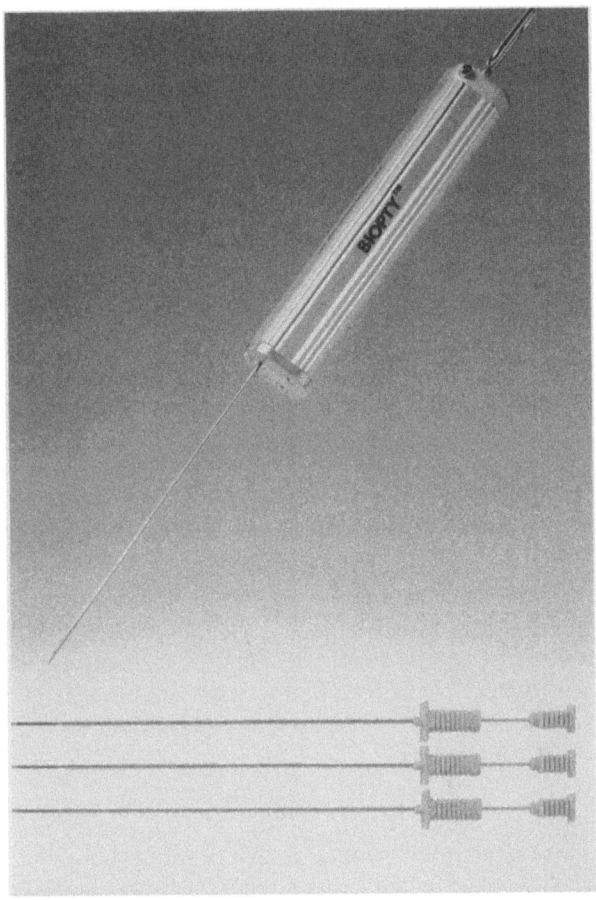

Abb. 14.9. „Biopty-Set" zur präzisen und sicheren Biopsie des Leberparenchyms

verursacht nur ein minimales Trauma des Leberparenchyms. Auch nach der Leberbiopsie erfolgt eine Überprüfung der Punktionsstelle, mögliche Blutungen werden nach der oben beschriebenen Technik gestillt.

Zytologie

Proben für die zytologische Untersuchung können laparoskopisch mit der Abstrichbürste, durch Peritoneallavage oder durch Feinnadelpunktion gewonnen werden.

Bürstenzytologie

Diese Technik kann allein oder in Kombination mit anderen Biopsietechniken angewendet werden. Sie ist besonders hilfreich bei flachen Läsionen an Stellen, die mit der Biopsienadel schlecht zu erreichen sind oder an denen die Punktion nicht in Frage kommt, z. B. bei flachen Läsionen von Intestinalorganen. Die Abstrichbürste wird im Inneren der Schutzhülle durch das Saugrohr eingeführt. Dies erleichtert die Führung und verleiht der Vorrichtung die notwendige Rigidität. Der Abstrich wird entnommen, nachdem die äußere Plastikhülle zurückgezogen wurde. Vor der Entfernung wird die Bürste wieder in die Plastikhülle hineingezogen.

Peritoneallavage

Japanischen Veröffentlichungen zufolge sind durch die Peritoneallavage sehr zuverlässige prognostische Informationen bei onkologischen Fragestellungen in bezug auf den Gastrointestinaltrakt zu erzielen; in einigen Zentren wird diese Methode routinemäßig zum Staging von Neoplasmen der Ovarien, des Magens und des Kolons angewendet. Die Peritoneallavage wurde erstmals im Zusammenhang mit der offenen Chirurgie beschrieben. Bei der laparoskopischen Untersuchung zur Feststellung des Tumorstadiums bei intraabdominellen Tumoren ist diese Methode allerdings besonders leicht anzuwenden: Erforderlich ist lediglich die Instillation von 200–300 ml Kochsalzlösung in das Becken über die Saugkanüle. Dort wird die Flüssigkeit vorsichtig bewegt und dann wieder aspiriert. Nach dem Ausschleudern in der Zentrifuge werden die gewonnenen festen Bestandteile zytologisch auf maligne Zellen hin untersucht.

Die Feinnadelaspirationszytologie

Außer für die Aspiration von freier Peritonealflüssigkeit und von Galle, eignet sich die Anwendung einer Saugspritze auch ideal für die Biopsie von Läsionen des Pankreas und von Lymphknotenmassen, die bei der diagnostischen Laparoskopie gesehen werden. Dazu wird eine Chiba-Nadel (23 gg.) oder eine Lumbarpunktionsnadel verwendet, die an eine leere 10-ml-Saugspritze angeschlossen wird. Man kann das Lumen der Nadel zuvor mit einer Heparinlösung benetzen (1000 E/ml), um so die Zellausbeute zu vergrößern und deren Bergung zu erleichtern. Dafür wird 1 ml Lösung aspiriert und vor der Verwendung der Nadel wieder entleert. Zur Punktion von Pankreasläsionen kann die Nadel gefahrlos durch den Magen gestochen werden. Dieses Vorgehen ist einfacher, als wenn man versucht, die Nadel durch die Öffnung des Lig. gastrocolicum in die Bursa omentalis zu führen. Während des Aspirationsvorganges, der ungefähr 30 s dauert, wird die Nadel mindestens 3mal durch die Läsion geführt. Der Sog wird abgebrochen, bevor die Nadel zurückgezogen wird. Nach Abnehmen der Nadel von der Spritze wird diese mit 10 ml Luft gefüllt und der Inhalt der Nadel auf einen Objektträger entleert. Ein 2. Objektträger wird aufgelegt und durch gegenseitiges Verschieben wird nun unter leichtem Druck der entsprechende Ausstrich angefertigt.

Cholangiographie

Die laparoskopische Cholangiographie kann entweder transhepatisch oder über die Gallenblase durchgeführt werden. Beide Methoden können angewandt werden, ohne daß eine zusätzliche chirurgische Maßnahme erforderlich wird.

Transhepatische Cholangiographie

Dieses Vorgehen ist angezeigt, wenn keine Gallenblase mehr vorhanden ist oder wenn eine Schrumpfgallenblase vorliegt bzw. die Gallenblase prall mit Steinen gefüllt ist. Die Chiba-Nadel wird in das Lebergewebe eingestochen. Anfangs haben wir den rechten Leberlappen medial der Gallenblase punktiert, inzwischen sind wir aber dazu übergegangen, die Nadel in Richtung auf die suprahepatische V. cava bis zu einer Tiefe von 5 cm in den linken Leberlappen links der Nabelfissur einzustechen, um den linken Ast der Pfortader zu schonen. Die Nadel ist über Infusionsschläuche und einen Dreiwegehahn an zwei 50-ml-Saugspritzen angeschlossen, von denen die eine mit 20%igem Natriumamidotrizoat und die andere mit normaler Kochsalzlösung gefüllt ist. Zu Beginn der Röntgendarstellung werden geringe Mengen des Kontrastmittels injiziert. Sobald sich die Nadelspitze in einem Gefäßlumen befindet, kann man beobachten, wie sich das Kontrastmittel rasch zentrifugal ausbreitet und verschwindet. Dann wird die Nadel geringfügig zurückgezogen und die Kontrastmittelinjektion so lange wiederholt, bis das Gallengangssystem dargestellt wird. Dies kann man durch Aspiration bestätigen. Nun wird so viel Kontrastmittel injiziert, daß das gesamte Gallengangssystem erkennbar wird. Zum Abschluß wird die Region auf Galleaustritt bzw. Blutungen untersucht. Meistens reicht es aus, wenn man ein paar Sekunden lang mit der Saugkanüle komprimiert, in manchen Fällen ist jedoch eine Koagulation erforderlich.

Cholangiographie durch Punktion der Gallenblase

Für diesen Eingriff steht eine Vielzahl von langen intravenösen Einwegkanülen mit Schutzhüllen zur Verfügung. Es gibt 2 Vorgehensweisen: die direkte Punktion der freiliegenden Gallenblase (üblicherweise am Fundus) oder das Durchstechen der Lebersubstanz und der Einstich in das Gallenblasenlumen über das Gallenblasenbett. Entgegen den Erwartungen verschließt sich die Punktionsstelle des Gallenblasenfundus normalerweise sehr rasch nach dem Rückzug der Kanüle, insbesondere wenn die Gallenblase vor der Entfernung der Kanüle durch Aspiration entleert wurde. Dennoch bevorzugen wir den Zugang über den Rand des rechten Leberlappens, da durch den Tamponadeeffekt der Lebersubstanz das Problem eines Galleaustritts ausgeschaltet wird. Die direkte Punktion ist lediglich in den Fällen angezeigt, in denen die transhepatische Methode Schwierigkeiten bereitet. Der Einstich in die Gallenblase wird erleichtert, indem durch Fassen des Fundus mit einer Greifzange ein Gegenzug ausgeübt wird, um ein Nachgeben der Gallenblasenwand unter dem Druck der Nadel zu verhindern.

Ultraschalluntersuchung

Zur direkten Untersuchung von Leber, Gallenblase und Gallengangssystem stehen Ultraschallsonden zur Verfügung, die gegenwärtig nur durch ihre Größe begrenzt sind; die meisten sind durch eine 12-mm-Trokarhülse einzuführen. Durch diese Untersuchungsmethode wird das Spektrum der diagnostischen Laparoskopie beträchtlich erweitert. Außerdem wird derzeit in Studien die Anwendung von Ultraschallsonden zur Überprüfung des Gallengangssystems im Verlauf der laparoskopischen Cholezystektomie erprobt. Mit einigen Sonden ist es möglich, den Ductus cysticus zu sondieren, um eine intraluminale Ultraschalluntersuchung des unteren Choledochus sowie der Region des Sphinkters und der Ampulle vorzunehmen.

Laparoskopische Adhäsiolyse

Die Notwendigkeit der Lösung von Verwachsungen, die zumeist als Folge einer früheren Operation auftreten, kann sich sowohl bei der diagnostischen als auch der operativen Laparoskopie ergeben. Bei Patienten mit chronischen Bauchschmerzen kann die Adhäsiolyse aber auch das therapeutische Ziel eines Eingriffs

Diagnostische Laparoskopie und laparoskopische Adhäsiolyse

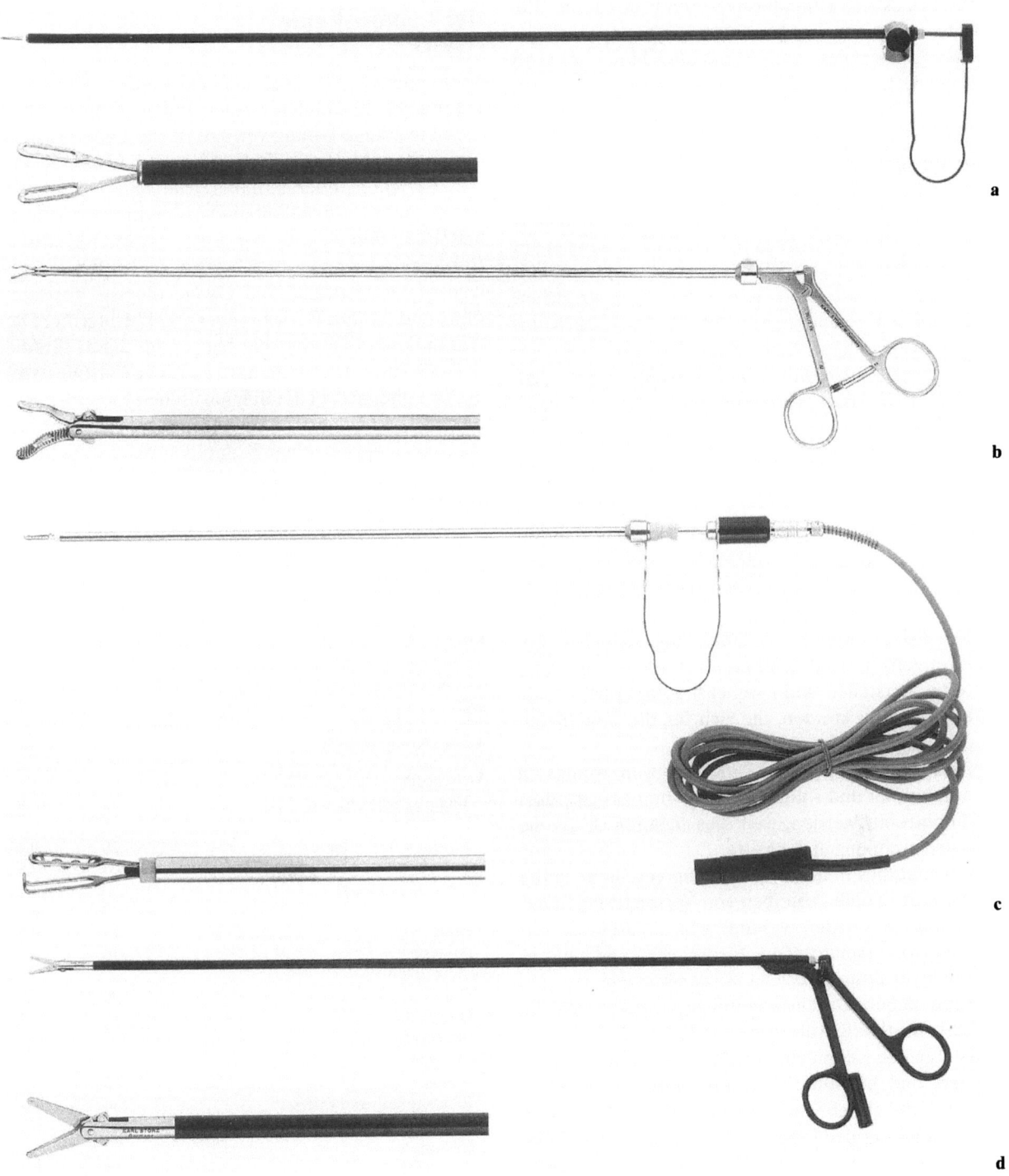

Abb. 14.10 a–d. Instrumente für die laparoskopische Adhäsiolyse: **a** atraumatische Faßzange (Storz), **b** Adhäsionszange, **c** bipolare Faßzange (Storz), **d** Schere mit 2 beweglichen Branchen (Storz)

sein. In Notfallsituationen kann sie erforderlich sein, um einen akuten Dünndarmverschluß, der durch eine Bride verursacht wird, zu beheben. Die laparoskopischen Erfahrungen hierbei sind allerdings z. Z. noch begrenzt.

Instrumentarium

Für die laparoskopische Adhäsiolyse werden u. a. atraumatische Greifzangen, spezielle Greifzangen für die Adhäsiolyse, Elektrokauterkabel, bipolare Faßzangen sowie eine Schere mit 2 beweglichen Maulteilen verwendet (Abb. 14.10). Da es sich um einen zweihändigen Eingriff handelt, sind zwei 5,5-mm-Operationstrokare mit Trokarhülsen erforderlich, die an den geeigneten Stellen plaziert werden.

Allgemeine Grundregeln

Um die Sicherheit bei der Adhäsiolyse zu gewährleisten, sollten einige Grundregeln beachtet werden, die leider oft vernachlässigt werden; die wichtigsten sind:

1. Die Adhäsion muß vollständig angespannt und in ihrer ganzen Breite entfaltet werden, um die Anatomie darstellen und möglichst gefäßarme Areale erkennen zu können, die sich für die Durchtrennung eignen.
2. Adhäsionen sind zumeist am Ansatz am wenigsten durchblutet und sollten folglich vorzugsweise dort durchtrennt werden, weil dies sicherer ist als die Durchtrennung in der Mitte.
3. Obwohl dies in der Praxis häufig geschieht, sollte ein Zerren oder Abreißen von Verwachsungen unbedingt vermieden werden, weil dadurch die Bildung von Hämatomen gefördert wird und angrenzende Strukturen verletzt werden können.
4. Eine saubere Durchtrennung mit der Schere ist die beste Methode, Adhäsionen zu lösen.
5. Blutgefäße sollten vor der Durchtrennung identifiziert und koaguliert werden. Dabei sind die in Kap. 7 beschriebenen Grundregeln für die sichere Anwendung der Elektrokoagulation zu befolgen. Die bipolare Koagulation ist der monopolaren vorzuziehen, insbesondere wenn Verwachsungen mit dem Darm vorliegen.

Morbidität und Mortalität der Laparoskopie

Vorausgesetzt, daß die entsprechenden Vorsichtsmaßregeln eingehalten werden und der Chirurg über die notwendige Übung verfügt, ist die Laparoskopie eine sichere Methode. Es liegt inzwischen eine Reihe von Berichten über umfangreiche laparoskopische Serien auf nicht-gynäkologischem Gebiet mit Mortalitätsraten von 0–0,1 % vor. Eine der umfassendsten Befragungen wurde von Mitgliedern des Royal College of Obstetricians and Gynaecologists durchgeführt und umfaßt Berichte über 50 247 Eingriffe. Die Gesamtkomplikationsrate betrug in dieser Studie 34/1000 Eingriffe; bei operativen Eingriffen (40/1000) lag sie höher als bei der diagnostischen Laparoskopie (30/1000). In Tabelle 14.2 sind genauere Angaben zur Häufigkeit der einzelnen Komplikationen aufgeführt. Die Mortalität betrug in dieser Studie 0,1/1000 Eingriffe.

Tabelle 14.2. Morbidität und Mortalität bei laparoskopischen Eingriffen. Vertrauliche Befragung durch das Royal College of Obstetricians and Gynaecologists zu 50 247 Eingriffen im Jahr 1978

Art der Komplikation	n	‰
Anästhesie		
Technische Probleme	38	0,8
Herzstillstand	9	0,2
Kardiale Arrhythmien	20	0,4
Laparoskopie nicht gelungen	375	7,5
Stromschädigungen		
Darm	27	0,5
Haut	13	0,3
Andere	10	0,2
Verletzungen		
Darm	90	1,8
Harntrakt	11	0,2
Beckenorgane	172	3,4
Blutungen		
Bauchwand	125	2,5
Iliakalgefäße und Eileiter	134	2,7
Beckenseitenwand und Ovarien	43	0,9
Infektionen		
Bauchwunde	26	0,5
Becken	25	0,5
Thorax	11	0,2
Harntrakt	24	0,5
Diverse		
Verlorengegangene Fremdkörper	29	0,6
Lungenembolie	8	0,2
Tiefe Venenthrombose	10	0,2
Todesfälle	4	0,1

Systemische Veränderungen als Folge der CO_2-Insufflation

Die Insufflation des Peritoneums mit CO_2 hat einen Anstieg des zentralen Venendrucks und des systemischen arteriellen Blutdrucks zur Folge. Der Anstieg des systemischen Blutdrucks ist in erster Linie auf einen Sympathikotonus infolge einer Hyperkapnie zurückzuführen und in zweiter Linie auf einen erhöhten Druck auf die abdominale Aorta. Wenn der intraabdominale Druck 20 mm Hg übersteigt, sinkt das Herzminutenvolumen. Arrhythmien treten im Zusammenhang mit der CO_2-Insufflation häufig auf, meistens handelt es sich dabei um Bradykardien durch einen vagalen Reflex, die sich durch Prämedikation mit Atropin verhindern lassen. Arrhythmien anderer Art, u. a. Bigeminien, ventrikuläre Extrasystolen und ventrikuläre Tachykardien, sind hauptsächlich auf unzureichende Beatmung zurückzuführen, insbesondere bei Lagerung des Patienten in der Trendelenburg-Position.

Darüber hinaus hat die CO_2-Insufflation in die Bauchhöhle auch noch einen Abfall der arteriellen pH- und pO_2-Werte, sowie einen Anstieg des pCO_2-Gehaltes und ein Absinken des Serumchloridgehaltes zur Folge. Die respiratorische Azidose ist weniger ausgeprägt, wenn Relaxation und kontrollierte Beatmung angewandt werden.

Kardiale Komplikationen

Die gefährlichste Komplikation ist der Herzstillstand infolge von Kammerflimmern. Den Berichten zufolge beträgt die Häufigkeitsrate dieser Komplikation bei der Laparoskopie 0,2/1000. Wichtige Risikofaktoren sind präexistente ischämische Herzerkrankungen und Ventilationsfehler. Wenn ein Herzstillstand eintritt, ist sofort das Pneumoperitoneum abzulassen, die Trokarhülsen müssen entfernt und die entsprechende kardiale Reanimation eingeleitet werden.

Gasembolien

Bei der Verwendung von CO_2 treten aufgrund der guten Löslichkeit nur sehr selten Gasembolien auf. Tierexperimentell zeigt sich erst nach Injektion von mehr als 1,0 l i. v. ein signifikanter Abfall des Herzminutenvolumens. Dennoch wurde über Fälle von CO_2-Gasembolien berichtet. Als Ursache wird oft falsches Legen der Veress-Nadel in den Corpus uteri oder in die Leber angegeben, aber es gibt auch einige Fälle, in denen kein Hinweis auf eine direkte Gefäßverletzung vorliegt. Die Diagnose der Gasembolie kann am besten durch die präkordiale Doppler-Ultrasonographie (Mühlradgeräusch) gestellt werden. Zu verhindern ist die Gasembolie durch größte Sorgfalt beim Einführen der Veress-Nadel und indem man sich vergewissert, daß sich die Nadelspitze frei im Peritonealraum befindet. Im übrigen ist es wichtig, daß die Insufflation der Peritonealhöhle sehr langsam erfolgt. Die Flowrate sollte 1,0 l CO_2/min nicht übersteigen.

Mediastinalemphysem und Pneumothorax

Ein Mediastinalemphysem kommt sehr häufig vor, insbesondere bei Patienten mit Hiatushernien. Bei laparoskopischen Eingriffen im periösophagealen Raum ist es nahezu unvermeidlich. In diesen Fällen treten häufig noch zusätzlich Emphyseme am Hals und an der oberen Thoraxwand auf. Emphyseme haben jedoch keine weiteren Folgen, man sollte sie nur im Auge behalten. Der Pneumothorax ist eine wesentlich seltenere Komplikation und entsteht durch die Ruptur präexistenter Emphyseme. Außer beim geringfügigen Pneumothorax besteht die Behandlung im Anlegen einer Thoraxdrainage.

Verletzungen beim Ersteinstich

Als Ursache kommt der Einstich mit der Veress-Nadel oder dem 1. Trokar in Frage. Trokareinstiche können größere Verletzungen verursachen. Häufig liegen Fehler in der Anwendung der Technik zugrunde. Grundsätzlich kommt es häufiger beim schlanken Patienten zu derartigen Zwischenfällen, weil bei ihnen der Raum zwischen der Bauchwand und wichtigen Strukturen wie der Aorta nur wenige Zentimeter beträgt; beim Patienten mit Verwachsungen nach einer vorherigen Operation ist die Gefahr ebenfalls größer. Hinweise zur Vermeidung und Behandlung derartiger Verletzungen sind in Kap. 7 beschrieben.

Wundkomplikationen

Diese umfassen Quetschungen, Infektionen (treten sehr selten und relativ spät auf: 0,5 ‰), Austritt von Aszitesflüssigkeit und Hernienbildung. In der Regel kommen nur leichtere Wundinfektionen vor, allerdings wurde auch über Fälle von Fasziennekrosen berichtet. Aszitesflüssigkeit kann austreten, wenn bei Aszitespatienten die Faszienschicht der subumbilikalen Inzision nicht vernäht wurde. Hier muß die Austrittsstelle umgehend durch direkte Naht der Faszienschicht verschlossen werden, um die Infektion des Aszites zu verhindern.

Zu einem Prolaps des Omentums kann es kommen, wenn die Trokarhülse zu schnell entfernt und ein Netzzipfel in die Wunde hineingezogen wird. Wird dies nicht bemerkt, kann ein Darmverschluß oder eine Hernienbildung resultieren. Eine schwere Komplikation kann sich entwickeln, wenn ein Teil einer Dünndarmschlinge in die Faszienlücke prolabiert und auf diese Weise eine Richter-Hernie entsteht. Dies ist jedoch eine seltene Komplikation, die der Autor in einer Serie von 2500 Laparoskopien nur einmal gesehen hat.

Literatur

Berci G, Cuschieri A (1986) Practical laparoscopy. Bailliere Tindall, London

Berci G, Dunkelman D, Michel SL, Sanders G, Wahlstrom E, Morgenstern L (1983) Emergency minilaparoscopy in abdominal trauma. An update. Am J Surg 146: 261–265

Chamberlain G, Brown JC (1978) Gynaecological laparoscopy. The report of a working party in a confidential enquiry of gynaecological laparoscopy, 1978. Royal College of Obstetricians and Gynaecologists, London

Cuschieri A (1980) Laparoscopy in general surgery and gastroenterology. Br J Hosp Med 24: 252–258

Cuschieri A (1988) Laparoscopy for pancreatic cancer: does it benefit the patient? Eur J Surg Oncol 14: 41–44

Cuschieri A, Hall AW, Clark J (1978) Value of laparoscopy in the diagnosis and management of pancreatic carcinoma. Gut 19: 672–677

El-Miawi MF, Wahbi O, El Bagouri IS et al. (1981) Physiologic changes during CO_2 and N_2O pneumoperitoneum in diagnostic laparoscopy. J Reprod Med 26: 336–346

Irving AD, Cuschieri A (1978) Laparoscopic assessment of the jaundiced patient. Br J Surg 65: 678–680

Lenz RJ, Thomas TA, Wilkins DG (1976) Cardiovascular changes during laparoscopy. Anaesthesia 31: 4–12

15 Laparoskopische Appendektomie

A. Pier und F. Götz

Einleitung

Die erste erfolgreiche methodische Appendektomie mit Drainage eines Abszesses wurde 1887 von Morton [1] durchgeführt. McBurney [2] veröffentlichte 1889 seine ersten Studien zur akuten Appendizitis. Von da an nahm die Entwicklung der operativen Technik der Appendektomie ihren Lauf. 1902 veröffentlichte Ochsner [3] die erste Monographie zur Diagnosestellung und Therapie der Appendizitis. Im Lauf der Jahrzehnte etablierte sich die Appendektomie zur Standardbehandlung der akuten Appendizitis.

Wir selbst haben in unserer Abteilung für Allgemeinchirurgie im Mai 1987 die laparoskopische Appendektomie eingeführt; dazu haben wir die von Semm [4] beschriebene Methode modifiziert und vereinfacht. Diese Technik wurde von Götz [5-7] standardisiert und etabliert, und wir sind damit heute in der Lage, alle Stadien der Appendizitis zu behandeln.

Indikationen

Anfang der 70er Jahre haben Lichtner u. Pflanz [8] sowie Pflanz [9] in epidemiologischen Studien für die akute Appendizitis eine jährliche Mortalitätsrate von 3,3 Toten auf 100000 Einwohner aufgezeigt, die damit in Deutschland 3mal so hoch war wie in vergleichbaren Ländern, wie z. B. Großbritannien, Schweden oder den Vereinigten Staaten.

Die Komplikationsrate steigt proportional zum Schweregrad der Appendizitis zum Zeitpunkt der Operation. Zu den Komplikationen zählen Wundinfektionen, eitrige Sekretion, durch Infektionen bedingte Wunddehiszenzen, intraabdominale Abszesse, schwere eitrige Peritonitis nach Appendixperforation sowie der postoperative Strangulationsileus.

Die sichere Diagnosestellung ist manchmal schwierig, denn Lageanomalien, ein Caecum mobile oder die Fehldeutung der Symptomatik in der Schwangerschaft können zur Fehldiagnose führen. Verwechslungsgefahr besteht auch mit einer Vielzahl von Erkrankungen wie der basalen Pleuritis, Koliken der rechten Niere und des Ureters, der akuten Cholezystitis, Meckel-Divertikel, der Entzündung des terminalen Ileus oder bei einem Appendixkarzinom. Bei Frauen erschweren zusätzlich Erkrankungen der rechten Adnexe, z. B. Salpingoophoritis, Endometriose oder die Ruptur einer Ovarialzyste die Differentialdiagnose.

Die Appendizitis ist mit allen Risiken eines abdominalchirurgischen Eingriffes am Abdomen verbunden. Nach Al-Suleimani [10], Pieper [11] und Tuchmann [12] liegt die Mortalität bedingt durch Fehldiagnosen wie Adnexitis oder Endometriose bei 0,25/100000. Die Rate der Fehldiagnosen bei der akuten Appendizitis ist beträchtlich: nach Thomas u. Mueller [13] 20-30%, nach Lewis [14] 20%, nach Leape u. Ramenofsky [15] 5-15%, und nach Hontschik [16] ebenfalls 10-20%. Deutsch [17] berichtete, daß mehr als $1/3$ der Appendektomien bei Frauen im gebärfähigen Alter unnötig sind und durch eine Notfallaparoskopie zur Diagnosestellung vermeidbar wären. Abgesehen vom finanziellen Aspekt kann durch die Endoskopie auch das mit dem Eingriff verbundene Risiko der postoperativen Komplikationen vermieden werden.

Patientenauswahl

Die klinische Diagnose der akuten Appendizitis stützt sich auf die Kombination von klinischen Zeichen und Symptomen, wie z. B. McBurney-Zeichen, Perkussionsschmerz oder Blumberg-Zeichen (Loslaßschmerz) im rechten Unterbauch, Abwehrspannung und Resistenz, Psoaszeichen, Rovsing-Zeichen, Anorexie, Übelkeit, Erbrechen, Temperaturdifferenz bei rektaler und axillarer Messung sowie Leukozytose.

Die schwere akute Appendizitis ist gekennzeichnet durch einen rascheren Verlauf und ausgeprägten lokalen Schmerz. Typischerweise treten bei allen Patienten Schmerzen in der rechten Fossa iliaca auf. Bei der subakuten Appendizitis sind dieselben klinischen Symptome festzustellen, allerdings weniger ausgeprägt. Die chronische Appendizitis ist gekennzeichnet durch wiederkehrende Symptome unterschiedlicher Intensität, abwechselnd mit symptomfreien Intervallen.

Extrem adipöse Patienten werden von der laparoskopischen Operation ausgeschlossen. Eine konventionelle Appendektomie wird durchgeführt, wenn kein Chirurg mit ausreichender Erfahrung in der laparoskopischen Vorgehensweise verfügbar ist oder wenn der Patient seine Zusage zu diesem relativ neuen Verfahren nicht gibt.

Präoperative Vorbereitung

Der erste Schritt besteht in der detaillierten Aufklärung des Patienten. Es muß betont werden, daß eine Erweiterung zur Laparotomie erforderlich sein kann. Da der Eingriff mit einer Allgemeinanästhesie verbunden ist, werden alle damit verbundenen Risiken dargelegt. Nach der Rasur der Bauchdecke ist insbesondere der Reinigung des Nabels Beachtung zu schenken. Jeder Patient wird einmalkatheterisiert, um Sichtbehinderungen und das Verletzungsrisiko durch eine volle Blase zu vermeiden.

Lagerung des Patienten

Der Patient wird in der Trendelenburg-Position mit leichter Neigung nach links gelagert. Das Operationsareal wird desinfiziert und mit sterilen Tüchern abgedeckt.

Instrumentarium

Die folgenden Geräte und Instrumente sind für die laparoskopische Appendektomie erforderlich:

1. Videokamera
2. Hopkins-0°-Geradeausblickoptik (10,5 mm)
3. Hakenschere
4. Faßzangen
5. Atraumatischer Taststab
6. Bipolare Pinzette
7. Roeder-Schlingen
8. Kabel für die Lichtquelle
9. 11-mm-Trokar für die Optik
10. 11-mm-Arbeitstrokar
11. Appendixextraktor
12. 5,5-mm-Arbeitstrokar
13. Applikator für Roeder-Schlingen
14. Veress-Nadel
15. CO_2-Insufflationsschlauch
16. Kabel für das bipolare Schneidegerät

Stellung des Operationsteams und Plazierung der Geräte

Die Stellung des Operationsteams und die Plazierung der Geräte ist in Abb. 15.1 dargestellt.

Operatives Vorgehen

Anlage des Pneumoperitoneums und laparoskopische Inspektion des Abdomens

Die Einstichstellen für die Trokare sind in Abb. 15.2 (p1–p3) dargestellt.

Die transumbilikale Punktion des Abdomens wird mit einer Veress-Nadel durchgeführt; die korrekte Lage der Nadel wird durch Injektion von 5–10 ml 0,9 %iger Kochsalzlösung überprüft. Außerdem führen wir noch den Aspirationstest und den sog. Schlürftest durch. Hierbei wird ein an der Öffnung der Veress-Nadel angebrachter Flüssigkeitstropfen beim Anheben der Bauchdecke durch den entstehenden Unterdruck eingesaugt, wenn die Nadel korrekt liegt. Das Pneumoperitoneum wird mit einem elektronischen CO_2-Insufflationsgerät angelegt. Die Veress-Nadel wird entfernt, wenn ein intraabdomineller Druck von 12–14 mm Hg erreicht ist. Nach Stichinzision am kaudalen Nabelrand wird der Optiktrokar (11 mm für Erwachsene, 7 mm für Kinder) in der von Semm [14] beschriebenen Z-Technik eingeführt.

Ein erster diagnostischer Rundblick zum Ausschluß iatrogener intraabdomineller Verletzungen erfolgt durch die Hopkins-0°-Optik. Eine 2. Stichinzi-

Abb. 15.1. Position des Operationsteams und der Geräte (*O* Operateur, *A* Assistent, *S* Operationsschwester)

Abb. 15.2. a Einstichstellen beim Standardeingriff: *p1* Optiktrokar, *p2* Arbeitstrokar, *p3* Trokar für den Extraktor. **b** Einstichstellen nach laparoskopischer Diagnose eines hochstehenden Zäkums

Laparoskopische Appendektomie

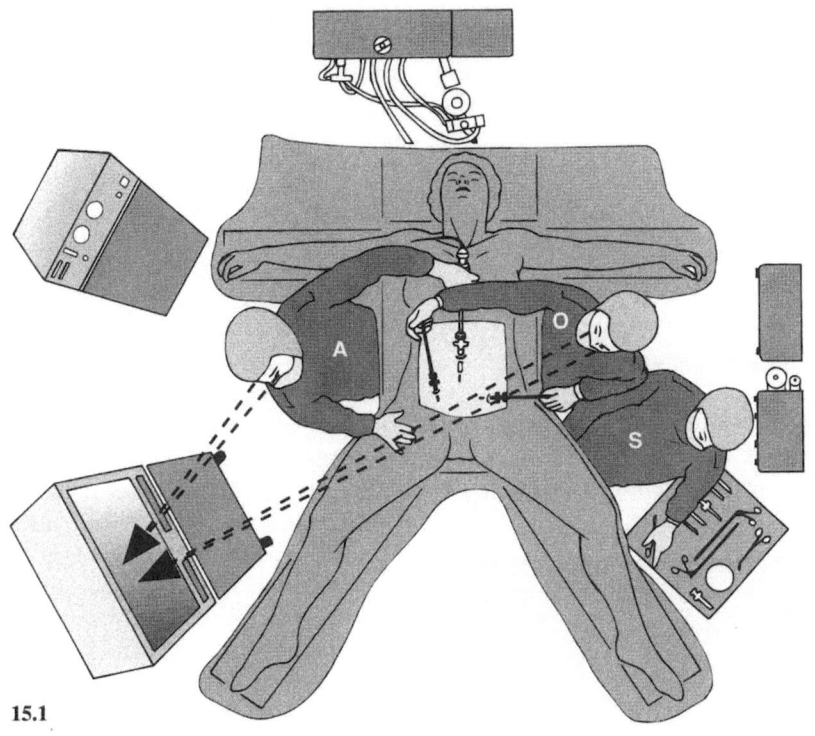

15.1

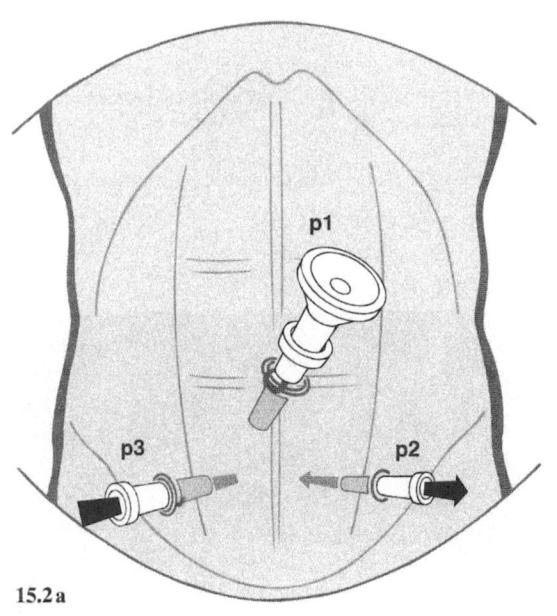

15.2 a

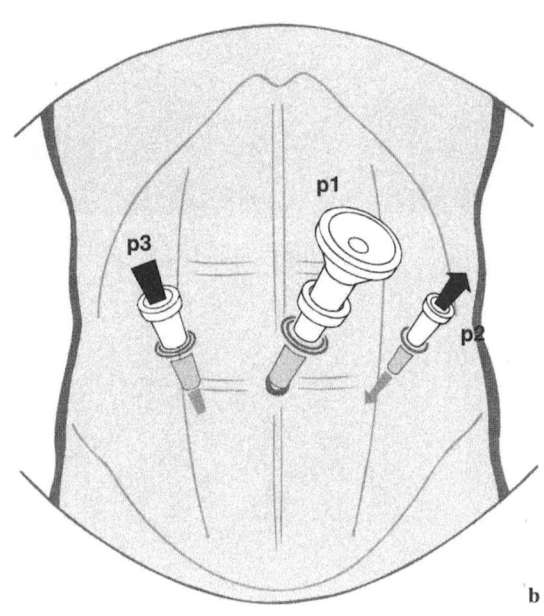

b

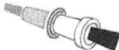 2 Ringe = 10 mm

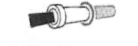 1 Ring = 5 mm

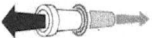 2 Pfeile = Arbeitstrokar

sion (Abb. 15.2) im linken Unterbauch zur Aufnahme des 5,5-mm-Instrumententrokars wird unter Sichtkontrolle durchgeführt. Nun wird die gesamte Abdominalhöhle mit einem Taststab sorgfältig inspiziert. Hierzu sind Lageveränderungen des Patienten (Kopftieflage, Linksseitenlage) hilfreich. Die Lupenvergrößerung des Endoskops erlaubt die makroskopische Beurteilung des Appendizitisstadiums (Abb. 15.3).

Technik der endoskopischen Appendektomie

Ein weiterer Instrumententrokar (11 mm) wird unter Sicht im rechten Unterbauch (Abb. 15.2) eingestochen. Die Appendixspitze wird mit der Faßzange gefaßt (Abb. 15.3 und 15.4), die Skelettierung der Appendix erfolgt unter Zug auf die Mesoappendix mit einer atraumatischen Zange. Das Mesenteriolum einschließlich A. appendicularis wird mit der HF-Bipolarzange koaguliert (Abb. 15.5 und 15.6) und das koagulierte Gewebe mit der Präparationsschere durchtrennt. Nach dem Erreichen der Basis (Abb. 15.7) erfolgt die Ligatur der Appendix mit einer Roeder-Schlinge (Abb. 15.8 und 15.9), anschließend wird distal der Ligatur koaguliert (Abb. 15.10). Aufgrund der bei der Koagulation entstehenden Hitze kommt es sowohl zu einem Verkleben des Lumens als auch zur Abtötung der im Lumen befindlichen Keime. Der Wurmfortsatz wird im Bereich der Koagulationszone mit der Schere durchtrennt (Abb. 15.11) und, ohne die Bauchwand zu berühren, über den Extraktor entfernt (Abb. 15.12). Der Appendixstumpf wird mit einem Jodtupfer desinfiziert (Abb. 15.13). Anschließend wird der Operationssitus gespült und leergesaugt, falls dies erforderlich ist. Nach abschließender Kontrolle der Hämostase werden die Trokare unter Sicht entfernt und das Pneumoperitoneum wird entleert. Abschließend wird die Faszie verschlossen, und zwar entweder durch eine intrakutane Naht, eine Hautklammer oder ein Klammerpflaster.

Zusammenfassend unterscheidet sich die modifizierte Technik nach Götz in den folgenden Punkten von der Methode nach Semm:

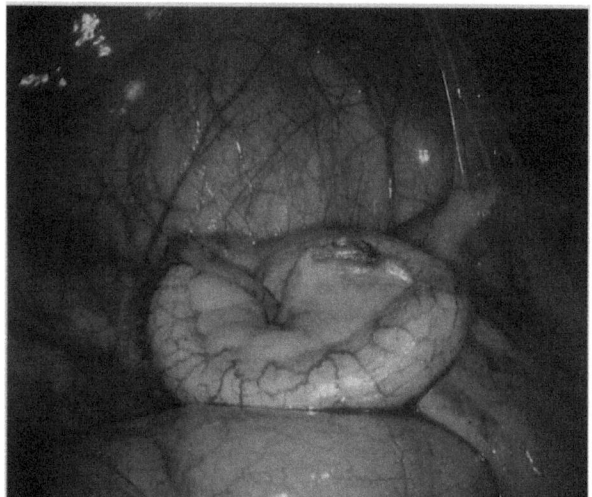

Abb. 15.3. Appendix in typischer Lage mit Anzeichen einer akuten Entzündung

Abb. 15.4. a Fassen der Appendix an der Spitze, **b** endoskopisches Bild

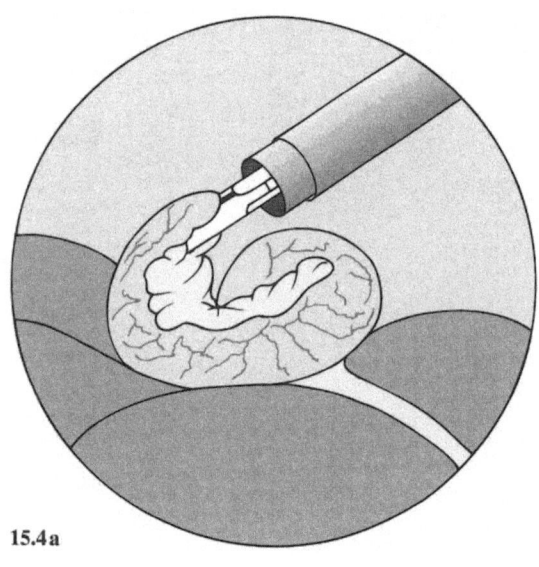

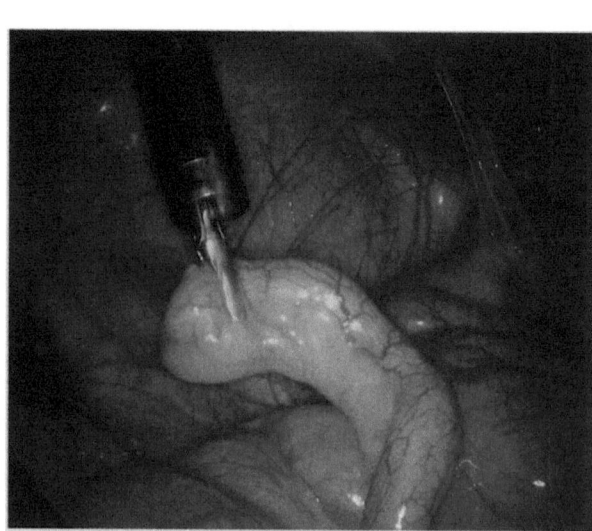

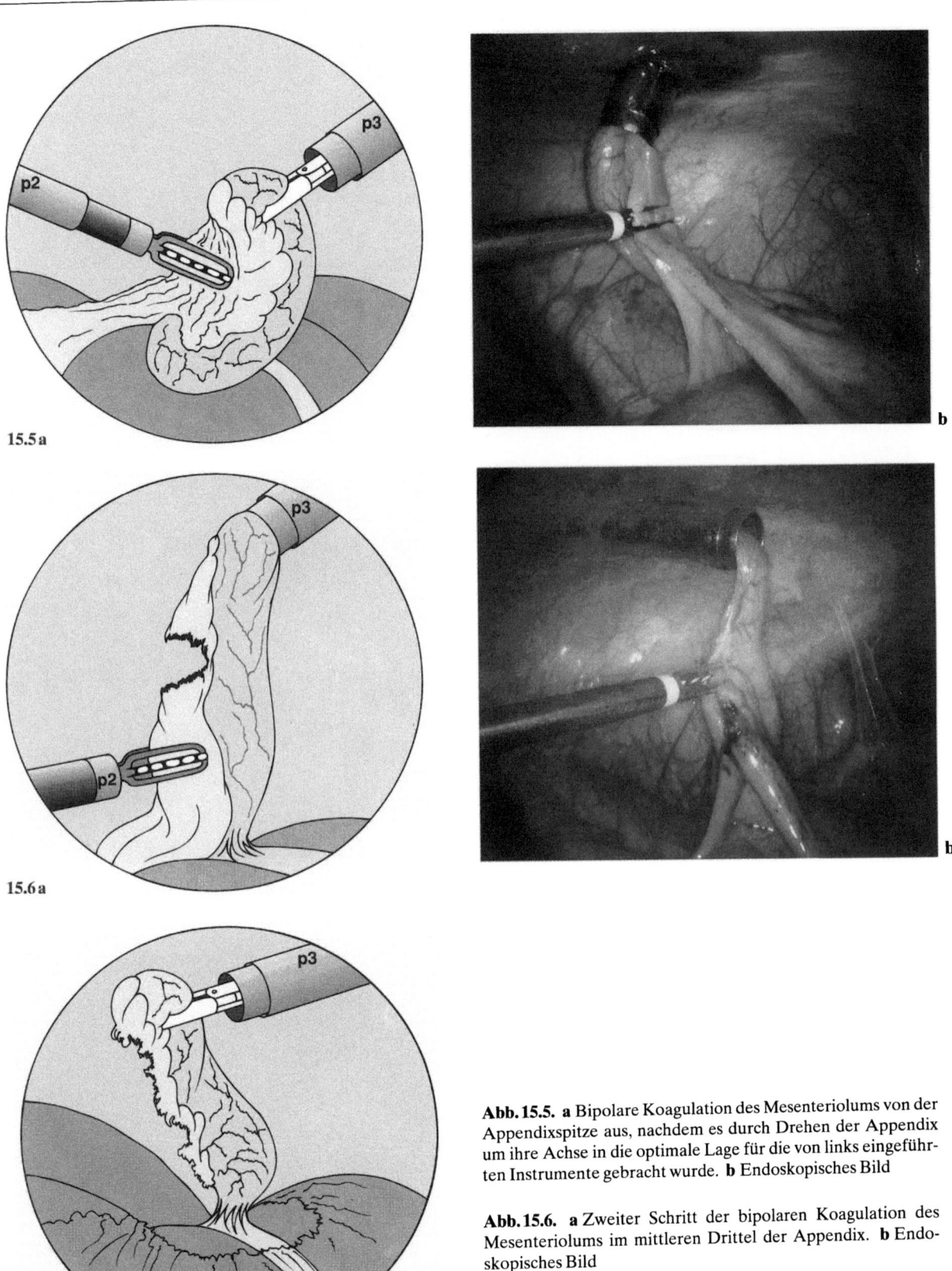

Abb. 15.5. a Bipolare Koagulation des Mesenteriolums von der Appendixspitze aus, nachdem es durch Drehen der Appendix um ihre Achse in die optimale Lage für die von links eingeführten Instrumente gebracht wurde. **b** Endoskopisches Bild

Abb. 15.6. a Zweiter Schritt der bipolaren Koagulation des Mesenteriolums im mittleren Drittel der Appendix. **b** Endoskopisches Bild

Abb. 15.7. Der Übergang von der Appendix zum Zäkum wird sorgfältig freipräpariert

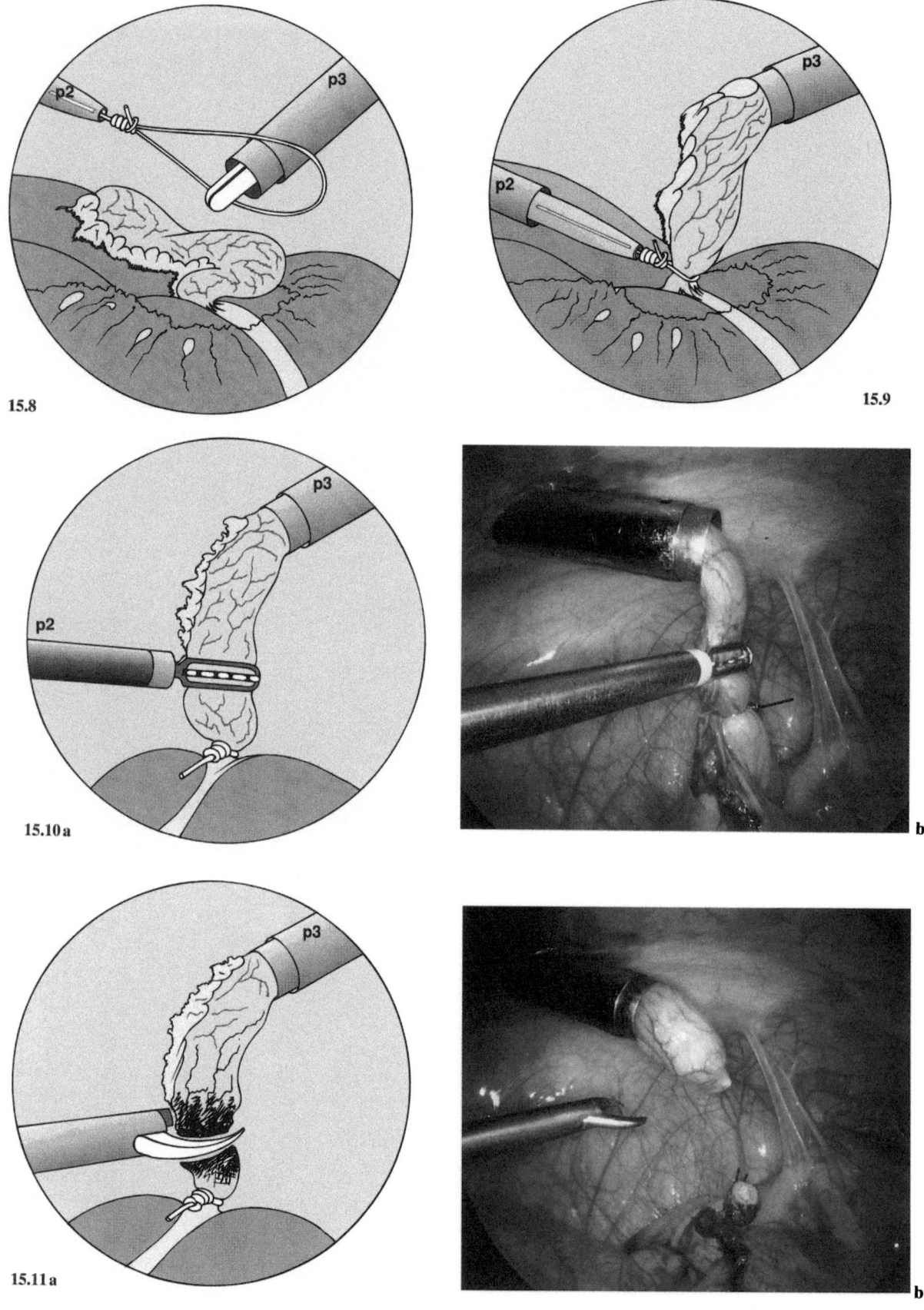

15.8

15.9

15.10 a

15.10 b

15.11 a

15.11 b

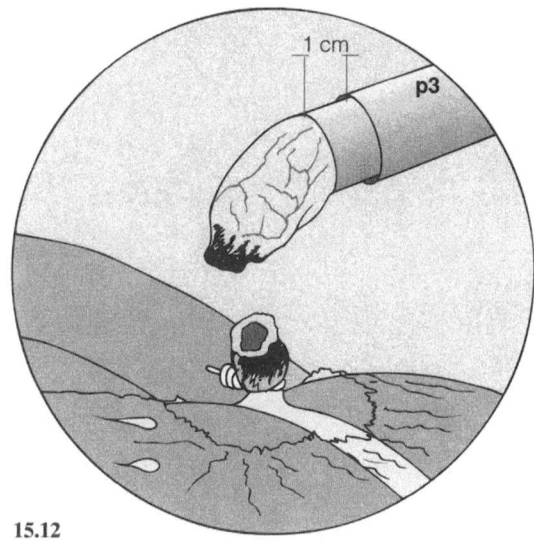

Abb. 15.12. Während der Extraktion sollte die Spitze der Extraktionshülse *(p3)* aus dem Port herausgeschoben werden, damit dieser nicht kontaminiert wird

Abb. 15.13. Desinfektion des Appendixstumpfes über den Extraktor *(p3)*

1. Fassen der Appendixspitze
2. Versorgung der A. appendicularis
3. Koagulation der Absetzungsstelle der Appendix
4. Anzahl der Appendixligaturen
5. Der Appendixstumpf wird nicht versenkt
6. Anzahl der Einstichstellen
7. Plazierung der Einstiche

Vorgehen bei atypischer Lage der Appendix

In ungefähr 45% der Fälle fanden wir eine Lageanomalie der Appendix, und zwar

- hochstehendes Zäkum,
- Verlagerung in das kleine Becken beim Caecum mobile,
- retrozäkale Lage,
- Situs inversus.

Das hochstehende Zäkum ist relativ selten, bei subhepatischer Lage haben wir nur in wenigen Fällen endoskopisch operiert.

Appendektomie beim hochstehenden Zäkum

Nach der korrekten Einführung des Optiktrokars erfolgt eine diagnostische Inspektion des Abdomens. Bestätigt sich hierbei eine atypische Lage, z.B. im rechten Oberbauch, dann dürfen die folgenden Einstiche auf keinen Fall wie in Abb. 15.2a dargestellt plaziert werden, sondern weiter oben, auf der Höhe des Nabels (Abb. 15.2b).

Falls eine eindeutige Lokalisation nicht möglich ist, wird ein 5,5-mm-Arbeitstrokar in das linke untere

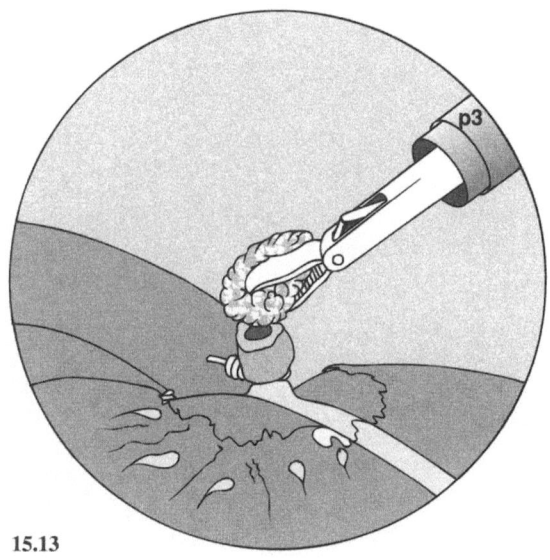

Abb. 15.8. Die für die Ligatur des Appendixstumpfes extrakorporal geknotete Roeder-Schlinge wird über *p2* eingeführt und auf den Extraktor in *p3* aufgefädelt

Abb. 15.9. Einziehen der Appendix in die Extraktionshülse *(p3)* und Anziehen der Schlinge exakt an der Basis

Abb. 15.10. a Bipolare Koagulation der Appendix in einem Ab-

tienten bei normaler Lage der Appendix im rechten Unterbauch wird in diesem Fall eine Anti-Trendelenburg-Position (Kopfhochlagerung) mit leichter seitlicher Neigung nach links empfohlen.

Die Appendix kann nun skelettiert und durch den Extraktor aus der Bauchhöhle entfernt werden (s. oben). Auch in diesem Fall wird die Basis mit einer Roeder-Schlinge ligiert und koaguliert. Nach der scharfen Durchtrennung erfolgt die Desinfektion mit einem Jodtupfer.

Vorgehen bei der retrozäkal fixierten Appendix

Wenn die Appendix mit der Tastsonde nicht identifiziert werden kann, wird die Position des Patienten verändert (Kopftieflage, leichte Neigung nach links). Wir empfehlen in diesem Fall, vorsichtig entlang der Taenia libera kaudalwärts vorzugehen. Die Appendix kann dann in der Regel durch Umklappen des Zäkumpols nach links identifiziert werden. Oftmals ist die Appendix allerdings von Verwachsungen umgeben und ihre Spitze nicht sichtbar, wodurch der Eingriff erheblich erschwert wird. In dieser Situation muß eine völlig andere Vorgehensweise für die Präparation gewählt werden, nämlich die retrograde Resektion. Die Trokare werden dazu an denselben Stellen plaziert wie bei einer anterograden Resektion (Abb. 15.2a).

Retrograde Abtragung der Appendix

Die Trokare werden wie in Abb. 15.2 dargestellt plaziert.

Mit der Tastsonde wird die Taenia libera nochmals bis zur Appendixbasis verfolgt. Durch den auf der rechten Seite plazierten Appendixextraktor wird eine atraumatische 5,0-mm-Faßzange eingeführt und die Appendix etwa 1–2 cm von ihrer Basis entfernt gefaßt und unter Zug gehalten. Mit einer über den linken Arbeitskanal (5,5 mm) eingeführten Schere wird ein gefäßarmes Areal des Mesenteriolums nahe der Basis fenestriert (Abb. 15.14). Dabei ist insbesondere eine Verletzung der A. appendicularis zu vermeiden, indem zunächst das Mesenteriolum nur entlang des Peritoneums inzidiert und das gefäßführende Gewebe dann durch sehr vorsichtige stumpfe Präparationsbewegungen mit der Präparierzange zur Seite geschoben wird.

Nach Eröffnung des Fensters wird das verbleibende Mesenteriolum mit der A. appendicularis mit einer HF-Bipolarzange, die über den Arbeitstrokar (p2)

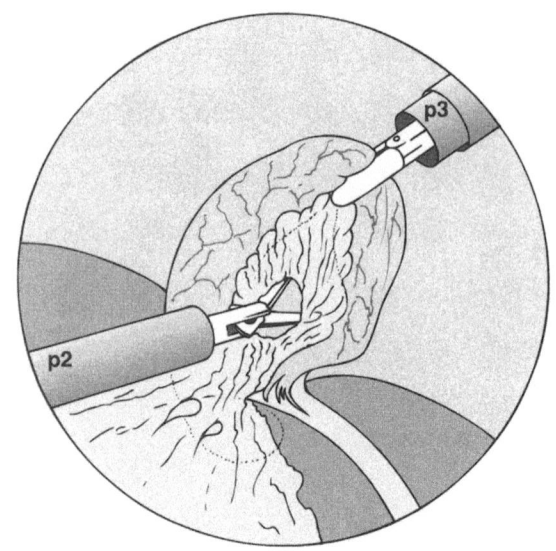

Abb. 15.14. Fenestrierung des Mesenteriolums beim retrograden Abtragen der Appendix bei retrozäkal fixierter Lage

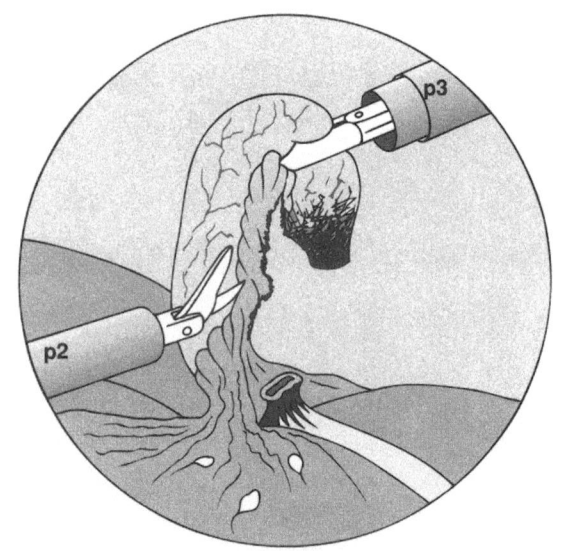

Abb. 15.15. Durchtrennen der Koagulationszone

eingeführt wurde, koaguliert. Anschließend wird die Koagulationszone mit der Schere durchtrennt (Abb. 15.15). Auf diese Weise ist die Appendixbasis vollständig freigelegt und wird durch wiederholte kurze Impulse in einem Sicherheitsabstand von 1 cm zum Zäkum koaguliert. Dabei muß darauf geachtet werden, daß die einzelnen Stromstöße nicht zu schnell aufeinander folgen, damit genügend Zeit zum Abkühlen des Gewebes bleibt, um das Gewebe an der Ligatur nicht zu zerstören.

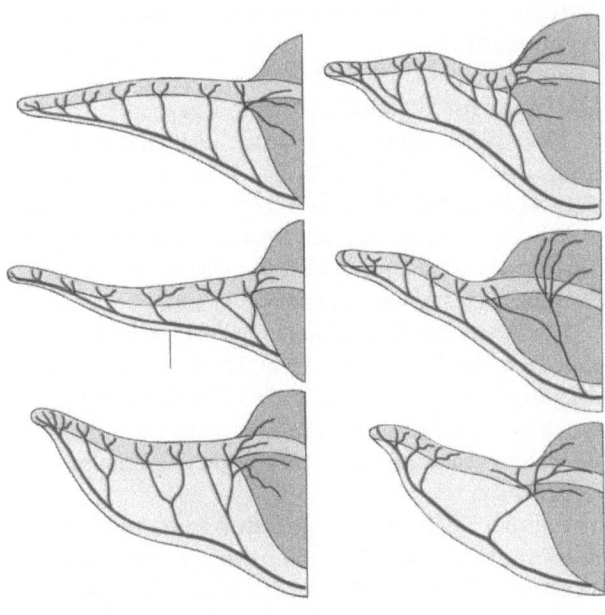

Abb. 15.16. Anatomische Varianten der A. appendicularis (nach Stelzner)

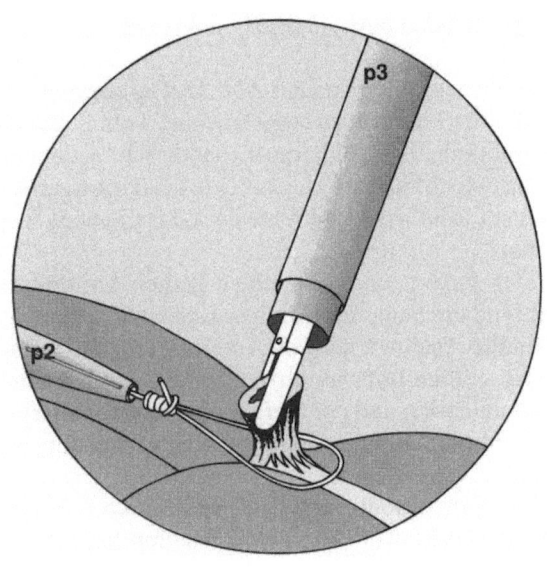

Abb. 15.17. Anlegen der Schlinge nach der retrograden Abtragung der Appendix

An dieser Stelle muß auch darauf hingewiesen werden, daß für das Einhalten des richtigen und sicheren Abstandes zum Zäkum ein gewisses Maß an Erfahrung notwendig ist. Deshalb ist die exakte vollständige zirkuläre Präparation der Appendixbasis unter Berücksichtigung der von Stelzner u. Lierse [18] spezifizierten anatomischen Varianten der A. appendicularis unabdingbar (Abb. 15.16).

Nach der Durchtrennung der Appendix in der basisnahen Koagulationszone wird der Applikator mit der vorbereiteten Roeder-Schlinge über den Arbeitstrokar (p2) in das Abdomen eingebracht und über der freigelegten Basis plaziert. Mit der Faßzange, mit der zuvor durch den Appendixextraktor (p3) die Appendix unter Zug gehalten worden war, wird nun der Appendixstumpf durch die oben liegende Schlinge gefaßt (Abb. 15.17). Mit dem Applikator wird die Roeder-Schlinge basisnah angelegt, und nach dem Festziehen des vorbereiteten Knotens mit dem Knotenschieber kann nun der Faden durchtrennt und aus der Bauchhöhle entfernt werden.

Für die weitere Freilegung der Appendix wird eine Faßzange über den Appendixextraktor (p3) eingeführt. Das freie Ende der Appendix, das zuvor durch Koagulation verschlossen wurde, wird gefaßt und retrograd so weit in den Extraktor hineingezogen, daß das Mesenteriolum bzw. die Verwachsungen angespannt werden. Das Mesenteriolum kann nun schrittweise koaguliert, durchtrennt und die Appendix

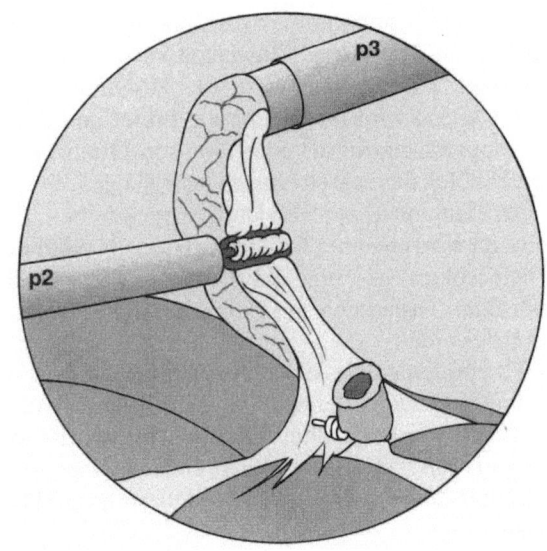

Abb. 15.18. Technik der retrograden Abtragung

retrograd skelettiert werden (Abb. 15.18). Die Appendix kann dann mit dem abgesetzten Ende voraus durch die Extraktionshülse entfernt werden, wobei darauf zu achten ist, daß die Bauchwände nicht berührt werden.

Der Appendixstumpf wird mit Jod desinfiziert und nach retrozäkal verlagert. Die Trokare werden unter Sicht entfernt.

Vorgehen beim perityphlitischen Abszeß

Die Einstichstellen sind aus Abb. 15.2 zu ersehen.

Wie der Literatur zu entnehmen ist, kommt der perityphlitische Abszeß heute nur noch sehr selten vor. Wenn jedoch bei der Laparoskopie ein derartiger Abszeß entdeckt wird, empfehlen wir das folgende Vorgehen:

Der Patient darf sich unter keinen Umständen während des Saug- und Spülvorgangs in Kopftieflage befinden. Dadurch wird die Übertragung der Keime in den oberen Bauchraum verhindert, was mit einer Kontamination und der Gefahr einer subhepatischen oder subphrenischen Abszeßbildung verbunden sein könnte.

Der Patient sollte statt dessen in der Anti-Trendelenburg-Position (10°) mit einer leichten Neigung zur linken Seite gelagert werden. Mit einer Tastsonde, die über den Arbeitstrokar (p2) eingebracht wurde, werden Darmschlingen, die den Abszeß abdecken, sorgfältig zur Seite geschoben. Gleichzeitig wird der über den Appendixextraktor (p3) eingeführte Sauger auf der rechten Seite bereitgehalten, um austretenden Eiter sofort absaugen zu können. Der Sauger kann über eine kleine Öffnung in die Abszeßhöhle vorgeschoben werden. Die eitrige Flüssigkeit wird vollständig abgesaugt, anschließend wird die Höhlung ausgespült. Danach wird die Höhlung eröffnet und durch den Appendixextraktor ein Robinson-Drain in die Abszeßhöhle im rechten Unterbauch gelegt.

Der Drain wird nun vorsichtig vorgeschoben. Der Katheter wird mit einer Faßzange fixiert, die über den Arbeitstrokar (p2) eingeführt wurde. Der Trokar kann dann zusammen mit dem Appendixextraktor entfernt werden.

Wir empfehlen die lokale Anwendung eines Antibiotikums, das über den verbliebenen 5,5-mm-Trokar zugeführt werden sollte. Darüber hinaus ist die perioperative systemische Verabreichung eines Antibiotikums für die Dauer von mindestens 5 Tagen ratsam.

Der Drain sollte mindestens 3–5 Tage postoperativ liegen bleiben, damit serös-blutiges Sekret abfließen kann. Menge und Zusammensetzung sollten selbstverständlich in der Krankengeschichte dokumentiert werden.

Vorgehen bei der phlegmonös-gangränösen Appendizitis

Die Einstichstellen sind in Abb. 15.2 gezeigt.

Die phlegmonös-gangränöse Appendizitis ist i. allg. durch eine Ansammlung trüben, serösen Exsudats im Douglas-Raum oder im Bereich des Zäkumpols bei der diagnostischen Inspektion mit Hilfe der Tastsonde zu erkennen. Die Oberfläche der Appendix und des terminalen Ileums wirkt stumpf.

Die Anatomie liegt oftmals verdeckt, und die farblose Gewebestruktur muß mit Hilfe der Tastsonde dargestellt werden. Diese stark verdickten, oft daumenbreiten Appendizes können nicht über den 10-mm-Extraktor entfernt werden, ohne die Bauchwand zu berühren.

Für diese Fälle haben wir Extraktoren mit Durchmessern von 15 und 20 mm entwickelt. Die Inzision im rechten Unterbauch wird leicht erweitert und der 10-mm-Extraktor wird durch einen größeren ersetzt. Über den größeren Extraktor führt man die Saugkanüle ein, um die seröse Flüssigkeit aus der Bauchhöhle abzusaugen. Dazu wird der Patient in die Anti-Trendelenburg-Position umgelagert. Danach wird die Appendix breit gefaßt und möglichst an der Spitze in die Extraktionshülse gezogen. Sofern das Mesenteriolum identifizierbar ist, wird es mit einer HF-Bipolarzange, die über den Arbeitstrokar (p2) eingeführt wurde, koaguliert (Abb. 15.19) und anschließend mit der Schere durchtrennt. Sobald die Basis dargestellt ist, wird sie – im Gegensatz zum oben beschriebenen Vorgehen – zuerst koaguliert, um das Entweichen kontaminierter Substanzen aus der durchtrennten Appendix zu verhindern (Abb. 15.20).

Nun wird die Appendix freigelegt und der Applikator mit der vorbereiteten Roeder-Schlinge über den Arbeitstrokar (p2) eingeführt. Die Schlinge wird um die Faßzange für die Appendix gelegt, die im Abdomen verblieben ist, und basisnah unterhalb der koagulierten Zone plaziert; das Ende des Knotenschiebers wird abgebrochen und der Knoten an der gewünschten Stelle vorsichtig festgezogen (Abb. 15.20).

Die Schere wird über denselben Arbeitskanal (p2) eingeführt und der Faden ca. 1,5 cm oberhalb des Knotens abgeschnitten. Dieser Abstand reicht aus, um das versehentliche Lösen des vorbereiteten Knotens zu verhindern. Mit derselben Schere wird die Appendix in der Koagulationszone an der Basis durchtrennt (Abb. 15.20). Bei dieser Extraktionstechnik ist besonders darauf zu achten, daß die Extraktionshülse im Abdomen mindestens 5 mm über die Trokarhülse hinausragt. Auf diese Weise wird die Kontamination

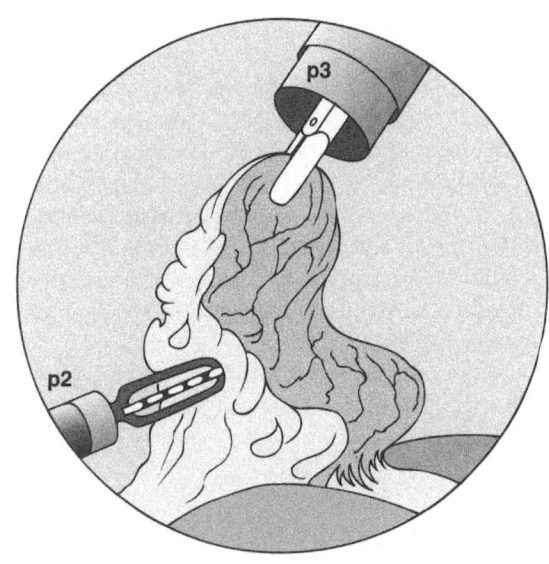

Abb. 15.19. Vorgehen bei der phlegmonösen Appendizitis. Koagulation des Mesenteriolums

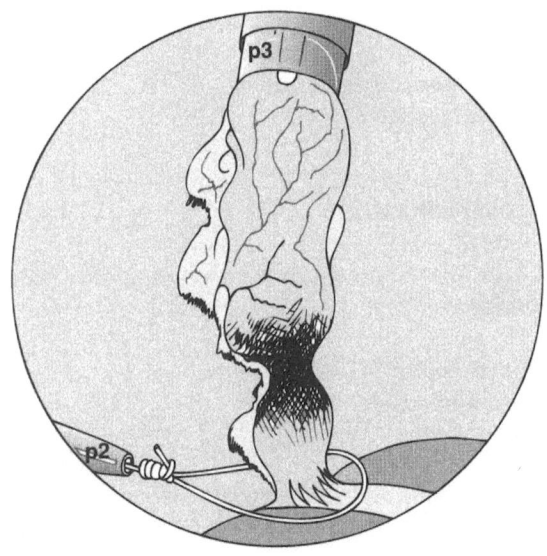

Abb. 15.20. Ligatur der koagulierten Appendix

der Trokarhülse vermieden, die am Ende des Eingriffs, wenn sie unter Sicht entfernt wird, zwangsläufig mit der Bauchwand in Kontakt kommt. Das Operationsareal wird anschließend mit der Saug-/Spülkombination ausgiebig gespült und abgesaugt (p3). Es muß vermieden werden, daß der Patient in Kopftieflage gebracht wird. Der verbleibende Appendixstumpf wird mit einem Jodtupfer desinfiziert, anschließend wird ein lokal wirkendes Antibiotikum eingebracht.

Nach abschließender Kontrolle der Hämostase wird ein Robinson-Drain (12 Charr) über den rechten Extraktor zum Zäkum hin gelegt. Zur Befestigung des Drains während der Entfernung des Extraktors wird über den Arbeitstrokar (p2) eine Faßzange eingeführt; mit dieser wird die Spitze des Drainageschlauches festgehalten, so daß die Trokarhülse unter Sicht zurückgezogen werden kann. Wir verordnen in diesen Fällen eine mindestens 5tägige systemische Antibiotikumtherapie. Der Drain wird nach 3–5 Tagen entfernt.

Vorgehen bei der perforierten Appendizitis

Die Trokareinstiche werden wie in Abb. 15.2 dargestellt plaziert.

Glücklicherweise wird die akute Appendizitis heutzutage in den meisten Fällen rechtzeitig diagnostiziert, so daß die perforierte Appendizitis nur noch selten vorgefunden wird. Wir haben allerdings eine Reihe perforierter Appendizes laparoskopisch behandelt.

Beim diagnostischen Rundblick zu Beginn des Eingriffs sind oft Fibrinbeläge im Unterbauch zu erkennen, darüber hinaus ist das gesamte untere Abdomen einschließlich des Peritoneum parietale in hochentzündlichem Zustand. Die Perforation selbst ist häufig verdeckt und erweckt den Anschein eines Tumorkonglomerates. Im Douglas-Raum und im Bereich des Zäkumpols findet sich serös-blutige Flüssigkeit. Wie bei der gangränösen Appendizitis wird zuerst versucht, mit Hilfe der Tastsonde über den Arbeitstrokar (p2) die lokale Anatomie darzustellen. Häufig kann dabei die Perforation festgestellt werden. Als nächstes versucht der Operateur, die Appendixbasis zu finden. Falls die Perforation nahe der Appendixspitze liegt und diese sich in den 20-mm-Trokar ziehen läßt, kann zum Verschluß der Perforation eine Roeder-Schlinge auf dem verbleibenden Wurmfortsatz plaziert werden (Abb. 15.21). Sodann wird die Appendix mit der Faßzange gefaßt und in die Extraktionshülse hineingezogen, so daß die Präparation der Appendix fortgesetzt werden kann. Nach Erreichen der Appendixbasis wird diese koaguliert und die Roeder-Schlinge entsprechend plaziert. Das Operationsareal wird selbstverständlich ausgespült. Die intensive Spülung der Bauchhöhle mit einer Taurolin- Lösung (0,5–2,0 %) hat sich in diesen Fällen bewährt.

Danach wird mit dem Saugrohr, das über die linke Trokarhülse eingeführt wurde, ein Antibiotikum instilliert.

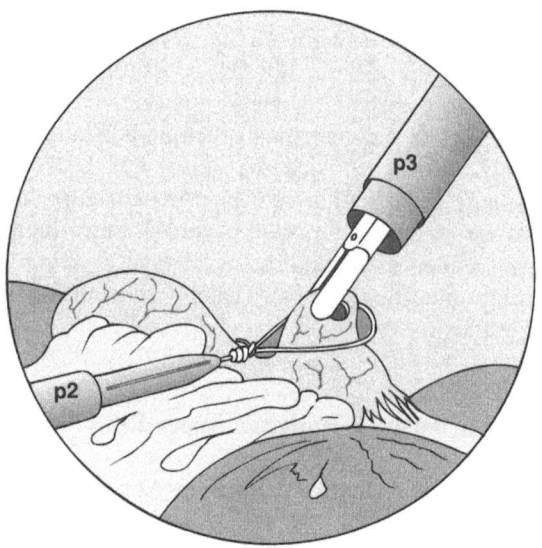

Abb. 15.21. Provisorischer Verschluß der Perforation bei der perforierten Appendizitis

Schließlich werden 1 oder 2 Robinson-Drains in das Operationsareal gelegt und ein weiterer Drain wird im Douglas-Raum plaziert.

Eine systemische Antibiotikatherapie erfolgt für die Dauer von 5 Tagen. Die Drains können nach 3–5 Tagen entfernt werden.

Chirurgen mit weniger Erfahrung in der endoskopischen Chirurgie sollten nicht zögern, auf die Laparotomie umzusteigen, wenn bei solch komplizierten Fällen Schwierigkeiten auftauchen.

Klinische Ergebnisse

Patientengut

Das Durchschnittsalter unserer Patienten betrug 18 Jahre; der jüngste Patient war 2 Jahre alt, der älteste 89 Jahre. 59 % der Patienten waren Frauen, 41 % Männer. Ungefähr 11,3 % der Patienten waren Frauen im Alter von 19–25 Jahren, bei den Männern waren die meisten zwischen 6 und 18 Jahren alt. Von Januar bis Mai 1987 haben wir 37 Patienten in der kombinierten Technik nach De Kok [19] in Verbindung mit einer Minilaparotomie operiert, d. h. die endoskopische Operation wurde bei „offenem Abdomen" durchgeführt. Von Mai 1987 bis Juli 1990 haben wir dann 678 Patienten in der typischen laparoskopischen Technik operiert.

Operationsmethoden

Bei insgesamt 625 Patienten wurde in allen Stadien der Appendizitis und ungeachtet der anatomischen Lage der Appendix (Abb. 15.22) die laparoskopische Appendektomie durchgeführt. Bei weiteren 39 Patienten wurde eine konventionelle Appendektomie nach McBurney durchgeführt. In 14 Fällen sahen wir uns in der Anfangsphase gezwungen, die Laparoskopie abzubrechen und auf die konventionelle Technik umzusteigen (Abb. 15.23).

Bei 22 der 625 laparoskopischen Appendektomien haben wir Nd:YAG- oder CO_2-Laser verwendet (Abb. 15.24).

Pathohistologische Befunde

Die folgenden pathohistologischen Befunde ergaben sich aus den 625 untersuchten Präparaten:

– Akute Appendizitis 431 (69 %)
– Keine Zeichen der Appendizitis 88 (14 %)
– Subakute Appendizitis 75 (12 %)
– Rezidivierende Appendizitis 19 (3 %)
– Perakute Appendizitis 12 (2 %)

Sekundäre Befunde

Intraoperativ wurden die folgenden wichtigen Sekundärbefunde erhoben:

56 Hydatiden bzw. Ovarialzysten
43 indirekte Leistenhernien
 5 Schokoladenzysten
 3 Appendixkarzinoide
 1 Verwachsung mit dem Ovar
 1 Divertikel der Zäkumwand
 1 Meckel-Divertikel
 1 Mukozele der Appendix

Operationsdauer

Bei den ersten 50 Eingriffen betrug die Operationsdauer durchschnittlich 38 min. Nach dieser Anfangsphase reduzierte sie sich auf 15–20 min und ist somit vergleichbar mit der konventionellen Appendektomie nach McBurney [2].

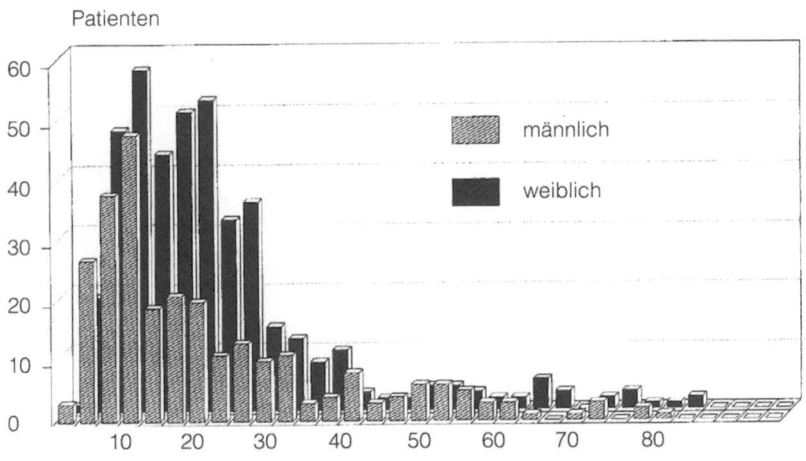

Abb. 15.22. Alters- und Geschlechtsverteilung

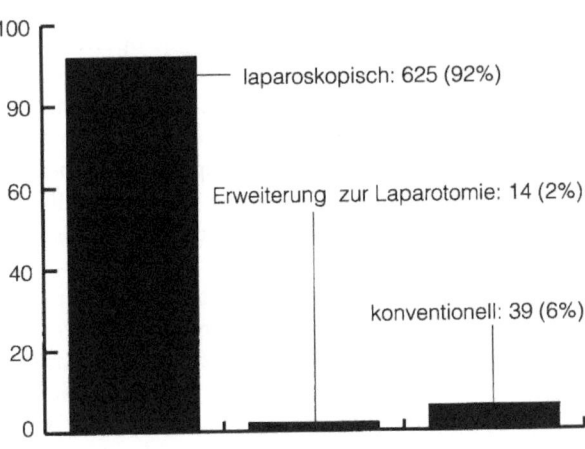

Abb. 15.23. Operationstechniken

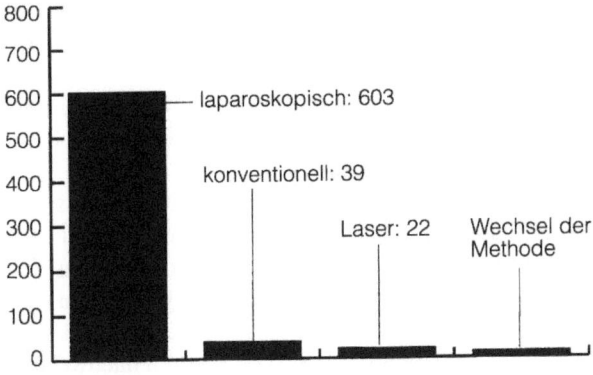

Abb. 15.24. Operationsmethoden zur Durchführung der Appendektomie

Komplikationen

Komplikationen traten in 7 Fällen auf (1 %). In 2 Fällen, einer perforierten und einer phlegmonösen Appendix, mußte wegen postoperativer Abszeßbildung eine Laparotomie vorgenommen werden. Nach Abschluß dieser Studie kam es bei einem weiteren Patienten zu einem Abszeß mit paralytischem Ileus, der eine Laparotomie notwendig machte.

In nur 1 Fall kam es postoperativ zu einer Stumpfinsuffizienz, die darauf zurückzuführen war, daß zu nahe an der Ligatur mit der Roeder-Schlinge koaguliert wurde und deshalb der sichere Verschluß des Lumens nicht gewährleistet war. Wir weisen deshalb ausdrücklich darauf hin, daß zwischen der Ligatur und der Koagulationsstelle ein Abstand von mindestens 6–7 mm eingehalten werden muß.

Die Vergrößerung der Optik führt leicht dazu, daß kleine Blutungen überschätzt werden. Wir haben, allerdings nur in der Anfangsphase, mehrmals einen laparoskopischen Eingriff zur Laparotomie erweitert, weil wir davon ausgingen, daß die Blutung endoskopisch nicht zu stillen wäre (3 Fälle, davon eine Blutung aus der A. ovarica mit nachfolgender Ovarektomie).

Grundsätzlich stehen dem endoskopisch operierenden Chirurgen alle klassischen Methoden der Blutstillung wie Ligatur, Clipapplikation und Elektro- oder Hitzekoagulation zur Verfügung.

Bei 14 Patienten (2,1 %) trat eine Infektion der Inzisionswunde am unteren Nabelrand auf. Dadurch verlängerten sich jedoch die Hospitalisationszeiten nicht, die Behandlung mit Neomycinsulphat-Bacitracinpuder und Ethacridinlactatumschlägen reichte aus.

Insgesamt 23 % der Patienten klagten über subphrenische Schmerzen, 71 % über Schmerzen am Schulterblatt, und zwar überwiegend auf der rechten Seite. Die Kombination von subphrenischem und Schulterblattschmerz trat bei 19,2 % der Patienten auf.

Die Verabreichung von Schmerzmitteln am Morgen nach dem Eingriff war bei 7,9 % der laparoskopisch operierten Patienten gegenüber 31 % bei den konventionell operierten Patienten erforderlich.

Nach der laparoskopischen Appendektomie trat bei 4,7 % der Patienten am 1. Tag post operationem Fieber auf, die Durchschnittstemperatur (axillar) betrug dabei 38,1 °C.

Die überwiegende Mehrzahl der Patienten (95 %) war am Tag nach der Operation mobilisiert, am 3. postoperativen Tag waren alle Patienten voll mobilisiert.

Erweiterung zur Laparotomie

Bei insgesamt 639 laparoskopischen Appendektomien, unter Einschluß der Anfangsphase, haben wir in 14 Fällen die Operation nach laparoskopischem Beginn konventionell nach McBurney [2] beendet. Die folgenden Komplikationen bzw. anatomischen Anomalien waren dafür verantwortlich:

Lageanomalie	4 (0,6 %)
Abszeß	3 (0,4 %)
Blutung	3 (0,4 %)
Adhäsion	4 (0,6 %)
Perforation	2 (0,2 %)

Bei 2 Patienten lag eine Kombination von 2 Problemen dem Umstieg auf die Laparotomie zugrunde. Einmal handelte es sich um Verwachsungen und eine Blutung aus der A. appendicularis, einmal um Adhäsionen und eine abnorme Position. In nur einem Fall brachen wir in der Anfangsphase den laparoskopischen Eingriff wegen einer perforierten Appendix ab und erweiterten zur Laparotomie.

In 39 Fällen wurde herkömmlich nach McBurney operiert, weil kein entsprechend ausgebildeter Chirurg zur Verfügung stand oder weil die Patienten die noch wenig erprobte Methode der laparoskopischen Operation ablehnten.

Morbidität und Mortalität

Die Morbiditätsrate für die beschriebene Serie betrug 0,7 %, es gab keinen postoperativen Todesfall.

Diskussion

Entgegen der anfänglich vorherrschenden Meinung, daß die laparoskopische Appendektomie nur für chronisch entzündete oder fibröse Appendizes geeignet sei, haben wir diese Operationsmethode in allen Stadien der Appendizitis erfolgreich durchführen können. Auch Adipositas ist keine Kontraindikation für das laparoskopische Vorgehen, denn dafür stehen längere Trokare zur Verfügung.

Die Abszeßbildung im subhepatischen Raum ist unserer Meinung nach auf die Kopftieflage des Patienten während des Spül- und Saugvorganges zurückzuführen, wodurch es zur Kontamination des oberen Abdomens kommen kann. Seit wir dazu übergegangen sind, die Kopftieflage in dieser Phase zu meiden, sind nur noch selten Abszesse aufgetreten.

Die Komplikationsrate beträgt insgesamt 1 %. Damit ist die laparoskopische Appendektomie weder intraoperativ noch postoperativ mit einer höheren Morbidität behaftet als die konventionelle Operation. Nach einer Arbeit von Lewis [14] an 1000 Patienten, die nach der konventionellen Methode operiert wurden, lag die Komplikationsrate bei 12,8 %, wobei überwiegend Wundinfektionen genannt wurden.

Wir haben keine Antibiotikaprophylaxe durchgeführt. Laut Giehl [22] ist die präoperative Gabe von Antibiotika bei diesen Patienten zwar empfehlenswert, unserer Ansicht nach würde dadurch jedoch die Diagnosestellung erschwert.

Die postoperative Liegezeit beträgt nach dem Bericht von Lewis [14] bei den konventionell Operierten durchschnittlich 9,1 Tage, nach der endoskopischen Operation sind es durchschnittlich 5,8 Tage. Wir sind der Überzeugung, daß die Hospitalisationszeit in naher Zukunft noch weiter reduziert werden kann, und zwar auf 2–4 Tage. Die frühzeitige Mobilisation ist auf die minimale Invasivität der Operationsmethode zurückzuführen. Hinzu kommen noch das geringere peritoneale Trauma und die Tatsache, daß das Ileum nicht temporär vorverlagert wird und die Irritation des Zäkums deutlich geringer ist.

Die derzeitige Operationsdauer von 18 min ist ebenfalls günstig im Vergleich zu 20–25 min beim konventionellen Eingriff.

Ein Nachteil der laparoskopischen Methode ist das postlaparoskopische Schmerzsyndrom. 71,8 % der Patienten klagten am 1. und 2. postoperativen Tag über Schmerzen am rechten Schulterblatt und im subphrenischen Raum. Im Gegensatz zu Kröhl [24] konnten Riedel u. Semm [23] in ihren Studien nachweisen, daß die Lösung von CO_2 im Flüssigkeitsanteil des Peritoneums und die anschließende Resorption für diese Symptome verantwortlich sind. Anhand der Infrarotspektrographie ist es uns allerdings gelungen, einen Zusammenhang zwischen dem Auftreten der Symptome und der Menge des im Abdomen verbliebenen Gases nachzuweisen, welches eine Irritation des Peritoneums von Diaphragma und Phrenikus hervorruft.

Aus diesem Grund ist es wichtig, nach dem Eingriff das CO_2 möglichst vollständig aus dem Abdomen zu entfernen. Wir erreichen dies durch die Kompression des Abdomens in der Relaxationsphase, ehe die letzte Kanüle entfernt wird. Riedel u. Semm [23] führen zur Entfernung des Gases einen Katheter ein, der 6 h postoperativ im rechten Oberbauch unterhalb des Diaphragmas verbleibt und die postoperative Drainage bewirkt. Unsere Beobachtungen zeigen, daß mit der von uns angewendeten Methode eine entscheidende Minderung der postlaparoskopischen Schmerzen erzielt werden kann.

In einer Studie von Haag [25] wird eindeutig nachgewiesen, daß intraabdominelle Adhäsionen nach der konventionellen Appendektomie häufiger auftreten. Haag stellte fest, daß sich bei 68 % von 965 konventionell operierten Patienten Adhäsionen bildeten. Trotzdem bleibt unklar, ob chronische Schmerzen im Unterbauch eher auf Adhäsionen nach Appendektomie oder auf nicht klar zuzuordnende gynäkologische Veränderungen zurückzuführen sind.

Eine Blutung aus der A. appendicularis war im Anfangsstadium in einem Fall der Grund für die Erweiterung der Laparoskopie zur Laparotomie. Nachträglich gehen wir davon aus, daß eine Fehleinschätzung aufgrund des vergrößerten Bildes über die Optik wesentlich für diese Entscheidung verantwortlich ist. Der unerfahrene Chirurg überschätzt leicht eine kleine Blutung und erweitert unnötigerweise zur Laparotomie. Im Falle einer Blutung stehen alle bekannten Techniken der konventionellen Chirurgie zur Verfügung, d. h. bipolare Koagulation, Kompression, Ligatur mit der Roeder-Schlinge, Endonaht und Endokoagulation.

Im Anfangsstadium war Adipositas ein Ausschlußkriterium für die laparoskopische Appendektomie, und das intraoperative Vorfinden von Adhäsionen, eines Abszesses oder einer Perforation zwang uns zur Erweiterung zur Laparotomie; mit zunehmender Erfahrung können diese Probleme jedoch endoskopisch gelöst werden. Inzwischen hat sich auch gezeigt, daß operationstechnische Probleme bei Lageanomalien durch Veränderung der Position des Patienten einfach zu lösen sind. Abszesse können durch das Legen von Drainagen versorgt und Adhäsionen mit Hilfe mikrochirurgischer Instrumente gelöst werden.

Die Stumpfversorgung

Schon seit der Jahrhundertwende wird die Frage, ob der Appendixstumpf versenkt werden soll, kontrovers diskutiert.

Engström u. Fenyö [26] zeigten anhand einer prospektiven randomisierten Studie, daß die einfache Ligatur des Stumpfes eine sichere Methode darstellt. Die Wundinfektionsrate lag im Vergleich nicht höher als nach Versenken des Stumpfes mit Tabaksbeutel- oder Z-Naht. Von 374 Patienten mit Stumpfinvagination zeigten bzw. entwickelten 8,8 % eine Wundinfektion gegenüber 8,3 % in der ohne Stumpfinvagination versorgten Gruppe, die 381 Patienten umfaßte.

Zur Vermeidung einer Infektion der Nabelinzision ist der präoperativen Reinigung und Desinfektion des Nabels besondere Beachtung zu widmen. So hat sich bei uns z. B. die Infektionsrate drastisch gesenkt, seitdem wir routinemäßig einen Jodtupfer 24 h vor dem Eingriff in den Nabel einlegen. Unmittelbar vor der Inzision wird der Nabel nochmals desinfiziert.

Es bleibt noch die Frage zu klären, ob die niedrige Infektionsrate bei den Inzisionswunden auf die oben beschriebene Extraktionstechnik zurückzuführen ist, mit der ein Kontakt der Appendix mit den Bauchwänden sicher vermieden werden kann.

Literatur

1. Seal A (1981) Appendicitis: A historical review. Can J Surg 24: 427–433
2. McBurney C (1889) Experience with early operative interference incases of disease of the vermiform appendix. NY Med J 50: 676–684
3. Ochsner AJ (1902) A handbook of appendicitis, 2nd edn. Engelhard, Chicago
4. Semm K (1983) Die endoskopische Appendektomie. Gynäkol Prax 7: 26–30
5. Götz F (1988) Die endoskopische Appendektomie nach Semm bei der akuten und chronischen Appendicitis. Endoskopie Heute 2: 5–7
6. Götz F, Pier A, Schippers E, Schumpelik V (1991) Laparoskopische Chirurgie, 1st edn. Thieme, Stuttgart
7. Götz F, Pier A, Bacher C (1990) Modified laparoscopic appendectomy in surgery. Surg Endosc 4: 6–9
8. Lichtner J, Pflanz M (1971) Appendectomy in the Federal Republic of Germany. Epidemiology and medical care patterns. Med Care 9: 311–330
9. Pflanz M (1980) Sozialmedizinische Aspekte der Appendicitis. Therapiewoche 30: 1857–1859
10. Al-Suleimani S (1977) Appendizitis: Diagnose, Operation, Letalität. Dissertation, Universität Bonn
11. Pieper R, Kager L, Naesman P (1982) Acute appendicitis – a clinical study of 1018 cases of emergency surgery. Acta Chir Scand 148: 51

12. Tuchmann A, Sommer O, Zeidler G (1981) Diagnose und Behandlungsergebnisse der Appendicitis. Chirurg 52: 338–343
13. Thomas EJ, Mueller B (1969) Appendectomy: diagnostic criteria and hospital performance. Hosp Pract 4: 72–78
14. Lewis F-R, Holcroft J-W, Boey J et al. (1975) Appendicitis – a critical review of diagnosis and treatment in 1000 cases. Arch Surg 110: 667–684
15. Leape LL, Ramenofsky ML (1979) Laparoscopy for questionable appendicitis. Can it reduce the negative appendectomy rate? Laparoscopy 9: 410–413
16. Hontschik B (1989) Indikation zur Appendektomie – in der Praxis zu wenig restriktiv? Chir Prax 40: 221–227
17. Deutsch A, Zelikowsky A, Reiss R (1982) Laparoscopy in the prevention of unnecessary appendicectomies: a prospective study. Br J Surg 69: 336–337
18. Stelzner F, Lierse W (1972) Über die Ursache der Appendicitis. Langenbecks Arch Chir 330: 273–284
19. De Kok A (1983) The laparoscopic mini appendectomy. Acta Endosc 13 (5–6)
20. Hansen G, Heß W, Mitzscherling B (1975) Die Indikation der Appendektomie nach Auswertung von 4258 pathologisch-histologischen Untersuchungen. Chirurg 46: 239–244
21. Clark PJ, Hands LJ, Couch MH (1986) The use of laparoscopy in the management of right iliac fossa fain. Ann R Coll Surg 69: 336–337
22. Giehl H-J (1970) Ileus als Früh- und Spätkomplikation nach Appendektomie. Zentralbl 4: 116–121
23. Riedel H-H, Semm K (1980) Das postpelviskopische (laparoskopische) Schmerzsyndrom. Geburtshilfe Frauenheilkd 40: 635–643
24. Kröhl K (1978) Vergleichende Füllung des Pneumoperitoneums mit CO_2 und N_2O. In: Ottenjann, R (ed) Fortschritte der Endoskopie. Verhandlungsb, vol 2, p 247
25. Haag G-M (1989) Spätfolgen nach Appendektomie unter besonderer Berücksichtigung von Unterbauchverwachsungen, chronischen Unterbauchbeschwerden und Sterilität. Zentralbl Gynäkol 111: 1101–1112
26. Engström L, Fenyö G (1985) Appendicectomy. Assessment of stump invagination: a prospective, randomized trial. Br J Surg 72: 971–972
27. Herschlein HJ, Lechner W (1974) Verwachsungen im Unterbauch als Ursache rezidivierender Schmerzen bei normalem gynäkologischen Tastbefund. Geburtshilfe Frauenheilkd 34: 303–306

16 Laparoskopische Cholezystektomie

J. PÉRISSAT

Einleitung

Cholesteringallensteine entstehen in der Gallenblase. Die kurative Behandlung besteht in der Entfernung der Steine und der Verhinderung der Neubildung. Bis dato gilt die Cholezystektomie als die beste Behandlungsmethode. Sie ist ein etabliertes Operationsverfahren, der erste publizierte Eingriff wurde am 15. Juli 1882 in Berlin von Langenbuch durchgeführt. Die Cholezystektomie wurde zwar anfangs heftig kritisiert wegen zahlreicher Komplikationen wie Nachblutungen und Gallenfisteln und auch weil sie gegen das Dogma verstieß, daß die Gallenblase erhalten bleiben müßte, um das physiologische Gleichgewicht des Organismus zu erhalten. Im Laufe der Jahre hat sie sich jedoch einen ausgezeichneten Ruf erworben. Mit genauerer Kenntnis der anatomischen Varianten des Choledochus, der A. hepatica und der A. cystica (Promotion Calot, Paris 1890 [1]) sind Blutungen und Galleaustritte aus den Statistiken verschwunden, und damit stellt die Cholezystektomie auch noch in den frühen 90er Jahren des 20. Jahrhunderts den „Goldstandard" der Therapie des Gallensteinleidens dar [2]. Die Letalitätsrate liegt bei Berücksichtigung aller Formen der Erkrankung zwischen 0,1 und 0,5 %, die Morbidität zwischen 3 und 9 %. Bei Gruppen mit höherem Risiko, wie älteren Patienten (über 70 Jahre) oder Patienten mit septischen Komplikationen, steigen die Letalitäts- und Morbiditätsraten bei dieser Operation um das 3- bis 6fache an. Die Mehrzahl der Komplikationen (2–5 %) ist auf den Bauchschnitt zurückzuführen. Ein Operationsverfahren, das die Laparotomie überflüssig macht, müßte folglich auch bessere Resultate zur Folge haben.

Dieser theoretische Ansatz und das Beispiel der Gynäkologen haben eine Reihe von Pionieren auf die Idee gebracht, die laparoskopischen Techniken bei der Cholezystektomie anzuwenden. Mouret, Allgemeinchirurg und Gynäkologe, führte im März 1987 [3] in Lyon, Frankreich, die erste laparoskopische Cholezystektomie (LC) durch. Dubois (Paris), der schon seit langer Zeit die Cholezystektomie als Minilaparotomie angelegt hatte, ging von Februar 1988 an ebenfalls zu diesem Vorgehen über [4]. Ich selbst hatte eine Technik der laparoskopischen Cholezystolithotomie entwickelt und begann im November 1988, diesen Eingriff mit der Cholezystektomie abzuschließen. Zur gleichen Zeit wurde die Technik auch in den Vereinigten Staaten entwickelt. Im Juni 1988 führten McKerman und Saye in Marietta, Georgia, die erste LC durch, wobei sie zur Präparation der Gallenblase einen Laser verwendeten. Unter dem Einfluß von Reddick in Nashville, Tennessee, der dieses Verfahren im Oktober 1988 [5] erstmals einsetzte, breitete sich das Verfahren rasch aus. Während bis zu diesem Zeitpunkt die Informationen auf sehr persönlicher Basis weitergegeben wurden, haben sie nach dem Kongreß der Society of American Gastrointestinal Endoscopic Surgeons (SAGES) in Louisville, Kentucky, im April 1989 eine rasche Ausbreitung gefunden. Ich stellte dort einen Videofilm mit meiner Operationstechnik vor, bei der die intrakorporale Lithotripsie in Kombination mit der Cholezystektomie eingesetzt wird. Der Startschuß war damit gegeben. Der Dynamik verschiedener Arbeitsgruppen in Amerika, wie der von Reddick und Berci, Los Angeles [6], Zucker, Baltimore [7], und in Europa, z. B. Cuschieri, Dundee [8], Troidl, Köln, Bueß, Tübingen, und Testas, Paris, sowie der Mithilfe führender Hersteller von endoskopischen Ausrüstungen, Minikameras und Instrumenten ist es zu verdanken, daß die LC sich rasch durchsetzte. Sie war in aller Munde und Thema zahlreicher wissenschaftlicher Veröffentlichungen und Vorträge auf dem Annual Congress of the American College of Surgeons in San Francisco im Oktober 1990. Die LC wurde zum Aushängeschild für den ersten nachweislichen Erfolg der neuen Chirurgie unter dem Namen „minimal access" oder „minimal invasive" Chirurgie.

Indikationen und Auswahl der Patienten

In weniger als 2 Jahren hat sich die LC von einem Eingriff, der nur in gut ausgewählten Fällen in Frage kam, zu einem Routineeingriff für die meisten Patienten mit einer symptomatischen Gallensteinerkrankung entwickelt. Unser Team war eines der ersten, das sich in dieses Neuland vorwagte, und wir sind dabei sehr sorgfältig Schritt für Schritt vorgegangen, indem wir bei den ersten Patienten, denen dieses völlig neue Behandlungskonzept vorgeschlagen wurde, sehr strenge Auswahlkriterien anlegten (Tabelle 16.1) [9, 10]. Dies empfehlen wir im übrigen auch all denjenigen, die beabsichtigen, diese neue Technik anzuwenden. Auf diese Weise kann verhindert werden, daß die Patienten ein Risiko eingehen. Ausschlußkriterien in den ersten 100 Fällen waren:

- Allgemeine Kontraindikationen: erhöhtes kardiales Risiko, pulmonale Insuffizienz
- Lokale Kontraindikationen: akute oder subakute/chronische Cholezystitis bei Wandstärken > 4 mm bei der Ultrasonographie
- Gleichzeitiges Vorliegen asymptomatischer Choledochussteine
- Ein früherer chirurgischer Eingriff am Abdomen

Die zunehmende operative Erfahrung in Verbindung mit einer sorgfältigen Nachkontrolle der Patienten führten schließlich zu der Entwicklung, daß wir heute alle Patienten mit symptomatischen Gallensteinen laparoskopisch operieren können. Einzige Kontraindikation sind weiterhin unstabile kardiale Verhältnisse, weil unsere Anästhesisten in diesen Fällen hämodynamische Störungen während der Anlage des Pneumoperitoneums befürchten. Auch frühere Operationen im Oberbauch, insbesondere Magenresektionen sowie hepatobiliäre Eingriffe oder Pankreasoperationen sind Kontraindikationen. Eine andere Gruppe von Kontraindikationen kann erst intraoperativ erkannt werden, da sie durch spezielle lokale Veränderungen bedingt sind, wie z. B. eine gangränöse Cholezystitis. Durch Zug mit der Faßzange an der durch das Gangrän verletzlichen Wand kann es zum Einreißen, zum Steinverlust und zum Austritt septischer Flüssigkeit in die Bauchhöhle kommen. Dies erfordert normalerweise ein Umsteigen auf die offene Chirurgie. Einer der Hauptvorteile der laparoskopischen Technik ist, daß der Eingriff von einem erfahrenen Chirurgen, wann immer es notwendig ist, auf konventionelle Weise zu Ende geführt werden kann. Daher gilt: Je weniger strikt die präoperative Auswahl der Patienten, desto höher die Umsteigerate zur Laparotomie. Mit zunehmender Erfahrung kann der geübte Chirurg eine Umsteigerate von 4–6 % erreichen.

Tabelle 16.1. Entscheidungskriterien für das Vorgehen bei Gallensteinen

Asymptomatische Gallensteine	Keine Behandlung
Seltene, schwache Gallenkoliken	Medikamentöse Gallensäurebehandlung, in Verbindung mit extrakorporalen Stoßwellen
Häufige starke Gallenkoliken	Laparoskopische Cholezystektomie
Akute Cholezystitis und Cholezystitis nach mehrmaligen konservativ behandelten akuten Koliken	Konventionelle offene Cholezystektomie

Auf klinische Zeichen, die auf einen gleichzeitig vorliegenden Gallengangstein schließen lassen, muß geachtet werden. Wird der Stein bei der präoperativen Diagnostik entdeckt, dann führen wir eine endoskopische Sphinkterotomie durch. Die LC erfolgt dann am darauffolgenden Tag, nach Sicherstellung, daß der Serumamylasespiegel nicht erhöht ist. Wenn ein Choledochusstein erst im Verlauf der LC entdeckt wird, sollte versucht werden, ihn über den Ductus cysticus zu extrahieren. Gelingt dies nicht, dann sollte nach der Cholezystektomie eine temporäre Drainage in den Ductus cysticus gelegt und die Extraktion des Steines durch endoskopische Sphinkterotomie auf einen der folgenden Tage verschoben werden. Werden durch einen Gallengangstein klare Symptome wie Ikterus oder eine Cholangitis ausgelöst, hat die Entfernung des Gallengangsteines Priorität. Die LC wird dann erst nach Abklingen des Ikterus vorgenommen.

Präoperative Vorbereitung

Patientenaufklärung

Alle Patienten müssen über die einzelnen Schritte des Eingriffs informiert werden: die Insufflation zur Anlage des Pneumoperitoneums, die verschiedenen Einstichstellen in die Bauchdecke für die Instrumente, die Präparation der Gallenblase und ihre Entfernung mit oder ohne intrakorporale Lithotripsie. Der normale Ablauf wird beschrieben: Aufstehen, leichte Erfrischung (Getränk), Entlassung am Tag nach der Operation, möglicherweise Schmerzen am rechten Schulterblatt 12–24 h nach der Operation. Die Patienten bleiben postoperativ mindestens eine Nacht in der Klinik; wenn sie weiter entfernt wohnen und ihr Hausarzt nicht mit der Überwachung vertraut ist, bleiben sie 2 Nächte. Wir weisen die Patienten auch darauf hin, daß evtl. eine Erweiterung zur Laparotomie notwendig werden kann und nennen die Gründe hierfür, wie z. B. Schwierigkeiten bei der Blutstillung oder der Präparation der Gallenblase. Wir unterstreichen die Tatsache, daß die Umsteigequote in Abhängigkeit vom Stadium der Krankheit und dem während der Operation angetroffenen Grad der Entzündung der Gallenblase zwischen 5 und 30% schwankt. Danach muß auch erklärt werden, was den Patienten nach einer notwendig gewordenen Laparotomie erwartet: d. h. eine längere postoperative Phase – u. U. bis zu 1 Woche – sowie die Auswirkungen der Laparotomie auf die Bauchwand (Vernarbung der Bauchwand, Möglichkeit eines Narbenbruchs). Schließlich klären wir noch über die möglichen postoperativen Komplikationen der LC auf, wie Nachblutungen oder Gallelecks. Hinweise auf Gallelecks sind u. a. ungewöhnlich starker, anhaltender postoperativer Schmerz, Fieber und eine leichte Gelbsucht. Diese Anzeichen können ab dem 2. Tag bis zur 3. Woche nach der Operation auftreten. Die Patienten werden aufgefordert, beim Auftreten irgendwelcher abnormer Anzeichen (Atemnot, Abgeschlagenheit, Gesichtsblässe, Blut im Stuhl, Fieber, Schmerzen im Unterbauch, Gelbsucht) ihren Hausarzt zu benachrichtigen, damit dieser sie schnell wieder in die Klinik einweist.

Es ist außerordentlich wichtig, daß Hausärzte, die die postoperative Nachsorge übernehmen, gut informiert sind. Auf diese Weise kann der Klinikaufenthalt nach der Operation ohne Risiko für den Patienten auf ein Minimum beschränkt werden.

Schließlich wird vom Hausarzt 4 Wochen nach dem Eingriff eine Reihe von Nachuntersuchungen durchgeführt.

Präoperative Diagnostik

Die Durchführung der präoperativen Diagnostik ist abhängig von den Umständen, unter welchen der Patient zur LC überwiesen wird. Wenn ein elektiver Eingriff beabsichtigt ist, wird die präoperative Diagnostik ambulant unter der Kontrolle des Hausarztes durchgeführt; dazu gehören die Ultraschalluntersuchung der Leber und der Gallengänge mit besonderem Augenmerk auf den Choledochus zum Ausschluß asymptomatischer Steine. Außerdem müssen die Blutwerte hinsichtlich Blutgerinnung und Leberfunktion geprüft werden. Um Hinweise auf Choledochussteine zu finden, bestehen wir auch auf der Messung der alkalischen Phosphatase und der Bestimmung des γ-GT-Wertes. Die routinemäßige Diagnostik schließt auch eine Thorax- und Abdomenaufnahme sowie ein EKG ein.

Bei Patienten mit Anzeichen einer akuten Cholezystitis wird die sofortige Aufnahme in die Klinik bevorzugt. In diesen Fällen werden die oben genannten Untersuchungen stationär durchgeführt, bei Zeichen einer akuten Galle wird zusätzlich eine Blutkultur angelegt.

Anästhesie[1]

Allgemeine Grundlagen

Ein laparoskopischer Eingriff mit Aufdehnung der Bauchhöhle durch ein Pneumoperitoneum hat immer hämodynamische und ventilatorische Auswirkungen [11].

In bezug auf die Hämodynamik ist je nach Art des verwendeten Gases – CO_2, N_2O oder Luft – mit Druckschwankungen zu rechnen, und zwar insbesondere mit Hypotension, gelegentlich ausgelöst durch kardiale Arrhythmien, die u. U. bis zum Herzstillstand führen können. Verschiedene Mechanismen sind dafür verantwortlich, wie z. B. eine Beeinträchtigung des Blutkreislaufs durch den intraabdominellen Druck, die Lagerung des Patienten oder ein vagovasaler Reflex, der durch die massive Aufdehnung der Bauchhöhle oder Organverschiebungen hervorgerufen wurde. Darüber hinaus können auch ventilatorische Störungen zum Kreislaufversagen und zu Herzrhythmusstörungen führen.

Hinsichtlich der Beatmung ist bei starken Rauchern und bei Patienten mit chronischer Bronchitis immer das Risiko einer Hyperkapnie in Kombination mit einer zunehmenden Hypoxie gegeben. Die Hyperkapnie ist unproblematisch, solange der Patient kontrolliert beatmet wird. Neben narkosebedingten Einflüssen sind die folgenden Faktoren für die Beatmungssituation entscheidend: die Abatmung des über das Peritoneum resorbierten CO_2 sowie die Höhe des Druckes des Pneumoperitoneums und die Lagerung des Patienten, die sich auf die Höhe des Zwerchfells und damit auf die Beatmungs- und die Kreislaufsitua-

---

[1] Beitrag von E. Gomez, Anästhesist, Leiter der Abteilung für Laparoskopie, CHU, Bordeaux.

tion auswirken. Dabei kann ebenso noch ein Rechts-links-Shunt sowie eine alveoläre Hypoventilation eine Rolle spielen.

Auswahl der Patienten

Aufgrund dieser potentiellen Risiken schließen wir Patienten mit koronaren Herzerkrankungen, Rhythmusstörungen, *behandlungsbedürftiger* arterieller Hypertension oder leichten chronischen Atembeschwerden und pathologischer Fettsucht von der LC aus. Weitere Ausschlußkriterien ergeben sich aus den klinischen Daten der Patienten. Als zusätzliche Untersuchungen kommen neben der routinemäßigen präoperativen Diagnostik (Bestimmung der Blutgruppe, Gerinnungsfaktor, Elektrolyte, Leukozytenzahl) plus EKG eine Lungenaufnahme und manchmal eine Ultraschalluntersuchung des Herzens in Frage. In der Regel führen wir bei Patienten mit Stufe III nach der ASA-Klassifizierung keinen laparoskopischen Eingriff durch. Aus den oben genannten Gründen basiert die Verhinderung intraoperativer Komplikationen hauptsächlich auf der Durchführung einer Allgemeinnarkose mit intraoperativer Beatmung, einer Prämedikation mit Parasympathikolytika, einem kardiovaskulären Monitoring und der langsamen Ausbildung des Pneumoperitoneums mit einem niedrigen CO_2-Flow und der Einhaltung maximaler CO_2-Drücke von 20–25 cm Wassersäule.

Ablauf der Anästhesie

30 min vor Narkoseeinleitung werden als Prämedikation ein Anxiolytikum (Diazepam 10–15 mg) und ein Parasympathikolytikum (Atropinsulfat 0,75–1 mg) verabreicht. Beim liegenden Patienten wird ein peripherer venöser Zugang gelegt und eine kolloide Infusionslösung (500 ml) angeschlossen, um dem Absinken des Blutdruckes durch die Anästhetika rasch entgegenwirken zu können. Der Blutdruck wird überwacht und ein Pulszähler angeschlossen. Nach Einleitung der Anästhesie werden ein Blasenkatheter und eine Magensonde gelegt, um das intraoperative chirurgische Vorgehen zu sichern. Während der Narkose wird ebenso wie in der Aufwachphase die Urinproduktion stündlich registriert.

Wir führen eine Neuroleptanalgesie durch, wobei wir anfangs eine Testdosis des Neuroleptikums und der Opiate verabreichen. Es wird wie folgt dosiert:

- Narkotikum: Propofol 2 mg/kg KG bei der Einleitung.
- Neuroleptikum: Droperidol 10–15 mg, vor Einführung des 1. Trokars.
- Analgetikum: Fentanyl 10 µg/kg KG als Initialdosis, im weiteren Verlauf werden in der Regel 100 µg alle 20 min nachgegeben.
- Relaxation: Vecuroniumbromid 0,05 mg/kg KG; die Wirkungsdauer von etwa 30 min erfordert Wiederholungsdosen von 0,025 mg/kg KG. Die Einleitung wird unter intensiver Präoxygenierung vorgenommen; danach wird der Rachen mit einem Lokalanästhetikum eingesprüht, um eine orotracheale Intubation zu erlauben. Die Relaxation beginnt erst, nachdem die Veress-Nadel gelegt ist, um eine Verletzung von Abdominalorganen als Folge der tiefen Muskelrelaxation zu verhindern.

Nach Überprüfung der Symmetrie der Ventilationsbewegungen wird der Patient an das Beatmungsgerät angeschlossen. Wir beatmen volumenkonstant mit 130 ml/kg KG und einer Frequenz von 16/min. Als Beatmungsgas verwenden wir gleiche Volumina an NO_2 und O_2; NO_2 wird sofort abgestellt, wenn sich der geringste Verdacht auf eine Gasembolie ergibt. Eine endgültige Einstellung des Respirators wird in Abhängigkeit von der klinischen Reaktion des Patienten und den Blutgaswerten vorgenommen. Der endotracheale Tubus wird erst nach Anlage des Pneumoperitoneums endgültig fixiert, weil das Höhertreten des Zwerchfelles als Folge der Beatmung sonst zu einem Tiefertreten des Tubus und damit zu einer selektiven bronchialen Intubation führen könnte.

Eine Antibiotikaprophylaxe verabreichen wir zum Zeitpunkt der Narkoseeinleitung bei Patienten mit Zeichen einer manifesten Infektion oder Allergie, sowie bei Patienten, bei denen intraoperativ eine Infektion eintritt. In diesen Fällen geben wir 200 mg/kg KG Piperacillin, evtl. in wiederholten Dosen maximal bis zu 24 h lang.

Postoperatives Monitoring

Nach Beendigung des operativen Eingriffs wird der Patient in den Aufwachraum gebracht; das kardiorespiratorische Monitoring wird weitergeführt (Monitor, Blutdruck, Atmung und Temperatur). Weiter ist zu achten auf die Infusionsleitungen, das Operationsareal (Blut oder Flüssigkeit über die Drainagen) sowie auf die stündliche Urinproduktion. Der Patient wird nach den klassischen Kriterien extubiert (Atemvolumen, Amplitude, Symmetrie der Atembewegung, Herzfrequenz, Blutdruck sowie neurologischer Status). Nasogastrische Sonde und Blasenkatheter werden gezogen, sobald das Monitoring beendet ist. Danach kann der Patient auf die Station zurückgebracht werden. Zur Fortsetzung der Flüssigkeits- und Elektrolytsubstitution bleibt der venöse Zugang liegen. Die Standardinfusionsbehandlung besteht in der Gabe von 50 ml/kg KG/24 h mit Zusatz von 50 g Karbohydrat, 4 g NaCl und 2 g KCl. Antibiotika werden intravenös bis zu 24 h nach dem Eingriff verabreicht.

Lagerung des Patienten, Hautdesinfektion und Abdeckung

Lagerung des Patienten

Der Patient wird auf dem Rücken gelagert, die Beine werden gespreizt und auf geraden Beinhaltern fixiert, auf denen die Unterschenkel auf der ganzen Länge gut aufliegen (Abb. 16.1). Der Tisch ist in einer leichten Kopfhochlage eingestellt (10–15°), der rechte Arm befindet sich auf einer Armschiene, die im rechten Winkel zum Operationstisch abduziert ist. Hier liegt der intravenöse Zugang. Der linke Arm liegt am Körper an. Unterschenkel und Schultern werden mit Gurten fixiert, damit der Tisch während des Eingriffs in alle Richtungen (Kopfhoch- oder -tieflage, Neigung nach rechts oder links) bewegt werden kann.

Vorbereitung des Operationsareales

Weil die Beine während des Eingriffs überwiegend tief gelagert sind, verwenden wir Kompressionsstrümpfe für die Unterschenkel. Ein Blasenkatheter wird gelegt. Die Bauchdecke wird am Abend vor der Operation durch Waschen, Rasieren und das Auftragen einer farbigen Desinfektionslösung vorbereitet und unmittelbar vor dem Eingriff nochmals desinfiziert.

Das Abdomen wird mit einem sterilen Spezialtuch abgedeckt, das aus Papiergewebe besteht und ein Fenster mit einer Klebefolie hat, welches nur den oberen Teil des Abdomens und die Nabelregion freiläßt. Auf der rechten Seite ist ein Beutel zur Aufnahme der Irrigationsflüssigkeit angebracht, die während der intrakorporalen Lithotripsie reichlich fließt. Durch dieses Tuch ist der größte Teil des Operationsgebietes abgedeckt, nicht ausreichend abgedeckte Stellen werden mit den üblichen sterilen Tüchern versehen.

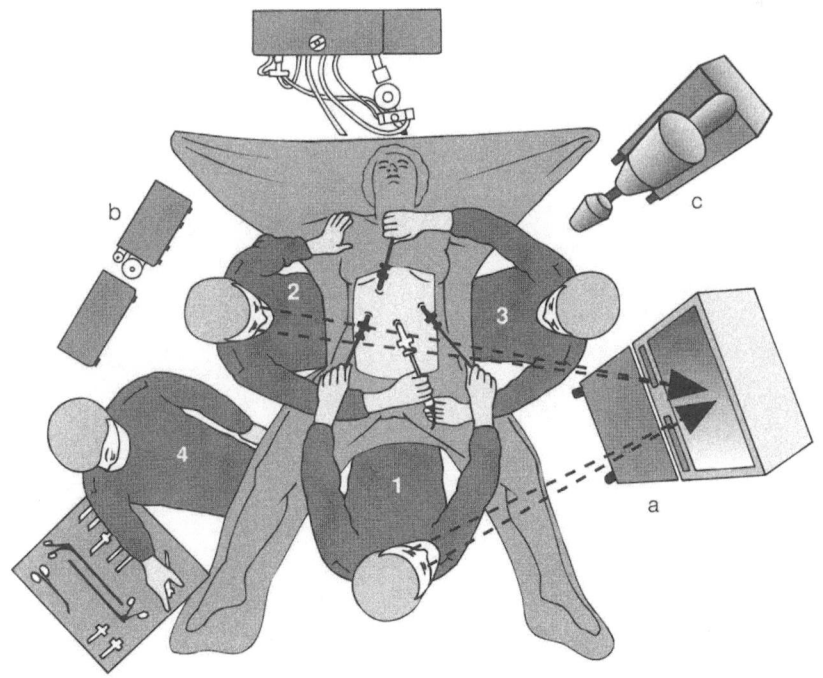

Abb. 16.1. Lagerung des Patienten, Position des Operationsteams und Anordnung der Instrumente und Hilfsgeräte. Der Patient ist mit gespreizten Beinen gelagert. *1* Operateur, *2* 1. Assistent, *3* 2. Assistent (nicht unbedingt erforderlich), *4* Operationsschwester, *a* Insufflator, Videosystem, Monitor, *b* Elektrokauter, Lithotripter, Saug-/Spülkombinationsgerät, *c* Röntgengerät mit Bildschirm

Anordnung der Instrumente und Stellung des Operationsteams

Anordnung der Instrumente

1. Der übliche Instrumententisch wird auf der rechten Seite des Patienten am Fußende aufgestellt. Darauf sind von links nach rechts angeordnet: ein Grundsieb mit den für die LC notwendigen Instrumenten, ein Ultraschallithotripter, eine Ultraschallsonde, mehrere Dehnungsbougies, Plastikhülsen (Amplax) sowie Zangen zum Fassen von Steinen (Abb. 16.2); außerdem weitere Instrumente wie Klauenzangen mit breitem und spitzem Maulteil zur Einführung in die 5-mm-Trokarhülse sowie Krallenzangen und Krokodilklemmen für die 8-mm- und 10-mm-Trokarhülsen, jeweils in 50 und 70 cm Länge. Als nächstes kommen die Trokarhülsen mit verschiedenen Reduzierhülsen, und zwar von 10 auf 8 mm, 8 auf 5 mm und 10 auf 5 mm. Diese Reduzierhülsen werden den entsprechenden Trokaren zugeordnet. Danach kommen wasserdichte Trokare mit 5, 8 und 10 mm Durchmesser. Es folgen die Hakenelektroden für die Elektrokoagulation und die Präparation, Scheren und evtl. die Laserhandstücke. Daneben liegen die Clipapplikatoren zur Einführung in die 8- und 10-mm-Trokarhülsen. Außerdem sollte immer eine gerade Mirizzi-Zange vorhanden sein sowie eine lange gerade Gefäßklemme zum Entfernen versehentlich in die Bauchhöhle gefallener Steine. Es folgen ein Satz Dormia-Körbchen und mehrere Fogarty-Dilatationskatheter; als nächstes ein Spezialkatheter mit Haltezange für die Katheterisierung des Ductus cysticus während der intraoperativen Cholangiographie sowie ein Ballonkatheter für die Dilatation. Außerdem liegt immer ein Cholangioskop für die Untersuchung des Gallenganges über den Ductus cysticus bereit. Ganz rechts auf dem Tisch liegen noch ein paar konventionelle chirurgische Instrumente wie Kocher-Klemmen, Kelly-Zangen, Scheren, Nadelhalter und Präparationszangen.
2. Der Lithotripter und die Saug-/Spülvorrichtung befinden sich auf der rechten Seite neben dem Arm des Patienten, so daß die Verbindungskabel für die Optik, die elektrischen Geräte und die Schläuche zum Saugen und Spülen über die rechte Schulter des Patienten geführt werden.
3. Das HF-Elektrochirurgiegerät, das Insufflationsgerät, die Lichtquelle für das Laparoskop und der Monitor sind in einem fahrbaren Wagen untergebracht, der neben dem linken Arm des Patienten steht; wenn der Laser zum Einsatz kommt, steht dieser ebenfalls dort. Die Verbindungen zwischen Insufflator, Laparoskop, Videokamera, Videokassettenrecorder, HF-Gerät und Laserhandstück werden von links am Bein des Patienten entlang herangeführt. Diese sterilen Verbindungen werden mit Klebestreifen im Operationsbereich befestigt.
4. Das Röntgengerät für die intraoperative Cholangiographie steht auf der linken Seite des Patienten in Schulterhöhe. Es wird bei Bedarf in den Operationsbereich gefahren und danach wieder entfernt.

Abb. 16.2. Anordnung der Instrumente auf dem Instrumententisch

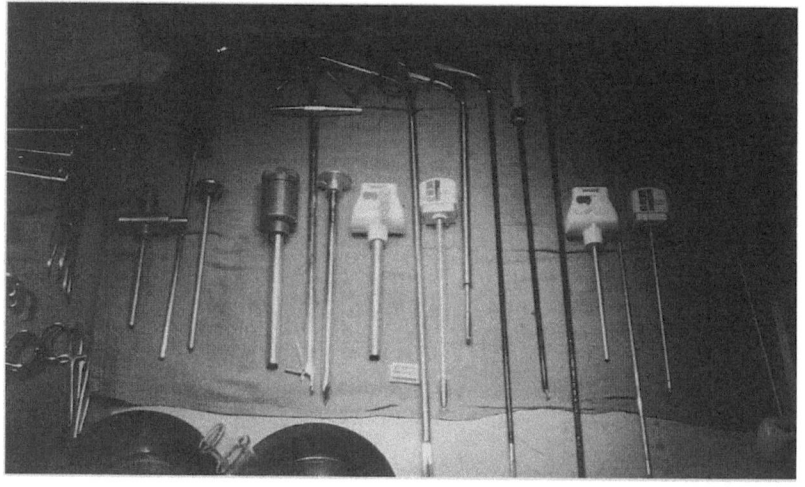

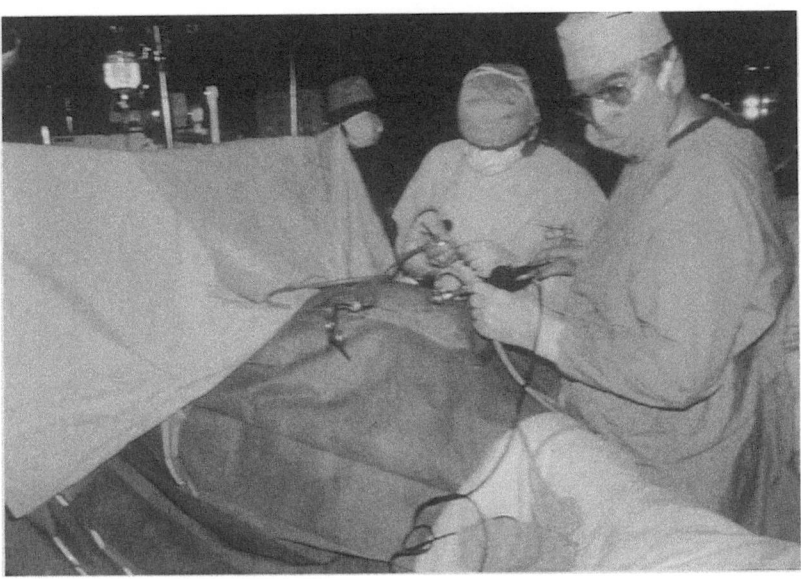

Abb. 16.3. Der Operateur steht zwischen den Beinen des Patienten

Stellung des Operationsteams

Der Operateur steht oder sitzt auf einem höhenverstellbaren Stuhl zwischen den Beinen des Patienten (Abb. 16.3). Der 1. Assistent befindet sich auf der rechten Seite des Patienten; er hält die Instrumente oder die Kamera. Ein 2. Assistent, der nicht unbedingt notwendig ist, steht auf der linken Seite des Patienten gegenüber dem Operateur. Während der Röntgenaufnahme muß der 2. Assistent seinen Platz verlassen.

Eine Operationsschwester steht vor dem Instrumententisch zwischen dem Operateur und dem 1. Assistenten. Wenn ein Laser zum Einsatz kommt, steht derjenige, der den Umgang damit beherrscht, neben dem 2. Assistenten, es sei denn, dieser selbst kann ihn bedienen.

Operationsschritte

Anlage des Pneumoperitoneums

Der erste Schritt ist die Anlage eines Pneumoperitoneums durch Insufflation von CO_2. Die Bauchhöhle wird entweder am Nabel punktiert, wenn sich dort noch keine Narbe von einer vorherigen Operation befindet, oder im linken Oberbauch entlang der Linea semilunaris. Wir verwenden dazu eine Einwegnadel (Surgineedle – USSC) mit einer roten Anzeige am Handgriff, an der die Passage durch das Peritoneum angezeigt wird. Dadurch kann das Vordringen der Nadel in die freie Bauchhöhle sowohl mit der Hand getastet als auch visuell erkannt werden. Zur Überprüfung der richtigen Lage der Nadel sind verschiedene Sicherheitstests unbedingt durchzuführen. Zunächst wird die Nadel mit einer Spritze verbunden, in der sich Kochsalzlösung befindet (Abb. 16.4); bei korrekter Lage der Nadel tropft die Lösung, der Schwerkraft folgend, ungehindert in die Bauchhöhle. In diesem Fall wird die Punktionsnadel an den Insufflator angeschlossen, der zunächst auf eine niedrige Flowrate eingestellt ist. Die Gasverteilung im Abdomen wird durch Perkussion überprüft. Eine an die Spritze mit Kochsalzlösung angeschlossene Nadel wird in den Nabel eingeführt. Beim Aspirieren steigen Blasen durch die Flüssigkeit auf. Als weiterer Sicherheitstest wird mit der Punktionsnadel, wie mit einem Taststab, die Nabelgegend auf Verwachsungen hin palpiert. Stößt man dabei auf Widerstand (Abb. 16.5), dann liegt wahrscheinlich eine Verwachsung mit einer Darmschlinge vor. In einem solchen Fall muß eine andere Einstichstelle für den Trokar gewählt werden. Wenn die Nadel ohne jeglichen Widerstand bewegt werden kann, wird eine höhere Flowrate für die Insufflation eingestellt, bis ein Druck von 9–12 mm Hg erreicht ist.

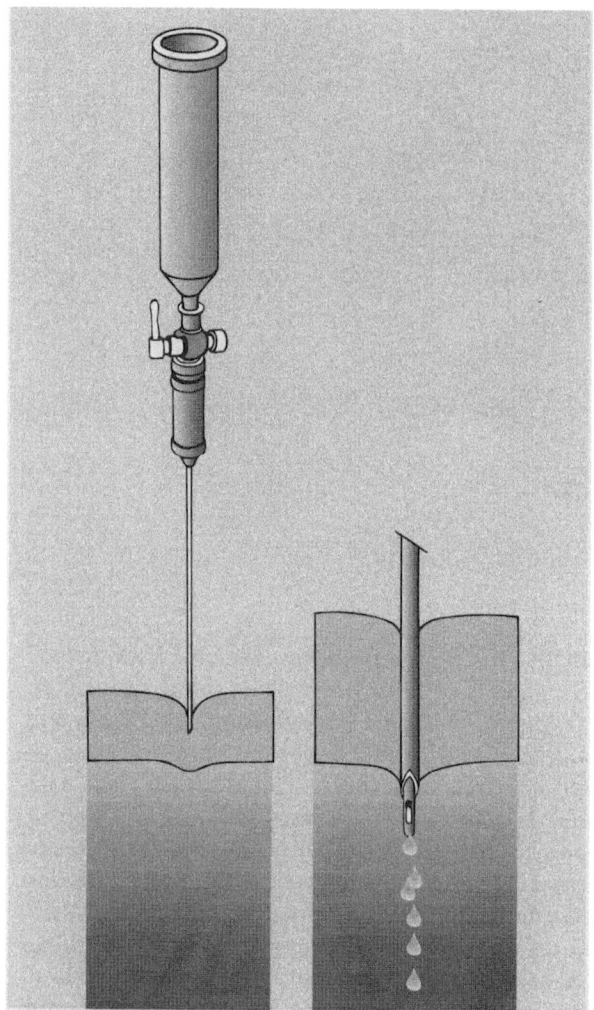

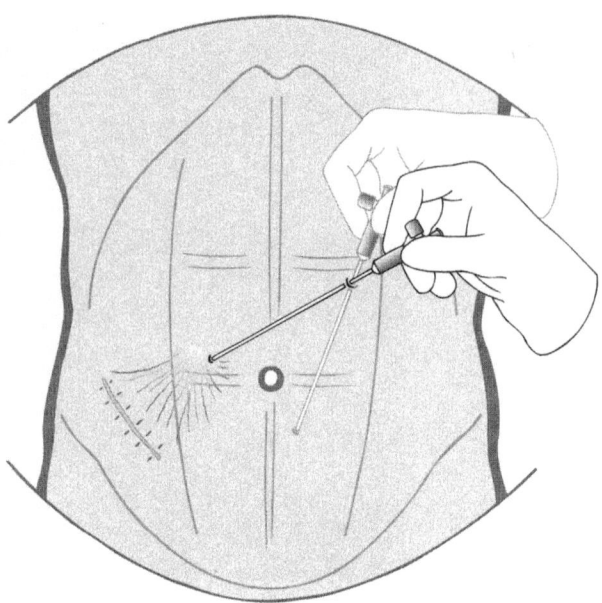

Abb. 16.5. Abtasten der Bauchhöhle mit der Punktionsnadel zum Ausschluß intraabdominaler Adhäsionen

unterliegende Verwachsungen sicher auszuschließen. Danach wird der Trokar eingeführt und zur sicheren Abdichtung mit einer Tabaksbeutelnaht versehen. Die Einstichrichtung ist nach kranial, leicht rechts in Richtung auf die Gallenblase. Wir verwenden ein 10-mm-Laparoskop mit Geradeausblick- oder 30°-Vorausblickoptik. Daraufhin wird die Kamera angeschlossen und der Eingriff über den Bildschirm weitergeführt. Bei der Inspektion der Bauchhöhle wird zunächst besonders auf mögliche Verletzungen durch die Insufflationsnadel geachtet.

Einführung der Instrumente

In die Einstichstelle für die Insufflationsnadel im linken Oberbauch wird ein 8-mm-Trokar (p2) eingeführt, der für die Aufnahme des Clipapplikators, der Präparierzange und gegebenenfalls des Lasers geeignet ist. Ein weiterer Trokar (p4) für die Saug-/Spülkombination wird im rechten Oberbauch plaziert, und zwar 2 Finger breit unter dem Rippenbogen. Gleichzeitig kann von dieser Stelle aus die Leber angehoben und so der subhepatische Raum dargestellt werden. Damit wird der Blick auf die Gallenblase frei.

Ein 3. Trokar mit 5 mm Durchmesser (p3) wird nun noch im rechten Oberbauch unterhalb des vorherigen eingeführt. Seine Position wird vom Operateur durch Pressen mit dem Zeigefinger der linken Hand auf die Bauchwand bestimmt. Der Einstich erfolgt an der Stelle mit dem geringsten Abstand des Fingers zum Fundus der Gallenblase. Durch diesen Zugang wird eine Zange eingeführt, mit welcher der Fundus gefaßt und nach rechts unten gezogen wird; alternativ kann auch das Infundibulum der Gallenblase gefaßt und leicht nach unten rechts gezogen werden, wodurch das Calot-Dreieck und seine anatomischen Strukturen dargestellt werden: der Choledochus, der Ductus cysticus und die A. cystica.

Darstellung und Versorgung der A. cystica und des Gallenganges

Die richtige Plazierung der Faßzange erlaubt eine optimale Sicht auf das Calot-Dreieck. Der Operateur führt nun durch p2 eine Schere oder einen Präparierhaken ein und schließt das jeweils verwendete Instrument an den Elektrokauter an. Der peritoneale Überzug der Gallenblase wird unten am Infundibulum mit der konvexen Seite der Hakenelektrode unter Verwendung von Mischstrom niedriger Intensität eröffnet (Abb. 16.7). Jetzt kann mit vorsichtigen Präparati-

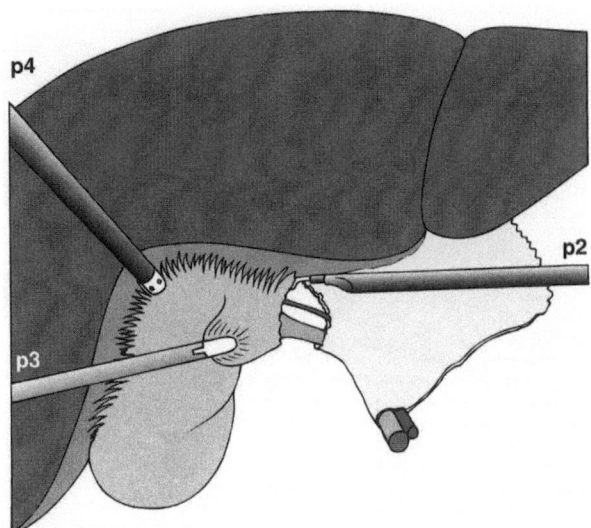

Abb. 16.7. Beginn der Darstellung des Calot-Dreiecks. *Zugang 2 (p2)* Schere oder Hakenelektrode; *Zugang 3 (p3)* mit der Faßzange wird das Infundibulum nach rechts unten gezogen; *Zugang 4 (p4)* mit dem Retraktor wird die Leber angehoben

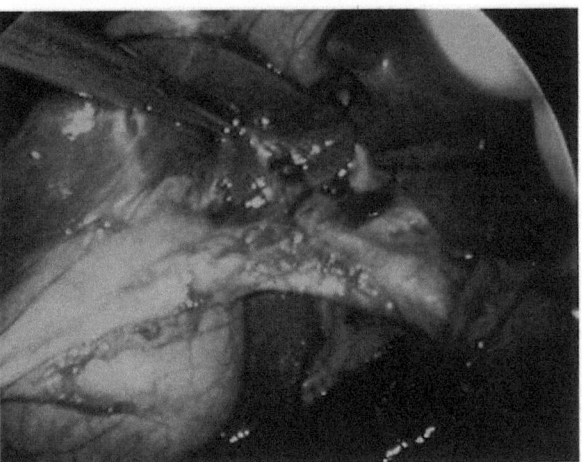

Abb. 16.8. Präparation des Bindegewebes, das den Ductus cysticus umgibt

onsschritten parallel zum vermuteten Verlauf des Ductus cysticus das Peritoneum viscerale weiter eröffnet werden. Das um den Ductus cysticus herum liegende Bindegewebe wird sorgfältig durchtrennt (Abb. 16.8). Der Ductus cysticus wird dann nach und nach freipräpariert und klar identifiziert, denn die Einmündung in den Choledochus muß dargestellt werden. Der Ductus cysticus wird mit einem Clip zur Gallenblase hin verschlossen, die A. cystica ist oberhalb davon aufzufinden. Der Operateur trifft hier häufig auf den Mascagni-Lymphknoten, und zwar am

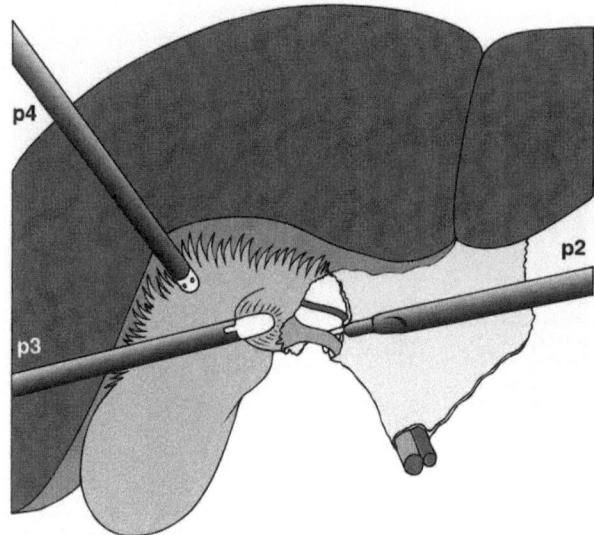

Abb. 16.9. Ductus cysticus und A. cystica sind zirkulär freipräpariert und können durch Clips versorgt werden

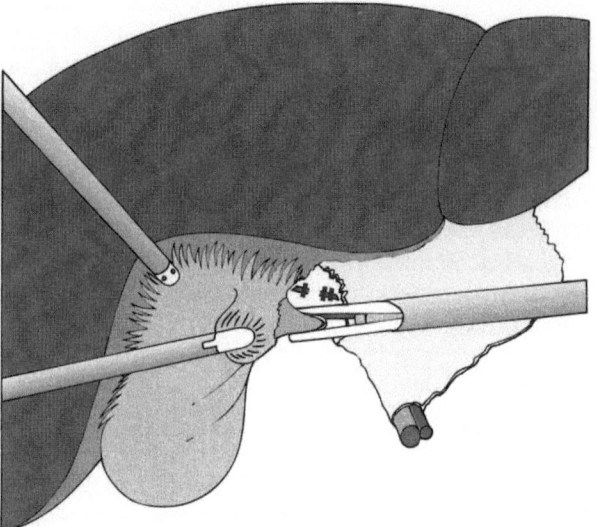

Abb. 16.11. Plazierung des Clips nahe am Infundibulum

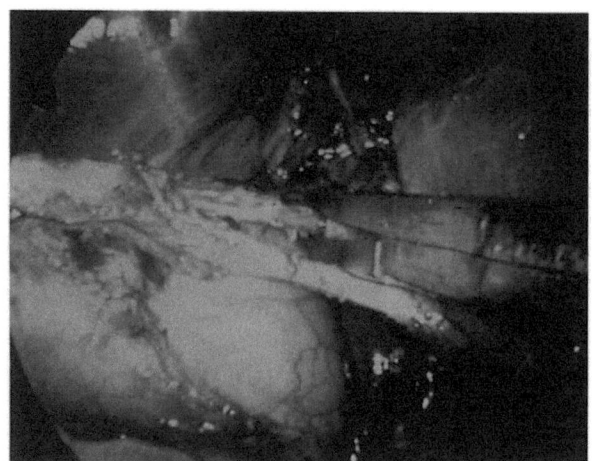

Abb. 16.10. Die A. cystica nach Setzen des Clips

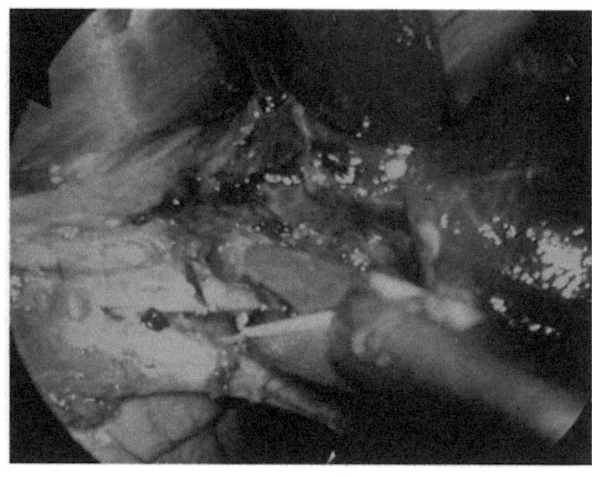

Abb. 16.12. Die A. cystica wird zwischen den Clips durchtrennt

Übergang von der Gallenblase in den Ductus cysticus. Durch weitere vorsichtige Präparation mit der konvexen Seite des HF-Hakens wird das Peritoneum viscerale weiter eröffnet. Weitere Präparationsschritte erfolgen dann entlang der Arterie, hier kann auch stumpf präpariert werden (Abb. 16.9). Schließlich wird das Gefäß auf den Haken aufgeladen und sorgfältig in Längsrichtung freipräpariert. Der Haken wird dann aus dem linken Trokar entfernt und durch den Clipapplikator ersetzt, mit welchem 2 Clips (Abb. 16.10) auf die proximale Seite der A. cystica und ein weiterer auf die distale Seite gesetzt werden (Abb. 16.11). Danach wird der Clipapplikator gegen die Schere ausgetauscht, mit der die A. cystica zwischen den Clips scharf durchtrennt wird (Abb. 16.12).

Nun konzentriert sich der Operateur auf den Ductus cysticus. Ist dieser stärker als 2 mm und konnte präoperativ ein Choledochusstein nicht mit absoluter Sicherheit ausgeschlossen werden, dann wird eine intraoperative Cholangiographie durchgeführt.

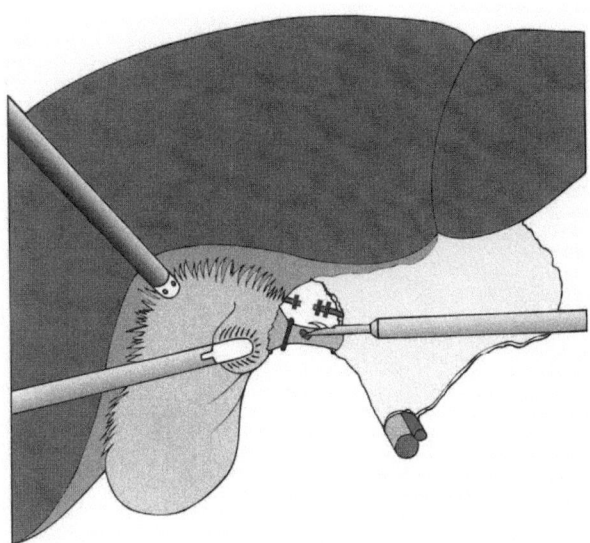

Abb. 16.13. Teilweise Eröffnung des Ductus cysticus

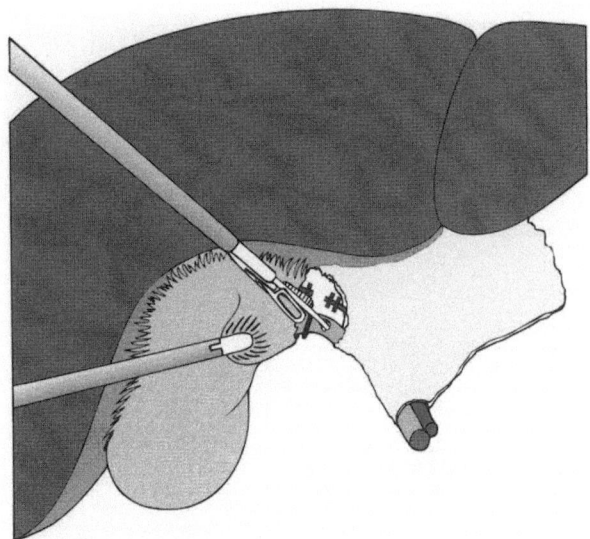

Abb. 16.15. Der Katheter für die intraoperative Cholangiographie wird gelegt

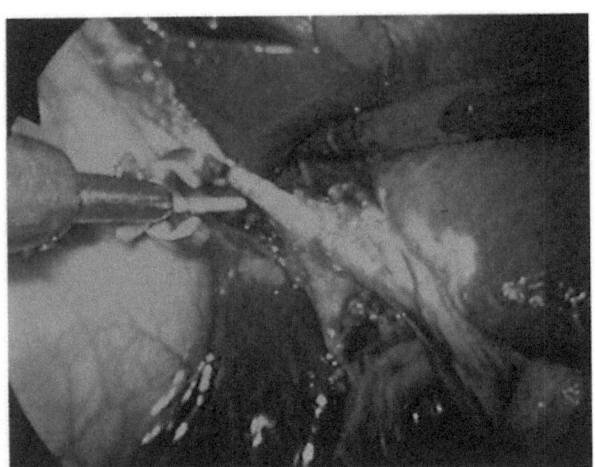

Abb. 16.14. Der Katheter für die Cholangiographie kurz vor Einführung in den Ductus cysticus

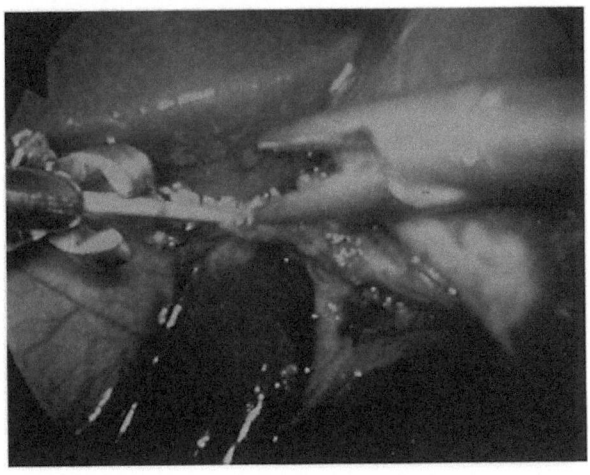

Abb. 16.16. Der Katheter wird in den Ductus cysticus vorgeschoben

Intraoperative Cholangiographie

Der Ductus cysticus wird mit der Mikroschere vorsichtig partiell inzidiert, wobei die komplette Durchtrennung vermieden werden muß (Abb. 16.13). Danach führen wir über p4 eine Spezialkanüle für die Cholangiographie mit einem Ureterenkatheter (4–5 Charr) bis zur Inzision des Ductus cysticus vor. Der Operateur muß dabei durch Ziehen an der Gallenblase mit einer Faßzange den Ductus cysticus so positionieren, daß der Ureterenkatheter eingeführt werden kann (Abb. 16.15). Mit den Branchen des Einführinstrumentes wird der Ureterenkatheter am Ductus cysticus fixiert und abgedichtet (Abb. 16.16). Die Katheterspitze wird unter Bildwandlerkontrolle exakt plaziert. Zunächst werden nur ein paar Tropfen Kontrastmittel durch den Katheter injiziert. Wenn die Durchgängigkeit des Ductus cysticus am Bildverstärker zu erkennen ist, wird langsam mehr Kontrastmittel injiziert. Während der Füllungsphase des Gallenganges werden mehrere Röntgenbilder belichtet. Besonders wichtig ist, daß der Übertritt des Kontrastmittels in das Duodenum festgehalten wird (Abb. 16.17). Wenn die Cholangiographie keinen Choledochus-

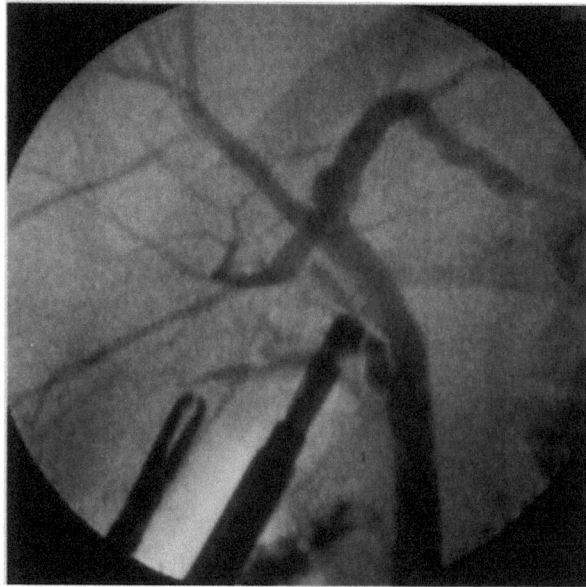

16.17

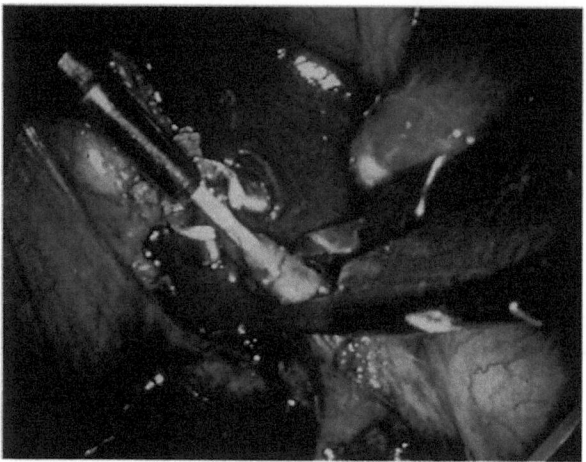

16.18

Abb. 16.17. Intraoperatives Cholangiogramm

Abb. 16.18. Der Katheter wird herausgezogen und der Ductus cysticus mit einem Clip verschlossen

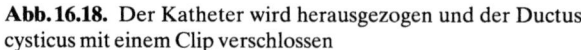

Abb. 16.19. Nach Durchtrennung von Ductus cysticus und A. cystica mit der Schere wird die Gallenblase aus dem Leberbett ausgelöst

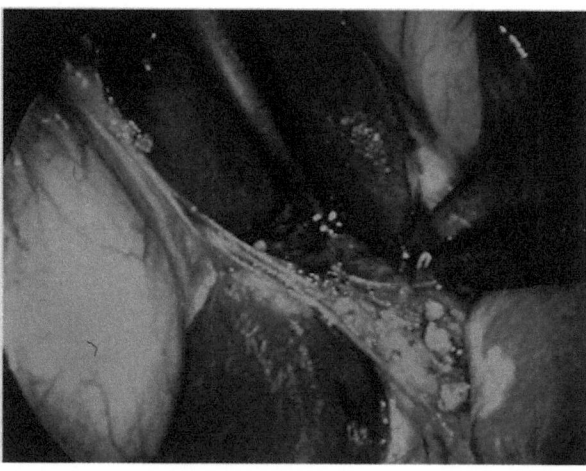

Abb. 16.20. Ductus cysticus und A. cystica sind durchtrennt

stein zeigt, wird der Katheter entfernt. Durch die Trokarhülse (p2) wird der Clipapplikator eingeführt, um damit 2 Clips auf den Ductus cysticus zu setzen (Abb. 16.18), und zwar zwischen der Einmündung in den Gallengang und der Öffnung, die für den Katheter benutzt wurde. Der Clipapplikator wird gegen die Schere ausgetauscht, mit welcher der Ductus cysticus durchtrennt wird.

Präparation der Gallenblase aus dem Leberbett

Nach Klippen und Durchtrennen von Ductus cysticus und A. cystica beginnt der Operateur mit dem Abpräparieren der Gallenblase von der Leber. Dabei wird unter leichtem Zug das Infundibulum nach oben geschlagen, und in der lockeren Bindegewebeschicht wird, indem man sich an der Gallenblase orientiert, in vorsichtigen Schritten mit dem HF-Haken präpariert (Abb. 16.19 und 16.20). Diese Präparation erfordert große Sorgfalt, weil in der Fettschicht um das Infundibulum häufig kleine Arterien anzutreffen sind. Sind diese größer als 1 mm, werden sie vor der Durchtrennung mit einem Clip verschlossen, kleinere Gefäße werden koaguliert und durchtrennt. Die weitere Freipräparation der Gallenblase erfolgt entweder mit der Schere oder mit der Hakenelektrode. Auf diese Weise ist es möglich, die Ablösung von der Leber gallenblasennah vom Infundibulum aus bis zum Fundus vorzunehmen, ohne die Gallenblase zu eröffnen.

Extraktion der Gallenblase

Je nach Größe der Steine und abhängig von der Möglichkeit, eine intrakorporale Lithotripsie durchzuführen, gibt es verschiedene Techniken, um die Gallenblase aus dem Abdomen zu entfernen.

1. Methode: Eine Krokodilklemme wird durch p2 eingeführt (Abb. 16.21); dann wird die Gallenblase am Infundibulum gefaßt und so weit wie möglich in die Trokarhülse hineingezogen. Die laparoskopische Sicht erfolgt dabei über den Nabelzugang (Abb. 16.22). Die Zange sollte en bloc mit der Trokarhülse herausgezogen werden, in deren Spitze sich das Infundibulum befindet (Abb. 16.23 und 16.24). Sobald die Gallenblase durch die Inzision zu sehen ist, wird sie mit 3 Kocher-Klemmen gefaßt (Abb. 16.24).

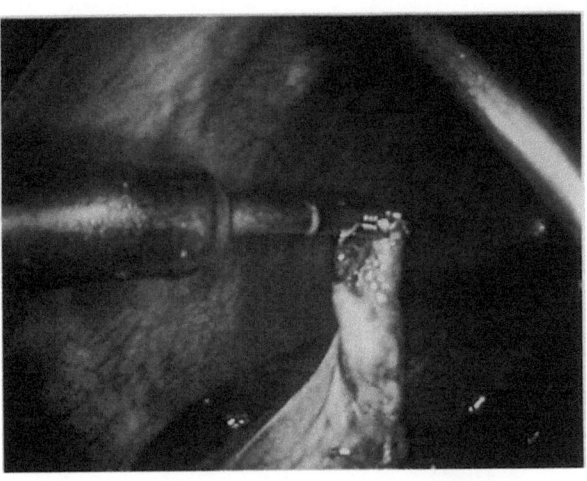

Abb. 16.22. Das Infundibulum wird mit der Krokodilklemme gefaßt

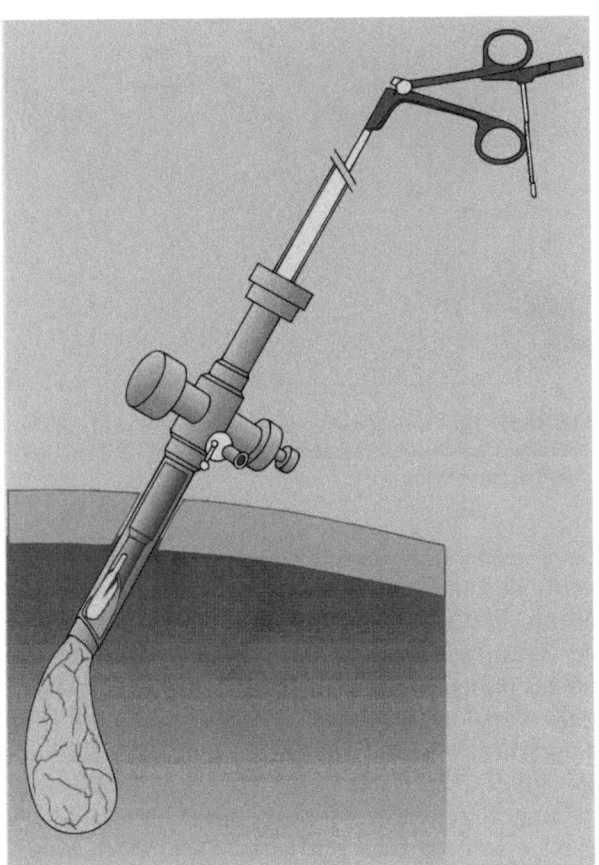

Abb. 16.21. Mit der Krokodilklemme wird das Infundibulum gefaßt und so weit wie möglich in die Trokarhülse hineingezogen

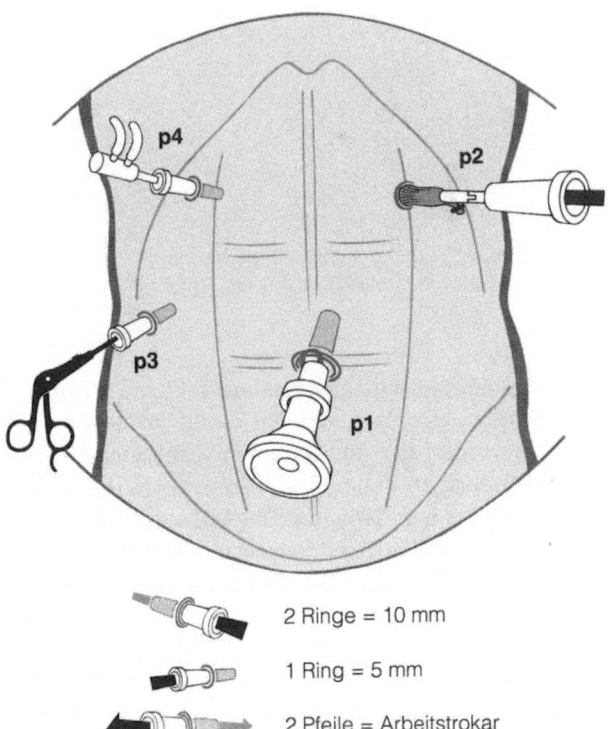

Abb. 16.23. Extraktion der Gallenblase über den linken Zugang

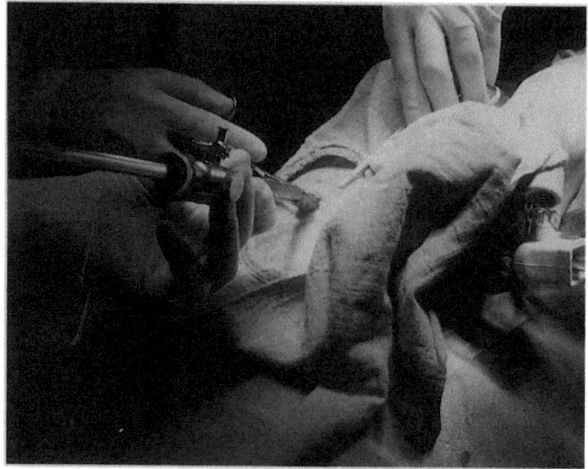

Abb. 16.24. Extraktion der Gallenblase

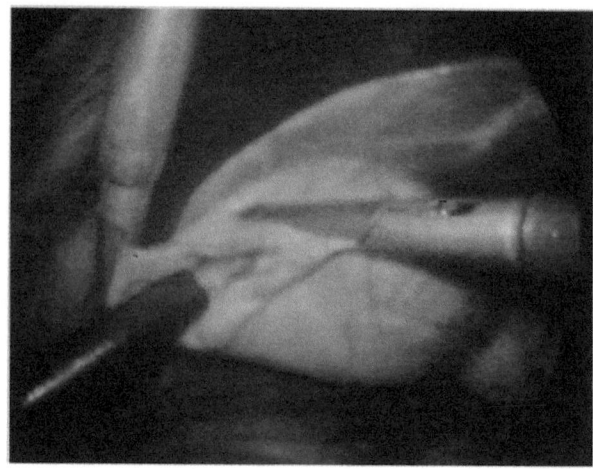

Abb. 16.26. Der Trokar über Zugang 3 wird in den Gallenblasenfundus eingeführt, um eine intrakorporale Lithotripsie durchzuführen

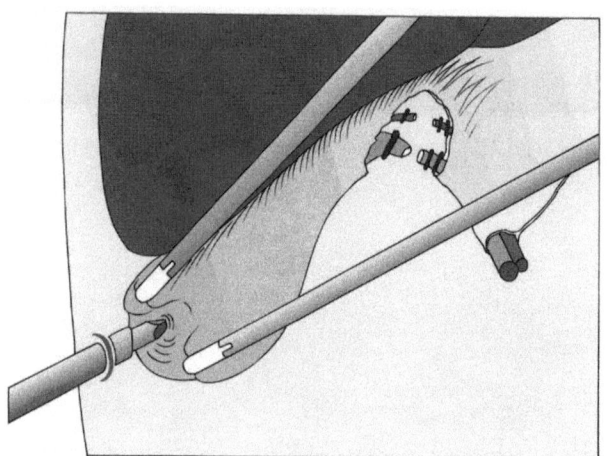

Abb. 16.25. Der Fundus der Gallenblase wird mit 2 Faßzangen gehalten und mit dem Trokar über Zugang 3 punktiert

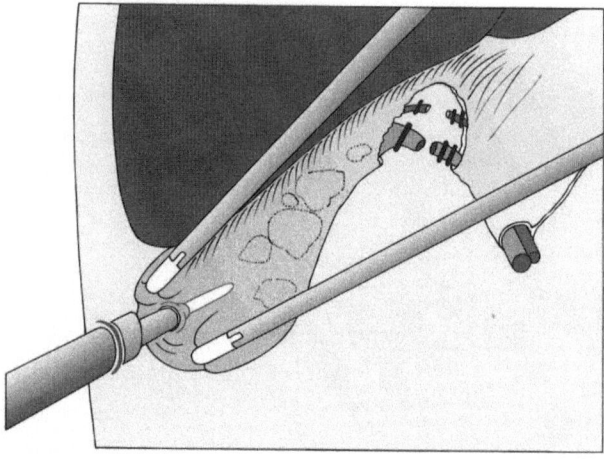

Abb. 16.27. Die Öffnung am Gallenblasenfundus wird mit Metallbougies schrittweise aufgedehnt, um einen dichten Verschluß zu garantieren

Das Infundibulum wird eröffnet und der Sauger in die Gallenblase eingeführt, um die Galle abzusaugen. Dadurch verliert der im Abdomen verbliebene Teil der Gallenblase an Volumen und kann durch die Inzision für den 8-mm-Trokar problemlos entnommen werden. Das vorsichtige Herausziehen der Gallenblase wird von innen über die Optik im Nabelzugang kontrolliert.

2. Methode: Bei mehreren oder größeren (> 10 mm) Steinen ist eine Entfernung durch den 8-mm-Zugang im linken Oberbauch nicht möglich. In diesem Fall wird nach Versorgung von Ductus cysticus und A. cystica vor dem Abpräparieren der Gallenblase von der Leber eine intrakorporale Lithotripsie durchgeführt. Dazu wird der Fundus mit 2 Faßzangen gefaßt, die über p2 bzw. p4 eingeführt wurden. In p3 wird wieder der Trokar eingebracht, mit dem der Gallenblasenfundus perforiert wird (Abb. 16.25 und 16.26). Dann zieht man den Trokar zurück und erweitert die Öffnung schrittweise mit einer Reihe von Dehnungsbougies auf 27 Charr (Abb. 16.27). Das letzte Bougie wird herausgezogen und durch eine Kunststoffhülse (Amplax) ersetzt, welche die hermetische Abdichtung der Gallenblaseninzision gewährleistet. Über diese Kunststoffhülse wird dann das Cholezystoskop eingeführt, das über einen abgewinkelten Einblick und einen zentralen Arbeitskanal verfügt. Über die Hülse

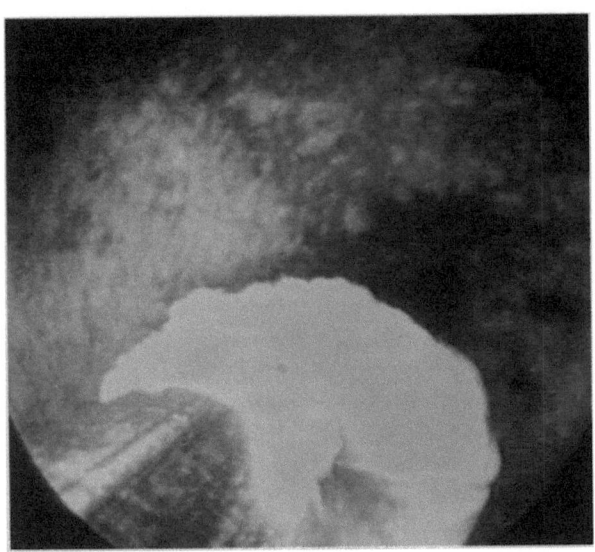

Abb. 16.28. Zertrümmerung eines Steins durch Ultraschall im Innern der Gallenblase

Abb. 16.29. Während der intrakorporalen Lithotripsie bleibt die Gallenblase in situ

des Cholezystoskops kann gleichzeitig gespült und abgesaugt werden, so daß innerhalb der Gallenblase eine gute Sicht ermöglicht wird. Der Ultraschallithotripter wird durch den Arbeitskanal des Cholezystoskops eingeführt. Eine Kamera ist angeschlossen, und die Spitze des Lithotripters wird unter Sichtkontrolle in Kontakt mit den Steinen gebracht (Abb. 16.28). Durch Ultraschallstoßwellen werden die Steine pulverisiert, und die Trümmerreste werden durch das Lumen der Ultraschallsonde des Lithotripters abgesaugt (Abb. 16.29). Ein Stein nach dem anderen wird so zerkleinert und entfernt, und die Gallenblase auf diese Weise von den Steinen befreit. Danach werden der Lithotripter und das Cholezystoskop entfernt. Eine Krokodilklemme wird dann durch die Kunststoffhülse eingeführt, das Infundibulum gefaßt und die Gallenblase, wie in Methode 1 beschrieben, aus dem Leberbett ausgelöst. Zuletzt kann die Gallenblase mit der Krokodilklemme leicht durch die Kunststoffhülse gezogen und langsam über den Zugang im rechten Oberbauch entfernt werden [12].

3. Methode: Große Steine müssen durch intrakorporale Lithotripsie zerkleinert werden. Bei einer Schrumpfgallenblase, die keine Flüssigkeit enthält, ist diese jedoch aus technischen Gründen nicht möglich.

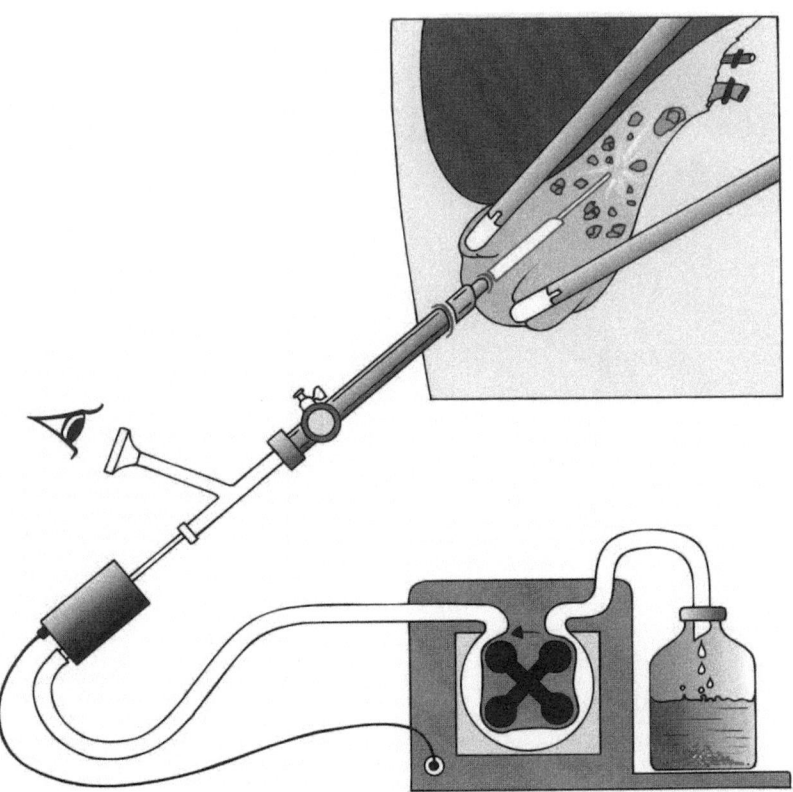

Auch bei großen, eingemauerten Steinen, die das ganze Lumen ausfüllen, ist es nicht möglich, die Gallenblase zu punktieren und in das Lumen vorzudringen. In diesen Fällen wird die Gallenblase vollständig aus dem Leberbett ausgelöst und wie bei der 1. Methode über den größten Zugang (10 mm) entfernt. Dazu wird der Zugang im linken Oberbauch (p2) für den 10-mm-Trokar und die Optik verwendet. Eine 10-mm-Krokodilklemme wird in die 10-mm-Trokarhülse im Nabel eingeführt; damit kann das Infundibulum gefaßt und unter Sicht von innen durch die Optik im Zugang 2 in die Trokarhülse gezogen werden. Nachdem das Infundibulum der Gallenblase vor die Bauchdecke gebracht ist (Abb. 16.30), kann die Gallenblase geöffnet und leergesaugt werden. Wenn keine Gallenflüssigkeit vorhanden ist und wenn große Steine nicht entnommen werden können, wird eine große Kocher-Klemme in die Gallenblase eingeführt, mit der die Steine innen zerkleinert werden. Sollte dies nicht möglich sein, so wird über das Infundibulum in der Gallenblase eine intrakorporale Lithotripsie vorgenommen (Abb. 16.31). Diese Techniken sind manchmal sehr mühsam. Es kann zu einer Perforation des innenliegenden Anteils der Gallenblase mit Steinverlust kommen. In die Bauchhöhle gefallene Steine müssen entfernt werden, was allerdings manchmal sehr schwierig ist. Nach der Zerkleinerung der Steine kann die im Volumen verringerte Gallenblase extrahiert werden. Wenn aufgrund des makroskopischen Aspektes die Gallenblasenwand brüchig erscheint und von einer erregerbesiedelten Galle auszugehen ist, sollte die Gallenblase über einen Bergebeutel entfernt werden, der über p2 eingebracht und intraabdominell um die Blase gelegt wird (Abb. 16.32). Die Öffnung des Beutels wird an der Nabelöffnung etwas herausgezogen, und danach werden die Steine im Innern des Beutels mechanisch so weit zerkleinert, daß die Entfernung der Konkremente möglich ist (Abb. 16.33

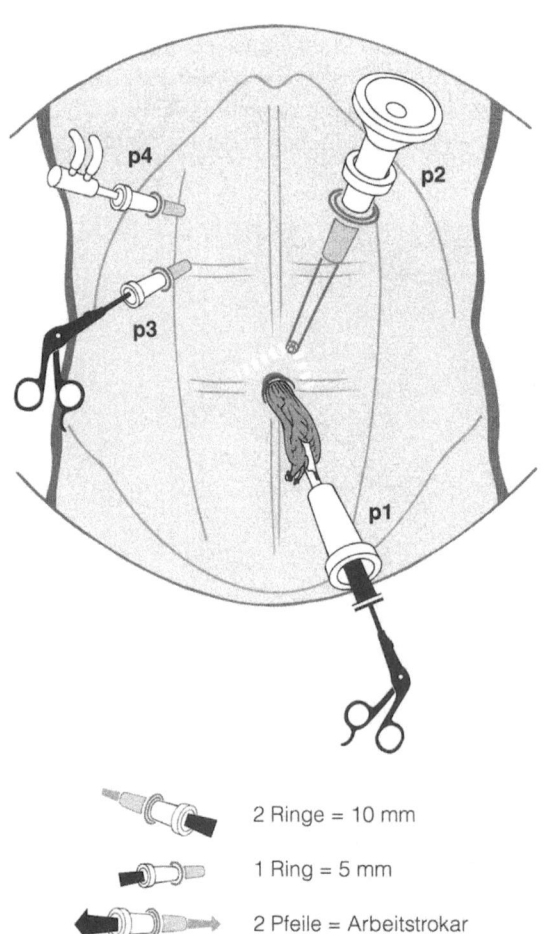

Abb. 16.30. Extraktion durch den Nabel. Die Optik wurde vom Nabelzugang in Zugang 2 verlegt

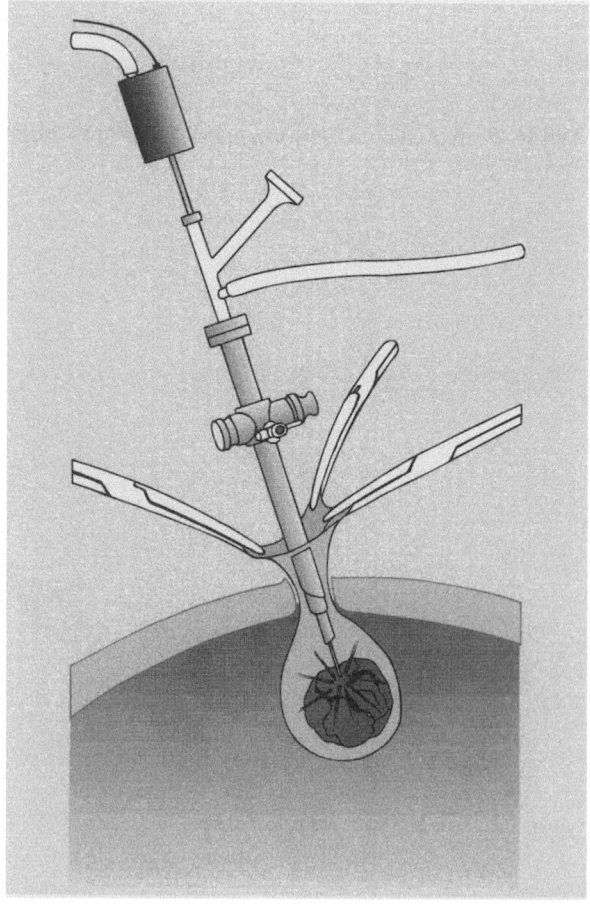

Abb. 16.31. Die Extraktion großer Gallensteine. Die Lithotripsie wird in der ausgelösten Gallenblase durchgeführt, die teilweise aus der Bauchdecke herausgezogen wurde

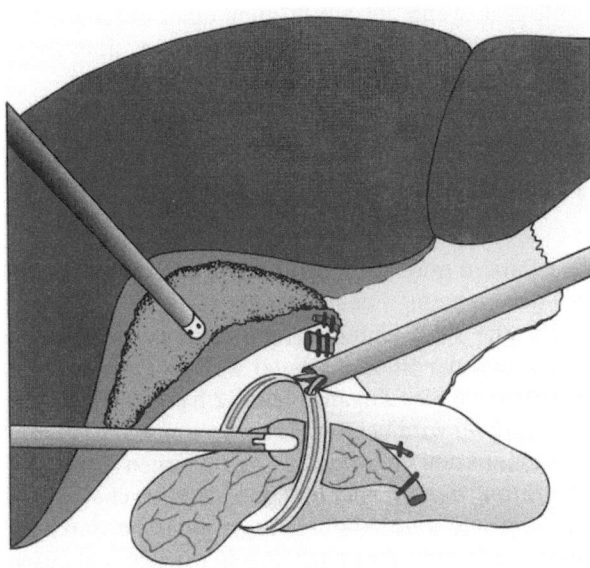

Abb. 16.32. Die „Bergebeuteltechnik": Die ausgelöste Gallenblase, die noch die Gallensteine enthält, wird in einen Bergebeutel eingebracht

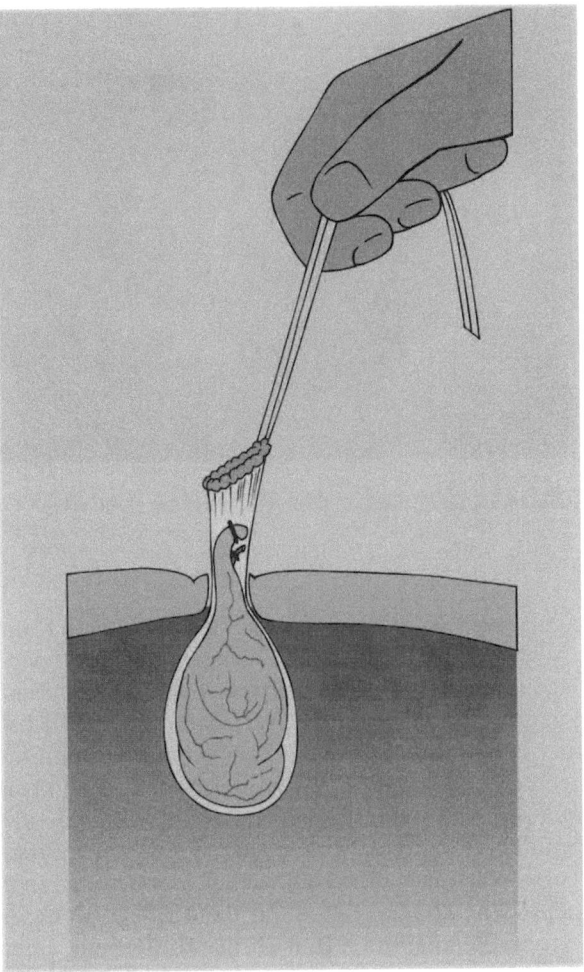

Abb. 16.34. Die „Bergebeuteltechnik": Der Beutel mit der Gallenblase wird über den Nabelzugang herausgezogen. Zuvor werden große Steine mechanisch zerkleinert

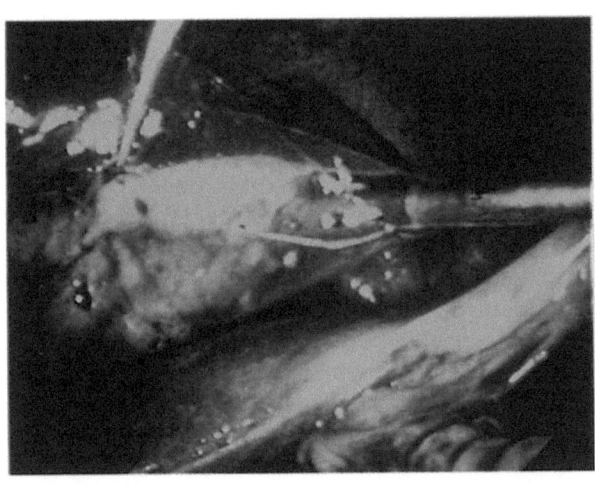

Abb. 16.33. Die Gallenblase wird in den Bergebeutel gelegt

und 16.34). Wir nennen diese Methode „Bergebeuteltechnik". Wenn kein Lithotripter zur Verfügung steht, sollte man sich dazu entschließen, den Eingriff durch Erweiterung der Inzision zu beenden. Dazu muß sowohl die Inzision der Haut als auch die der Faszie erweitert werden, damit die Gallenblase entfernt werden kann. Die Faszienschicht muß dann immer durch 1 oder 2 Nähte wieder verschlossen werden.

Ausspülen des Abdomens und Drainage

Im Anschluß an die Gallenblasenextraktion, die immer einen erheblichen Gasverlust verursacht, wird das Pneumoperitoneum durch automatische Insufflation wiederhergestellt. Die Optik wird wieder in p1 und die Greifzange über den Zugang im linken Oberbauch (p2) eingeführt, eine weitere Faßzange wird in den rechten Oberbauch (p3) eingebracht. Nun wird das Leberbett inspiziert (Abb. 16.35) und die korrekte Lage der Clips an A. cystica und Ductus cysticus überprüft. Das Abdomen wird ausgiebig gespült und Ko-

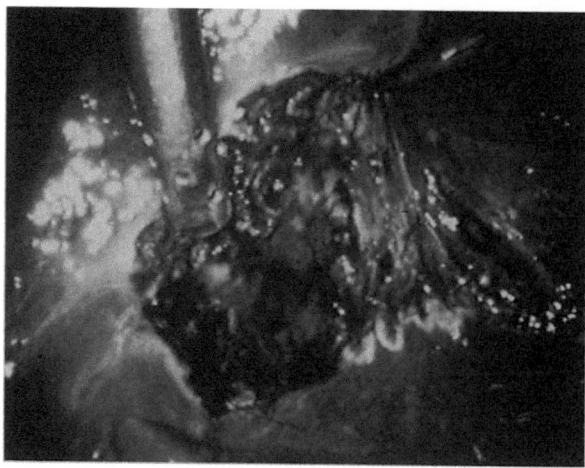

Abb. 16.35. Das Leberbett nach Auslösung der Gallenblase

agula werden abgesaugt. Während einer letzten Kontrolle wird der Patient allmählich von der Kopfhochlage in die Trendelenburg-Position mit leichter Neigung zur rechten Seite verlagert, damit sich möglichst viel Flüssigkeit im rechten Hypochondrium und im rechten subphrenischen Raum sammelt. Es folgen mehrere Spül- und Absaugvorgänge. Es können 3–6 l Spülflüssigkeit (auf 30 °C erwärmte Kochsalzlösung) erforderlich sein, bis die Flüssigkeit klar ist. Eine subhepatische Drainage wird nur dann gelegt, wenn es erforderlich ist, wie z.B. nach der Entfernung einer stark infizierten Gallenblase oder wenn der Clipverschluß des Ductus cysticus unsicher erscheint. Der Drain bleibt 24 h liegen.

Entfernung der Instrumente und Ablassen des Gases

Die Trokarhülsen aus den Zugängen 3, 4 und 2 werden nacheinander entfernt. Danach wird die Optik herausgezogen und das Ventil am Trokar des Nabelzugangs geöffnet, um das Gas aus dem Pneumoperitoneum zu entfernen. Die Entleerung des Pneumoperitoneums wird durch manuelle Kompression unterstützt. Zuletzt wird auch die Trokarhülse am Nabel entfernt und der Patient in die Horizontale verlagert.

Verschluß der Einstichstellen

Der Verschluß der Hautinzision erfolgt entweder durch Naht mit absorbierbarem Material oder durch Steristrips. Die Faszienöffnungen werden nur verschlossen, wenn zur Entfernung einer vergrößerten Gallenblase eine Erweiterungsinzision notwendig war.

Postoperative Versorgung

Der Patient muß auf jeden Fall bis zur vollständigen Wiedererlangung der vitalen Reflexe im Aufwachraum beobachtet werden. Die nasogastrische Sonde und der Blasenkatheter werden entfernt. Der periphere venöse Zugang bleibt 12 h postoperativ liegen, darüber wird bei Bedarf ein Spasmolytikum oder Antiemetikum verabreicht. Am Morgen nach der Operation werden eine umfassende klinische Untersuchung und eine Abdomenleeraufnahme durchgeführt. Falls eine Drainage gelegt worden war, wird diese nur entfernt, sofern kein Verdacht auf ein lokales Problem vorliegt. Der Patient darf trinken und aufstehen. Sofern keine besorgniserregenden Symptome auftreten, wird der Patient am Abend des 1. postoperativen Tages nach Hause entlassen, vorausgesetzt, er kann dort entsprechend betreut werden. Patienten, die weiter entfernt wohnen, bleiben noch eine weitere Nacht in der Klinik.

Alarmierende Symptome, die auf beginnende Komplikationen hinweisen können, sind Fieber, Schmerzen im rechten Oberbauch oder im ganzen Bauchraum, fehlende Darmgeräusche bei der Auskultation und Erbrechen. Wenn derartige Symptome zu beobachten sind, wird der Klinikaufenthalt verlängert. In ungefähr 10 % der Fälle klagen die Patienten über Schmerzen am rechten Schulterblatt. Diese sind auf das Pneumoperitoneum zurückzuführen und sollten nach 10 h abgeklungen sein. In der Mehrzahl der Fälle treten jedoch keine alarmierenden Zeichen auf, und die Patienten erholen sich rasch. Die volle körperliche Aktivität ist normalerweise innerhalb einer Woche wieder erreicht, die Wiederaufnahme der gewohnten Tätigkeiten und sportliche Betätigung ist nach 10 Tagen möglich.

Eine komplette Nachuntersuchung wird nach 1 Monat ambulant durchgeführt. Dazu läßt der Hausarzt eine Ultraschalluntersuchung der Leber- und Gallengänge, eine Abdomenübersicht und Laborkontrollen, einschließlich der alkalischen Phosphatase und γ-GT, durchführen. Mit diesen Untersuchungsbefunden kommt der Patient in unsere Sprechstunde. Eine komplette weitere Untersuchung erfolgt 1 Jahr postoperativ.

Technische Varianten

Vorgehen bei normalem Gallengang

Die oben beschriebene Technik haben wir von Ende 1988 bis Anfang 1989 entwickelt und sie wurde danach nur noch geringfügig geändert. Mit Ausnahme der Technik der intrakorporalen Lithotripsie stimmt sie weitgehend mit den von Dubois und Mouret, den ersten Pionieren, und von den meisten Gallenspezialisten in Europa durchgeführten Methoden überein (Cuschieri, Großbritannien; Troidl, Köln [13]; Gigot, Belgien; Vincent, Spanien, u. v. a.). Zeitgleich mit den Entwicklungen in Europa führten allerdings im Juni 1988 McKernan und Saye in Marietta, Georgia, die laparoskopische Cholezystektomie mit einem Laser durch. Reddick in Nashville, Tennessee, hat im Oktober 1988 begonnen, die gleiche Technik anzuwenden [14]. Die 3 Hauptunterschiede zwischen der amerikanischen und der französischen Methode sind:

- die Lagerung des Patienten auf dem Operationstisch, die Stellung des Operationsteams sowie die Anordnung der verwendeten Geräte,
- die Einstichstellen für die Instrumente,
- die Verwendung von Lasern für die Präparation und die Hämostase.

Lagerung des Patienten, Stellung des Operationsteams und Anordnung der Geräte

Der Patient wird mit erhöhtem Kopf auf dem Rücken gelagert (Abb. 16.36). Der Operateur steht auf der linken Seite des Patienten, ebenso der 2. Assistent, der die Kamera führt. Der 1. Assistent steht dem Operateur gegenüber, die Operationsschwester ebenfalls. Ein weiterer Assistent ist für den Laser verantwortlich. Der Hauptmonitor ist gegenüber dem Operateur auf der rechten Seite des Patienten plaziert. Ein 2. Monitor befindet sich auf der linken Seite, um dem

Abb. 16.36. Stellung des Operationsteams und Anordnung von Geräten und Instrumenten, wenn der Operateur von der linken Seite des Patienten aus arbeitet. *1* Operateur, *2* 1. Assistent, *3* 2. Assistent, auch für die Bedienung des Lasers, *4* Operationsschwester

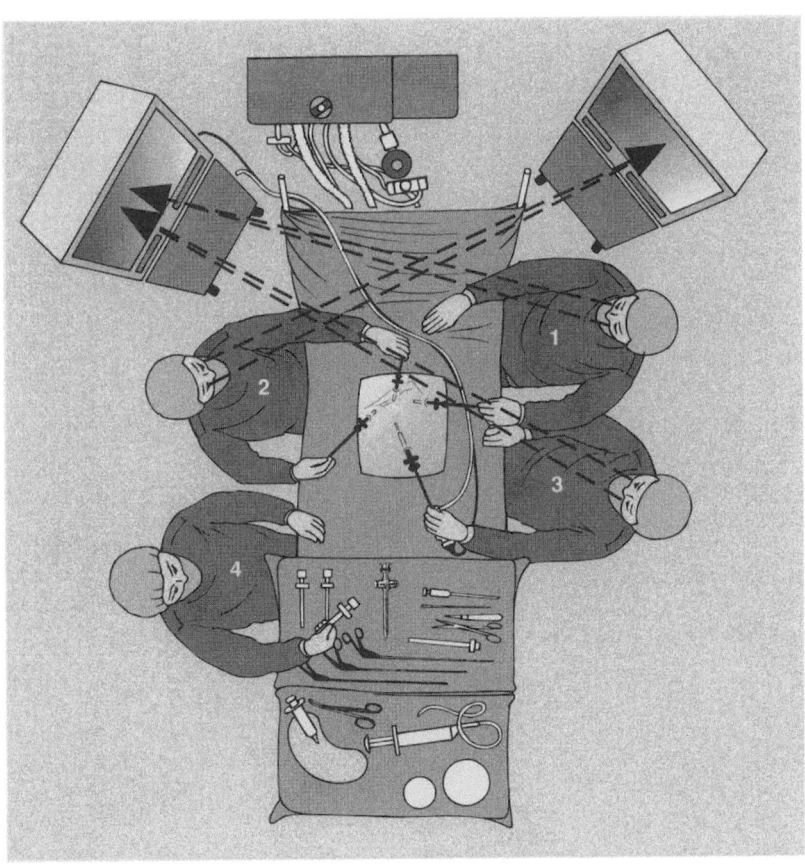

1. Assistenten das Mitbeobachten des operativen Vorgehens zu ermöglichen. Die verschiedenen Hilfsgeräte stehen um das Operationsteam herum, normalerweise links vom Patienten, hinter dem Operateur. Die mobile Röntgeneinheit steht rechts vom Patienten am Fußende des Operationstisches, bei Bedarf wird sie in das Operationsfeld geführt.

Einstichstellen für die Instrumente

Alle Einstichstellen befinden sich rechts der Medianlinie, und die Lage richtet sich nach der anatomischen Situation (Abb. 16.37). Zugang 2 dient zur Aufnahme des Dissektors, des HF-Hakens oder des Lasers, der Schere und des Clipapplikators. Von Zugang 4 aus wird das Infundibulum der Gallenblase nach kranial und seitlich gezogen. Der unterste Zugang (p3) dient zur Aufnahme einer Faßzange, mit der der Gallenblasenfundus gefaßt und nach oben gezogen wird, wodurch gleichzeitig die Leber angehoben und die Sicht auf den ganzen subhepatischen Raum frei wird. Das Laparoskop wird über den Nabel eingeführt. Wenn die Darstellung des Calot-Dreiecks Schwierigkeiten bereitet, wird ein 5. Zugang zwischen dem Nabel und Zugang 2 zur Erleichterung der Präparation, Elektrokoagulation und Spülung des Operationssitus benutzt.

Anwendung der Laser

Die Wirkung von Lasern auf lebendes Gewebe ist inzwischen bekannt. Der Haupteffekt ist die Erzeugung von Hitze (Joule-Effekt), die je nach eingesetzter Wellenlänge und Anwendungsmodus zur Koagulation von Gewebe oder durch Vaporisation des Gewebes zu einem Schneideeffekt führt. Bedingt durch die dünnlumigen Zugänge über die laparoskopischen Trokarhülsen werden überwiegend Laser mit Wellenlängen eingesetzt, die über eine Glasfaser transportiert werden können. Dies sind hauptsächlich Argon- und Nd:YAG-Laser in Bereichen des Sichtbaren Grüns (400–600 nm) bis zum Unsichtbaren Infrarot (1064 nm). Diese Laser haben gleichzeitig 2 Eigenschaften, nämlich im kontinuierlichen Anwendungsmodus eine gute Koagulationsqualität und durch die Vaporisation eine gute Schneidequalität. Diese Eigenschaften sind abhängig vom Abstand des Fokuspunktes des Laserstrahls zum behandelten Gewebe: Erhöhung des Abstandes führt zur Defokussierung und dabei zur Koagulation, die Annäherung zur Fokussierung und damit durch Vaporisation zum Schneideeffekt. Der Argonlaser mit einem Bereich zwischen 488 und 514 nm und ein Kombinationslaser, der „KTP", der zusätzlich über die Wellenlänge des Nd:YAG-Lasers verfügt, sind am weitesten verbrei-

Abb. 16.37. Einstichstellen für die Trokarhülsen nach der „amerikanischen" Technik. *Zugang 2 (p2)* 10-mm-Trokarhülse für Präparationsinstrumente, *Zugang 3 (p3)* 5-mm-Trokarhülse für die Faßzange, *Zugang 4 (p4)* 5-mm-Trokarhülse für die Faßzange, mit der der Gallenblasenfundus angehoben wird, *Zugang 5 (p5)* 5-mm-Trokarhülse (nicht immer notwendig)

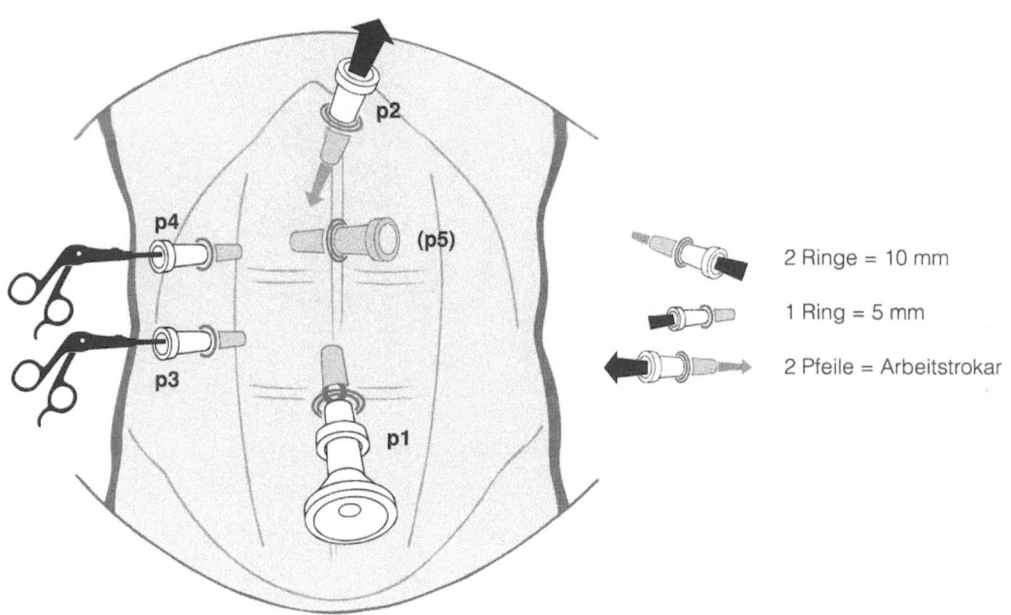

tet. Die Befürworter der Lasertechnik [15] heben die Exaktheit des Schnittes und die Eigenschaft bei der Koagulation, daß Hitze nicht in die Tiefe des Gewebes weiterwirkt, hervor. Letzteres ist bekanntermaßen ein Problem der Elektrokoagulation. Die Anwendung von Lasern in der laparoskopischen Chirurgie erfordert dieselben Sicherheitsvorkehrungen für Operationspersonal und Bedienungspersonal wie bei der offenen Chirurgie. Augenschutz ist notwendig, und im Operationssaal dürfen sich keine reflektierenden Oberflächen befinden. Der Gebrauch von Lasern erfordert also spezielle Sicherheitsvorkehrungen im Operationssaal. Der finanzielle Aufwand ist erheblich, Laser kosten zwischen 136 000 und 170 000 DM. Auch die Unterhaltskosten sind hoch. Die amerikanischen Pioniere verwendeten Laser ausschließlich zum Koagulieren und Präparieren, obwohl sie in ihren ersten Publikationen von „laser laparoscopic cholecystectomies" sprachen. Jüngste Vergleiche der Kosten-Nutzen-Kalkulation zwischen Laser und Elektrokauter in den Vereinigten Staaten fielen zugunsten der Elektrokauter aus, die billiger (17 000–34 000 DM), leichter zu unterhalten und einfacher in der Anwendung sind.

Vorgehen bei Patienten mit Choledochussteinen

Nach dem heutigen Stand der laparoskopischen Chirurgie ist die LC nicht die Operation der ersten Wahl zur Behandlung von Patienten, die sowohl symptomatische Choledochus- als auch Gallenblasensteine haben. Unserer Meinung nach sollte eine bereits präoperativ bekannte Choledocholithiasis zuerst durch eine endoskopische Sphinkterotomie saniert werden. Am Tag danach kann dann eine LC zur Behandlung der Gallensteinerkrankung durchgeführt werden, wenn es postoperativ nicht zu einer Erhöhung der Serumamylase gekommen ist. Nach unserer Erfahrung sollten bei jedem Patienten, bei dem eine LC geplant ist, beim Fehlen eindeutiger Hinweise auf einen Choledochusstein das Vorliegen von klinisch asymptomatischen Gallengangsteinen durch präoperative Untersuchungen ausgeschlossen werden. Bei den ersten 100 Patienten für die LC haben wir als präoperative Diagnostik sowohl eine Ultrasonographie als auch Laboruntersuchungen zur Abklärung der Cholestase (alkalische Phosphatase, γ-GT) und zusätzlich eine intraoperative Cholangiographie durchgeführt. Letztere hat in keinem Fall eine zusätzliche Information erbracht. Wir schlagen deshalb als Routineverfahren folgendes Vorgehen vor: Wenn die Ultrasonographie einen Choledochusdurchmesser von > 8 mm ergibt, nehmen wir endoskopisch eine retrograde Cholangiopankreatographie vor (ERCP); dabei findet sich häufig ein asymptomatischer Stein, der dann durch eine endoskopische Sphinkterotomie entfernt wird. Die LC wird dann später durchgeführt. Wenn die Ultraschalluntersuchung normale Verhältnisse zeigt und sowohl alkalische Phosphatase als auch γ-GT erhöht sind, führen wir eine radiologische Kontrastdarstellung des Choledochus durch, und zwar entweder durch intravenöse Cholangiographie mit Schichtaufnahmen oder – bei besonders mageren bzw. adipösen Patienten – eine ERCP. Auch in diesem Fall wird beim Auffinden eines Steines vor der LC eine endoskopische Sphinkterotomie durchgeführt. Wenn sich weder bei der Ultrasonographie noch bei den Laboruntersuchungen ein Hinweis auf einen Stein ergibt, nehmen wir präoperativ keine Cholangiographie vor.

Es kommt allerdings auch vor, daß die präoperative Diagnostik keine sichere Diagnose zuläßt. In diesen Fällen ist eine intraoperative Cholangiographie indiziert, insbesondere dann, wenn der Ductus cysticus bei der Laparoskopie einen Durchmesser > 2 mm aufweist (zur Technik s. oben). Wenn ein oder mehrere Choledochussteine diagnostiziert werden, versuchen wir, sie mit Hilfe einer Dormia-Sonde über den Ductus cysticus zu entfernen. Ist die Extraktion eines größeren Steines über den dünnen Ductus cysticus nicht möglich, nehmen wir eine Ballonsonde, wie sie zur Dilatation der Koronargefäße verwendet wird, zu Hilfe, um den Ductus cysticus zu erweitern, und versuchen danach, eine Körbchenextraktion vorzunehmen. Dies ist ein ziemlich mühsames Unterfangen, wenn es sich um kleine Steine in einem vergrößerten Gallengang handelt. Außerdem können nur Steine erreicht werden, die sich „stromabwärts" von der Öffnung des Ductus cysticus befinden. Wenn die Extraktion nicht gelingt, bleibt die Möglichkeit, eine Cholangioskopie mit einem sehr dünnen Cholangiofiberskop (1,8–2 mm Durchmesser) durchzuführen, das in die Öffnung des Ductus cysticus eingeführt wird (Abb. 16.38 und 16.39). Diese Cholangiofiberskope haben einen Arbeitskanal, über welchen eine Glasfaser für einen gepulsten Laser mit einem Durchmesser von 300 nm eingeführt werden kann (Abb. 16.40). Damit können die Steine unter visueller Kontrolle zertrümmert und die Konkremente über die Papilla in das Duodenum gespült werden. Es gibt allerdings nur wenige Zentren, in denen die Anwendung dieser aufwendigen Technologie möglich ist. Wenn also die mechanische Extraktion der Steine über den Ductus cysticus nicht möglich ist, sollte eine Drainage angelegt werden, indem ein Katheter in den Stumpf des Ductus cysticus vorgeschoben und mit einer Endoligatur gesi-

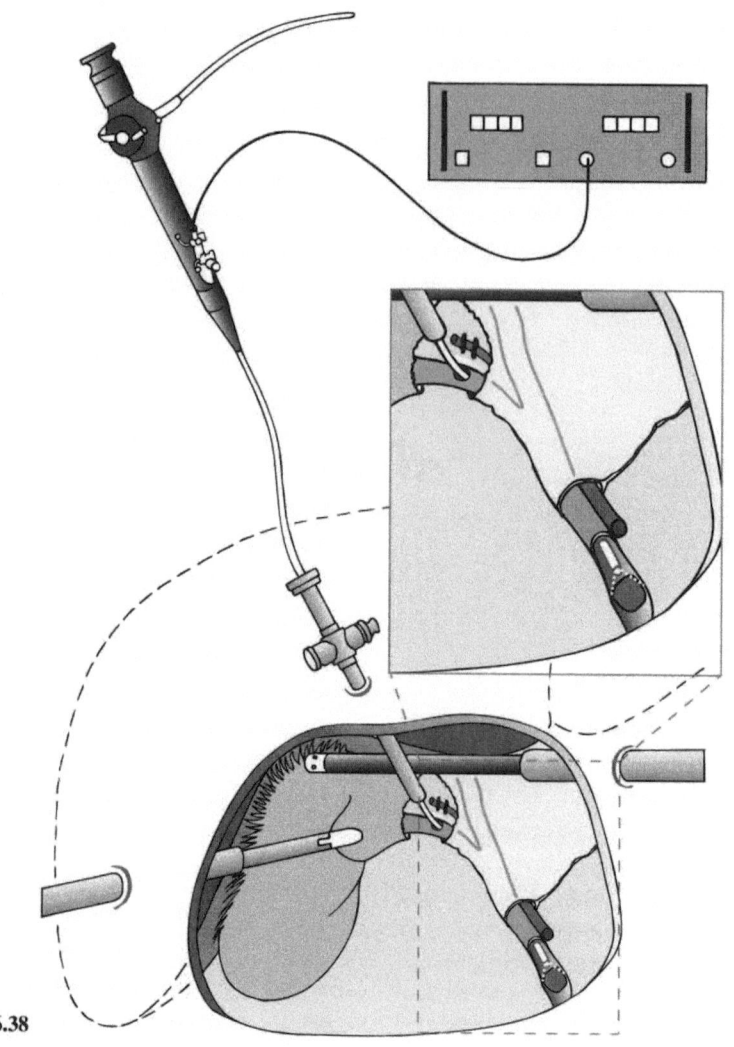

16.38

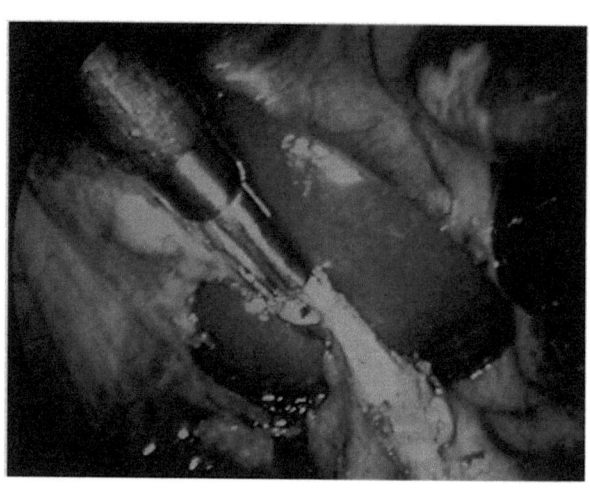

16.39

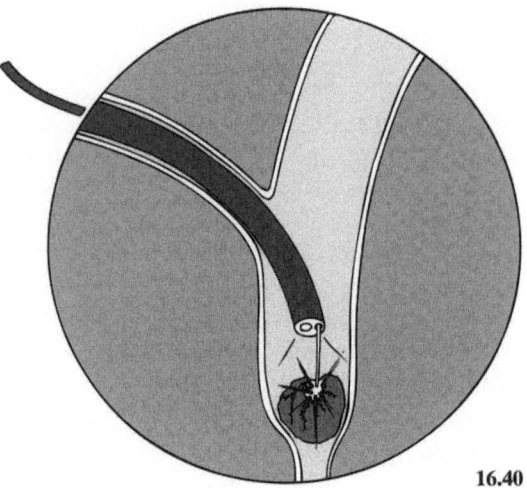

16.40

chert wird. Danach kann die LC wie oben beschrieben zu Ende geführt werden; die Versorgung des verbleibenden Choledochussteins wird auf einen späteren Zeitpunkt verschoben. Bei einem engen Gallengang (4–8 mm) können Steine bis zu einem Durchmesser von 2 mm evtl. auch spontan über die Papilla abgehen. Bei diesen Patienten wird der Oddi-Sphinkter durch Langzeitgabe eines Spasmolytikums relaxiert. Bei einem Stein (oder mehreren) von > 2 mm ist Abwarten nicht sinnvoll, hier sollte eine endoskopische Sphinkterotomie durchgeführt werden.

Klinische Ergebnisse

Komplikationsfreier Verlauf

Wir haben im Zeitraum von November 1988 bis Januar 1991 400 laparoskopische Cholezystektomien durchgeführt. Detaillierte Ergebnisse sind den Tabellen 16.2–16.4 zu entnehmen. Die Operationsdauer betrug zwischen 20 und 182 min (mittlere Dauer 70 min). Wenn Verwachsungen vorlagen, verdoppelte sich die Operationsdauer. Die mittlere postoperative Verweildauer betrug 4 Tage, 30 % der Patienten verbrachten nur die 1. Nacht, weitere 30 % 2 Nächte nach dem Eingriff in der Klinik. Wir haben eine Studie durchgeführt, in der bei 100 Patienten nach 1 jährigem Follow-up die Phase der Rekonvaleszenz und der Zeitpunkt der Wiederaufnahme der beruflichen Tätigkeit dokumentiert wurden. Im Durchschnitt war die normale körperliche Aktivität 6–8 Tage nach dem Eingriff wieder erreicht. Die Arbeitsunfähigkeitsdauer betrug durchschnittlich 20 Tage. Der Zeitpunkt der Wiederaufnahme der beruflichen Tätigkeit richtete sich mehr nach dem Beruf und dem sozialen Status der Patienten als nach der Art des Eingriffs. Nach einer 1 jährigen Nachsorgeperiode kam es bei unserem Patientenkollektiv zu keiner sekundären organischen Komplikation oder sonstigen negativen Spätfolgen.

Abb. 16.38. Choledochoskopie über den Ductus cysticus während der LC

Abb. 16.39. Einführung des Cholangioskops in den Ductus cysticus

Abb. 16.40. Zerkleinerung eines Choledochussteins durch einen gepulsten Laser, der intraoperativ über den Ductus cysticus eingeführt wurde

Tabelle 16.2. Laparoskopische Cholezystektomien, durchgeführt von November 1988 bis Januar 1991 (n = 400). Altersstreuung: 13–83 Jahre (76 Männer, 324 Frauen)

	n	%
Mortalität	1	0,25
Komplikationen	9	2,2
Erweiterung zur Laparotomie	13	3,2
Läsion des Choledochus	1	0,25

Tabelle 16.3. Laparoskopische Cholezystektomien – Serie von 3708 Fällen in Frankreich und Belgien (Juni 1991)

	n	%
Mortalität	5	0,13
Morbidität	133	3,5
Erweiterung zur Laparotomie	273	7,3
Läsion des Choledochus	7	0,18

Tabelle 16.4. Laparoskopische Cholezystektomien – 9 postoperative Komplikationen bei 400 Fällen

Konservativ behandelt
 1 Gallenfistel
 1 akute Pankreatitis
 1 Lungenentzündung
 1 Hämatom der Bauchdecke
Endoskopisch behandelt
 1 Gallenfistel (endoskopische Sphinkterotomie)
 1 subhepatischer Abszeß } Laparoskopische Drainage
 2 Douglas-Abszesse
Per Laparotomie behandelt
 1 teilweise Obstruktion des Choledochus durch Fehlplazierung eines Clips an der A. cystica

Mortalität

Die Pioniere dieser Operationstechnik hatten lange Zeit keinen einzigen Todesfall nach der LC. Dies ist zweifellos auf die sehr strikte Auswahl der Patienten zurückzuführen, durch die Patienten mit erhöhtem kardiorespiratorischem Risiko von diesem Eingriff ausgeschlossen wurden. Wir hatten in unserer Serie nach über 300 Operationen einen Todesfall. Da eine Autopsie nicht möglich war, bleibt die Ursache für den plötzlichen Tod dieses Patienten unbekannt. Mit zunehmender Lockerung der Ausschlußkriterien und mit zunehmender Patientenzahl steigt nun auch die Letalitätsrate an. Sie bleibt jedoch nach wie vor im Rahmen der bei den konventionellen Eingriffen bekannten Mortalität (0,1 %). In einer französisch-belgischen Übersichtsstudie (Tabelle 16.3) [17] wurden bei 3708 Patienten 5 Todesfälle (0,1 %) verzeichnet, darunter 2 mit unbekannter Todesursache. Ursache für die anderen Todesfälle waren 1 unkontrollierbare Blutung, 1 akute Pankreatitis nach endoskopischer Sphinkterotomie und 1 Myokardinfarkt.

Komplikationen

In den wichtigsten neueren Veröffentlichungen wird eine postoperative Morbiditätsrate von 2–4 % angegeben (Tabelle 16.4); dies deckt sich auch mit unserer Serie und der französisch-belgischen Studie [17]. Die Ursachen sind Nachblutungen oder Abszeßbildungen. Auch Läsionen des Choledochus sind beschrieben. Die meisten Komplikationen können konservativ oder durch einen zweiten laparoskopischen Eingriff behandelt werden. Sofern nicht außergewöhnliche Umstände vorliegen (z.B. starke Nachblutungen), sollte die Entscheidung zur Laparotomie erst nach eingehender Prüfung getroffen werden. Bei Verdacht auf eine Nachblutung oder eine intraabdominelle Flüssigkeitsansammlung führen wir eine diagnostische Abklärung, einschließlich CT und ERCP durch. Die folgenden Befunde können sich daraus ergeben: Vorliegen bzw. Ausmaß von Flüssigkeitsansammlungen sowie Fremdkörper, wie z.B. Steine, die während einer schwierigen Extraktion der Gallenblase in der Bauchhöhle verlorengegangen waren. Mit der ERCP kann ein Galleleck deutlich dokumentiert werden. Flüssigkeitsansammlungen können i. allg. durch einen nochmaligen laparoskopischen Eingriff aufgefunden und drainiert werden. Die Ursache für Nachblutungen oder Galleaustritt ist oft nicht herauszufinden, das Problem ist jedoch durch die Anlage einer laparoskopisch gelegten Drainage einfach zu lösen.

Kleinere Läsionen des Choledochus können manchmal laparoskopisch unter Erhalt der Durchgängigkeit des Ductus choledochus durch Einlegen einer T-Drainage behandelt werden. Wenn die ERCP nur ein kleines Galleleck zeigt und dieses nicht mit einer größeren Flüssigkeitsansammlung einhergeht, kann es gelingen, das Leck mit einer einfachen endoskopischen Sphinkterotomie zu behandeln. Als Indikation für ein offenes chirurgisches Vorgehen gelten eigentlich nur Blutungen, die laparoskopisch nicht zu beherrschen sind, größere Läsionen des Choledochus, z.B. Verlust der Kontinuität, oder ein teilweiser bzw. kompletter Verschluß durch einen beim ersten Eingriff falsch gesetzten Clip. In unserer Serie gab es keine Komplikationen als Folge der Anlage des Pneumoperitoneums, auch in der französisch-belgischen Studie kam dies extrem selten vor (unter 0,1 %). Dies kann allerdings auch darauf zurückzuführen sein, daß wir auf die korrekte Insufflation der Bauchhöhle immer besonders großen Wert legen. Für die Beherrschung dieser Technik bedarf es eines intensiven Trainings. In manchen Serien wird über höhere Komplikationsraten berichtet [18–20]. Generell sind die Komplikationsraten gleich oder niedriger als bei der konventionellen Cholezystektomie, die Quote der Choledochusläsionen schwankt zwischen 0,2 und 0,4 %.

Erweiterung zur Laparotomie

Einer der wichtigsten Vorteile der laparoskopischen Therapie ist, daß ein erfahrener Chirurg bei Bedarf unverzüglich eine Erweiterung zur Laparotomie vornehmen kann, ohne daß die Narkoseform oder die Lage des Patienten verändert werden müssen. Die Umsteigerate schwankt zwischen 4 und 8 % in Abhängigkeit von der Erfahrung des Operators, dem Stadium der Erkrankung und der Technik der LC (Tabelle 16.5). Der mit Abstand häufigste Grund für eine Erweiterung zur Laparotomie sind ausgeprägte entzündliche Veränderungen, durch welche die Darstellung der Gefäße und Gallenwege erschwert wird. Bei schwieriger Blutstillung und Unsicherheit bei der Beurteilung der genauen Anatomie der Gallenwege vergibt sich der Operator nichts, wenn er sich zum Umsteigen auf die konventionelle, offene Technik entschließt [21]. Dies gilt auch beim Ausfall eines der zahlreichen, für die laparoskopische Chirurgie notwendigen Hilfsgeräte. Schlechte Bildwiedergabe oder ein unstabiles Pneumoperitoneum sind ebenfalls Gründe für ein Umsteigen, weil der Chirurg bei der LC extrem abhängig ist vom perfekten Funktionieren der Ausrüstung.

Tabelle 16.5. Laparoskopische Cholezystektomie – 13 Erweiterungen zur Laparotomie bei 400 Fällen

---

5 starke Blutungen
  1 mal Leberbett
  2 mal A. cystica
  2 mal bei portaler Hypertension
6 starke Verwachsungen zwischen Kolon und Leber
1 Gallenblasenruptur bei intrakorporaler Lithotripsie
1 mal zur Entfernung eines Choledochussteins

Schlußfolgerungen

Die LC wurde, zunächst unbeachtet, durch den Chirurgen Mouret in Lyon im März 1987 eingeführt. 1988 wurden Berichte über erste Erfahrungen mit der neuen Technik vorgestellt und mit Skepsis, ja sogar Feindseligkeit aufgenommen. In die Schlagzeilen gelangte sie im Jahr 1989. Qualität und Konstanz der anfänglichen klinischen Ergebnisse sind die Erklärung für das außergewöhnliche Interesse, das diese Methode hervorgerufen hat. Tatsache ist, daß die LC heute von den Patienten gefordert wird. Die Ausbreitung ging rasch vonstatten, allerdings nicht ohne ernsthafte Gefährdung der Sicherheit. Die Allgemeinchirurgen haben – im Gegensatz zu Urologen, Orthopäden und Gynäkologen – endoskopische Operationsverfahren lange Zeit abgelehnt. Die meisten hatten keine spezielle Erfahrung mit der Laparoskopie, und auch gegenwärtig sind die Spezialzentren für die endoskopische Chirurgie immer noch außerstande, der Nachfrage nach Hospitations- und Ausbildungsmöglichkeiten gerecht zu werden. So kam es bedauerlicherweise vor, daß sich diesbezüglich nicht ausreichend qualifizierte Chirurgen an die neuen Techniken heranwagten. Inzwischen werden von seiten der Universitäten, der wissenschaftlichen Fachgesellschaften und der Geräte- und Instrumentenherstellerfirmen größte Anstrengungen unternommen, um die notwendigen Kenntnisse für eine sichere Anwendung zu vermitteln. Gegenwärtig werden zwar Trainingssysteme aufgebaut, die es den jungen Chirurgen in Zukunft ermöglichen werden, eine gute Ausbildung in der laparoskopischen Chirurgie zu erhalten, problematisch ist jedoch die Einarbeitung der bereits etablierten Chirurgen. Diesen empfehlen wir, für die Einarbeitung die Erfahrungen der Gynäkologen zu nutzen, die ja regelmäßig bei vielen Indikationen laparoskopische Eingriffe vornehmen. Bei Hospitation und direkter Assistenz sollten dort die sichere Anlage eines Pneumoperitoneums und die Handhabung der Instrumente erlernt werden. Die Absolvierung von Spezialkursen, in denen praktische Erfahrung an Phantomen und Versuchstieren erworben werden kann, ist der zweite Schritt. Schließlich sollte noch eine Hospitation an einem Zentrum für laparoskopische Chirurgie folgen. Die Dauer der Einarbeitung ist abhängig von den Vorkenntnissen in der Viszeralchirurgie. Erfahrene Allgemeinchirurgen können durchaus nach einem Dutzend Assistenzen in der Lage sein, selbständig mit der laparoskopischen Chirurgie zu beginnen. Für die ersten 50 Eingriffe empfehlen wir eine extreme Patientenauswahl bezüglich der Indikationen; in der Anfangsphase sollten beispielsweise keine Patienten mit vorheriger akuter Cholezystitis laparoskopisch cholezystektomiert werden.

Die LC ist das erste Paradebeispiel der endoskopischen Chirurgie, welche all die Nachteile vermeidet, die mit der Eröffnung der Bauchdecke oder des Thorax verbunden sind [22]. Ihr gehört die Zukunft der Chirurgie. Unerläßliche Vorbedingung ist allerdings eine entsprechende Ausbildung. Jegliche Ausübung ohne ausreichende Vorbereitung wäre dazu geeignet, eine Technik in Mißkredit zu bringen, deren greifbare Erfolge zweifelsfrei fortschrittsweisend sind.

Literatur

1. Périssat J, Collet D, Belliard R (1990) Gallstones: laparoscopic treatment-cholecystectomy, cholecystostomy and lithotripsy. Our own technique. Surg Endosc 4 (1): 1–5
2. McSherry CK (1989) Cholecystectomy: the gold standard. Am J Surg 158: 174–178
3. Mouret G (1991) From the first laparoscopic cholecystectomy to the frontiers of laparoscopic surgery. The prospective futures. Dig Surg 8 (2): 124–125
4. Dubois F, Icard P, Berthelot G et al. (1989) Coelioscopic cholecystectomy: preliminary report of 36 cases. Ann Surg 191: 271–275
5. Reddick EJ, Olsen DO (1989) Laparoscopic cholecystectomy. A comparison with mini-lap cholecystectomy. Surg Endos 3: 131–133
6. Bercy G (1990) Coelioscopic cholecystectomy. Ann Surg 212 (5): 649–650
7. Zucker KA, Bailey RW, Gadacz TR, Imbembo AL (1991) Laparoscopic guided cholecystectomy. Am J Surg 161 (1): 36–44
8. Cuschieri A, Terblanche J (1990) Laparoscopic cholecystectomy: evolution, not revolution. Surg Endosc 4 (3): 125–126
9. Périssat J, Collet D, Belliard R (1989) Gallstones: laparoscopic treatment. Intracorporeal lithotripsy followed by cholecystostomy or cholecystectomy. A personal technique. Endoscopy 21: 373–374
10. Périssat J, Collet D, Belliard R, Dost C, Bikandou G (1990) Cholecystectomie par laparoscopie. La technique opératoire. Les résultats des 100 premières observations. J Chir (Paris) 127: 347–355
11. Nyarwaya JB, Samii K (1991) Anesthésie pour la chirurgie digestive coelioscopique. In: Chirurgie digestive par voie coelioscopique. Maloine, Paris, pp 17–26
12. Périssat J, Collet D, Belliard R (1991) La lithotritie des calculs vésiculaires. In: Chirurgie digestive par voie coelioscopique. Maloine, Paris, pp 103–112
13. Troidl H, Eypasch E, Al-Jazini A, Spanberger W, Diehich A (1991) Laparoscopic cholecystectomy in view of medical technology assessment. Dig Surg 8 (2): 108–113
14. Reddick EJ, Olsen D, Spaw A, Baird D, Asbun H, O'Reilly M, Fisher K, Saye W (1991) Safe performance of difficult laparoscopic cholecystectomies. Am J Surg 161 (3): 377–381
15. Reddick EJ, Olsen DO (1990) Outpatient laparoscopic laser cholecystectomy. Am J Surg 160: 485–489
16. Testas P, Delaitre B (1991) Chirurgie digestive par voie coelioscopique. Maloine, Paris

17. Delaitre B, Fontes-Disler I, Collet D (1991) Les complications de la chirurgie digestive par coelioscopie. In: Chirurgie digestive par voie coelioscopique. Maloine, Paris, pp 187–197
18. Mintz M (1984) Les accidents de la coelioscopie et leur prophylaxie. Contracept Fertil Sexual 12: 927–928
19. Kane MG, Kreis GJ (1984) Complication of diagnostic laparoscopy in Dallas. A 7 year prospective study. Gastrointest Endosc 30: 237–240
20. Yuzpe AA (1990) Pneumoperitoneum needle and trocar injuries in laparoscopy. A survey on possible contributing factors and prevention. J Reprod Med (5): 485–490
21. Périssat J (1991) Gallstone laparoscopic treatment: cholecystostomy – cholecystectomy and lithotripsy. Dig Surg 8 (2): 86–91
22. Cuschieri A (1991) Minimal access surgery and the future of interventional laparoscopy. Am J Surg 161 (3): 404–407

17 Laparoskopische Entfernung von Gallensteinen

B. MENTGES, E. FRIMBERGER und G. BUESS

Einleitung

Seit Anfang der 70er Jahre wurden verschiedene minimal invasive Methoden zur Therapie der symptomatischen Cholelithiasis als Konkurrenzverfahren zur konventionellen Cholezystektomie entwickelt. Die orale Litholyse (OL) und die extrakorporale Stoßwellenlithotripsie (ESWL) haben sich aufgrund verschiedener Nachteile als nicht optimal erwiesen. Trotz eingeschränkter Indikationsstellung und langwieriger medikamentöser Behandlung konnte nicht bei allen Patienten Steinfreiheit erzielt werden. Verbleibende Steinreste und Schlamm können einer erneuten Steinbildung Vorschub leisten. Bei der perkutanen Cholezystolithotomie [5] und der perkutanen transhepatischen Litholyse (PTL) [1, 4, 7] können die Steine durch direkte Lithotripsie zertrümmert oder durch Anwendung von Methyl-tert-butyl-Äther (MTBE) aufgelöst werden. Da es bei diesen Verfahren nicht möglich ist, die Gallenblase zu verschließen, werden Drains gelegt, die bis zu 10 Tage liegen müssen. Die laparoskopische Cholezystotomie kombiniert den Vorteil der geringen Invasivität mit einer hohen Effektivität. Die Patienten sind sofort steinfrei, auch kalzifizierte Konkremente können entfernt werden, die Gallenblase wird mit einem Clip verschlossen und eine anschließende medikamentöse Behandlung ist nicht notwendig.

In der Literatur finden sich Berichte über einen Zusammenhang zwischen der Cholezystektomie und Kolonkarzinomen [6], auch über neue Beschwerden nach Cholezystektomien wird berichtet [2]. Die Erhaltung einer funktionsfähigen, kontraktilen Gallenblase erscheint somit ein logisches Konzept zu sein. Voraussetzung ist allerdings eine Auswahl von Patienten, die keine ausgeprägte Tendenz zur Neubildung von Steinen zeigen, um die Rezidivrate niedrig zu halten. Nach einer 2jährigen Entwicklungszeit ist die Technik der laparoskopischen Cholezystotomie der Tübinger Arbeitsgruppe so weit ausgereift, daß sie in die Klinik eingeführt werden kann.

Indikationen

Die laparoskopische Cholezystotomie ist nur für Patienten mit einer funktionsfähigen, kontraktilen Gallenblase geeignet. Von der ESWL ist bekannt, daß Patienten mit einem Solitärstein weniger zu Rezidiven neigen als Patienten mit vielen Konkrementen. Patienten, bei denen schon früh Gallensteine aufgetreten sind, sollten wegen erhöhter Lithogenität ausgeschlossen werden. Ideal ist diese Methode deshalb für Patienten über 50 Jahre mit bis zu 3 Steinen und einer kontraktilen Gallenblase.

Präoperative Diagnose

Die Kontraktilität der Gallenblase kann durch eine Ultraschalluntersuchung vor und nach einer fettreichen Mahlzeit nachgewiesen werden. Längs- und Querdurchmesser der Gallenblase sollten um 30 % niedriger liegen als die Ausgangswerte. Abdomenübersicht und Computertomographie zur Bestimmung des Kalkanteils der Steine sind nicht erforderlich.

Patientenaufklärung

Der Patient ist davon in Kenntnis zu setzen, daß sich die laparoskopische Cholezystotomie noch im Entwicklungsstadium befindet und daß es unterschiedliche Therapieformen der Cholelithiasis gibt. Diese sind dem Patienten zu erklären. Bei intraoperativen Komplikationen kann eine Erweiterung zum konventionellen Verfahren der Cholezystektomie notwendig werden. Komplikationen können bei der Einführung der Veress-Nadel oder des Cholezystoskops in die Bauchhöhle durch die Verletzung von Organen entstehen. Durch starken Zug auf die Gallenblase kann es zu Leberblutungen kommen. Blutungen aus dem Gallenblasenfundus oder Galleverlust sind möglich,

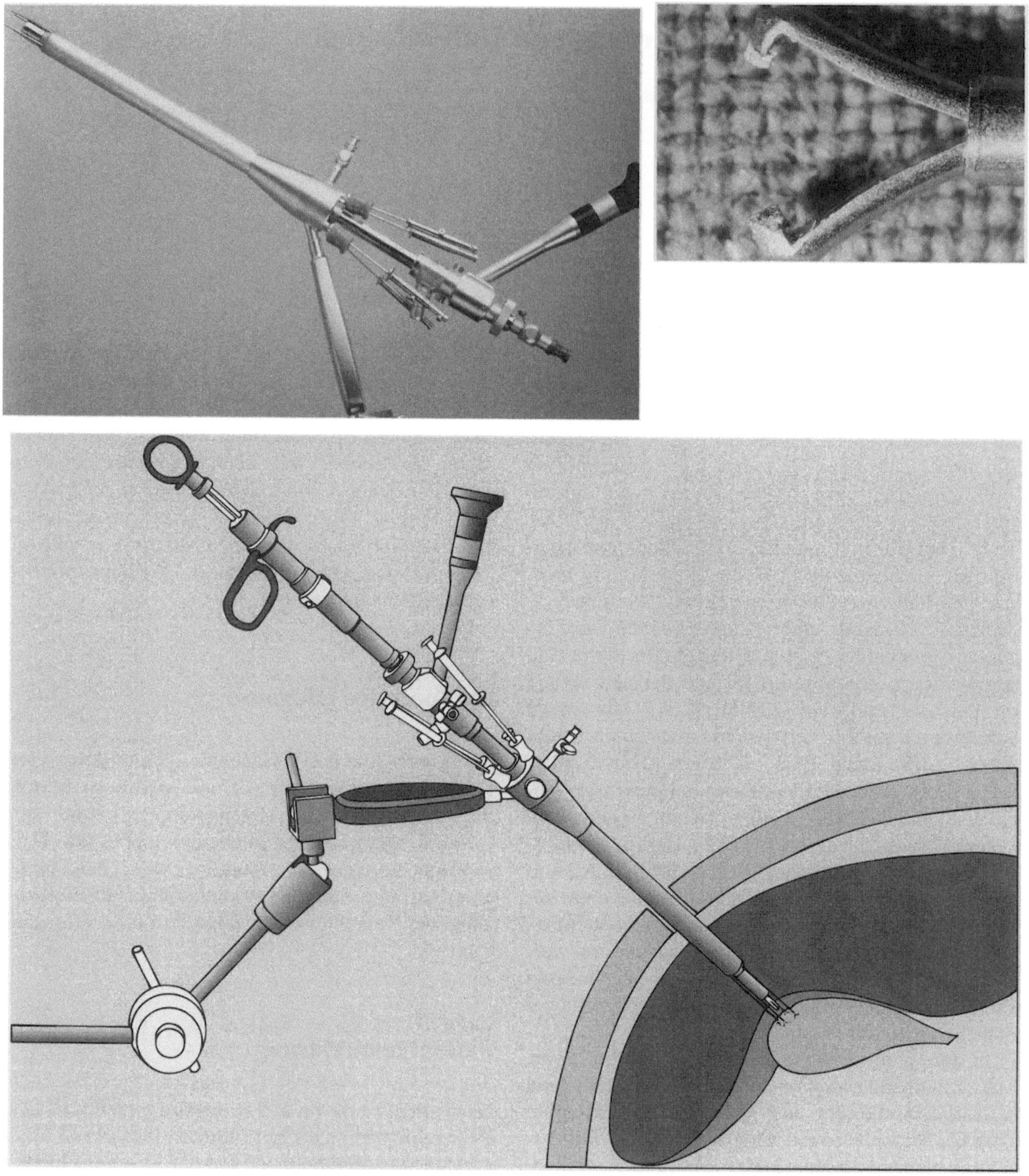

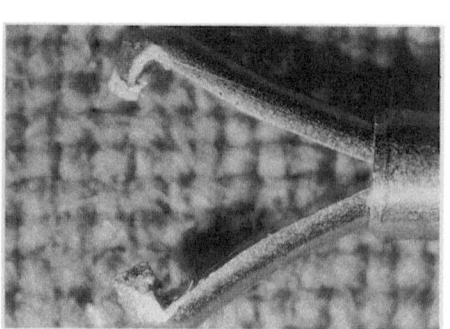
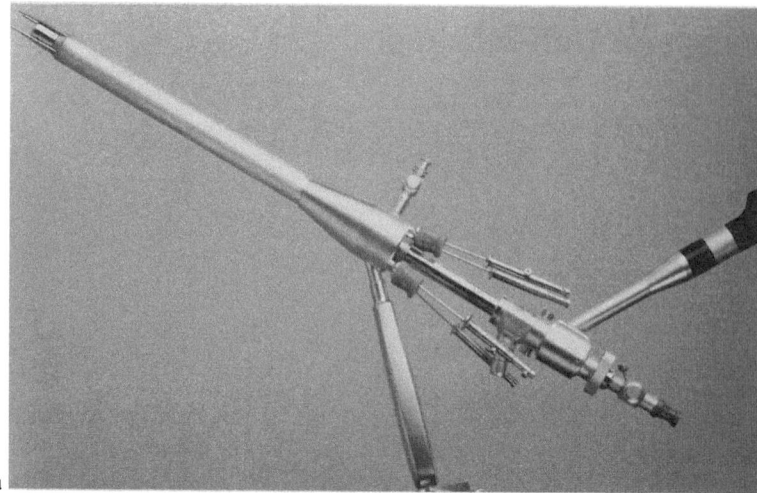

Abb. 17.1. a Das Cholezystoskop, b das Cholezystoskop im Einsatz, c Greifarme

wenn die Punktionsöffnung nicht einwandfrei verschlossen wurde.

Anästhesie

Nach der Etablierung der Methode als Routineeingriff ist die Durchführung in Lokalanästhesie denkbar. Vor der Eröffnung der Gallenblase wird die Gabe eines Sedativums empfohlen.

Lagerung des Patienten, Hautvorbereitung und Abdeckung

Der Patient wird für die laparoskopische Cholezystotomie auf dem Rücken gelagert. Hautvorbereitung und Abdeckung erfolgen wie bei der konventionellen Cholezystektomie.

Anordnung der Hilfsinstrumente und Stellung des Operationsteams

Der Operateur steht auf der linken Seite des Patienten, der Assistent ihm gegenüber. Die Videoausrüstung ist auf der rechten Seite des Patienten im Blickfeld des Operateurs aufgestellt. Die Lichtquelle für die Optik und die Steuerung für die Einchipkamera sind ebenfalls im Videowagen untergebracht. Die Operationsschwester und der Instrumententisch befinden sich am Fußende des Operationstisches. Das CO_2-Insufflationsgerät steht auf der linken Seite des Patienten. Der Instrumentenhalter (Martin, Tuttlingen) zur Befestigung des Cholezystoskops ist an der linken Führungsschiene des Operationstisches angebracht.

Instrumente und Ausrüstung

Die folgenden Instrumente wurden speziell für diesen Eingriff entwickelt:

- Cholezystoskop (Abb. 17.1 a)
- Punktionskanüle mit olivenförmiger Spitze
- Punktionskanüle mit Dilatationsballon
- Dilatationszange zur Erweiterung der Einstichöffnung in der Gallenblase
- Clipzange und Clips (Abb. 17.2)
- Dilatationskonus mit 3,3-mm-Kanal für die gerade Optik

Außerdem kommen die folgenden Standardgeräte und -instrumente zur Anwendung:

- 10-mm-Operationslaparoskop mit abgewinkeltem Okular, 0°-Geradeausblick und 5-mm-Instrumentierkanal
- 3,3-mm-Optik, 5°-Ausblick, zur Einführung in den Dilatationskonus
- CO_2-Insufflator
- Saug-/Spülkombinationsgerät
- Lichtquelle
- Ultraschallithotripter, elektrohydraulischer Lithotripter, gepulster Farbstofflaser
- Martin-Arm
- 1 Satz laparoskopischer Instrumente

Abb. 17.2. a Clipzange, **b** Clip, **c** die Operationsoptik mit eingeführter Clipzange im Instrumentierkanal; das optische System ist durch den asymmetrischen Teil des Clips zu sehen

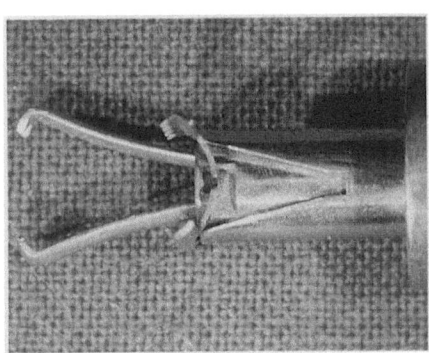
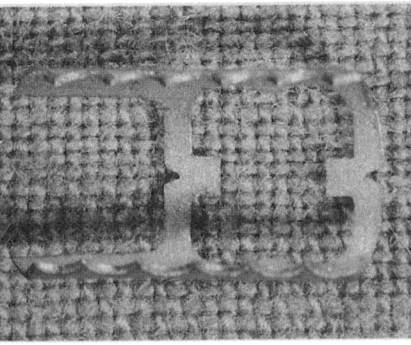
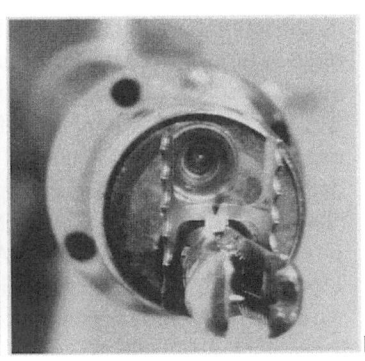

Das Operationscholezystoskop

Das Operationscholezystoskop (Abb. 17.1 a, b) hat einen Außendurchmesser von 14 mm und einen Instrumentierkanal von 10 mm Durchmesser. In seiner Wand verlaufen 4 Kanäle für Faßinstrumente. Diese haben einen Metallschaft mit einem Durchmesser von 1,8 mm und werden über mit Gummikappen abdichtbare Führungshülsen eingeführt und in das Operationsgebiet vorgeschoben. Der über die Führungskanäle ins Operationsgebiet reichende Abschnitt der Greifer ist leicht abgewinkelt, wodurch sich der Aktionsradius durch Rotation des Handgriffs vergrößern läßt. Über die am Schaftende befindlichen Handgriffe wird ein zweiarmiges Maulteil bedient, das aus dem Schaft herausgeschoben und zum Fassen der Gallenblase geöffnet wird (Abb. 17.1 c).

Die Punktionskanüle

Diese Kanüle hat eine olivenförmige Spitze, die in die Gallenblase vorgeschoben wird, um Galleverlust nach der Punktion und Entfernung des Punktionsmandrins zu verhindern.

Die Punktionskanüle mit Dilatationsballon

Dieses Kombinationsinstrument befindet sich noch in der Entwicklung. Nach der Punktion der Gallenblase, Spülung und Saugung wird die Kanüle weiter vorgeschoben und der Ballon am Punktionsloch plaziert. Bei der Dilatation nimmt der Ballon eine hantelförmige Gestalt an, wodurch das Herabgleiten der Gallenblasenwand verhindert wird.

Die Clipzange

Die beiden Greifarme der Clipzange werden nicht zum Einführen der Clips, sondern zum Fassen und Adaptieren der Ränder der Gallenblasenöffnung benutzt. Durch Betätigen des Handgriffes können sie aus dem Schaft vorgeschoben werden (Abb. 17.2 a). Die Clips sind rechtwinklig geformte Metallrahmen mit einer Länge von 7–10 mm (Abb. 17.2 b). Sie werden auf die Schaftspitze der Clipzange aufgeschoben. Nach Adaptation der Gallenblasenöffnung mit den Greifarmen der Clipzange (Abb. 17.3 h) wird ein Überrohr vorgeschoben, wobei der Clip umgebogen wird und die Wunde verschließt (Abb. 17.3 i und 17.6).

Chirurgische Technik

Nach der Anlage des Pneumoperitoneums mit der Veress-Nadel wird unmittelbar oberhalb des Nabels eine 1,5 cm lange senkrechte Inzision angebracht. Über die Inzision wird das Cholezystoskop eingeführt und mit Hilfe des 10-mm-Trokars ins Abdomen vorgeschoben. Nach Lokalisation der Gallenblase wird der Handgriff des Cholezystoskops in der Operationsstellung am Martin-Arm befestigt. Die Einchipkamera wird mit einer sterilen Hülle überzogen und am Okular der Operationsoptik angebracht. Die Operation wird am Bildschirm verfolgt und auf Videoband aufgezeichnet. Zunächst wird der Gallenblasenfundus mit den 4 Greifarmen gefaßt, die nach außen gedreht werden, so daß die Gallenblasenwand eine für die Punktion notwendige Vorspannung erfährt (Abb. 17.3 a, b und 17.4 a). Nach Punktion der Gallenblase und Spülsaugung wird die Einstichstelle auf der Mitte des hantelförmigen Dilatationsballons zentriert. Im Anschluß an die Dilatation werden die Ränder des Punktionsloches über das proximale Ende des hantelförmigen Ballons, welcher exakt mit dem Cholezystoskop fluchtet, stufenlos auf die Spitze des Cholezystoskops gezogen. Die Aufdehnung kann alternativ auch mit einer Dilatationszange erfolgen (Abb. 17.3 d und 17.4 b). Bei diesem Vorgehen wird die Gallenblase nach der Einführung des Dilatationskonus und der 3,3-mm-Optik vorsichtig auf das Instrument gezogen (Abb. 17.3 e und 17.4 c). Nach der Einführung der Operationsoptik in die Gallenblase (Abb. 17.4 c) können Steine von < 10 mm mit der Faßzange über den Instrumentierkanal entfernt werden (Abb. 17.5). Größere Steine werden mit einem Ultraschallithotripter, mit einem elektrohydraulischen Lithotripter oder mit einem gepulsten Farbstofflaser (Abb. 17.3 f) zerkleinert. Die Fragmente werden durch Spülung und Absaugen entfernt. Danach erfolgt die Inspektion der Gallenblase nach möglicherweise verbliebenen Steinresten. Dazu kann auch CO_2 insuffliert wer-

➤

Abb. 17.3. a Fassen der Gallenblase mit den Greifarmen des Choledochoskops. **b** Punktion der Gallenblase. **c** Rückzug des Mandrins und Einführung der Kanüle mit olivenförmiger Spitze. **d** Aufdehnen der Einstichstelle. **e** Die Gallenblase wird über das Cholezystoskop gezogen. **f** Zertrümmerung eines Gallensteins mit einem Lithotripter. **g** Die Clipzange mit vorgeschobenen Greifarmen und Clip. Durch Drehen von 2 Greifern nach außen wird die Öffnung zu einem Schlitz geformt. **h** Die Ränder der Gallenblasenöffnung werden mit den Greifarmen adaptiert und an den Schaft der Clipzange gezogen. **i** Durch Vorschieben des Überrohres der Clipzange wird der Clip verschlossen

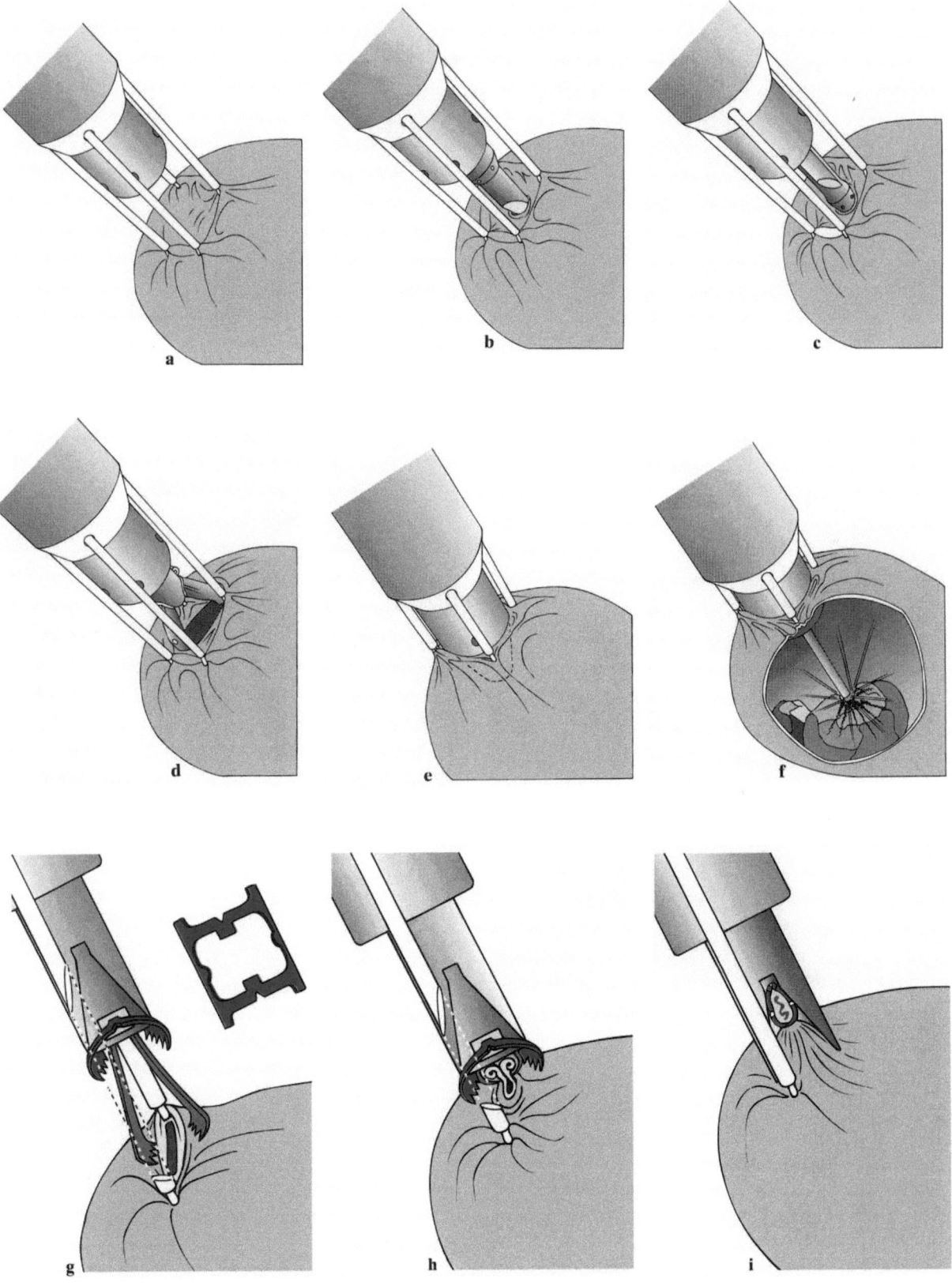

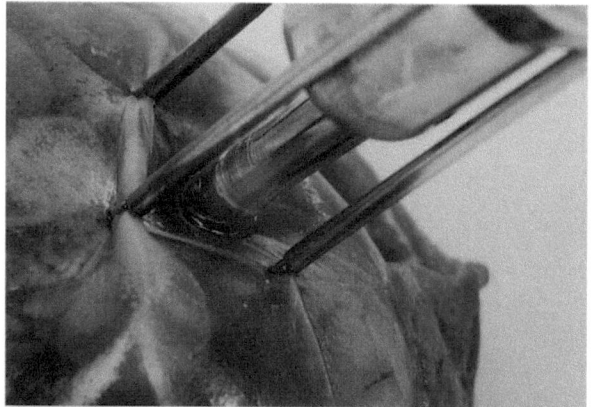

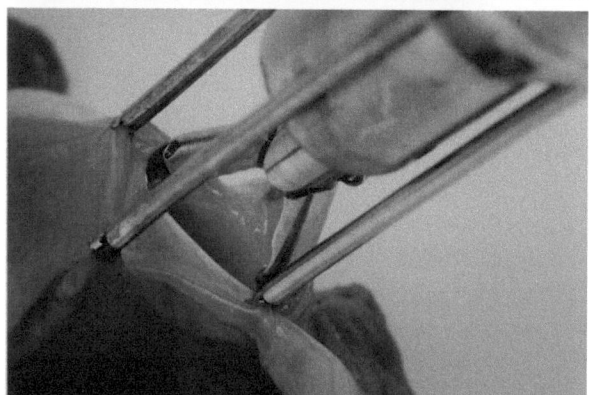

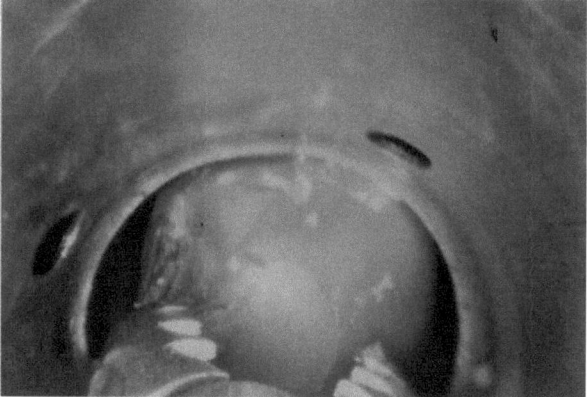

Abb. 17.5. Steinextraktion mit der Greifzange

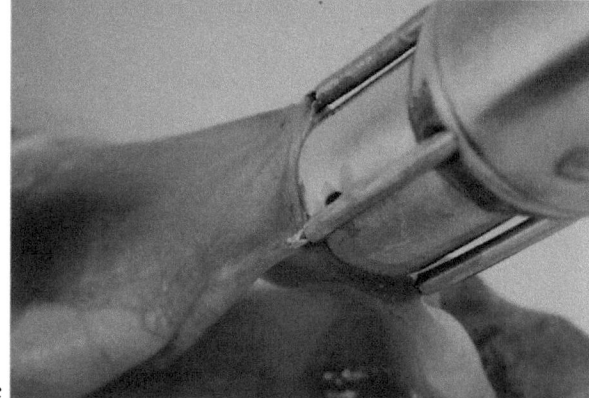

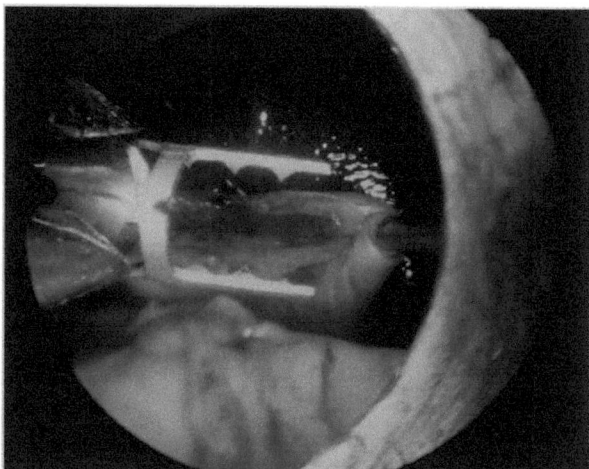

Abb. 17.6. Clipapplikation

Abb. 17.4 a–c. Greifen, Punktion und Aufdehnung der Gallenblase. Einführung des Cholezystoskops

den, um die Übersicht innerhalb der Gallenblase zu verbessern. Nun wird die Operationsoptik aus der Gallenblase zurückgezogen, von den 4 Greifinstrumenten werden 2 gegenüberliegende ebenfalls entfernt. Die beiden verbleibenden Greifer werden nach außen gedreht, bis die Öffnung einen Schlitz bildet (Abb. 17.3 g), der mit einem Clip aus rostfreiem Stahl verschlossen werden kann (Abb. 17.6). Der Clip hat eine Länge von 10 mm, deshalb wird die Clipzange erst nach Entfernung der Operationsoptik in deren Instrumentierkanal eingeführt, und der Clip im Vorderladeverfahren auf die Spitze der Clipzange aufgesetzt. Aufgrund der asymmetrischen Lokalisation des Instrumentierkanals in der Operationsoptik (unterhalb des optischen Systems) muß auch die asymmetrische Seite des Clips nach oben zeigen, um durch den Arbeitskanal des Cholezystoskops zu passen (Abb. 17.2 c). Nach der Plazierung des Clips auf die Zange wird die Kombination aus Clipzange und Operationsoptik in das Cholezystoskop eingeführt, die Ränder der Gallenblasenöffnung werden mit den Branchen der Clipzange adaptiert und der Clip kann gesetzt werden.

Postoperative Behandlung

Nach der klinischen Einführung und mit ausreichender Erfahrung wird die laparoskopische Cholezystotomie möglicherweise unter Lokalanästhesie durchgeführt werden und eine Entlassung des Patienten evtl. am Tag der Operation erfolgen können. Nachsorgeuntersuchungen sollten 1, 6 und 12 Monate nach der Operation und danach im jährlichen Abstand durchgeführt werden. Neben anderen Untersuchungen ist eine Ultrasonographie unbedingt erforderlich.

Klinische Ergebnisse

Frimberger hat 1979 [3] die laparoskopische Cholezystotomie mit 2 Zugängen beschrieben, die klinische Einführung dieser Methode erfolgte 1990. Dabei wird die Gallenblase mit einer Zange gefaßt, die über einen separaten Zugang eingeführt wird. Die Organeröffnung durch HF-Strom, die Extraktion der Steine und der Verschluß der Gallenblase erfolgen über den Hauptzugang. Frimberger hat im Zeitraum vom 1. Februar 1990 bis 1. Oktober 1991 21 Patienten mit dieser Methode behandelt (persönliche Mitteilung). In einem Fall war die Durchführung wegen starker Verwachsungen nach einem früheren Eingriff nicht möglich. Es wurden maximal 8 Steine entfernt, in einem Fall wurden gleichzeitig 2 Polypen reseziert. Im Frühstadium der klinischen Anwendung, in dem statt des Clipverschlusses die Gallenblase durch einen Katheter drainiert wurde, war wegen Komplikationen in 2 Fällen eine Cholezystektomie erforderlich. Bei einem Patienten war eine Blutung in der Gallenblase aufgetreten, bei dem anderen kam es zu Galleverlust infolge einer Katheterdislokation. Bei den Nachsorgeuntersuchungen klagte ein Patient über anhaltende Beschwerden. Bei keinem der 20 Patienten konnten sonographisch Steinrezidive festgestellt werden.

Literatur

1. Allen MJ, Borody TJ, Bugliosi TF, May Gr, LaRusso NF, Thistle JL (1985) Cholelitholysis using methyl tertiary butyl ether. Gastroenterology 88: 122–125
2. Brown TH, Walton G, Cheadle WG, Larson GM (1989) The alkaline shift in gastric pH after cholecystectomy. Am J Surg 157: 58–65
3. Frimberger E, Kühner W, Ottenjann R (1979) Bauchdeckenaufhängung für die Laparoskopie und laparoskopischer Wundverschluß durch Naht – neue operative Möglichkeiten. In: Demling L, Rösch W (eds) Operative Endoskopie. Acron, Kiel, pp 319–324
4. Hellstern A, Leuschner M, Fischer H, Lazarovici D, Güldütuna S, Kurtz W, Leuschner U (1988) Perkutan-transhepatische Lyse von Gallenblasensteinen mit Methyl-tert-butyl-äther. Dtsch Med Wochenschr 113: 506–510
5. Kellett HJ, Wickham JEA, Russell RCG (1988) Percutaneous cholecystolithotomy. Br Med J 296: 453–455
6. Moorehead RJ, McKelvey StD (1989) Cholecystectomy and colorectal cancer. Br J Surg 76: 250–253
7. Thistle JL, May GR, Bender CE, Williams HJ, LeRoy AJ, Nelson PE, Peine CJ, Peterson BT, McCullough JE (1989) Dissolution of cholesterol gallbladder stones by methyl tert-butyl ether administered by percutaneous transhepatic catheter. N Engl J Med 320: 633–639

18 Drainage der Gallenblase bei der schweren akuten Cholezystitis

A. Cuschieri

Einleitung

Die Cholezystektomie ist beim ansonsten gesunden Erwachsenen ein Routineeingriff, der ohne größeres Risiko ausgeführt werden kann und mit einer niedrigen Mortalität verbunden ist. Dagegen weist der Notfalleingriff bei akuter Cholezystitis bei älteren Menschen in der Literatur eine Mortalität von 9,8–12,5 % infolge postoperativer kardiorespiratorischer Komplikationen auf. Liegt aber bei dieser Patientengruppe, was häufig beobachtet wird, bereits eine Empyembildung vor, so verdoppelt sich die Mortalitätsrate. Neben den eingeschränkten Abwehrkräften sind bei älteren Menschen auch kardiorespiratorische Erkrankungen in Betracht zu ziehen, durch die sich das Narkoserisiko erhöht und die einen wesentlichen Faktor hinsichtlich der postoperativen Mortalität darstellen. Auch bei Patienten mit einer Zirrhose ist die Cholezystektomie mit einem hohen Risiko behaftet.

Bei diesen Risikogruppen können die Patienten durch das relativ wenig eingreifende perkutane Vorgehen zur wirksamen und sicheren Drainage der akut entzündeten Gallenblase über die kritische Phase gebracht werden. Diese Drainage erfolgt am einfachsten und besten auf laparoskopischem Wege. Dieses Vorgehen ist sicherer als die perkutane Methode, die unter radiologischer Kontrolle erfolgt, weil beim Vorgehen unter Sicht eine Verletzung der rechten Kolonflexur vermieden werden kann.

Verschiedene Formen der akuten Cholezystitis und ihre endoskopische Behandlung

Nach der klassischen pathologischen Einteilung wird zwischen 3 Arten der akuten Cholezystitis unterschieden: der akuten obstruktiven steinbedingten, der akuten steinlosen und der akuten emphysematösen Cholezystitis.

Akute obstruktive steinbedingte Cholezystitis

Diese Form der Cholezystitis kommt am häufigsten vor; in einem Teil der Fälle kann die akute Entzündung durch eine konservative Behandlung wieder abklingen, so daß die Cholezystektomie entweder zu einem späteren Zeitpunkt oder aber im Intervall durchgeführt werden kann. Bei einem beträchtlichen Teil der Patienten liegt jedoch eine schwere Verlaufsform vor, die mit der Entwicklung schwererer pathologischer Zustandsbilder verbunden ist: gangränöse Cholezystitis mit oder ohne Perforation oder eventuell in Verbindung mit einem Gallenblasenempyem. Daher das Bestreben, die Cholezystektomie nach der Diagnose so früh wie möglich durchzuführen, was in vielen Zentren routinemäßig praktiziert wird. Weitere Nachteile eines Aufschiebens der Cholezystektomie auf einen späteren Zeitpunkt konnten durch mehrere prospektive klinische Studien dokumentiert werden: das Risiko eines erneuten Auftretens der Cholezystitis, während der Patient auf die endgültige Therapie wartet, darüber hinaus werden die Gesamtkosten der Behandlung dadurch wesentlich erhöht.

Ob die laparoskopische Cholezystektomie für die Behandlung dieser Patienten mit akuter obstruktiver Cholezystitis geeignet ist, ist strittig. Manche Chirurgen vertreten den Standpunkt, daß es sich um ein sicheres Vorgehen handelt, für andere dagegen stellt die akute Cholezystitis eine relative Kontraindikation dar. Meiner Meinung nach erklärt sich diese Kontroverse aus der Tatsache, daß die klinische Diagnose der „akuten Cholezystitis" gegenüber der pathologischen Klassifizierung ein weites Spektrum von Krankheitsbildern abdeckt, und zwar bei Patienten, deren Operationsfähigkeit auch aufgrund des Allgemeinzustandes oft beeinträchtigt ist. Eine prospektive Studie hat ergeben, daß mindestens 30 % der Patienten, die innerhalb weniger Tage nach dem Auftreten einer akuten Cholezystitis operiert wurden, *keine makroskopischen Zeichen einer akuten Entzündung aufweisen.*

Diese Patienten sind für eine laparoskopische Cholezystektomie geeignet. Bei anderen Patienten wurde eine *ödematöse Cholezystitis* mit rötlich-violetter Verfärbung sowie praller und ödematöser Veränderung diagnostiziert. Auch diese Patienten können gefahrlos laparoskopisch cholezystektomiert werden, durch die leichte Schwellung der Gallenblase wird sogar die Präparation der Strukturen in gewisser Weise erleichtert. Die Punktion und Entleerung des Gallenblaseninhaltes (Abb. 18.1) führt zum Kollabieren des Organs, so daß es besser gefaßt werden kann. Der Verschluß der Punktionsstelle durch eine Naht ist nicht notwendig, da nur eine geringe Menge Flüssigkeit entweicht, insbesondere dann, wenn die Gallenblase an der Punktionsstelle gefaßt wird.

Bei einer Patientengruppe wurde eine hydropisch veränderte, ziemlich dünnhäutige Gallenblase mit einzelnen Verwachsungen zu den benachbarten Organen festgestellt. Dabei kann es sich um ein *Empyem, eine Mukozele oder einen Hydrops* handeln. Vorausgesetzt, es läßt sich feststellen, daß die Durchblutung der Gallenblasenwand nicht beeinträchtigt ist und der Patient befindet sich in einem guten Allgemeinzustand, ist nach der Punktion der Gallenblase das laparoskopische Vorgehen durchaus angezeigt. Ein technisches Problem stellt die häufig bei diesen Patienten vorgefundene dünne Gallenblasenwand dar, die leicht einreißt, wenn zu stark an ihr gezogen wird. Ein weiteres Problem kann entstehen, wenn ein großer Stein im Hartmann-Pouch inkarzeriert ist und dadurch die Freipräparation des Ductus cysticus schwierig, wenn nicht gar unmöglich wird.

Es gibt allerdings auch Patienten, bei denen der pathologische Prozeß so weit fortgeschritten ist, daß eine laparoskopische Cholezystektomie nicht mehr möglich ist. Dazu gehören stark verwachsene und *verschwielte, akute Cholezystitiden* und *gangränöse Veränderungen,* die auch bereits perforiert sein können. Bei der stark verwachsenen und vernarbten Verlaufsform ist die Wand des Organes stark verdickt mit lederner Konsistenz, die oft auch nach Entlastung der Gallenblase das Fassen des Fundus unmöglich macht. Es liegen dann auch massive, oft gefäßreiche Verwachsungen zum Netz und zu anderen umgebenden Organen vor, und das Areal um den Ductus cysticus ist stark verdickt und narbig verändert. In diesen Fällen ist ebenso wie bei der gangränösen Cholezystitis die offene Operation vorzuziehen.

Akute steinlose Cholezystitis

Bei diesem lebensbedrohlichen Zustand, dessen Ätiologie unbekannt ist, stellt die offene Cholezystektomie die Methode der Wahl dar. Bei diesen Risikopatienten, die häufig der Intensivpflege bedürfen, ist ein rasches chirurgisches Eingreifen zur Überwindung der Krise notwendig. Als alternative Behandlungsform wurde in den letzten Jahren die perkutane Drainage der Gallenblase eingeführt. In einem Bericht über eine klinische Studie aus Rotterdam wurde bei der anschließenden Nachsorgeuntersuchung die vollständige Wiederherstellung der Funktion der Gallenblase nach perkutaner Entlastung beschrieben. Eine Alternative zur offenen Cholezystektomie ist auch die laparoskopische bzw. radiologisch kontrollierte Drainage der Gallenblase, die unter Lokalanästhesie und intravenöser Sedierung durchgeführt wird.

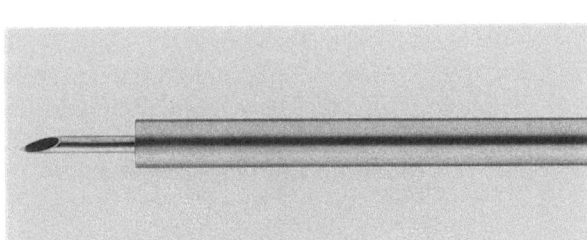

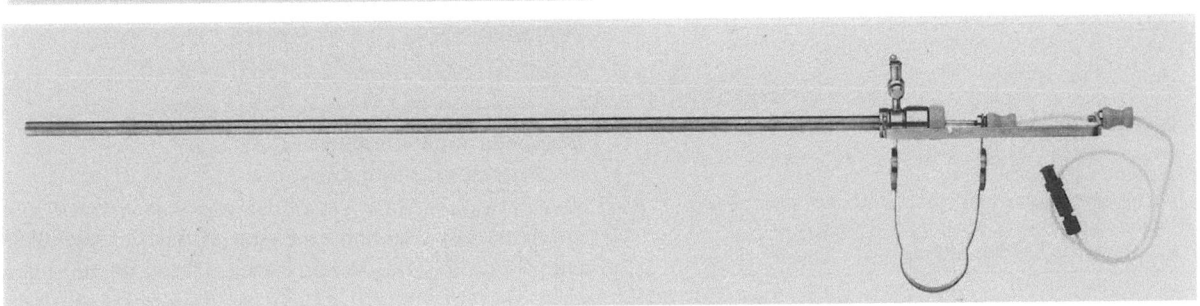

Abb. 18.1 a,b. Instrumente zum Leersaugen der entzündeten Gallenblase: **a** Punktionsnadel (Storz), mit deren Abschluß die Punktionsstelle während der Absaugung des Inhalts verschlossen wird. **b** Instrument zur Punktion und Spülung nach Frimberger (Storz)

Emphysematöse Cholezystitis

Diese Form der Cholezystitis ist auf eine Mischinfektion mit anaeroben gasbildenden Organismen zurückzuführen. Sie findet sich bei älteren Menschen und Diabetikern und geht mit einer Thrombose der A. cystica einher. Bei diesem mit extrem hoher Letalität verbundenen Zustand kommt weder eine laparoskopische Cholezystektomie noch eine Drainage der Gallenblase als chirurgische Therapie in Frage.

Perkutane Drainage der entzündeten Gallenblase

Indikationen und Kontraindikationen (Tabelle 18.1)

Die weitaus häufigsten Krankheitsbilder, bei denen die Drainage der akut entzündeten Gallenblase indiziert ist, sind die akute Cholezystitis und das Empyem bei Patienten, die aufgrund ihres Alters oder kardiorespiratorischer Erkrankungen ein erhöhtes Operationsrisiko aufweisen. Das kritische Krankheitsstadium kann in dieser Situation durch eine relativ einfache Behandlung überbrückt werden. Danach muß die endgültige Therapie festgelegt werden, die sich nach dem jeweiligen Zustand des Patienten richtet.

Verschiedene Methoden der perkutanen Drainage der Gallenblase

Die Dekompression der Gallenblase kann auf 3 verschiedene Arten erreicht werden:

1. durch perkutane subkostale oder transhepatische Drainage unter radiologischer oder ultrasonographischer Kontrolle,
2. durch laparoskopische Drainage der Gallenblase,
3. durch die Minicholezystostomie nach Burhenne und Stoller.

Die Vorteile der laparoskopischen Drainage der Gallenblase gegenüber dem radiologisch kontrollierten Vorgehen liegen u. a. in der besseren Beurteilungsmöglichkeit des Schweregrades der Krankheit, in der Möglichkeit, eine gangränöse Gallenblase auszuschließen, die eine Kontraindikation für die perkutane Drainage darstellt, sowie in der Vermeidung einer Verletzung der rechten Kolonflexur. In diesem Zusammenhang ist das Ergebnis einer CT-Studie zur Anatomie der Gallenblase zu erwähnen, nach der das Kolon in 13 % der Fälle vor dem Gallenblasenfundus liegt.

Vorbereitung der Patienten für die laparoskopische Drainage der Gallenblase

Die Diagnose wird in der Regel anhand der klinischen Beurteilung und der körperlichen Untersuchung gestellt und durch eine Ultraschalluntersuchung und ein Computertomogramm der Gallenblase bestätigt. Eine Antibiotikatherapie wird durchgeführt, außerdem werden intravenös kristalloide Lösungen und Opiate zur Schmerzstillung verordnet.

Anästhesie

Der Eingriff wird am besten unter Allgemeinnarkose durchgeführt; wenn der Zustand des Patienten jedoch eine solche nicht erlaubt, erfolgt eine lokale Infiltrationsnarkose mit Lidocain 1 % in Verbindung mit einer i. v.-Sedierung durch Midazolam. Alternativ kann durch die rechtsseitige interkostale Nervenblockade (10. bis 12. ICR) eine ausreichende Schmerzfreiheit für diesen Eingriff erreicht werden. Während des ganzen Eingriffes muß ein kardiovaskuläres und respiratorisches Monitoring gewährleistet sein.

Einzelheiten zur Operationstechnik

Lagerung des Patienten und Anlage des Pneumoperitoneums

Der Patient wird für diesen Eingriff auf dem Rücken gelagert. Das Pneumoperitoneum wird in der üblichen Technik unter Verwendung eines elektronischen

---

Tabelle 18.1. Indikationen und Kontraindikationen für die laparoskopische Drainage der Gallenblase

Indikationen
  Akute steinlose Cholezystitis
  Akute Cholezystitis beim älteren Patienten
  Akute Cholezystitis bei Patienten mit schweren kardiorespiratorischen Erkrankungen
  Schwere akute Cholezystitis, die erst beim Versuch, eine laparoskopische Cholezystektomie durchzuführen, entdeckt wird
Kontraindikationen
  Perforierte Cholezystitis, lokalisiert oder generalisiert
  Gangränöse akute obstruktive Cholezystitis
  Emphysematöse Cholezystitis

Insufflators angelegt. Wenn der Eingriff unter Lokalanästhesie durchgeführt wird, ist die Verwendung von N_2O dem CO_2 vorzuziehen, um dessen unangenehme Nebenwirkungen zu vermeiden. Dadurch ist jedoch der Einsatz des Elektrokauters aus Sicherheitsgründen nicht möglich. Bei Risikopatienten sollte ein hoher intraabdomineller Druck vermieden werden, er sollte 10 mm Hg nicht übersteigen.

Plazierung der Trokarhülsen

Die Optikhülse (11 mm) wird wie üblich in der subumbilikalen Region plaziert. Anschließend wird unter laparoskopischer Sicht ein 2. Trokar zur Aufnahme der Tastsonde im linken oberen Quadranten eingeführt. Die Tastsonde ist notwendig, um die entzündete Gallenblase darstellen zu können. Die Sicht wird häufig durch Verwachsungen mit dem Omentum und dem Mesokolon beeinträchtigt. Mit Hilfe der Sonde kann man diese Verwachsungen so weit zur Seite schieben, daß der Gallenblasenfundus dargestellt werden kann.

Absaugen des Gallenblaseninhalts

Es stehen zwar speziell für diesen Zweck entwickelte Instrumente zur Verfügung – wie z. B. das von Frimberger zur Punktion und Spülung der Gallenblase –, meiner Meinung nach ist jedoch für die entzündete Gallenblase die Kombination von Saugtrokar und Kanüle nach Mayo-Oschner, die in 3 Größen erhältlich ist (Abb. 18.2) am besten geeignet. Die wichtigsten Merkmale dieses Instrumentes sind der integrierte Sauganschluß, der komplette Verschluß des Hülsenlumens, wenn der Trokar an der Spitze liegt, und die Schraubendichtung am äußeren Kanülenende, die ein Austreten von Gallenblasenflüssigkeit während des Absaugens verhindert. Die passende Einstichstelle für die Mayo-Oschner-Kanüle wird durch Palpation gewählt. Sie sollte so nahe wie möglich am Fundus des entzündeten Organs liegen. Nach dem Einstich durch die Bauchwand wird das Sauggerät am Seitenstutzen der Trokarhülse angeschlossen. Die Trokarspitze wird auf die Fundusmitte ausgerichtet, um die Gallenblase mit einem kurzen Stoß zu perforieren. Danach wird die Trokarhülse in das Lumen vorgeschoben. Die Hülse wird dann konstant in dieser Stellung gehalten und der Trokar so weit zurückgezogen, daß die Verbindung zum Sauganschluß frei ist; nun wird der Inhalt der Gallenblase abgesaugt. Abgesaugtes Material wird zur bakteriologischen Untersuchung eingeschickt.

Einführung des Ballonkatheters

Der Sauganschluß wird abgekoppelt, die Schraubkappe geöffnet und zusammen mit dem Trokar entfernt. Ein Ballonkatheter passender Größe (7–10 Charr, je nach Durchmesser der Hülse) wird mit einem Gleitmittel versehen, über die Trokarhülse in das Innere der Gallenblase eingebracht und der Ballon mit isotonischer Kochsalzlösung gefüllt. Danach wird die über dem Ballon liegende Trokarhülse entfernt. Dabei muß konstant Zug auf den Ballon ausgeübt werden, um 1. die Gallenblase mit dem Ballon abzudichten und 2. auf diese Weise die Punktionsstelle an der Gallenblase dem Peritoneum der Bauchdecke anzunähern. Bei vielen Patienten gelingt es, den Fundus bis an die Bauchdecke heranzuziehen. Der Katheter wird in der gewünschten Position an der Haut festgenäht und an ein geschlossenes Drainagesystem angeschlossen. Nun wird der Bereich mit einem Okklusionsverband versorgt. Die Trokarhülse wird zum extrakorporalen Ende des Katheters geschoben und dann einfach mit Pflaster weiter unten an der Bauchdecke befestigt.

Man sollte sich beim Absaugen der Gallenblase auf die Entfernung von kleineren Steinen und eingedickter Flüssigkeit beschränken und keinesfalls versuchen, bei dieser Sitzung auch größere Steine durch Lithotripsie zu zerkleinern, da die Gallenblasenwand sehr verletzlich ist und es sehr leicht zu einer Perforation durch das Instrument kommen kann. Auch das Ausspülen der Gallenblase ist unnötig und stellt insofern eine Gefahr dar, als dadurch kleine Steine in den Choledochus gelangen können. Das Spülen kann auch eine vermehrte systemische Absorption von Endotoxinen zur Folge haben.

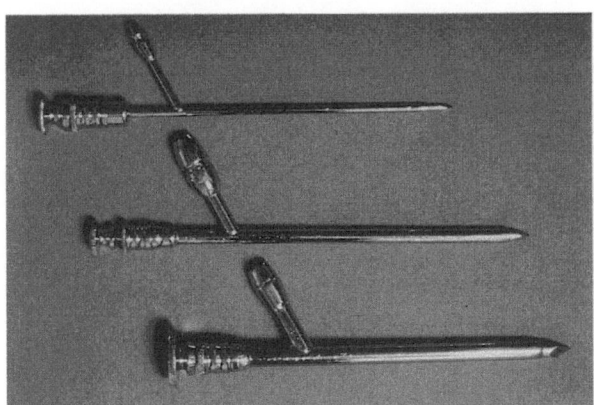

Abb. 18.2. Trokare und Trokarhülsen nach Mayo-Oschner zum Absaugen des Gallenblaseninhaltes

Alternative Technik

Bei dieser Methode wird ein Standardset für die Gallenwegspunktion bzw. Nephrostomie mit einer Amplax-Hülse angewandt. Diese besteht aus einem Kathetersystem, in welches koaxial ein Führungsdraht mit einem Versteifungsmechanismus eingeführt ist. Die initiale Entleerung der Gallenblase erfolgt trotzdem am besten mit einer kleinen Mayo-Oschner-Kanüle. Die Kombination aus koaxialem Katheter mit dem Führungsdraht wird über die Trokarhülse eingeführt und diese dann entfernt. Für die Drainage einer akuten Cholezystitis erfordert diese Methode mehr Zeit und Aufwand, sie hat aber gegenüber der oben beschriebenen Technik der Entleerung über die Trokarhülse keine Vorteile.

Postoperative Versorgung

Die Antibiotikatherapie wird 5 Tage lang fortgeführt. 24 h nach dem Eingriff wird eine Kontrastmitteldarstellung vorgenommen, um sich so Gewißheit über die korrekte Lage des Katheters zu verschaffen und um das Gallengangssystem beurteilen zu können. Des weiteren gibt diese Untersuchung Aufschluß über die in der Gallenblase vorhandenen Steine sowie über eventuelle Choledochussteine. Das Cholezystocholangiogramm stellt nicht nur eine wichtige postoperative Kontrolle dar, sondern ermöglicht auch eine präzise Diagnosestellung und die weitere Therapieplanung für die Phase nach dem Abklingen der akuten Situation.

Die laparoskopische Drainage der entzündeten Gallenblase ist ein sicherer Eingriff; Komplikationen, wie z. B. das Herausrutschen des Katheters, Galleaustritt in die Bauchhöhle und Blutungen, treten nur selten auf. Verletzungen der rechten Kolonflexur, wie sie von der radiologisch kontrollierten Methode her bekannt sind, werden durch das laparoskopische Vorgehen vermieden.

Weitere Behandlung

Die weitere Behandlung dieser Patienten nach der Überwindung der akuten Phase ist abhängig:

1. vom Allgemeinzustand des Patienten, einschließlich Alter und kardiorespiratorischem Zustand,
2. vom Zustand der Gallenblase und des Gallengangssystems.

Konservative Behandlung

Bei manchen Patienten, wie z. B. sehr alten und schwachen sowie bei Patienten mit dekompensierten kardiorespiratorischen Erkrankungen, kommt weder eine laparoskopische noch eine offene Cholezystektomie in Betracht. Die sicherste Therapie für diese Gruppe besteht in der perkutanen Gallensteinentfernung durch Cholezystostomie. Dieser Eingriff erfolgt unter intravenöser Sedierung mit Midazolam und Opiatanalgesie, unter Sichtkontrolle mit Hilfe eines flexiblen Choledochoskops oder starren Nephroskops. Größere Steine (> 1 cm) müssen durch Lithotripsie zerkleinert werden. Die Zerkleinerung kann sowohl mechanisch mit einer Zange, durch Ultraschall oder mit einem gepulsten Farbstofflaser erfolgen. Um das wenn auch geringe Risiko einer Passage von Steinfragmenten in den Choledochus während des Zerkleinerungsvorganges zu vermeiden, ist es ratsam, den Ductus cysticus durch Einführung eines Ballonkatheters zu verschließen (Abb. 18.3). Dies wird allerdings nicht allgemein praktiziert.

Eine weitere Möglichkeit ist die lokale Instillation mit MTBE, um eine chemische Auflösung von Cholesterinsteinen zu erreichen. Bei diesen Risikopatienten ist der vorherige Verschluß des Ductus cysticus

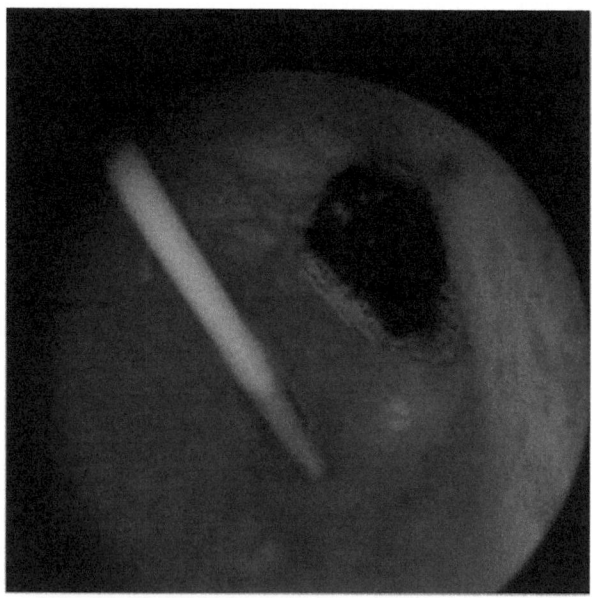

Abb. 18.3. Abdichtung des Ductus cysticus mit einem Gallenballonkatheter, um das Vordringen von Fragmenten während des Zerkleinerungsvorganges in den Choledochus zu verhindern. Dieselbe Technik kann bei der perkutanen Auflösung von Cholesterinsteinen durch MTBE angewendet werden, die über den Cholezystostomietrakt ausgeführt wird

(wie oben beschrieben) unbedingt zu empfehlen, um das Entweichen von MTBE in das Gallengangssystem zu verhindern.

Bei den Patienten, die sich vom akuten Zustand der steinlosen Cholezystitis erholt haben, wird der Drainageschlauch nach Inspektion der Gallenblasenschleimhaut mit dem Choledochoskop oder dem starren Nephroskop aus der Gallenblase entfernt. Die Mukosa der Gallenblase muß absolut intakt sein.

Operative Behandlung

Alle anderen Patienten werden nach einem Intervall von 4–6 Wochen durch Cholezystektomie behandelt. Der Cholezystostomiedrain sollte bis zur Operation an das geschlossene Drainagesystem angeschlossen bleiben. Neben dem Aspekt der größeren Sicherheit wird durch das Verbleiben der Cholezystostomiedrainage auch die Präparation der Gallenblase von der vorderen Bauchwand bei der Cholezystektomie erheblich erleichtert. Ob die Cholezystektomie laparoskopisch oder in der offenen Technik ausgeführt wird, hängt weitgehend von der Erfahrung des Operateurs ab, aber auch vom Ausmaß der Verwachsungen, die bei der laparoskopischen Voruntersuchung angetroffen wurden.

Chemische Cholezystektomie – Zukünftige Möglichkeit

Mehrere Arbeitsgruppen beschäftigen sich derzeit mit der Entwicklung von Sklerosierungsmethoden zur Zerstörung der Mukosa der Gallenblase unter Anwendung unterschiedlicher Mittel (Natriumhydroxid, absolutem Alkohol, Trifluoressigsäure usw.), die in das Gallenblasenlumen instilliert und nach entsprechender Kontaktzeit wieder entfernt werden mit anschließender Kochsalzspülung. Dieses Verfahren ist bisher zwar erst experimentell sowohl beim Kleintier als auch beim Großtier eingesetzt worden, es ist aber zweifellos durchführbar. Diese Methode steht und fällt mit dem sicheren Verschluß des Ductus cysticus vor der Instillation des Sklerosierungsmittels in die Gallenblase. Es wurden verschiedene Methoden, einschließlich der HF-Elektrokoagulation, beschrieben, mit denen dieser Verschluß erreicht werden könnte. Gegenwärtig bestehen noch 3 ungeklärte Fragenkomplexe, die weitgehend geklärt werden sollten, ehe die Technik beim Menschen angewandt werden kann:

1. Regeneriert die Mukosa der Gallenblase vom Ductus cysticus ausgehend wieder?
2. Gibt es Toxizitätsfolgen nach Resorption des Sklerosierungsmittels?
3. Besteht langfristig ein erhöhtes Risiko für die Entstehung eines Gallenblasenkarzinoms?

Der letzte Punkt ist allerdings für Patienten, die aufgrund ihres Alters oder ihres eingeschränkten Allgemeinzustandes eine geringe Lebenserwartung haben, irrelevant. Für dieses Kollektiv könnte die chemische Cholezystektomie schon in der nahen Zukunft eine vernünftige Option darstellen.

Literatur

Aranha GV, Sontag SJ, Greenlee HB (1982) Cholecystectomy in cirrhotic patients: a formidable operation. Am J Surg 143: 55–60

Burhenne HJ, Stoller JL (1985) Mini cholecystostomy and radiologic stone extraction in high risk cholelithiasis patients. Am J Surg 149: 632–635

Cuschieri A, Abd El Ghany AB, Holley MP (1989) Successful chemical cholecystectomy: a laparoscopic guided technique. Gut 30: 1786–1794

Eggermont AM, Lameris JS, Jeekel J (1985) Ultrasound-guided percutaneous transhepatic cholecystostomy for acute acalculous cholecystitis. Arch Surg 120: 1354–1356

Frimberger E (1989) Operative laparoscopy: cholecystostomy. Endoscopy 21: 299–384

Getrajdman GI, O'Toole K, Laffey KJ, Martin EC (1986) Cystic duct occlusion and transcatheter sclerosis of the gallbladder in the rabbit. Invest Radiol 21: 400–403

Glen F (1981) Surgical management of acute cholecystitis in patients 65 years of age and older. Ann Surg 193: 56–59

Pearse DM, Hawkins IF, Shaver R, Vogel S (1984) Percutaneous cholecystostomy in acute cholecystitis and common duct obstruction. Radiology 152: 365–367

Remley KB, Cubberly DA, Watanabe AS, Nelson JA, Colby TV (1986) Systemic absorption of gallbladder sclerosing agents in the rabbit. A preliminary study. Invest Radiol 21: 396–399

Salomonwitz E, Frick MP, Simmons RL (1984) Obliteration of the gallbladder without formal cholecystectomy. Arch Surg 119: 725–729

Sullivan DM, Hood TR, Griffin WO (1982) Biliary tract surgery in the elderly. Am J Surg 143: 218–220

Warren LP, Kadir S, Dunnick NR (1988) Percutaneous cholecystostomy: anatomic considerations. Radiology 168: 615–616

19 Die laparoskopische Operation der Leistenhernie – Vorläufiger Bericht

R. GER

Einleitung

Die Behandlung einer Leistenhernie wird weitgehend durch ihre Entstehung bestimmt. Früher ging man vielfach von einer kongenitalen Genese aller Hernien aus, die Exzision des Bruchsackes wurde als ausreichend für eine Heilung angesehen und jede weitere Maßnahme, wie etwa der Nahtverschluß der Muskelschichten, als unnötig und überflüssig betrachtet [1]. Eine andere Theorie ging zu dieser Zeit davon aus, daß einige Formen der direkten Hernie angeboren sind, wie etwa eine divertikelartige Form der Hernie, die durch einen angeborenen Defekt der Sehnenplatte austritt. Diese Meinungen, die zum Ende des 19. Jahrhunderts vertreten wurden, finden gegen Ende des 20. Jahrhunderts nicht mehr viele Anhänger. Die Flut der anatomischen Beschreibungen der Inguinalgegend reißt jedoch nicht ab, obwohl schon Tait zu einer Zeit, als umfassende anatomische Studien noch an der Tagesordnung waren, feststellte: „Ich bin zu dem eindeutigen Schluß gekommen, daß diese ermüdenden Einzelheiten zur Anatomie, auf die zu diesem Thema so großes Gewicht gelegt wird, nicht nur absolut nichts nützen, sondern sogar schaden."

Unterschiedliche Theorien über den inneren Leistenring bestimmen weiterhin die Diskussion. Dazu Tait: „Ich glaube, daß die wirksamste operative Behandlung der Hernie, mit Ausnahme der Nabelhernie, im Laufe der Zeit über einen Bauchschnitt erzielt wird." Diese Meinung vertraten auch Marcy [2] und Andrews [3], die im Falle des Nachweises einer offenen inneren Bruchpforte im Zusammenhang mit einer Laparotomie diese direkt von innen her vernähten. Andrews stellte dazu fest, sie hätten „nur ein Loch zugenäht und nicht beabsichtigt, eine komplizierte plastische Operation durchzuführen". Im Gegensatz dazu wird von anderen Chirurgen nachdrücklich gefordert, daß der innere Leistenring in jedem Fall von lateral her verstärkt werden muß [4]. Welcher dieser gegensätzlichen Standpunkte ist nun richtig?

Nachdem zu den Ergebnissen nach einfachem Verschluß der inneren Bruchpforte keine klinische Studie vorliegt, die den heutigen formalen Ansprüchen genügt, sind wir darauf angewiesen, die bisherigen Ansätze zurückzuverfolgen, wenn wir diese Frage beantworten wollen.

1977 wurde ein Projekt in Angriff genommen, in dessen Rahmen bei Patienten, die sich aus unterschiedlichen Gründen einer Laparotomie unterziehen mußten und bei denen gleichzeitig eine Hernie vorlag, der innere Leistenring durch Metallclips verschlossen wurde. Die Clips waren in der offenen Position 3 mm weit und 15 mm lang [5]. Die Anzahl der verwendeten Clips variierte von 2 für die kleinsten Hernien bis zu 10 für die größten. Die Clips wurden in Abständen von etwa 9 mm auf das Peritoneum und das darunterliegende Gewebe gesetzt, so daß gerade das Austreten von Abdominalorganen in den Bruchsack verhindert wurde. Der Bruchsack selbst blieb unberührt. Tabelle 19.1 zeigt die Ergebnisse nach 44 Monaten. Ein Patient konnte nicht nachuntersucht werden, weil er infolge eines intraabdominellen Malignoms verstorben war. Über einen Nachsorgezeitraum von 8–10 Jahren war bei den 8 Patienten kein Rezidiv aufgetreten (Tabelle 19.2).

Viele Chirurgen verschließen eine zufällig bei einem intraabdominellen Eingriff entdeckte Hernie mit einer Naht. Vor kurzem war es uns möglich, Chirurgen über Einzelheiten dieser Verschlußtechnik und postoperative Untersuchungen zu befragen [6, 7]. Natürlich war klar, daß nicht alle Details zum Hernienverschluß fachgerecht dokumentiert worden waren: Es wurden z. B. die unterschiedlichsten Nahtmaterialen verwendet, und die Angaben zur Plazierung der Nähte, zur ungefähren Größe und Lokalisierung des Bruches, ob direkt oder indirekt oder gemischt, zur Wandstärke des Hernienringes, über das Vorliegen prädisponierender Ursachen, z. B. Prostatavergrößerung, genügen nicht den gängigen Kriterien einer klinischen Studie, auch das Alter und das Geschlecht der Patienten waren nicht immer genau festgehalten. Die Informationen zu den postoperativen Ergebnissen gründeten sich mehr auf den allgemeinen Eindruck als auf konkrete Fakten, schienen aber dennoch genauer zu sein als die Auskünfte zum intraoperativen Vorgehen. Die Befragung umfaßte 100

Tabelle 19.1. Klinische Angaben zu den Patienten, bei denen sich bei einer Laparotomie koexistierende Hernien fanden (n = 13; mittleres Alter: 74 Jahre[a]) [8]

	n
Primärerkrankung	
Kolonkarzinom	6
Magenkarzinom	1
Cholelithiasis	2
Divertikulitis	1
Ileus	2
Rechtsseitige Leistenhernie	1
Form der Hernie	
Indirekte Leistenhernie	7
Nabelhernie	2
Femoralhernie	1
Beidseitige Leistenhernie	1
Direkte Leistenhernie	2
Ergebnisse	
26–44 Monate postoperativ (n = 11)	
Rezidiv nach Operation einer indirekten Hernie	0
Rezidiv nach Operation einer direkten Hernie nach 9 Monaten	1
< 1 Jahr postoperativ (n = 2)	
Rezidiv nach Operation einer direkten Hernie	1[b]
Rezidiv nach Operation einer indirekten Hernie	1[c]

[a] Ausschließlich eines 23jährigen Patienten mit einer rechtsseitigen Leistenhernie.
[b] Patient starb nach 6 Monaten.
[c] Patient aus der Nachsorge ausgeschieden.

Tabelle 19.2. Ergebnisse nach einem Beobachtungszeitraum von 8–10 Jahren (n = 8, mittleres Alter: 70 Jahre) [8]

	n
Primäre Erkrankung	
Kolonkarzinom	3
Ileus	2
Divertikulitis	1
Cholelithiasis	2
Form der Hernie	
Indirekte Leistenhernie	5
Direkte Leistenhernie	1
Nabelhernie	2
Ergebnisse	
Rezidivfrei, gesund	3
6–8 Jahre nach der Operation verstorben, ohne Hernienrezidiv	5

Chirurgen; 75 von ihnen hatten Hernienverschlüsse bei Patienten im Kindesalter (bis zum Alter von 18 Jahren) durchgeführt und beurteilten danach alle als komplett geheilt; 90 Chirurgen hatten Hernien bei Erwachsenen operiert, davon beurteilten 75 die Hernien als geheilt, 8 konnten keine klaren Angaben machen, 7 schätzten die Rezidivrate auf 30–50%.

In einer experimentellen Studie sollte untersucht werden, ob der Verschluß des inneren Leistenringes allein für eine Heilung ausreicht [8]. Es wurden 15 Beaglehunde für die Studie verwendet, in 14 Fällen war die Hernie klinisch geheilt.

Die Ergebnisse dieser 3 Untersuchungen – die klinische Studie mit Patienten, bei denen wegen anderer Ursache eine Laparotomie durchgeführt wurde, die Aussagen von Chirurgen, die Hernienöffnungen im Verlauf einer Laparotomie verschließen, und die oben erwähnte experimentelle Studie – legen nahe, daß der Verschluß des inneren Leistenringes bei der indirekten Inguinalhernie einen therapeutischen Eingriff darstellt, bei dem die Rezidivrate nicht höher liegen dürfte als beim konventionellen Vorgehen.

Der technologische Fortschritt hat dazu geführt, daß in den letzten Jahren immer mehr große chirurgische Eingriffe endoskopisch durchgeführt wurden. Auch die indirekte Leistenhernie bietet sich für die endoskopische Chirurgie an, und wir haben vor einiger Zeit eine klinische Studie zur Effektivität dieses Vorgehens begonnen.

Indikationen und Patientenauswahl

Ursprünglich sollten nur reponible indirekte Leisten- und Femoralhernien in die klinische Studie einbezogen werden. Die Differenzierung zwischen direkter und indirekter Hernie ist bei Frauen und Kindern wie

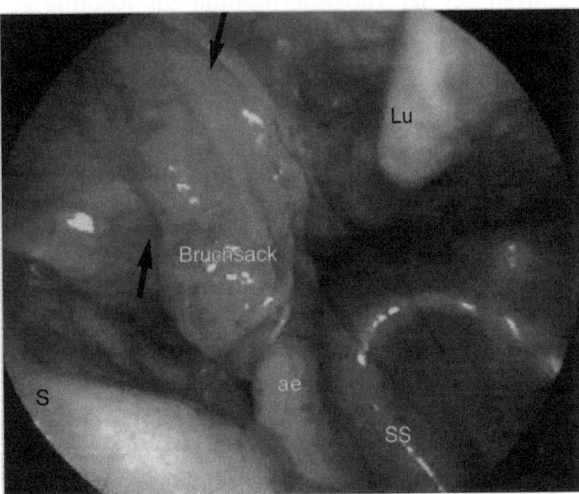

Abb. 19.1. Eine inkarzerierte Appendix epiploica *(ae)* hängt im Bruchsack fest. Dieser ist durch den Zug, mit dem versucht wurde, eine Reposition zu erreichen, umgestülpt *(S* Sigmoid; *SS* Samenstrang; *LU* Lig. umbilicale mediale; *Pfeile* oberer und unterer Rand der Hernienöffnung)

auch bei jungen Männern (ungefähr bis zum 40. Lebensjahr) relativ einfach, das gleiche gilt für Skrotalhernien beim Mann jeden Alters. Schwierig ist die exakte Differenzierung beim älteren Mann mit einer kleinen Leistenhernie, die sich auf die Leiste beschränken (Bubozele). Zur Bestätigung der Diagnose empfehlen manche Kollegen die Durchführung einer radiologischen Untersuchung [9, 10]. Im Laufe der Studie wurde die Indikation auf die direkte und die Rezidivhernie ausgeweitet. Wenn beide Formen laparoskopisch operiert werden können, erübrigt sich die Differenzierung des Hernientyps. Schließlich sollten auch bestimmte Formen der inkarzerierten Hernie laparoskopisch behandelt werden können (Abb. 19.1).

Operationsvorbereitung

Präoperative Vorbereitung des Patienten

Es werden die üblichen Vorbereitungen für die laparoskopische Operation durchgeführt; wichtig ist dabei das Legen eines Blasenkatheters und einer Magensonde, um beide Organe leer zu halten.

Anästhesie

Derzeit wird noch in Allgemeinnarkose operiert, wir streben aber für diesen Eingriff eine Lokalanästhesie in Kombination mit einer Sedierung an, die in einigen Zentren bei der Tubensterilisation zur Routine geworden ist.

Lagerung des Patienten und Abdeckung

Der Patient wird zum Anlegen des Pneumoperitoneums flach auf dem Rücken gelagert; anschließend wird er in die Trendelenburg-Position gebracht, damit sich der Darm kranialwärts verschiebt und die Darstellung der Leistenregion auf diese Weise erleichtert wird. Die Hoden werden nicht abgedeckt. Die Arme werden seitlich gelagert, und auch der Kopf des Patienten wird steril abgedeckt, weil der Operateur am Kopfende des Tisches steht, um die Operationsinstrumente gut zur Leistenregion führen zu können.

Stellung des Operationsteams und Anordnung der Hilfsgeräte

Der Operateur steht in der Regel am Kopfende des Operationstisches, normalerweise auf der Seite der Hernie; manchmal ist es aber, bedingt durch die Form des Leistenringes, einfacher, das Klammergerät von der gegenüberliegenden Seite aus zu bedienen. Bei beidseitigen Hernien ist die Stellung des Chirurgen irrelevant, weil das Klammergerät problemlos zur Gegenseite geführt werden kann. Der Assistent steht dem Operateur gegenüber in Höhe des Abdomens, Operationsschwester oder -pfleger stehen fußwärts vom Assistenten. Der Videomonitor steht am Fußende des Tisches in der Blickrichtung des Operateurs. Der Insufflator und die Lichtquelle stehen gegenüber vom Operateur.

Spezielle Instrumente

Neben der üblichen Ausrüstung für laparoskopische Eingriffe wird ein 12-mm-Trokar mit Trokarhülse verwendet. Zum Fassen und Zusammenführen der Hernienränder und zum Setzen der Klammernaht wurde ein Spezialinstrument entwickelt, das durch eine 12-mm-Trokarhülse eingeführt werden kann (Herniastat, Innovative Surgical Devices, Westbury, NY).

Operatives Vorgehen

Das Pneumoperitoneum wird auf die übliche Weise angelegt und die Optik auf die Bruchpforte eingestellt (Abb. 19.2). Die Orientierung erfolgt anhand der anatomischen Leitstrukturen (lateral der Plica umbilicalis lateralis und der epigastrischen Gefäße) oder aber – wesentlich einfacher – durch Druck auf den inneren Leistenring von außen. Die Bruchpforte stellt sich infolge der Weitung durch das Pneumoperitoneum und die Vergrößerung der Optik ungewöhnlich groß dar.

Der Samenstrang

Der Samenstrang ist bei einem schlanken Patienten leicht zu erkennen, beim adipösen Patienten kann er grundsätzlich durch Zug am Hoden aufgrund der Längsbewegung sichtbar gemacht werden. Wahrscheinlich ist dies aber gar nicht notwendig, weil der Strang durch das retroperitoneale Fett vor einer Verletzung geschützt wird. Da die Klammern in Verlaufs-

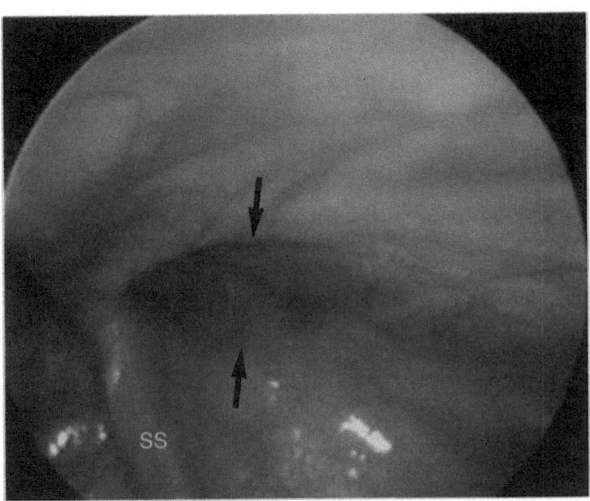 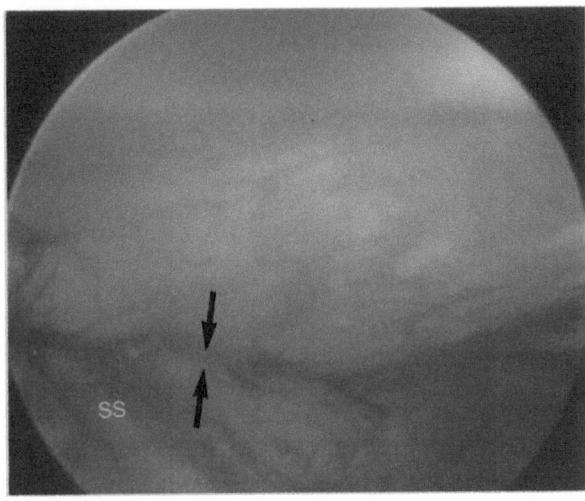

Abb. 19.2. Bruchpforte einer indirekten Leistenhernie links (*Pfeile* oberer und unterer Rand des inneren Leistenringes; *SS* Samenstrang)

Abb. 19.3. Oberer und unterer Rand des in Abb. 19.2 dargestellten Falles, nachdem die Ränder durch Kompression von außen zusammengeführt wurden (*SS* Samenstrang)

richtung gesetzt werden, ist ein Miterfassen der Samenstranggebilde unwahrscheinlich. Im übrigen schließen diese Klammern nicht vollständig, wie dies bei Ligaturclips der Fall ist.

Der vergrößerte innere Leistenring

Das Zusammenführen der klaffenden Hernienränder bereitete anfangs Schwierigkeiten; es gibt jedoch verschiedene Möglichkeiten, sich dies zu erleichtern: Nach der Darstellung des inneren Leistenringes kann durch eine Verringerung des intraabdominellen Druckes die Spannung gemindert werden. Noch wirksamer ist Druck auf den inneren Leistenring von außen (Abb. 19.3). Außerdem kann man Kompressen verwenden, wie bei der Kompression der Femoralarterie nach einer Angiographie. Das Ziel ist in jedem Fall, die Öffnung zum Setzen der Klammern auf einen schmalen Spalt zu reduzieren, so wie sie sich bei der Laparotomie darstellt.

Verschluß des inneren Leistenringes

Die Punktion für den 12-mm-Trokar mit Trokarhülse erfolgt auf der Seite der Hernie, ungefähr in der Höhe des Nabels, lateral der Linea semilunaris, weil an dieser Stelle überwiegend Muskelgewebe und weniger Faszie liegt. Nach der Entfernung des Trokars wird das Klammergerät durch die Trokarhülse eingeführt. Dieses Kombinationsinstrument verfügt über eine Faßzange, die durch Vorschieben geöffnet und beim Zurückziehen geschlossen werden kann, sowie über ein Klammergerät mit Selbstladevorrichtung und Magazin mit 8 Clips aus Edelstahl oder Titan mit einer Länge von 14 mm und einem Durchmesser von 0,5 mm. Die hier verwendeten Clips unterscheiden sich von den üblichen dadurch, daß die Enden sich nach dem Setzen überkreuzen. Dadurch wird das Gewebe stärker eingerissen und die Bildung von fibrösem Gewebe provoziert.

Die Zange faßt das Gewebe um den inneren Hernienring ungefähr 12 mm von den Rändern entfernt. Danach wird die Zange geschlossen und etwas zurückgezogen. Das mitgefaßte Peritoneum, das subperitoneale Gewebe und unterschiedlich große Anteile der Fascia transversalis werden zum Klammergerät herangezogen und die Clips nacheinander gesetzt. Die Anzahl der verwendeten Clips richtet sich nach der Größe der Öffnung (Abb. 19.4).

Wenn der Bruch ausreichend verschlossen ist, wird der Herniostat zurückgezogen, das Gas abgelassen und die Trokarhülse entfernt. An der Nabelinzision wird die Faszie mit synthetischem Nahtmaterial (2/0) vernäht und die Haut mit Pflasterstreifen approximiert.

Postoperative Versorgung

Nach Anlegen der Hautpflaster werden Blasenkatheter und Magensonde entfernt. Schmerzmittel werden nach Bedarf gegeben, die Entlassung erfolgt ungefähr

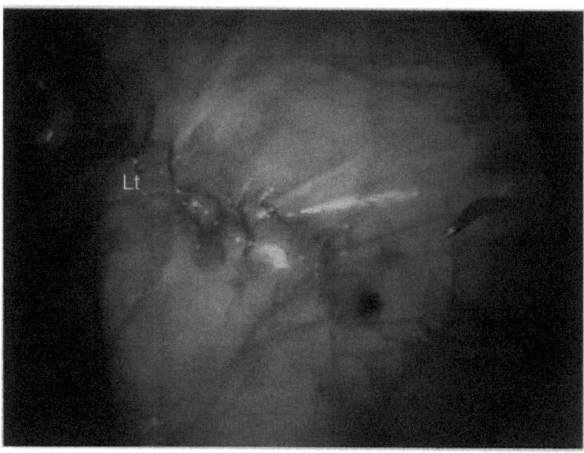

Abb.19.4. Indirekte Hernie bei einer Frau, durch 4 Clips verschlossen (*Lt* Lig. teres)

12 h nach der Operation. Findet die Operation an einem Nachmittag statt, bleibt der Patient über Nacht in der Klinik. Treten starke Müdigkeit, Miktionsstörungen, Übelkeit oder Erbrechen auf, muß die Entlassung verschoben werden.

Klinische Ergebnisse

Wir haben in den vergangenen 12 Monaten 21 Hernien laparoskopisch operiert, darunter waren indirekte Leistenhernien (7 Männer, 3 Frauen), beidseitige direkte Hernien (2 Männer), 1 Leistenhernienrezidiv (1 Mann) und 1 Femoralhernie (1 Frau). Die indirekten Hernien schließen 3 beidseitige (2 Frauen, 1 Mann) und 2 inkarzerierte Hernien ein; eine der inkarzerierten Hernien enthielt eine Appendix epiploica, die andere enthielt Netzanteile. Die Nachsorgezeit liegt zwischen 2 und 12 Monaten. Intraoperative Komplikationen gab es nicht. Postoperativ kam es zweimal zu einem Rezidiv und einmal zu einer Parästhesie. Die beiden Rezidive waren auf technische Mängel zurückzuführen. Die Überprüfung der Videoaufzeichnungen ergab, daß bei dem einen Patienten mit einer großen indirekten Leistenhernie zu wenige Clips verwendet worden waren; beim zweiten Patienten waren die Clips zudem nicht optimal plaziert und infolge eines Defektes des Klammergerätes unvollständig verschlossen.

Bei dem Patienten, der über Schmerzen und eine Parästhesie im Versorgungsgebiet des N. cutaneus femoris lateralis klagt, ist die Ätiologie unklar. Dieser Nerv verläuft an der Spina iliaca anterior superior, also deutlich entfernt vom äußersten seitlichen Clip, wie auf dem Videoband zu erkennen war. Der konsultierte Neurologe war der Meinung, daß der Nerv möglicherweise bei der Palpation der Umgebung des inneren Leistenringes in Mitleidenschaft gezogen wurde. Auch der Druck durch einen Halteriemen oder das Aufstützen einer an der Operation beteiligten Person kämen bei dem sehr mageren Patienten als Ursache in Frage. Letzteres wäre vielleicht eine Erklärung für temporäre Schmerzen, der Patient klagte aber bei der letzten Nachuntersuchung, 5 Monate nach der Operation, immer noch über dieselben Beschwerden.

Die Bedeutung der Laparoskopie zur Behandlung der Femoralhernien ist noch unklar. Durch den Verschluß der Hernie sollten eigentlich die Symptome behoben werden, aber bei einer Patientin, die wir laparoskopisch operiert haben, ist die leichte Schwellung in der Hüftregion wie präoperativ vorhanden.

Diskussion

Seit dem ersten Bericht über einen laparoskopischen Verschluß des inneren Leistenringes bei einer indirekten Leistenhernie sind ähnliche Eingriffe in verschiedenen Techniken beschrieben worden, zunächst sporadisch, in jüngster Zeit allerdings gehäuft [11, 13]. Die folgenden Techniken wurden beschrieben:

1. Verschluß der Hernie durch fortlaufende Naht,
2. Inzision des Peritoneums oberhalb des inneren Leistenringes, blinde Präparation medial zum Leistenkanal, Plazierung eines Mesh im so geschaffenen Raum und Verschluß der Öffnung unter Verwendung von Ligaturclips,
3. Herausziehen des Bruchsackes, Inzision nahe am Leistenring, Freipräparieren des Ductus deferens, um ihn nach unten wegschieben zu können, Einsetzen eines Mesh durch die Inzision zum Leistenkanal hin, Anbringen von Clips quer über dem umgestülpten Bruchsack und Abtragen der umgestülpten Anteile des verbleibenden Hernienrestes,
4. Aufnähen eines Implantates auf den inneren Leistenring.

Gleichgültig welche Methode man anwendet, die folgenden Bedingungen sind immer zu erfüllen: Die innere Öffnung muß sicher verschlossen werden, und an der Verschlußstelle sollte die Narbenbildung möglichst gering sein. Jegliches Vorgehen, das in diesem Bereich eine Narbenfläche hinterläßt, ist mit dem Risiko der Adhäsion von Darmschlingen behaftet, die einen Ileus zur Folge haben kann; dies wäre ein zu ho-

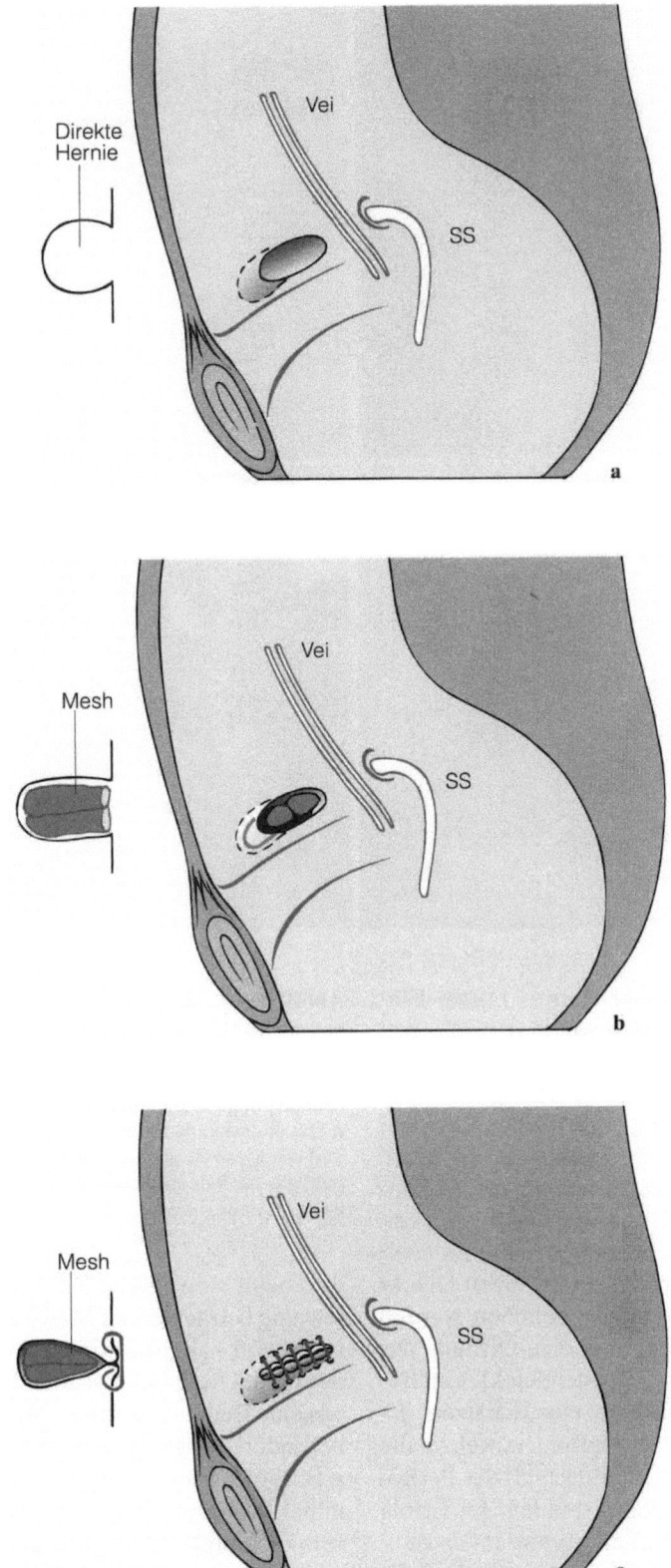

Abb. 19.5 a–c. Verschluß einer direkten Leistenhernie durch Implantation eines Mesh und darüber Verschluß des Peritoneums (*rechts* laparoskopische Sicht). **a** Direkte Hernie; **b** implantiertes Mesh; **c** Verschluß des Peritoneums mit Clips (*Vei* Vasa epigastrica inferior; *SS* Samenstrang)

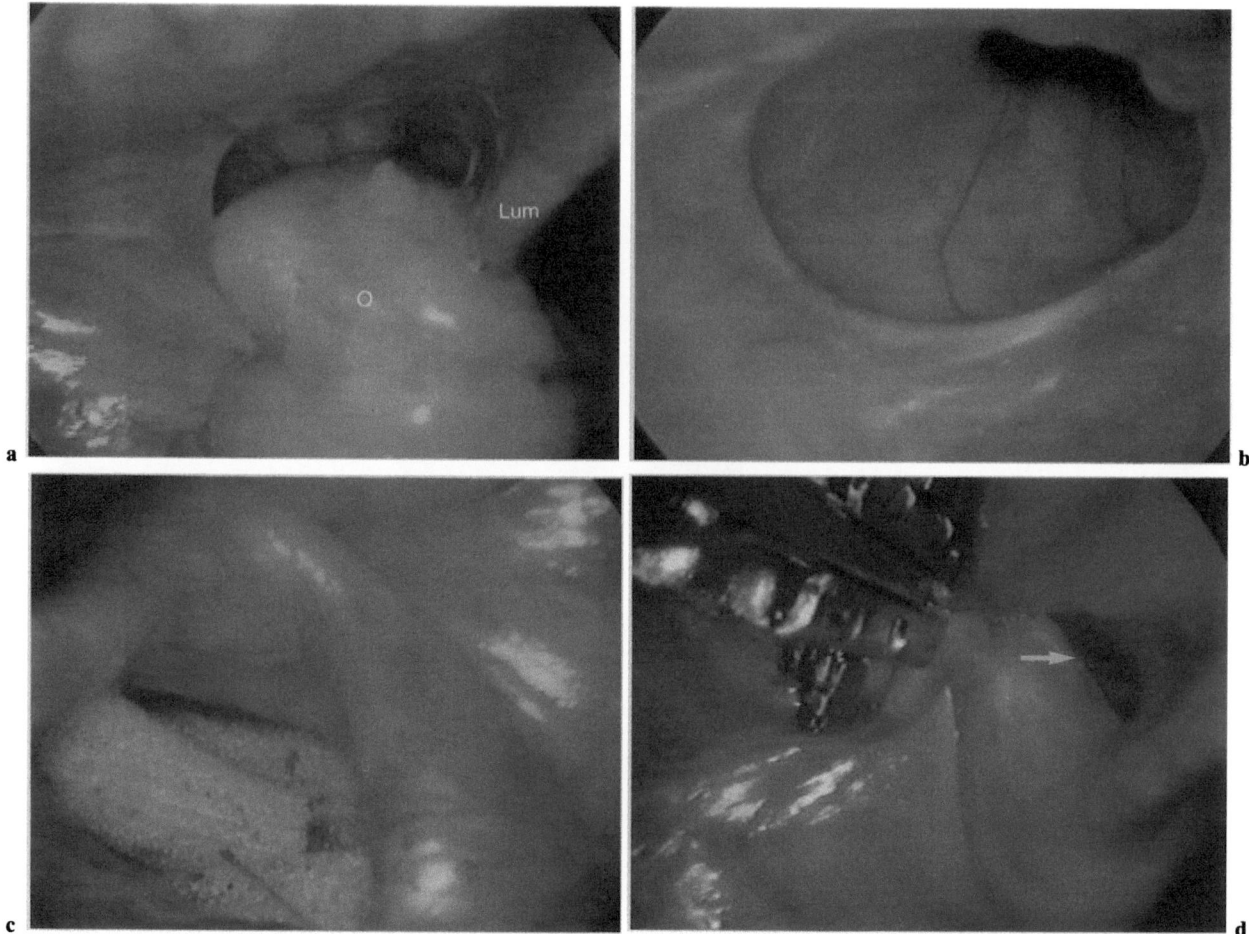

Abb. 19.6 a–d. Verschluß einer direkten Hernie. **a** Das inkarzerierte Omentum wird aus einem Bruchsack einer rechten direkten Hernie entfernt (*O* Omentum; *Lum* Lig. umbilicale mediale). **b** Rechtsseitiger Herniensack einer direkten Hernie. **c** 3 rollenförmige Marlex-Meshimplantate, in die Hernie eingelegt. **d** Das abdeckende Peritoneum wird mit Clips verschlossen. Ein Teil des Mesh ist noch sichtbar *(Pfeil)*, wird aber verdeckt, sobald das mediale Ende des Bruchrandes mit Clips verschlossen ist

her Preis für die Heilung einer Hernie. Dieser Einwand erscheint sowohl bei den Methoden, die den Bruchsack umstülpen, als auch bei denjenigen, die intraperitoneal Mesh einsetzen, gerechtfertigt.

Die grundsätzliche Kritik an der Implantation von Fremdmaterialien betrifft alle Methoden, die Mesh verwenden. Darüber hinaus erfordern die Methoden 2 und 3 für die Plazierung des Mesh das Freipräparieren eines entsprechenden Areals. Es stellt sich die Frage, ob es sinnvoll ist, zuerst einen Defekt zu verursachen, der dann wieder behoben werden muß. Weiter ist es schwierig, über eine Öffnung des Peritoneums das Ausmaß des Fasziendefektes im Bereich des inneren Leistenringes einzuschätzen. Es könnte durchaus sein, daß bei Methoden, welche die Einführung von Mesh mit dem Verschluß des Peritoneums am inneren Leistenring verbinden, der Erfolg lediglich dem Peritonealverschluß zu verdanken ist.

Kritiker des einfachen Verschlusses des inneren Leistenringes wenden ein, daß der überdehnte innere Ring zusammengezogen oder verkleinert werden muß. Die Darstellung des geweiteten Ringes erfordert beim konventionellen Vorgehen häufig die Entfernung beträchtlicher Mengen des umgebenden Fettes, das oft – allerdings irrtümlich – als Lipom bezeichnet wird. Diese Fettansammlung könnte aber durchaus eine Bedeutung haben. Sie ist bei niederen Tieren besonders ausgeprägt; so werden bei vielen Tieren, z. B. den meisten Nagetieren, mit zeitweise intraabdominal liegenden Hoden, diese während der Paarungszeit nach außen verlagert, und die Fettpolster üben eine gewisse Abdichtfunktion aus.

In der experimentellen Studie mit Hunden fanden wir den inneren Leistenring in der Regel von ähnlichen Fettpolstern umgeben vor; vielleicht ist dieser

Umstand dafür verantwortlich, daß bei Hunden im Vergleich zum Menschen Hernien relativ selten vorkommen. Es ist denkbar, daß durch die Entfernung des „Lipoms" und anderer Strukturen zur Darstellung des inneren Leistenrings der Ring erst erweitert wird und deshalb verkleinert werden muß. Bestechend an der laparoskopischen Hernienoperation ist die Tatsache, daß die Beschädigung gesunder Strukturen vermieden werden kann, während beim üblichen konventionellen Vorgehen beispielsweise das Öffnen des Leistenkanals, das Freipräparieren des Samenstranges und die Zerstörung des M. cremaster unumgänglich sind.

Operationen, in deren Verlauf gesunde Strukturen zerstört bzw. in unnatürliche Positionen verdrängt werden, wie dies bei verschiedenen Bruchoperationen der Fall ist, sind von ihrem Prinzip her nicht erstrebenswert und nur dann vertretbar, wenn ein weniger invasives Vorgehen nicht möglich ist. Meines Erachtens ist dieses Verfahren auch deshalb besonders ungünstig, weil beim Menschen – im Gegensatz zu anderen Primaten – der Schutz des Hodens durch Hochziehen in den Leistenkanal ausgesprochen unbedeutend ist [16].

Eine häufige Kritik an der laparoskopischen Methode des Hernienverschlusses beruht auf der Tatsache, daß bei manchen Patienten die Unterscheidung zwischen indirekter und direkter Leistenhernie schwierig ist, außer beim Kind und bei der Frau. Beim Mann kann man bis zum Alter von 35 Jahren und beim Vorliegen einer Skrotalhernie bis zum Alter von 45 Jahren in der Regel auch von einer indirekten Hernie ausgehen. In diesem Zusammenhang ist vielleicht auch die Feststellung interessant, daß bei über 80jährigen die indirekte Hernie häufiger vorkommt als die direkte [17]. Die präoperative Differentialdiagnose ist wohl heute nicht mehr so entscheidend für die Indikation zum laparoskopischen Vorgehen, weil sich gezeigt hat, daß auch direkte Hernien erfolgreich mit Mesh behandelt werden können [18, 19]. Wenn bei der Laparoskopie eine direkte Hernie festgestellt wird, gibt es 2 operative Alternativen:

Entweder kann ein präperitonealer Zugang erfolgen, bei dem der präperitoneale Raum über eine Inzision des Peritoneums, das direkt oberhalb des Hesselbach-Dreiecks in die Hernie vorgewölbt ist, erreicht wird. Danach wird nach oben und nach unten ein Gewebelappen gebildet, der durch eine Rolle Mesh unterfüttert wird. Dieser Patch wird dann mit Klammern am Peritoneum befestigt, die Klammern verschließen gleichzeitig die peritoneale Inzision.

Die zweite Möglichkeit besteht darin, Meshrollen direkt in die Aussackung der direkten Hernie zu plazieren und das Peritoneum oberhalb des Mesh wieder zu verschließen (Abb. 19.4–19.6). Der Vorteil dieser Variante liegt darin, daß eine glatte Oberfläche des Peritoneums zur Bauchwand hin entsteht, die eine Adhäsion von Darmschlingen unwahrscheinlich macht. Des weiteren ist der Eingriff durch die Vermeidung von Inzision und Präparation einfacher und sicherer.

Danksagung. Ich danke Jessica Hurwitz für die Anfertigung der Skizzen für die graphische Darstellung.

Literatur

1. Tait L (1891) Br Med J 2:L 685–691
2. Marcy HO (1892) The anatomy and surgical treatment of hernia. Appleton, New York
3. Andrews E (1924) A method of herniotomy utilizing only white fascia. Ann Surg 80: 225
4. Nyhus LM, Condon RE (1989) Hernia, 3rd edn. Lippincott, Philadelphia
5. Ger R (1982) The management of certain abdominal herniae by intra-abdominal closure of the neck of the sac. Ann R Coll Surg Engl 64: 342–344
6. American College of Surgeons Clinical Congress (1989) (Scientific Exhibit) Atlanta
7. American College of Surgeons Clinical Congress (1990) (Scientific Exhibit) San Francisco
8. Ger R, Monroe K, Duvivier R, Mishrick A (1990) Management of indirect inguinal hernias by laparoscopic closure of the neck of the sac. Am J Surg 159: 370–373
9. Ekberg O (1981) Inguinal herniography in adults: technique, normal anatomy and diagnostic criteria for hernias. Radiology 138: 31–36
10. Magnusson JJ, Gustafson T, Gullstrand P, Holmin T (1985) Preoperative herniography in clinically manifest groin hernias. Ann Chir Gynaecol 74: 172–175
11. Schultz L, Graber J, Pietrafitta J, Hickok D (1990) Laser laparoscopic herniorrhaphy: a clinical trial. Preliminary results. J Laparoendosc Surg 11: 41–45
12. Popp LW (1990) Pre-peritoneal prosthetic inguinal herniorrhaphy in a female patient. Surg Endosc 4: 10
13. Bogojavlensky S (1989) Laparoscopic treatment of inguinal and femoral hernia (video pres) 18th Annual Meeting of AAGL Washington DC. Surg Endosc 4 (1): 10–12
14. Ballard WW (1964) Comparative anatomy and embryology. Ronal, New York
15. Conner WT, Peacock EE Jr (1973) Some studies on the etiology of inguinal hernia. Am J Surg 126: 732
16. Keith A (1948) Human embryology and morphology, 6th edn. Williams & Wilkins, Baltimore
17. Read RC (1968) Preperitoneal exposure of inguinal herniation. Am J Surg 116: 653
18. Berliner SD (1984) An approach to groin hernia. Surg Clin North Am 64: 197
19. Barnes JP Jr (1987) Inguinal hernia repair with routine use of marlex mesh. Surg Gynecol Obstet 165: 33

20 Laparoskopische Vagotomie

F. DUBOIS

Seit der Einführung der H$_2$-Blocker hat die chirurgische Behandlung unkomplizierter Duodenalulzera in den letzten Jahren deutlich an Bedeutung verloren, durch die Einführung der endoskopischen Chirurgie könnte sich dieser Trend aber möglicherweise wieder umkehren. Die sichere vollständige Heilung des Ulkus ist ausschließlich durch die Kombination von Vagotomie und Antrektomie zu erreichen, die angeblich mit geringem Risiko verbunden ist; die Antrektomie ist aber bis jetzt noch nicht auf laparoskopischem Wege möglich, im Gegensatz zu den verschiedenen Formen der Vagotomie. Letztere sind endoskopisch-chirurgisch durchführbar, wenn auch teilweise etwas schwierig. Die chirurgische Therapie des unkomplizierten Duodenalulkus könnte durch die Einführung der laparoskopischen Vagotomie wieder an Aktualität gewinnen.

Die laparoskopische Chirurgie – insbesondere die Cholezystektomie – hat seit 1988 eine explosionsartige Ausbreitung erfahren; wir führen seit 1989 die laparoskopische Vagotomie durch, anfangs die selektiv proximale Vagotomie (SPV) und später die technisch einfachere trunkuläre.

Anatomie

Laut Delmas u. Laux (1952) gibt es nur einen einzigen periösophagealen Plexus. Der Hauptanteil dieses Plexus liegt in der Mitte und konzentriert sich im Verlauf nach distal hin auf den großen hinteren Vagus, während alle anderen Äste als Kollaterale gesehen werden.

Wie von Hollender aufgezeigt, ist darauf zu achten, daß im Bereich des unteren Ösophagus, wo sowohl die thorakoskopische als auch die abdominale Vagotomie durchgeführt wird, in 90% der Fälle neben einem starken posterioren ein zweiter anteriorer Stamm zu finden ist, der leicht dargestellt werden kann. Diese beiden Stämme gilt es bei der Vagotomie aufzusuchen und zu durchtrennen, wobei der kräftige posteriore Stamm fast immer einzeln angelegt ist, während der anteriore oft dünner ist und 1 oder 2 Äste aufweisen kann.

Die beiden Hauptstämme teilen sich in Höhe der Kardia auf. Aus dem anterioren Stamm (Abb. 20.1) gehen die gastrohepatischen Äste ab, die im oberen Teil des kleinen Netzes an der unteren Grenze des linken Leberlappens verlaufen und sich dort sofort in die hepatischen, biliären und pylorischen Äste aufteilen; letztere spielen eine wichtige Rolle für die Motilität von Pylorus und Antrum. Die zum Magen verlaufenden Äste erreichen die vordere Magenwand entweder direkt als einzelne Fasern oder nachdem sie sich vorübergehend zu einem Einzelbündel, dem N. Latarjet, vereinigt haben, der 1–2 cm von der kleinen Magenkurvatur entfernt verläuft und etwa 7 cm oberhalb des Pylorus gemeinsam mit der Aufzweigung der Gefäße den sog. „Krähenfuß" bildet.

Der *posteriore Stamm* (Abb. 20.2) teilt sich in 2 Äste auf:
1. Einen kräftigen zöliakalen Ast, der in das rechte zöliakale Ganglion einstrahlt und mit dem großen Splanchnikusnerv den Wrisberg-Knorpel bildet. Ein Teil seiner Fasern kann entlang der A. hepatica und der A. gastroduodenalis verlaufen und an der großen Kurvatur den Magen erreichen; sie spielen aber wahrscheinlich keine wichtige Rolle.
2. Mehrere Magenäste verlaufen in gerader Richtung direkt zur hinteren Magenwand. Die gastralen Vagusäste bilden den posterioren N. Latarjet, der dem Verlauf des anterioren Astes entspricht, aber dünner ist.

Aus diesen anatomischen Grundlagen erklären sich die verschiedenen Formen der Vagotomie:

– Bei der *trunkulären Vagotomie* werden die beiden Hauptstämme oberhalb ihrer Verzweigung durchtrennt, wodurch Magen, Pylorus, Gallengangssystem und Verdauungstrakt vollständig denerviert werden. Dieser Eingriff ist sowohl vom unteren Thorax als auch vom oberen Abdomen her möglich.

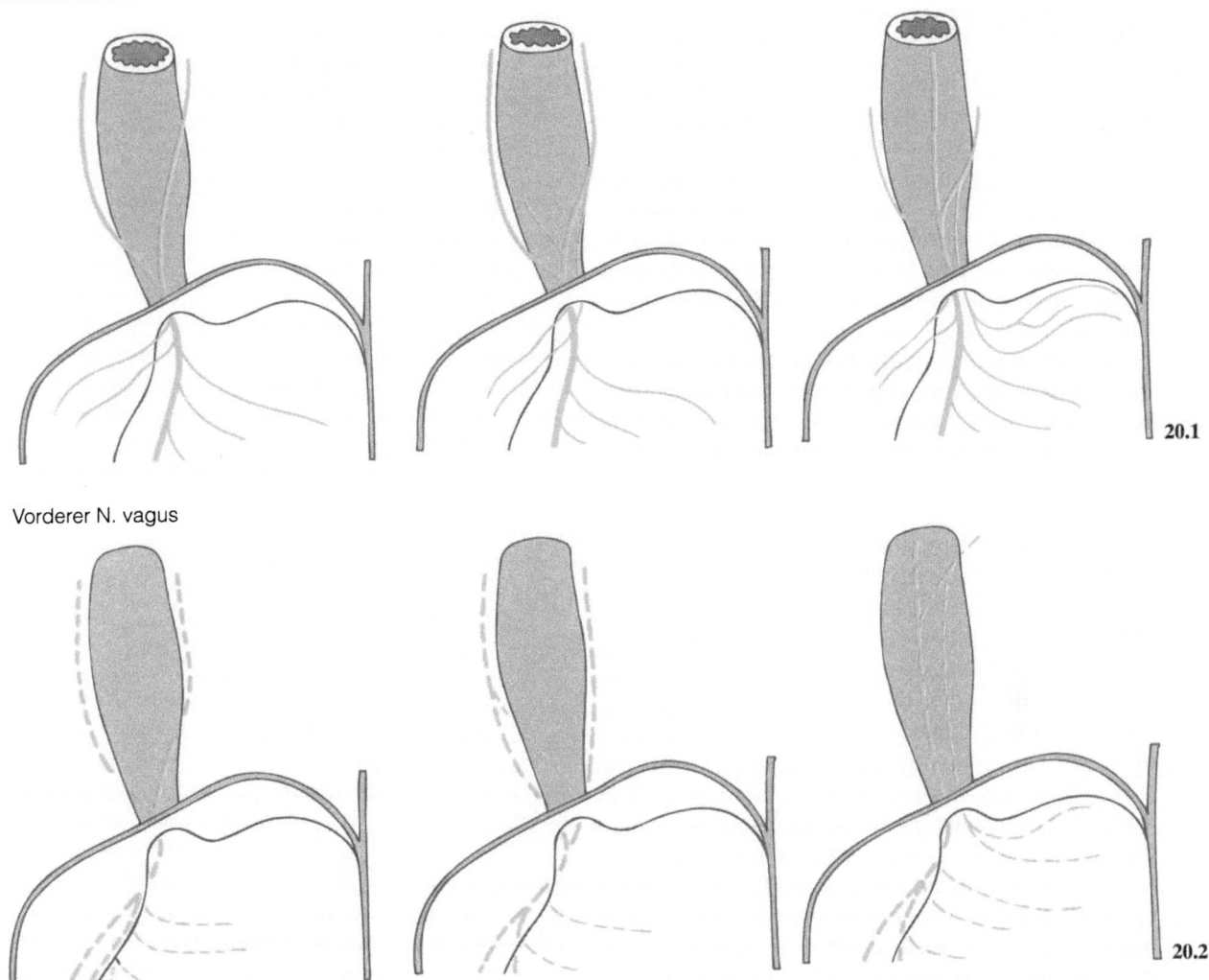

Vorderer N. vagus

Hinterer N. vagus

- Bei der *selektiven Vagotomie* bleiben die Äste, die nicht zum Magen verlaufen, erhalten, während das Antrum denerviert wird.
- Bei der *selektiv proximalen Vagotomie* bleiben auch die Nerven erhalten, die das Antrum versorgen, indem die terminalen Verzweigungen des N. Latarjet ausgespart werden.

Zwei weitere anatomische Besonderheiten sind beim chirurgischen Vorgehen von Bedeutung:

1. Die gastralen Vagusäste weisen innerhalb der Magenwand keine Verbindungen untereinander auf, so daß das Übersehen eines kleineren Astes physiologisch nicht von großer Bedeutung ist – im Gegensatz zur früheren Überzeugung einiger Autoren.

Abb. 20.1. Anatomische Varianten des vorderen N. vagus. (Nach Hollender)

Abb. 20.2. Anatomische Varianten des hinteren N. vagus. (Nach Hollender)

2. Der Verlauf der feinen Nervenaufzweigungen ist eng an den Verlauf der Gefäße gebunden, so daß eine Durchtrennung der Nervenäste insbesondere im Bereich der kleinen Kurvatur nur in Verbindung mit einer Devaskularisation möglich ist.

Operationstechnik

Vorbereitung und Ausrüstung sind dieselben wie bei anderen laparoskopischen Eingriffen. Für die Operation ist ein voll ausgestatteter Operationssaal erforderlich, und aufgrund der aufwendigen Ausrüstung muß ausreichend Platz vorhanden sein. Wegen des jederzeit gegebenen Risikos, daß infolge unvorhersehbarer Umstände eine Notfallaparotomie notwendig wird, muß die Operation von einem Chirurgen ausgeführt werden.

Bedingt durch die lange Dauer des Eingriffs und die Dehnung des Peritoneums, insbesondere im Bereich der Zwerchfellkuppel, ist eine Allgemeinnarkose erforderlich. Der Patient muß absolut ruhiggestellt sein, weil jegliche unvorhergesehene Bewegung die Verletzung eines Organs durch die intraperitoneal befindlichen Instrumente zur Folge haben könnte.

Der Patient wird in der Mitte des Operationssaales gelagert. Das Kopfende des Tisches ist um ca. 30° erhöht, wodurch, insbesondere beim adipösen Patienten, Dünn- und Dickdarm beckenwärts gleiten. Der Chirurg steht zwischen den Beinen des Patienten und hat so das Operationsfeld direkt vor sich. Auf jeder Seite des Patienten steht ein Assistent. Der Magen wird mittels einer nasogastrischen Sonde entleert. Die Anlage eines Pneumoperitoneums erfolgt über eine Punktion rechts des Nabels bzw. an einer anderen geeigneten Stelle, die mit Hilfe einer Ultraschalluntersuchung (Jakimowicz) bestimmt werden kann, wenn aufgrund einer früheren Operation oder Infektion Verdacht auf Adhäsionen besteht. Der Eingriff wird unter einem CO_2-Druck von 14 mm Hg durchgeführt.

Die Trokarhülsen werden unabhängig von der Art der Vagotomie immer an den gleichen Stellen plaziert (Abb. 20.3). Unter normalen Verhältnissen dient der 10-mm-Zugang rechts vom Nabel (p1) zur Aufnahme der Optik. Er wird in der Z-Technik nach Semm angelegt, um einen Bauchwanddefekt zu vermeiden. Der erste Schritt des Eingriffs besteht in der eingehenden Inspektion der gesamten Bauchhöhle. Dabei gelingt es nur selten, die Region des Ulcus duodeni darzustellen, z. T. wegen der umgebenden Verwachsungen, die nicht gelöst werden sollten, andererseits kann bei der endoskopischen Chirurgie heute generell nicht ausreichend abgetastet werden. Man muß sich deshalb allein auf die präoperativen Befunde stützen.

Es wird eine 0°-Geradeausblickoptik verwendet, allerdings sollte auch eine 30°-Optik zur Verfügung stehen, insbesondere beim Patienten mit einem langen Epigastrium. In diesem Fall sollte die Optik weiter oben, d. h. links oberhalb der Nabellinie, eingeführt werden, um das Lig. falciforme zu umgehen.

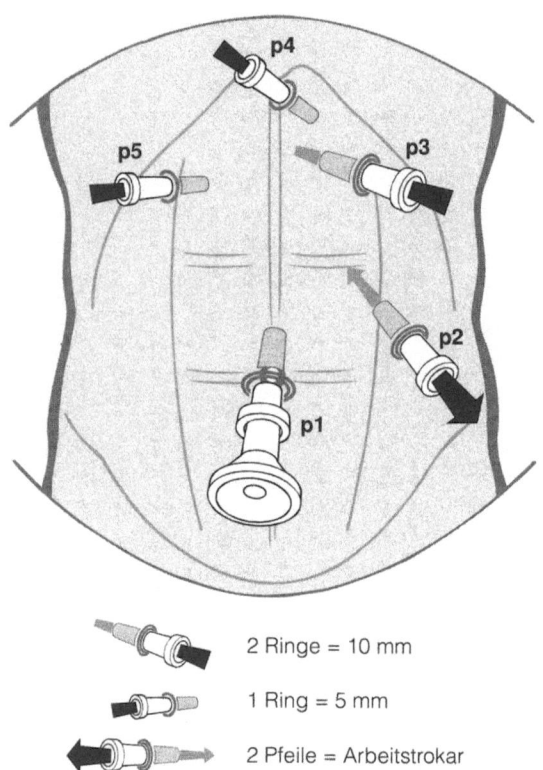

Abb. 20.3. Position der Trokarhülsen: *p1* 10-mm-Trokarhülse im Nabel für die Optik; *p2* 10-mm-Trokarhülse am lateralen Rand des M. rectus für die Operationsinstrumente; *p3* 10-mm-Trokarhülse unter dem linken Rippenbogen zur Aufnahme der Babcock-Zange; *p4* 5-mm-Trokarhülse im linken Epigastrium für die Saug-/Spülkombination; *p5* 5-mm-Trokarhülse unter dem rechten Rippenbogen für den Retraktor

Wenn nach der ersten Überprüfung eine laparoskopische Operation durchführbar erscheint, werden die weiteren Trokarhülsen folgendermaßen plaziert:

1. Eine 5-mm-Trokarhülse unterhalb des rechten Rippenbogens zur Aufnahme der Saug-/Spülvorrichtung; von diesem Zugang aus können auch der rechte Leberlappen und das Lig. falciforme hepatis angehoben werden. Die exakte Position dieses Einstiches ist abhängig von Größe und Lokalisation des Lig. falciforme (p5).
2. Ein 10-mm-Trokar in der Mamillarlinie unterhalb des Rippenbogens dient zum Einbringen der Babcock-Zange, die Magen und Ösophagus halten soll (p3).
3. Der 10-mm-Arbeitstrokar zur Führung der Operationsinstrumente wird am lateralen Rand des Rektusmuskels eingebracht (p2).
4. Ein 5-mm-Trokar wird links des Processus xiphoideus plaziert und dient zur Aufnahme eines Retraktors oder einer Zange (p4).

Die Position der verschiedenen Trokarhülsen kann den Gewohnheiten des Operateurs angepaßt werden und richtet sich auch danach, ob dieser Rechts- oder Linkshänder ist (beim Eingriff im rechten Hypochondrium haben Linkshänder einen leichten Vorteil). Ferner wird sie durch die Konfiguration des Lig. falciforme bestimmt, welche sich aus der einleitenden laparoskopischen Inspektion ergibt. Zwei Grundregeln sollten jedoch nie außer acht gelassen werden: Die Trokare sollten zwar immer so weit wie möglich voneinander entfernt plaziert sein, um den sog. „Stricknadeleffekt", also das gegenseitige Berühren oder Behindern während der Manipulation, zu vermeiden; der Arbeitswinkel, der zwischen den Operationsinstrumenten gebildet wird, sollte aber auch nicht zu groß sein. Schließlich wird unter direkter Sicht die nasogastrische Sonde durch einen großlumigen starren Magenschlauch ersetzt, wodurch die kleine Kurvatur leichter identifiziert werden kann. Das weitere Vorgehen richtet sich nach der Art der Vagotomie, die ausgeführt werden soll.

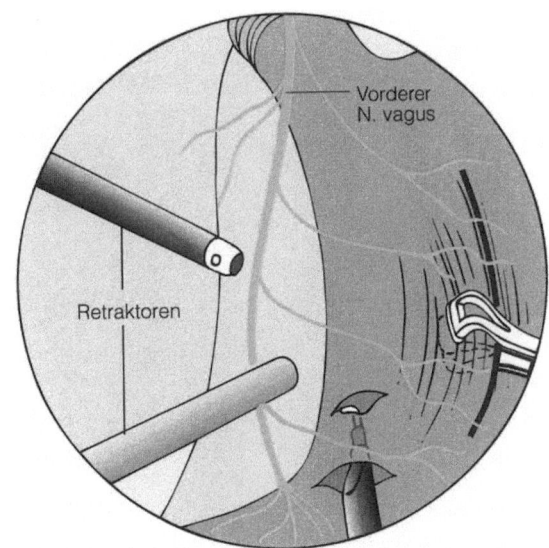

Abb. 20.4. SPV, erster Abschnitt: Mit der Hakensonde wird das 1. Gefäß-Nerven-Bündel oberhalb des Pes anserinus freigelegt

Selektiv proximale Vagotomie (SPV) – proximale gastrische Vagotomie

Die SPV wurde als erste Vagotomietechnik laparoskopisch durchgeführt. Heute wird sie praktisch als Ersatz für andere chirurgische Therapieformen des unkomplizierten Duodenalulkus angewendet – unseres Erachtens jedoch zu Unrecht.

Die kleine Kurvatur des Magens und der anteriore N. Latarjet werden durch Hochheben des linken Leberlappens mit dem Retraktor, der mit der linken Hand gehalten wird, dargestellt. Gleichzeitig wird mit Hilfe einer Babcock-Zange mit der rechten Hand der Magen nach links unten gezogen. Dieses Instrument wird später an den Assistenten übergeben.

Der erste operative Schritt besteht in der Durchtrennung der Gefäßstrukturen entlang der Vorderseite der kleinen Kurvatur. Unter Verwendung einer Schere, eines Diathermiehakens und eines Clipapplikators werden schrittweise die 3 oder 4 Gefäß-Nerven-Äste oberhalb des Pes anserinus durchtrennt (Abb. 20.4). Wichtig ist dabei, daß der verbleibende Stumpf nicht zu kurz ist, um ein Abrutschen der Clips zu verhindern. Alternativ können die Gefäße vor der scharfen Durchtrennung mit der Diathermiesonde bipolar koaguliert werden. Eine Verletzung des Nervs muß vermieden werden. Grundsätzlich sollte man diese Schritte sehr behutsam ausführen und sich Zeit lassen, um Blutungen oder Hämatombildung zu ver-

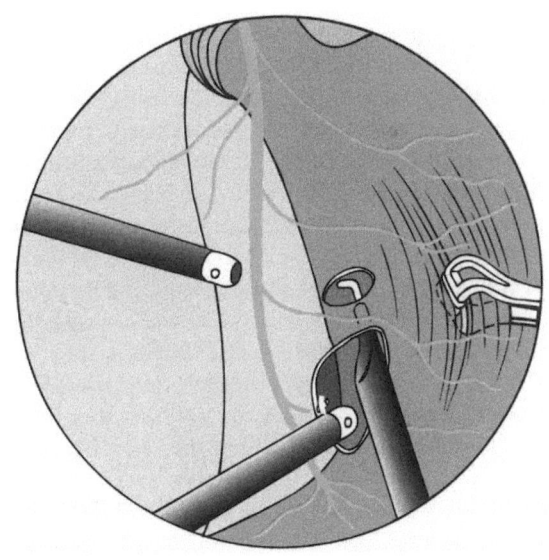

Abb. 20.5. SPV, erster Abschnitt: Mit Retraktor und Babcock-Zange wird die anteriore Schicht gespannt, während mit der Hakensonde das 2. Gefäß-Nerven-Bündel freigelegt wird

meiden, die schwer zu beherrschen sind und die Operation verzögern (Abb. 20.5).

Mit der hinteren Schicht der kleinen Kurvatur wird auf dieselbe Weise verfahren. Man beginnt mit der Freilegung im mittleren Bereich der kleinen Kurvatur; die Gefäß-Nerven-Äste werden durch die Präparation isoliert und vor ihrer Durchtrennung koaguliert. Zur Darstellung der hinteren Gefäß-Nerven-Äste wird die kleine Kurvatur mit der Babcock-

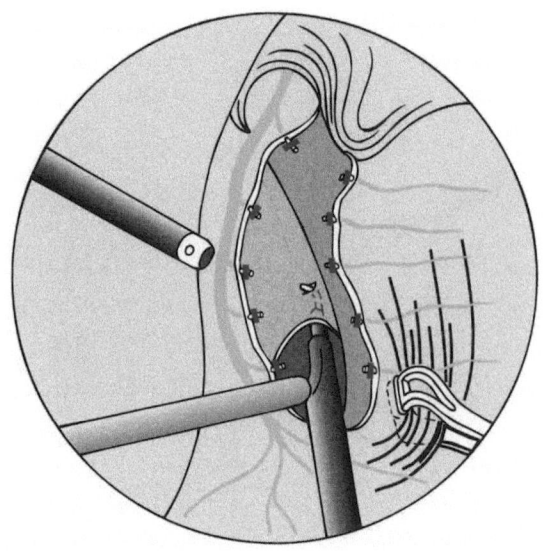

Abb. 20.6. SPV, zweiter Abschnitt: Ein Retraktor in der Öffnung der hinteren Schicht ermöglicht den Zugang für die Hakensonde, um die hinteren Gefäß-Nerven-Bündel zu isolieren

Zange gefaßt und der N. Latarjet mit dem Retraktor von rechts vorsichtig zur Seite gehalten. Diese Gewebeschicht wird mit der Hakensonde zwischen 2 Gefäßen eröffnet, um die Bursa omentalis zu erreichen. Die so geschaffene Lücke wird offengehalten und die gesamte Magenwand mit Hilfe der Babcock-Zange nach rechts gezogen. Dieser Operationsschritt kann evtl. dadurch erleichtert werden, daß man die kleine Kurvatur im Bereich der Pars flaccida eröffnet und durch das Vorführen eines Instrumentes mit der linken Hand die Hinterfläche des Magens darstellt. Durch das schrittweise Hochziehen wird die kleine Kurvatur allmählich freigelegt, so daß die hintere Schicht des kleinen Netzes auf die oben beschriebene Weise ebenfalls durchtrennt werden kann (Abb. 20.6). Nach vollständiger Eröffnung der Bursa omentalis werden die dort befindlichen Gefäße wie zuvor beschrieben vorsichtig bis zur Kardia hin durchtrennt. Die Präparation des gastroösophagealen Überganges erfolgt schließlich ebenfalls auf diese Weise, indem dieser mit fortschreitender Mobilisation entweder nach vorne oder nach hinten gezogen wird.

Anschließend wird mit dem Retraktor, der durch die Pars flaccida geführt wurde, der gastroösophageale Übergang nach vorne gezogen, während die Babcock-Zange die Magenvorderwand hochhebt. Über die Vorderseite der Kardia zieht in der Regel ein großer Gefäß-Nerven-Strang, welcher dargestellt, ligiert und durchtrennt werden muß. Die Präparation wird dann nach oben und zur linken Seite hin bis zum His-Winkel weitergeführt, auch die unteren 2 cm des Ösophagus werden freigelegt.

Zur Darstellung der Vorderseiten von Kardia und Ösophagus müssen die neurovaskulären Strukturen durch Zug des Magens nach links oben angespannt und das kleine Netz nach rechts hin gehalten werden. Nun werden alle so angespannten Strukturen koaguliert und durchtrennt, bis der linke N. Grassi erreicht ist.

Nach Abschluß dieser ausgedehnten Präparation wird der Magenschlauch entfernt. Der gesamte Ösophagus wird mit der Babcock-Zange gefaßt, um seine hintere Fläche inspizieren und evtl. verbliebene restliche *Fasern* durchtrennen zu können.

Daraufhin richtet sich das Augenmerk wieder auf den unteren Präparationsbereich, um sicher zu gehen, daß keine Blutung übersehen wurde und die Nerven mit Ausnahme der unteren Äste vollständig durchtrennt wurden. Einige Autoren sind angesichts der hohen Zahl von Spätrezidiven nach SPV dazu übergegangen, die Denervierung an der kleinen Kurvatur weiter in Richtung Pylorus auszudehnen, indem sie einen oder mehrere der unteren Äste durchtrennen, aber auf alle Fälle das Gewebe 2 cm oberhalb des Pylorus erhalten.

Die SPV ist damit beendet; allerdings besteht aufgrund der Mobilisierung des Ösophagus ein gewisses Risiko, daß es nach dem Eingriff zu gastroösophagealem Reflux kommt. Dies wird am einfachsten durch die Rekonstruktion des His-Winkels verhindert, was aber unseres Erachtens alleine nicht ausreicht.

Die einfachste zusätzliche operative Maßnahme besteht in der Anlage einer anterioren Semifundoplicatio nach Dor, bei welcher der Fundus in typischer Weise mit der Vorderfläche des freigelegten ösophagokardialen Überganges verbunden wird. Wegen der Schwierigkeit des laparoskopischen Knotens ziehen wir die fortlaufende Naht mit 3 oder 4 Stichen vor. Die Nahtenden werden mit Clips gesichert, wobei darauf zu achten ist, daß diese nicht zu fest aufgeklemmt werden, weil sie dadurch den Faden abschneiden können. Wir verwenden einen resorbierbaren 3/0-Faden mit einer gebogenen 3/8-Nadel, die über den 10-mm-Zugang (p2) eingeführt wird. Der Faden sollte eine maximale Länge von 10–15 cm haben.

Die beste Methode zur Refluxverhinderung ist die Anlage einer posterioren Semifundoplicatio, die jedoch sehr viel schwieriger durchzuführen ist, besonders dann, wenn die richtigen Instrumente nicht zur Verfügung stehen. Dabei wird eine Zange von der rechten Seite her hinter den mobilisierten Ösophagus geführt, so daß sie am His-Winkel wieder zum Vorschein kommt, um dann die Vorderseite des

Fundus zu fassen. Danach wird der Fundusanteil hinter dem Ösophagus nach rechts hin durchgezogen, mit der Babcock-Zange übernommen und um die Vorderseite des Ösophagus geschlungen. Mit 2 fortlaufenden Nähten, die mit Clips fixiert werden (s. oben), wird die hintere Fläche dieser Semifundoplicatio nach Toupet an den rechten Zwerchfellschenkel angenäht. Diese Semifundoplicatio wird noch verstärkt und abgeschlossen durch das Anlegen von 1–2 Nähten zwischen der Fundusmanschette und der rechten muskulären Wand der Speiseröhre. Diese Schritte, die in der konventionellen Chirurgie sehr einfach sind, erfordern beim laparoskopischen Eingriff sehr viel Geschicklichkeit und Geduld, zumal mit dem derzeit zur Verfügung stehenden Instrumentarium.

Zum Abschluß der Operation erfolgt eine letzte Inspektion des Operationssitus, der Bauchraum wird ausgiebig mit Kochsalzlösung gespült, die Inzision mit 0,5%iger Bupivacain-Lösung infiltriert und Pneumoperitoneum sorgfältig abgelassen. Eine Drainage ist nicht erforderlich.

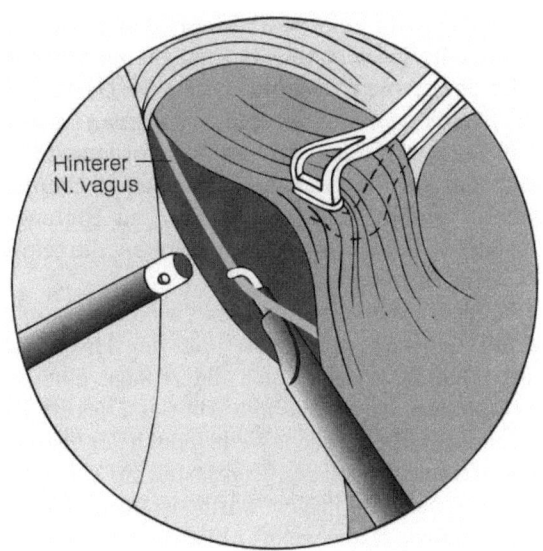

Abb. 20.7. Trunkuläre Vagotomie: Durchtrennung des hinteren N. vagus

Komplette trunkuläre Vagotomie

Die Vorbereitung für den Eingriff erfolgt wie oben beschrieben. Die trunkuläre Vagotomie ist sehr viel einfacher auszuführen als die SPV. Zunächst wird der posteriore Vagus durchtrennt (Abb. 20.7). Die Pars flaccida des kleinen Netzes wird gespalten, und 2 Zangen oder Retraktoren werden durch die Öffnung eingeführt, um sie schrittweise zum Ösophagus hin zu erweitern. In der Regel stößt man auf eine zur linken Leber ziehende Arterie unterschiedlicher Größe, die mit Clips ligiert und durchtrennt wird.

Danach wird der Ösophagus mit einer Babcock-Zange gefaßt, der rechte Schenkel des Diaphragmas wird dabei mit dem Retraktor nach hinten gedrückt. Nun wird die straffe Falte des Peritoneums zwischen den beiden Strukturen mit einer Schere oder mit einem Haken geöffnet, um die Rückseite des Ösophagus freizulegen.

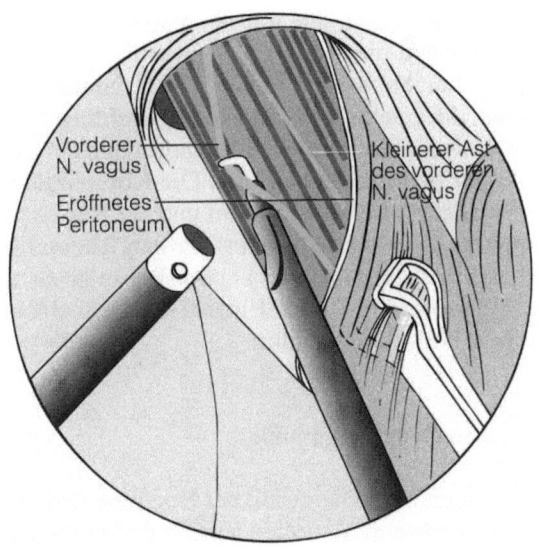

Abb. 20.8. Trunkuläre Vagotomie: Durchtrennung des vorderen N. vagus

Normalerweise bereitet es keine Schwierigkeiten, den posterioren Stamm aufzusuchen und mit einem Haken auf eine Länge von 1-2 cm freizulegen (Abb. 20.7); anschließend wird er koaguliert und durchtrennt. Meistens handelt es sich dabei um einen einzelnen voluminösen Strang, es ist aber dennoch wichtig, auch die Rückseite des Ösophagus und die Vorderseite der Zwerchfellschenkel zum Ausschluß weiterer kleinerer Äste genau zu inspizieren, da diese ebenfalls zu durchtrennen sind.

Die Durchtrennung des vorderen Vagusstammes (Abb. 20.8) wird eingeleitet mit der Inzision des Peritoneums am Hiatus. Der ganze Ösophagus wird mit der Babcock-Zange nach unten gezogen, um das Peritoneum zu spannen, den Hiatus zu öffnen und den abdominalen Ösophagusanteil zu verlängern. Nun wird der anteriore Anteil freigelegt, und der anteriore Stamm des Nervs, der normalerweise dünner ist als der posteriore, wird dargestellt, koaguliert und durchtrennt. Häufig finden sich ein oder mehrere weitere Äste, die ebenfalls durchtrennt werden müssen.

Im Gegensatz zum posterioren Stamm sind die Äste des anterioren N. vagus häufig mit der Muskulatur der Speiseröhre verbunden, und die Darstellung muß mit äußerster Sorgfalt erfolgen, um den Ösophagus nicht zu verletzen. Die an der Vorderseite des Ösophagus verlaufenden Gefäße müssen ebenfalls geschont werden, weil Verletzungen zu Blutungen und Hämatombildungen führen könnten, die schwer zu beherrschen sind.

Bei der trunkulären Vagotomie wird der Ösophagus nur teilweise mobilisiert und der His-Winkel bleibt erhalten, weshalb sich die Anlage einer refluxverhindernden Maßnahme erübrigt. Dies erleichtert den Eingriff erheblich. Wenn jedoch der Ösophagus bei der Suche nach den Vagusästen auf einem längeren Abschnitt mobilisiert wurde, ist auch hier eine Refluxprophylaxe angezeigt (s. oben).

Selektive Vagotomie

Die selektive Vagotomie war der Vorläufer der SPV, die inzwischen die selektive Vagotomie weitgehend abgelöst hat. Sie besteht in der Durchtrennung aller Nerven, die zum Magen hin ziehen, allerdings unter Erhaltung des hinteren Hauptstammes und der Äste zur Leber und zum Pylorus hin. Die Koronargefäße des Magens müssen durchtrennt und die Kardia und der untere Ösophagus freigelegt werden. Theoretisch ist dieses Vorgehen über das Laparoskop möglich, unseres Wissens wurde dieser Eingriff jedoch noch nicht auf diese Weise durchgeführt.

Mischformen der Vagotomie

Wegen der langen Dauer und der Komplexität der laparoskopischen SPV werden zunehmend kombinierte Verfahren angewendet, wobei im Prinzip immer versucht wird, die posteriore trunkuläre Vagotomie – die sehr leicht auszuführen ist – und die Durchtrennung eines Teils der anterioren Nerven, die zum Magen verlaufen – den am wenigsten schwierigen Teil der SPV – zu kombinieren.

Die Durchtrennung des posterioren Stammes wurde schon beschrieben. Für die Durchtrennung des anterioren Stammes stehen 2 Methoden zur Verfügung: Hill u. Barker (1984) beschrieben eine Technik, die den ersten Schritten der SPV entspricht, aber weniger als $1/3$ der Zeit der kompletten SPV beansprucht und die zudem noch auf die Eröffnung des Hiatus verzichtet, so daß keine Refluxprophylaxe erforderlich ist. Taylor beschreibt eine anteriore Seromyotomie, die von Mouïel endoskopisch durchgeführt wurde und von ihm in Kap. 21 beschrieben wird.

Thorakoskopische trunkuläre Vagotomie

Obwohl es sich bei dieser Technik definitionsgemäß nicht um einen laparoskopischen Eingriff handelt, erscheint mir die Beschreibung notwendig, weil sowohl die Ausrüstung als auch die operative Technik sehr ähnlich sind. Wittmoser (Kap. 9) hat viele Jahre lang Eingriffe am vegetativen Nervensystem, insbesondere Vagotomien, thorakoskopisch durchgeführt. Er empfiehlt 2 getrennte Eingriffe im Abstand von 3 Wochen und die Kombination mit einer bilateralen Splanchnikektomie, um einen Pylorospasmus zu vermeiden.

Im Gegensatz dazu empfehlen wir die Methode von einer Seite aus, normalerweise der linken, wenn dies nicht wegen pleuraler Verwachsungen unmöglich ist. In Allgemeinnarkose wird mit einem Carlens-Tubus einseitig intubiert, um die Lunge auf der Seite der Thorakotomie zum Kollabieren zu bringen. Wie bei der posterolateralen Thorakotomie liegt der Patient auf der Seite, und der Operateur steht hinter dem Patienten. Zur Anlage des Pneumothorax wird in der posterioren Axillarlinie im 7. oder 8. ICR eine kleine Inzision angebracht, um eine stumpfe Zange durch die Muskelschicht einzuführen. Das typische Geräusch des Lufteintritts zeigt an, daß die Pleura eröffnet wurde, worauf der Zugang durch Einführen eines 10-mm-Trokars erweitert wird. Über die Trokarhülse wird die Optik eingeführt (p1). Die Lunge kollabiert und zieht sich zusammen; CO_2 wird insuffliert, allerdings nur bis zum Erreichen eines niedrigen Druckes, um so das theoretisch bestehende Risiko einer Luftembolie auszuschließen.

Durch eine erste Inspektion der Pleurahöhle können mögliche Verwachsungen identifiziert und freie Areale für die Plazierung weiterer Trokarhülsen bestimmt werden (Abb. 20.9). Normalerweise sind 2 5-mm-Trokare notwendig, die so weit wie möglich voneinander entfernt in der mittleren Axillarlinie eingestochen werden. Die Saug-/Spülkombination, die mit der linken Hand geführt wird, dient gleichzeitig als Retraktor. Die Schere und die Hakensonde werden über die obere Trokarhülse eingebracht und mit der rechten Hand geführt (beim linkshändigen Operateur umgekehrt) (p3). Manchmal ist es erforderlich, noch eine vierte 5-mm-Trokarhülse in der anterioren Axillarlinie zu plazieren, und es kann vorkommen, daß die untere zu einem 10-mm-Zugang erweitert

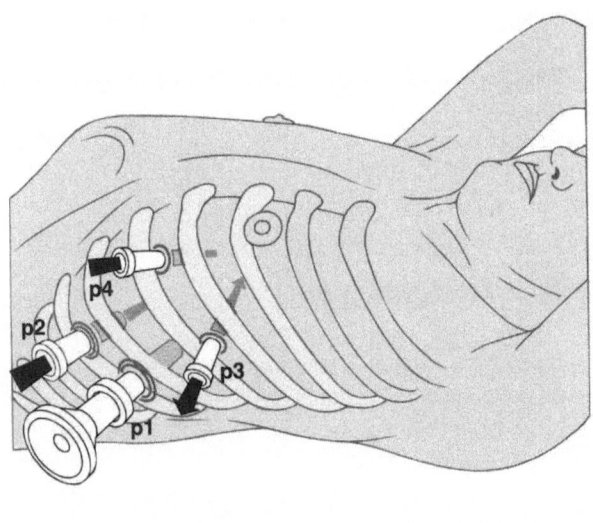

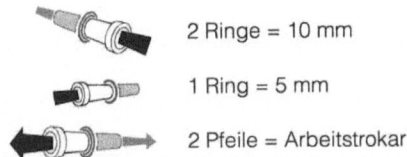

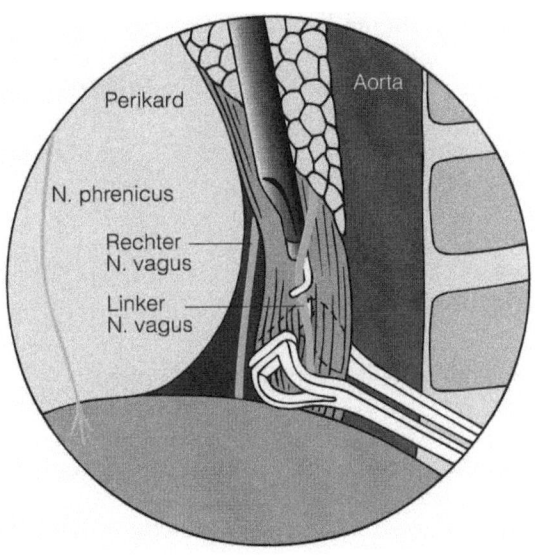

Abb. 20.10. Situs bei der trunkulären Vagotomie über eine linksseitige Thorakoskopie: Operationsansicht

Abb. 20.9. Plazierung der Trokarhülsen bei der thorakoskopischen Vagotomie: *p1* 10-mm-Trokarhülse im 8. Interkostalraum in der posterioren Axillarlinie zur Aufnahme der Optik; *p2* 10-mm-Trokarhülse in der mittleren Axillarlinie für die Babcock-Zange; *p3* 5-mm-Trokarhülse im 6. Interkostalraum in der mittleren Axillarlinie für die Hakensonde; *p4* zusätzliche 5-mm-Trokarhülse in der anterioren Axillarlinie, falls ein weiterer Retraktor notwendig wird

werden muß, um eine Babcock-Zange oder einen Clipapplikator einzuführen.

Zu Beginn der Operation müssen evtl. vorhandene Verwachsungen gelöst werden, die den Zugang zum Hiatus oesophageus behindern. Die Pleura wird vor der Aorta eröffnet, und der Ösophagus mit Retraktor und Hakensonde freigelegt. Nun ist i. allg. ein linker anteriorer Nervenstamm darstellbar; es können aber auch 2 Äste sein, die weiter unten zusammenlaufen. Auf jeden Fall werden alle Äste koaguliert und durchtrennt. Daraufhin werden die Vorder- und Rückseite und anschließend die rechte Seite des Ösophagus dargestellt, wobei alle vorgefundenen Nervenstränge auf die oben beschriebene Weise durchtrennt werden. Häufig findet man auf der rechten Seite einen Nerv, der mit der Pleura verbunden ist und freipräpariert werden muß. Für die Präparation der rechten Seite des Ösophagus wird manchmal eine Babcock-Zange erforderlich (Abb. 20.10).

Es kommt selten zu relevanten Blutungen, weil der periösophageale Raum in diesem Bereich wenig durchblutet ist. Da jedoch (anders als beim laparoskopischen Eingriff) keine Kompression durch den Druck des Gases stattfindet, treten i. allg. leichte Sickerblutungen aus kleinen Venen auf, die in der Regel gut beherrscht werden können. Sollte der rechte Pleuraraum eröffnet worden sein, ist dies nicht von Bedeutung, weil der Defekt aufgrund der Beatmung der rechten Lunge und später durch den Ösophagus selbst, der dann wieder seine normale Lage einnimmt, abgedichtet wird. Das Legen einer Drainage ist nur bei anhaltenden Sickerblutungen oder Luftaustritt erforderlich, und diese sollte möglichst früh entfernt werden. Postoperative Schmerzen können durch Infiltration der Interkostalräume mit Lokalanästhetika gemindert werden.

Postoperative Behandlung

Bei laparoskopischen Eingriffen sind nur wenige perioperative Maßnahmen erforderlich:

1. Mit der Prämedikation wird eine Injektion von Cephalosporin und Heparin verabreicht. Die Antikoagulation wird bis zur Entlassung aus der Klinik weitergeführt.
2. Die nasogastrische Sonde bleibt 24 h liegen, um einer möglichen akuten Dilatation des Magens vorzubeugen und die Magensäure zu bestimmen. Letztere ist ein Kriterium für die Vollständigkeit der Vagotomie.

3. Flüssige Nahrung kann nach der Entfernung der Magensonde zugeführt werden, feste Nahrung wird mit der Wiederaufnahme der Darmfunktion allmählich aufgebaut.
4. Der postoperative Verlauf ist in der Regel erstaunlich glatt.

Komplikationen

Spezifische intraoperative Komplikationen

1. Als häufigstes Problem treten Blutungen bei der Präparation der Gefäß-Nerven-Bündel entlang der kleinen Kurvatur des Magens auf. Diese sind schwer zu beherrschen, und die notwendigen Maßnahmen können eine Gefahr für den N. Latarjet darstellen. Deshalb ist von der Ligatur bzw. Koagulation größerer Bündel abzusehen. Dasselbe Problem stellt sich, wenn sich ein durchtrenntes Gefäß retrahiert und es zur Hämatombildung im Omentum kommt.
2. Der Ösophagus kann im Verlauf der Präparation verletzt werden. Im Zweifelsfall kann man sich durch die Insufflation von Luft oder durch Injektion einer Farblösung darüber Klarheit verschaffen. Eine Perforation des Ösophagus kann durch eine Naht oder evtl. eine zusätzliche Semifundoplicatio abgedichtet werden.
3. In diesem Zusammenhang muß noch einmal betont werden, daß bei einer nicht zweifelsfrei sicheren Versorgung einer Blutung oder einer Perforation die Laparotomie absolut zwingend ist.

Kombinierte Eingriffe

Gelegentlich sind andere pathologische Befunde, ob vorher bekannt oder erst während des Eingriffs entdeckt, zu beachten. Dabei kann eine Adhäsiolyse, Cholezystektomie, Entdachung von Leberzysten, Leberbiopsie oder, in absolut dringenden Fällen, eine Appendektomie erforderlich werden. Diese Maßnahmen können endoskopisch durchgeführt werden – wenn möglich –, machen aber ggf. auch eine Laparotomie notwendig.

Insbesondere sollte auf das Vorhandensein eines bereits präoperativ bestehenden oder auch erst intraoperativ aufgetretenen Pylorospasmus geachtet werden, der u. U. eine endoskopische Dilatation erfordert. Diese kann auf 2 Arten durchgeführt werden, und zwar durch Einführen eines Ballondilatators durch den Arbeitskanal eines Fiberskops (Microvasive Rigiflex TTS 5522, 18 mm) oder – wenn eine ausgedehntere Dilatation notwendig ist – durch Einführen eines Führungsdrahtes durch den Pylorus, über den ein Ballonkatheter geführt wird (Microvasive Rigiflex OTW 5135, 30 mm).

Klinische Ergebnisse

Über Indikationen und Ergebnisse der Vagotomie liegen umfangreiche Studien vor, deshalb soll darauf nicht weiter eingegangen werden. Die laparoskopische Vagotomie wird allerdings erst seit kaum mehr als 1 Jahr durchgeführt, und alle Serien sind noch sehr klein. Dabei handelt es sich um eine Maßnahme, deren Erfolg erst nach vielen Jahren abschließend beurteilt werden kann. Eine klare Aussage ist deshalb jetzt noch nicht möglich. Andererseits gibt es keinen Grund anzunehmen, daß die Langzeitergebnisse durch die Einführung eines anderen Zuganges zum Operationssitus beeinflußt werden könnten. Die relevante Frage betrifft also die Qualität der Vagotomie. Dazu kann zum jetzigen Zeitpunkt folgendes mit Sicherheit gesagt werden:

1. Der postoperative Verlauf ist ausgesprochen problemlos. Uns liegen bisher auch keine Berichte vor, daß es bei einer Vagotomie andernorts zu ernsthaften Komplikationen gekommen wäre.
2. Die SPV ist als laparoskopischer Eingriff möglich, allerdings ist das Verfahren langwierig und heikel. Dagegen ist die Kombination der posterioren trunkulären Vagotomie mit der anterioren selektiven Denervierung – entweder durch Nervdurchtrennung wie bei der SPV oder durch Seromyotomie – sehr viel einfacher und schneller durchzuführen, und damit die Methode der Wahl für all jene, die die totale Vagotomie ablehnen.
3. Im Gegensatz zur SPV ist die trunkuläre Vagotomie laparoskopisch oder, wie wir es vorziehen, thorakoskopisch leicht durchzuführen. Die Wirksamkeit des Verfahrens ist nachgewiesen und manche Chirurgen führen heute, enttäuscht durch die hohen Raten der Spätrezidive nach SPV, die Dissektion näher an den Pylorus heran, so daß sie letztlich auch eine fast komplette Vagotomie erreichen.
4. Das Risiko der postoperativen Magenentleerungsstörung ist zweifellos gegeben, und zwar als Folge eines Pylorospasmus oder einer Magenatonie; von Dragstedt (1947) wurde eine Rate von 40 % angegeben. Die tatsächliche Quote dürfte jedoch eher

bei 10% liegen, wenn die seltene Notwendigkeit einer sekundären Pyloroplastik nach Ösophagektomie auf die Vagotomie übertragbar sein sollte. Wir sind ursprünglich davon ausgegangen, daß die routinemäßige Dilatation des Pylorus nach der totalen Vagotomie notwendig ist; es zeichnet sich jedoch ab, daß dieses Vorgehen ohne Gefahr unterlassen werden kann und nur in Fällen einer ausgeprägten persistierenden Magendilatation als zusätzlicher Eingriff durchgeführt werden muß.

Schlußfolgerung

Die verschiedenen Arten der Vagotomie können unter den Bedingungen, die für die endoskopische Chirurgie gelten, ausgeführt werden. Der von uns beobachtete günstige postoperative Verlauf in Verbindung mit der nur noch kurzen Immobilisierung ist im Vergleich zur langfristigen medikamentösen Behandlung durchaus als günstig zu betrachten. Es ist zu früh, um die Ergebnisse zu bewerten, allerdings gibt es auch keinen Grund zu der Annahme, daß sie sich von denen der konventionell durchgeführten Vagotomie unterscheiden werden.

Literatur

Burge H (Ed) (1964) Vagotomy. Arnold, London
Delmas J, Laux G (1952) Système nerveux sympathique, vol 1. Masson, Paris
Dragstedt LR (1947) Section of the vagus nerves to the stomach in the treatment of peptic ulcer. Ann Surg 126: 687–708
Dubois F (1976) Vagotomie sélective avec conservation des vaisseaux coronaires. Nouv Presse Med 5: 2322–2323
Franckson C (1948) Selective abdominal vagotomy. Acta Chir Scand 96: 409
Griffith CA, Harkins HN (1957) Partial gastric vagotomy. Gastroenterology 32: 96–101
Hollender LF, Marrie A (1979) Highly selective vagotomy, vol 1. Masson, Paris.
Jackson RC (1948) Anatomic study of vagus nerves with a technique of transabdominal selective resection. Arch Surg 57: 333–352
Latarjet MA (1922) Résection des nerfs de l'estomac. Bull Acad Med 87: 681–691
Steele RJ, Munro A (1989) Successful treatment of gastric stasis following proximal vagotomy. Endoscopy 21: 120
Wittmoser Personal communication

21 Laparoskopische posteriore trunkuläre Vagotomie und anteriore Seromyotomie

J. Mouïel und N. Katkhouda

Einleitung

Das kombinierte Verfahren der posterioren trunkulären Vagotomie mit der anterioren Seromyotomie nach Taylor ist die Methode der Wahl zur elektiven chirurgischen Behandlung des chronischen Ulcus duodeni. Dieser Eingriff ist bei gleich guten Ergebnissen in bezug auf Effektivität und Sicherheit leichter und schneller durchzuführen als andere Vagotomietechniken. Nach unseren Erfahrungen mit dieser Methode in der konventionellen offenen Chirurgie führen wir diesen Eingriff seit 1989 regelmäßig laparoskopisch durch, und die bisherigen Frühergebnisse unterscheiden sich nicht von denen nach dem konventionellen Vorgehen.

Die Grundidee für dieses Verfahren basiert auf den anatomischen Studien von Latarjet, der nachweisen konnte, daß die sekretorischen Nerven, die aus den anterioren und posterioren gastrischen Nerven entspringen, zunächst durch die oberflächliche seromuskuläre Schicht des Magens verlaufen, ehe sie, näher zum Magenlumen hin als die Gefäße, in die Submukosa übergehen. Zur Unterbrechung der sekretorischen Äste der Vagusnerven reicht es demnach aus, die seromuskuläre Schicht unter Schonung der Mukosa zu durchtrennen (Abb. 21.1). Experimentell konnte nachgewiesen werden, daß die Seromyotomie dann effektiv ist, wenn sie im Abstand von exakt 1,5 cm und parallel zur kleinen Kurvatur ausgeführt wird. In der Beschreibung seiner ursprünglichen Technik von 1979 plädierte Taylor für eine Inzision der seromuskulären Schicht der anterioren und posterioren Magenwand von der Incisura cardiaca bis zur Incisura angularis, die in ihrer Konsequenz weitgehend einer Denervierung wie bei der SPV entspricht. 1982 schlug Taylor vor, die posteriore Seromyotomie durch die posteriore trunkuläre Vagotomie nach Hill u. Barker zu ersetzen, die diese schon 1978 für ihre Modifikation der SPV befürwortet hatten. Smith und Burge wiesen nach, daß die komplette Durchtrennung des posterioren N. vagus die vollständige Denervierung der posterioren parasympathischen Region sicherstellt, ohne die geringsten unerwünschten Nebenwirkungen auf Pankreas oder Verdauungstrakt. Sekundäre postoperative Diarrhöen werden demnach vermieden, und die Motilität von Antrum und Pylorus bleibt erhalten.

Bei der anterioren Seromyotomie bleiben die Äste des N. Latarjet zum Antrum und zum Pylorus erhalten, damit ist auch die Funktion der Antrumperistaltik weiter gewährleistet und ein Pylorospasmus tritt nicht ein. Außerdem wird damit die normale physiologische Entleerung des Magens gesichert und die Notwendigkeit einer Drainageoperation entfällt (Abb. 21.2). Daniel hatte im Experiment am Hund nachgewiesen, daß die Erhaltung der Äste des N. Latarjet zum Antrum und zum Pylorus eine ausreichende Magenentleerung über Vaguskollaterale garantiert.

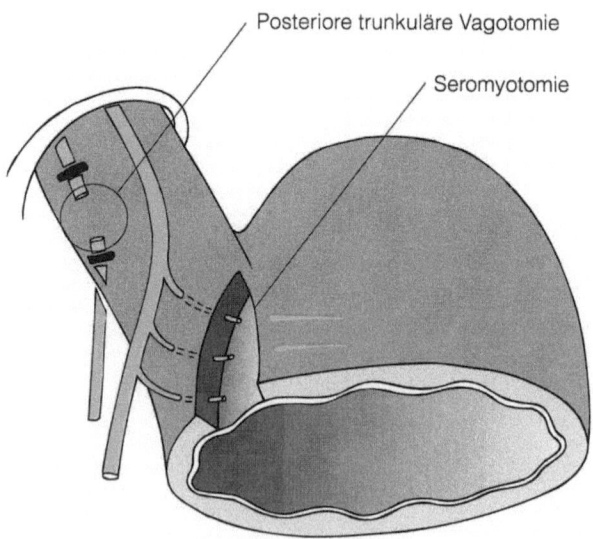

Abb. 21.1. Die Prinzipien der Taylor-Methode: Durch die posteriore trunkuläre Vagotomie wird eine sichere Denervierung der hinteren Magenwand erzielt. Die anteriore Seromyotomie sichert die selektive Denervierung der vorderen Magenwand; außerdem sichert sie die selektive Denervierung des Fundus durch Durchtrennung der sekretorischen Äste des vorderen N. Latarjet. Zu beachten ist besonders der subseröse Verlauf dieser Nervenäste, ehe sie schräg die Magenwand durchdringen

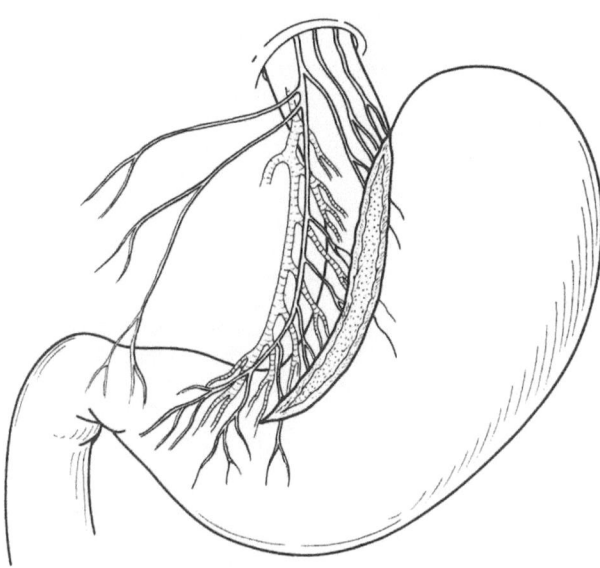

Abb. 21.2. Die anteriore Seromyotomie beginnt am gastroösophagealen Übergang, verläuft parallel zur kleinen Kurvatur in einem Abstand von 1,5 cm von ihrem Rand und endet am Pes anserinus, wobei die beiden letzten Äste erhalten bleiben

Indikationen und Patientenauswahl

Die Auswahl der Patienten für die laparoskopische Operation erfolgt generell nach den gleichen Grundsätzen wie bei der laparoskopischen Cholezystektomie, es gelten dieselben absoluten und relativen Kontraindikationen. Die Indikationen für einen chirurgischen Elektiveingriff wegen Ulcus duodeni sind:

1. Fortdauer der Krankheit trotz medikamentöser Behandlung und perfekter Compliance über einen Zeitraum von mindestens 2 Jahren,
2. Verfolgung des Krankheitsverlaufes durch regelmäßige und zuverlässige endoskopische und klinische Kontrolluntersuchungen,
3. keine interkurrenten Komplikationen.

Wir führen die Operation auch bei Patienten durch, die – geographisch bedingt oder aus sozioökonomischen Gründen – nicht regelmäßig voruntersucht werden können.

Präoperative Diagnostik und Operationsvorbereitung

Wie bei der elektiven offenen Chirurgie umfaßt die präoperative Diagnostik die Beurteilung des Allgemeinzustandes und der Risikofaktoren, sowie die endoskopischen und sekretionsanalytischen Untersuchungen der Geschwürskrankheit. Bei der endoskopischen Untersuchung stellt sich das Ulkus in der Regel flach dar, ohne begleitende Stenose oder Blutungszeichen. Die Sekretionsanalysen schließen eine umfassende Beurteilung der Säuresekretion unter Einschluß der unstimulierten basalen Sekretion (Basic Acid Output: BAO) und der maximalen Säuresekretion (Peak Acid Output: PAO) nach Stimulation mit Pentagastrin ein. Diese Tests sind besonders wichtig für die Bestimmung des Grades der Hyperazidität bei Patienten, die auf die medikamentöse Behandlung nicht ansprechen. Des weiteren sind sie hilfreich für den postoperativen Nachweis der Minderung der Säuresekretion. Beim geringsten klinischen Verdacht sollte auch ein Serumgastrinspiegel bestimmt werden, um ein Gastrinom auszuschließen.

Chirurgisches Vorgehen

Wie beim konventionellen offenen Eingriff wird eine Allgemeinnarkose mit endotrachealer Intubation durchgeführt. Die Anlage des Pneumoperitoneums, Saug-/Spültechniken, HF-Chirurgie und Laseranwendung wurden bereits in anderen Kapiteln beschrieben. Hier sollen ausschließlich die für die laparoskopische Vagotomie spezifischen Aspekte in bezug auf Lagerung des Patienten, Instrumente, Zugänge, Exploration und Blutstillungstechniken beachtet werden.

Lagerung des Patienten

Diese entspricht überwiegend der Lagerung bei der offenen Cholezystektomie: Anhebung des Kopfendes des Tisches um 15°, die seitliche Neigung (nach rechts oder links) um jeweils 15° sollte möglich sein und eine Kissenrolle oder Unterlage (10 cm Durchmesser) verwendet werden. Der Patient wird mit gespreizten Beinen auf dem Rücken gelagert wie für einen abdominoperinealen Eingriff. Der Operateur steht zwischen den Beinen des Patienten, Operationsschwester und 1. Assistent stehen auf der linken Seite, der 2. Assistent auf der rechten. Videoausrüstung und Saug-/Spülvorrichtung sind auf der linken, ein 2. Monitor sowie die Laserausrüstung auf der rechten Seite plaziert. Außerdem verwenden wir ein HF-Chirurgiegerät (Valleylab) und das YAG-Lasersystem (Microcontrol).

Der Patient wird vorbereitet und mit Tüchern abgedeckt; auch die Instrumente für einen offenen Baucheingriff werden bereitgelegt, falls der laparoskopische Eingriff nicht möglich oder zu gefährlich sein sollte.

Spezielle Instrumente und Einmalartikel

Neben den üblicherweise für diese Art von Eingriffen verwendeten Instrumenten empfehlen wir:

1. 1 abgewinkelte HF-Hakenelektrode mit Kanal zur Rauchabsaugung (Storz)
2. Clipapplikatoren (einfach: Ligaclip, oder mehrfach: Endoclip)
3. 2 Nadelhalter nach Semm (Storz)
4. Absorbierbare monofile Nähte mit geraden Nadeln, 2 cm (Davis-Geck, Ethicon)
5. Ligaturschlingen mit Roeder-Knoten (Ethibinder)
6. Applikationssystem zum Schneiden und Koagulieren mit dem Laser und für die Anwendung von Kollagenspray (Storz).

Operative Zugänge

Nach dem Anlegen des Pneumoperitoneums wird zuerst der 11-mm-Trokar für die Optik eingeführt, und zwar in Höhe des 1. Drittels der Strecke zwischen Nabel und Processus xiphoideus (p1). 3 weitere 5-mm-Zugänge und ein weiterer 11-mm-Trokar werden dann unter laparoskopischer Sicht (Abb. 21.3) plaziert.

Diese Zugänge werden am Ende des Eingriffs nach vollständigem Ablassen des Pneumoperitoneums und Infiltration der Hautränder mit einem Lokalanästhetikum zur Minderung der postoperativen Schmerzen durch eine fortlaufende intrakutane Naht verschlossen.

Exploration

Die Bauchhöhle wird sofort nach dem Einführen der Optik gründlich inspiziert. Der Operateur muß sich dabei letzte Klarheit darüber verschaffen, ob ein laparoskopischer Eingriff ohne größere Probleme durchgeführt und v. a., ob die Leber ausreichend hochgezogen werden kann, um die Sicht auf den Operationssitus zu ermöglichen. Dabei können auch andere laparoskopisch operierbare Läsionen (Adhäsionen, Appendizitis, Cholezystitis, Leberzysten) diagnostiziert

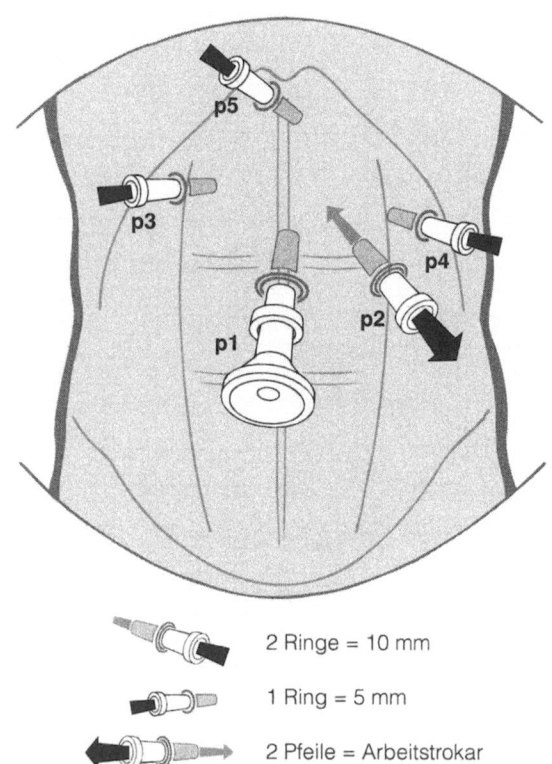

Abb. 21.3. Zugänge: *p1* Trokarhülse für die Optik (11 mm), *p2* Arbeitstrokar (11 mm), *p3* rechte Greifzange (5 mm), *p4* linke Greifzange (5 mm), *p5* Tastsonde oder Saug-/Spülkombination (5 mm)

werden. Wenn zu diesem Zeitpunkt festgestellt wird, daß ein laparoskopischer Eingriff unmöglich ist oder gefährlich erscheint bzw. nur unter Schwierigkeiten durchzuführen ist, sollte in jedem Fall die Laparotomie vorgezogen werden. Der Patient sollte vor der Operation auf diese Möglichkeit hingewiesen worden sein.

Hämostase

Es gibt mehrere Vorgehensweisen:

1. Die HF-Hakenelektrode wird mit monopolarem Strom für die Koagulation dünnlumiger Gefäße verwendet.
2. Der Nd:YAG-Laser koaguliert die Oberfläche mit Hilfe der Kontaktfaser.
3. Titanclips werden verwendet für die kurzen gastrischen Gefäße, für die linken gastrischen Gefäße und für die kleinen Lebergefäße, die alle zuvor skelettiert werden müssen.

4. Umstechungsligaturen mit einer monofilen 4/0-Naht (15 cm) können wie in der offenen Chirurgie zur Blutstillung eingesetzt werden.

Es sind alle Arten von Knoten möglich (einfacher und chirurgischer Knoten, Roeder-Knoten). Die Endoligatur wird bei dieser Operation nur in Ausnahmefällen angewendet. Auch die fortlaufende Naht ist möglich: Die Naht wird mit einem Knoten verschlossen, der zusätzlich mit einem Clip und Kollagenspray gesichert wird.

Operationsschritte

Die Operation wird in 3 Abschnitten ausgeführt: Zugang zur Hiatusregion, posteriore Vagotomie, anteriore Vagotomie.

Abb. 21.4. Zugang zur Hiatusregion: Fenestrierung der Pars flaccida

Zugang zur Hiatusregion

Der linke Leberlappen wird über den Zugang am Xiphoid mit einem Taststab angehoben. Der Zugang zur kleinen Kurvatur wird durch Fenestrierung der Pars flaccida erreicht. Mit 2 gebogenen Greifzangen wird das Bindegewebe so halten, daß es mit der Hakensonde gut präpariert werden kann (Abb. 21.4). Die Präparation wird fortgesetzt, bis die Muskulatur des rechten Zwerchfellschenkels erreicht ist (Abb. 21.5 und 21.6). Sollte man dabei auf eine gastrische Vene oder eine linke akzessorische Leberarterie stoßen, so können diese bei Bedarf nach Ligatur zwischen 2 Clips durchtrennt werden.

Posteriore trunkuläre Vagotomie

Die beiden wichtigsten Orientierungspunkte für diesen Eingriff sind der Lobus caudatus und der rechte Zwerchfellschenkel (Abb. 21.7), welcher mit der rechten Greifzange von der rechten Seite her gefaßt

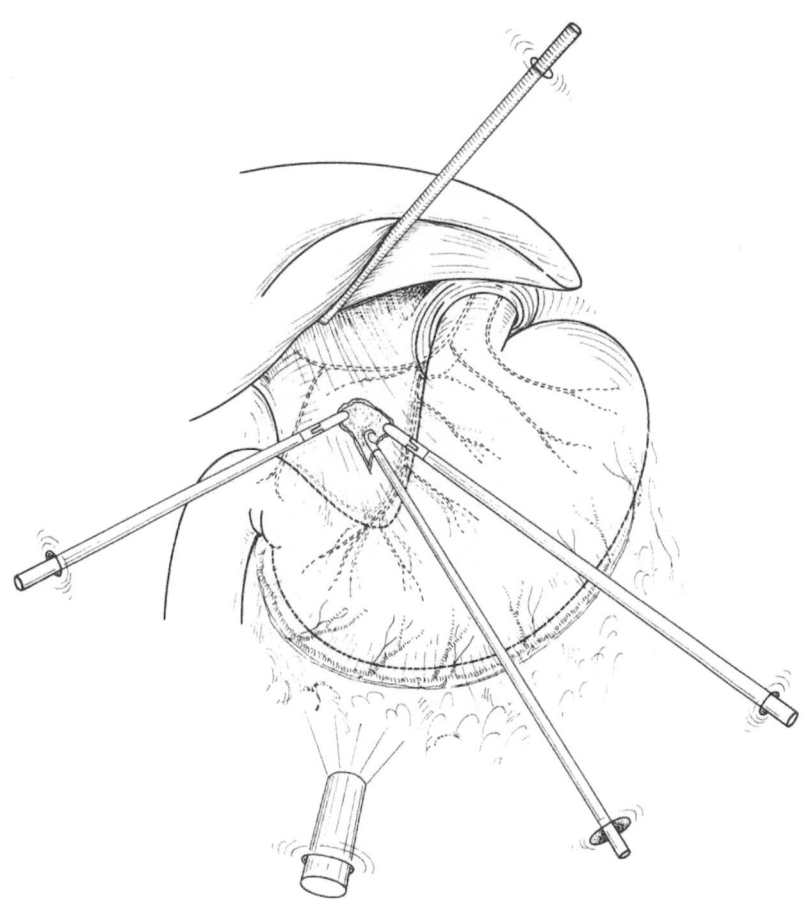

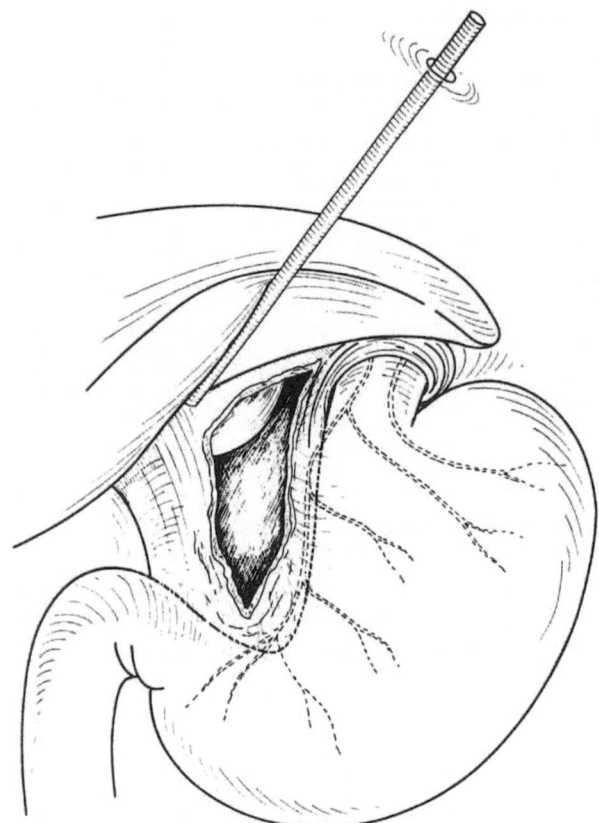

Abb. 21.5. Zugang zur Hiatusregion: Identifizierung der Muskulatur des rechten Zwerchfellschenkels

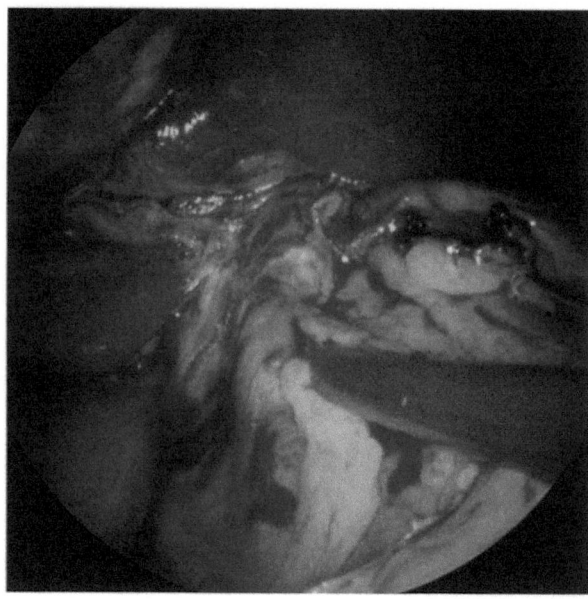

Abb. 21.6. Endoskopisches Bild des Hiatus: Der rechte Zwerchfellschenkel ist freigelegt

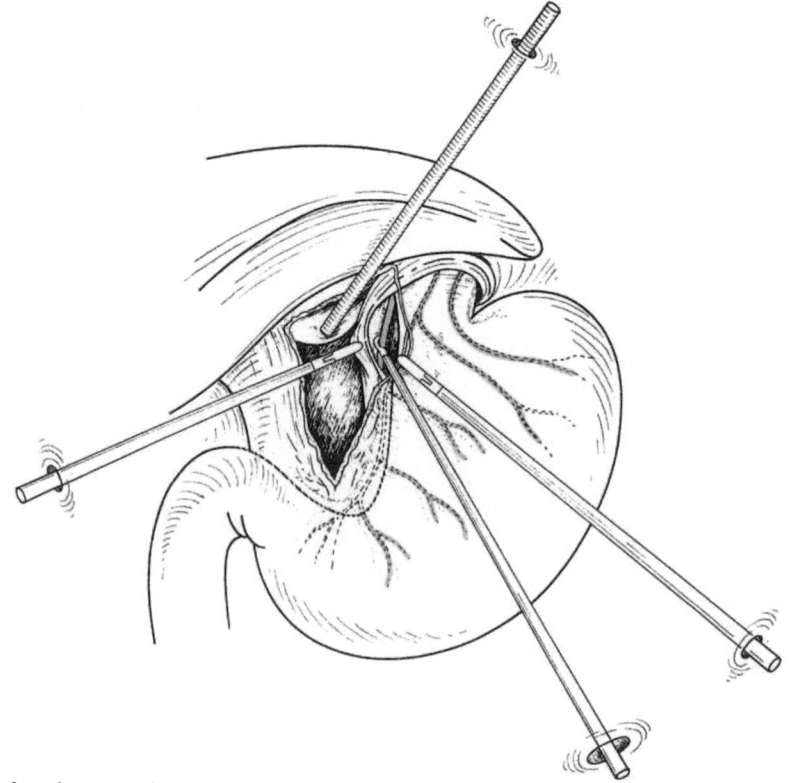

Abb. 21.7. Die beiden Orientierungspunkte der posterioren trunkulären Vagotomie sind der Lobus caudatus und der rechte Zwerchfellschenkel

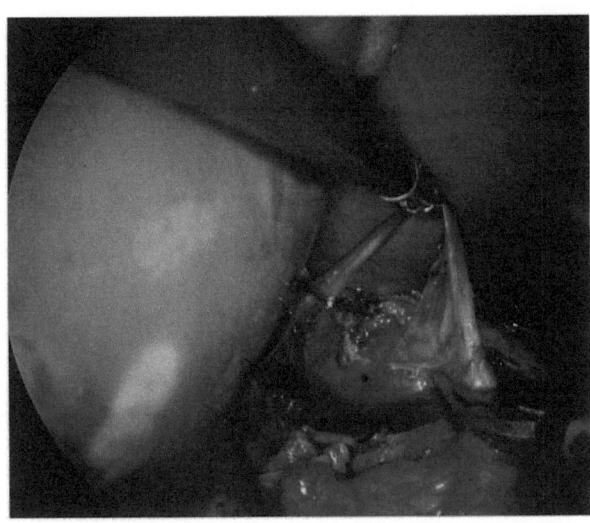

und nach rechts weggehalten wird, während mit dem Präparationshaken das präösophageale Peritoneum eröffnet wird. Der abdominale Ösophagus wird nach links retrahiert, wodurch das Gewebe freigelegt wird, auf dem, durch die helle Farbe leicht erkennbar, der posteriore N. vagus verläuft. Durch vorsichtiges Ziehen am Nerv können Verwachsungen nach Koagulation gelöst (Abb. 21.8) und der Nerv schließlich nach Ligatur mit 2 Clips ebenfalls durchtrennt werden. Für die histologische Prüfung wird ein Segment des Nervs entnommen.

Anteriore Seromyotomie

Die vordere Magenwand wird mit 2 Greifzangen gefaßt und gespannt. Ausgehend vom gastroösophagealen Übergang wird die Inzision durch eine leichte Koagulationslinie parallel zur kleinen Kurvatur in einem Abstand von 1,5 cm von dieser vorgezeichnet (Abb. 21.9). Das Ende der Linie liegt 5–7 cm vom Pylorus entfernt auf der Höhe des Pes anserinus. Die beiden am weitesten distal gelegenen Äste des Nervs

Abb. 21.8. Endoskopisches Bild: Der posteriore Stamm des N. vagus wird mit dem Haken aus dem Winkel zwischen dem rechten Zwerchfellschenkel und dem Ösophagus hochgezogen

Abb. 21.9. Die Seromyotomie beginnt am His-Winkel

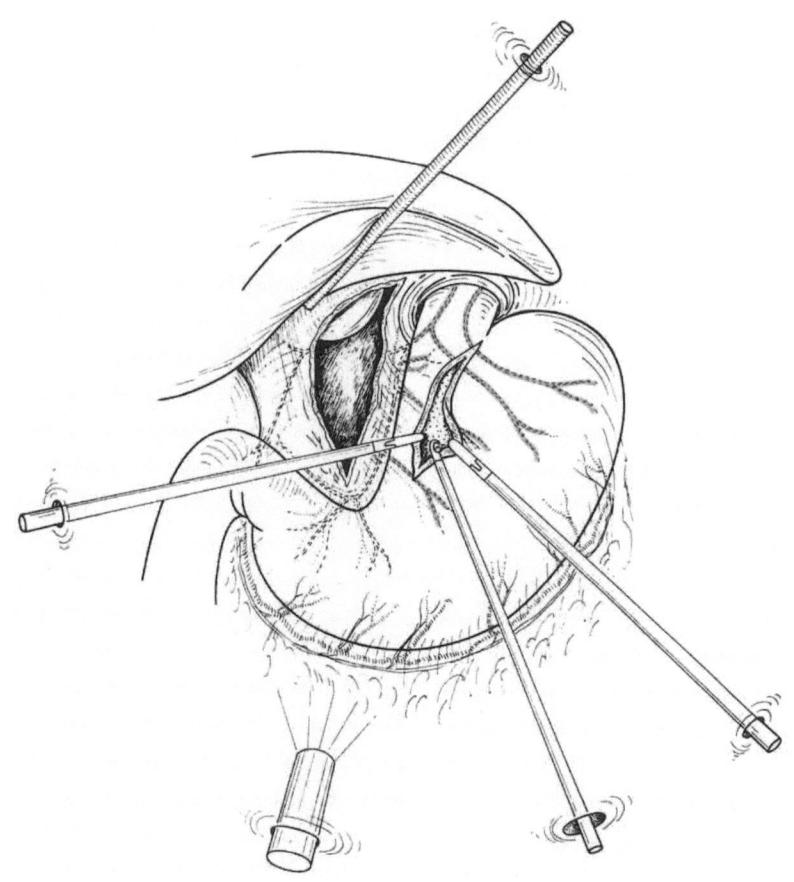

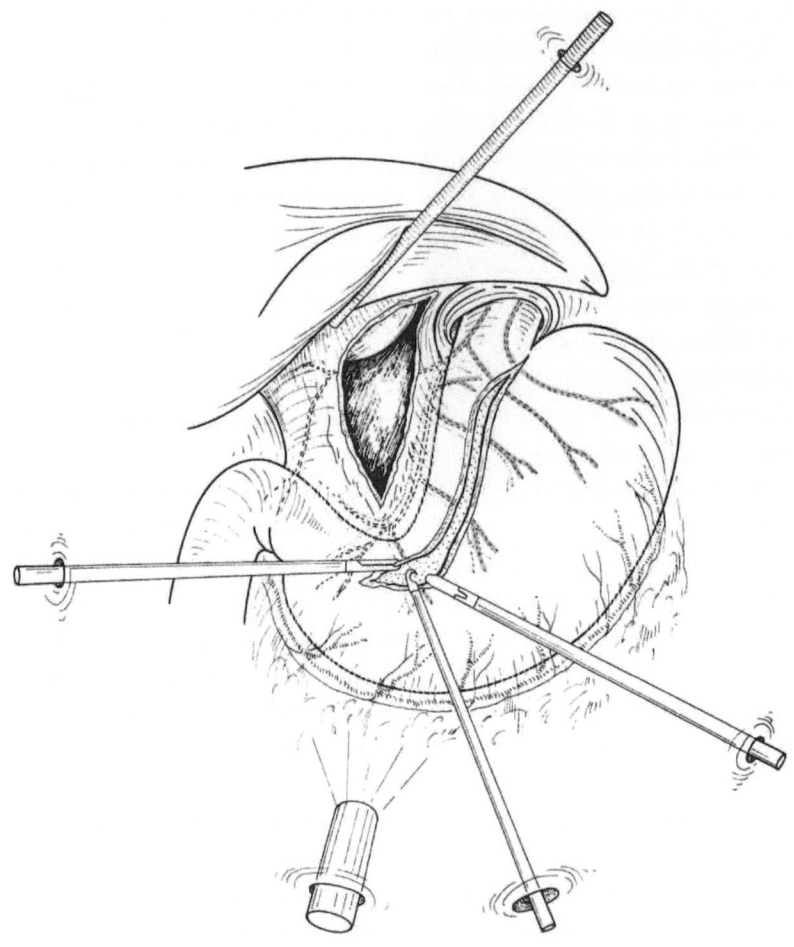

Abb. 21.10. Die Seromyotomie wird bis zum Pes anserinus fortgeführt

bleiben erhalten, um sicher zu gehen, daß die Innervation von Antrum und Pylorus intakt bleibt. Die Seromyotomie wird dann mit der Hakenelektrode mit monopolarem Strom bei mittlerer Intensitätseinstellung des Gerätes ausgeführt. Koagulations- und Schneidefunktion werden im Wechsel angewendet.

Mit dem Haken werden sukzessive zuerst die Serosaschicht, dann die schräg verlaufenden Muskelfasern und danach die oberflächlichen Anteile der zirkulär verlaufenden Fasern durchtrennt. Schließlich werden die Ränder gefaßt und vorsichtig auseinandergezogen, um verbleibende tiefergelegene zirkuläre Muskelfasern stumpf zu durchtrennen. Wenn nötig, kann dieser Vorgang mit der HF-Sonde unterstützt werden. Nach kompletter Durchtrennung der Muskelschicht kann die Mukosa durch ihre typische bläuliche Färbung leicht identifiziert werden (Abb. 21.10), wie sie

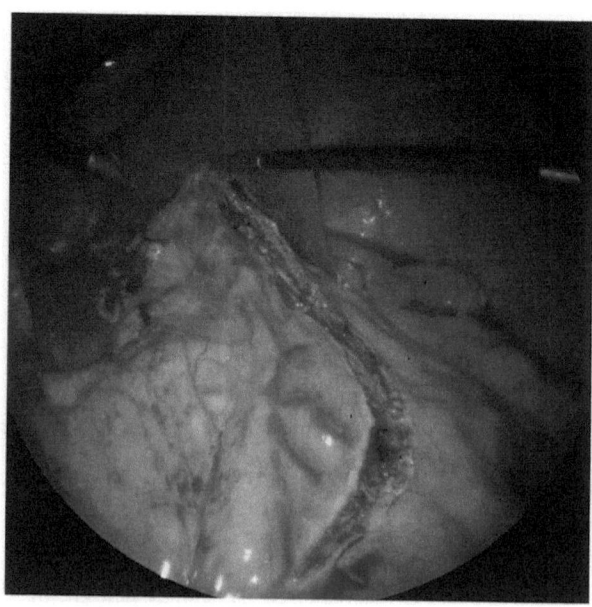

Abb. 21.11. Endoskopisches Bild der kompletten Seromyotomie

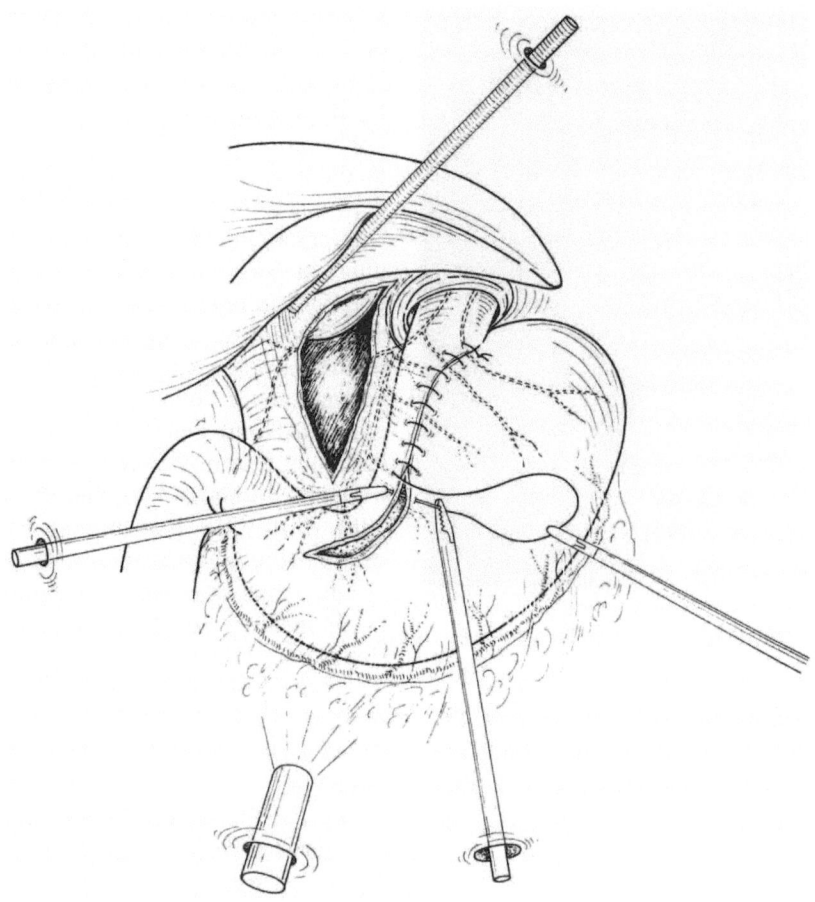

Abb. 21.12. Verschluß der Seromyotomie durch fortlaufende Naht (gerade Nadel)

sich in die Inzision vorwölbt. Mit Hilfe der Vergrößerung durch die Optik läßt sich leicht überprüfen, ob nicht versehentlich eine Perforation erfolgt ist. Im Verlauf der Inzision trifft man gelegentlich auf 2 oder 3 Gefäße, die nach Identifikation in der von Taylor beschriebenen Technik mit der Hakensonde von der seromuskulären Schicht abgehoben und durchtrennt werden. Die Enden werden mit Clips versorgt oder umstochen. Der anatomisch exakte Verlauf der Inzision und die perfekte Hämostase sind von größter Bedeutung. Nach Beendigung dieses Abschnittes erscheint die Seromyotomie als 7–8 cm lange Furche in der Magenwand (Abb. 21.11). Nun wird über die nasogastrische Sonde Luft zugeführt, um eine Perforation auszuschließen. Danach wird die Seromyotomie durch eine überlappende fortlaufende Naht verschlossen (Abb. 21.12 und 21.13). Beide Enden wer-

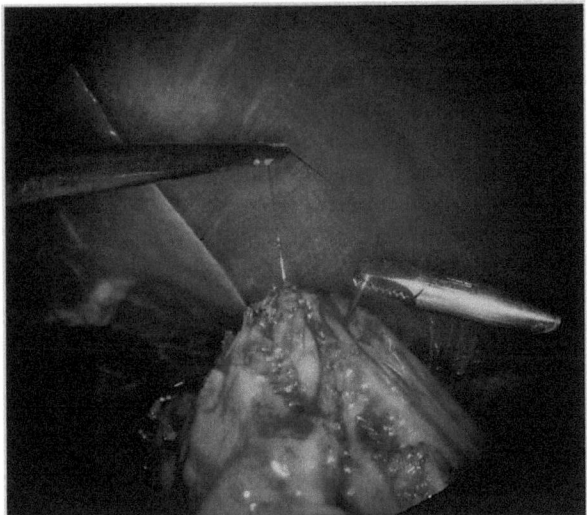

Abb. 21.13. Endoskopisches Bild der überlappenden Naht

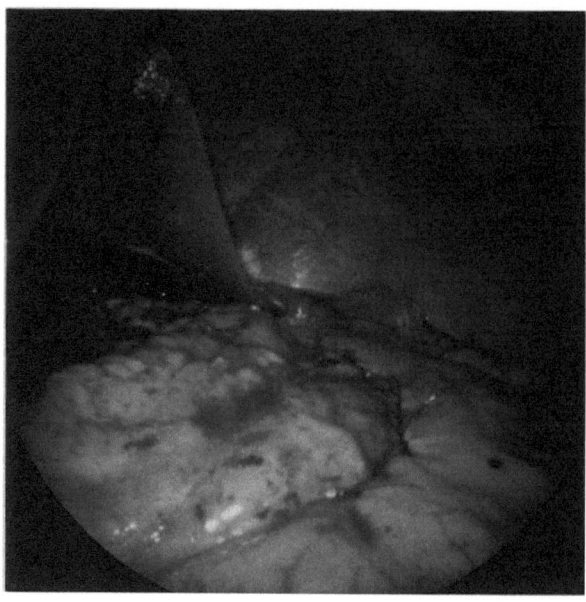

Abb. 21.14. Endoskopisches Bild der vollendeten Naht

den geknotet und zusätzlich mit Clips gesichert. Die Applikation von Fibrinkleber sichert die Hämostase. Beim Verschluß des Abdomens wird auf eine Drainage verzichtet (Abb. 21.14).

Postoperative Behandlung

Der postoperative Verlauf ist wie bei allen laparoskopischen Eingriffen in der Regel unproblematisch. Die postoperativen Schmerzen sind minimal, da es sich nur um kleine Wunden handelt. Die Infiltration mit Lokalanästhetika macht die Gabe von systemischen Schmerzmitteln überflüssig. Durch Vermeidung der üblichen Folgen eines offenen Abdominaleingriffes kann der Patient frühzeitig in ambulante Behandlung entlassen werden. Nach 24 h kann oral leichte, weiche Kost gegeben werden. Die Entlassung aus der Klinik erfolgt 3–5 Tage nach der Operation, in ausgewählten Fällen auch schon früher.

Klinische Ergebnisse

Wir haben bis zum 31. Dezember 1990 in unserer Abteilung 28 laparoskopische Operationen nach Taylor wegen chronischer Ulkuskrankheit durchgeführt. Es handelte sich um 8 Frauen und 22 Männer, das mittlere Alter betrug 33 Jahre (19–61 Jahre). 25 Patienten litten seit mindestens 4 Jahren unter Symptomen, die mittlere Rezidivrate betrug 2,8 pro Jahr, trotz zuverlässiger Einnahme von Medikamenten (Antazida, H_2-Blocker und/oder Omeprazol). Bei 5 dieser Patienten waren früher Blutungen aufgetreten, die nach medikamentöser Behandlung aufhörten. Bei keinem der Patienten lag zum Zeitpunkt der Operation eine Komplikation in Form einer Stenose oder einer Blutung vor. 3 Patienten wurden operiert, weil aus geographischen oder sozioökonomischen Gründen eine medikamentöse Langzeitbehandlung nicht möglich war. Es gab keinen Todesfall. 3 Patienten klagten über postoperatives Völlegefühl, das durch Gabe von Cisaprid vollständig behoben werden konnte. Bei einem Patienten traten postoperativ Refluxsymptome auf, weshalb 2 Monate später eine Reoperation durchgeführt wurde. Bei den übrigen 24 Patienten gab es keinerlei Funktionsstörungen nach der Operation.

Die endoskopische Nachuntersuchung nach 1–2 Monaten ergab bei 26 Patienten die komplette Heilung des Ulkus, bei 2 Patienten waren noch restliche Narben zu erkennen. Die Sekretionsprüfungen ergaben nach 2–12 Monaten einen Abfall von 79,3 % ± 1,3 % beim BAO- und 83,4 % ± 1,2 % beim PAO-Wert.

Die Ergebnisse der laparoskopischen Operation nach diesem Verfahren sind mit denen vergleichbar, die Taylor in einer Multicenterstudie an 605 Patienten, die von 11 chirurgischen Teams nach derselben Methode operiert wurden, beschrieben hat. Postoperative Mortalität und Morbidität waren sehr niedrig, es wurde nur über einen Todesfall (0,16 %) infolge eines Myokardinfarktes berichtet. Nekrosen der kleinen Kurvatur und Magenfisteln wurden nicht beobachtet. Die Hospitalisation war wie bei der SPV nur von kurzer Dauer, d. h. weniger als 1 Woche. 94 % der Patienten beurteilten ihre Verdauung als zufriedenstellend und wurden als Visick I oder II eingestuft. 11,8 % der Patienten hatten allerdings Probleme mit der Entleerung des Magens, wodurch eine weitere Operation zur Drainage des Magens notwendig wurde. In letzter Zeit wurde dieser Eingriff durch die endoskopische Pylorusdilatation ersetzt. Über ein typisches postoperatives Dumpingsyndrom wurde nicht berichtet, 2 Patienten klagten jedoch über anhaltende Diarrhö. Ulkusrezidive traten innerhalb eines Zeitraumes von 5 Jahren nur bei 1,5 % von 481 Patienten auf.

Verglichen mit der trunkulären Vagotomie war das Verfahren nach Taylor ähnlich einfach und praktisch ebenso effizient, da die Säurereduktion vergleichbar war und die Fünfjahresrezidivrate 3–6 % betrug. Der Hauptvorteil war jedoch, daß keine unerwünschten

Nebenwirkungen wie das Dumpingsyndrom, und selten Diarrhö und Magenentleerungsstörungen auftraten.

Die Taylor-Methode war nach einer Studie von Oostvogel in bezug auf Magenmotilität und Säurereduktion gleich wirksam wie die SPV. Die weiteren Vorteile, die von allen Autoren zu wenig hervorgehoben wurden, sind die Zuverlässigkeit, die kurze Dauer des Eingriffs und die gleichmäßig guten Ergebnisse, die darauf zurückzuführen sind, daß anatomische Varianten des N. Latarjet das Ergebnis nicht beeinflussen. Dies wurde durch die Erfahrungen von anderen Autoren (u. a. Triboulet, Kahwaji und Grange, Fourtanier und Escat) und durch unsere eigene Serie bestätigt.

Schlußfolgerung

Die laparoskopische Vagotomie mit der Methode nach Taylor ist zur Therapie der auf medikamentöse Behandlung nicht ansprechenden Ulcus-duodeni-Krankheit genauso effektiv und sicher wie die offene Vorgehensweise. Es ergeben sich völlig neue Perspektiven für die Behandlung des Ulcus duodeni, weil das Vorgehen nicht invasiv und die damit erzielten Ergebnisse einheitlich gut sind. Trotz der Verbesserung der medikamentösen Behandlungsmöglichkeiten liegt ihre Rezidivrate bei der Ulkuskrankheit bei ungefähr 90 % pro Jahr, ungeachtet des verwendeten Medikamentes. Es ist mit diesen Medikamenten, die seit über 10 Jahren auf breiter Basis angewendet werden, nicht gelungen, die Mortalität nach Komplikationen der Ulkuskrankheit zu senken, besonders bei älteren Menschen. Deshalb sind wir wie Taylor der Meinung, daß der elektive chirurgische Eingriff nach wie vor seine Berechtigung hat und daß die posteriore trunkuläre Vagotomie mit der anterioren Seromyotomie die Methode der Wahl darstellt. Die laporoskopische Operation ist eine optimale Form der Methode nach Taylor und kann mit der medikamentösen Langzeittherapie konkurrieren. Die klinischen Ergebnisse sollten unter Berücksichtigung der Kosteneffizienz in einer prospektiven Multicenterstudie ausgewertet werden. Wie alle neuen Techniken sollte auch diese nur bei Patienten angewandt werden, die nach den Kriterien für die konventionelle Operation ausgewählt wurden, um Risiken für die Patienten auszuschließen.

Literatur

1. Burge HW, Hutchinson JSF, Longland CJ, McLennan I, Mien DC, Rudick J, Tomkin AMB (1964) Selective nerve section in the prevention of post-vagotomy diarrhea. Lancet 1: 577
2. Craig Pl, Gillespie PE (1988) Through the endoscope balloon dilatation of benign gastric outlet obstruction. Br Med J 297: 396
3. Daniel EE, Sarna SK (1976) Distribution of excitatory vagal fibres in canine gastric wall to central motility. Gastroenterology: 71: 608–612
4. Hill GL, Barker MCJ (1978) Anterior highly selective vagotomy with posterior truncal vagotomy: a simple technique for denervating the parietal cell mass. Br J Surg 65: 702–705
5. Katkhouda N, Mouiel J (1991) A new surgical technique of treatment of chronic duodenal ulcer without laparotomy by videocoelioscopy. Am J Surg 161: 361–364
6. Kahwaji F, Grange D (1987) Ulcère duodénal chronique. Traitement par séromyotomie fundique antérieure avec vagotomie tronculaire postérieure. Presse Méd 16/1: 28–30
7. Mouïel J (1989) Actualités digestives médico-chirurgicales, 10th edn. Masson, Paris, pp 20–22
8. Mouïel J, Katkhouda N (1991) Laparoscopic truncal and selective vagotomy. In: Zucker KA (ed) Surgical laparoscopy. Quality Medical, St. Louis, pp 263–279
9. Mouïel J, Katkhouda N, Gugenheim J, Fabiani P, Goubaux B (1990) Traitement de l'ulcère duodénal par vagotomie tronculaire postérieure et séromyotomie antérieure sous vidéolaparoscopie. Note préliminaire avec présentation de film. Académie de Chirurgie, Paris, Séance du 6 juin 1990, Chirurgie 116: 546–551
10. Oostvogel HJM, Van Vroonhoven TJMV (1985) Anterior seromyotomy and posterior truncal vagotomy. Technic and early results of a randomized trial. Neth J Surg 37: 69–74
11. Smith GK, Farris JM (1963) Some observations upon selective gastric vagotomy. Arch Surg 86: 716
12. Taylor TV (1979) Lesser curve superficial seromyotomy. An operation for chronic duodenal ulcer. Br J Surg 66: 733–737
13. Taylor TV (1983) Experience with the Lunderquist Ownman dilator in the upper gastro-intestinal tract. Br J Surg 70: 445
14. Taylor TV, Gunn AA, MacLeod DAD et al. (1985) Morbidity and mortality after anterior lesser curve seromyotomy and posterior truncal vagotomy for duodenal ulcer. Br J Surg 72: 950–951
15. Taylor TV, Lythgoe JP, McFarland JB, Gilmore IT, Thomas PE, Ferguson GH (1990) Anterior lesser curve seromyotomy and posterior truncal vagotomy versus truncal vagotomy and pyloroplasty in the treatment of chronic duodenal ulcer. Br J Surg 77: 1007–1009
16. Taylor TV, MacLeod DAD, Gunn AA, MacLennan I (1982) Anterior lesser curve seromyotomy and posterior truncal vagotomy in the treatment of chronic duodenal ulcer. Lancet ii: 846–848
17. Triboulet JP (1989) Progrès dans le traitement de l'ulcère duodénal: la séromyotomie avec vagotomie. In: Mouïel J (ed) Actualités digestives médico-chirurgicales, 10th edn. Masson, Paris, pp 15–22

22 Laparoskopische Behandlung des perforierten Ulcus duodeni

L. K. Nathanson und A. Cuschieri

Einleitung

Ulkusperforationen im Bulbus duodeni sind ein relativ häufiger chirurgischer Notfall. Der Austritt von Mageninhalt, Galle und Pankreassekret in die Bauchhöhle führt normalerweise zu einer Peritonitis, die eine notfallmäßige Peritoneallavage und den Verschluß der Perforation notwendig macht. In ausgewählten Einzelfällen, besonders bei Risikopatienten, ist u. U. nach radiologischem Nachweis eines spontanen Verschlusses der Perforation eine konservative Behandlung mit Drainage über eine nasogastrische Sonde, parenteraler Ernährung, Gabe von Antibiotika und engmaschiger klinischer Beobachtung indiziert.

In der Mehrzahl der Fälle, die chirurgisch behandelt werden, erfolgt entweder nur der einfache Verschluß der Perforation des Duodenums, evtl. mit einer Netzplombe, oder dieser wird im Sinne einer definitiven chirurgischen Behandlung mit einer Form der Vagotomie kombiniert. Bei der Entscheidung über die Art des chirurgischen Vorgehens muß abgewogen werden zwischen der Senkung der Morbidität und Mortalität beim Ulkusleiden, die sich auf lange Sicht als Folge einer Kombination mit der Vagotomie ergibt, und der mit dem erweiterten Eingriff verbundenen höheren Frühmorbidität und Mortalität sowie dem deutlichen Risiko von Spätkomplikationen, wie z. B. Dumpingsyndrom und Diarrhö, wenn eine trunkuläre Vagotomie mit Drainage vorgenommen wird.

Die Minderung des Traumas durch den laparoskopischen Notfalleingriff hat gewisse Vorteile: So wird dadurch beispielsweise die Diagnose, die sich immerhin bei 8 % der konservativ behandelten Patienten als falsch erweist, endgültig bestätigt. Außerdem ermöglicht diese Technik eine beschleunigte postoperative Genesung, verbunden mit weniger Schmerzen, schnellerer Mobilisierung und Wiederaufnahme der normalen täglichen Aktivitäten im Vergleich zur konventionellen Laparotomie. Durch den laparoskopischen Zugang kann außerdem eine Minderung der postoperativen respiratorischen Morbidität und der Gesamtmortalität erzielt werden. Die geschilderten Vorteile wurden zwar in einzelnen Fällen beobachtet, sie bedürfen jedoch der Bestätigung anhand größerer Patientenkollektive, die laparoskopisch operiert wurden.

Für das laparoskopische Vorgehen gelten dieselben Grundregeln wie für das konventionelle, offene chirurgische Vorgehen beim perforierten Ulkus. Diese schließen eine gute Darstellung des Situs, den spannungsfreien Verschluß und eine gründliche Peritoneallavage ein. Die bestehenden Einschränkungen in der Handhabung der Instrumente machen beim laparoskopischen Vorgehen die Anwendung alternativer Techniken notwendig, um die definierten Grundregeln einhalten zu können.

Indikationen und Patientenauswahl

Die laparoskopische Behandlung eines perforierten Ulcus duodeni sollte nur von Chirurgen mit Erfahrung in der laparoskopischen Naht- und Knotentechnik durchgeführt werden, und auch dann nur unter der Voraussetzung, daß die notwendige Ausrüstung zur Verfügung steht (s. unten). Ansonsten gelten dieselben Indikationen wie für die konventionelle offene Operation. Die notfallmäßige laparoskopische Spülung mit Nahtverschluß des perforierten Duodenalulkus ist insbesondere dann angezeigt, wenn folgende Kriterien erfüllt sind:

1. klinische Zeichen für eine Perforation eines Ulcus duodeni,
2. eine nicht länger als 48 h bestehende Peritonitis,
3. keine Voroperationen am Magen, weil diese zu ausgeprägten Verwachsungen in der Region führen.

Bei Patienten, bei denen man sich zuvor keine absolute Gewißheit verschaffen kann, ob die laparoskopische Operation durchführbar ist, sollte die Operation laparoskopisch begonnen und zur Laparotomie erweitert werden, falls dies notwendig ist. Durch dieses Vorgehen ergeben sich keine Nachteile für den Patienten.

Präoperative Vorbereitung

Das klinische Bild führt zusammen mit dem Nachweis freier Luft unter dem rechten Zwerchfell bei der Abdomenübersicht im Stehen in der Regel zu einer klaren Diagnose. Zuerst wird eine nasogastrische Sonde gelegt und eine Infusionsbehandlung begonnen. Zur Schmerzlinderung werden Opiate gegeben, sobald die Diagnose gesichert ist. Die Antibiotikatherapie beginnt in der Regel mit einem Breitbandantibiotikum, z.B. einem Cephalosporin der zweiten Generation oder einem Aminoglykosid. Alle Patienten müssen darüber informiert werden, daß möglicherweise die laparoskopische Operation zur Laparotomie erweitert werden muß, und sie müssen ihre Zustimmung dazu erteilen.

Anästhesie

Der Eingriff erfolgt unter endotrachealer Allgemeinnarkose mit Muskelrelaxation und kontrollierter Beatmung. Vor Einleitung der Narkose wird zur vollständigen Entleerung des Magens über die Magensonde abgesaugt, um eine Aspiration zu vermeiden. Ein Blasenkatheter wird gelegt, der am Ende der Operation wieder entfernt wird.

Lagerung des Patienten und Hautvorbereitung

Der Patient wird in Kopfhochlage auf dem Rücken gelagert. Da die Position des Operationstisches im Verlauf des Eingriffes – insbesondere beim Spülen und Absaugen des gesamten Abdomens, einschließlich des Beckens – häufig verstellt werden muß, sollte der Patient angeschnallt werden. Die gesamte Bauchdecke wird gewaschen und desinfiziert. Die Umgebung des Operationsfeldes wird mit sterilen Tüchern abgedeckt wie bei der offenen Operation wegen eines perforierten Duodenalulkus.

Stellung des Operationsteams und Anordnung der Instrumente und Hilfsgeräte

Der Operateur steht auf der linken Seite des Patienten, der Assistent und die Operationsschwester befinden sich auf der gegenüberliegenden Seite. Die Anordnung der Hilfsgeräte im einzelnen richtet sich nach den Gegebenheiten im Operationssaal; wenn möglich sollten das elektronische Insufflationsgerät, der Optikwärmer, Lichtquelle, Diathermiegerät und Saug-/Spülvorrichtung hinter dem Operateur plaziert werden.

Spezielle Instrumente und Einmalartikel

Neben der Standardausrüstung für einen laparoskopischen Eingriff werden die folgenden Instrumente benötigt:

1. Nahtapplikator
2. Nadelhalter nach Semm (3 mm und 5 mm)
3. Gebogener Nadelhalter nach Cook (5 mm)
4. Spreizbarer Taststab

Für die Naht wird entweder Polydioxanon, Polyglactin oder atraumatisches 3/0-Nahtmaterial (Polysorb mit Endo-Skinadel) verwendet.

Operationsschritte

Exposition

Die Anlage des Pneumoperitoneums erfolgt mit Hilfe einer Veress-Nadel, für die CO_2-Insufflation wird ein elektronischer Insufflator mit automatischem Highflow verwendet. Wenn Narben von früheren Operationen im Nabelbereich vorliegen, muß auf eine andere Einstichstelle für die Veress-Nadel ausgewichen werden (s. Kap. 13). Der Insufflator wird auf einen Maximaldruck von 12 mm Hg eingestellt.

Die Einstichstellen für die Trokare in der vorderen Bauchwand sind in Abb. 22.1 gezeigt. Die Technik für den Primäreinstich richtet sich danach, ob im Bereich der Einstichstelle Verwachsungen zu vermuten sind. Beim nicht voroperierten Abdomen wird der 1. Trokar (11 mm) subumbilikal in der typischen Technik eingeführt. Nach dem Einsetzen der 30°-Vorausblickoptik mit angekoppelter CCD-Kamera kann das weitere Vorgehen im Abdomen über den Videobildschirm verfolgt werden. Die 3 Arbeitstrokare (5,5 mm) werden unter direkter Sicht eingestochen. Die genaue Position der Arbeitstrokare hängt auch vom Grad der Adipositas des Patienten und von der Lage der Perforation ab. Im Hinblick auf eine gute Darstellung und eine zügige Durchführung der Naht ist entscheidend, daß die Spitzen der beiden Instrumente, mit denen der Operateur arbeitet, am Operationssitus im rechten Winkel aufeinandertreffen. Über den 3. Zugang wird der Retraktor eingeführt, mit dem der Assistent die Leber hochhält.

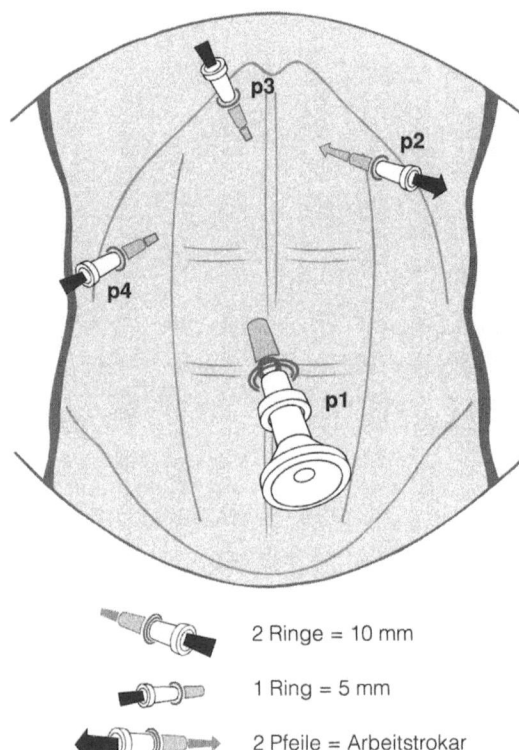

2 Ringe = 10 mm
1 Ring = 5 mm
2 Pfeile = Arbeitstrokar

Abb. 22.1. Optimale Einstichstellen für die Trokare. Eine der seitlichen 5,5-mm-Trokarhülsen muß u. U. während des Eingriffes gegen eine 11-mm-Hülse ausgewechselt werden

Verwachsungen nach früheren Operationen sind meistens auf die Narbenregion und in der Bauchhöhle auf das Operationsareal begrenzt. Der Einstich mit der Veress-Nadel und die Insufflation sollten deshalb an einer von diesen Bereichen entfernten Stelle erfolgen, um das Risiko einer Darmverletzung zu verringern. Vor dem Beginn der Insufflation sollte mit einer Saugspritze über die Veress-Nadel ein Aspirationstest durchgeführt werden, mit welchem ausgeschlossen wird, daß unbeabsichtigt ein Gefäß oder Darmlumen punktiert wurde; ebenso sollte Kochsalzlösung injiziert werden, um sicher zu gehen, daß die Nadelspitze frei im Peritoneum liegt.

Bei Patienten, bei denen nach Anlage des Pneumoperitoneums der Verdacht auf Adhäsionen besteht, sollte der für das blinde Einführen der 1. Trokarhülse vorgesehene Bereich zusätzlich mit einer langen 22-gg.-Nadel sondiert werden, die an eine mit Kochsalzlösung gefüllte Saugspritze angeschlossen ist. Auf diese Weise kann der sichere Bereich abgeschätzt werden, der für den Trokareinstich zur Verfügung steht (s. Kap. 13). Wenn sich der Operateur sicher ist, daß die darunterliegende Bauchdecke keine Verwachsungen mit Bauchhöhlenorganen aufweist,

wird ein 5,5-mm-Trokar eingeführt und mit einem 5-mm-Laparoskop die Bauchhöhle inspiziert. Danach wird mit Hilfe eines Dilatationssystems die kleine Trokarhülse durch die 11-mm-Trokarhülse ersetzt (s. Kap. 13), über welche die 10-mm-30°-Vorausblickoptik mit angeschlossener CCD-Kamera eingeführt werden kann. Die übrigen Trokarhülsen können dann unter laparoskopischer Sicht plaziert werden. Wenn sich beim Sondierungstest herausstellt, daß über einen größeren Bereich Verwachsungen vorliegen, sollte entweder die 1. Kanüle weit entfernt vom verwachsenen Areal und die weiteren unter laparoskopischer Sicht gelegt werden oder es sollte unter Verwendung des Hasson-Trokars eine offene Laparoskopie vorgenommen werden (s. Kap. 13).

Beurteilung der Perforation

Durch behutsames Anheben des darüberliegenden Leberrandes und durch Zug auf den Pylorus nach unten (Abb. 22.2) kann die Perforation sichtbar gemacht werden. Durch Umlagern des Patienten in eine 20°-Kopfhochlage wird die Darstellung erleichtert, weil sich dabei das Colon transversum, das Omentum und der Dünndarm nach kaudal verlagern. Jetzt wird das Areal sorgfältig klargespült und der ausgetretene

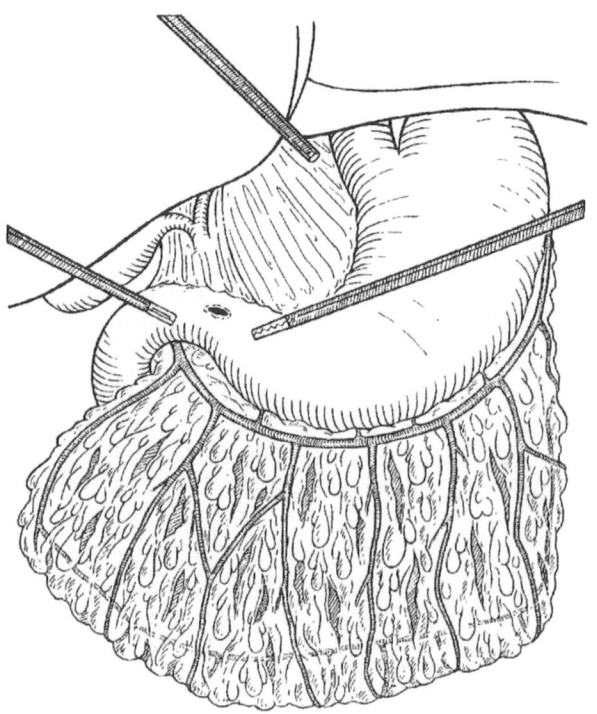

Abb. 22.2. Darstellung der Perforation

Darminhalt sowie das entzündliche Exsudat gründlich abgesaugt. Danach ist eine gute Sicht über die Region zu erzielen. Von der Größe des Ulkus, dem Ausmaß der entzündlichen Schwellung der Duodenumwand sowie der Vernarbung des Ulkusareales ist es abhängig, ob die Perforation durch einfache direkte Naht verschlossen werden kann (mit oder ohne Verstärkung durch einen Omentumpatch) oder ob nur ein Omentumpatch oder eine Omentum-plug-Technik angewendet wird.

Nahttechniken

Als atraumatisches Nahtmaterial wird Polyglactin, Polydioxanon oder Polysorb mit Endo-Skinadeln verwendet. Die Technik der Nadeleinführung und die Nahttechnik wurden erstmals 1987 von Semm beschrieben; sie ist zuverlässig und garantiert Wasserdichtigkeit. Die Anwendbarkeit der geraden Nadel ist allerdings limitiert, weil ödematöses Gewebe bei dieser Technik leicht einreißen kann. Halbkreisförmige Nadeln mit rundem Schaft können zwar auch verwendet werden, am leichtesten läßt sich die Naht jedoch mit der Endo-Skinadel und einem 5-mm-Nadelhalter ausführen. Die Einführung der atraumatischen Naht mit halbkreisförmigen Nadeln ist nur im Innern einer Reduktionshülse möglich, die in eine 11-mm-Arbeitstrokarhülse eingebracht wird.

Mit der Naht, deren Länge maximal 8 cm betragen sollte, wird gesundes Duodenalgewebe auf beiden Seiten des Ulkus gefaßt, danach wird ein mikrochirurgischer Standardknoten gelegt (s. Kap. 7). Um die Technik der intrakorporalen Knotung reibungslos ausführen zu können, ist viel Geduld und vorheriges intensives Training erforderlich. Beim Durchführen der Naht sollte der Operateur direkt durch das Laparoskop sehen, was durch die Verwendung eines Bildteilers möglich ist, der das gleichzeitige Mitbeobachten über den Videobildschirm für den Assistenten und die Operationsschwester erlaubt. Die direkte Sicht über die monokulare Optik bietet ein schärferes Bild sowie eine bessere Tiefenwahrnehmung als die heute zur Verfügung stehenden CCD-Kameras und erleichtert die Naht erheblich.

Verschluß der Perforation

Direkter Nahtverschluß

Kleine Perforationen mit einem Durchmesser < 5 mm in gesunder Darmwand können häufig durch direkte Naht mit der Endo-Skinadel und dem 5-mm-Nadelhalter verschlossen werden. Wird als erstes die Duodenalperforation in dieser Technik verschlossen, tritt kein weiteres Sekret mehr aus, und man kann in Ruhe entscheiden, ob die Naht durch eine Netzauflage zusätzlich gesichert werden soll. Erst im Laufe der Zeit gewinnt man ausreichend Erfahrung, um beurteilen zu können, ob ein direkter Nahtverschluß endoskopisch möglich ist. In der Regel hält gesundes Duodenalgewebe um die Perforation herum die Naht, ohne daß es zu einem Durchschneiden kommt. Die Entscheidung, ob der Nahtverschluß quer oder längs erfolgen soll, hängt von der Mobilität der vorderen Duodenumwand ab. Wenn es für notwendig befunden wird, kann ein Netzzipfel über die verschlossene Perforation gelegt und mit ein paar seromuskulären Nähten fixiert werden.

Mobilisierung des großen Netzes

Wie in der offenen Chirurgie hängt die Auswahl des Omentumpatches davon ab, inwieweit das Netz verwachsen bzw. mobil ist. Die Mobilität des Netzes ist bei adipösen Patienten eingeschränkt. Bei Patienten, bei denen das Netz zuerst mobilisiert werden muß, um eine spannungsfreie Position zu erreichen, ist das folgende Vorgehen angezeigt: Es wird ein Patch mit einem Gefäßstiel gebildet, und die Seitenäste der Gefäße werden (Abb. 22.3) ligiert. Dabei ist besonders darauf zu achten, daß sowohl der arterielle Zustrom als auch der venöse Abstrom über die Gefäßarkade der großen Kurvatur erhalten bleibt. Bei der Verwendung von Clips zur Versorgung der Seitenäste muß sorgfältig darauf geachtet werden, daß die Clips nicht durch Manipulationen mit den Instrumenten zu einem späteren Zeitpunkt abgeschoben werden. Bildet sich bei der Vorbereitung des Netzlappens im Omentum ein Hämatom, so wird es am günstigsten mit einer Endoligaturschlinge versorgt.

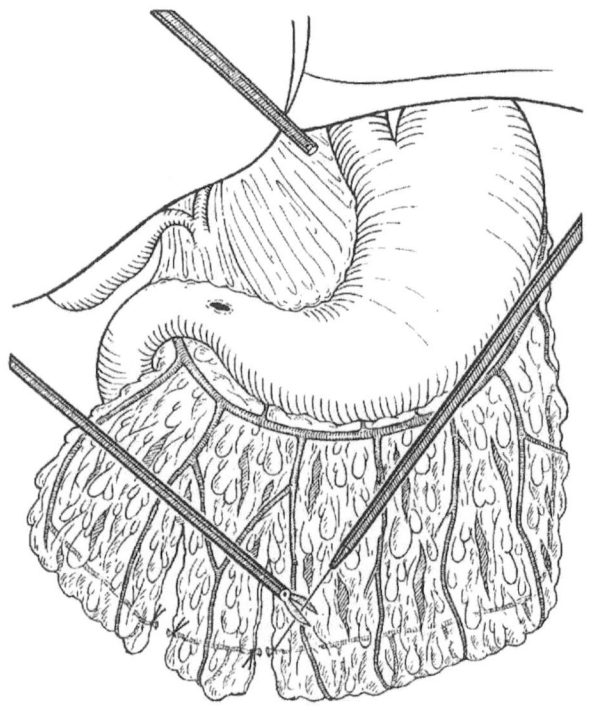

Abb. 22.3. Vorbereitung eines gestielten Omentumpatches. Wichtig ist, daß ein kräftiger Gefäßstiel ausgesucht wird, dessen Seitenäste mit Ligaturen oder Clips versorgt werden. Bei dieser Maßnahme muß darauf geachtet werden, daß die arterielle und venöse Versorgung zur Gefäßarkade an der großen Kurvatur voll erhalten bleibt

Sicherung der Naht durch einen Onlaypatch des Netzes

Die Nähte werden wie in Abb. 22.4 gezeigt, plaziert. Zunächst werden die Nähte am Unterrand des Duodenums gelegt, als letzte Naht wird dann die Spitze des Patches mit der Wand des Oberrandes des Duodenums vereinigt. Beim Knoten wird dagegen umgekehrt vorgegangen. Die Naht am Oberrand wird zuerst festgezogen, die beiden verbleibenden transmuralen Duodenumnähte, die quer über der Perforation liegen, werden erst danach geknotet.

Omentum-plug-Technik

Brüchige und ödematös veränderte Ulkusränder trifft man häufig in Spätstadien an. In diesen Fällen muß bei der Darstellung der Perforation sehr sorgfältig darauf geachtet werden, daß die Öffnung durch die Manipulation mit dem Instrument nicht noch weiter vergrößert wird. Unter Umständen kann es auch gelingen, eine derartige Perforation durch die oben be-

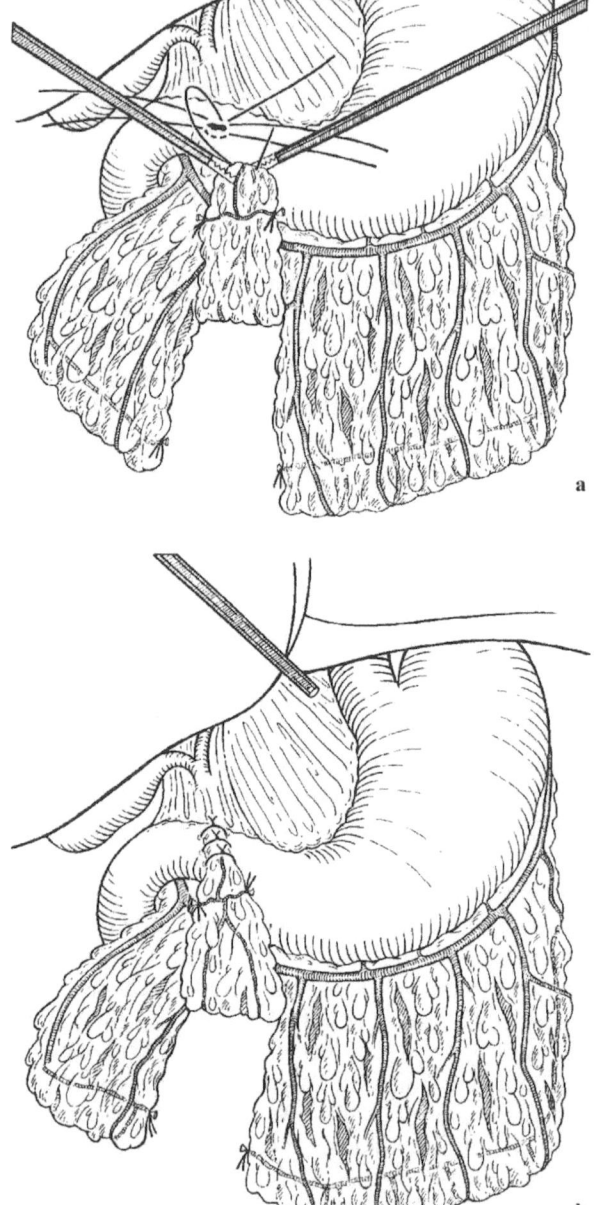

Abb. 22.4a, b. Verschluß durch Onlaytechnik eines Omentumpatches. **a** Die Nähte werden in die Wand des Duodenums quer über die Perforation gesetzt. Die Naht, die die Spitze des Omentumpatches am Oberrand des Duodenums, proximal der Perforation, fixiert, wird zuletzt gesetzt. **b** Geknotet wird in umgekehrter Reihenfolge: die Naht an der Spitze zuerst, anschließend die beiden Nähte durch die Wand des Duodenums

schriebene Onlaypatchtechnik zu verschließen. In diesem Fall muß allerdings bei den Nähten sehr vorsichtig vorgegangen und unbedingt darauf geachtet werden, daß in ausreichendem Abstand vom Ulkusrand tief durch die gesunde Wand des Duodenums gestochen wird. Bei dieser Form des Ulkus ist es unbedingt erforderlich, daß halbkreisförmige Nadeln oder Endo-Skinadeln, wie zuvor beschrieben, verwendet werden.

Auch bei chronisch rezidivierenden Ulzerationen können Schwierigkeiten auftreten, wenn sie zu einer schweren Vernarbung geführt haben, die – in Verbindung mit der Rigidität und einem entzündlichen Ödem – die direkte Naht und den Verschluß durch Aufnähen eines Lappens, wie oben beschrieben, extrem schwierig, wenn nicht sogar unmöglich macht. In diesem Fall besteht die ideale Behandlung (wie bei der offenen Operation) in der Anlage eines breiten Omentumlappens, dessen Spitze dann als Plug in die Perforation hineingesteckt wird (Abb. 22.5). Die Ränder des Lappens werden dann mit dem gesünderen umgebenden Gewebe mit einigen seromuskulären Einzelknopfnähten vernäht, um so den Netzzipfel zu befestigen.

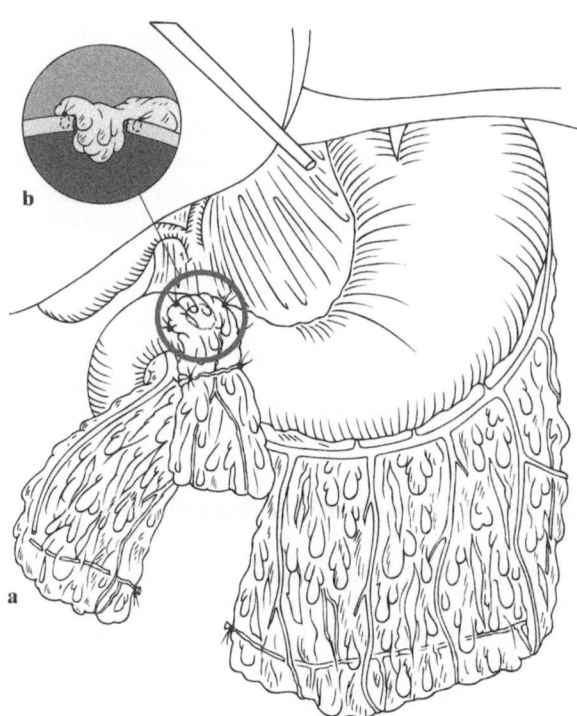

Abb. 22.5 a, b. Technik des Plugverschlusses. **a** Ein breiter Omentumstreifen wird vorbereitet. **b** Die Spitze wird als Plug in die Perforation gesteckt. Die Ränder des gestielten Lappens werden dann mit dem umgebenden gesünderen Gewebe mit etlichen seromuskulären Einzelknopfnähten fixiert

Umsteigen auf die offene Methode

Die folgenden Situationen erfordern eine sofortige Erweiterung zur Laparotomie:

1. wenn große Perforationen vorgefunden werden, deren Verschluß mit keiner der oben beschriebenen Techniken sicher möglich ist,
2. wenn hochgradige Stenosen im Bereich des Duodenums oder des Pylorus vorliegen, die durch den einfachen Verschluß verstärkt würden,
3. wenn aus irgendeinem Grund ein Verschluß der Ulkusperforation nicht erzielt werden kann,
4. wenn unvermutet ein zusätzlicher pathologischer Befund auftaucht, der nur durch eine Laparotomie zu behandeln ist.

Peritoneallavage

Dabei wird mit warmer Kochsalzlösung unter Druck gespült; eitriges Exsudat, ausgetretener Darminhalt und Blutkoagel werden abgesaugt. Absaugung und Spülung erfolgen über dieselbe Spül-/Saugkanüle, die mit Trompetenventilen ausgestattet ist und mit der Fingerspitze bedient wird. Die Spülung beginnt im rechten oberen Quadranten, anschließend folgen der linke Oberbauch, der Mittelbauch und das Becken. Zur Spülung des Beckens wird der Patient in eine steile Trendelenburg-Position gebracht. Der Darm muß dabei evtl. mit Hilfe von Darmfaßzangen zur Seite gehalten werden.

Bei der Peritoneallavage können sich Probleme verschiedenster Art ergeben. Die gründliche Entfernung von Darminhalt und eitrigem Exsudat ist mühsam und nimmt häufig mehr Zeit in Anspruch als der Verschluß der Perforation. Nach dem Absaugen der kontaminierten Flüssigkeit wird durch wiederholtes Spülen mit kleineren Mengen warmer Kochsalzlösung mit anschließender Absaugung eine ausreichende Verdünnung und ein akzeptables Reinigungsergebnis erzielt. Die Spülung mit größeren Flüssigkeitsmengen ist weniger effektiv und hat oft zur Folge, daß die Öffnung des Saugrohres durch Netzzipfel oder Appendices epiploicae verstopft wird. Die Verlängerung des wirksamen Saugmechanismus durch Anbringen weiterer Sauglöcher hat nach unserer Erfahrung nur dazu geführt, daß das Pneumoperitoneum mit abgesaugt und daß letztendlich die Maßnahme aufgrund der Verschlechterung der Übersicht verlängert wurde. Die einzige Möglichkeit, die Aspiration zu beschleunigen, besteht darin, die Saugfunktion nur dann zu betätigen, wenn die Instrumentenspitze in die

Flüssigkeit eingetaucht ist, und Strukturen, die das Absaugen behindern, wie Netzzipfel, Appendices epiploicae und Darm, mechanisch vom Sauger fernzuhalten, um ein Verstopfen der Öffnung zu verhindern. Auch durch zu hohen Sog wird der Vorgang verlängert, weil sich dann die Saugerspitze leicht am umgebenden Gewebe festsaugen und ebenfalls verschließen kann. Mit niedrigerem Saugdruck auf einem optimalen Niveau kann dieses Problem weitgehend vermieden werden und es können dennoch größere Flüssigkeitsmengen rasch abgesaugt werden. Größere Partikel ausgetretener Nahrungsreste werden mit einer größeren Löffelzange entfernt, die über die 11-mm-Trokarhülse eingeführt werden kann.

Äußerste Sorgfalt ist bei der Manipulation und Retraktion des Darms geboten; durch die Verwendung spezieller Darmfaßzangen kann das Risiko aber auf ein Minimum reduziert werden. Auch mit der Spitze des Saugrohres können Strukturen wie die Leber oder die Milz verletzt werden, insbesondere dann, wenn das Instrument ohne entsprechende Sichtkontrolle vorgeschoben wird.

Am Ende des Eingriffes kann ein 5-mm-Silikondrain eingeführt und im subhepatischen Raum plaziert werden, wenn dies erforderlich erscheint. Das Pneumoperitoneum wird abgelassen und die Trokarhülsen werden langsam entfernt. Die Wunden werden mit subkutaner Naht (Polyglactin) verschlossen. Zur Vermeidung eines Narbenbruches wird an der subumbilikalen Inzision eine einzelne Faszinnaht der Linea alba angebracht.

Postoperative Versorgung

Die nasogastrische Drainage bleibt in der Regel 24 h lang liegen. Die allmähliche Zufuhr oraler Flüssigkeit erfolgt in dem Maße, wie der Patient es verträgt. Feste Nahrung wird in der Regel ab dem 3. oder 4. postoperativen Tag vertragen. Eine frühe Mobilisierung ist zu befürworten, in der Regel ist diese ab dem 3. Tag nach dem Eingriff erreicht. Die Mehrzahl der Patienten benötigt innerhalb der ersten 24 h stark wirkende Analgetika. Mit Ausnahme von Operationen in späten Perforationsstadien wird die Antibiotikatherapie nach der 3. Dosis, die 24 h nach der Operation verabreicht wird, abgesetzt. Die Patienten werden normalerweise ab dem 5. Tag aus der Klinik entlassen, der Zeitpunkt ist jedoch abhängig vom Alter und vom Zustand des Patienten. Ein H_2-Rezeptorantagonist wird 3 Monate lang in voller therapeutischer Dosis verordnet, anschließend wird mindestens 1 Jahr lang eine Erhaltungsdosis gegeben. Die derzeitigen Erfahrungen mit dem Verfahren sind noch begrenzt; um eine endgültige Beurteilung vornehmen zu können, ist die Auswertung größerer Langzeitstudien abzuwarten.

Zukünftige Entwicklungen

Verschluß von Perforationen mit Fibrinkleber in Verbindung mit einem Omentumpatch

Wir haben diese Technik experimentell erprobt und es liegen Berichte über die erfolgreiche klinische Anwendung an 4 Patienten vor. Ihr offensichtlicher Vorzug besteht in der einfachen und leichten Durchführung des Eingriffes. Im gegenwärtigen Stadium ist jedoch Vorsicht geboten, denn die Sicherheit der Methode ist längst nicht bestätigt oder geprüft. So ist beispielsweise die ideale Zusammensetzung des Fibrinklebers in bezug auf die Konzentration der verschiedenen Gerinnungsfaktoren noch nicht bestimmt, und zwar insbesondere im Hinblick auf ihren Einfluß auf die Wundheilung. Ein zweiter Punkt ist das Applikationssystem für das Fibrinogen und die Aktivierungslösung, das noch weiter entwickelt werden muß. Außerdem müssen noch weitere Details zum Fibrinverschluß erarbeitet werden, so z.B. auf welche Weise man einen Fibrinpfropfen herstellt und wie das Fibrin optimal mit dem Netzzipfel kombiniert verwendet wird. Zu diesen Fragen werden gegenwärtig noch Studien an unserer Abteilung durchgeführt. Bei unseren Versuchen haben wir erstaunlich große Unterschiede in bezug auf einen raschen, kompletten Verschluß durch die Fibrinklebetechnik feststellen können. Bis zum Vorliegen weiterer Daten muß diese Methode der Behandlung von Darmperforationen, auch wenn sie sehr vielversprechend ist, also noch als Experiment betrachtet werden.

„Definitive" laparoskopische Ulkuschirurgie

Für Patienten mit Duodenalulzera, die nicht auf eine medikamentöse Behandlung ansprechen, wurden elektive laparoskopische Operationen eingeführt: die selektiv proximale Vagotomie, die trunkuläre Vagotomie mit Pylorusdilatation (Dubois, Paris) und die posteriore trunkuläre Vagotomie in Kombination mit der anterioren Seromyotomie (Mouïel und Katkhouda, Nizza und Cuschieri et al., Dundee). Die Kurz- und Langzeitergebnisse mit diesen Verfahren sind abzuwarten. Interessant sind diese Methoden besonders für Chirurgen, die akute Ulkusperforationen mit einer definitiven Ulkusbehandlung kombinieren. Obwohl durchaus realistisch, nehmen diese Verfahren z. Z. noch ungefähr 2–3 h in Anspruch und sind deshalb noch ein Stück davon entfernt, in Notfallsituationen routinemäßig angewandt zu werden.

Literatur

Crofts TJ, Park KGM, Steele RJC, Chung SSC, Li AKC (1989) A randomised trial of nonoperative treatment for perforated peptic ulcer. N Engl J Med 320: 970–973

Cuschieri A (1992) Laparoscopic vagotomy. Surg Clin N Am 72: 357–367

Mouret P, Francois Y, Vignal J, Barth X, Lombard-Platet R (1990) Laparoscopic treatment of perforated peptic ulcer. Br J Surg 77: 1006

Nathanson LK (1990) Instrumentation and basic operative techniques for laparoscopic surgery. In: Cuschieri A, Berci G (eds) Laparoscopic Biliary Surgery. Blackwell Scientific, Oxford, pp 15–37

Nathanson LK, Easter DW, Cuschieri A (1990) Laparoscopic repair/peritoneal toilet of perforated duodenal ulcer. Surg Endosc 4: 232–233

Semm K (1987) Operative manual for endoscopic abdominal surgery. Year Book, Chicago, pp 95–102

23 Laparoskopische Antirefluxchirurgie

A. CUSCHIERI, L. K. NATHANSON und S. M. SHIMI

Einleitung

Die gastroösophageale Refluxkrankheit ist eine der häufigsten Erkrankungen des Gastrointestinaltraktes. Durch die Therapie mit H_2-Blockern und Alginaten ist in der Mehrzahl der Fälle eine Milderung der Symptome zu erzielen, eine Abheilung der entzündeten Ösophagusschleimhaut erfolgt jedoch in der Regel nicht. Dies hat zur Folge, daß die Symptome unverändert wieder auftreten, sobald die medikamentöse Behandlung abgebrochen wird. Der Wirkstoff Omeprazol hat in einer Reihe von klinischen Studien eine bessere Wirksamkeit gezeigt, es bestehen jedoch Bedenken hinsichtlich des Langzeiteffektes der vollständigen Achlorhydrie, die dieser Protonenpumpenhemmer bewirkt. Die chirurgische Therapie kommt i. allg. nur dann in Betracht, wenn die Symptome durch die medikamentöse Behandlung nicht zu beseitigen sind oder der Patient die Medikamente nicht regelmäßig einnimmt bzw. wenn Komplikationen auftreten. Das operative Vorgehen besteht in der Regel in einer teilweisen oder vollständigen Fundoplikation im Rahmen eines abdominellen Eingriffes, obwohl thorakale Verfahren wie die Belsey-IV-Operation einen vergleichbaren Effekt erbringen. Mit der kompletten abdominalen Fundoplicatio werden zwar gute Ergebnisse erzielt, es tritt jedoch häufig ein Gasbloat-Syndrom als Komplikation auf, das mit der partiellen Fundoplicatio, insbesondere mit dem Verfahren nach Toupet, vermieden werden kann; die Wirksamkeit in der chirurgischen Behandlung der Refluxkrankheit wurde durch neuere Studien belegt. Auch das Verfahren der Lig.-teres-Umschlingung nach Narbona-Arnau et al. (1965) ist eine gut eingeführte wirksame Alternative mit geringer Morbidität. Hierbei wird der abdominelle Anteil des Ösophagus verlängert und der Druck des unteren ösophagealen Sphinkters vergrößert; die mit der kompletten Fundoplicatio verbundenen unerwünschten Nebenwirkungen wie Dysphagie, die Unmöglichkeit, aufzustoßen, und das Gas-bloat-Syndrom treten nicht auf. Das Hauptmerkmal der Kardiopexie nach Narbona-Arnau liegt in der Fixierung der Lig.-teres-Schlinge am gastroösophagealen Übergang und der Magenvorderwand durch eine Naht (Abb. 23.1). Bei dem von Rampal et al. (1964) beschriebenen Eingriff wird das Ende der Lig.-teres-Schlinge wieder mit dem Lig. teres selbst verbunden. Diese Antirefluxoperation beruht auf einem ähnlichen Konzept wie die moderne Angelchick-Prothese und ist mit gewissen potentiellen Nachteilen verbunden, wie z.B. der großen Gefahr, daß der gastroösophageale Übergang durch die Umschlingung rutscht. Berichte über größere Serien mit der Rampal-Kardiopexie liegen nicht vor.

Bei Patienten, die auf die medikamentöse Behandlung nicht ansprechen, wenden wir sowohl die Methode nach Narbona-Arnau als auch die komplette oder partielle Fundoplicatio in der laparoskopischen Technik bei der symptomatischen Refluxkrankheit an.

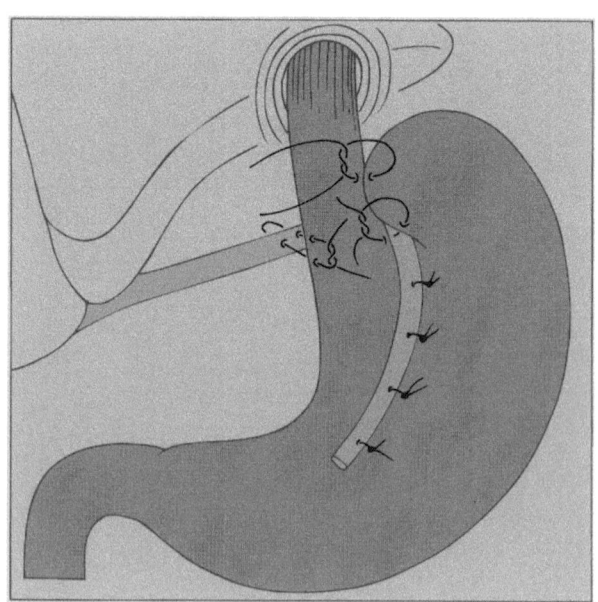

Abb. 23.1. Technik der Lig.-teres-Kardiopexie nach Narbona-Arnau et al.

Indikationen und Patientenauswahl

Indikationen

Die Operation ist indiziert:

1. wenn die Symptome durch die medikamentöse Behandlung nicht zu beseitigen sind,
2. beim Auftreten von Komplikationen.

Versagen der medikamentösen Therapie

Neben konservativen Maßnahmen wie Gewichtsabnahme, Einhaltung einer Diät und Änderung der Position beim Liegen besteht die medikamentöse Behandlung in der Verordnung von H_2-Blockern, Alginat-Präparaten, peristaltikanregenden Mitteln und, seit kurzer Zeit, Omeprazol, einem Protonenpumpenhemmer. In der medikamentösen Behandlung werden häufig auch Kombinationen (Alginate und H_2-Blocker) verordnet, nachdem sich in mehreren klinischen Studien gezeigt hat, daß damit bessere Erfolge erzielt werden als mit der Therapie durch ein einzelnes Medikament. Die Wirksamkeit von schleimhautschützenden Medikamenten konnte bei der Behandlung der Refluxkrankheit nicht nachgewiesen werden. Omeprazol, das die vollständige Ausschaltung der Magensekretion bewirkt, ist zweifellos das wirksamste Mittel zur Beseitigung der Symptome und zur Heilung der Ösophagitis, es besteht jedoch der ernsthafte Verdacht, daß dieses Medikament bei Langzeiteinnahme als unerwünschte Nebenwirkung Magentumoren hervorruft, die meist von den Enterochromaffinzellen ausgehen. Aufgrund dieses Verdachtes ist die Verordnung dieses Mittels auf ältere Patienten beschränkt (> 60 Jahre).

Als Ursache für ein Versagen der medikamentösen Therapie kommen sowohl die unregelmäßige Einnahme als auch eine Unbeeinflußbarkeit der Krankheit in Frage. In beiden Fällen ist ein chirurgischer Eingriff notwendig, besonders beim jungen Patienten und beim Patienten mittleren Alters.

Auftreten von Komplikationen

Die häufigste Komplikation, die eine chirurgische Therapie notwendig macht, ist die Strikturbildung. Eine Dilatationsbehandlung kann vor der Operation, aber auch während des Eingriffes vorgenommen werden. Eine weitere Indikation zur Operation stellt das Auftreten eines Barrett-Syndroms (Metaplasie) dar, denn es gibt Hinweise dafür, daß die Refluxbeseitigung die Rückbildung von metaplastischen Veränderungen bewirken kann. Allerdings wird diese Frage noch kontrovers diskutiert. Blutungen infolge einer erosiven Ösophagitis sind nur selten eine Indikation zur Operation, es sei denn, sie treten wiederholt auf und führen zu einer Eisenmangelanämie.

Patientenauswahl

Beide Operationstechniken sind bei Adipösen schwierig durchzuführen, Adipositas stellt jedoch kein Ausschlußkriterium dar. Eine Gewichtsreduktion ist jedoch dringend zu empfehlen, weil dadurch die Präparation des Hiatus erheblich erleichtert werden kann. Auch Hiatushernien sind kein Ausschlußkriterium, solange sie nicht mit einer signifikanten Verkürzung des Ösophagus einhergehen. Letztere stellt allerdings, wenn präoperativ diagnostizierbar, ein Ausschlußkriterium für die laparoskopische Antirefluxoperation dar. Von der laparoskopischen Operation ist auch abzuraten, wenn die Ösophagusbiopsie eine schwere Dysplasie ergibt. Bei diesen Patienten ist aufgrund der hohen Inzidenz von schweren Atypien und frühen Karzinomen eine Ösophagusresektion vorzuziehen.

Es gibt noch nicht genügend Daten zu entsprechenden Nachuntersuchungen, um die Wirksamkeit der beiden laparoskopischen Operationsverfahren vergleichend beurteilen zu können. Gegenwärtig entscheiden wir aufgrund der laparoskopischen Untersuchung im Einzelfall, welche der beiden Methoden technisch am ehesten durchführbar ist. Grundsätzlich ist zu sagen, daß die Fundoplicatio schwierig und gefährlich wird, wenn der Milzhilus nahe an den Fundus heranreicht und dadurch eine kritisch kurze Distanz zwischen gastroösophagealem Übergang und Milz vorliegt. Die Mobilisierung des Lig. teres ist schwierig, wenn Adhäsionen bestehen, wenn keine adäquate Blutversorgung, vergleichbar einer mesenterialen Blutversorgung, vorliegt und wenn es stark verfettet ist.

Präoperative Diagnostik und Operationsvorbereitung

Neben den üblichen Untersuchungen zur Bestimmung des Allgemeinzustandes im Hinblick auf Allgemeinnarkose und Operation sind bei diesen Patienten die folgenden Untersuchungen notwendig, um das Stadium der Krankheit zu bestimmen und die Notwendigkeit bzw. Durchführbarkeit der laparoskopischen Operation zu überprüfen: endoskopische Untersuchung des oberen Gastrointestinaltraktes einschließlich Probeexzision (um das Stadium der Refluxösophagitis und das Vorliegen von Komplikationen, wie z. B. einer Stenose, zu dokumentieren), Bariumbreischluck (Nachweis einer Hiatushernie, Bestimmung des Typs, der Größe und einer möglichen Inkarzeration), 24-h-pH-Metrie (um Vorliegen und Muster des Refluxes sowie die Wirksamkeit des Acid clearing im Bereich des unteren Ösophagus zu dokumentieren) und die Bestimmung der ösophagealen Transitzeit im Rahmen einer szintigraphischen Untersuchung, wobei die Transitzeit nicht unbedingt signifikant verlängert sein muß. Wenn die Ösophaguspassage nicht normal verläuft, sollte auch noch eine Ösophagusmanometrie durchgeführt werden, um mögliche Motilitätsstörungen zu bestätigen bzw. deren Ursache zu bestimmen.

Anästhesie

Für beide Techniken ist eine Allgemeinnarkose mit endotrachealer Intubation erforderlich. Einzelheiten bei der Durchführung und Prämedikation variieren je nach den Gepflogenheiten des Anästhesisten. Eine Antibiotikaprophylaxe wird nicht routinemäßig durchgeführt. Während des Eingriffs wird eine nasogastrische Sonde gelegt und der Magen wird so entleert. Dies ist ausschlaggebend für die Darstellung des abdominalen Ösophagus und des gastroösophagealen Überganges. Des weiteren wird ein Blasenkatheter gelegt.

Lagerung des Patienten, Hautdesinfektion und Abdeckung

Die Lagerung ist bei beiden Methoden dieselbe. Der Patient wird bei einer Neigung des Operationstisches von 15–30 ° mit erhöhtem Kopfende auf dem Rücken gelagert, der Operateur arbeitet überwiegend von der linken Seite des Patienten aus. Die Haut wird nach den Regeln der jeweiligen Klinik desinfiziert, und zwar von den Mamillen bis zum Os pubis und seitlich möglichst weit nach dorsal. Die Abdeckung erfolgt ähnlich wie bei der laparoskopischen Cholezystektomie. Wichtig ist, daß der gesamte Rippenbogen in das Operationsfeld einbezogen ist. Bei Verwendung eines pneumatischen Laparoskophalters (First Assistant, Leonard, Philadelphia) wird dieser an der linken Seite fußwärts am Operationstisch befestigt.

Stellung des Operationsteams und Anordnung der Instrumente

Der Operateur befindet sich während des größten Teils der Operation auf der linken Seite des Patienten, nur einige Abschnitte der Lig.-teres-Kardiopexie (Naht des Lig. teres an den Magen) sind von der rechten Seite aus leichter durchführbar. Der Assistent und die Operationsschwester stehen bei beiden Methoden auf der rechten Seite des Patienten. Die Anordnung der Hilfsgeräte ist ähnlich wie bei der Cholezystektomie. Es ist wichtig, daß mit 2 Monitoren gearbeitet wird, weil der Assistent abschnittsweise aktiv operativ tätig wird, und zwar bei beiden Techniken während der Präparation des Hiatus, und bei der Lig.-teres-Kardiopexie während der Ablösung des Fettkörpers vom Lig. teres.

Spezielle Instrumente und Einmalartikel

Ergänzend zum endoskopischen Grundsieb wird folgende spezielle Ausrüstung für beide Techniken benötigt:

1. 10-mm-30 °-Vorausblickoptik
2. Gebogene atraumatische Faßzange (Abb. 23.2)
3. Flexible Trokarhülse (Abb. 23.2 und 23.3) oder Dissektionsspatel mit variabler Krümmung (Abb. 23.4)
4. Endo-Retraktor (Abb. 23.5)
5. Spreizbarer Taststab und Retraktor (Storz)
6. 3-mm- und 5-mm-Nadelhalter
7. Nahtapplikator
8. Knotenschieber für Roeder-Knoten zur Ligatur vor der Durchtrennung
9. Einmalartikel: Endo-Clip (Auto-Suture), Gefäßbändchen aus Silikon, Skinadel mit schwarzer 3/0 Seide von Ethicon oder USSC, weiteres laparoskopisches Nahtmaterial

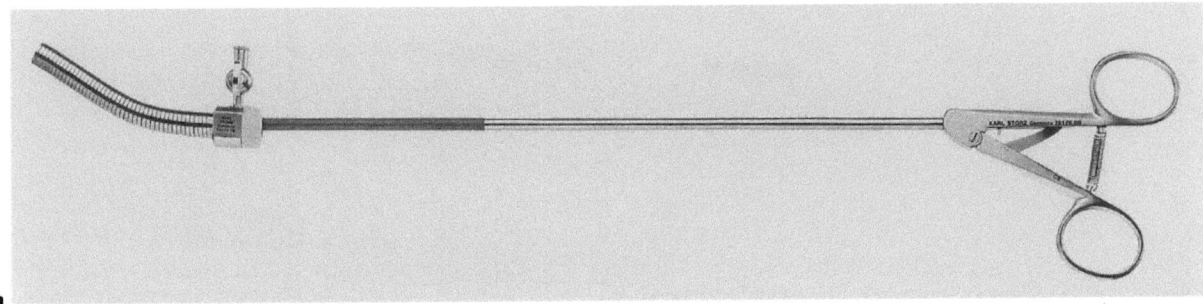
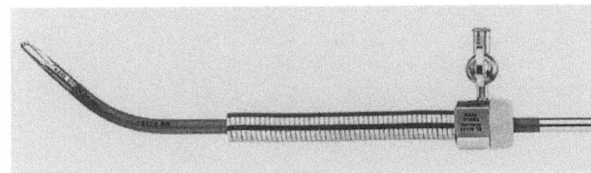

Abb. 23.2 a, b. Gebogene atraumatische Faßzange und flexible Metalltrokarhülse (Storz)

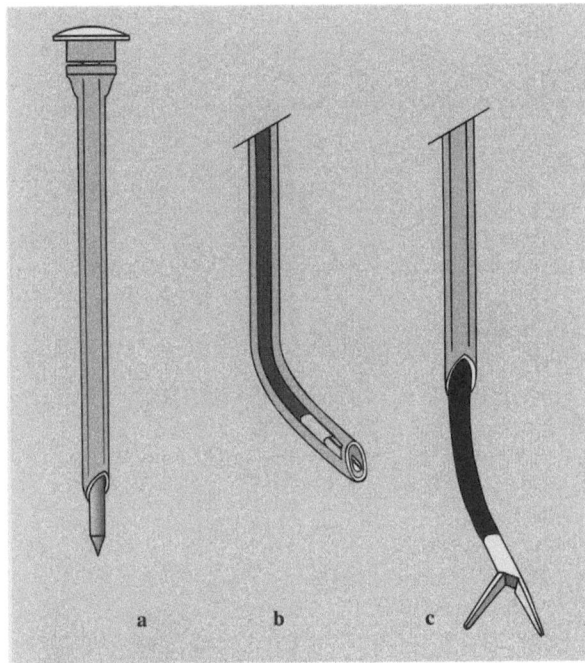

Abb. 23.3. a Flexibler 5,5-mm-Trokar und Trokarhülse. **b** Trokarhülse ohne Metalltrokar (Storz) mit eingeführtem gebogenem Instrument. **c** Gebogenes Instrument nach der Passage durch die flexible Trokarhülse

Wenn keine Skinadel mit schwarzer Seide verfügbar ist, kann auch eine gewöhnliche halbkreisförmige runde Nadel mit 3/0-Seide verwendet werden, wenn die Nadel am Schaft nach Art der Skinadel gebogen wird. Seide ist das einzige Nahtmaterial, das nach dem 1. chirurgischen Knoten zuverlässig die Position hält, wodurch die Einzelknopfnaht erleichtert und sicherer wird.

Lig.-teres-Kardiopexie – Operatives Vorgehen

Bei der beschriebenen Technik werden bis auf die Befestigungsnaht auf der rechten Seite des gastroösophagealen Überganges dieselben Schritte ausgeführt wie beim Verfahren nach Narbona-Arnau. Wir verzichten auf diese Naht, um das Risiko der Devaskularisierung des Lig. teres zu vermindern und um den gastroösophagealen Übergang mit Hilfe der Schlinge so weit wie möglich nach unten verlagern zu können. Die auf diese Weise erzielte Verlängerung des intraabdominalen Abschnittes stellt den wichtigsten Faktor des Antirefluxmechanismus dieser Technik dar. Nach dem Laplace-Gesetz kann dadurch der verlängerte abdominale Ösophagusabschnitt die Funktion eines Flatterventiles übernehmen, indem durch die Erhöhung des intraabdominellen Druckes die Vorderwand an die Hinterwand angepreßt wird. Darüber hinaus wird durch dieses Vorgehen sowohl der His-Winkel als auch die Abdichtung durch die Schleimhautfalten nahe des kardioösophagealen Überganges verstärkt.

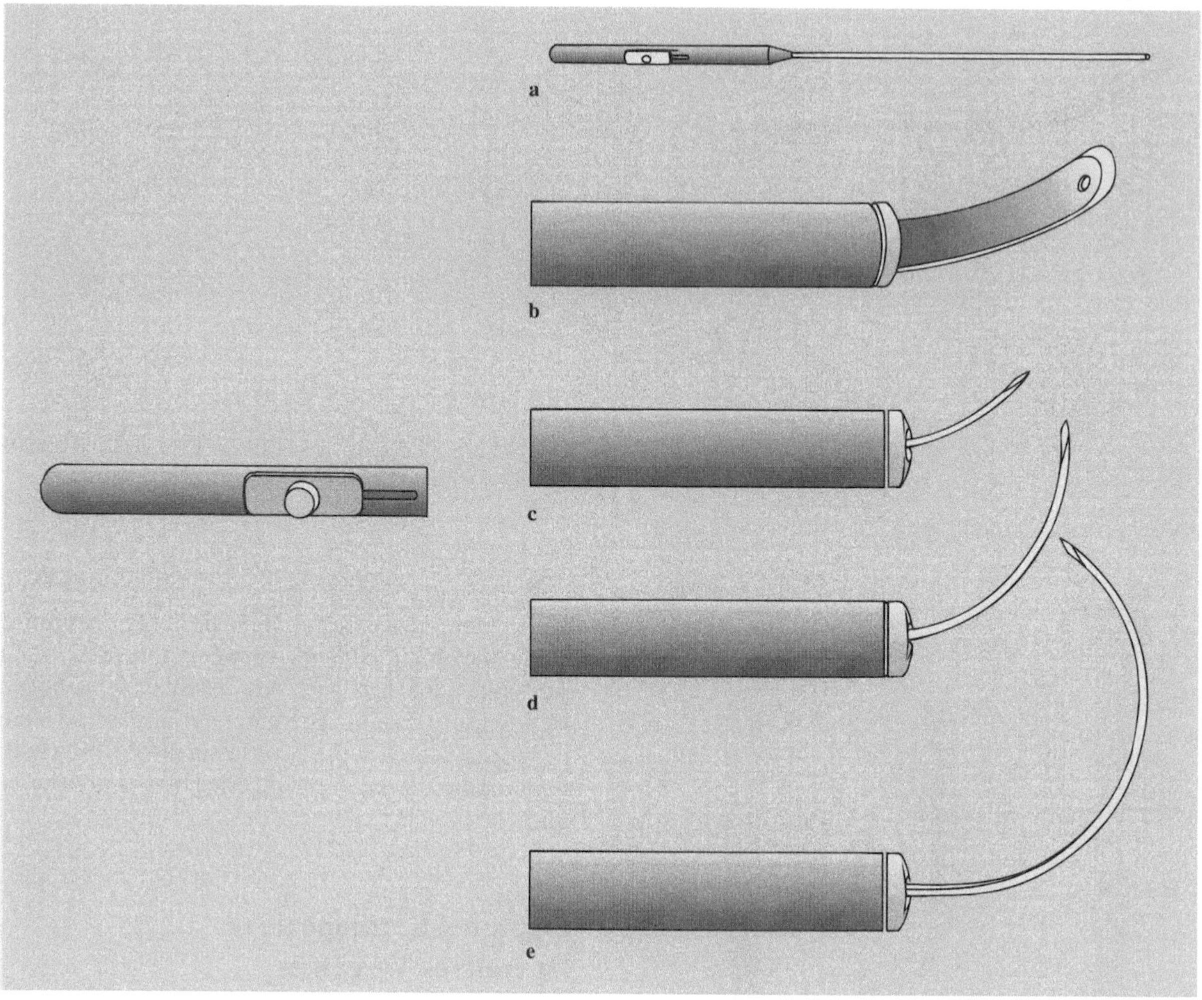

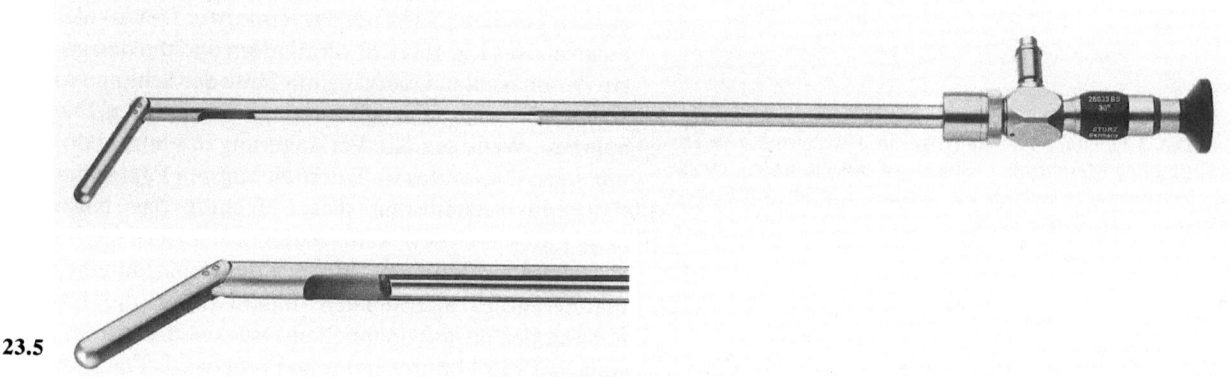

Abb. 23.4 a–e. Dissektionsspatel mit variabler Krümmung. Durch Vorschieben wird der gebogene Spatelteil sukzessive vergrößert

Abb. 23.5. Endo-Retraktor mit herabfallendem distalem Ende und 10-mm-Vorausblickoptik 30°. Besonderheiten sind das massive distale abwinkelbare Ende, der Sichtausschnitt (15 cm) und der lange zylindrische Schaft (Storz)

Plazierung der Trokare und Trokarhülsen

Es sind 5 Zugänge notwendig (Abb. 23.6), und zwar 2 Trokarhülsen mit 11,5 mm und 3 mit 5,5 mm Durchmesser. Eine kleine Trokarhülse wird bei einigen operativen Schritten durch die flexible Hülse ersetzt. Die großen Trokarhülsen (p1 und p5) werden knapp oberhalb des Nabels jeweils rechts und links in der Linea semilunaris plaziert. Durch die beiden 11,5-mm-Trokarhülsen können die Optik und der Clipapplikator eingeführt werden. Bei Verwendung von Reduktionshülsen können auch andere Operationsinstrumente wie Faßzangen oder Scheren eingebracht werden.

Der obere 5,5-mm-Trokar wird rechts unterhalb des Xiphoids plaziert (p4) und dient zur Aufnahme des spreizbaren Taststabes, mit welchem der linke Leberlappen angehoben wird, solange der Endo-Retraktor noch nicht eingesetzt ist. Der zweite 5,5-mm-Trokar (p3) wird rechts von der Linea alba auf halber Höhe zwischen dem oberen kleinen und dem rechten 11,5-mm-Trokar eingestochen. Der dritte 5,5-mm-Trokar wird neben dem unteren Ende des linken Rippenbogens eingeführt (p2). Dieser Zugang wird später durch die flexible Trokarhülse für die gebogene Greifzange ersetzt (Abb. 23.2 und 23.3), mit der die Schlinge um den Ösophagus herumgeführt wird.

Mobilisierung des Lig. teres

Die genaue Kenntnis der Gefäßversorgung und der Anatomie der Umgebung von Lig. teres und Lig. falciforme ist von entscheidender Bedeutung (Abb. 23.7). Die Blutzufuhr erfolgt über die Leber und den peritonealen Ansatz. Eine Gefäßarkade, die über Leberäste versorgt wird, verläuft parallel am Lig. teres entlang bis zum Nabel und muß erhalten bleiben. Oberhalb der Leber liegen die beiden Peritonealblätter nahe beieinander und bilden ein durchsichtiges Fenster, das durch die oben beschriebene Gefäßarkade begrenzt wird. Feine Gefäße durchziehen dieses Fenster und verlaufen von der suprahepatischen Arkade zur Leber hin. Unterhalb der Leber befindet sich zwischen den beiden Peritonealblättern eine Fettschicht von unterschiedlicher Stärke, in der immer große Venen verlaufen.

Die Mobilisierung muß nach einem präzise festgelegten Schema erfolgen, um sicherzustellen, daß die Blutzufuhr zum Lig. teres nicht unterbrochen wird (s. Abb. 23.7).

1. Die Präparation mit HF-Sonde und Schere beginnt im durchsichtigen Fenster des Lig. falciforme unterhalb der suprahepatischen Gefäßarkade am Rand des Fensters entlang, wobei zur oberen Fläche der Leber hin ein Abstand von 0,5 cm eingehalten wird. Dieser Schritt erfolgt von der linken Seite her, nachdem der Assistent zuvor von der rechten Seite aus mit der Tastsonde das Peritoneum gespannt und fixiert hat (Abb. 23.8). Nach dorsal hin muß das Peritoneum bis zum Diaphragma im Bereich der suprahepatischen V. cava durchtrennt werden. Danach kann sich die Leber senken, so daß das Lig. teres gut zugänglich wird. Wird diese Peritonealduplikatur nicht weit genug eröffnet, kann das Lig. teres nicht über die erforderliche Länge mobilisiert werden, um eine ausreichend lange Schlinge für die Naht auf die vordere Magenwand zu erhalten.

2. Zur linken Seite des Lig. falciforme wird das Peritoneum mit dem Elektrokauter oder der Schere parallel zum Lig. teres durchtrennt, und zwar möglichst nahe, aber doch mit ausreichendem Abstand zu den versorgenden Gefäßen. Die Spaltung des

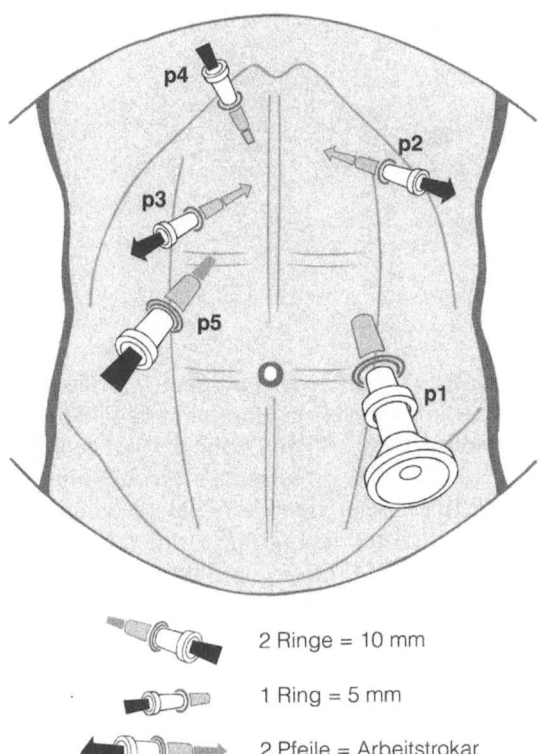

Abb. 23.6. Einstichstellen für die Trokare und Trokarhülsen für den Eingriff. Die 5,5-mm-Trokarhülse am linken Rippenbogen *(p2)* wird später durch die flexible Hülse ersetzt, um die gebogene Faßzange einführen zu können

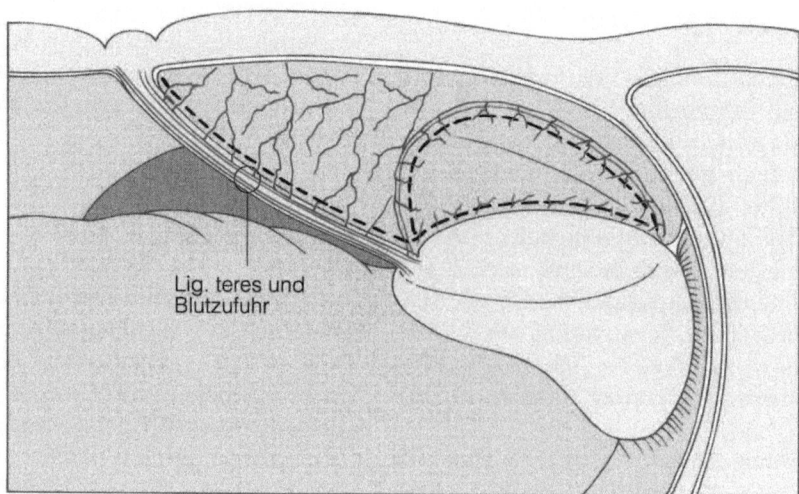

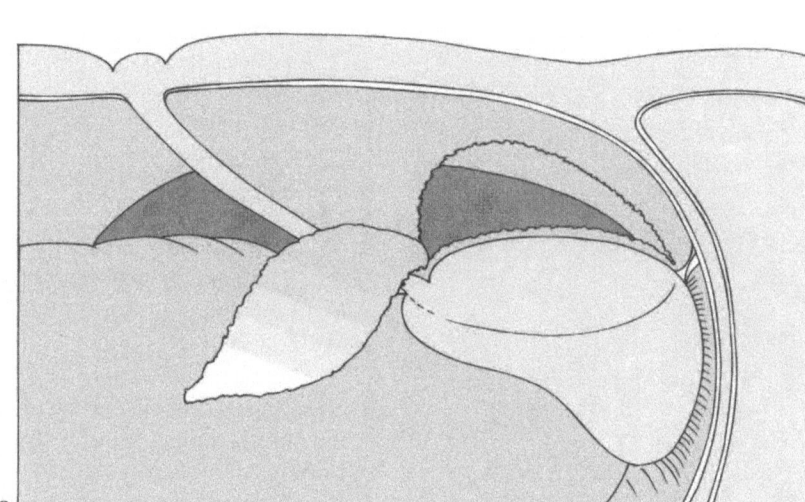

Abb. 23.7. Anatomie der Gefäße des Lig.-teres-/Lig.-falciforme-Komplexes (Präparationslinie des Lig. teres *gestrichelt*). Bei der Mobilisierung des Lig. teres müssen die parallel verlaufenden, von der Leber kommenden Gefäße erhalten bleiben

Abb. 23.8. Fenestrierung des Peritoneums oberhalb der Leber. Diese erfolgt von der linken Seite her nach Spannung und Fixierung des Peritoneums mit einer Tastsonde durch den Assistenten von der rechten Seite aus

Peritoneums wird bis zum Übergang des Lig. teres in den Nabel fortgeführt (Abb. 23.9 a).

3. Anschließend wird das Lig. teres durch vorsichtige stumpfe Präparation mit der geschlossenen Schere oder der Rückseite der L-förmigen Hakensonde vom Fettpolster des Lig. falciforme gelöst. Zwischen diesem Fettkörper und dem Lig. teres und dessen Blutgefäßen liegt eine gut ausgebildete bindegewebige Trennschicht (Abb. 23.9 b). Die Präparation ist einfach und es kommt nicht zu Blutungen, wenn man sich dabei auf diese Fläche beschränkt. Die im Fettpolster des Lig. falciforme verlaufenden Venen können identifiziert und koaguliert werden. Beim adipösen Patienten ist das Lig. falciforme von einer sehr dicken Fettschicht umgeben. Hier kann die Darstellung der Venen, die koaguliert werden müssen, durch Beleuchtung von der Gegenseite aus erleichtert werden. Dazu wird von der rechten Seite her eine 2. Optik eingeführt, die an eine Lichtquelle angeschlossen ist. Das Licht der Kameraoptik muß während dieses Vorganges zurückgedreht werden.

4. Die beiden letzten Schritte werden auf der rechten Seite durch den Assistenten wiederholt. Dazu wer-

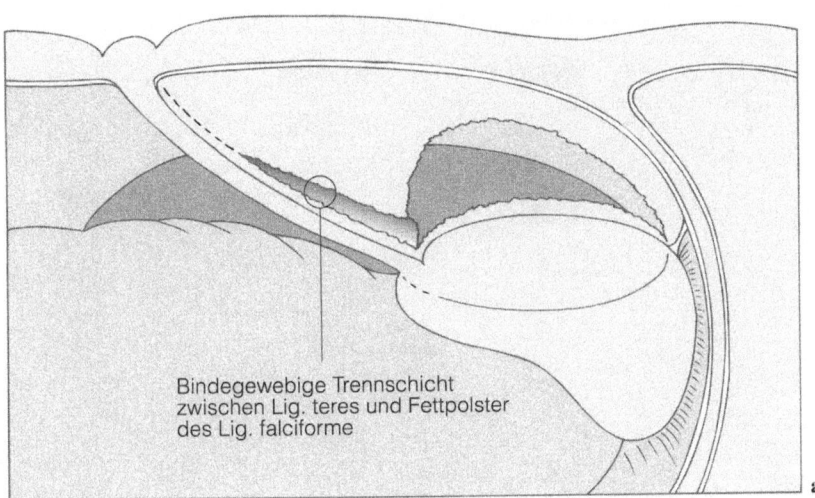

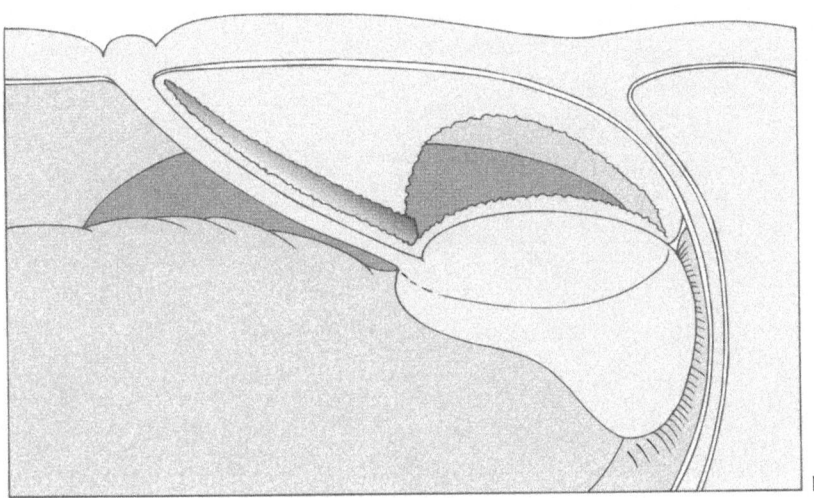

Abb. 23.9. a Auf der linken Seite des Lig. falciforme wird das Peritoneum parallel zum Lig. teres durchtrennt, und zwar möglichst nahe, aber mit ausreichendem Abstand zu den versorgenden Gefäßen, die zum Übergang des Ligamentums in den Nabel führen. **b** Das Lig. teres wird durch vorsichtige stumpfe Präparation vom Fettpolster des Lig. falciforme gelöst. Zwischen dem Fettkörper und dem Lig. teres liegt eine bindegewebige Trennschicht, die dabei durchtrennt wird

den Kamera und Optik von rechts eingeführt. Am Ende dieser Präparation ist das Lig. teres rundum aus dem Fettpolster des Lig. falciforme herausgelöst und nur noch am Ansatz des Lig. umbilicale mit der Leber (von dort kommt die Blutzufuhr) und der Nabelrückfläche verbunden (Abb. 23.10 a).

5. Nun wird der Übergang des Lig. teres in den Nabel vom umgebenden Gewebe befreit, mit Catgut (Roeder-Knoten) doppelt ligiert und durchtrennt, wobei die zur Leber hin liegende Ligatur nicht abgeschnitten wird. Mit Hilfe dieses Fadens wird später das Ligament um den Ösophagus herumgezogen (Abb. 23.10 b).

6. Zum Abschluß wird die Hämostase der Präparationsfläche der vorderen Bauchwand, des Fettpolsters des Lig. falciforme und des Diaphragmas kontrolliert. Blutungen werden elektrokoaguliert oder mit Clips versorgt.

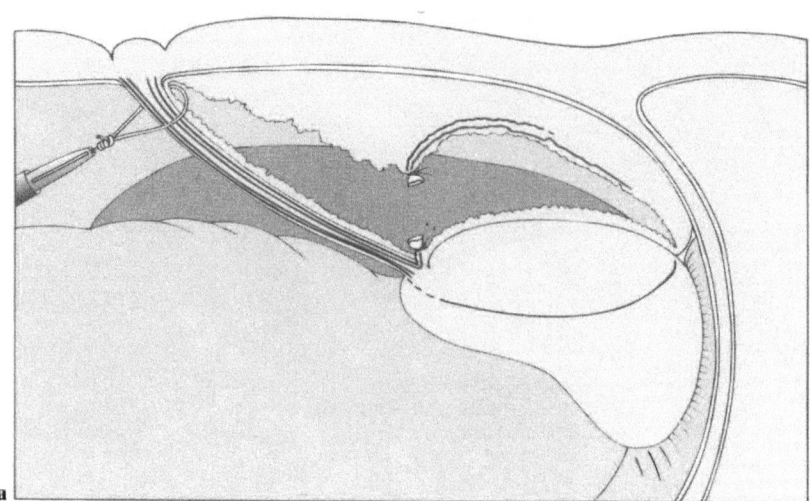

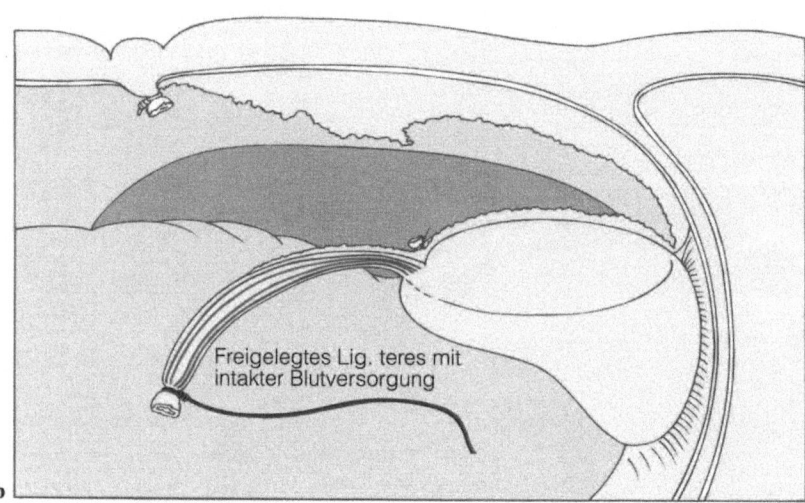

Freigelegtes Lig. teres mit intakter Blutversorgung

Abb. 23.10. a Am Ende der Präparation ist das Lig. teres rundum aus dem Fettpolster des Lig. falciforme gelöst und nur noch am Ansatz des Lig. umbilicale an der Leber und an der Nabelrückfläche befestigt. **b** Das zur Leber hin liegende Ende der Ligatur wird nicht abgeschnitten. Mit Hilfe dieses Fadens wird später das Ligamentum um den Ösophagus herumgezogen

Mobilisierung des abdominalen Abschnittes des Ösophagus und des gastroösophagealen Überganges

Zur Freilegung dieses Bereiches wird zunächst der linke Leberlappen angehoben. Dazu kann der spreizbare Taststab verwendet werden; dies ist jedoch nicht optimal, weil es dadurch zu Verletzungen in Form von subserösen Hämorrhagien an der Oberfläche der Leber kommt. Deshalb wird an dieser Stelle der Operation der Endo-Retraktor eingeführt. Dadurch wird eine Beschädigung der Leber vermieden, und es wird außerdem eine bessere Darstellung ermöglicht.

1. Die 10-mm-Optik wird gegen die 8-mm-Optik in Kombination mit dem Endo-Retraktor ausgetauscht. Diese wird bis zur Mitte des Sichtausschnittes in den Endo-Retraktor eingeführt. Dann wird der Retraktor durch Rotation um die Querachse (Sichtausschnitt oben, Lichtkabel der Optik unten) so eingestellt, daß das distale Ende mit dem Schaft eine horizontale Stellung einnimmt, und in dieser Position wird er über die 11,5- oder 12-mm-Trokarhülse in die Bauchhöhle vorgeschoben. Nun wird der Endo-Retraktor wieder in die Operationsposition gebracht (Sichtausschnitt unten), das Lichtkabel der 30°-Vorausblickoptik liegt oben. Dadurch fällt das massive distale Ende des Retraktors durch

sein Eigengewicht nach unten, ohne das Sichtfeld entscheidend zu beeinträchtigen. Der linke Leberlappen wird mit dem fächerförmigen Retraktor nach oben gehalten, der Endo-Retraktor mit der integrierten Optik wird unter die Leber vorgeschoben und ermöglicht eine vortreffliche Sicht auf den unteren Ösophagus und den gastroösophagealen Übergang. Nun kann der spreizbare Taststab entfernt werden. Das System erlaubt ein Vor- und Zurückschieben der Optik im Bereich des Sichtausschnittes, um die optische Vergrößerung des Operationssitus zu verändern. Sollte die Optik während des Eingriffs verschmutzen, wird sie zum Reinigen einfach herausgezogen, während der Endo-Retraktor vor Ort bleibt. Der für die Einführung beschriebene Vorgang wird beim Entfernen des Endo-Retraktors am Ende der Operation in umgekehrter Reihenfolge durchgeführt.

2. Ein wichtiger anatomischer Merkpunkt am rechten seitlichen Rand des Ösophagus ist der Bereich des Abganges des N. Latarjet. Das Peritoneum wird links vom anterioren N. Latarjet gefaßt und mit der Schere medial zum Nerv am rechten Ösophagusrand entlang durchtrennt. Wichtig dabei ist, daß die Präparation weit oben erfolgt, kranialwärts der linken Magengefäße. Auf dieser Höhe kreuzen nur ein paar kleine Venen den Ösophagus; diese werden koaguliert und dann scharf durchtrennt.

3. Der nächste Schritt besteht in der Darstellung der Hiatusränder. Das Peritoneum wird oberhalb des anterioren Randes gespalten, danach wird der Hiatusrand durch stumpfe Präparation – am besten mit einem Tupfer – von der Vorderseite und den Seiten des Ösophagus abpräpariert. Der Tupfer sollte immer von unten nach oben geführt werden, um den peritonealen Überzug und die phrenoösophageale Schicht vom vorderen N. vagus und von der Ösophaguswand abzuschieben. An der linken Seite des gastroösophagealen Überganges im Bereich der Nn. Grassi befinden sich einige Gefäße, die koaguliert und mit der Schere durchtrennt werden. In dieser Phase wird auch der rechte Zwerchfellschenkel dargestellt (Abb. 23.11 a).

4. Die Präparation der rechten Seite des abdominalen Ösophagus erfolgt mit dem Tupfer und dem superelastischen Dissektionsspatel. Dann wird tiefer präpariert, um das Mediastinum darzustellen; die lockere Gewebeschicht zwischen rechtem Zwerchfellschenkel und Ösophagus wird bis zum Erreichen der phrenoösophagealen Schicht gelöst und mit der Schere durchtrennt. Der hintere N. vagus ist dort, wo er zuerst identifiziert werden kann, mit dem Ösophagus verbunden. Es wird nun mit dem superelastischen Dissektionsspatel medial des N. vagus weiter präpariert, bis die posteriore Ösophaguswand erreicht ist, wobei die Krümmung des Dissektionsspatels während des schrittweisen Vorgehens in Richtung Ösophagushinterwand allmählich vergrößert wird (Abb. 23.11 b).

5. Endo-Retraktor und Optik werden dann so plaziert, daß sie auf den gastroösophagealen Übergang und die linke Seite des Ösophagus eingestellt sind. Die peritoneale Umschlagsfalte wird durchtrennt und der obere Teil des Fundus zum Ösophagus hin mobilisiert. Die Durchtrennung der dort liegenden kurzen Magengefäße ist unnötig, aber einige vom Zwerchfell zum Fundus verlaufende Gefäße müssen koaguliert oder, falls es sich um großlumigere Gefäße handelt, vor der Durchtrennung mit Clips ligiert werden. Dann löst man zunächst den linken Ösophagusrand durch stumpfe Präparation mit dem Tupfer vom linken Zwerchfellschenkel ab und präpariert nach dorsal und kranial weiter, bis die posteriore Ösophaguswand erreicht ist (Abb. 23.11 c). Häufig trifft man dabei auf 1 oder 2 vom Zwerchfell kommende Gefäße, die posterolateral zur Speiseröhre verlaufen und zu Blutungen führen können. Diese sind jedoch zu stillen, wenn man das Gefäß faßt und dann koaguliert.

6. Die 5,5-mm-Trokarhülse am linken Rippenbogen wird durch die flexible Hülse ersetzt. Dies erreicht man schnell und sicher, indem man vor der Entfernung der Metallhülse einen 5-mm-Stab einführt und über diesen dann die flexible Hülse in die Bauchhöhle vorschiebt. Das lange, gebogene Greifinstrument wird über die flexible Hülse eingeführt und von der linken Seite aus an der hinteren Ösophaguswand entlanggeschoben, bis es auf der rechten Seite des gastroösophagealen Überganges wieder zum Vorschein kommt. Die Maulteile werden geöffnet und fassen ein Silikongefäßband, das mit einer geraden Faßzange über eine kleine Inzision im oberen linken Hypochondrium eingebracht wird (Abb. 23.11 d). Die Schlinge wird durch langsames Zurückziehen der gebogenen Zange um die Speiseröhre herumgeführt. Nach der Übernahme der Schlinge durch die gerade Zange wird das Ende wieder nach außen gebracht. Dann wird extrakorporal Zug auf die beiden Enden der Schlinge ausgeübt, die mit einer Klemme gesichert werden und damit außen fixiert sind. Durch den Zug der Schlinge wird der abdominale Ösophagus nach vorne von den Zwerchfellschenkeln und vom Hiatus weggezogen, so daß die Mobilisierung der Rückseite durch Tupferpräparation zu Ende geführt werden kann (Abb. 23.12).

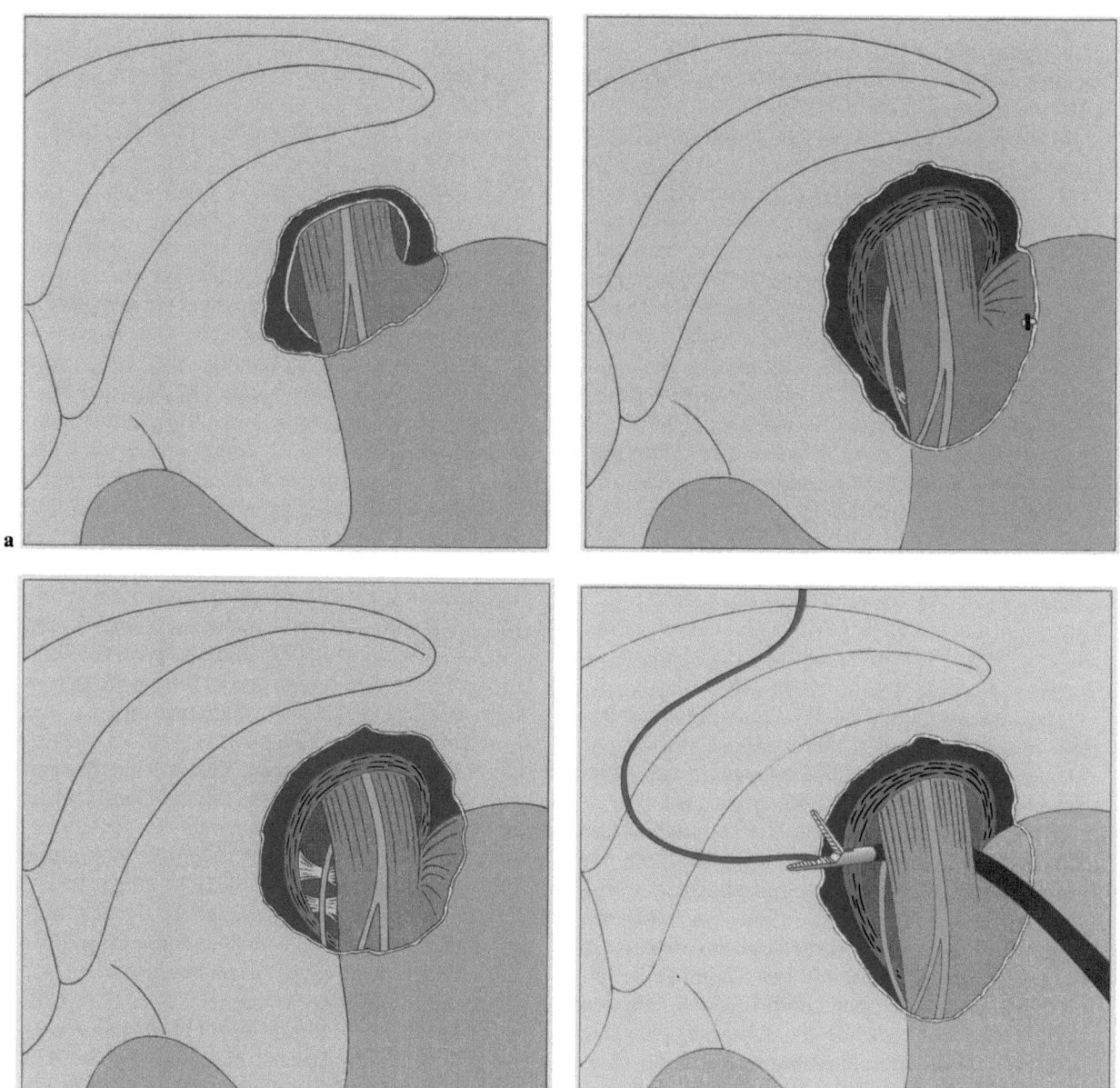

Abb. 23.11. a Darstellung der Hiatusränder: Das Peritoneum wird oberhalb des vorderen Randes gespalten, danach wird der Hiatusrand durch stumpfe Präparation von der Vorderseite und den Seiten des Ösophagus abgelöst. **b** Präparation der rechten Seite der Speiseröhre. Zur Darstellung des unteren Teiles des Mediastinums wird tiefer präpariert; die lockere Gewebeschicht zwischen dem rechten Zwerchfellschenkel und dem Ösophagus wird bis zur phrenoösophagealen Schicht gelöst und mit der Schere durchtrennt. Danach wird die Präparation medial vom hinteren N. vagus fortgesetzt. **c** Mobilisierung der linken Seite des Ösophagus: Die peritoneale Umschlagsfalte wird durchtrennt und der obere Teil des Fundus zum Ösophagus hin mobilisiert. Anschließend wird der linke Ösophagusrand durch stumpfe Präparation vom linken Zwerchfellschenkel abgetrennt. **d** Die lange gebogene Greifzange wird über die flexible Trokarhülse eingeführt und links an der hinteren Ösophaguswand entlanggeführt, bis sie auf der rechten Seite des gastroösophagealen Überganges wieder zum Vorschein kommt. Die Maulteile werden geöffnet und fassen das Silikongefäßband, das mit einer geraden Faßzange über eine kleine Inzision im oberen linken Hypochondrium eingebracht wird. Das Band wird durch vorsichtiges Zurückziehen der gebogenen Greifzange um die Speiseröhre herumgeführt

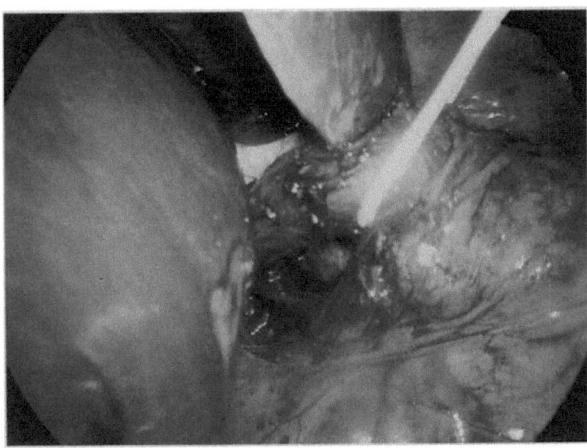

Abb. 23.12. Das Silikongefäßband wird um den Ösophagus herumgelegt. Durch den Zug der Schlinge wird der Ösophagus nach vorne von den Zwerchfellschenkeln und vom Hiatus weggezogen, so daß die Mobilisierung der Rückseite durch Tupferpräparation zu Ende geführt werden kann

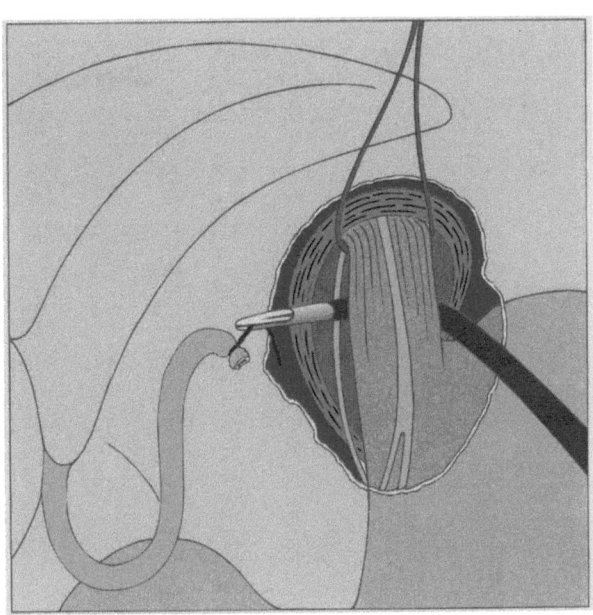

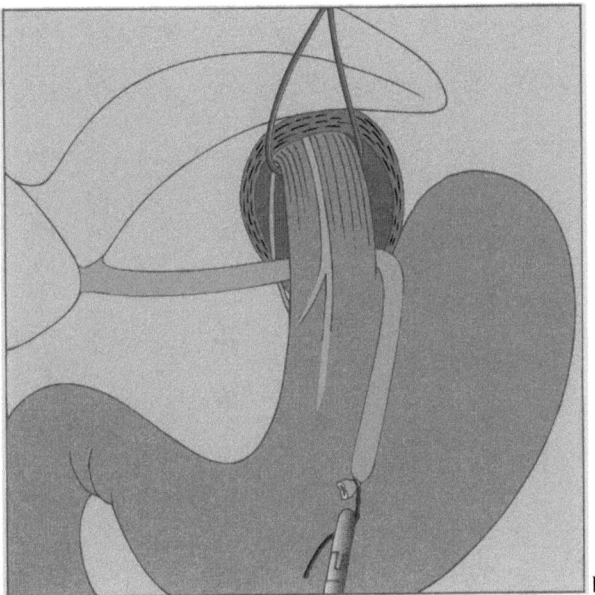

Kardiopexie

1. Man führt die lange gebogene Greifzange von der linken Ösophagusseite her wieder ein und faßt das Ende des langen Fadens, der mit dem mobilisierten Lig. teres verbunden ist. Dieses wird von hinten um den Ösophagus herumgeführt, indem man die gebogene Zange zurückzieht. Der Haltefaden wird mit einer geraden Faßzange übernommen und sozusagen als „Schleppseil" verwendet, um das Lig. teres hinter dem Ösophagus herum- und an der linken Seite des gastroösophagealen Überganges vorbeizuführen (Abb. 23.13 a). Bei diesem Vorgang wird das Lig. teres zusätzlich von rechts gefaßt und zum retroösophagealen Raum hingeschoben, um zu verhindern, daß die Gefäße des Ligaments durch den Zug auf die Ligatur, der nicht zu stark sein sollte, beschädigt werden. Dieser Vorgang ist beendet, wenn die Lig.-teres-Schlinge vom Ansatz des Lig. umbilicale bis zu seinem Ende an der linken Seite des gastroösophagealen Überganges gleichmäßig gespannt ist (Abb. 23.13 b).
2. Nun wird das Ligament an der Magenvorderwand entlang der schräg verlaufenden Fasern der kleinen Kurvatur nach unten gezogen. Vom Grad der Spannung hängen sowohl die Länge des intraabdominalen Segmentes als auch der Druck im unteren ösophagealen Sphinkter ab. Dieser Druck wird mit Hilfe der Ösophagusmanometrie eingestellt. Bei Sondenlage im Magen wird auf Null kalibriert. Die Spannung des Lig. teres wird so eingestellt, daß eine Drucksteigerung auf 15–20 mm Hg erreicht wird;

Abb. 23.13a, b. Herumführen des Lig. teres hinter dem Ösophagus. **a** Die lange gebogene Greifzange wird von der linken Seite aus hinter dem Ösophagus herumgeführt und taucht auf der rechten Seite wieder auf. Das lange Ende der Catgutligatur, die mit dem mobilisierten Lig. teres verbunden ist, wird gefaßt und hinter dem Ösophagus herumgeführt. Auf der linken Seite wird der Haltefaden mit einer geraden Zange übernommen und sozusagen als „Schleppseil" verwendet. Das gebogene Instrument wird entfernt. **b** Bei diesem Vorgang wird das Lig. teres zusätzlich von rechts gefaßt und zum retroösophagealen Raum hingeschoben, um zu verhindern, daß die Gefäße des Ligaments durch den Zug auf die Ligatur, der nicht zu stark sein sollte, beschädigt werden. Dieser Vorgang ist beendet, wenn die Lig.-teres-Schlinge vom Ansatz des Lig. umbilicale bis zum Ende an der linken Seite des gastroösophagealen Überganges gleichmäßig gespannt ist

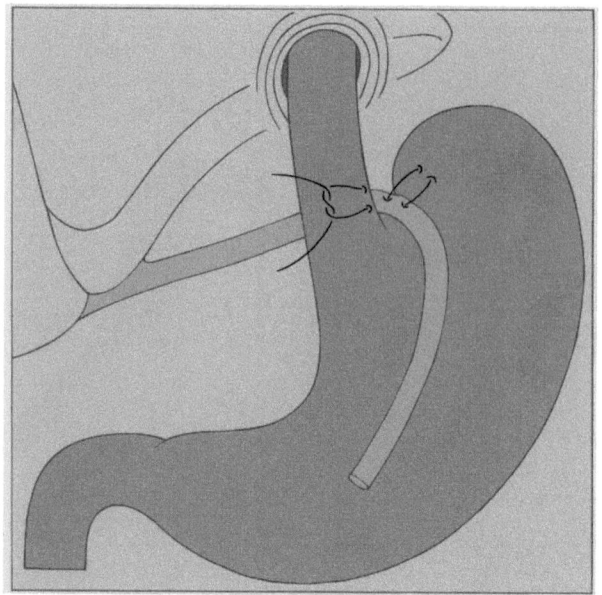
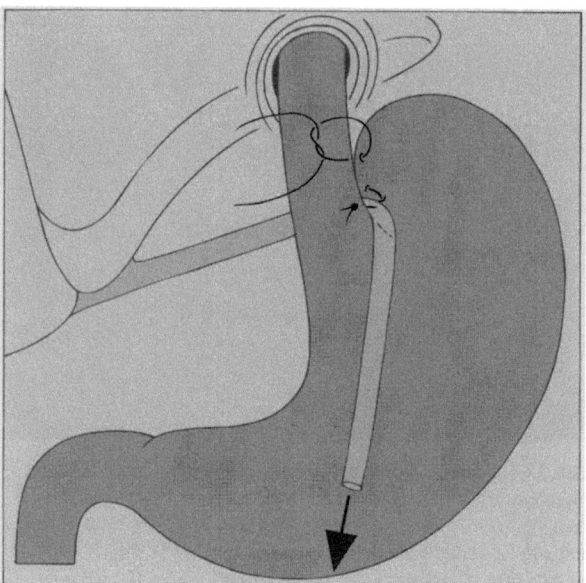
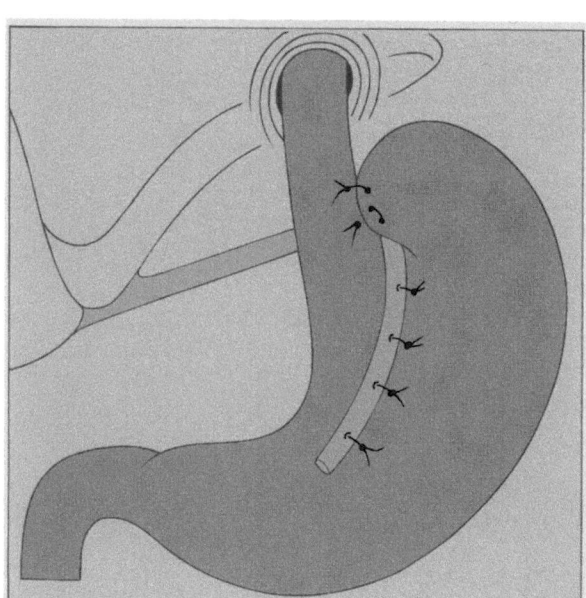

Abb. 23.14. a Mit der ersten Naht (Matratzennaht) wird das Lig. teres an der linken Seite des gastroösophagealen Übergangs verankert. **b** Der Magenfundus wird oberhalb des Scheitels der Schlinge durch eine Naht mit dem Ösophagus verbunden. **c** Mit 4–6 weiteren Nähten wird das verbleibende Ende des Lig. teres auf der Magenvorderwand fixiert

diese Spannung bleibt bis zum Ende des Eingriffs aufrechterhalten.
3. Für die Naht wird schwarze Seide (3/0) verwendet, sie wird mit 2 Nadelhaltern und intrakorporaler Knotung ausgeführt. Die einzelne atraumatische Naht sollte nicht länger als 10 cm sein.
4. Mit der ersten Naht wird das Lig. teres an der linken Seite des gastroösophagealen Überganges verankert, sie wird in Matratzentechnik ausgeführt. Die Stichführung geht über Ösophagus, Ligament und Magen und wieder zurück durch das Ligament in die Ösophaguswand. Durch das Festziehen der Naht wird die Schlinge am höchsten Punkt in der vorgesehenen Position befestigt (Abb. 23.14a).
5. Der Magenfundus wird oberhalb des Scheitels der Schlinge nahe am verstärkten gastroösophagealen Winkel (His-Winkel) durch eine Naht mit dem Ösophagus verbunden (Abb. 23.14b).
6. Mit 4–6 weiteren Nähten wird das verbleibende Ende des Lig. teres auf der anterioren Magenwand entlang des Verlaufs der kleinen Kurvatur auf eine Länge von 5–6 cm fixiert (Abb. 23.14c). Die Abb. 23.15 zeigt den Situs nach vollendeter Kardiopexie.

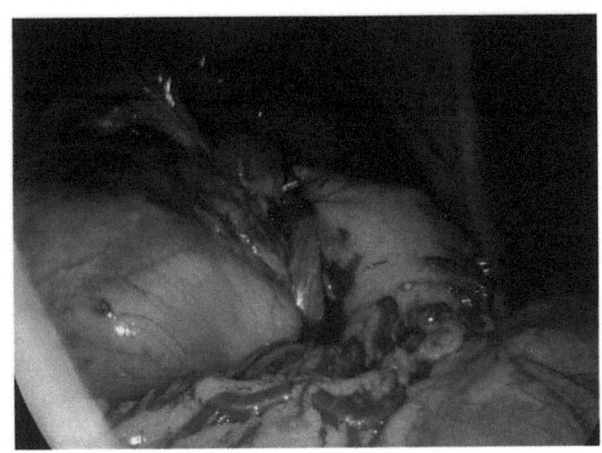 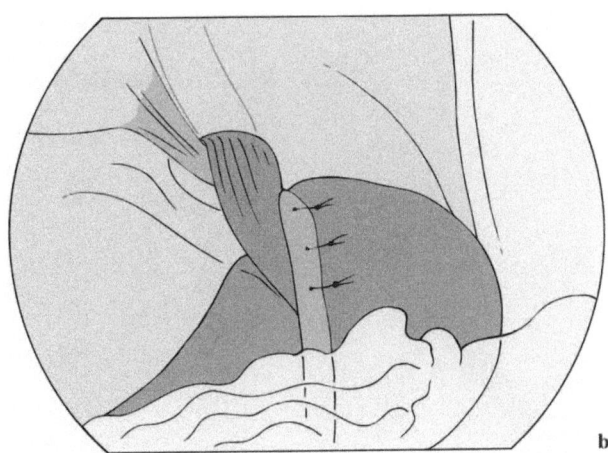

Abb. 23.15 a, b. Vollendete Kardiopexie: **a** Endoskopisches Bild, **b** schematische Darstellung

Spülung des Peritoneums und Verschluß der Wunden

Der Operationssitus und das umliegende Areal werden mit warmer heparinisierter Kochsalzlösung gespült, evtl. noch vorhandenes Blut und Gewebereste werden entfernt. Blut und andere Flüssigkeiten sammeln sich v. a. im linken subdiaphragmatischen Raum um die Milz. Die Trokarhülsen werden entfernt und die Inzisionen von innen auf Blutungen hin überprüft, ehe das Laparoskop ebenfalls entfernt und das Pneumoperitoneum abgelassen wird. Die Wunden werden mit Bupivacain infiltriert und die Wundränder mit subkutaner Dexonnaht verschlossen. Nach Abschluß der Operation wird der Blasenkatheter entfernt.

Partielle Fundoplicatio nach Toupet – Operatives Vorgehen

Position der Trokare und Trokarhülsen

Trokare und Trokarhülsen werden an den gleichen Stellen wie bei der Lig.-teres-Kardiopexie plaziert (Abb. 23.6).

Mobilisierung des abdominalen Ösophagus und des gastroösophagealen Überganges

Die Mobilisierung erfolgt ähnlich wie zuvor beschrieben, die Präparation mit dem Tupfer an der Ösophagushinterwand muß hier allerdings nach der Einführung der Silikonschlinge weiter nach oben fortgeführt werden, um Platz für die Fundusmanschette zu schaffen. Deshalb muß auch der hintere Vagusstamm über eine größere Distanz von der rechten posterolateralen Ösophaguswand abpräpariert werden. Die peritoneale Umschlagsfalte vom Magen zum Zwerchfell wird bis zum oberen Pol der Milz mit der Schere gespalten. Mehrere kleine Gefäßäste der A. phrenica inferior müssen koaguliert werden. Falls erforderlich, wird das erste kurze gastrische Gefäß vor der Durchtrennung mit Titanclips versorgt. Die ausreichende Darstellung beider Krura ist von entscheidender Bedeutung. Das kleine Netz wird im oberen Teil der Pars flaccida, die den Lobus caudatus überdeckt, eröffnet, nachdem sichergestellt ist, daß dort nicht eine akzessorische A. hepatica verläuft.

Mobilisierung des Fundus

Mit einer gebogenen Greifzange, die von der rechten Seite her hinter dem mobilisierten Ösophagus herumgeführt wird, kann der Magenfundus gefaßt werden (Abb. 23.16). Er wird vorsichtig zwischen dem hinteren N. vagus und der Speiseröhre nach vorne durchgezogen, so daß der N. vagus selbst dorsal zu liegen kommt (Abb. 23.17).

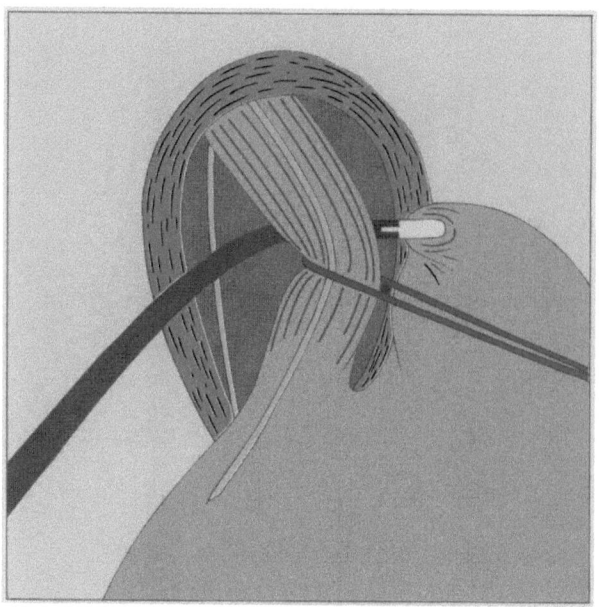

Abb. 23.16. Mit einer gebogenen Greifzange, die hinter dem mobilisierten Ösophagus herumgeführt wurde, kann der Magenfundus gefaßt werden

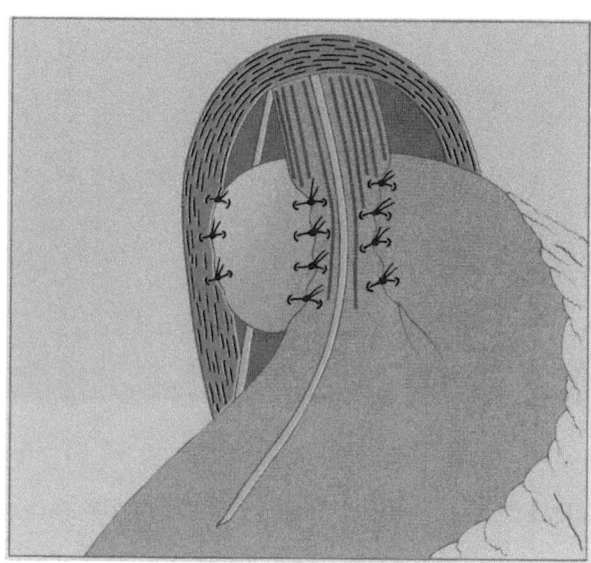

Abb. 23.18. Anlage der partiellen Fundoplicatio nach Toupet, die am rechten Zwerchfellschenkel befestigt wird

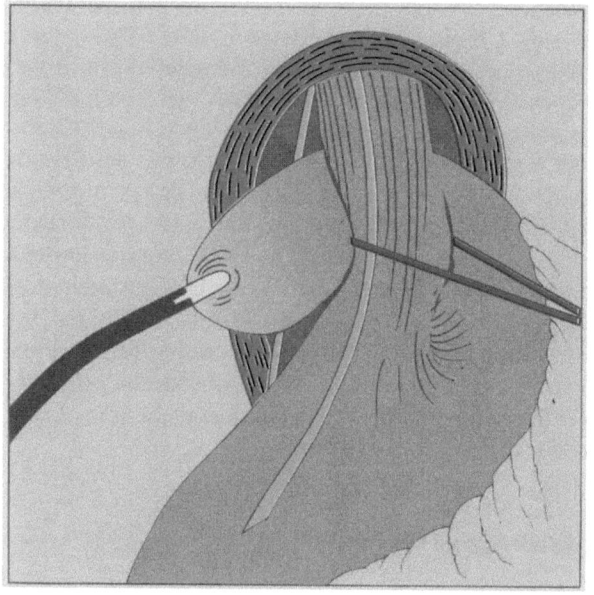

Abb. 23.17. Der Magenfundus wird nun vorsichtig zwischen dem hinteren N. vagus und der Speiseröhre nach rechts durchgezogen, so daß der N. vagus selbst dorsal zu liegen kommt

Anlage der partiellen Fundoplicatio nach Toupet

Durch eine 1. Reihe von Einzelknopfnähten (4) wird das Ende der Manschette an der rechten Seite der Ösophagusvorderwand befestigt (Abb. 23.18). Als Nahtmaterial wird schwarze Seide (3/0) verwendet; bei jeder Naht werden Magen und angrenzender Ösophagus gleichermaßen erfaßt. Mit der untersten Naht wird die Manschette am ösophagogastralen Übergang fixiert.

Mit der 2. Nahtreihe (2–3 Nähte) auf der rechten Seite wird die Fundusmanschette mit dem rechten Zwerchfellschenkel verbunden. Auch hier wird tief gestochen. Der Lobus caudatus muß in dieser Phase sorgfältig weggehalten werden, damit er nicht durch die Nadel verletzt wird, die aus dem Zwerchfellschenkel austritt.

Schließlich wird der Magen an der linken Seite des Ösophagus durch weitere 4 Einzelknopfnähte mit der anterolateralen Ösophaguswand verbunden, wobei darauf zu achten ist, daß der anteriore N. vagus nicht mit dem Ösophagus erfaßt wird (Abb. 23.18).

Postoperative Behandlung

Die nasogastrische Sonde wird entfernt, sobald der Patient wach ist. Innerhalb der ersten 6 h ist eine Thoraxaufnahme zum Ausschluß eines Pneumothorax erforderlich. Beim Nachweis eines signifikanten Pneumothorax wird eine Thoraxdrainage gelegt. Die orale Flüssigkeitszufuhr beginnt am 1. postoperativen Tag. Eine postoperative Atonie kommt selten vor, die meisten Patienten können ab dem 2. postoperativen Tag feste Nahrung zu sich nehmen. Während der ersten 12 h treten i. allg. Schulterschmerzen auf, die durch intramuskuläre Gabe von Opiaten behandelt werden. Übelkeit und Erbrechen treten bei 20–30 % der Patienten in den ersten 24 h auf, es müssen ggf. Antiemetika gegeben werden.

Laparoskopische Reposition einer Hiatushernie, Hiatusplastik und komplette Fundoplicatio bei ausgeprägter Hiatushernie

Die Reposition der Hernie wird durch schrittweises Tieferziehen des Fundus mit 2 Greifzangen ausgeführt. Dafür wird zunächst mit einer Greifzange der höchste erreichbare Punkt der Magenwand gefaßt und tiefergezogen; mit der 2. Zange wird nun in gleicher Weise vorgegangen, bis schließlich der Fundus komplett reponiert ist und der gastroösophageale Übergang wieder im Bauchraum liegt. Bei manchen Patienten ist der herniierte Magenanteil mit dem Bruchsack verwachsen, so daß der Magen in toto reponiert werden muß. Der Bruchsack wird nicht freipräpariert, sondern einfach im Mediastinum belassen. Der Hals des Bruchsackes wird zum Hiatus hin und am unteren Ösophagus mit der Schere abgesetzt.

Die Mobilisierung des Ösophagus und des gastroösophagealen Überganges erfolgt wie oben beschrieben. Wir haben dazu in letzter Zeit den Dissektionsspatel mit variabler Krümmung (Gedächtnisstahl) verwendet. Dieser wird zwischen dem linken Zwerchfellschenkel und dem Ösophagus nahe dem His-Winkel eingeführt und behutsam hinter dem Ösophagus herumgeführt (die Biegung vergrößert sich durch das weitere Herausschieben), bis das distale Ende auf der rechten Seite zwischen Speiseröhre und posteriorem N. vagus sichtbar wird. Anschließend wird eine Silikonschlinge um den Ösophagus herumgezogen und nach extrakorporal gebracht. Durch Zug auf die Schlinge wird der Ösophagus nach vorne von den Krura abgehoben und so die weitere Präparation an der Rückseite zur kompletten Darstellung der beiden Krura möglich. Nun wird eine scharfe Faßzange von rechts hinter den Ösophagus geführt, um den Magenfundus zu fassen, der von der linken Seite her mit einer anderen Faßzange gehalten wird. Der Fundus wird von hinten zum rechten Ösophagusrand hingezogen. Falls zwischen der hinteren Magenoberfläche und den retroperitonealen Strukturen Verwachsungen vorhanden sind, müssen diese gelöst werden, um den Fundus ohne Spannungen herumführen zu können.

Die Zwerchfellplastik wird zuerst ausgeführt. Dazu wird eine 10 cm lange Naht gesetzt, und zwar aus schwarzer 2/0-Seide mit einer Endo-Skinadel. Extrakorporal wird ein JSL-Knoten vorbereitet (s. Abb. 7.19 und 7.20), das Fadenende wird ungefähr 2 cm lang gelassen. Die Naht wird im Nahtapplikator in die Bauchhöhle eingebracht. Die Nadel wird jeweils am Ansatz durch den rechten und den linken Zwerchfellschenkel gestochen. Durch Zug auf den Faden kommt die Schlaufe des JSL-Knotens auf der Seite des rechten Zwerchfellschenkels zu liegen. Dann wird der 3-mm-Nadelhalter durch die Schlaufe geführt, die Naht gefaßt und durch die Schlaufe gezogen (Abb. 23.19 a), deren Ende fest auf die Naht geschoben wird. Durch Zug auf diese Naht wird die Verbindung der Krura erreicht. Bei der fortlaufenden Naht werden beide Krura tief gestochen. Die Naht wird kranialwärts weitergeführt, bis die gewünschte Verbindung der Krura erreicht ist. Nun wird die Naht durch Zurückstechen blockiert und es wird dann in fortlaufender Technik zurückgestochen, bis das freie Fadenende wieder erreicht ist (Abb. 23.19 b, c). Die Naht wird durch einen mikrochirurgischen Standardknoten, der mit 2 Nadelhaltern ausgeführt wird, mit dem Fadenende verknotet. Bei kleineren Hernien mit einem nicht zu großen Hiatusdefekt wird der Verschluß mit 2–3 Einzelknopfnähten durchgeführt.

Wir führen bei dieser Form der Hernie eine komplette Fundoplicatio durch. Über den Mund ist eine 35-Charr-Sonde in den Magen vorgeschoben. Für die Fundoplicatio wenden wir eine fortlaufende Naht mit schwarzer 3/0-Seide an. Auch hier wird eine 10 cm lange Naht mit einem JSL-Knoten mit langem Ende verwendet. Mit dem ersten Stich werden der Fundus ganz oben auf der linken Seite des Ösophagus, die vordere Ösophaguswand, der vordere Rand des Hiatus und schließlich die oberste Kante der Fundusmanschette in der genannten Reihenfolge gefaßt (Abb. 23.20 a). Nachdem die Nadel durch die Schlaufe geführt wurde, wird das Ende festgezogen und Zug auf die Naht ausgeübt, um die Annäherung der Man-

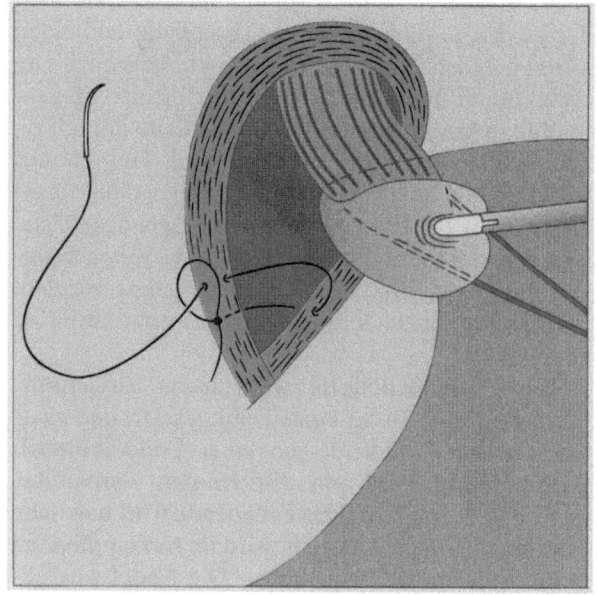
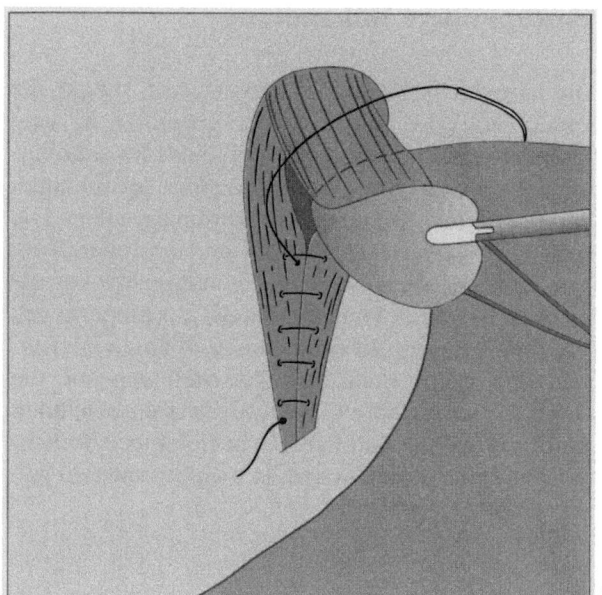
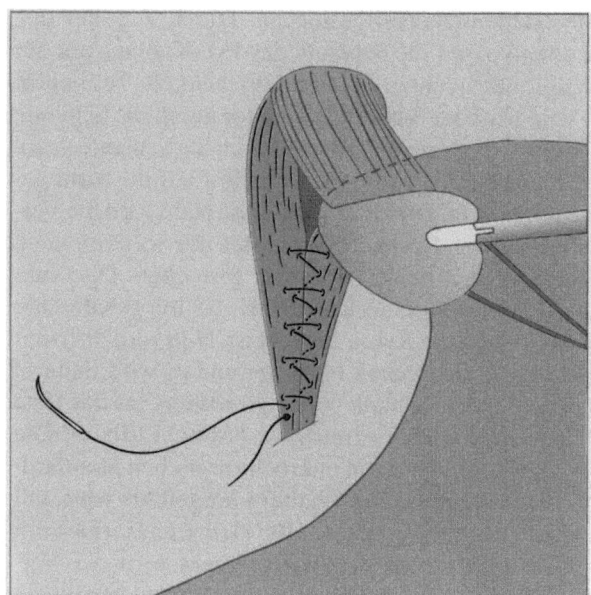

Abb. 23.19 a–c. Hiatusplastik. **a** Nachdem die Nadel durch die Schlaufe des JSL-Knotens geführt wurde, werden das Fadenende und die Krura durch Zug auf den Faden zusammengeführt. **b** Bei der fortlaufenden Naht werden beide Krura tief gestochen. Die Naht wird kranialwärts weitergeführt, bis die erwünschte Approximierung der Krura erreicht ist. Die Naht wird durch Zurückstechen blockiert. **c** Jetzt wird in fortlaufender Technik zurückgestochen, bis das freie Fadenende wieder erreicht ist. Dort wird die Naht mit einem mikrochirurgischen Standardknoten mit dem Fadenende verknotet

schette und des vorderen Hiatusrandes zu erreichen. Zwischen der Naht und dem Fadenende wird zur Blockierung ein chirurgischer Knoten angelegt (doppelte Schlaufe), um ein Auseinanderrutschen der gefaßten Magenanteile und des Hiatus im Verlauf der weiteren Arbeit zu verhindern. Danach werden die entsprechenden Magenanteile durch fortlaufende seromuskuläre Naht approximiert, ohne den Ösophagus mitzufassen, bis der gastroösophageale Übergang erreicht ist. Mit dem letzten Stich werden die beiden untersten Teile der Manschette und der darunterliegende gastroösophageale Übergang gefaßt (um die Manschette zu befestigen), dann wird die Naht mit einem Aberdeen-Knoten beendet (Abb. 23.20 b). Die Silikonschlinge und die Magensonde werden entfernt (Abb. 23.21). Alternativ kann die Manschette auch mit Einzelknopfnähten ausgeführt werden.

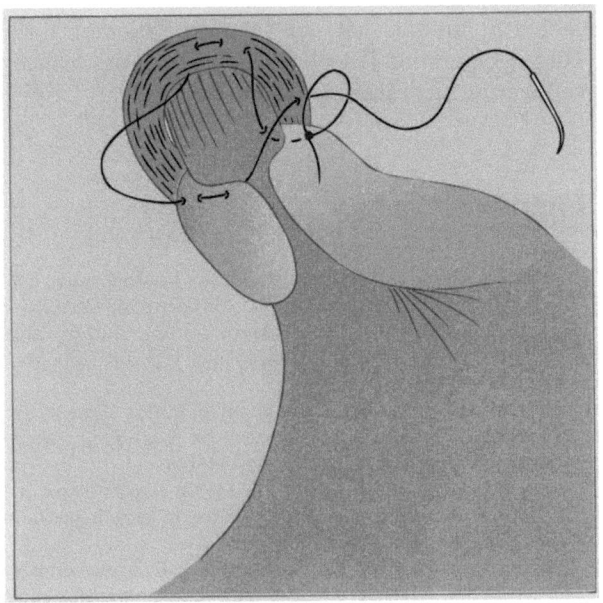
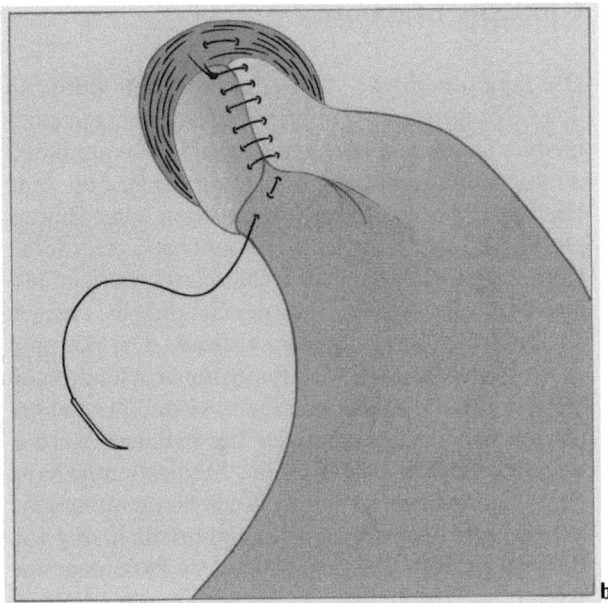
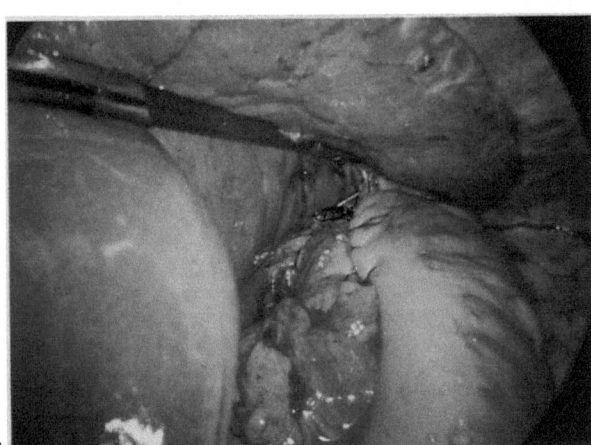
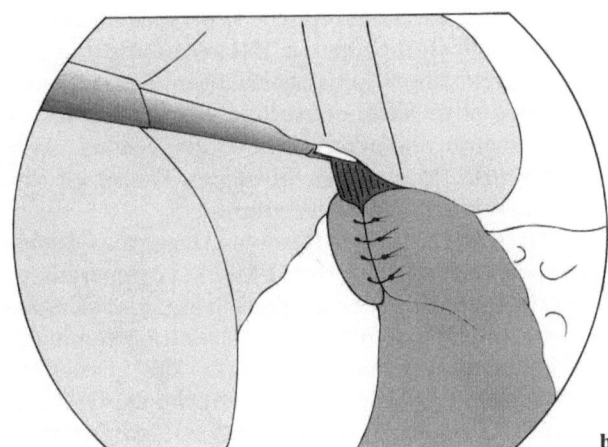

Abb. 23.20 a, b. Fundoplicatio in fortlaufender Nahttechnik mit einem extrakorporal vorgeknoteten JSL-Knoten. **a** Mit dem ersten Stich werden der Fundus ganz oben auf der linken Seite des Ösophagus, die vordere Ösophaguswand, der vordere Rand des Hiatus und schließlich die oberste Kante der Fundusmanschette gefaßt (s. auch Text). **b** Die entsprechenden Magenanteile werden durch fortlaufende seromuskuläre Naht approximiert, ohne den Ösophagus mitzufassen, bis der gastroösophageale Übergang erreicht ist. Mit dem letzten Stich werden die beiden untersten Teile der Manschette und der darunterliegende gastroösophageale Übergang gefaßt

Abb. 23.21 a, b. Vollendete Fundoplicatio: **a** endoskopisches Bild, **b** schematische Darstellung

Klinische Ergebnisse

Die laparoskopische Antirefluxoperation wurde in den vergangenen 3,5 Jahren an 56 Patienten mit einer medikamentös nicht behandelbaren Refluxkrankheit durchgeführt. 8 Patienten hatten gleichzeitig eine Hiatusgleithernie, die eine Reposition, eine Hiatusplastik und eine komplette Fundoplicatio erforderte. Dadurch wird der Eingriff technisch schwieriger, insbesondere die Mobilisierung des Ösophagus, was sich auch auf die Operationsdauer auswirkt. Der postoperative Verlauf war bei allen Patienten problemlos und ohne ernsthafte Komplikationen, so daß die Patienten um den 7. postoperativen Tag entlassen werden konnten. Nach Präparation des Mediastinums kann ein Pneumothorax auftreten. Auch Hautemphyseme mit geringer Ausprägung kommen relativ häufig vor. Bis zum jetzigen Zeitpunkt ist bei 54 Patienten eine komplette Beseitigung der Symptome zu verzeichnen; anhaltende Schluckstörungen, rasches Sattheitsgefühl und Symptome wie das Gas-bloat-Syndrom sind nicht aufgetreten. Bei einer Patientin trat 6 Monate nach Lig.-teres-Kardiopexie (n = 12) wiederholt Sodbrennen auf, obwohl die postoperative 24-h-pH-Metrie und die endoskopische Untersuchung normale Befunde ergeben hatten. Bei allen Patienten werden regelmäßig in unterschiedlichen Zeitabständen postoperative Nachuntersuchungen mit Ösophagusmanometrie, endoskopischer Untersuchung, 24-h-pH-Metrie, Messung der Isotopen-Transitzeit und Bariumbreischluck durchgeführt.

Nach den bisherigen Resultaten lagen die Ösophaguspassage und die 24-h-pH-Metrie postoperativ im Normalbereich. In der Gruppe mit Lig.-teres-Kardiopexie (n = 9) war die Länge des intraabdominalen Ösophagussegmentes (unterhalb des Druckumschlagpunktes bei der Respiration) und der Druck im unteren Ösophagus im Vergleich zu den Befunden vor der Operation signifikant erhöht. Im Vergleich zu den präoperativen Ergebnissen zeigten die postoperativen Kontrastuntersuchungen deutliche Veränderungen, und zwar war eine Verlängerung des intraabdominalen Ösophagus entsprechend der Höhe von 2 Wirbelkörpern und eine deutliche Verstärkung des His-Winkels als Folge der tiefergelegten gastroösophagealen Übergangszone festzustellen. Die Verlängerung ist mit der nach der Semifundoplicatio nach Toupet vergleichbar, der Druck des unteren ösophagealen Sphinkters hat sich bei den Patienten nach Toupet-Operation jedoch gegenüber den präoperativen Werten nicht signifikant verändert.

Literatur

Boutelier P, Jonsell G (1982) An alternative fundoplicative maneuver for gastroesophageal reflux. Am J Surg 143: 260–264

Clark J, Cuschieri A (1980) Evidence for the flutter valve mechanism of the lower oesophageal high pressure zone. Br J Surg 67: 599–603

Cuschieri A (1989) Surgical treatment of reflux disease. In: Hennessy TPJ, Cuschieri A, Bennett JR (eds) Reflux oesophagitis. Butterworths, London, pp 143–169

Cuschieri A, Shimi S, Nathanson LK (1992) Laparoscopic reduction, crural repair and fundoplication of large hiatal herniae. Am J Surg 163: 425–430

Havelund T, Laursen LS, Shoubo-Kristensen E, Andersen BN, Pedersen SA, Jensen KB (1988) Omeprazole and ranitidine in the treatment of reflux oesophagitis: double-blind comparative trial. Br Med J 296: 89–92

Kinkenberg-Knol EC, Festen HPM, Jansen JMB, Meuwissen SGM, Lamers CBHW (1987) Double blind multicentre comparison of omeprazole and ranitidine in the treatment of reflux oesophagitis. Lancet I: 349–350

Narbona-Arnau B (1988) Pexy with the round ligament: the sling approach. In: Siewert JR, Holscher AH (eds) Diseases of the esophagus. Springer, Berlin Heidelberg New York, pp 1172–1177

Narbona-Arnau B (1989) The sling approach to the treatment of reflux peptic oesophagitis. In: Nyhus LIM, Condon RE (eds) Hernia, 3rd edn. Lipincott, Philadelphia, pp 668–682

Narbona-Arnau B, Molina E, Sancho-Fornos S, Olavarietta L (1965) Hernia diafragmatica hiatal. Pexia cardio-gastrica con el ligamento redondo. Med Espana 2: 25

Narbona-Arnau B, Olavarietta L, Lloris JM, Narbona-Calvo B (1980) Reflujo gastroesofagico hernia hiatal. Rehabilitacion quirurgica del musculo esofagico mediante pexia con el ligamento redondo. Resultados (1143 operadoe en 15 anos). Bol Soc Val Dig 1: 21

Nathanson LK, Shimi S, Cuschieri A (1991) Laparoscopic ligamentum teres cardiopexy. Br J Surg 78: 947–951

Rampal M, Perillar P, Rouzaud R (1964) Notes preliminaires sur une nouvelle technique de cure chirurgicale le des hernies hiatales: la cardiopexie par le ligament rond. Marseilles Chir 16: 488

Sandmark S, Carlsson R, Fausa O, Lundell L (1988) Omeprazole or ranitidine in the treatment of reflux esophagitis. Scand J Gastroenterol 23: 625–632

Toupet A (1963) Technique d'oesophago-gastroplastie avec phrénogastropexie appliquée dans le cure radicale des hernies hiatales et comme complément de l'opération d'Heller dans les cardiospasmes. Mem Acad Chir 89: 384–389

24 Laparoskopische Kardiomyotomie bei der Achalasie

A. CUSCHIERI, S. M. SHIMI und L. K. NATHANSON

Einleitung

Über die Ursache der parasympathischen Neuropathie der Achalasie herrscht immer noch Unklarheit. Das Spektrum der Behandlungsmöglichkeiten reicht von der konservativen Behandlung mit Nitraten und Kalziumantagonisten über die Ballondilatation des unteren Ösophagussphinkters durch Gastroenterologen oder endoskopierende Chirurgen bis hin zum chirurgischen Eingriff. Die Ergebnisse der Behandlung mit Nitraten sind nicht überzeugend, auch die anfangs vielversprechende Wirksamkeit von Nifedipin konnte in prospektiven Studien nicht bestätigt werden. Die chirurgische Behandlung besteht in der Myotomie des distalen Ösophagus auf einer Länge von 5–6 cm unter Einschluß der gesamten Hochdruckzone des unteren Ösophagus und zusätzlich in der Spaltung der Magenmuskulatur auf einer Strecke von 1 cm. Die einzige vorliegende Vergleichsstudie weist für die Myotomie eine Erfolgsquote von 95 % gegenüber 65 % nach Ballondilatation auf. Die verschiedenen Chirurgen sind jedoch geteilter Meinung, ob dem Zugang über den Thorax oder dem über das Abdomen der Vorzug zu geben sei. Ein Nachteil der chirurgischen Myotomie ist jedenfalls das Auftreten von gastroösophagealem Reflux, wobei sich die Berichte über die Häufigkeit beträchtlich unterscheiden. Eine Übersichtsstudie zeigt allerdings, daß diese Komplikation beim abdominalen Zugang häufiger auftritt als beim thorakalen; vermutlich wird die Aufhängung der unteren Speiseröhre beim abdominalen Zugang in höherem Maße in Mitleidenschaft gezogen. Die endoskopische Kardiomyotomie kann also eine Möglichkeit sein, diese anhaltende Kontroverse zu umgehen.

Indikationen

Nach unserer Meinung ist bei allen Patienten mit einer nachgewiesenen Achalasie (s. unten), deren Allgemeinzustand eine Vollnarkose zuläßt, die laparoskopische oder thorakoskopische Kardiomyotomie (s. Kap. 11) die Therapie der Wahl. Die bisher vorliegenden Ergebnisse erlauben allerdings noch keinen Vergleich dieser beiden Methoden. Generell nehmen wir den laparoskopischen Eingriff bei den Patienten vor, die noch keine Voroperation des oberen Abdomens hatten, bei Voroperierten wird der thorakoskopische Zugang gewählt.

Präoperative Diagnostik und Operationsvorbereitung

Neben den Routineuntersuchungen zur Beurteilung des Allgemeinzustandes im Hinblick auf Narkose und Operation sind die folgenden Untersuchungen erforderlich: Ösophagogastroduodenoskopie, Bariumbreischluck, Ösophagusmanometrie und Funktionsszintigraphie zur Beurteilung der Ösophaguspassage. Mit diesen Untersuchungen wird die Diagnose bestätigt und organische Begleiterkrankungen werden gleichzeitig ausgeschlossen. Die Manometrie ist besonders dazu geeignet, nonpulsative Kontraktionen oder Aperistaltik sowie das Fehlen der Relaxation des unteren Sphinkters beim Schlucken von fester oder flüssiger Speise nachzuweisen. Mit Hilfe der flexiblen Endoskopie können organische Erkrankungen am gastroösophagealen Übergang ausgeschlossen werden. Das Endoskop sollte sich leicht durch den kontrahierten unteren Ösophagussphinkter in den Magen schieben lassen.

Anästhesie

Die laparoskopische Kardiomyotomie wird unter Intubationsnarkose durchgeführt. Auf eine routinemäßige perioperative Antibiotikaprophylaxe wird bei diesen Patienten verzichtet. Eine Magensonde wird gelegt und der Magen entleert, da es unbedingt notwendig ist, eine gute Sicht auf den unteren Ösophagus und den ösophagogastralen Übergang zu erhalten. Ein Blasenkatheter wird für die Dauer der Operation eingelegt.

Lagerung des Patienten, Hautdesinfektion und Abdeckung

Der Patient wird auf dem Rücken gelagert; das Kopfende des Tisches ist um 15–30° erhöht. Der Operateur arbeitet überwiegend von der linken Seite des Patienten aus. Viele Chirurgen ziehen es vor, wenn der Patient mit gespreizten Beinen gelagert wird, da sie dann zwischen den Beinen des Patienten stehen und bei guter Sicht problemlos bimanuell arbeiten können. Die Haut wird nach den Regeln der jeweiligen Klinik desinfiziert, und zwar von den Mamillen bis zum Os pubis und seitlich möglichst weit nach dorsal. Die Abdeckung erfolgt ähnlich wie bei der laparoskopischen Cholezystektomie. Wichtig ist, daß der gesamte Rippenbogen in das Operationsfeld einbezogen ist. Bei Verwendung eines pneumatischen Laparoskophalters (First Assistant, Leonard, Philadelphia) wird dieser an der linken Seite neben dem Fuß am Operationstisch befestigt.

Stellung des Operationsteams und Anordnung der Instrumente

Der Operateur steht auf der linken Seite des Patienten, der Assistent und die Operationsschwester stehen rechts. Die Instrumente sind ähnlich angeordnet wie bei der Cholezystektomie. Es ist besonders wichtig, daß bei dieser Operation mit 2 Monitoren gearbeitet wird, weil der Assistent während der Dissektion des Hiatus und der Freilegung der unteren 5 cm des Ösophagus und des gastroösophagealen Überganges besonders aktiv wird.

Spezielle Instrumente und Einmalartikel

Ergänzend zum endoskopischen Grundsieb wird folgende spezielle Ausrüstung benötigt:

- ein 10-mm-30°-Endoskop (besonders wichtig für die Darstellung des Hiatus),
- ein spreizbarer Taststab und Retraktor oder Endo-Retraktor (s. Kap. 23),
- ein Knotenpusher für den Roeder- oder Melzer-Knoten zur Ligatur vor der Durchtrennung.

Operatives Vorgehen

Der Patient wird auf dem Rücken gelagert. Zur Anlage des Pneumoperitoneums wird die Veress-Nadel subumbilikal eingeführt und mit Hilfe von CO_2 mit einem elektronischen Insufflator ein Druck von 13 mm Hg eingestellt. In Abb. 24.1 sind die Einstichstellen für Trokare und Trokarhülsen eingezeichnet. Zuerst wird die Laparoskophülse (11 mm) plaziert, und zwar 2,5 cm oberhalb und links vom Nabel (p1). Die 3 weiteren Trokarhülsen werden unter Sicht eingeführt. Die 5-mm-Trokarhülse, die rechts unterhalb des Xiphoids plaziert ist (p4), nimmt den Endo-Retraktor auf, mit dem der linke Leberlappen nach oben gehalten wird. Bei Verwendung des abwinkelbaren Endo-Retraktors kann auf diesen Einstich verzichtet werden, denn in diesem Fall wird dafür die gleiche Hülse wie für das Endoskop verwendet. Zuletzt werden die beiden Operationstrokarhülsen plaziert, und zwar die 1. Hülse links unter dem Rippenbogen, die 2. Hülse rechts auf halber Höhe zwischen Nabel und Xiphoid.

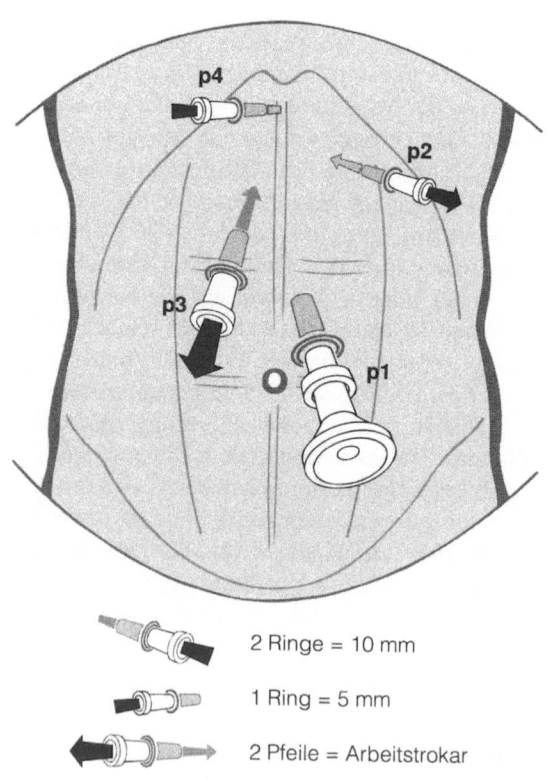

Abb. 24.1. Einstichstellen für die Trokare und Trokarhülsen

Darstellung des Hiatus

Der Eingriff beginnt mit der Inzision des Peritoneums über dem Hiatus. Beide Zwerchfellschenkel werden mit der Hiatusschlinge unter Verwendung einer Präparationsschere mit 2 beweglichen Branchen und eines Elektrokauters dargestellt (Abb. 24.2). Die rechte und die dorsale Wand der Speiseröhre werden dann bis weit oberhalb des gastroösophagealen Überganges abwechselnd durch stumpfe Tupferpräparation und scharfe Präparation mit Schere und L-förmigem HF-Messer dargestellt, bis das Mediastinum erreicht ist. In dieser Phase sind die bindegewebigen Aufhängungsstrukturen, die um die Kardia liegen, zu erkennen. Vorne an der Speiseröhre wird die phrenoösophageale Gewebeschicht durch stumpfe Tupferpräparation nach oben abgeschoben. Sie muß, ebenso wie der posteriore N. vagus, erhalten bleiben. Die linke Seite des Ösophagus wird dann ebenfalls durch kombinierten Einsatz von Schere und HF-Hakenmesser vom linken Zwerchfellschenkel abpräpariert. Auch hier muß wieder darauf geachtet werden, daß die bindegewebige Aufhängung des Ösophagus in der Zwerchfellschlinge möglichst erhalten bleibt.

Freilegung des gastroösophagealen Überganges

Der Fettkörper, der auf der Vorderfläche des gastroösophagealen Überganges links vom vorderen N. vagus liegt, wird zuerst von der Vorderfläche des Magens abpräpariert. Es handelt sich hier um einen schwierigen Abschnitt der Operation, da oftmals Blutgefäße, und zwar überwiegend Venen, die vom Fundus her einstrahlen, je nach Größe durch Elektrokoagulation oder Clipligaturen versorgt werden müssen. Durch dieses Vorgehen können die unteren 5 cm der Speiseröhre und die Kardiaregion präparativ dargestellt werden, ohne die Aufhängung der unteren Speiseröhre allzusehr in Mitleidenschaft zu ziehen (Abb. 24.3).

Kardiomyotomie

Die Myotomie wird im mittleren Drittel des freigelegten Abschnittes der unteren Speiseröhre links vom vorderen N. vagus begonnen. Zuerst wird die Muskulatur oberflächlich mit dem elektrischen Messer aufgetrennt und die Muskelfasern werden mit der Präpa-

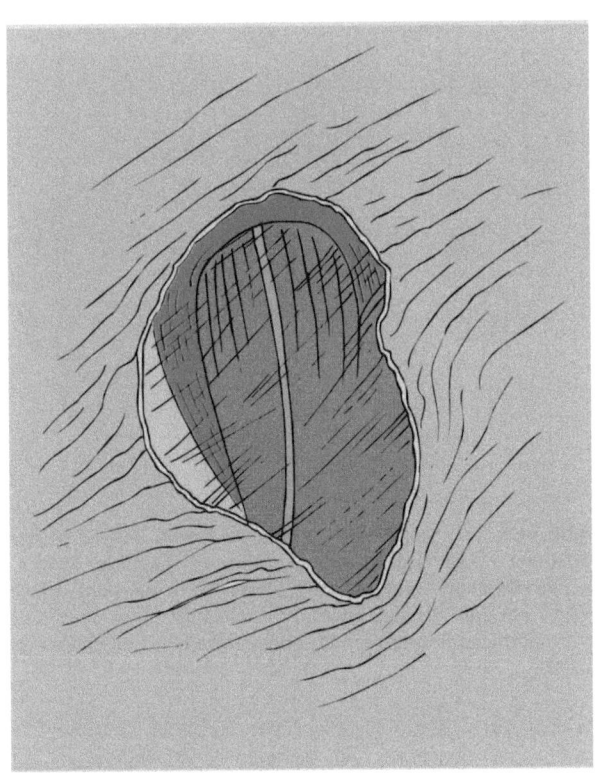

Abb. 24.2. Präparation des Hiatus

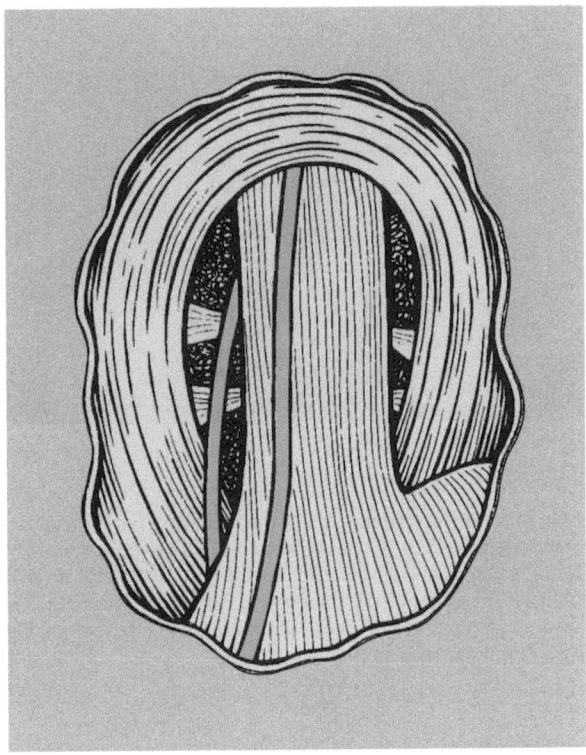

Abb. 24.3. Vollständige Freilegung der unteren 5 cm des vorderen Ösophagus und der angrenzenden Kardia

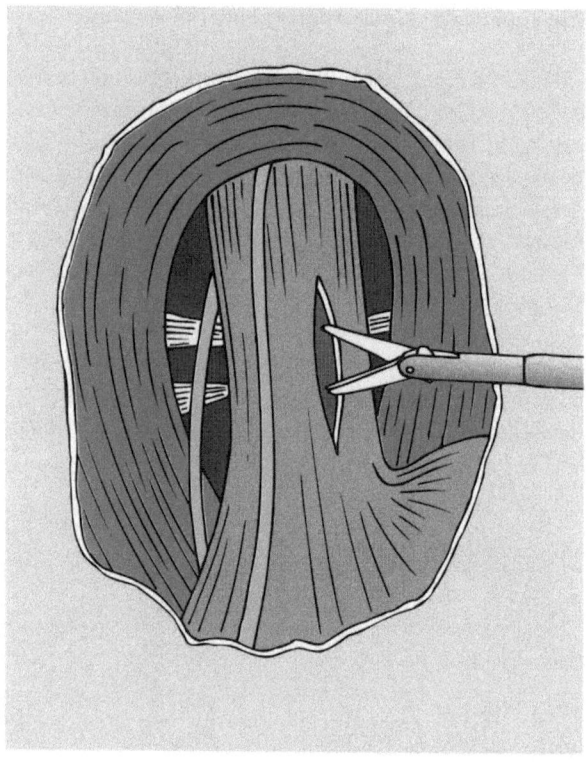

24.4

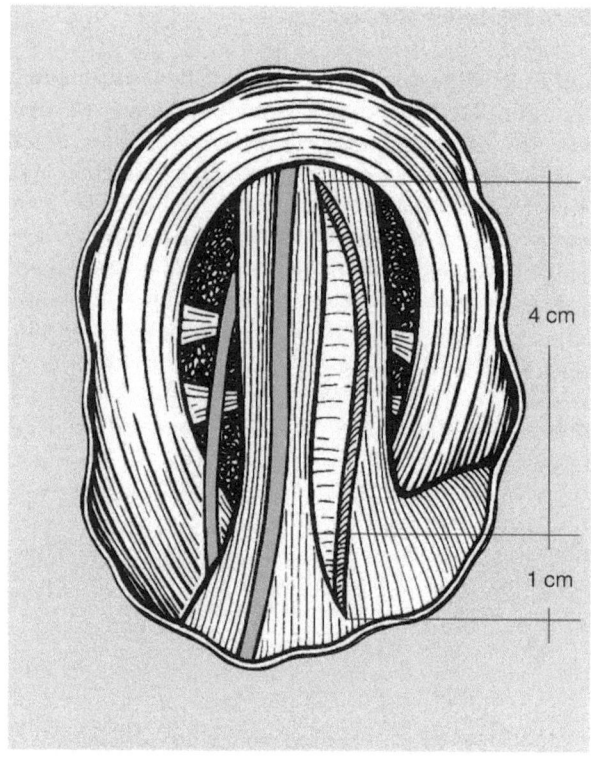

24.5

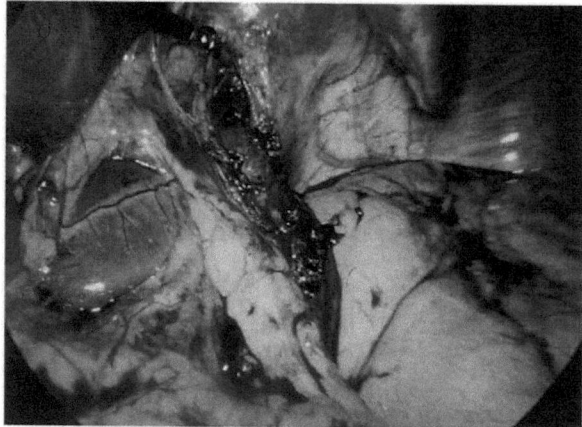

24.6a

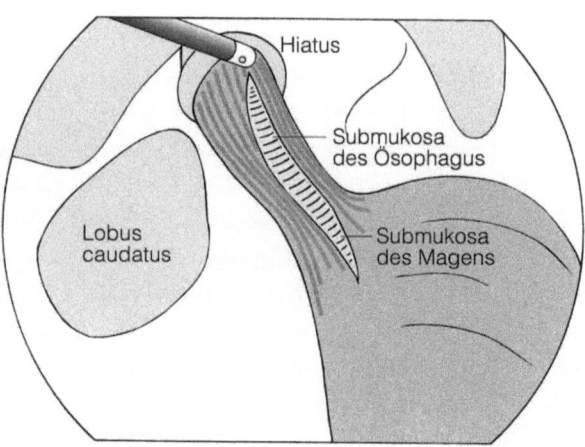

b

Abb. 24.4. Die Kardiomyotomie wird im mittleren Drittel der freigelegten Vorderseite des unteren Ösophagus links vom vorderen N. vagus begonnen. Zuerst wird die Muskulatur an der Oberfläche mit dem Elektromesser inzidiert, die Muskelfasern werden dann mit der Präparationsschere so weit gespalten, bis die Submukosa erreicht ist

Abb. 24.5. Die vollständige Kardiomyotomie besteht in der Spaltung der unteren 4–5 cm des Ösophagus und der angrenzenden Magenmuskulatur auf der linken Seite des vorderen N. vagus auf eine Strecke von 1,0 cm. Die phrenoösophagealen Verbindungen des unteren Ösophagus bleiben weitgehend erhalten

Abb. 24.6a, b. Abgeschlossene laparoskopische Kardiomyotomie. **a** Endoskopisches Bild; **b** graphische Darstellung

rationsschere so weit gespalten, bis die Submukosa erreicht ist (Abb. 24.4). Danach wird die Myotomie mit der HF-Hakensonde nach proximal fortgesetzt. Dabei müssen die einzelnen Muskelschichten jeweils vor dem Einsatz des Schneidestroms (40 W) gut von der Submukosa abgehoben werden. In Richtung auf den Magen muß die Myotomie mindestens auf eine Strecke von 1 cm auf den Magen selbst übergreifen (Abb. 24.5). Die Submukosaschicht ist am Magen deutlich schwieriger darzustellen als an der distalen Speiseröhre. Häufig überkreuzt eine kleine Arterie den gastroösophagealen Übergang, die dann durch Cpligaturen versorgt werden muß. Anstelle der HF-Hakensonde kann an dieser Stelle auch ein hakenförmig ausgeformtes Mikroskalpell verwendet werden. Mit dieser Technik kann zwar eine Verletzung der Magenmukosa besser vermieden werden, sie führt aber zu leichten Sickerblutungen, die entweder durch Kompression mit einem Präpariertupfer oder, wenn dies nicht ausreicht, mit vorsichtiger Koagulation gestillt werden. Die abgeschlossene Kardiomyotomie ist in Abb. 24.6 dargestellt. Eine Verletzung der Schleimhautschicht ist am besten zu vermeiden, wenn die Magensonde in den distalen Ösophagus zurückgezogen und anschließend Luft insuffliert wird. Eine kleinere Perforation (bei uns bisher zweimal vorgekommen) wird mit Einzelknopfnähten verschlossen.

Postoperative Versorgung

Die nasogastrische Sonde wird entfernt, sobald der Patient wieder wach ist und eine Thoraxröntgenaufnahme zum Ausschluß eines Pneumothorax durchgeführt wurde. Kleinere Hautemphyseme treten am Hals häufig auf, weil während des Eingriffs CO_2 über das Mediastinum nach oben dringen kann. Auch ein Pneumothorax kann vorkommen. Hier ist Sorgfalt geboten, denn als Ursache kommt eine Ösophagusperforation oder eine versehentliche Eröffnung der Pleura in Frage. Bis jetzt hatten wir noch bei keinem Patienten nach einer Myotomie oder einer endoskopischen Dissektion der Speiseröhre (thorakoskopisch oder laparoskopisch) eine Ösophagusperforation; in 2 Fällen kam es aber zu einem Pneumothorax, der mit einer Thoraxdrainage rasch wirksam behandelt werden konnte. Am Morgen nach der Operation wird routinemäßig ein Gastrografinschluck gegeben. Wenn dieser unauffällig ist, kann mit flüssiger Nahrung begonnen werden. Ein postoperativer Ileus ist ungewöhnlich, die meisten Patienten können am 2. postoperativen Tag feste Speisen zu sich nehmen. In den meisten Fällen treten während der ersten 12 h nach der Operation Schulterschmerzen auf, die mit intramuskulärer Verabreichung von Opiaten behandelt werden. Bei 20–30 % der Patienten kommt es bis zu 24 h nach der Operation zu Übelkeit und Erbrechen, die mit Antiemetika behandelt werden.

Klinische Ergebnisse

Die Operationsdauer der laparoskopischen Kardiomyotomie liegt bei ungefähr 1,5 h. In der postoperativen Phase gab es bei den bisher 8 Patienten keine besonderen Vorkommnisse, so daß normalerweise am 3. Tag die Entlassung aus der Klinik erfolgen kann. Die Untersuchungen nach der Operation zeigten bisher, daß die Dysphagie vollständig beseitigt werden konnte und daß auch keine Refluxsymptome vorhanden waren, das Follow-up ist jedoch noch sehr kurz (< 12 Monate). Die laparoskopische Vorgehensweise hat gegenüber der Ballondilatation und der offenen chirurgischen Myotomie mehrere potentielle Vorteile. An erster Stelle steht die Minderung des Operationstraumas und dadurch bedingt eine wesentlich kürzere Erholungsphase. Weiter erlaubt die starke Vergrößerung des endoskopischen Bildes eine präzisere Durchführung der Myotomie nach Identifikation der Vagusstämme und ihrer Äste, die erhalten werden können; außerdem wird die bindegewebige Aufhängung der Kardia weniger beeinträchtigt. Letzteres könnte zur Vermeidung von gastroösophagealem Reflux von Bedeutung sein, einer nach der abdominalen Kardiomyotomie besonders häufig auftretenden unerwünschten Folge. Dies hat einige Chirurgen dazu veranlaßt, eine lockere komplette Fundoplicatio nach Nissen oder eine Semifundoplicatio nach Dor zur Verhinderung von postoperativen Refluxproblemen anzulegen. Dieser zusätzliche Eingriff kann aber im Fall eines aperistaltischen Ösophagus seinerseits wieder eine Dysphagie zur Folge haben. Aus diesem Grund sehen wir von einer routinemäßigen Durchführung dieses Eingriffes ab. Bei den beiden Patienten, bei denen eine interoperative Eröffnung der Mukosa stattgefunden hat, war früher eine Ballondilatation vorgenommen worden. Zusätzlich zur oben dargestellten Nahtversorgung haben wir diesen Patienten für 5 Tage Antibiotika verabreicht.

Literatur

Andreollo NA, Earlam RJ (1987) Heller's myotomy for achalasia: is added anti-reflux procedure necessary? Br J Surg 74: 765–769

Black J, Vorbach AN, Liegh-Collis J (1976) Results of Heller's operation for achalasia of the oesophagus. The importance of hiatal hernia repair. Br J Surg 63: 949–953

Crookes WG, Wilkinson AJ, Johnston GW (1989) Heller's myotomy with partial fundoplication. Br J Surg 76: 99–100

Csendes A, Braghetto I, Henriquez A, Cortes C (1989) Late results of a prospective randomized study comparing forceful dilatation and oesophagomyotomy in patients with achalasie. Gut 30: 299–304

Cuschieri A, Shimi S, Nathanson LK (1991) Laparoscopic cardiomyotomy for achalasia. J R Coll Surg Edinb 36: 152–154

Ellis FH, Gibb SP, Crozier RE (1980) Esophagomyotomy for achalasia of the esophagus. Am Surg 86: 157–161

Gelfand MD, Kozarek RA (1989) An experience with polyethylene balloons for pneumatic dilatation in achalasia. Am J Gastroenterol 84: 924–927

Shimi S, Nathanson LK, Cuschieri A (1991) Laparoscopic cardiomyotomy for achalasia. J R Coll Surg Edinb 36: 152–154

Traube M, Dubovik S, Lange RC, McCallum RW (1989) The role of nifedipine therapy in achalasia: results of a randomized double-blind, placebo-controlled study. Am J Gastroenterol 84: 1259–1262

25 Endoluminale Rektumchirurgie – Transanale Endoskopische Mikrochirurgie (TEM)

G. BUESS

Einleitung

Karzinome im kolorektalen Bereich entstehen aus Adenomen. Durch Vorsorgeuntersuchungen und konsequente Entfernung kann die Karzinomentstehung verhindert werden. *Breitbasige Adenome* entarten mit einer hohen Wahrscheinlichkeit und liegen überwiegend im Rektum und Rektosigmoid. Die Diagnose ist im Rahmen einer flexiblen Sigmoidoskopie einfach zu stellen, die chirurgische Entfernung aber ist – von analkanalnahen Lokalisationen abgesehen – wegen der schwer zugänglichen Anatomie des menschlichen Beckens nur durch eingreifende chirurgische Maßnahmen möglich.

Selektionierte *frühe Karzinome,* insbesondere pT1-(Low-risk-)Karzinome nach Hermanek, stellen einen weiteren wichtigen Indikationsbereich dar. Verlaufsbeobachtungen nach lokalen Exzisionen zeigen eine geringe Rate lokaler Rezidive.

Zur lokalen Behandlung von Rektumtumoren haben wir in den Jahren 1980–1983 das erste Verfahren der endoskopischen Chirurgie entwickelt, das in der Allgemeinchirurgie Anwendung gefunden hat. Dieses Verfahren hatte die Umsetzung neuer Prinzipien im Bau des Endoskops, der Instrumente und der Hilfsgeräte zur Voraussetzung. Wir haben diese Entwicklung in der gleichen Zeit durchgeführt, in der Semm die Verfahren der operativen Laparoskopie perfektioniert hat. Allerdings weichen die Problemlösungen für die endoskopische Rektumchirurgie in wesentlichen Punkten von denen der laparoskopischen Chirurgie ab und sind als völlig getrennte Entwicklung zu verstehen.

Zur Unterscheidung von den bekannten Formen der operativen Endoskopie über flexible Endoskope wird diese Technik als „Transanale Endoskopische Mikrochirurgie" (TEM) nach Bueß, Theiß und Hutterer bezeichnet. Damit sind die Mitarbeiter genannt, die an der von Professor Dr. Dr. H. Pichlmaier geleiteten Universitätsklinik in Köln-Lindenthal an der Entwicklung beteiligt waren.

Indikationen

Rektumtumoren

Breitbasige Adenome

Gastroenterologen und endoskopierende Chirurgen tragen breitbasige Adenome bis zu einem Durchmesser von etwa 2 cm in der Regel mit der Schlinge ab. Liegen größere breitbasige Adenome direkt am Übergang zum Analkanal, dann ist eine chirurgische Entfernung mit Hilfe eines Spreizers angezeigt. Alle höher gelegenen breitbasigen Adenome, die mit einem starren Rektoskop übersichtlich dargestellt werden können und deren Längenausdehnung nicht mehr als ca. 8 cm beträgt, stellen eine Indikation für die TEM dar. Bei großen Adenomen an der Vorderwand des oberen Rektums und unteren Sigmas kann die Präparation schwierig sein, weil hier eine Eröffnung des Peritoneums bei der Präparation nicht sicher verhindert werden kann. In diesen Fällen kann in Abhängigkeit von der Beherrschung der TEM auch eine anteriore Resektion indiziert sein.

Karzinome

4 Indikationsgruppen können unterschieden werden:

1. Operation mit hoher Wahrscheinlichkeit, das kurative Ziel zu erreichen. pT1-Karzinome mit guter oder mittlerer Differenzierung ohne Lymphgefäßinfiltration (Low-risk-Karzinome nach Hermanek).
2. Operation mit reduzierter Wahrscheinlichkeit, das kurative Ziel zu erreichen. Ein Beispiel ist das pT2-Karzinom (Low-risk-Karzinom nach Hermanek).
3. Operation mit palliativer Zielsetzung, z.B. Karzinome bis zum Stadium pT3, die bei der digitalen Untersuchung gut mobil sind, unabhängig von der Differenzierung; Durchmesser bis ca. 4 cm.
4. Die „ungeplante Karzinomoperation". Dies ist die mit Abstand häufigste lokale Karzinomoperation.

Große breitbasige Adenome enthalten mit einer Wahrscheinlichkeit von bis zu 20% Karzinome, die präoperativ mit den heutigen Mitteln der Diagnostik häufig nicht erkannt werden können. Meist sind dies pT1-(Low-risk-)Karzinome, so daß im Falle einer Vollwandexzision des Tumors im Gesunden mit hoher Wahrscheinlichkeit eine kurative Maßnahme erfolgt ist.

Auswahl der Patienten für die Karzinomoperation

Die Vollwandexzision ist die Voraussetzung einer sinnvollen Karzinomoperation. Diese Technik ist nur im extraperitonealen Bereich des Rektums möglich: an der Vorderwand also bis in eine Höhe von etwa 12 cm, an den Seitenwänden bis 15 cm und an der Hinterwand bei einem sehr kleinen Tumor bis 20 cm von der Anokutanlinie aus gemessen.

Für die Gruppen 1 und 4 sehen wir bei den gegenwärtig vorliegenden Daten zum Rezidivverhalten die Indikationen – unabhängig von den Kriterien Alter und Sphinkternähe – immer als gegeben an, für die Gruppe 2 nur beim alten Menschen und beim Risikopatienten. Gegenwärtig nimmt die Zahl der Patienten zu, die bei tiefer Karzinomlokalisation eine Exstirpation ablehnen und somit eine weitere Untergruppe der Karzinompatienten bilden. In diesen Fällen empfehlen wir bei pT2- und pT3-Karzinomen, deren Unterrand mindestens 2 cm von der Kryptenregion entfernt ist, die Rektumresektion mit koloanaler Anastomose.

Für die Indikationsgruppe 3 kommt das Verfahren ausschließlich bei Patienten mit extrem hohem Operationsrisiko in Frage.

Transanale Endoskopische Rektopexie (TER) beim Rektumprolaps

Dieses Verfahren befindet sich gegenwärtig noch in einer frühen Phase der klinischen Validierung. Wir empfehlen es deshalb nur beim nicht ausgedehnten und gut reponiblen Prolaps.

Präoperative Diagnostik

Für eine zuverlässige Beurteilung der Operabilität mit der TEM muß der Operateur die digitale Untersuchung, die starre Rektoskopie und möglichst auch die endoluminale Ultraschalluntersuchung selbst durchführen.

Tabelle 25.1. Wichtige Fragen zur Anamnese bei Patienten mit Rektumtumoren

Symptomatik
  Abgang von hellrotem Blut
  Schleimabgang
  Obstipation
  Diarrhö
  Wechselnde Stuhlgewohnheiten
  Dauer der Symptome

Präoperative Kontinenz
  Inkontinenz für flüssigen Stuhl
  Inkontinenz für weichen Stuhl
  Inkontinenz für normalen Stuhl
  Dauer der Inkontinenz

Anamnese

Die typischen Fragen zur Anamnese sind in der Tabelle 25.1 aufgelistet. Beim alten Menschen sind die Fragen nach der präoperativen Kontinenz besonders wichtig, um eine Beeinträchtigung durch den operativen Eingriff zuverlässig beurteilen zu können.

Digitale Untersuchung des Rektums

Etwa bei der Hälfte der Patienten, die mit der TEM operiert werden können, ist der Tumor mit dem tastenden Finger erreichbar. Wir beurteilen den Tastbefund in Anlehnung an die Stadieneinteilung nach Mason. Für Tumoren, die bei der Palpation „adenomtypisch" weich sind, haben wir unabhängig von Größe und Verschiebbarkeit zusätzlich den Begriff „CSO" eingeführt.

CSO   = keine derben Areale
CSI   = frei beweglich
CSII   = mit der Wand verschieblich
CSIII = geringgradig fixiert
CSIV = fixiert

Rektoskopie

Wir verwenden ein starres Rektoskop mit 18 mm Durchmesser. Die makroskopische Klassifizierung des Polypen ist in Abb. 25.1 dargestellt.

Adenome weisen in der Regel eine weißliche, zottige Oberfläche auf. Auch beim Tumor, der mit dem Finger nicht getastet werden kann, ist eine indirekte Beurteilung möglich. Lassen sich makroskopisch adenomtypische Polypenareale mit dem Rektoskop leicht wegschieben, dann kann die Konsistenz als

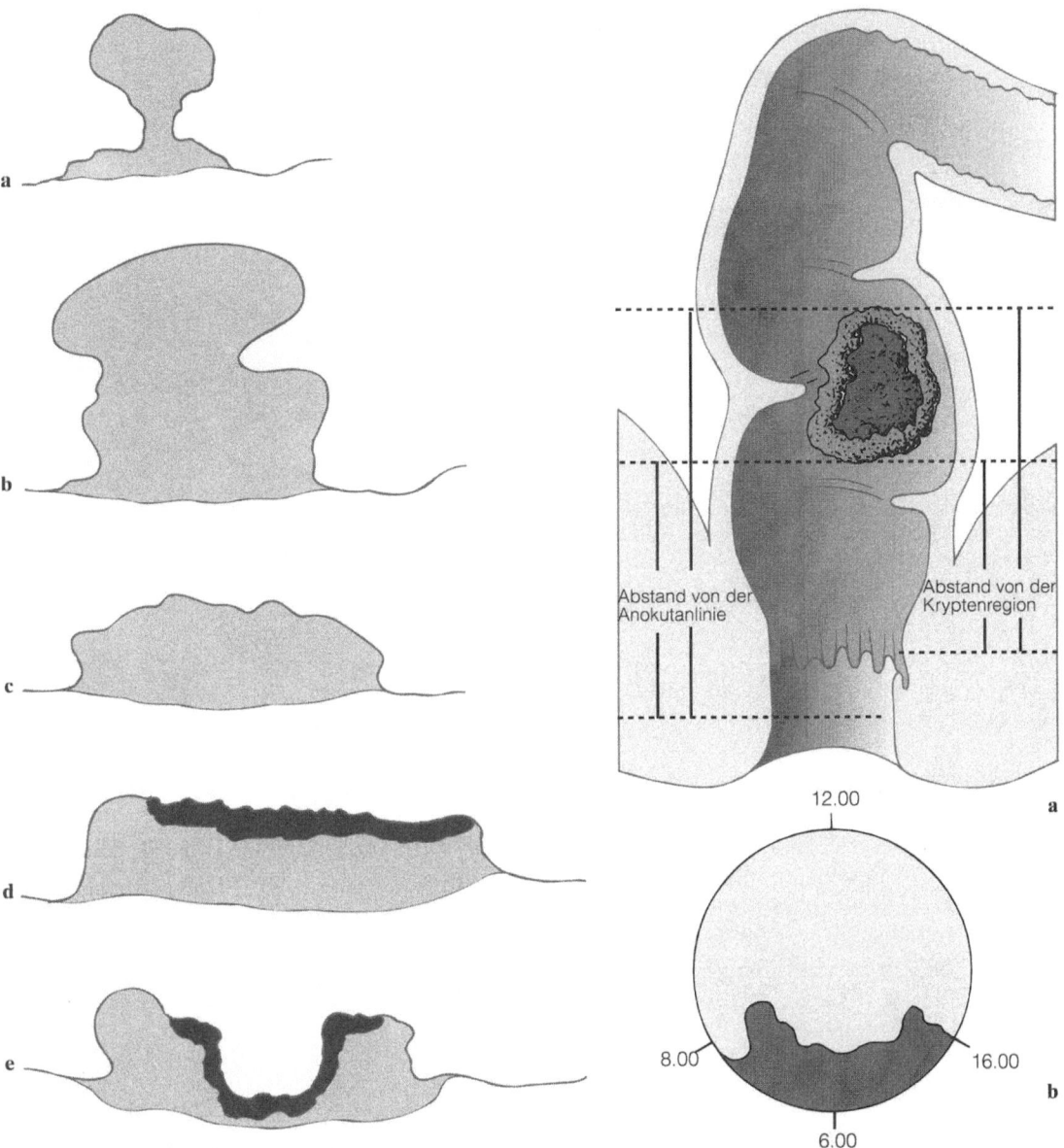

Abb. 25.1 a–e. Endoskopische Klassifizierung der Rektumtumoren: **a** gestielter Polyp; **b** breitgestielter Polyp; **c** breitbasiger Polyp, adenomtypisch; **d** breitbasiger Polyp, karzinomtypisch; **e** exulzerierter Polyp, karzinomtypisch

Abb. 25.2 a, b. Endoskopischer Befund, Lokalisationsangaben. **a** Höhenlokalisation: *links* Abstand von der Anokutanlinie; *rechts* Abstand von der Kryptenregion. **b** Lage in bezug auf die Zirkumferenz (Angaben immer in bezug auf die Steinschnittlage). Die erforderliche Operationslagerung wird direkt auf dem Operationsprotokoll angekreuzt

adenomtypisch eingestuft werden. Ulzerierte und leicht blutende Areale sprechen für das Vorliegen eines Karzinomes.

Die Höhe des Polypen, von der Anokutanlinie aus gemessen, wird als unterer und oberer Polypenrand eingetragen (Abb. 25.2). Besonders bei sphinkternahen Karzinomen ist aber zusätzlich der Abstand von der Kryptenregion wichtig. Die TEM ist nur möglich, wenn der gesamte Polyp mit dem starren Rektoskop gut dargestellt werden kann.

Die Dokumentation der Lage in bezug auf die Zirkumferenz ist die Voraussetzung für die Festlegung der Operationslagerung.

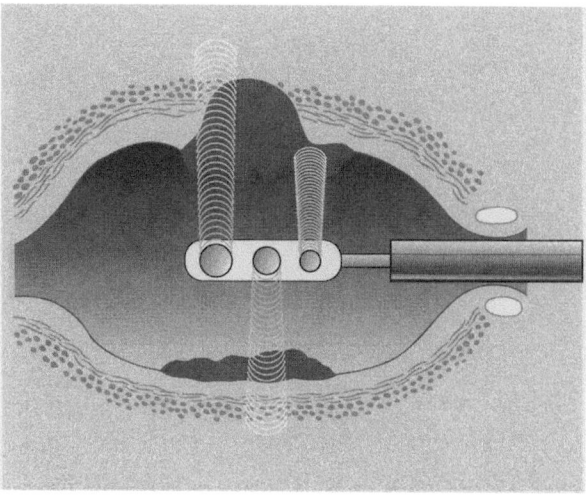

Abb. 25.3. Endoluminaler Ultraschall des Rektums mit direkter Wasserfüllung. Die Untersuchung kann wahlweise mit 5,8 oder 10 MHz durchgeführt werden

Endoluminale Ultrasonographie

Die endoluminale Ultraschalluntersuchung ist das einzige diagnostische Verfahren, das neben der digitalen Untersuchung eine ausreichende Sicherheit bei der Beurteilung des Tumorstadiums bietet. Besonders wichtig ist für uns die Erkennung von pT2-Tumoren in vermeintlichen Adenomen. Üblicherweise findet dafür ein Ultraschallgerät Verwendung, bei dem über einem rotierenden Scanner ein Ballon für eine Wasservorlaufstrecke aufgefüllt wird.

Wir haben gemeinsam mit der Firma Kretztechnik AG (A-4871 Zipf) ein System entwickelt, bei dem der rotierende Schallkopf direkt wasserdicht mit dem Rektoskop verbunden und das Rektum insgesamt mit Wasser aufgefüllt wird. Je nach gewünschter Eindringtiefe kann ein Scanner mit 5,8 oder 10 MHz gewählt werden (Abb. 25.3). In Abb. 25.4a, b wird ein Adenom mit Ballondarstellung und eines mit direkter Wasserfüllung gezeigt. Die Anatomie des Polypen bleibt bei der Wasserfüllung erhalten und die Basis kann sicherer beurteilt werden. In Abb. 25.5 ist ein pT3-Karzinom dargestellt.

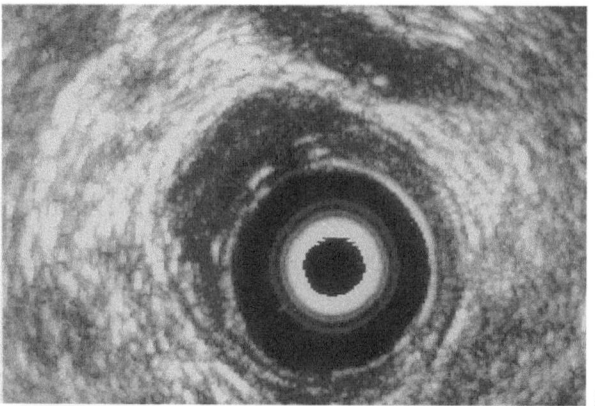

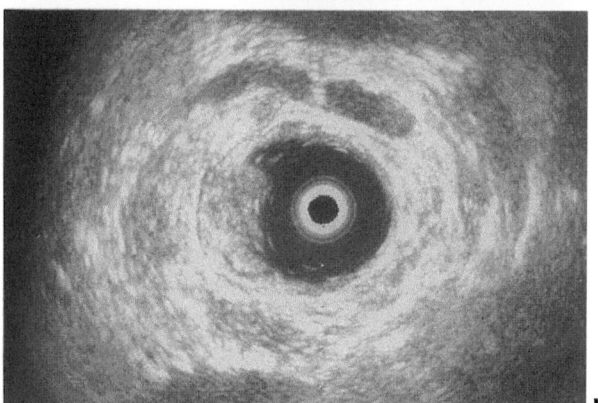

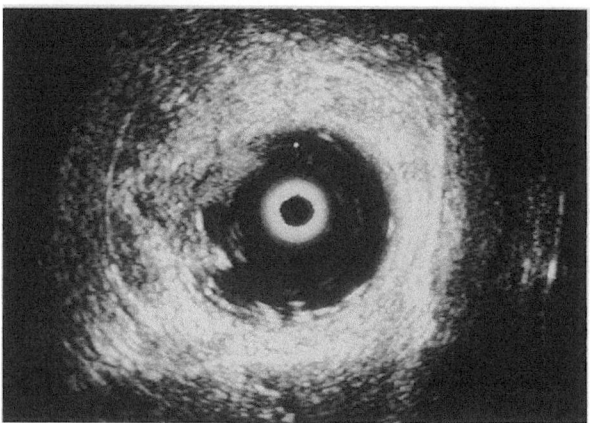

Abb. 25.4a, b. Endoluminale Ultraschalluntersuchung eines Adenoms: **a** Mit Ballon als Wasservorlaufstrecke; **b** mit direkter Wasserfüllung über das Rektoskop

Abb. 25.5. Endoluminale Ultraschalluntersuchung eines pT3-Tumors mit direkter Wasserfüllung über das Rektoskop

Präoperative Vorbereitung

Patientenaufklärung

Jeder Patient wird durch einen standardisierten Aufklärungsbogen und ein persönliches Gespräch auf die typischen Komplikationen der TEM hingewiesen.

Intraoperative Komplikationen
- Der Polyp läßt sich nicht im gesamten Bereich sicher darstellen.
- Der Eingriff kann nicht durch eine zuverlässige Naht beendet werden.
  Konsequenz in beiden Fällen: Konventionelle Operation.

Postoperative Komplikationen
- Nachblutung
  Konsequenz: Revision.
- Nahtinsuffizienz, besonders bei ausgedehnten Polypen, die zu einer Spannung auf die Naht führen können.
  Konsequenz: Vorübergehende Infusionsbehandlung.
- Septische Komplikationen
  Konsequenz: Anlage eines temporären doppelläufigen Stomas.
- Postoperative Stenose als Folge einer Nahtheilungsstörung
  Konsequenz: Bougierung.
- Temporäre Miktionsstörung infolge einer mechanischen Irritation der Urethra durch das Rektoskop
  Konsequenz: Dauerkatheter für 1–2 Tage.

Vorbereitung des Darmes und perioperative Antibiotikaprophylaxe

Eine zuverlässige Darmvorbereitung ist die Voraussetzung für eine problemlose Abheilung der Naht. Nach unserer Erfahrung ist nur die konsequente Anwendung der Darmlavage mit mindestens 10 l isotoner Elektrolytlösung über eine Magensonde ausreichend. Außerdem geben wir grundsätzlich eine Einzeldosis einer Antibiotikakombination (Metronidazol mit einem Cephalosporin der zweiten Generation) mit aerober und anaerober Wirkung.

Anästhesie

Treten während des chirurgischen Eingriffes Schmerzen auf, dann kommt es in der Regel zur Unruhe des Patienten und der endoskopische Eingriff kann nicht mehr sinnvoll weitergeführt werden. TEM-Eingriffe, die lange dauern, und Eingriffe in Bauchlage werden nach Legen eines Blasenkatheters immer in Allgemeinnarkose durchgeführt. Alle anderen Eingriffe können in Periduralanästhesie vorgenommen werden.

Lagerung des Patienten, Vorbereitung der Haut und Abdeckung

Lagerung des Patienten

Die Lagerung richtet sich nach der Lokalisation des Polypen (Abb. 25.2). Entsprechend der präoperativ festgelegten Lagerung ist zwischen Seitlage, Steinschnittlage oder Bauchlage zu wählen. Die Lagerungstechnik mit den in Tübingen verwendeten Operationstischen zeigt die Abb. 25.6. Wichtig ist eine gute Polsterung der Auflage. Der Tisch muß problemlos gekippt werden können, so daß die optimale Arbeitsposition eingestellt werden kann. Die Fixierung des Martin-Armes am Operationstisch richtet sich nach der Art der Lagerung.

Vorbereitung der Haut und Abdecken des Patienten

Grundsätzlich wird jede Klinik die intraoperative Sterilität in der Weise handhaben, wie dies für die konventionellen transanalen Verfahren etabliert ist. Wir waschen die perianale Haut mit alkoholischer Lösung, verzichten aber auf die Rasur der Behaarung. Als Abdeckung verwenden wir Papiertücher. Angenehm sind Kombinationen, die für die transurethrale Resektion entwickelt wurden; diese sind mit Taschen und Durchzugselementen für die Schlauchkonnektionen ausgerüstet.

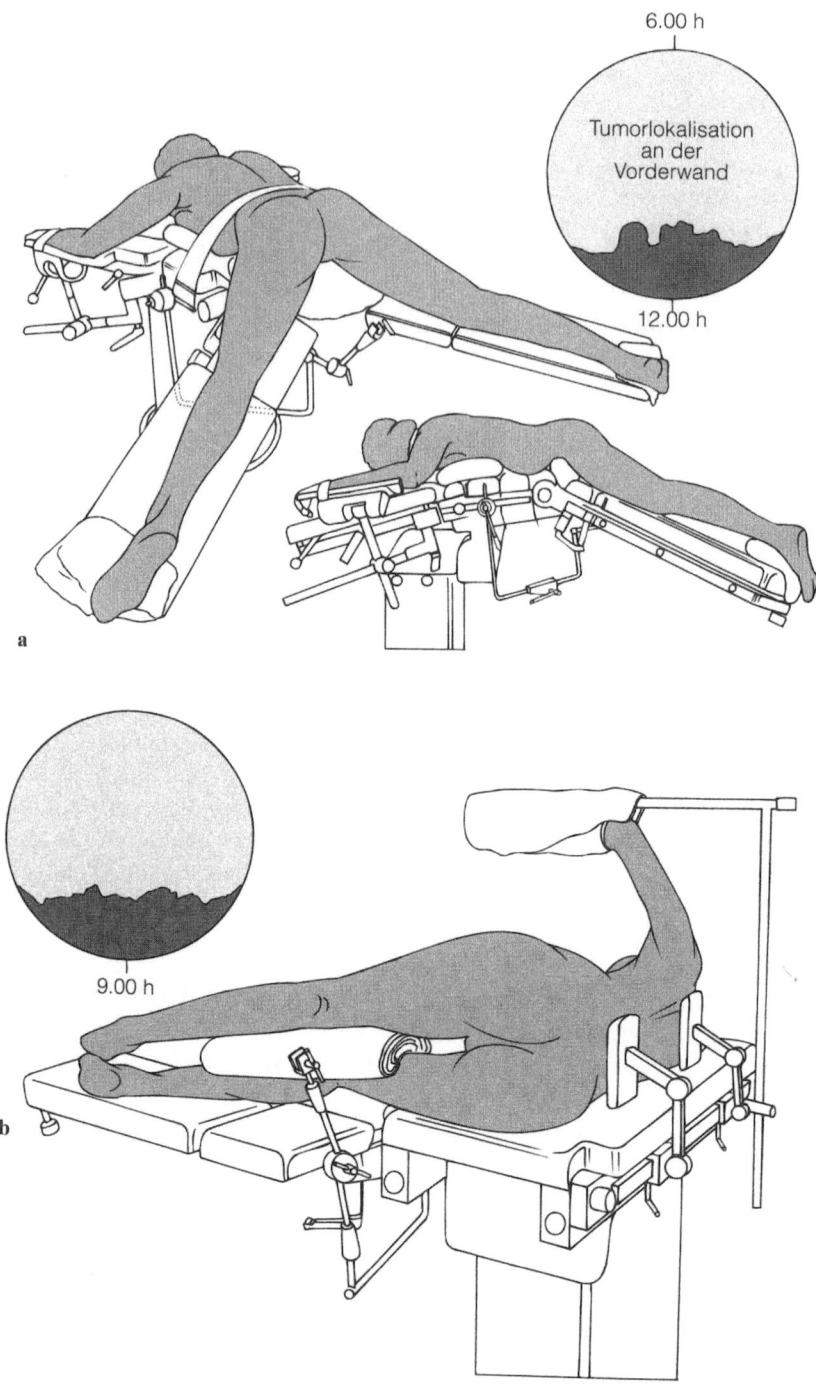

Abb. 25.6a, b. Lagerung des Patienten: **a** Bauchlagerung mit gespreizten Beinen, **b** Seitenlagerung in angehockter Position

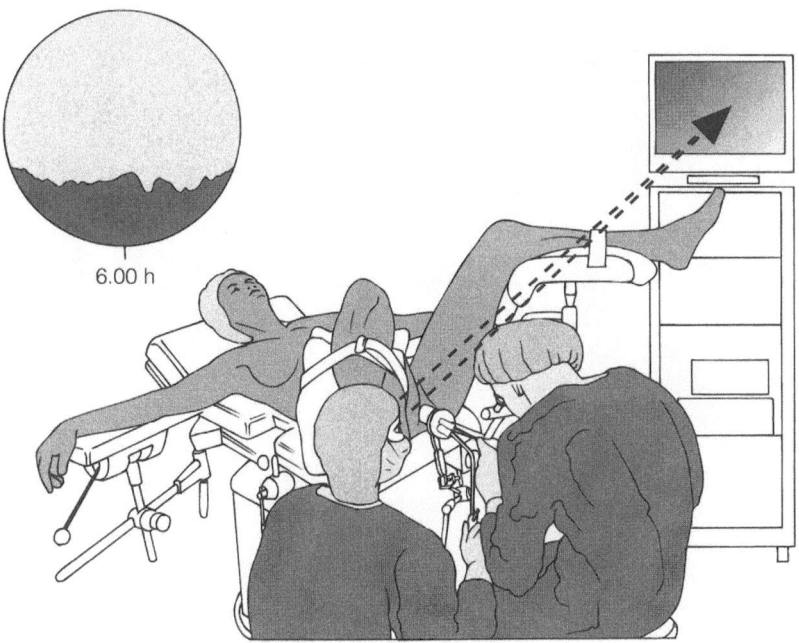

Abb. 25.7. Anordnung im Operationssaal. Der Patient liegt in Steinschnittlage, der Chirurg hat über das stereoskopische Endoskop den direkten Blick auf das Operationsareal. Der Assistent beobachtet den Ablauf über den Videomonitor

Anordnung der Zusatzgeräte und Stellung des Operationsteams

Anordnung der Zusatzgeräte

Der Aufbau des Operationssaales ist in Abb. 25.7 dargestellt. Das Kombinationsinstrument für die Gasinsufflation und das HF-Gerät stehen aus der Sicht des Operateurs links am Fußende des Operationstisches.

Das HF-Gerät wird über einen Doppelfußschalter vom Operateur gesteuert, die Spülung der Optik erfolgt über einen Fußschalter durch den Assistenten. Die Schlauch- und Kabelverbindungen werden spannungsfrei mit einem Klebestreifen an der Abdeckung befestigt.

Als Lichtquelle empfiehlt sich eine leistungsfähige Halogen- oder Xenonlampe. Diese steht zusammen mit dem Monitor und der Kamerasteuerung rechts vom Operateur.

Der U-förmige Martin-Arm ist so angebracht, daß die Befestigungsschraube etwa 20 cm unterhalb des Anus liegt. In dieser Position sind Variabilität und Stabilität des Systems optimal eingestellt. Weicht der Operationstisch von dem in Abb. 25.6a gezeigten Prinzip ab, dann muß evtl. modifiziert werden.

Stellung des Operationsteams

Der Chirurg sitzt auf einem höhenverstellbaren Stuhl, der Assistent links daneben. Der Chirurg arbeitet mit direktem Blick ins Operationsrektoskop, der Assistent über den Monitor, der in Blickrichtung aufgestellt ist.

Die Operationsschwester sitzt rechts hinter dem Chirurgen, die Operationsinstrumente liegen auf dem Instrumententisch und werden von rechts her zugereicht.

Das Gasinsufflationskombinationsgerät

Die CO_2-Insufflation arbeitet druckgesteuert bei kontinuierlicher Messung des Gasdruckes im Rektum (Abb. 25.8). Über den Druckmeßkanal, der mit dem Stutzen am Rektoskop direkt verbunden ist, wird der Druck im Rektum registriert und an dem Druckanzeigeinstrument abgelesen. Fällt der Druck unter den mittels Stellknopf vorgewählten Druck ab, wird automatisch mit einer Flowleistung von maximal 4 l/min insuffliert. Bei Verwendung eines konventionellen Operationssaugers zum Absaugen von Blut oder Rauch aus der Rektumhöhle würde der Dehnungsdruck sofort unterschritten und die Operation müßte abgebrochen werden. Wir verwenden deshalb eine

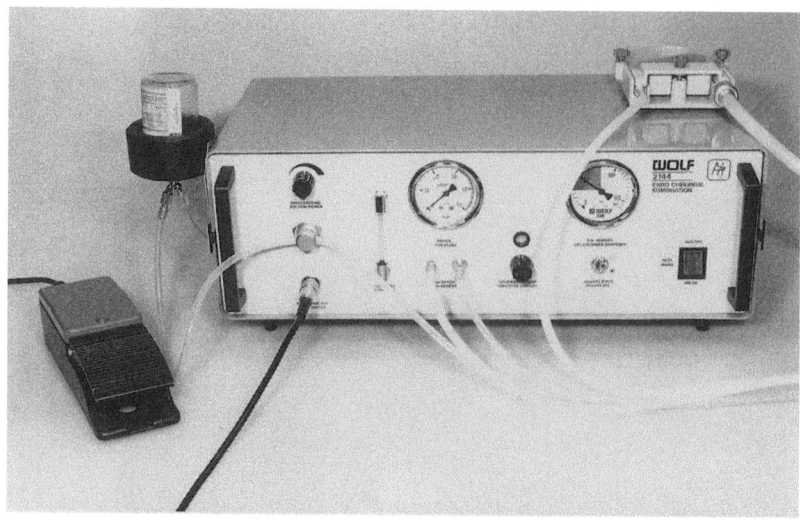

Abb. 25.8. Das Gasinsufflationsgerät. Neben dem Druckmeßkanal und dem Kanal für die Gasinsufflation sind Anschlüsse für die Spülung der Optik und die Absaugung integriert

Rollenpumpe, die in der maximalen Saugleistung unter der Leistung des Gasinsufflationsgerätes liegt, so daß auch beim Saugen eine konstante Dehnung gewährleistet ist. Die Rollenpumpe arbeitet konstant, d.h. daß ständig ein Gasaustausch in der Rektumhöhle erfolgt. Die Saugleistung der Rollenpumpe sollte aber nur in den Präparationsphasen, in denen Rauch und Blut abgesaugt werden müssen, maximal eingestellt sein, weil sonst unnötig viel CO_2 verbraucht würde.

Eine weitere Funktion des Kombinationsgerätes ist die Spülung der Optik. Über einen Luer-Lockanschluß am Gerät wird CO_2 bei einem Druck von 150 mbar entnommen und über einen Infusionszwischenschlauch einer Infusionsflasche mit Spülflüssigkeit zugeführt. Mit einer zweiten langen Nadel wird die Spülflüssigkeit über den Spülschlauch und ein Magnetventil zur Optik geführt. Betätigt der Assistent den Fußschalter, wird das Magnetventil für die Dauer der Aktivierung geöffnet und der Spülstrahl gegen die Optik gelenkt.

Spezielle Instrumente und Einmalartikel für die TEM

Allgemeine Bedingungen der TEM

Die TEM ist eine Technik mit nur einem Zugang, d.h. Optik und Instrumente werden über denselben Zugang eingeführt. Dies hat die Konsequenz, daß für die chirurgische Manipulation nur ein sehr begrenzter Raum zur Verfügung steht und daß die Instrumente parallel zueinander liegen. Ersteres bedingt, daß die Instrumente sich bei der Manipulation leicht gegenseitig behindern, daß also ein hoher Trainingsaufwand notwendig ist, um das Verfahren manuell zu beherrschen. Die parallele Anordnung von Instrumenten und Optik schließt eine räumliche Beurteilung über eine Triangulation aus. Wir müssen deshalb eine stereoskopische Optik verwenden.

Operationsrektoskop (Abb. 25.9 a)

Der Tubus des Operationsrektoskops hat einen Außendurchmesser von 40 mm, bei einer Tubenlänge von 12 bzw. 20 cm. Über einen Bajonettmechanismus wird der Tubus mit dem Handstück verbunden. Die Spitze der Tuben ist abgeschrägt und bietet so Schutz für die Optik. Bei korrekter Position der Optik liegt diese immer hinter der Spitze des Tubus, und ein Kontakt der Spitze der Optik mit dem Darm ist nicht möglich (Abb. 25.11 b). Das Arbeitsfeld liegt aufgrund der Abschrägung der Optik etwas vor und unterhalb der Optikspitze. Dieses Gebiet wird durch eine Kombina-

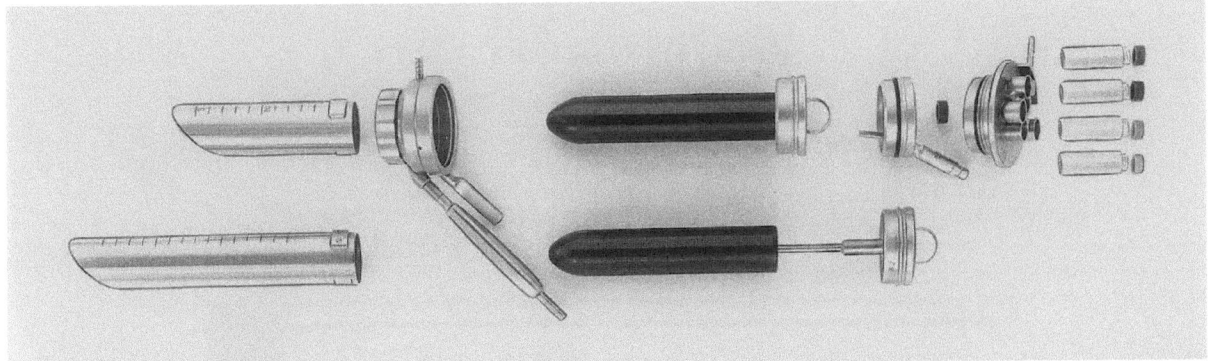

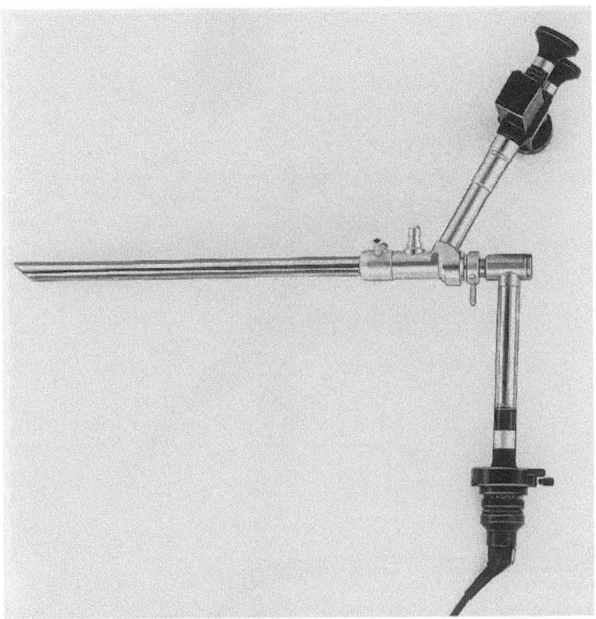

Abb. 25.9 a, b. Operationsrektoskop und Optik: **a** Die Teile des Operationsrektoskops; **b** die stereoskopische Optik mit starrem Einsatz für die Mitbeobachtung

tion von Gasinsufflation und mechanischer Dehnung dargestellt.

Das Grundteil ist mit einem Griff versehen, der nach dem Einstellen des Operationsfeldes mit dem Martin-Arm fest verbunden wird. Dichtungen an allen Verbindungsstücken verhindern, daß Gas entweicht.

Zum Einführen des Rektoskops wird ein Mandrin mit einer atraumatischen Spitze eingesetzt, zur endoskopischen Beurteilung dient ein Glasfenster mit Beleuchtungseinsatz.

Das Glasfenster wird vor Beginn der Operation gegen den Arbeitseinsatz ausgetauscht. Dieser hat 4 mit Silikontüllen abgedichtete Eingänge für die chirurgischen Instrumente und einen arretierbaren Eingang für die Optik (Abb. 25.11 a).

Martin-Arm

Die chirurgische Arbeit unter optischer Vergrößerung erfordert eine stabile Arbeitsposition, die mit dem Martin-Arm erreicht wird. Die 3 Gelenke des Martin-Armes werden über eine zentrale Stellschraube in einem Arbeitsgang blockiert bzw. gelöst.

Optik

Die stereoskopische Optik (Abb. 25.9 b) liefert dem Operateur ein vergrößertes räumliches Bild. Der Augenabstand der Optik ist über ein Stellrad individuell justierbar. Als drittes kann wahlweise eine flexible Zusatzoptik für die direkte Betrachtung oder eine starre Optik für die Videoübertragung eingeführt werden.

In die Optik sind Kanäle für die Reinigung der Frontlinsen und die CO_2-Insufflation eingebaut.

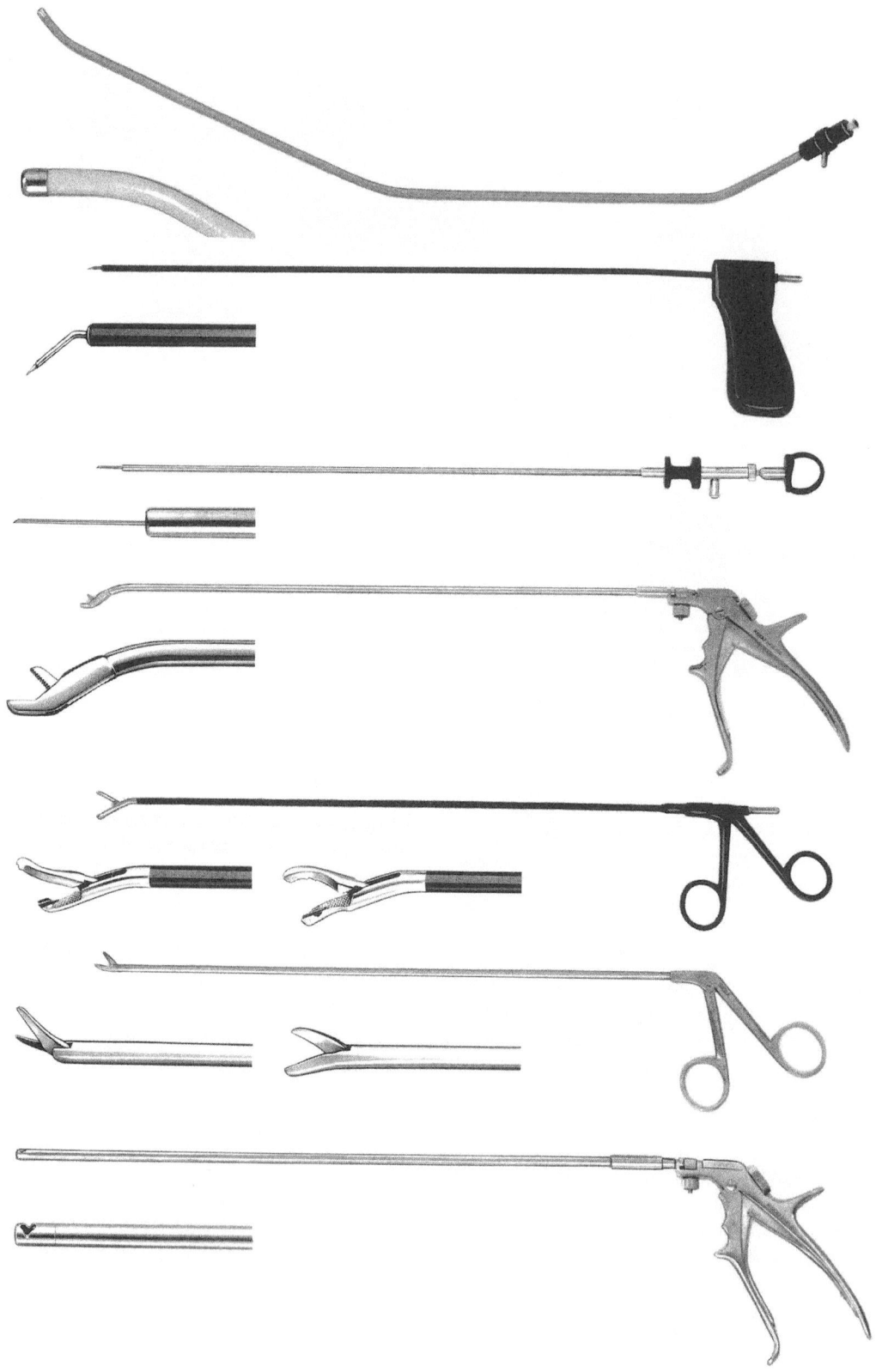

Abb. 25.10. Die Operationsinstrumente: *rechts* Handgriffe, *links* Spitzen der Instrumente

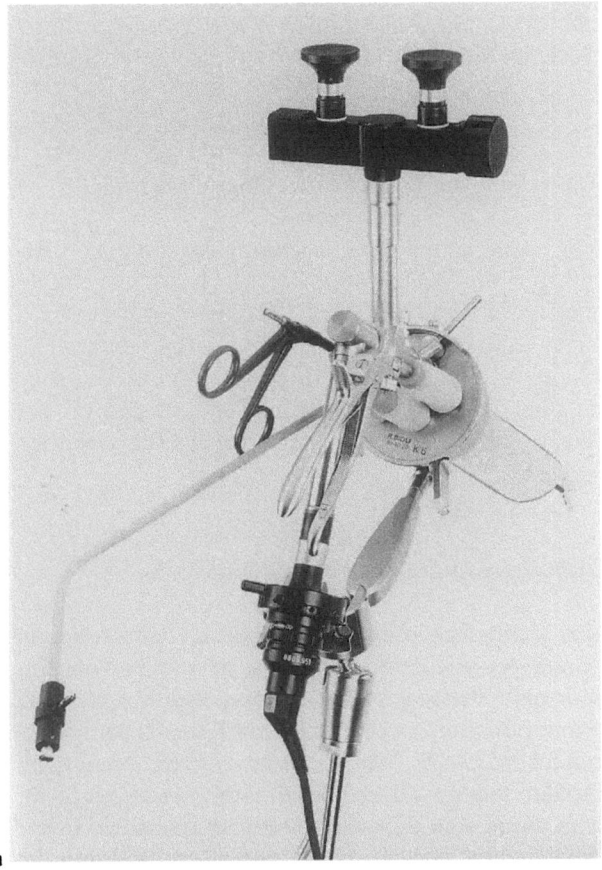

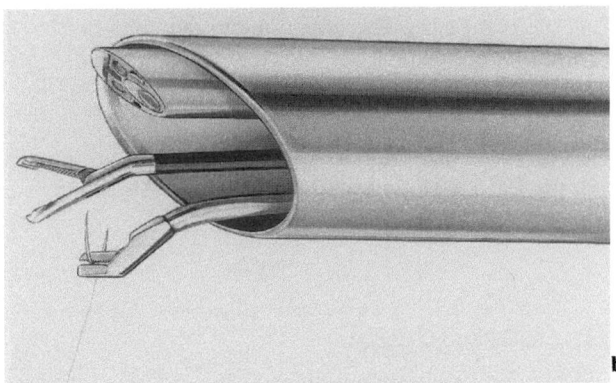

Abb. 25.11 a, b. Das komplett montierte Operationsrektoskop: **a** Optik und Instrumenteneingänge; **b** Spitze des Instruments. (Zur besseren Darstellung ist die Optik aus dem Schutzbereich vorgeschoben.)

Chirurgische Instrumente (Abb. 25.10)

Für einen Teil der Instrumente ist die monopolare HF-Anwendung vorgesehen: Diese Instrumente sind im Griff und im Schaftbereich isoliert, haben am Griffteil einen Kontakt für das HF-Kabel und sind in ihrem Spitzenbereich blank, so daß hier der HF-Strom ins Gewebe abfließen kann.

Das HF-Messer ist im Spitzenbereich etwas abgewinkelt, dies rückt die Instrumentenspitze in den optimalen Sichtbereich der Optik. Der Pistolengriff ermöglicht eine ergonomische Führung des Instrumentes.

Die Pinzette ist ebenso wie der Nadelhalter und der Sauger aus der Instrumentenachse heraus nach unten versetzt. Dies hat zwei Gründe: Zum einen ist damit die Konkavität der Kreuzbeinregion erreichbar, was mit gerade gestellten Instrumenten nur schwer möglich ist, zum anderen ist der Arbeitsabstand zwischen Optik und Instrument größer, wodurch die Übersicht beim Eingriff verbessert wird (Abb. 25.11 b). Die Spitze des Maulteils der Pinzette ist mit Zähnen versehen, mit denen auch quer zur Längsachse liegendes Gewebe gefaßt werden kann. Die restliche Oberfläche des Maulteiles ist etwas angerauht, damit die Nadel bzw. der Faden bei der Naht besser gefaßt werden kann.

Auch beim Nadelhalter ist die Arbeitsachse versetzt. Die Maulteile sind so geformt, daß die Nadel beim Fassen automatisch aufgerichtet wird. Der Variceps-Griff des Nadelhalters erlaubt es, das Instrument in beliebiger Rotationsstellung einzustellen und die Nadel zu arretieren.

Zum Arretieren des Fadens verwenden wir einen speziellen Silberclip (Abb. 25.10, s. auch Abb. 25.17), dessen Material so weich ist, daß der monofile Faden beim Schließen des Clips nicht abgeschert wird. Nach Resorption des Fadens (Polydioxanon) gehen die Silberclips mit dem Stuhl ab. Wegen ihrer Oxidationsneigung sind die Clips nicht optimal für den laparoskopischen Einsatz geeignet. Die Clipzange besitzt ebenfalls einen Variceps-Griff (Abb. 25.10), der Schlitz des Clips wird quer zur Längsachse des Clipapplikators eingesetzt.

Der Sauger ist in mehreren Achsen abgewinkelt. Diese komplexe Form macht es möglich, daß auch während der Präparation gesaugt werden kann, ohne daß die Hände des Chirurgen und die Spitzen der Instrumente durch die Manipulation des Saugers, die in der Regel der Assistent ausführt, wesentlich beeinträchtigt werden.

Mit einer versenkbaren Injektionsnadel können bei der Präparation vasokonstriktorische Substanzen injiziert werden.

Operationsschritte

Aufbau des Instrumentariums

Der Eingriff beginnt mit der Rektoskopie. Bei einem Tumor, dessen Oberrand weniger als 12 cm von der Anokutanlinie entfernt liegt, wird das kurze Rektoskoprohr verwendet. Mit einem Mandrin versehen, wird der Sphinkter unter leichtem Druck unter Verwendung eines Gleitmittels überwunden. Danach wird der Sichtfensterdeckel aufgesetzt, das Lichtleitkabel mit dem entsprechenden Anschluß verbunden und unter manueller Luftinsufflation das Tumorareal inspiziert. Die optimale Einstellung wird mit Hilfe des Martin-Arms fixiert.

Der Sichtfensterdeckel wird dann gegen den Arbeitseinsatz ausgetauscht. Dabei sind die Instrumenteneingänge bereits mit den Silikonkappen und den Dichtungselementen versehen. Die Schlauchverbindungen werden entsprechend den Ringmarkierungen mit den Anschlüssen des Kombinationsgerätes, des Rektoskops und der Optik verbunden. Unmittelbar vor dem Anschließen prüfen wir die einzelnen Funktionen: Sauger, Gasinsufflation und Spülung der Optik. Für diese Prüfung muß am Kombinationsgerät die Gasflasche geöffnet sein, der Einschaltknopf und der Insufflationshebel des Gerätes müssen auf „Ein" stehen.

Danach wird die Stereooptik, die entweder mit einer flexiblen Mitbeobachteroptik oder mit der Videokamera versehen ist, über den vorgesehenen Kanal eingebracht und zunächst am Anfangsteil des Rektoskops arretiert. Jetzt werden die Instrumente eingeführt. Für Rechtshänder ist links oben die Pinzette (rote Abdeckkappe), rechts oben das HF-Instrument (rot) und links unten der Sauger (grau). Der Zugang rechts unten wird in der Regel mit einer (roten) Gummikappe dicht verschlossen. Wenn alle Verbindungen angelegt sind, ist Gasdichtigkeit hergestellt.

Das Insufflationsgerät wird eingeschaltet und die Optik unter Sicht so weit vorgeführt, bis die Spitze des Rektoskops über die Optik gerade nicht mehr zu sehen ist. In dieser Position liegt die Spitze der Optik noch im Schutzbereich des abgeschrägten Rektoskops (Abb. 25.11 b).

Einstellung der Optik auf das Operationsgebiet

Wir beginnen mit der Einstellung der optimalen Arbeitsposition. Dazu wird der Martin-Arm geöffnet und unter direktem Blick über die Optik zunächst eine Übersicht über das Tumorareal eingestellt. Dabei ist auch definitiv zu prüfen, ob alle Bereiche für die Operation gut zugänglich sind und ob der Eingriff mit der TEM sicher durchgeführt werden kann.

Sicherheitsabstand und Präparationstiefe

Der ideale Sicherheitsabstand beträgt beim Adenom 5 mm, beim Karzinom mindestens 10 mm vom Tumorrand. Die angestrebte Resektionslinie markieren wir vor Beginn der Operation mit Koagulationspunkten (Abb. 25.12). Dies hat beim weiteren operativen Ablauf den Vorteil, daß bei Einschränkung der Sicht, z.B. durch eine Blutung, die Präparationslinie sicher beibehalten werden kann. Bei allen Tumoren im extraperitonealen Bereich des Rektums führen wir die Vollwandexzision durch. Beim Karzinom, das zur Seite und zum Kreuzbein hin liegt, wird zusätzlich perirektales Fett en bloc mitentfernt. Adenome im intraperitonealen Teil des Rektums entfernen wir in

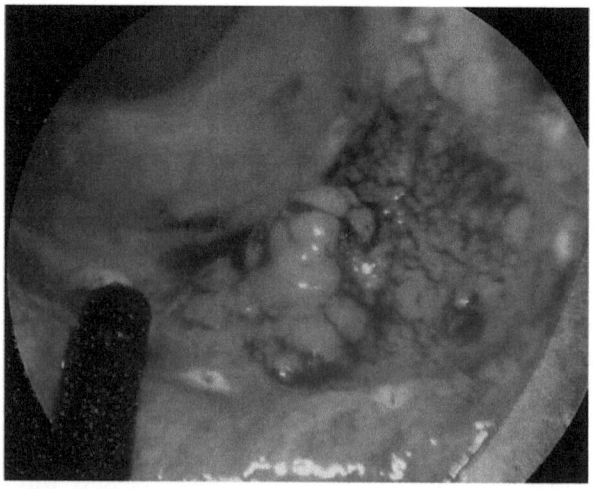

Abb. 25.12. Festlegen der Resektionslinie mit Koagulationspunkten

der Technik der Mukosektomie oder der Teilwandentfernung, um eine Eröffnung des Peritoneums zu vermeiden. Die Teilwandentfernung betrachten wir als eine Modifikation der Mukosektomie, bei der oberflächliche Teile der Muscularis propria mitentfernt werden.

Mukosektomie

Zwei Aspekte sind bei der Mukosektomie besonders wichtig: 1. Beim Beginn der Präparation muß sehr vorsichtig vorgegangen werden, um nicht in eine zu tiefe Schicht zu geraten. 2. Das Präparat muß sehr zart gefaßt werden, damit die Ränder nicht einreißen. Das Präparat sollte grundsätzlich bei allen Präparationstechniken im Bereich des Sicherheitsabstandes, also an der normalen Wand und nicht im Tumorbereich, gefaßt werden.

Beim Beginn der Präparation (Abb. 25.13) fassen wir mit der Pinzette vorsichtig die Schleimhaut im

Abb. 25.13 a–d. Mukosektomie. **a** Abheben der Mukosa vor Beginn der Präparation. **b** Präparation der Muscularis propria am Unterrand des Polypen. **c** Kompression und Koagulation einer Blutung mit dem Sauger. **d** Präparation am Oberrand des Polypen

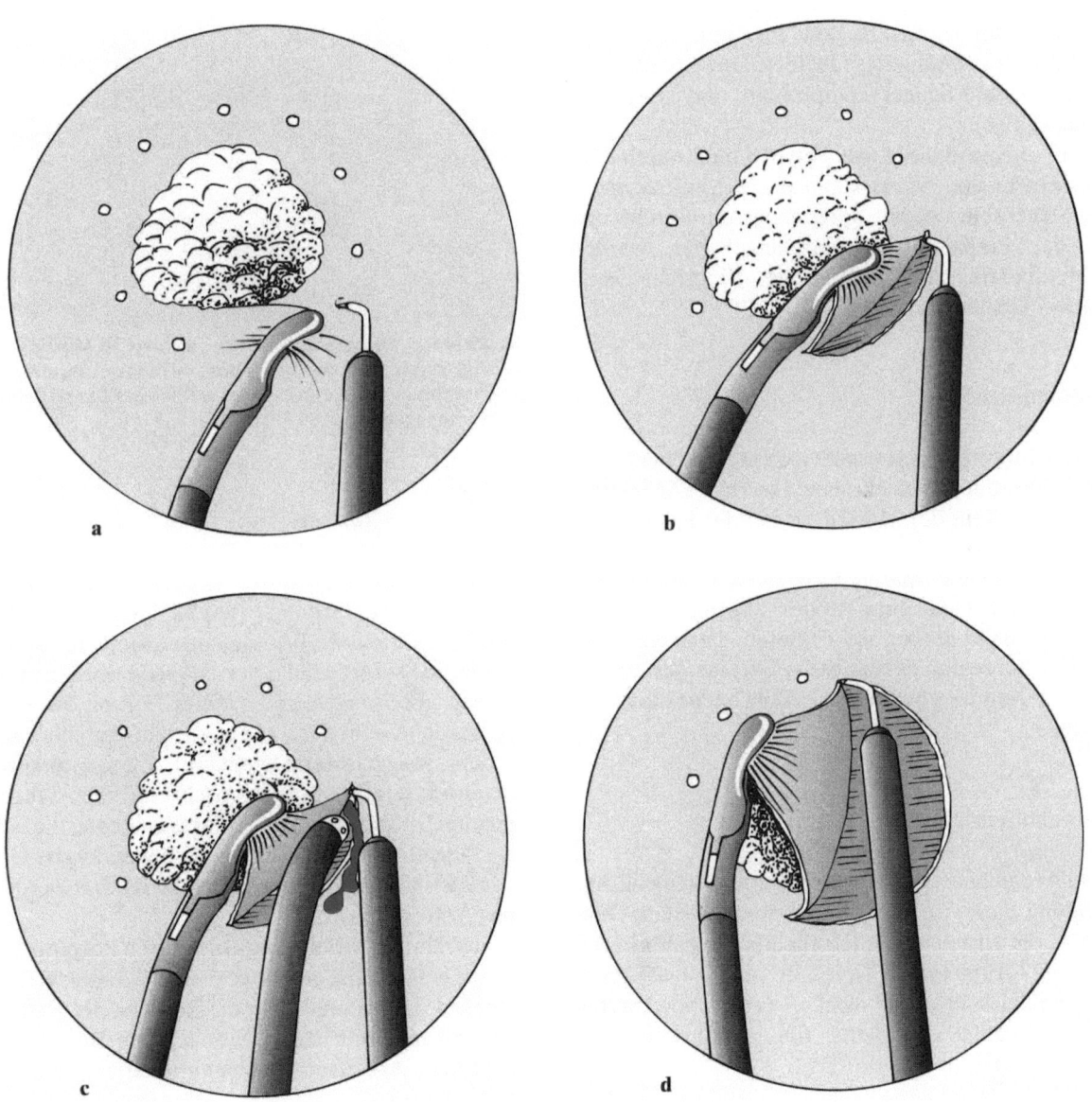

Areal der Markierung am Unterrand des Polypen und heben sie etwas ab. Für die weitere Präparation verwenden wir monopolaren Schneidestrom mit einer koagulativen Komponente. Mit feinen Präparationsstrichen dringen wir bis zu den silbrig glänzenden Fasern der Muskularis vor. In dieser Phase muß mit starker optischer Vergrößerung gearbeitet werden, die Optik wird deshalb in einem möglichst geringen Abstand zum Operationsfeld gehalten. Beim weiteren Vorgehen schlagen wir die abpräparierte Schleimhaut mit dem Adenom nach oben um und präparieren abwechselnd am linken und rechten Rand aufwärts. Stärkere Blutungen treten bei der Mukosektomie zwar nur selten auf, grundsätzlich müssen aber alle Blutungen sofort sicher geortet und gestillt werden, weil man sonst die Übersicht bei der Präparation verliert. Beim Auftreten einer Blutung saugt der Assistent sofort die Region frei und ortet den Punkt der Eröffnung des Gefäßes. Diese Stelle wird dann mit dem Sauger komprimiert und koaguliert (Abb. 25.13 c).

Am oberen Bereich des Polypen muß durch häufiges Hoch- und Niederklappen des Mukosarandes der Sicherheitsabstand optisch gut dargestellt und bei der Präparation sicher eingehalten werden (Abb. 25.13 d). Am Ende des Eingriffes muß Bluttrockenheit herrschen.

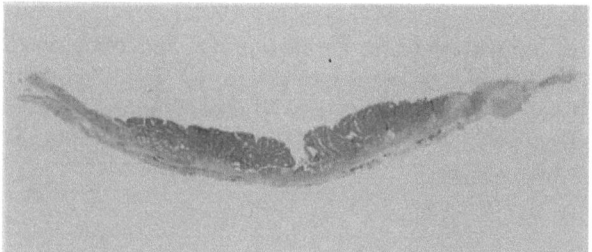

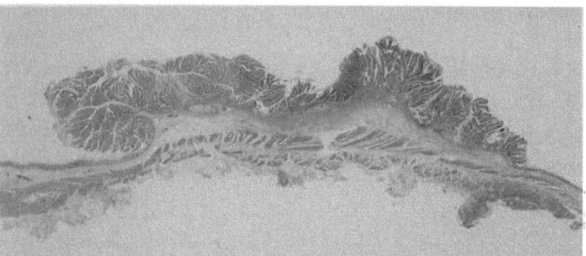

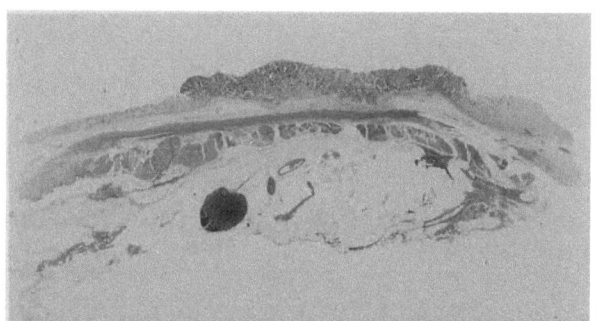

Abb. 25.14 a–c. Operationspräparate. **a** Polyp, als Mukosektomie abgetragen. **b** Polyp, als Vollwandexzision abgetragen. **c** Polyp als Vollwandexzision mit retrorektalem Fett und tumorfreiem Lymphknoten

Teilwandexzision

Bei der Teilwandexzision geht man in ähnlicher Weise vor wie bei der Mukosektomie. Durch die Mitentfernung eines Teils der Muskularis bei der Präparation großer Polypen im intraperitonealen Anteil des Rektums reißen die Präparate nicht so leicht ein und die Wahrscheinlichkeit einer Entfernung im Gesunden zur Tiefe hin ist größer. Bei Tumoren, die in der Nähe der Kryptenregion liegen, ist im Bereich des oberen Sphinkterrandes ebenfalls die Teilwandexzision angezeigt.

Vollwandexzision

Zwei Argumente sprechen für die grundsätzliche Anwendung dieser Technik im extraperitonealen Rektum: 1. die ausreichende Radikalität beim Vorliegen eines pT1-Tumors zur Tiefe hin, und 2. die Sicherheit, daß das Präparat nicht einreißt und dadurch die Radikalität zur Seite hin gewährleistet ist (Abb. 25.14).

Die Präparation beginnt an den Markierungspunkten des unteren Tumorrandes. Durch die ersten Schnitte mit dem HF-Messer wird sofort die gesamte Wandschicht durchtrennt. Bereits im Bereich der muskulären Wand werden Gefäße eröffnet, die durch Koagulation sofort wieder verschlossen werden müssen. Nach Freisaugen und exakter Ortung der Blutung werden Gefäße bis zu etwa 1 mm Durchmesser mit dem Sauger direkt koaguliert. Lumenstärkere, spritzende Gefäße werden zunächst mit dem Sauger komprimiert, während das HF-Messer gegen die isolierte Pinzette ausgetauscht wird, mit welcher das Gefäß gefaßt, komprimiert und dann koaguliert werden kann (Abb. 25.15 a).

Nach der Durchtrennung des unteren Polypenrandes wird in Richtung auf die seitlichen Ränder weiterpräpariert. Dabei muß man die Position des Rektoskops und der Optik häufig verändern, um sich jeweils die optimale Arbeitsposition zu verschaffen.

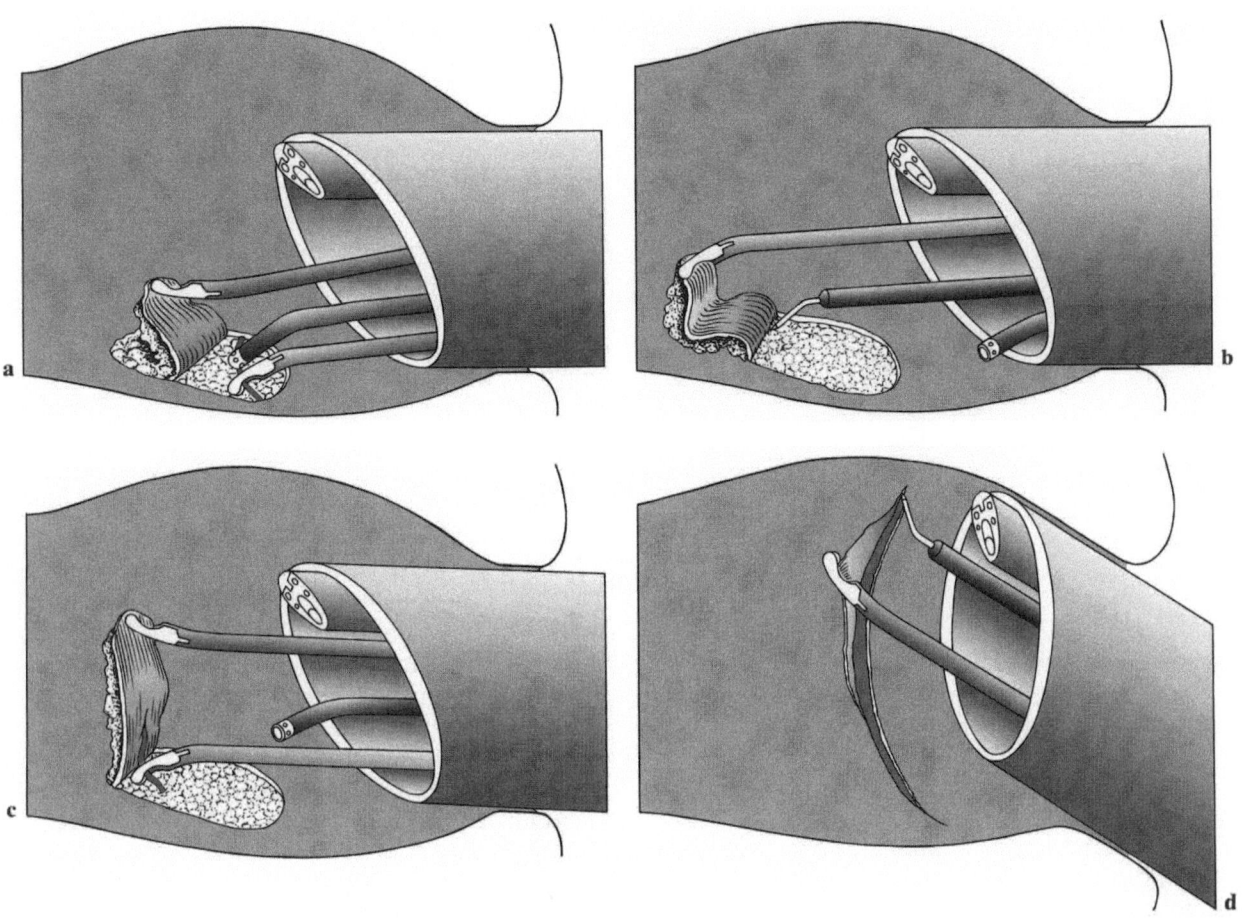

Abb. 25.15 a–d. Operative Schritte bei der Vollwandexzision. **a** Ein starkes Gefäß ist mit dem Sauger komprimiert, es wird mit der Pinzette gefaßt und koaguliert. **b** Für die Präparation an der Tumorbasis wird der tumortragende Wandanteil nach oben umgeschlagen. **c** Gefäßführende Strukturen werden vor der Durchtrennung gefaßt und koaguliert. **d** Präparation an der Rektumvorderwand in maximal überkippter Arbeitsposition

Wenn durch die Präparation an den Seiten des Tumors der obere Tumorrand erreicht ist, wird das Rektoskop wieder auf den unteren Tumorrand eingestellt, und die Präparation zur Tumorbasis hin beginnt. Beim Adenom orientieren wir uns an der Schicht zwischen Längsmuskulatur und perirektalem Fett.

Dabei wird der Tumor wieder mit der Wand nach oben abgehoben; bei größeren Tumoren wird er nach oben umgeschlagen (Abb. 25.15 b). In dieser Phase entstehen immer wieder spritzende arterielle Blutungen, die mit dem Koagulationssauger oder der Pinzette gestillt werden müssen. Stellen sich bei der Präparation gefäßführende Strukturen dar, werden diese mit der Pinzette koaguliert und erst anschließend durchtrennt (Abb. 25.15 c). Ist der obere Tumorrand erreicht, muß noch die Wand durchtrennt werden. Wie bei der Mukosektomie orientiert man sich durch wechselndes Hoch- und Herunterklappen des Tumors. Ist der Tumor komplett exzidiert, wird der Arbeitseinsatz abgenommen und das Präparat entfernt. Nachdem das Rektoskop wieder geschlossen ist, wird nochmals das ganze Areal sorgfältig inspiziert und jede Blutung exakt gestillt. Das Präparat wird auf einer Korkplatte ausgespannt (Abb. 25.16).

Vollwandexzision unter Mitnahme
des perirektalen Fettes (Abb. 25.14 c)

Beim dorsal und zur Seite hin gelegenen Karzinom ist die Mitentfernung des perirektalen Fettes möglich. Allerdings werden dabei fast immer stärkere Gefäße eröffnet. Bei kräftig spritzenden Blutungen ist es besser, die Gefäßstümpfe mit der Pinzette zu fassen und

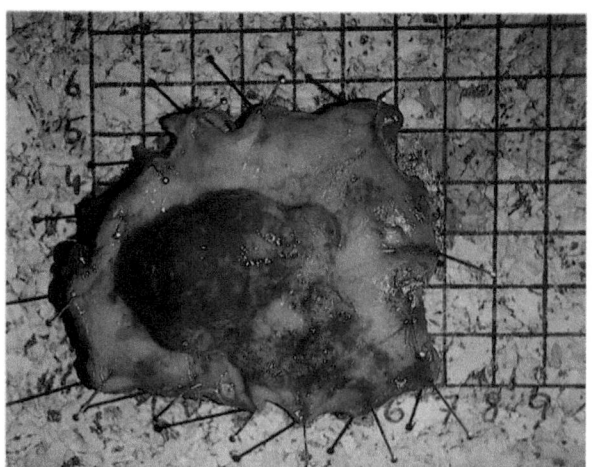

Abb. 25.16. Operationspräparat, mit Nadeln auf eine Korkplatte aufgespannt

zu koagulieren, weil beim Koagulieren mit dem Sauger die Stümpfe retrahieren können, wodurch die Blutstillung erschwert wird.

Eröffnung des peritonealen Raumes

Eine Eröffnung des Peritoneums sollte durch besonders vorsichtige Präparation möglichst vermieden werden, sie kann aber vorkommen, wenn am intraperitonealen Anteil des Rektums zu tief präpariert wurde. Über diese Öffnung entweicht CO_2 in das Peritoneum, der Gasdruck im Rektum sinkt ab und die Übersicht für die Operation wird erheblich beeinträchtigt. Der Defekt muß deshalb sofort wieder verschlossen werden. Um die Plazierung der Silberclips im Rektumlumen abzusichern, muß die Naht von der Schleimhaut aus gestochen und am Ende wieder zur Schleimhaut zurückgeführt werden (Abb. 25.19 a, b).

Segmentresektion

Die Resektion eines kompletten Segmentes ist in Vollwandtechnik nur im mittleren Rektum möglich, bei höherer Lokalisation muß zumindest der ventrale Wandanteil in Mukosektomie- oder Teilwandtechnik entfernt werden. Eine Voraussetzung für die Segmentresektion ist, daß das Rektoskop gekippt werden kann (Abb. 25.15 d), um so auch an der Vorderwand präparieren und nähen zu können. Eine Segmentresektion ist technisch schwierig und sollte nur von einem erfahrenen Operateur durchgeführt werden.

Nahttechnik

Die unkomplizierte Naht

Als Nahtmaterial verwenden wir einen 3/0-PDS-Faden mit der großen Nadel (SH). Der Faden wird auf 8 cm Länge gekürzt, ca. 5 mm vom Fadenende entfernt wird ein Silberclip aufgebracht. Auf den Nadelhalter wird zuerst die Silikondichtung aufgesetzt und dann die Nadel mit der Spitze schräg zum Operateur zeigend eingesetzt. Zur Vermeidung einer Stenose muß die Naht in querer Richtung erfolgen. Der erste Stich wird immer am rechten Wundrand vom Lumen aus gestochen (Abb. 25.17) und die Naht dann in einer queren fortlaufenden Technik weitergeführt (Abb. 25.18). Um die Spannung auf die Naht zu reduzieren, wird der fortlaufende Faden mit einem Silberclip arretiert. Zum Verschluß eines semizirkulären Defektes verwenden wir bis zu 4 Fäden von 8 cm Länge.

Beim Erreichen des linken Wundrandes kommt es regelmäßig zu einer Faltenbildung, die leicht den Eindruck entstehen läßt, daß der Defekt schon verschlossen ist. Die Falte muß deshalb geöffnet und die Region sehr sorgfältig genäht werden, um einen dichten Verschluß zu erreichen.

Die Naht bei langstreckigen Defekten

Bei langstreckigen Defekten und nach der Segmentresektion wird die quere fortlaufende Naht durch Anlegen von temporären Positionsnähten erleichtert: Mit mehreren Fäden werden im Sinne von Einzelstichen die korrespondierenden Wandteile gefaßt und bis auf 5 mm approximiert (Abb. 25.19 c, d). Danach wird die typische fortlaufende Naht durchgeführt.

Abb. 25.17 a–f. Nahtverschluß bei der TEM. **a** 8 cm langer monofiler Faden mit Silberclip am Ende. **b** Naht mit fortlaufender Technik, Beginn am rechten Wundrand. **c** Bei Spannung auf die Naht wird der Faden mit einem Silberclip arretiert. **d** Nahtverschluß am linken Wundrand. **e** Auf einen lückenlosen Verschluß muß besonders an dem Zwickel am linken Wundrand geachtet werden. **f** Komplette Naht mit Clipapplikation

Endoluminale Rektumchirurgie – Transanale Endoskopische Mikrochirurgie (TEM)

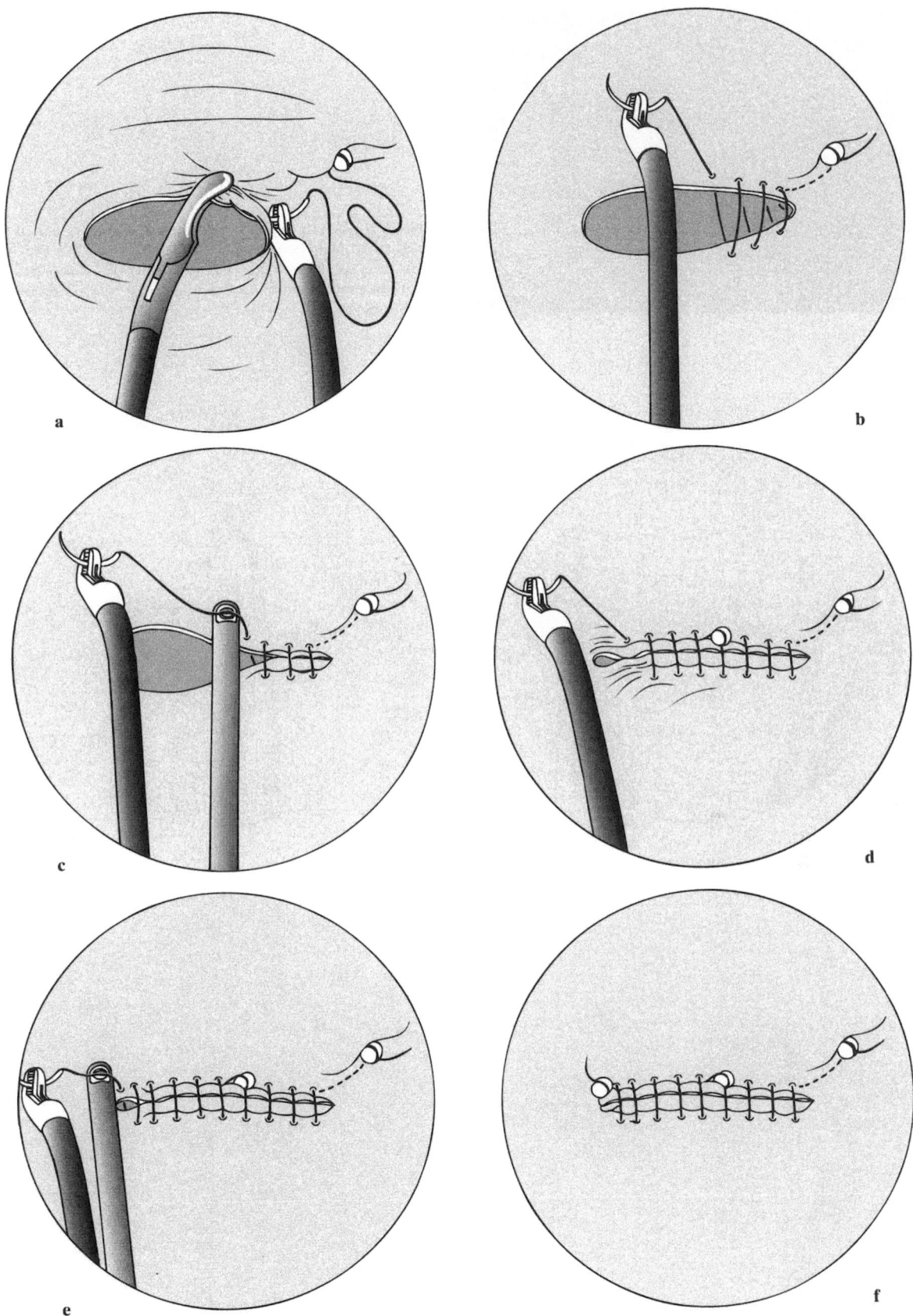

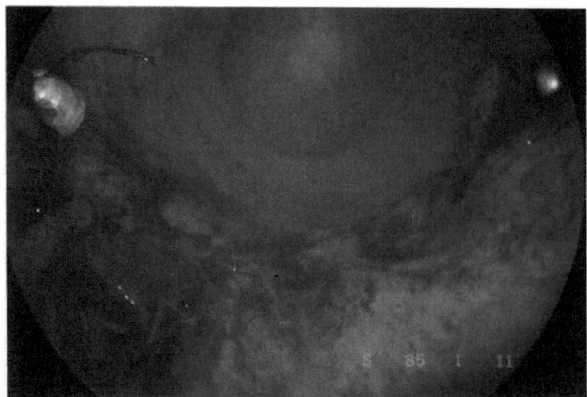

◀ **Abb. 25.18.** Endoskopisches Bild der Naht

Abb. 25.19 a–d. Besondere Situationen während der Naht. **a** Beginn der Naht beim Peritonealverschluß. **b** Ende der Naht beim Peritonealverschluß. **c** Legen einer Positionsnaht bei langstreckigem Defekt. **d** Positionsnähte vor endgültigem Nahtverschluß
▼

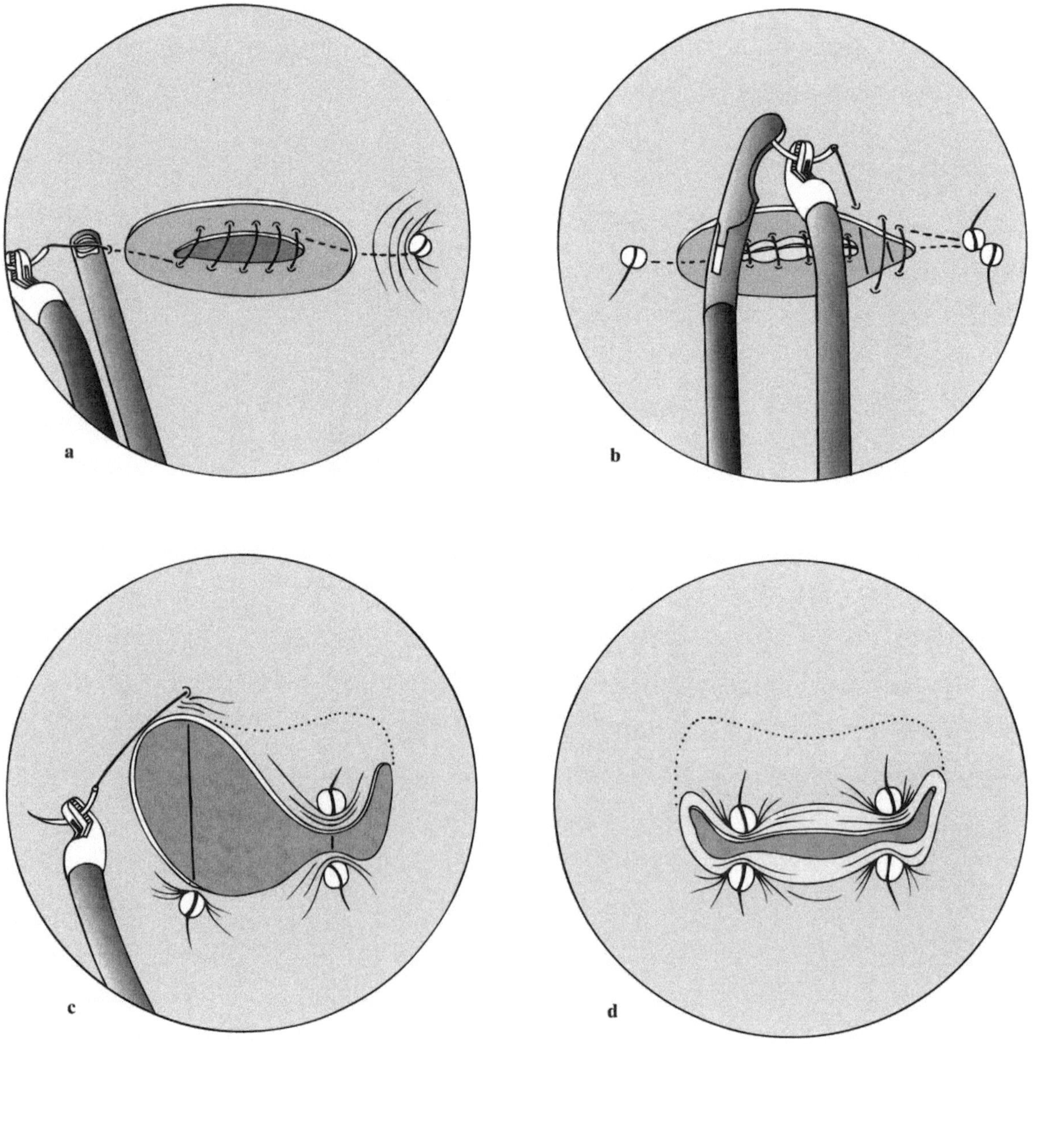

Vorgehen bei der Rektopexie

Bei der Rektopexie mit dem TEM-Instrumentarium durchtrennen wir die Hinterwand des mittleren Rektums, stellen die Waldeyer-Faszie dar und befestigen das obere hintere Drittel der Rektumwand mit U-Nähten an der Faszie.

Operationstechnisch gehen wir vor wie beim ersten Teil der Karzinomoperation: Mit dem langen Operationsrektoskop stellen wir das mittlere Rektum ein. Mit dem Sauger palpieren wir das Promontorium und das Steißbein (Abb. 25.20a). In der Mitte zwischen diesen Punkten wird nun die Hinterwand des Rektums in Vollwandtechnik durchtrennt, durch das retrorektale Fett präpariert, die Faszie dargestellt und dieses Areal in einer Länge von etwa 5 cm freigelegt (Abb. 25.20b). Danach stechen wir vom Lumen her durch die Hinterwand, fassen mit der Naht die Faszie und stechen dann wieder ins Rektumlumen zurück (Abb. 25.20c). Auf diese Art werden 2 Nähte gelegt; danach wird der Wanddefekt durch die quere fortlaufende Naht und Silberclips wieder verschlossen (Abb. 25.20d).

Postoperative Überwachung

Allgemeine Regeln

Die postoperative Phase nach der TEM ist mit der anderer transanaler Verfahren vergleichbar; stärkere Schmerzen, die eine vorübergehende Schmerzmittelgabe erfordern, treten nur nach Eingriffen in direkter Sphinkternähe auf. Die Patienten stehen noch am Operationstag auf und sollen vom 1. postoperativen Tag an nur noch zeitweise liegen.

Besonders in den ersten 24 h ist auf die Miktion zu achten. Während des endoskopischen Eingriffes kommt es zu einer unterschiedlich starken mechanischen Traumatisierung der Urethra, die in Abhängigkeit von der Manipulation des Operationsrektoskops gegen die Symphyse gepreßt wird. Wenn eine Spontanmiktion nicht möglich ist, dann muß ein Einmalkatheter gelegt werden. Nur in seltenen Fällen hält die Miktionsstörung für einige Tage an.

Eine Temperaturerhöhung sehen wir nach Vollwandexzisionen regelmäßig in den ersten 2–4 Tagen. Wahrscheinlich werden die Temperaturen durch Resorptionsvorgänge aus der perirektalen Wundhöhle ausgelöst. Liegen die Temperaturen unter 38,5 °C und finden sich keine Zeichen der Sepsis, dann verhalten wir uns abwartend.

Blutabgänge in der Größenordnung von wenigen Millilitern (< 5 ml) sind häufig. Blutungsquelle kann sowohl die Nahtregion als auch ein Mukosaeinriß im Analkanal sein.

Kostaufbau und stationäre Verweildauer

Nach Mukosektomie: am 1. postoperativen Tag flüssige Kost, am 2. Tag Vollkost, ab dem 3. Tag ist die Entlassung möglich.

Nach Vollwandexzision: am 1. und 2. postoperativen Tag Infusion und Tee, am 3. Tag Kostaufbau; ab dem 4. Tag ist die Entlassung möglich.

Verhalten bei Komplikationen

Wenn die Temperatur im postoperativen Verlauf über 38,5 °C ansteigt, über den 4. Tag hinaus anhält oder wenn stärkere Blutungen (>10 ml) auftreten, dann ist dies ein Hinweis auf eine Nahtheilungsstörung. Wir führen in diesem Fall eine Rektoskopie durch, um die lokale Situation zu beurteilen. Ist endoskopisch keine sichere Klärung zu erreichen, wird ein Gastrografineinlauf gemacht.

Bei einer Nahtinsuffizienz unterbrechen wir die orale Zufuhr und geben vorübergehend Infusionen und Antibiotika i. v. In der Regel sinken die Temperaturen innerhalb weniger Tage wieder, so daß die orale Zufuhr wieder aufgebaut werden kann. Beim Auftreten septischer Zeichen und ausgedehnter Insuffizienz muß evtl. in der Abheilungsphase ein temporärer Anus praeter angelegt werden.

Bei stärkeren Blutungen führen wir unverzüglich eine Rektoskopie durch. Über ein starres 18-mm-Rektoskop wird mit einem isolierten Sauger das Blut abgesaugt, die Blutungsstelle lokalisiert und monopolar koaguliert.

Nachsorgeuntersuchungen

Nach Adenomentfernung führen wir Nachsorgeuntersuchungen in jährlichem Abstand durch. Dabei wird im Wechsel rektoskopiert oder komplett koloskopiert. Nach Segmentresektionen und Komplikationen untersuchen wir erstmals 3 Monate nach der Operation. Nach Karzinomoperationen führen wir konsequent ein engmaschiges Nachsorgeprogramm mit Untersuchungsintervallen von 3 Monaten in den ersten Jahren und später in Intervallen von 6 Monaten durch.

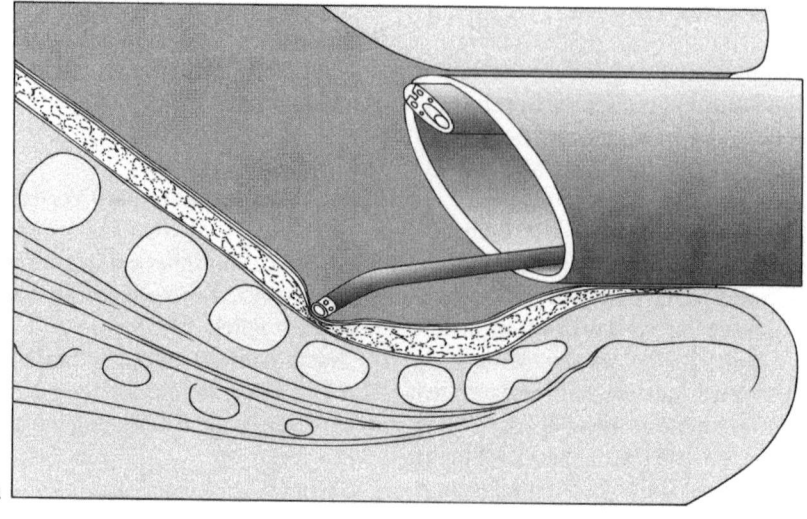
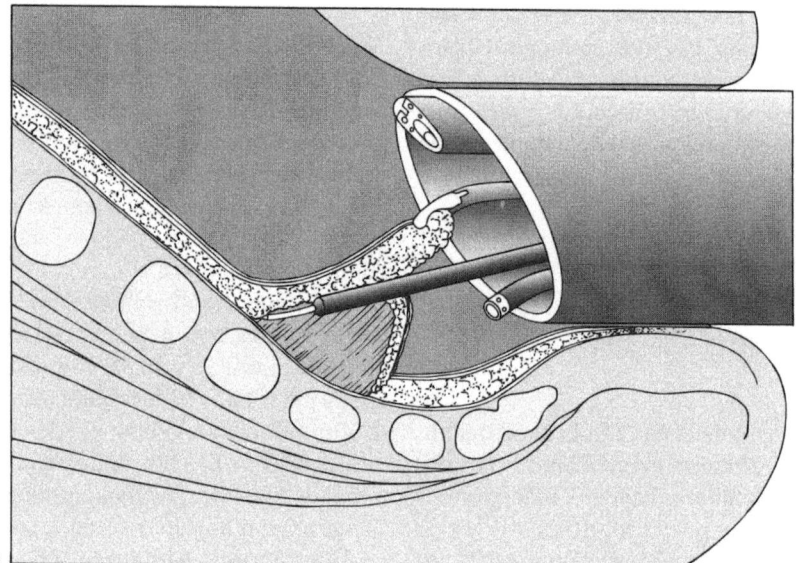

Klinische Ergebnisse

Patienten

An den Universitätskliniken in Köln-Lindenthal, Mainz und Tübingen haben wir von Juli 1983 bis September 1990 insgesamt 314 Eingriffe der TEM vorgenommen. Exzidiert wurden 227 Adenome, 74 Karzinome, 4 Karzinoide, 3 hyperplastische Polypen, 1 malignes Lymphom und 1 Ulcus recti. Bei 4 Patienten führten wir eine Rektopexie durch.

Die im weiteren dargestellten Ergebnisse beziehen sich auf eine prospektive Studie, die von 1986–1989 in Mainz stattfand.

Abb. 25.20. a Abtasten der knöchernen Strukturen. **b** Präparation der Waldeyer-Faszie auf eine Länge von 5 cm. **c** Fixieren der Hinterwand am Kreuzbein durch U-Nähte. **d** Abgeschlossene Rektopexie

Das Durchschnittsalter der Adenompatienten betrug 63,7 Jahre, bei den Karzinompatienten 68,5 Jahre. Die Tumoren lagen im gesamten Rektum und im unteren Sigmoid bis zu einer Höhe von 24 cm ab ano. 40% der Adenome waren mit der Schlinge, 10% chirurgisch vorbehandelt. $^2/_3$ der Adenompatienten waren symptomatisch, Blut- und Schleimabgang waren häufig.

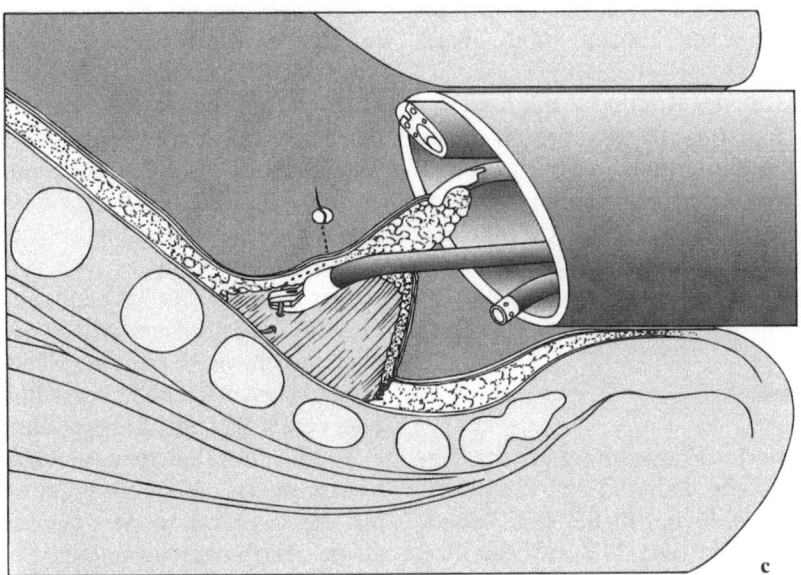

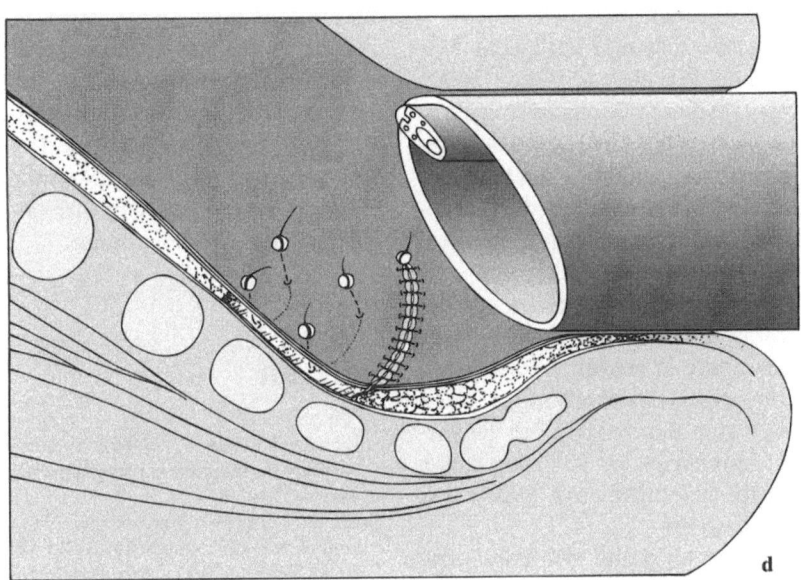

Bei der Exzisionstechnik überwog bei Adenomen und Karzinomen die Vollwandexzision (Adenome 63%). Bei 13 von 49 Karzinomen haben wir retrorektales Fett mitentfernt. Die mittlere Operationsdauer betrug 84 min. Die Regelzeit für ein Adenom von 3 cm Durchmesser beträgt unter 1 h, für die Segmentresektion über 2 h.

Komplikationen

Die Rate postoperativer Komplikationen nach 136 Adenomoperationen betrug 5%. In einem Fall mußten wir bei intraperitonealer Tumorlage eine Sigmaresektion durchführen, bei einer Patientin kam es zu einer Lungenembolie mit letalem Ausgang; dies war der einzige Todesfall nach TEM, so daß die Letalität 0,3% beträgt. Nach lokalen Wundheilungsstörungen kam es 5mal zu einer Stenosierung im Nahtbereich; alle diese Fälle waren nach Bougierung reversibel. Nach den Karzinomoperationen sahen wir in 2 Fällen eine Nahtheilungsstörung, die einen temporären Anus praeter notwendig machte.

Miktionsstörungen in der postoperativen Phase sind häufig. Sie sind auf ein mechanisches Trauma der Urethra durch das Operationsrektoskop zurückzuführen und klingen i. allg. nach 24 h wieder ab. In diesen Fällen ist meist eine Einmalkatheterisierung am

Abend des Operationstages ausreichend. Länger anhaltende Miktionsstörungen können durch lokale Nahtheilungsstörungen ausgelöst sein.

Eine Einschränkung der Kontinenz während der ersten Tage nach dem Eingriff ist regelhaft. Nach 1 Woche ist die Kontinenzleistung in der Regel wieder ausreichend. Bei 1 von 186 Patienten war nach 5 Monaten die Kontinenz noch eingeschränkt, bei allen anderen Patienten war die Ausgangsleistung wieder erreicht.

Histologische Befunde

Die Fläche der resezierten Präparate lag bei den Segmentresektionen teilweise über 100 cm², die durchschnittliche Präparatefläche betrug bei den Adenomen 17,7 cm², die Tumorfläche 11,7 cm². Bei den Karzinomen war diese Differenz aufgrund des größeren Sicherheitsabstandes größer.

Bei den Adenomen fand sich in 17 Fällen ein Atypiegrad I, in 96 Fällen ein Atypiegrad II und 24mal ein Atypiegrad III. Bei 4 Adenomen, die nach makroskopischen Kriterien nicht sicher im Gesunden abgetragen werden konnten, hat sich dies auch in der Histologie bestätigt; bei weiteren 6 Fällen, die makroskopisch als im Gesunden reseziert beurteilt wurden, waren die Schnittränder nicht frei.

Nur bei 16 von 49 operierten Karzinomen war die Histologie bereits präoperativ bekannt. In allen anderen Fällen lagen Karzinome in großen, breitbasigen Adenomen vor, die präoperativ nicht erkannt worden waren. 40mal fand sich eine Begrenzung des Tumorwachstums auf die Submukosa, in 37 Fällen lagen gute und mittlere Differenzierungen vor (pT1-Low-risk), 3mal High-risk-Tumoren.

Bei 4 Patienten konnte aufgrund der Histologie die Entfernung im Gesunden nicht sicher bestätigt werden. Bei 3 dieser Patienten haben wir aber im Rektumresektat keine Tumorzellen mehr gefunden.

Bei der histologischen Untersuchung von 5 Präparaten mit Karzinom haben wir im retrorektalen Fett insgesamt 9 tumorfreie Lymphknoten gefunden (Abb. 25.14c, Histologie).

Nachbeobachtungsergebnisse nach lokaler Exzision

Ein engmaschiges Nachsorgeregime wurde bei allen lokal operierten Patienten durchgeführt. Bei einer mittleren Nachbeobachtungszeit von gegenwärtig 14 Monaten können wir eine Nachsorgerate von 81% nachweisen.

Bei der Nachsorge von Adenompatienten unterscheiden wir zwischen Rezidiven, die in direkter Verbindung mit dem Operationsareal aufgetreten sind, und neuen Adenomen, die eindeutig von der ursprünglichen Operationsstelle entfernt liegen. Manchmal ist diese Unterscheidung sehr schwierig, da in der Umgebung großer breitbasiger Adenome häufig bereits kleine Knospen von neuen Polypen gefunden werden können.

Wir haben bisher 7 Adenomrezidive und 10 neue Polypen diagnostiziert. Nur in 3 Fällen war eine erneute operative Revision notwendig, in allen anderen Fällen konnten kleine Polypen durch eine Hot biopsy oder eine Schlingenabtragung entfernt werden.

Ein Teil der Patienten mit lokal operierten Karzinomen wurde radikal nachoperiert. Bei den Patienten, die nur lokal operiert wurden, konnten wir folgende Nachuntersuchungsergebnisse finden: Bei 25 Patienten mit Low-risk-Tumor fanden wir in 1 Fall ein ausgedehntes lokales Rezidiv mit Lebermetastasierung; eine Nachbefundung zeigte, daß nicht im Gesunden reseziert worden war. Bei 2 von 3 lokal operierten pT1-High-risk-Tumoren fanden sich 2 lokale Rezidive, die radikal nachoperiert wurden. Nach 6 lokal operierten pT2-Tumoren sahen wir in einem Fall ein Rezidiv, das unter kurativer Zielsetzung radikal nachoperiert werden konnte.

Literatur

Allgöwer M, Dürig M, von Hochstetter A, Huber A (1982) The parasacral sphincter-splitting approach to the rectum. World J Surg 6: 539–548

Bueß G (ed) (1990) Endoskopie. Von der Diagnostik bis zur neuen Chirurgie. Deutscher Ärzte-Verlag, Köln

Bueß G, Hutterer F, Theiss R, Boebel M, Isselhard W, Pichlmaier H (1984) Das System für die transanale endoskopische Rektumoperation. Chirurgie 55: 677

Buess G, Kipfmüller K, Ibald R, Heintz A, Hack D, Braunstein S, Gabbert H, Junginger T (1988) Clinical results of transanal endoscopic microsurgery. Surg Endosc 2: 245–250

Buess G, Kipfmüller K, Hack D, Grüßner R, Heintz A, Junginger T (1988) Technique of transanal endoscopic microsurgery. Surg Endosc 2: 71–75

Bueß G, Heintz A, Frank K, Strunk H, Kuntz C (1990) Endoluminale Sonographie des Rektums. In: Bueß G (ed) Endoskopie. Von der Diagnostik bis zur neuen Chrirugie. Deutscher Ärzte-Verlag, Köln, S 76–82

Buess G, Mentges B, Manncke K, Starlinger M, Becker HD (1991) Minimal invasive surgery in the local treatment of rectal cancer. J Colorectal Dis (im Druck)

Gall FP, Hermanek P (1988) Cancer of the rectum-local excision. Surg Clin N Am 68: 1353–1365

Graham RA, Garnsey L, Milburn Jessup J (1990) Local excision of rectal carcinoma. Am J Surg 160: 306–312

Häring R, Karavias T, Konradt J (1978) Die posteriore Proktorektotomie. Chirurgie 49 (1): 265–271

Hermanek P, Gall FP (1986) Early (microinvasive) colorectal carcinoma. Int J Colorect Dis 1: 79–84

Kipfmüller K, Buess G, Naruhn M, Junginger T (1988) Training program for transanal endoscopic microsurgery. Surg Endosc 2: 24–27

Kraske P (1885) Zur Exstirpation hochsitzender Mastdarmkrebse. Verh Dtsch Ges Chir 14: 464–474

Mason AY (1970) Surgical access to the rectum – a transsphincteric exposure. Proc R Soc Med 63: 91–94

Mason AY (1974) Transsphincteric surgery of the rectum. Prog Surg 13: 66–97

Mason AY (1980) Trans-sphincteric surgery for lower rectal cancer. In: Reifferscheid M, Lager S (eds) Der Mastdarmkrebs. Thieme, Stuttgart

Morson BC (1966) Factors influencing the prognosis of early cancer of the rectum. Proc R Soc Med 59: 607–608

Teil IV. Ausblick

26 Lebensqualität und Festlegung der Zielkriterien

M. B. Naruhn und G. Buess

Einleitung

Seit der Einführung als eigenständiger Begriff im *Index Medicus* im Jahr 1977 hat „Quality of Life" (QL), die Lebensqualität, unter Medizinern ein ständig wachsendes Interesse erfahren. In der Chirurgie wurden in den letzten Jahren zahlreiche Versuche unternommen, die Lebensqualität, bezogen auf den Gesundheitszustand, als relevantes Zielkriterium für klinische Studien zu definieren. Mit der Einführung der endoskopischen Chirurgie und ihren eindeutig positiven Auswirkungen hinsichtlich postoperativer Schmerzen, Mobilität und allgemeiner Leistungsfähigkeit wird die Lebensqualität zunehmend als Index für die Bewertung klinischer Ergebnisse berücksichtigt.

Die Lebensqualität ist ein subjektives Maß für die Befindlichkeit und sie kann demnach für unterschiedliche Personen zu unterschiedlichen Zeiten an unterschiedlichen Orten eine unterschiedliche Bedeutung haben. Dies macht eine allgemeingültige Definition so gut wie unmöglich. Dennoch herrscht unter Medizinern weitgehend Übereinstimmung darüber, daß die wichtigsten Elemente (Dimensionen), die die Lebensqualität ausmachen, in der Definition der World Health Organization (WHO) von Gesundheit als „Zustand totalen physischen, mentalen und sozialen Wohlbefindens" enthalten sind.

Endoskopische Chirurgie und Lebensqualität

Lange Zeit gab es keine Alternative zur sog. „offenen" Chirurgie. Mit zunehmender Erfahrung auf dem Gebiet der endoskopischen Chirurgie und durch die Einführung weiterer neuer endoskopischer Operationsverfahren hat die Lebensqualitätsforschung eine noch größere Bedeutung gewonnen, wenn es darum geht, die relative Kosten-Nutzen-Analyse und die Effektivität der konventionellen Chirurgie mit den neuen endoskopisch-chirurgischen Methoden zu vergleichen. Diese Gegenüberstellung basiert auf der Anwendung von Zielvariablen, wie z. B. körperliches Unbehagen, Schmerzen, Mobilität und allgemeine Leistungsfähigkeit. Durch diesen jungen chirurgischen Forschungszweig mit der klinischen Anwendung der neuen Operationsmethoden hat die postoperative Befindlichkeit als relevante Meßgröße in den letzten 10 Jahren an Bedeutung gewonnen.

Hauptziel der endoskopischen Chirurgie ist einerseits die Minderung des Traumas, das für den Zugang zum Operationsgebiet (access trauma) notwendig ist, andererseits die Minderung des Traumas, das durch das chirurgische Vorgehen im Operationsgebiet (target tissue trauma) entsteht. Dies wird erreicht durch die Verkleinerung der endoskopischen Instrumente, die Verwendung von Trokaren für den Zugang, Führungshülsen und Retraktoren, das vergrößerte Bild, das mittels der optischen Systeme übertragen wird, und durch die Entwicklung weiterer moderner Technologien.

Aufgrund der verminderten Invasivität dank des kleineren Zugangs zum Operationsgebiet kann man davon ausgehen, daß der Patient den Eingriff physisch und psychisch besser verkraftet, weil er weniger Schmerzen hat, und weil sowohl die funktionelle Beeinträchtigung als auch die postoperative Morbidität (z. B. Pneumonien, Lungenembolien) infolge langer Immobilisierung und verlängerter Erholungsphase weniger ausgeprägt sind. Diese theoretischen Vorteile bedürfen allerdings der Bestätigung durch prospektive Studien unter Anwendung von für die endoskopische Chirurgie relevanten Zielkriterien. Eine Reihe derartiger Studien ist derzeit in Arbeit bzw. in Vorbereitung. Als ein Beispiel dafür werden in diesem Kapitel auch das Konzept und die Ergebnisse einer Studie über postoperative Schmerzen und Beweglichkeit nach der laparoskopischen Cholezystektomie vorgestellt.

Gründe für die Messung der Lebensqualität

Am Wert eines ganzheitlicheren Vorgehens bei wissenschaftlichen klinischen Studien in der Chirurgie, das die Messung der Lebensqualität einbezieht, bestehen kaum Zweifel, da ein chirurgischer Eingriff in vielen Fällen das Leben des Patienten nicht nur in physischer, sondern auch in psychischer bzw. sozialer Hinsicht beeinträchtigt. Es herrscht auch weitgehend Übereinstimmung darüber, daß im Rahmen einer entsprechenden Bewertung der Effektivität unserer chirurgischen Eingriffe wie auch bei der Festlegung des Behandlungskonzeptes der subjektiven Beurteilung des eigenen Gesundheitszustandes durch den Patienten – die ja in der Mehrzahl der Fälle gleichbedeutend ist mit der Symptomatik, die ihn zum Aufsuchen des Arztes veranlaßt hat – der gleiche Stellenwert eingeräumt werden muß wie dem Sammeln sog. harter Daten. Diese sind zwar meistens leichter meß- und quantifizierbar, wie z. B. postoperative Morbidität, Mortalität oder Überlebensraten, ergeben aber dennoch keine vollständige Beurteilung des therapeutischen Erfolgs. Die Bestimmung des wahren Gesundheitsstatus des Patienten erfordert deshalb neben den herkömmlichen Zielkriterien zur Messung der klinischen Ergebnisse auch die sorgfältige Befragung des Patienten und seine subjektive Beurteilung des postoperativen Zustandes, z. B. von Kriterien des körperlichen Unbehagens, von Schmerzen und von funktionellen Einschränkungen.

Informationen über die postoperative Befindlichkeit werden zunehmend bei der Wahl des Therapieverfahrens berücksichtigt und für die Ermittlung belastender Symptome der Erkrankungen bzw. den Nachweis unerwünschter Nebeneffekte von Behandlungskonzepten hinzugezogen. Es ist absehbar, daß sich die Patienten, wenn sie die Wahl zwischen zwei vom kurativen Aspekt her gleichwertigen chirurgischen Verfahren mit vergleichbaren Morbiditäts- und Mortalitätsraten haben – z. B. konventionelle versus laparoskopische Cholezystektomie –, aufgrund der signifikanten Unterschiede bei der postoperativen Befindlichkeit zunehmend zugunsten der endoskopischen Methode entscheiden werden. Aus dem gleichen Grund werden auch andere Therapiekonzepte überdacht werden müssen. Insbesondere bei palliativen Verfahren, wie der Schmerzbehandlung bei der chronischen Pankreatitis oder der Wiederherstellung der Schluckfunktion beim Ösophaguskarzinom, werden künftig Kriterien wie die wirksame Behandlung der Symptome und die Beeinträchtigung des Allgemeinbefindens als Zielkriterium mehr Relevanz haben als etwa der Blutzuckerwert oder die Fünfjahresüberlebensrate.

Einige bemerkenswerte klinische Studien haben gezeigt, daß sich die subjektive Wahrnehmung des Gesundheitszustandes durch den Patienten beträchtlich von der Einschätzung aus chirurgischer Sicht unterscheiden kann. Dies weist darauf hin, wie wichtig es ist, daß entsprechende Patientenbefragungen zur Erlangung „weicher" Daten vermehrt Eingang in die klinische Forschung in der Chirurgie finden.

In einer Studie des National Cancer Institute (1981) wurde der Versuch unternommen, die Auswirkungen der Behandlung des Sarkoms der unteren Extremität auf die Lebensqualität der Patienten zu evaluieren. Die Behandlungsalternativen waren Amputation mit Chemotherapie oder extremitätenerhaltende Operation mit Strahlentherapie und Chemotherapie. Die Auswertung von 8 weit verbreiteten Instrumenten (Fragebogen) ergab überraschenderweise kaum einen Unterschied zwischen den Gruppen. Mit einigen Meßmethoden wurde die Lebensqualität in der Amputationsgruppe sogar höher bewertet. Dieses Ergebnis war für die beteiligten Chirurgen überraschend und es unterstreicht die Notwendigkeit der Einbeziehung des Kriteriums Lebensqualität in die Bewertung der verschiedenen Behandlungskonzepte.

Im Wettbewerb unterschiedlicher Behandlungsmethoden um die Mittel der Gesundheitsfürsorge nehmen die Verantwortlichen immer häufiger Einfluß auf ihre Ausweitung, Beibehaltung oder Einschränkung. Studien über die Lebensqualität wurden für die Kalkulation der relativen Kosteneffektivität verschiedener Therapiekonzepte herangezogen. Ein Bewertungsmaßstab ist das „Quality-adjusted life year" (QUALY), welches sich aus den Faktoren Lebenserwartung und Lebensqualität zusammensetzt und eine neue Einheit zur Messung des Behandlungserfolges ist.

Quality-Adjusted Life Years (QALYs)

QALYs sind eine Meßeinheit für die Besserung des Befindens und die Zufriedenheit des Patienten als Ergebnis einer bestimmten Behandlung. Diese Einheit wurde erstmals für die Kosten-Nutzen-Kalkulation nach Anlegen eines Koronararterienbypass verwendet. Sie basiert auf den von Kind et al. (1982) aufgestellten Beschwerde- und Behinderungsgraden (degrees of distress and disability) (Tabellen 26.1 und

Tabelle 26.1. Beurteilung der Beschwerden (degrees of distress)

A	Keine
B	Leichte
C	Mäßige
D	Starke

Tabelle 26.2. Ausmaß der Behinderung (degrees of disability)

I	Keine Behinderung oder Einschränkung
II	Leichte Einschränkungen im sozialen Bereich
III	Schwerwiegende Einschränkungen im sozialen Bereich oder leichte körperliche Behinderung bei der Arbeit oder beides; alle Hausarbeiten mit Ausnahme schwerer Tätigkeiten können durchgeführt werden
IV	Starke Einschränkungen der Arbeitsleistung, bestimmte Arbeiten nicht möglich; Hausfrauen und ältere Menschen können nur noch leichte Hausarbeiten erledigen, aber noch einkaufen gehen
V	Unfähig, irgendeiner bezahlten Arbeit nachzugehen; unfähig, eine Ausbildung fortzuführen; alte Menschen sind ans Haus gebunden bzw. können nur in Begleitung ausgehen oder kurze Spaziergänge unternehmen, aber nicht mehr einkaufen gehen; Hausfrauen können nur noch wenige einfache Aufgaben erledigen
VI	Auf Sessel oder Rollstuhl angewiesen, Gehen ist nur mit Hilfe möglich
VII	Bettlägerig
VIII	Bewußtlos

26.2), welche die Grundlage für die Erstellung einer Matrix darstellen. Daraus läßt sich eine Zahl ableiten, die mit der erwarteten Überlebenszeit nach dem Eingriff multipliziert wird. Danach hätte ein Patient mit einer von der Matrix abgeleiteten Zahl von 0,5 (berechnet nach Distress-/Disability-Raten) und einer erwarteten Überlebenszeit von 5 Jahren als Ergebnis der Behandlung $0,5 \times 5 = 2,5$ QALYs gewonnen. Hingegen wäre bei einer abgeleiteten Zahl von 0,9 mit derselben erwarteten Überlebenszeit der Nutzen größer, nämlich 4,5 QALYs. Wenn die Kosten der Behandlung bekannt sind, können sie als Betrag pro QALY eingesetzt und so für die Kosten-Nutzen-Kalkulation verschiedener Therapiekonzepte verwendet werden. In Großbritannien kostet z. B. die stationäre Hämodialyse 15000 £ pro QALY gegenüber 3000 £ für eine Nierentransplantation; letztere ist also deutlich kostengünstiger.

Angesichts der beschränkten Mittel im Gesundheitswesen werden künftig Kostenberechnungen der chirurgischen Effizienz wesentlich durch die Einführung des neuen Konzepts der QALYs mitbestimmt. Die Beurteilung der Auswirkungen der MIC, nicht nur auf die Lebensqualität, sondern auch in bezug auf die Gesundheitskosten und die Produktivität, also die Dauer der Krankschreibung, wird unseres Erachtens bald zu einer neuen Festlegung einer leistungsgerechten Bezahlung führen und dadurch auch die Verfügbarkeit der Methoden beeinflussen.

Messung der Lebensqualität

Es wurden inzwischen verschiedene Instrumente zur Messung der Lebensqualität entwickelt mit einem umfassenden Fragenangebot für die Allgemeinbevölkerung. Es ist aber unwahrscheinlich, daß solche globalen Befragungen dazu geeignet sind, detailliertere Unterschiede zu erkennen, die klinisch relevant sind. Für Patienten mit malignen Erkrankungen, Herz- und Gelenkerkrankungen, entzündlichen Darmerkrankungen und chronischen Lungen- und Nierenkrankheiten werden krankheitsspezifische Parameter gebraucht, die in der Regel nur für einen engen Anwendungsbereich geeignet sind. Um den Effekt spezifischer Behandlungsmethoden auf die Lebensqualität des entsprechenden Patientengutes bewerten zu können, müssen neue Parameter eingeführt werden.

In diesem Kapitel soll denjenigen, die mit dem Problem konfrontiert sind, eine eigene Methode zur Messung der Lebensqualität zu entwickeln, Hilfestellung gegeben werden, eine Strategie zu entwickeln und einen pragmatischen Ansatz zu finden, individualisierte Messungen subjektspezifischer Veränderungen innerhalb eines bestimmten Zeitraums durchzuführen. Wichtig dabei sind die Aufstellung der Parameter und die Kriterien ihrer Auswertung. Wir werden insbesondere auf die Aufgabe des Chirurgen bei der Erstellung der individualisierten Parameter (input) eingehen. Die zum Verständnis der notwendigen Grundlagen der Biostatistik erforderliche Terminologie wird nur gestreift; die fachliche Beratung durch einen medizinischen Psychologen und Biostatistiker wird dringend empfohlen.

Erstellung der Parameter

Meßbedingungen

Wenn man die Instrumente für die Bestimmung der QL festlegt, muß man sich über die Zielsetzung im klaren sein, d.h. es muß festgelegt werden, ob man Werte für die globale, umfassende Lebensqualität ermitteln oder ob man eine einzelne Dimension (Faktor, Komponente, Feld, Variable) genauer untersuchen will. Der häufig verwendete QL-Index von Spitzer beispielsweise ist eine globale Messung, während die 5 Gebiete, die er berücksichtigt – Symptomfreiheit, körperliche Leistungsfähigkeit, Bewerkstelligung der Alltagsaufgaben, finanzielle Unabhängigkeit, soziale Integration – einzelne Komponenten sind. Eine globale Messung gibt den kumulativen Effekt ihrer vielen einzelnen Variablen wieder.

Eine Analyse, die sich auf gewisse Dimensionen beschränkt, kann nicht das ganze Ausmaß der Auswirkungen einer Erkrankung bzw. einer Therapie auf das Leben des Patienten beurteilen. Andererseits können in einer Studie, die als umfassend angelegt ist, wichtige Kriterien für die Befindlichkeit des Patienten außer acht gelassen und statistisch kleine, aber dennoch signifikante Veränderungen im postoperativen Verlauf vernachlässigt werden. Da globale Studien in der Regel sehr viel Zeit in Anspruch nehmen und nur eine limitierte Compliance aufweisen, wird für klinische Studien in der Chirurgie i. allg. den selektiven relevanten Zielkriterien gegenüber den globalen der Vorzug gegeben.

Variable für die Behandlung und das Patientengut, Definition relevanter Zielkriterien und Auswahl der Fragen

Klinische Forschung ist die Identifizierung und Differenzierung biochemisch-physikalischer Reaktionen lebender Materie auf kontrollierte Interventionen durch den Untersucher und die Formulierung einer Arbeitshypothese über die Interaktion dieser kontrollierten und unkontrollierten Variablen.

Behandlungsvariable sind Charakteristika für medizinische Behandlungskonzepte im Allgemeinen. Die spezifischen Modalitäten und die Art der Durchführung der Behandlung, die verwendete Ausrüstung, eine Zusatzbehandlung usw., sind sog. *unabhängige Variable,* weil sie vom Untersucher festgelegt werden, in ihrer Eigenschaft konstant und objektiv bestimmbar sind und durch ihren therapeutischen bzw. Plazeboeffekt bestimmte Zielvariable beim betreffenden Patienten beeinflussen. Diese *Patientenvariablen,* auf die sich die entsprechenden Behandlungsvariablen auswirken, werden *Zielkriterien, abhängige Variable, Outcome-* oder *Endpunktvariable* genannt. Sie sind grundsätzlich in 2 Gruppen zu unterteilen: Die erste Gruppe umfaßt die sog. *„harten Daten",* also Meßgrößen, die objektiv vom Untersucher bestimmt werden können. Dazu gehören Laborwerte, Untersuchungsergebnisse durch bildgebende Verfahren, histologische Befunde, die Analyse von Körperflüssigkeiten und Exkrementen, die körperliche Leistungsfähigkeit sowie Angaben über Morbidität und Mortalität oder Tod. Diese Informationen können entweder als positive (vorhanden) oder negative (nicht vorhanden) absolute Werte aufgezeichnet werden oder als prozentuale Abweichung von zuvor festgestellten Werten. Die zweite Gruppe von Zielkriterien läßt sich nur aus den Aussagen des Patienten (Feedback) ermitteln. Diese sog. *„weichen Daten"* können beim einzelnen Patienten und von Patient zu Patient je nach Zeitpunkt, Anlaß und Ort der Befragung variieren. Sie können in vielen Fällen nur im Zusammenhang mit den harten Daten bewertet werden und sind für die Interpretation und Auswertung der harten Daten von wesentlicher Bedeutung. So ist z. B. die Gehstrecke eines Patienten mit Verdacht auf eine periphere arterielle Verschlußkrankheit nicht nur vom Grad der Gefäßstenose, dem Druckgradienten und der Kollateralisierung abhängig, sondern auch vom Empfinden des Patienten und seiner Schmerztoleranz.

Ein praktikabler Vorschlag zur Definition und Auswahl von für die Lebensqualität relevanten Endpunkten wurde bereits 1967 von White gemacht. Seine Klassifikation der 5 „D" hat inzwischen wegen ihrer Prägnanz, Klarheit und Einprägsamkeit breite Anwendung gefunden:

– „Death", der *Tod* (Sterblichkeitsrate), wird in der Chirurgie immer ein entscheidendes Zielkriterium sein, aber bei therapeutischen Konzepten wie der Cholezystektomie, der Bruchoperation oder der Polypektomie ist er nicht das relevante Zielkriterium.
– „Disease", die *Krankheit* als Kombination objektiv bestimmbarer biochemisch-physikalischer Parameter, Zeichen und Symptome und nur subjektiv unterscheidbarer und einschätzbarer Symptome ist als Zielkriterium ebenfalls unverzichtbar.
– „Discomfort", körperliches und psychisches *Unbehagen,* kann durch unterschiedliche Faktoren wie Schmerz, Übelkeit, Erbrechen, Appetitlosigkeit, Abgeschlagenheit, Angst und Depression ausgelöst werden. Dieses Beurteilungskriterium wurde vielleicht wegen des scheinbar subjektiven Charakters in sehr vielen klinischen Studien leider nicht berücksichtigt.
– „Disability", also *Behinderung,* beschreibt die postoperative Einschränkung der Fähigkeit, gewohnte Tätigkeiten auszuführen, wie Sport zu treiben und den Beruf auszuüben, und ist ein wichtiges und

schon lange benutztes Zielkriterium; es wird oft mit dem Karnofsky-Index ausgedrückt.
- „Dissatisfaction", die *Unzufriedenheit* mit einer chirurgischen oder konservativen Behandlung, beeinflußt zunehmend die Entscheidung für die Häufigkeit einzelner chirurgischer Eingriffe, wie dies z.B. der Wechsel von der offenen Cholezystektomie zur laparoskopischen zeigt.

Insbesondere die 3 letzten Zielkriterien „Discomfort", „Disability" und „Dissatisfaction" sind geeignet, den Schwerpunkt von den objektiv meßbaren mehr auf die patientenorientierten Parameter zu verlagern und erfordern eine Änderung der Konzepte für klinische Studien.

Bei der Auswahl unter den 5 „D" nach White oder zur Festlegung zusätzlicher Zielkriterien können die von Wood-Dauphinée und Troidl aufgestellten Richtlinien für die Wahl eines relevanten Zielkriteriums verwendet werden. Danach ist ein Zielkriterium relevant, wenn es

- das eigentliche Problem des Patienten erfaßt,
- mit hoher Wahrscheinlichkeit auf Änderungen im therapeutischen Vorgehen anspricht,
- bei möglichst vielen Patienten festzustellen ist,
- sich aus persönlichen, klinischen und biochemisch-physikalischen Daten zusammensetzt,
- auch für künftige Therapiekonzepte gültig ist und möglichst wenige, aber alle erforderlichen Variablen umfaßt,
- präzise und von anderen Untersuchern nachvollziehbar ist.

Für die Bewertung der Auswirkungen einer Krankheit bzw. einer Therapie durch den Patienten ist in der Regel die Verwendung eines standardisierten Fragebogens besser geeignet als die direkte Befragung durch den Arzt.

Nach der Auswahl der wichtigsten Zielkriterien ist der nächste Schritt normalerweise die Zusammenstellung eines umfassenden Fragenkatalogs durch das Sammeln von Informationen bei dem an der Behandlung beteiligten Personenkreis (Internisten, Krankenschwestern/-pfleger usw.), einer signifikanten Anzahl von Patienten und deren Familienangehörigen, aber auch aus der einschlägigen Literatur. Der daraus resultierende erste vorläufige Fragenkatalog, der meistens ziemlich umfangreich ist, wird danach von einem randomisierten Patientenkollektiv geprüft und deckt alle Aspekte ab, die möglicherweise auf das Zielkriterium Einfluß nehmen könnten: das gesamte Spektrum der Krankheitsstadien, intraoperatives Vorgehen, postoperative Komplikationen, epidemiologische Gesichtspunkte usw.

Ziel dieses Vorgehens ist die Ermittlung der Häufigkeit des Zutreffens und der Wichtigkeit der einzelnen Fragen. Dadurch wird die Formulierung des endgültigen Fragebogens ermöglicht, in dem alle Fragen wegfallen, die für die gewählten Zielkriterien unwichtig sind.

Art des Fragebogens

Nach der Erstellung eines geeigneten Fragebogens gilt es, eine Methode zur Quantifizierung der jeweiligen Antworten zu finden. Aufgrund ihrer einfachen Durchführbarkeit, Zuverlässigkeit und Akzeptanz sind die linearen visuellen Analogskalen oder die 10-Punkte-Skalen nach Likert und in Kategorien unterteilte Schätzskalen am besten geeignet.

Bei den linearen Analogskalen markiert der Patient seine Antwort auf eine bestimmte Frage auf einem einzelnen Balken, der zur einfacheren statistischen Auswertung i. allg. eine Länge von 10 cm hat. Die Enden der Linien bezeichnen jeweils die auf die Frage bezogenen Minimal- und Maximalwerte, und der Patient gibt an, wie er seinen gegenwärtigen Zustand einschätzt (Abb. 26.1). Bei der 10-Punkte-Variante nach Likert ist der Balken in 10 gleichgroße Abschnitte unterteilt, wodurch die Bewertung durch den Patienten erleichtert werden soll. Für die Bewertung der Kategorien wird dem Patienten eine Reihe von Aussagen oder Beschreibungen angeboten, von denen er jeweils die am besten zutreffende ankreuzt (Abb. 26.2). Der Vorteil der linearen Analogskalen liegt darin, daß der Patient nicht unter verschiedenen Kategorien auswählen muß, deren Unterscheidung Schwierigkeiten bereiten könnte.

Bei der Verwendung dieser Skalen entspricht jede Antwort einer Anzahl von Punkten, und die Summe der einzelnen Resultate entspricht der Gesamtbeurteilung der Lebensqualität. Es mag zwar verlockend klingen, daß eine einzige Zahl die Bewertung der Lebensqualität ausdrücken kann, es wurde jedoch die relative Signifikanz einzelner Fragen außer acht gelassen, wie z.B. ob das Auftreten eines schmerzfreien Hustens nach der Operation als gleich wichtig beurteilt werden kann wie die normale Bewältigung der alltäglichen Aktivitäten. Eine bessere Möglichkeit zur Erzielung eines kumulativen Meßergebnisses besteht darin, bei Berücksichtigung des idealen Outcome die relative Wichtigkeit jeder einzelnen Frage festzulegen (Gewichtung). Die dritte Möglichkeit, die von der Mehrzahl der Untersucher favorisiert wird,

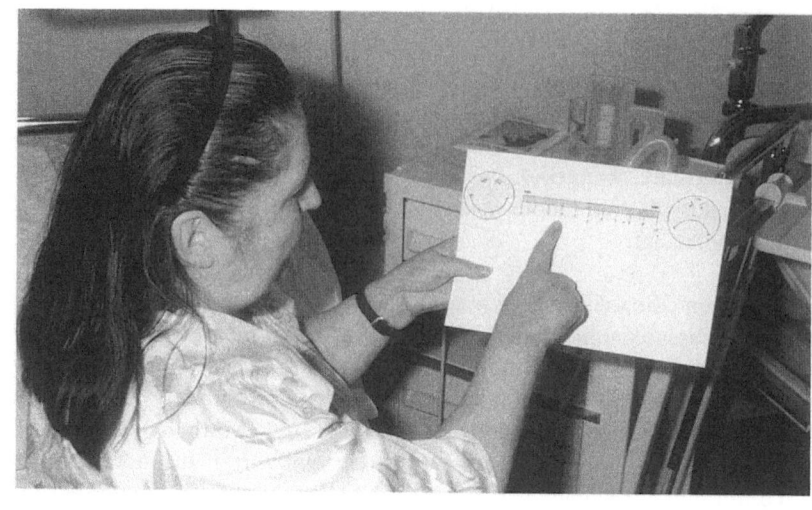

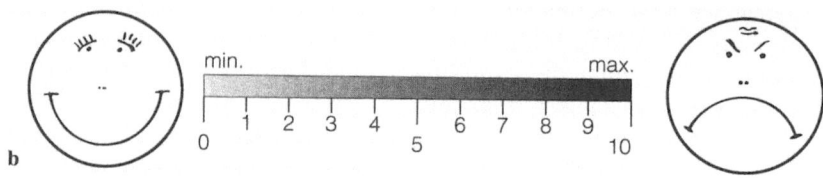

Abb. 26.1. a Im Krankenbett beurteilt eine Patientin, bei der eine laparoskopische Cholezystektomie durchgeführt worden war, anhand der 10-Punkte-Skala nach Likert ihre Schmerzen in Ruhestellung während der vergangenen 24 h. **b** Die Skala reicht von 0 (= Schmerzfreiheit) bis 10 (=maximal vorstellbarer Schmerz) und ist durch leicht verständliche Bilder ergänzt. Der Patient trägt seine Antwort auf die gestellte Frage an dem Balken ein

Körperliche Aktivität
    meine normale körperliche Beweglichkeit ☐
    leicht eingeschränkte körperliche Beweglichkeit ☐
    mäßig eingeschränkte körperliche Beweglichkeit ☐
    stark eingeschränkte körperliche Beweglichkeit ☐
    völlig außerstande, mich zu bewegen ☐

Kreuzen Sie die Aussage an, die Ihren Zustand während des heutigen Tages beschreibt.

Abb. 26.2. Bei in Kategorien unterteilten Schätzskalen werden unterschiedliche Antworten vorformuliert, um den gegenwärtigen Gesundheitsstatus zu definieren. Die Unterschiede erscheinen oft willkürlich. Um zutreffende Antworten zu erhalten, wird das allgemeine Verständnis sprachlicher Nuancen vorausgesetzt

verzichtet damit auf die Erstellung eines einzigen absoluten Scores und addiert statt dessen die Scores von miteinander in Beziehung stehenden Dimensionen.

Bewertung des Fragebogens

Akzeptanz

Der zeitliche Rahmen für die Beantwortung des Fragebogens sollte sich nach dem klinischen Ablauf ausrichten. Bei der Formulierung der Fragen sollte auf leichte Verständlichkeit geachtet bzw. ein intellektueller Jargon vermieden werden. Im Falle von erheblichen intra- oder postoperativen Komplikationen kann es vorkommen, daß ein Fragebogen nur unvollständig oder auch gar nicht beantwortet werden kann.

Objektivität

Unabhängig von der Person, die die Befragung durchführt, sollten die gleichen Resultate ermittelt werden können. Sowohl durch eine offen erkennbare positive Beeinflussung durch den Befrager als auch durch eine nicht erkennbare Beeinflussung können die besten Meßmethoden zunichte gemacht werden.

Zuverlässigkeit

Die Zuverlässigkeit eines Tests ist abhängig von der Zahl der Zufallsfehler, die bei wiederholter Anwendung auftreten. Durch wiederholte Verwendung desselben Fragebogens bei derselben Testperson kann der Grad der Reproduzierbarkeit der Ergebnisse geschätzt und der Grad der Zuverlässigkeit bestimmt werden.

Validität (Gültigkeit)

Die „Validität" ist das wichtigste Qualitätskriterium eines Instrumentes. Die Validität eines Tests beschreibt seine Fähigkeit, tatsächlich das zu messen, was er zu messen vorgibt. Das Fehlen eines Gold-Standards für die Lebensqualitätsforschung erschwert die Beurteilung der Validität neuer Meßmethoden, da ein direkter Vergleich nicht möglich ist. Es wird versucht, eine indirekte Bewertung durch den Vergleich einzelner Fragen der angewendeten Fragebogen mit denen vergleichbarer anderer Instrumente anzustellen, indem erwartete und tatsächlich festgestellte Zusammenhänge überprüft und die Korrelation der Ergebnisse mit klinischen Veränderungen bestimmt werden. Dieses Vorgehen bezeichnet man als „construct validity".

Sensitivität

Ein sensitiver Test erfaßt geringe Veränderungen des klinischen Verlaufs oder Änderungen zwischen einzelnen Untergruppen von Patienten.

Analyse von Schmerzen und Mobilität nach laparoskopischer Cholezystektomie

Studiendesign

Durch die Einführung der endoskopischen Chirurgie sind die Kriterien „Discomfort", „Disability" und „Dissatisfaction" als relevante Endpunkte in klinischen Studien zur Beurteilung der chirurgischen Therapie von symptomatischen Gallensteinerkrankungen an die vorderste Stelle gerückt. Es wird die Hypothese formuliert, daß die Minderung der Invasivität des Eingriffes, d. h. der Größe der Inzision, der Retraktion und der Reduzierung des Traumas am pathologisch veränderten Organ selbst, auch eine Minderung der postoperativen Schmerzen und eine bessere Mobilität nach dem Eingriff zur Folge haben sollte. In der Abteilung für Allgemeinchirurgie der Universitätsklinik Tübingen wurden bei 100 Patienten, die sich einer laparoskopischen Cholezystektomie unterzogen hatten, im Rahmen einer prospektiven Studie am 1., 2. und 3. postoperativen Tag die Auswirkungen verschiedener gymnastischer Übungen und schmerzprovozierender Maßnahmen auf Schmerzen und Mobilität untersucht.

Die Schmerzen wurden mittels der 10-Punkte-Skala nach Likert beurteilt, und zwar zuerst in Ruhestellung, anschließend nach Kontraktion der Bauchmuskulatur durch 5 standardisierte Testübungen und schließlich noch nach maximaler Hustenanstrengung. Die Mobilität während der Provokationstests wurde durch den Untersucher nach zuvor festgelegten Kriterien mit maximal 3 Punkten bewertet.

Die Vitalkapazität wurde einmal präoperativ und einmal im frühen postoperativen Stadium mittels eines einfachen Einmalspirometers bestimmt.

Zur Identifizierung einzelner Faktoren, die Einfluß auf den postoperativen Zustand haben könnten, wurden präoperativ eine eingehende Befragung und eine Untersuchung durchgeführt. Die genaue Dokumentation des intraoperativen Ablaufs diente zur Korrelation der Outcome-Daten mit intraoperativen Befunden, chirurgischer Technik und Ausrüstung, Komplikationen usw. Aufzeichnungen über den postoperativen Verlauf, insbesondere die Gabe von Schmerzmitteln, wurden als Kontrollparameter verwendet. Der Grad der Zufriedenheit mit dem Therapiekonzept und dem kosmetischen Ergebnis wurde bei der ersten Nachuntersuchung, 2 Wochen nach der Entlassung, erfragt.

Ergebnisse

Der Vergleich der laparoskopischen Cholezystektomie mit der konventionellen Vorgehensweise bei Patienten mit vergleichbaren Indikationskriterien für die Operation (keine akute Cholezystitis) läßt in den entsprechenden Messungen (Schmerzen in Ruhestellung und nach Provokation, Mobilität) eine geringere Invasivität der laparoskopischen Methode erkennen (Abb. 26.3 und 26.4).

In der laparoskopisch operierten Gruppe empfanden die Männer sowohl in Ruhestellung als auch nach Provokation und beim tiefen Einatmen weniger Schmerzen als die Frauen, obwohl die Mobilitätstests keinen signifikanten Unterschied zwischen den beiden Gruppen ergaben. Interessanterweise empfan-

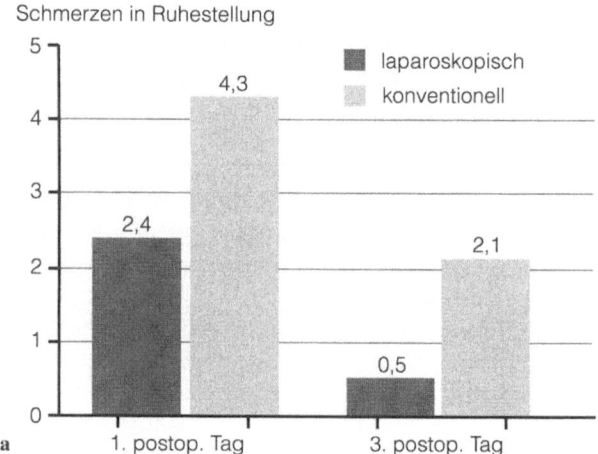

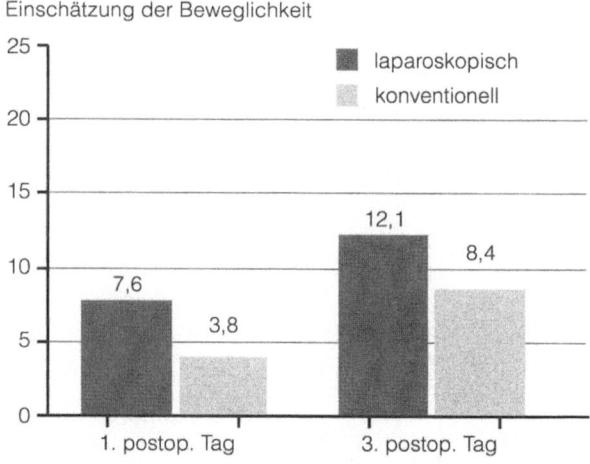

Abb. 26.4. Mobilität nach laparoskopischer und konventioneller Cholezystektomie. In der laparoskopisch operierten Gruppe lagen die Angaben der Patienten am 3. postoperativen Tag bei 12 von 25 möglichen Punkten; dies zeigt, daß eine rasche Wiederaufnahme der alltäglichen Aktivitäten möglich ist

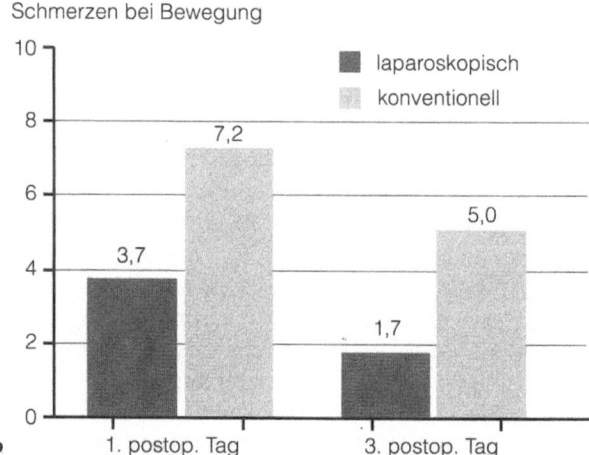

Abb. 26.3 a, b. Schmerzen **a** in Ruhestellung, **b** bei Bewegung am 1. und 3. postoperativen Tag nach laparoskopischer Cholezystektomie (n = 100) und konventioneller Cholezystektomie (n = 15). Die Angaben wurden mit Hilfe der 10-Punkte-Skala nach Likert gemacht. Die Ergebnisse weisen auf eine signifikant geringere intraoperative Traumatisierung bei der laparoskopischen Cholezystektomie hin

den übergewichtige Frauen [Gewicht (kg) mehr als Körpergröße (cm)−100+10%] sowohl in Ruhestellung und nach Provokation weniger Schmerzen als normalgewichtige. Das gleiche Phänomen war auch bei den Männern zu beobachten.

Bei 64% der Patienten wurde die Länge der Inzision am Nabel mit 10 mm festgehalten. Die gemessenen Schmerzen und die Mobilität waren in dieser Gruppe besser als bei den Patienten mit einer Inzision von mehr als 10 mm Länge, woraus hervorgeht, daß die Größe des Schnittes ein Hauptfaktor für postoperative Schmerzen und Mobilität ist.

61% der Patienten haben nach dem Operationstag keine Schmerzmittel bekommen. Die übrigen 39%, die nach dem Operationstag Schmerzmittel erhielten, hatten am 1., 2. und 3. postoperativen Tag stärkere Schmerzen, und zwar sowohl in Ruhe als auch nach Provokation. Dieser Zusammenhang zwischen der Schmerzmittelgabe und unseren einfachen und kurzen Übungen am Krankenbett unterstreicht die Validität der angewandten Methode. Bei den Patienten mit einer schmerzverstärkenden Komplikation (z. B. Pneumonie, Wundinfektion oder Komplikationen anderer Art, die eine Relaparotomie erforderten) lag der Schmerzgrad in Ruhestellung am 1. postoperativen Tag immer über 5, während er bei den Patienten ohne Komplikationen immer unter 2 lag; unsere Erfahrung zeigt also, daß der Chirurg bei einem Schmerzgrad von über 5 sofort diagnostische Maßnahmen einleiten sollte.

Die laparoskopische Cholezystektomie ist also ein weniger schmerzhafter Eingriff, woraus auch ein höherer Mobilitätsgrad in der unmittelbaren postoperativen Phase resultiert. Durch eine größere Kontrollgruppe von Patienten mit konventioneller Cholezystektomie könnten diese vorläufigen Ergebnisse in der nahen Zukunft bestätigt werden.

Schlußfolgerung

Die Messung der Lebensqualität setzt die Klärung konzeptioneller, methodischer und praktischer Probleme voraus. Hinsichtlich eines Konzeptes ist Lebensqualität etwas eher Vages und Abstraktes, das zunächst der Definition und Aufteilung in verschiedene Dimensionen bedarf, ehe eine Messung nach unterschiedlichen Kriterien möglich ist. Die Methodik setzt die Auswahl, die Anpassung und die Prüfung der wissenschaftlichen Instrumente hinsichtlich Akzeptanz, Objektivität, Reliabilität, Validität und Sensitivität voraus. Für die praktische Durchführung ist es wichtig, eine Organisationsstruktur aufzubauen, um die notwendigen Daten zu gewinnen und auszuwerten.

Durch die zunehmende Anwendung endoskopischer Operationsverfahren erweisen sich die herkömmlichen Beurteilungsverfahren für die Messung des „Erfolgs" chirurgischer Therapieverfahren als unzulänglich, und Zielkriterien für die Lebensqualität gewinnen eine neue Bedeutung. Es werden andere Maßstäbe gebraucht für die Bestimmung des Gesundheitsstatus sowohl vor als auch nach der Operation, um künftig die richtigen Empfehlungen für die chirurgische Behandlung geben zu können. Die Meßeinheit „Quality-adjusted life years" ist ein vielversprechendes Hilfsmittel bei der Berechnung der Kosten-Nutzen-Relation und für die Zuteilung der Gesundheitsressourcen.

Literatur

Feinstein AR (1987) Clinimetric perspectives. J Chron Dis 40: 635–640

Guyatt GH, Bombardier C, Tugwell PX (1986) Measuring disease-specific quality of life in clinical trials. Can Med Assoc J 134: 889–895

Guyatt GH, Van Znaten SJOV, Feeney DH, Patrick DL (1989) Measuring quality of life in clinical trials: a taxonomy and review. Can Med Assoc I 140: 1441–1448

Kind P, Rosser R, Williams A (1982) Valuation of quality of life: some psychometric evidence. In: Jones-Lee MW (ed) The value of life and safety. Elsevier/North Holland, Amsterdam, pp 159–170

Neugebauer E, Troidl H, Wood-Dauphinée S, Bullinger M, Eypasch E (eds) (1991/1992) Meran Consensus Conference, Quality-of-Life Assessment in Surgery. Theor Surg 6/3: 121–165, 6/4: 195–220, 7/1: 14–38

Selby P (1985) Measurement of the quality of life after cancer treatment. Br J Hosp Med (May): 266–271

Spritzer WO (1987) State of Science 1986: quality of life and functional status as target variables for research. J Chron Dis 40: 465–471

Troidl H, Kusche J, Vestweber K-H, Eypasch E, Koeppen L, Bouillon B (1987) Quality of life: an important endpoint both in surgical practice and research. J Chron Dis 40: 523–528

Wood-Dauphinée SL, Troidl H (1986) Endpoints for clinical studies: conventional and innovative variables. In: Troidl H, Spitzer WO, McPeek B, Mulder DS, McNeally MF (eds) Principles and practice of research. Strategies for surgical investigators. Springer, Berlin Heidelberg New York, pp 53–68

Wood-Dauphinée SL, Troidl H (1989) Assessing quality of life in surgical studies. Theor Surg 4: 35–44

Williams A (1985) Economics of coronary artery bypass grafting. Br Med J 291: 326–29

27 Zukunftstechnologien für die endoskopische Chirurgie

A. Cuschieri und G. Buess

Einleitung

Es ist wohl kaum daran zu zweifeln, daß die derzeitige Ausrüstung für die endokopische Chirurgie sowohl bei den Hilfstechniken als auch bei den Instrumenten in naher Zukunft verbessert werden kann und auch wird, womit zum einen Erleichterungen bei der Durchführung der Eingriffe, zum anderen aber auch eine Erweiterung des Spektrums der endoskopischen Chirurgie verbunden sein werden. Diese Weiterentwicklung kann in einigen Fällen in der Verbesserung der bisherigen Ausrüstung bestehen, es werden aber auch neue Technologien zum Einsatz kommen, wobei die Integration computergestützter Gerätebedienungen sowie die Anwendung neuer Materialien im Hinblick auf die Erschließung neuer Möglichkeiten in der endoskopischen Chirurgie im Mittelpunkt des Interesses stehen.

In diesem abschließenden Kapitel soll auf einige dieser Neuentwicklungen eingegangen werden. Obwohl es sich dabei um einen Ausblick handelt, befaßt sich der Bericht nur mit Projekten, die u. E. realistisch sind. So wird gegenwärtig in den beiden Abteilungen in Dundee und Tübingen – gemeinsam und in Verbindung mit einer Reihe von Forschungsinstituten und spezialisierten Industriefirmen – unter Einsatz beträchtlicher Mittel eine intensive Forschung und Entwicklung betrieben. Die enge Zusammenarbeit zwischen chirurgischer Wissenschaft und Industrie ist entscheidend für den weiteren Fortschritt des neuen Gebietes.

Stereoskopische Sicht[1]

Das gegenwärtige Sichtsystem, basierend auf der CCD-Chipkameratechnologie, hat wesentliche Nachteile: Der wichtigste ist die zweidimensionale Darstellung der dreidimensionalen Anatomie, die Probleme bei der Koordination von Sicht und Aktion der Hand sowie bei der Tiefenwahrnehmung verursacht. Die Einführung eines 3-D-Videosystems wird diese Probleme überwinden helfen. Studien im industriellen Bereich haben gezeigt, daß die Arbeitseffektivität – gemessen an der Zeit, die benötigt wird, um eine Aufgabe zu vollenden (z. B. die Öffnung hydraulischer Verbindungen) – wesentlich verbessert wird, wenn ein 3-D-Sichtsystem anstelle eines konventionellen 2-D-Videosystems verwendet wird. Die Abb. 27.1 beschreibt die Entstehung eines räumlichen Bildes beim normalen Sehakt durch das okulozerebrale System, bei dem, bedingt durch den Augenabstand, beide Augen Bilder eines reellen Objektes aus verschiedenen Winkeln erzeugen. Aus der im rechten und im linken Auge entstehenden Information über die Konturen AD und BC des Objektes (s. Abb. 27.1) wird erst durch Verschmelzung der beiden Bilder in der Großhirnrinde ein dreidimensionales Bild erzeugt. Wenn ein bestimmtes Objekt mit den Augen fokussiert wird, führt der Schielwinkel dabei zu einer unterschiedlich starken Kontraktion der Augenmuskeln. Afferente Signale bezüglich dieser Augenmuskelspannung werden von der Großhirnrinde als ein Maß der Entfernung interpretiert.

Für die technische Umsetzung der endoskopischen 3-D-Sicht gibt es einige Lösungsmöglichkeiten, die gegenwärtig erforscht werden. Um ein räumliches Bild zu erhalten, sind mindestens 2 nicht identische Bilder des Objektes erforderlich, die grundsätzlich auf dreierlei Weise erzeugt werden können:

1. durch 2 nebeneinander liegende Linsen,
2. durch eine einzelne Linse, die vor- und rückwärts bewegt wird,
3. durch eine Einzellinse, die sequentiell auf den Nah- und Fernbereich fokussiert wird.

Unabhängig davon, auf welche Weise die beiden Bilder des gleichen anatomischen Bereiches erzeugt werden, sie erfordern stets die Verarbeitung durch einen Computer oder vergleichbare spezielle elektronische Systeme zu Komplementärbildern des gleichen

---

[1] Der folgende Abschnitt wurde von H. Becker, H. Rininsland und R. Trapp vom Kernforschungszentrum Karlsruhe verfaßt.

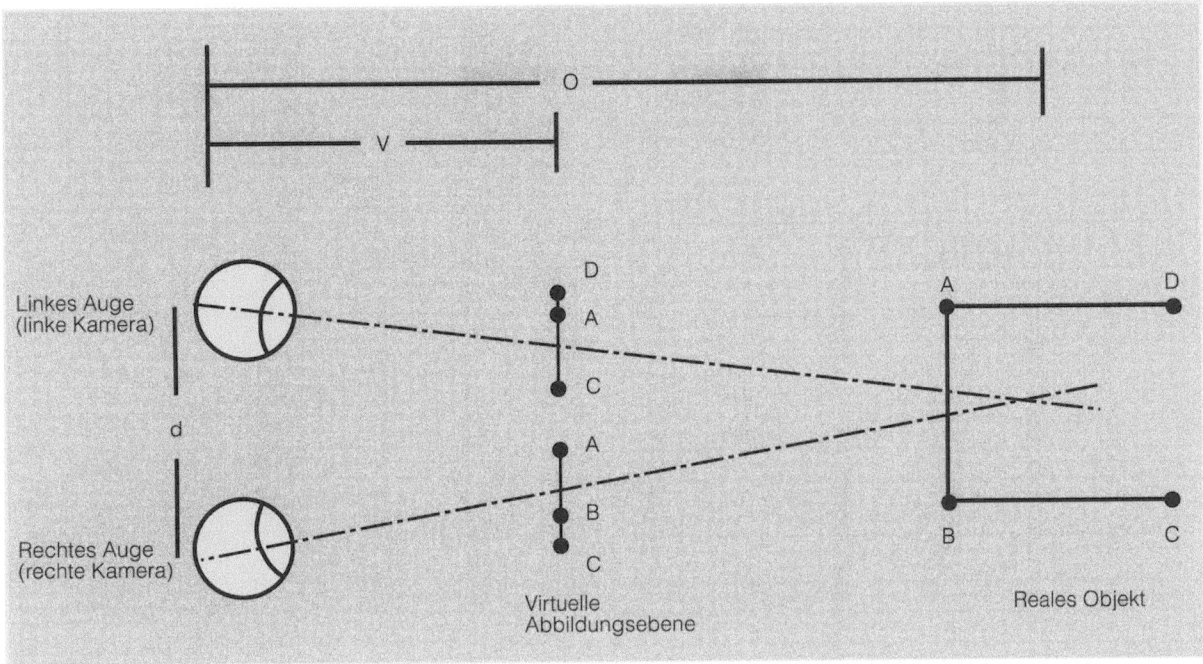

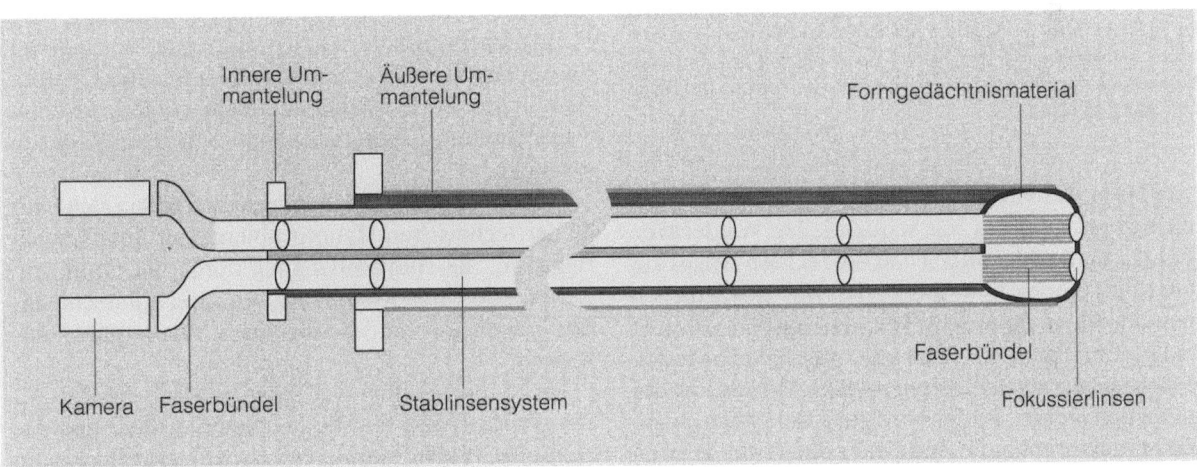

Abb. 27.1. Erzeugung von 3-D-Bildern durch das okulozerebrale System. Aufgrund des Augenabstandes erzeugen beide Augen Bilder des realen Objektes aus unterschiedlichen Winkeln (*O* Abstand zum realen Objekt, *V* Abstand zur virtuellen Abbildungsebene)

Abb. 27.2. Schematische Anordnung eines endoskopischen 3-D-Videosystems mit 2 Kameras und 2 Linsensystemen

Objektes, die zeitgleich, aber aus räumlich unterschiedlichen Positionen gesehen werden müssen. Sowohl für Systeme mit einer Optik als auch für die mit 2 Optiken lassen sich Entwürfe und Entwicklungswege erstellen. Im Falle des Systems mit 2 Optiken ist dies recht unkompliziert, es wird auch schon für industrielle Zwecke angewendet, während Systeme für die Endoskopie in Karlsruhe, Dundee/St. Andrews und anderen Zentren entwickelt werden.

Eine mögliche Anordnung eines solchen endoskopischen 3-D-Videosystems, in dem 2 CCD-Kameras benutzt werden, ist in Abb. 27.2 gezeigt. In diesem Beispiel dient der Videomonitor als Medium für die

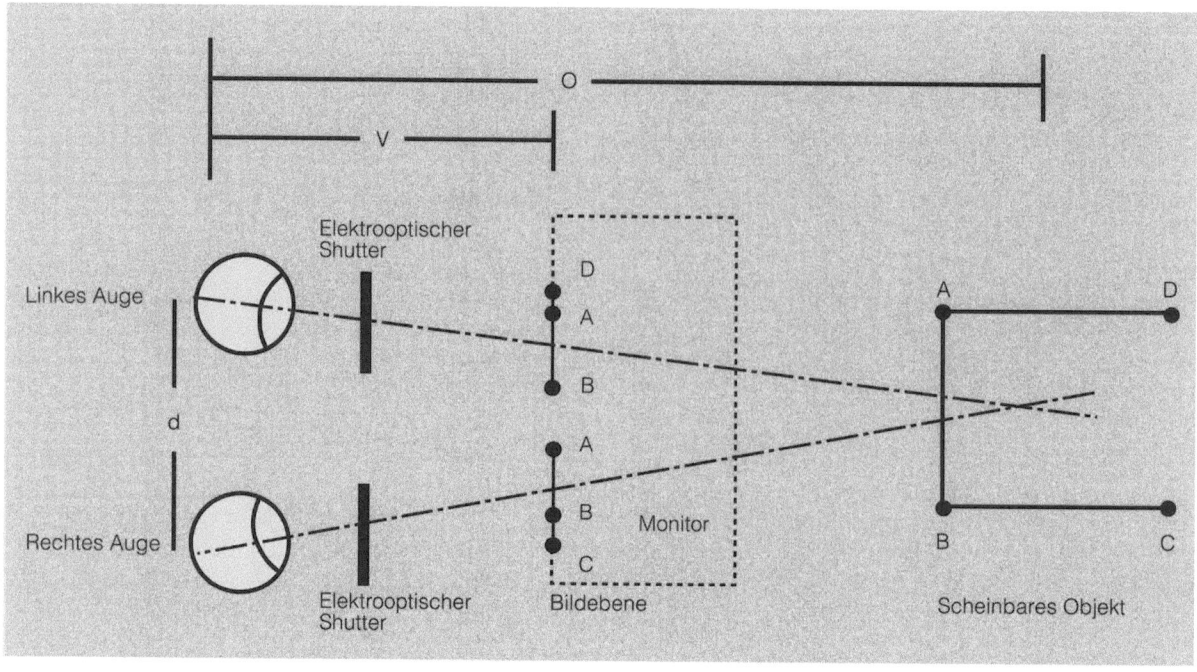

Abb. 27.3. Sequentielle Abbildung: In diesem Beispiel fungiert der Videomonitor als Medium für die Projektion der virtuellen Bilder, aufgenommen von beiden Kameras mit sequentieller Wiedergabe der Information für das linke und das rechte Auge (100 oder 120 Hz)

Projektion der virtuellen Bilder, aufgenommen von den beiden Kameras mit sequentieller Wiedergabe der Information des linken und des rechten Auges auf dem Videomonitor (Abb. 27.3). Im wesentlichen dient der Videomonitor als Darstellungsebene beider Bilder. Ein optischer Hochgeschwindigkeitsshutter, synchronisiert mit der sequentiellen Projektion der linken und rechten Bilder, wird vor jedem Auge angebracht und sorgt für die Zuführung der Teilbilder zum jeweils korrespondierenden Auge innerhalb eines geeigneten Zeitrahmens. Diese Technologie ist Standard für die Überwachung unzugänglicher Bereiche in der Fernhantierungstechnik.

Bei einer anderen Lösung wird nur eine Kamera benutzt, um verschiedene virtuelle Bilder unter Einsatz eines Shutters hoher Frequenz aus der Bildinformation des Systems mit 2 Optiken zu erhalten. Die Grundanforderung an das binokulare System mit 2 Optiken ist die optische Ausrichtung beider Linsensysteme mit der Möglichkeit, gleichzeitig auf den gleichen Raumpunkt zu fokussieren. Zur Gewährleistung der notwendigen Trennung und Bewegungskoordination beider Linsensysteme und zur Sicherstellung präziser und reproduzierbarer Synchronbewegungen ist möglicherweise die Verwendung von Formgedächtnismaterialien (s. unten) notwendig. Bei Systemen mit 1 Optik müßte mit Hilfe eines Computers ein Modell des Objektes erstellt werden, um dann – ausgehend von diesem Modell – 2 einzelne Bilder zu erzeugen.

Beim endoskopischen Arbeiten ergeben sich einige der technischen Hauptprobleme aus den Schwierigkeiten, die Bildübertragung durch die Optik mit der Videotechnik wiederzugeben. Drei unterschiedliche Lösungen wurden für diese Wiedergabe entwickelt:

Anaglyphtechnik. Hierbei werden das linke und das rechte Teilbild farbkodiert (rot/grün) und gleichzeitig auf dem Videoschirm dargestellt. Durch Farbfilter, die als Brille getragen werden, können die Teilbilder dem jeweils korrespondierenden Auge zugeführt werden. Diese Technologie stellt besonders bei Schwarzweißbildern eine starke okulozerebrale Belastung dar.

Dual-Monitor-System. 2 Videoschirme werden benutzt, um für das linke und das rechte Auge ein jeweils passendes Bild zu erzeugen. Beide Schirme sind in einem Winkel von 90° zueinander aufgestellt. Ein halb versilberter Spiegel wird benutzt, um beide Bilder zu kombinieren, von denen jedes durch einen Filter vor dem Schirm polarisiert wurde. Mittels einer Brille mit entsprechenden Polarisationsfiltern werden das linke und das rechte Teilbild dem jeweils entsprechenden Auge zugeführt.

Das Dual-Monitor-System weist mehrere Nachteile auf: So kann das System jeweils nur von einer Person benutzt werden. Außerdem erfordert diese Technik, daß das Bild von einem präzise festgelegten Punkt aus betrachtet wird, was die Kopfbeweglichkeit erheblich einschränkt. Selbstverständlich muß für das Dual-Monitor-Verfahren ein Paar gleichartiger Monitore verwendet werden. Außerdem sind wiederholte Justierungen und mechanische Einstellungen der optischen Achsen nötig, und eine Projektion auf eine Leinwand ist nicht möglich.

Sequentielle Projektion. Die am Kernforschungszentrum in Karlsruhe von 1986–1987 entwickelte Technik der sequentiellen Projektion mit einem Hochgeschwindigkeitsshutter (Abb. 27.3) ist das fortschrittlichste, derzeit erhältliche 3-D-Videosystem. Analysen in der Fernhantierungstechnik hatten zu der Erkenntnis geführt, daß es zu diesem Zeitpunkt kein stereoskopisches Videosystem gab, das die speziellen Anforderungen der Fernüberwachung erfüllen konnte. Dies führte zur Definition und Realisierung eines Systems mit folgenden Qualitäten:

– maximale Bewegungsfreiheit,
– ein technisch optimales Bild,
– vor allem eine gute Annäherung an den natürlichen menschlichen Sehprozeß.

Die wesentlichen Kennzeichen des Systems sind:
– Unabhängigkeit vom Projektionsmedium (Monitor, Projektion)
– Minimierung systeminhärenter Abbildungsfehler
– Volle Farbtauglichkeit
– Benutzbarkeit bei Tageslicht
– Flickerfreies Bild (100 oder 120 Hz)
– Infrarot gesteuerte Shutterbrillen

Formgedächtnismetalle und Formgedächtnisinstrumente[2]

Eine einzigartige Gruppe von Metallen, die Formgedächtniseigenschaften (Shape memory) aufweisen, bieten nützliche Anwendungsmöglichkeiten in der Biomedizin und sind von besonderer Bedeutung in der Entwicklung von Instrumenten für die endoskopische Chirurgie. Unter bestimmten Voraussetzungen haben diese Formgedächtnislegierungen die Fähigkeit, ihre ursprüngliche Form vollständig wieder einzunehmen, auch wenn sie stark deformiert waren.

Die Ursprungsform eines Instrumentes aus Formgedächtnismetall wird während eines speziellen metallurgischen Arbeitsprozesses bestimmt.

Diesen Formgedächtniseffekt bieten Legierungen, die zwischen martensitischen und austenitischen Kristallstrukturen transformiert werden können (s. auch Kap. 2). Die Zustandsform, in welcher eine Legierung eine vollständig austenitische Struktur aufweist, kann als *austenitische Phase* bezeichnet werden. Die Zustandsform, in welcher die Legierung wesentliche Anteile der martensitischen Kristallstruktur aufweist, wird *martensitische Phase* genannt. In der austenitischen Phase ist die Legierung relativ steif. Im Gegensatz dazu wird das Metall relativ verformbar, wenn zumindest ein Teil der Legierung in die martensitische Phase transformiert wird.

Die Transformation von der austenitischen in die martensitische Zustandsform erfolgt entweder bei einer Temperaturänderung oder durch äußere Belastung. Die Aufhebung der Temperaturänderung oder der äußerlichen Belastung führt zur Rückbildung des Martensits in die austenitische Phase. Eine Formänderung, die das Metall in der martensitischen Zustandsform erfahren hat, hebt sich selbst wieder auf, so daß die Legierung vollständig in ihre Ursprungsform zurückkehrt.

Wärmeformgedächtnis

Die thermisch aktivierte Rückkehr von Formgedächtnismetallen in ihre ursprüngliche Form soll als erstes vorgestellt werden. Wie aus Abb. 27.4 zu ersehen ist, beginnt eine Formgedächtnislegierung, ausgehend von der martensitischen Niedrigtemperaturphase, sich in die austenitische Hochtemperaturphase zu transformieren, wenn die Temperatur über A_s ansteigt. Die Transformation ist beendet, wenn die Temperatur A_f übersteigt. Die jeweiligen Werte von A_s und A_f hängen von der Zusammensetzung der Legierung und dem Produktionsprozeß ab. Diese Werte können so ausgelegt werden, daß sie in den Bereich der Körpertemperatur fallen. Die Rücktransformation beginnt, wenn die Temperatur unter M_s absinkt, und ist abgeschlossen, wenn die Temperatur unter M_f abfällt. Die Temperaturen M_s, M_f, A_s und A_f bestimmen die Hystereseschlaufe der thermischen Transfor-

---

[2] Dieser Beitrag wurde von W. R. Pyka, L. M. Middleman und P. P. Poncet verfaßt.

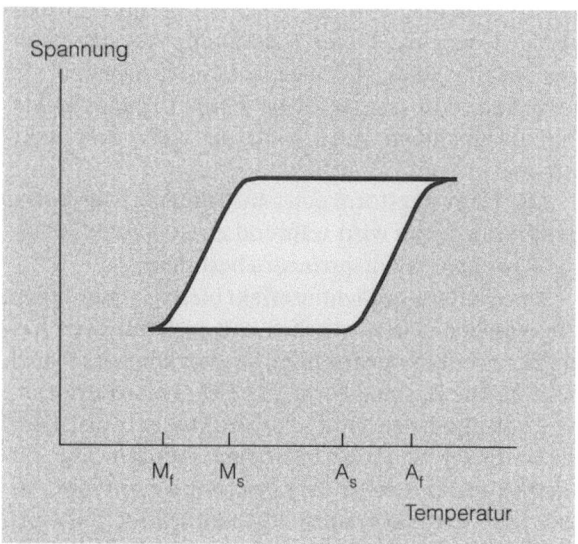

Abb. 27.4. Die Temperaturen M_s, M_f, A_s und A_f definieren die Hysteresekurve der thermischen Transformation einer Formgedächtnislegierung

mation des Formgedächtnismetalls, die als Diagramm in Abb. 27.4 zu sehen ist.

Ein Formgedächtnismetall mit einem Wert A_s, der geringfügig über der Körpertemperatur liegt, befindet sich – z. B. in Form einer Knochenplatte oder eines Stents – bei Körpertemperatur in seiner martensitischen Phase. Das Metall ist dann also relativ leicht zu verformen, ehe es in den Körper eingebracht wird. Befindet sich der Gegenstand dann am Zielort, kann er mittels entsprechender Verfahren aufgewärmt werden, z. B. durch warme Flüssigkeit oder durch die Passage von elektrischem Strom.

Wenn die Temperatur der Formgedächtnislegierung A_s überschreitet (z. B. über 40 °C), kehrt der Gegenstand in seine ursprüngliche Form zurück. Diese Eigenschaft, in die ursprüngliche Form zurückzukehren, ist aufgehoben, wenn die Temperatur A_f überschreitet (z. B. 50 °C). Dann befindet sich die Formgedächtnislegierung in ihrer austenitischen Phase.

Im Falle einer Knochenplatte kann diese Rückkehr in die Ursprungsform benutzt werden, um eine Fraktur zu komprimieren, wenn die Platte in ihrem martensitischen Zustand ausreichend in die Länge gezogen wurde, bevor sie über der Fraktur angebracht wird. Im Falle eines Stents kann der deformierte Zustand benutzt werden, diesen unter Zuhilfenahme eines Katheters in einem geeigneten Bereich zu plazieren. Die bei ansteigender Temperatur einsetzende Formrückkehr erlaubt es dann dem Stent, sich radial gegen die Wand des Gefäßes zu öffnen und dieses offen zu halten. In den hier beschriebenen Fällen wurde A_s so gewählt, daß es geringfügig über der Körpertemperatur liegt. Dies hat den Nachteil, daß eine Aufwärmung notwendig ist. Zusätzlich dazu kann die Formgedächtnislegierung M_s erreichen, wenn sie nach der Aufwärmung wieder auf die Körpertemperatur zurückkehrt und der Prozeß der Formrückkehr beendet ist. Dies hängt von der Hystereseschleife des benutzten Materials ab, birgt aber das Risiko, daß der Gegenstand wieder relativ verformbar wird, was nicht unbedingt von Nachteil, aber im klinischen Einsatz nicht ideal ist.

Um diese Nachteile zu vermeiden, kann die Formgedächtnislegierung so behandelt werden, daß ihr A_s unter der Körpertemperatur bleibt. In diesem Fall beginnt der Gegenstand zumindest in seine Form zurückzukehren und in die austenitische Phase zu transformieren, wenn er Körpertemperatur erreicht hat. Wenn A_f in Höhe der Körpertemperatur oder darunter liegt, wird die Transformation und deshalb die Rückkehr in die Form beendet, sobald der Gegenstand Körpertemperatur erreicht hat.

Um jedoch den Gegenstand für die Implantation zu deformieren, muß er unter die Körpertemperatur heruntergekühlt werden. Der Gegenstand wird dann in den Körper eingebracht, solange er kalt ist. Sobald die Temperatur des Gegenstandes A_s erreicht, beginnt der Prozeß der Formrückkehr. Wenn die Applikation einige Zeit erfordert, muß der Gegenstand gekühlt werden, bis er in der richtigen Position liegt. Idealerweise liegt A_s über dem Gefrierpunkt, da Körpergewebe geschädigt würde, wenn der betreffende Gegenstand während der Applikation auf Temperaturen unter dem Gefrierpunkt gehalten würde.

Um Gegenstände wie Knochenplatten oder Stents während der Applikation unter Körpertemperatur zu halten, wäre es erforderlich, sie mit kalter Flüssigkeit zu umgeben, bis sie sich in der korrekten Position befinden und bis der Prozeß der Formrückkehr beginnen kann.

Superelastizität

Unter bestimmten Bedingungen zeigen Formgedächtnismetalle eine Superelastizität, die nicht von einer Temperaturänderung abhängig ist. Wenn ein superelastisches Formgedächtnismetall gegenüber seiner ursprünglichen Form stark deformiert wurde, wurde dies durch eine Transformation der ursprünglichen austenitischen in die martensitische Phase verursacht. Anstatt durch eine Temperaturänderung wurde der martensitische Zustand nun durch äußere Bela-

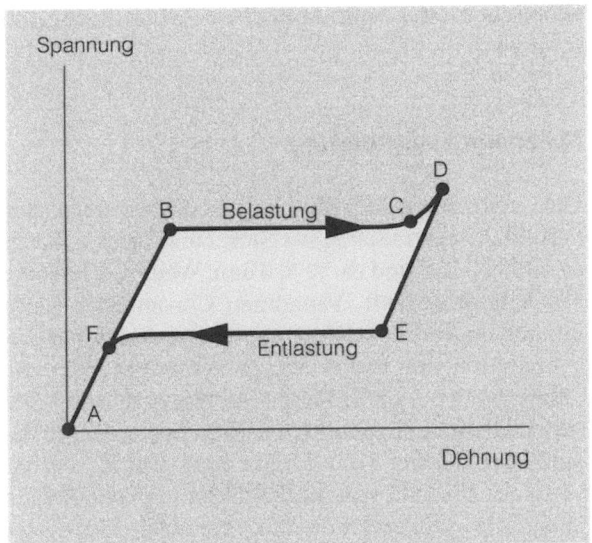

Abb. 27.5. Repräsentatives Spannungs-Dehnungsdiagramm einer superelastischen Formgedächtnislegierung. Im Punkt *A* befindet sich die Legierung in ihrer austenitischen Phase. Wenn leichte äußere Belastungen der Legierung zugeführt werden, erreicht sie Punkt *B*. Weitere Belastung der Legierung leitet längs der Linie durch *B* und *C* die Bildung von Martensit ein. Wenn die Legierung an *C* ist, führen weitere Belastungen lediglich zur Deformation innerhalb der martensitischen Phase (*D*). Läßt die Belastung nach, sinkt sie auf *E*. Unterhalb von *E* verwandelt sich der belastungsinduzierte Martensit wieder zu Austenit zurück, beschrieben durch die *Linie* durch *E* und *F*. Vollständiges Nachlassen der zugeführten Belastung erlaubt der Legierung, vollständig zu *A* zurückzukehren

stungen hervorgerufen. Die martensitische Kristallstruktur wird deshalb „spannungsinduzierter Martensit" genannt. Wenn die äußere Belastung wegfällt, kehrt die Formgedächtnislegierung aufgrund der Transformation des spannungsinduzierten Martensites in die austenitische Phase, und damit in ihre ursprüngliche Form zurück. Der gesamte Transformationsprozeß geschieht isotherm.

Die Abb. 27.5 zeigt ein typisches Spannungs-Dehnungsdiagramm einer superelastischen Formlegierung. Am Punkt A befindet sich die Legierung in ihrer austenitischen Phase. Unter Einwirkung leichter äußerer Kräfte auf die Legierung erreicht sie den Zustand an Punkt B. Eine weitere Belastung des Materials induziert die Bildung von Martensit entlang der Linie durch die Punkte B und C. Wenn Punkt C erreicht ist, führt eine weitere Belastung lediglich zu einer Deformation innerhalb der martensitischen Phase, dargestellt durch Punkt D. Wenn die Krafteinwirkung nachläßt, sinkt die Belastung zum Punkt E, wonach der belastungsinduzierte Martensit sich wieder in Austenit verwandelt, beschrieben durch die Punkte E und F. Vollständiges Nachlassen der zugeführten Belastungen erlaubt der Legierung, vollständig zum Punkt A zurückzukehren.

Bei geeignet behandelten Formgedächtnislegierungen entsteht die Eigenschaft der Superelastizität, während sie sich in ihrer austenitischen Phase befinden, bei einer Temperatur > A_s und < M_d. Hierbei ist M_d die maximale Temperatur, bei der die Transformation in die martensitische Phase durch äußere Kräfte induziert werden kann. Diese Temperatur, bei der Superelastizität auftritt, kann mittels metallurgischer Prozeßtechniken so eingestellt werden, daß sie innerhalb des Bereichs der Körpertemperatur liegt.

Eine superelastische Formgedächtnislegierung kann man weit mehr elastisch verformen als konventionelle Metalle. Ein Instrument aus einer Formgedächtnislegierung, die superelastische Eigenschaften zeigt, kann bis zu 11 % und mehr vollständig reversibel verformt werden: So kann beispielsweise ein 1 m langer superelastischer Draht auf eine Länge von 1,11 m gestreckt werden, wobei wenigstens ein Teil der Legierung einem Phasenwechsel in die martensitische Phase unterzogen wird mit der Bildung von belastungsinduziertem Martensit. Beim Nachlassen der Belastung zieht sich der Draht vollständig auf seine ursprüngliche Länge von 1 m zurück und die Legierung kehrt entsprechend in die austenitische Zustandsform zurück.

Im Gegensatz dazu kann ein ähnlicher Draht aus Federstahl oder einem anderen konventionellen Metall nur etwa um 1 % elastisch gestreckt werden, also auf eine Länge von 1,01 m. Jede weitere Streckung des konventionellen Drahtes resultiert, wenn sie nicht zum unmittelbaren Zerreißen des Drahtes führt, in einer nichtelastischen (plastischen) Deformation, so daß beim Nachlassen der Belastung der Draht nicht in seine Originallänge zurückkehrt. Superelastische Materialien können auch in wesentlich höherem Ausmaß als konventionelle Metalle gekrümmt, verdreht und komprimiert werden.

Es wird angenommen, daß die superelastische Eigenschaft entweder durch „Twinning" oder durch belastungsinduzierte Phasentransformation innerhalb der Legierung hervorgerufen wird, eher als durch die Verschiebungen, die während plastischer Deformationen gewöhnlicher Metalle auftreten. Ein superelastisches Material kann deshalb viele tausendmal be- und entlastet werden, ohne aufgrund einer Materialermüdung zu brechen. Die Anzahl der Deformationsvorgänge, die ein konventionelles Material aushalten kann, ohne zu versagen, ist aufgrund der Materialermüdung begrenzt.

Superelastische Formgedächtnislegierungen haben eine spezielle Eigenschaft, die für medizinische Anwendungen besonders wichtig ist. Wie in Abb. 27.5 dargestellt, zeigt die Spannungs-Dehnungskurve zwischen den Punkten B und C ein Plateau. Dieses Plateau stellt den Bereich dar, innerhalb dessen Martensit belastungsinduziert wird. Während die Legierung dieser Transformation unterzogen wird, kann sie bei nur geringem Anstieg der Belastung beträchtlich deformiert werden. Deshalb verfügen Instrumente aus superelastischen Formgedächtnismetallen über eine eingebaute Sicherheit. Diese Instrumente können mit Hilfe von speziell behandelten Legierungen unter Berücksichtigung geeigneter Baumaße konstruiert werden. Diese Legierungen haben die charakteristische Eigenschaft, daß sie bei einer elastischen Verformung über einen gewissen Grad hinaus ihre innere Struktur in eine martensitische Phase umwandeln. Im Vergleich zu konventionellen elastischen Federstählen, die nur eine sehr geringe Verformung zulassen, erlauben diese Legierungen eine deutlich größere elastische Deformation.

Bei der Spannungs-Dehnungskurve weisen Formgedächtnismetalle bei Belastung und Entlastung ein Plateau auf, das in Abb. 27.5 durch die Linie durch die Punkte E und F dargestellt wird. Die Entlastung erfolgt, wenn ein Instrument aus superelastischer Formgedächtnislegierung aus einer beträchtlich deformierten Form in seine ursprüngliche unbelastete Form zurückkehrt. Aufgrund dieses Plateaus kann ein solches Instrument während eines Großteiles der Entlastungphase (Linie durch die Punkte E und F in Abb. 27.5) eine weitgehend konstante Kraft aufrecht erhalten, bis kurz vor dem Punkt, an dem es komplett entlastet ist.

Ein Beispiel für die sinnvolle Anwendung einer superelastischen Formgedächtnislegierung ist der Bau chirurgischer Klingen, Scheren und Dissektoren. Eine aus superelastischer Formgedächtnislegierung hergestellte Klinge kann so behandelt werden, daß ihre Originalform deutlich gekrümmt ist. Aufgrund der Superelastizität kann die Klinge gestreckt werden, so daß sie durch eine gerade enge Kanüle paßt, die durch einen endoskopischen oder laparoskopischen Arbeitskanal in den Körper eingebracht werden kann. Wenn die Klinge aus dem Schaft der Kanüle vorgeschoben wird, nimmt sie ihre ursprüngliche stark gekrümmte Form wieder ein. So erlaubt das Instrument einen deutlich verbesserten Zugang und erleichtert die endoskopische Präparation. Nach Beendigung des Einsatzes wird die gekrümmte Spitze wieder in ihr gerades Überrohr zurückgezogen und dabei angespannt, bevor sie durch den laparoskopischen oder endoskopischen Arbeitskanal entfernt wird.

Materialzusammensetzung

Die vielversprechendste Formgedächtnislegierung besteht im wesentlichen aus Nickel und Titan, z. B. aus ca. 50 % Nickel und ca. 50 % Titan. Weitere Elemente wie Kupfer, Kobalt, Vanadium, Chrom oder Eisen können zugesetzt werden, um die mechanischen Eigenschaften der Legierung zu verändern oder die Temperatur, bei der bestimmte Formgedächtnis- oder superelastische Eigenschaften erreicht werden, zu beeinflussen. Nickel-Titan-Legierungen werden bereits bei einer Vielzahl von mechanischen Anwendungen eingesetzt. Gegenstände mit thermisch aktivierter Rückführung in die Ursprungsform werden in Form von Platten, Harrington-Stäben, V.-cava-Filtern, Gefäßstents, Knochenklammern, Dentalimplantaten und Hüftgelenkpfannen implantiert. Instrumente, die die superelastische Gedächtnislegierung nutzen, wurden als provisorische Drähte in der Zahnheilkunde, Lokalisationsnadeln für nicht tastbare Veränderungen an der Mamma und als dauerhaft implantierte Anker für die Naht von Sehnen oder kapsulären Strukturen an den Knochen verwendet. Über unerwünschte biologische Effekte durch das Metall selbst wurde bisher nicht berichtet.

Endoskopische Retraktion

Gegenwärtig beruht die Schaffung des operativen Arbeitsraumes in der endoskopischen Chirurgie auf adäquater Insufflation mit CO_2, Positionierung des Operationstisches und dem Gebrauch von Greifinstrumenten, um die zu präparierenden Strukturen anzuheben und anzuspannen. Diese Manöver führen zu einer gewissen Einschränkung des Arbeitsraumes, senken die Arbeitseffektivität und vermehren die Schwierigkeiten bei der Ausführung der Operation. Es gibt kaum Zweifel, daß bessere Techniken der endoskopischen Retraktion notwendig sind, um den Anwendungsbereich und die Sicherheit der endoskopischen Chirurgie zu erweitern, besonders innerhalb der Bauchhöhle. Wir waren in die Entwicklung auf diesem Gebiet miteinbezogen und haben diese Aktivitäten in mehreren Richtungen verfolgt.

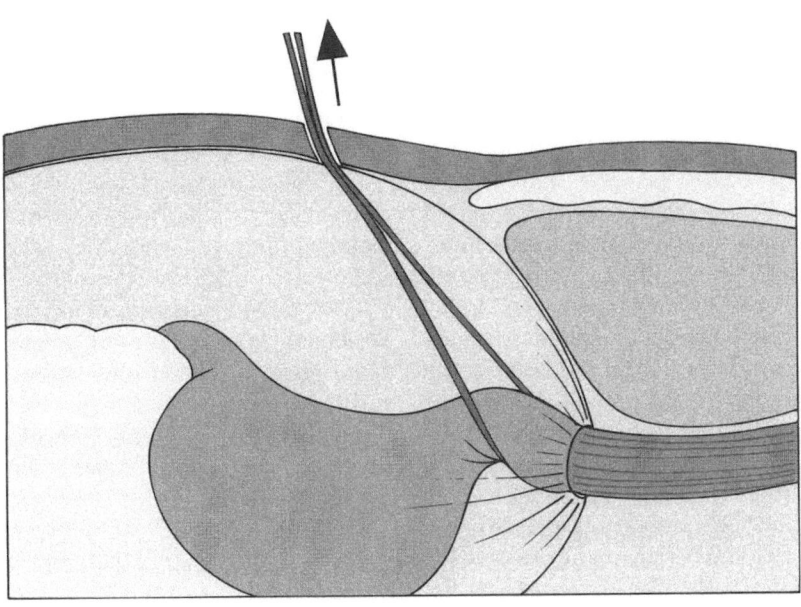

Abb. 27.6. Retraktorzügeltechnik

Retraktionszügel

Dieses Konzept basiert auf der Benutzung der Körperwände – vordere Bauchwand oder Brustkorb – zur Aufhängung von Organen während der Präparation und Mobilisation. Diese Methode beruht auf der Einführung von Silikonschlingen durch die vordere Bauchwand oder den Brustkorb, Führung der Schlinge um das Organ, Herausziehen der Enden aus der Körperhöhle und schließlich, nachdem die Schlinge unter Zug gesetzt ist, auf ihrer Fixierung mit Hilfe einer Klemme auf der Hautoberfläche (Abb. 27.6). Bei Eingriffen am abdominalen Ösophagus, z. B. bei der Lig.-teres-Kardiopexie und der Kardiomyotomie, finden wir diese Technik nützlich, da das Hochziehen des gastroösophagealen Überganges zur vorderen Bauchwand hin die Präparation der hinteren Speiseröhre wesentlich erleichtert. Unentbehrlich ist diese Technik bei der Mobilisation der Speiseröhre während der rechts-thorakalen endoskopischen Ösophagektomie. Um die Retraktionszügeltechnik in ihrer Anwendung noch zu vereinfachen, müssen weitere Applikationsinstrumente aus superelastischen Materialien entwickelt werden, die für die Umfahrung des betreffenden Organes besonders gut geeignet scheinen.

Abwinkelbarer Endo-Retraktor

Der grundlegende Aufbau des Prototyps des neigbaren Endo-Retraktors, der gegenwärtig in Dundee erprobt wird, ist in Abb. 23.5 gezeigt. Der Endo-Retraktor paßt in einen 11-mm-Zugang und kann nur in Verbindung mit einer 30°-Vorausblickoptik eingesetzt werden. Der neigbare Anteil vor der Optik retrahiert Gewebe vor dem Operationsgebiet und die Oberfläche des langen Segmentes wird benutzt, um Organe wie die Leber aus dem Operationsgebiet zu heben. Der Endo-Retraktor ist insbesondere nützlich in der laparoskopischen Gallenwegchirurgie, besonders bei Patienten mit einem schlaffen Lobus quadratus hepatis. Wir fanden ihn außerdem hilfreich für die Chirurgie der abdominalen Speiseröhre, weil er eine bessere Darstellung des Hiatus und der abdominalen Speiseröhre erlaubt.

Festkörperdiodenlaser

Gegenwärtig zeigen die leistungsstarken Ionenlaser und lampengepumpten Laser wesentliche Schwächen, da sie teuer, wenig effektiv und nicht durchstimmbar sind, außerdem ist allgemein ein hoher Versorgungsaufwand nötig, wie z. B. ein Drehstromanschluß und eine Kühlung mit hohen Durchflußmengen. Alle diese Laser benötigen eine Gasentladung als Kraftquelle. So erregt bei CO_2-Lasern die Entladung das laserstrahlenerzeugende Medium direkt, beim

Nd:YAG-Festkörper pumpt dagegen eine Gasentladung in der Blitzlampe die laserstrahlenerzeugenden Ionen optisch auf. Die Abhängigkeit von der Gasentladungstechnik schränkt die Leistungsfähigkeit dieser Laser hinsichtlich wartungsfreier Funktion und Effektivität ein. Farbstofflaser sind zwar durchstimmbar, aber wegen der Flüssigkeiten, die häufig giftige Farbstoffe und Lösungsmittel enthalten, nicht unbedenklich. *Es gibt daher einen Bedarf, diese Systeme durch effiziente, tragbare Festkörperlaser zu ersetzen.*

Jüngste Entwicklungen in der Diodenlasertechnologie haben zur Produktion von Halbleiterdiodenlasern geführt mit einer Continuous-wave-(cw-)Leistungsstärke bis zu 38 W und einer Lebenszeit von zehntausenden von Stunden. Der grundlegende Aufbau einer Single-Stripe-GaAlAs-Laserdiode ist in Abb. 27.7 gezeigt. Die höchste Leistung einer solchen Anordnung liegt bei 5 W. Die Leistungsabgabe kann durch die Konstruktion von in Phase geschalteten Arrays (Phased arrays) solcher Diodenstrips erhöht werden, indem sie ausreichend nahe nebeneinander plaziert werden, was in einer Überlappung der optischen Felder resultiert und zu einer teilweisen Phasenkoppelung (Phase-locking) zwischen den Streifen führt.

Diese GaAlAs-Diodenlaser wurden zum Pumpen von Materialien wie Nd:YAG benutzt, wobei ein vollständiges Festkörpersystem geschaffen wird (Abb. 27.8).

Während man sich im Bereich dieser auf den Nd:YAG konzentriert hat, eignen sich auch andere Materialien für das Pumpen mit Laserdioden, so z.B. Neodym-dotiertes Glas, YLF, nicht-lineare Kristalle u.a.

Der diodengepumpte Holmiumlaser mit einer Wellenlänge von 2 µm hat aufgrund seiner starken Absorption in Wasser eine große Bedeutung für die Chirurgie.

Nicht-lineare optische Techniken sind im Zusammenhang mit diesen Lasern aufgrund der hohen

Abb. 27.7. Anordnung einer Single-stripe-GaAlAs-Laserdiode

Abb. 27.8. Ein monolithischer diodenlaser-gepumpter Nd:YAG-Laser. Die 809-nm-Strahlung des Lasers wird in den Nd:YAG-Kristall eingekoppelt durch eine Gradientenindexlinse. Die Nd:YAG-Kavität befindet sich vollständig im Kristall, mit dielektrischen Spiegeln, die direkt den Kristallflächen angelagert sind

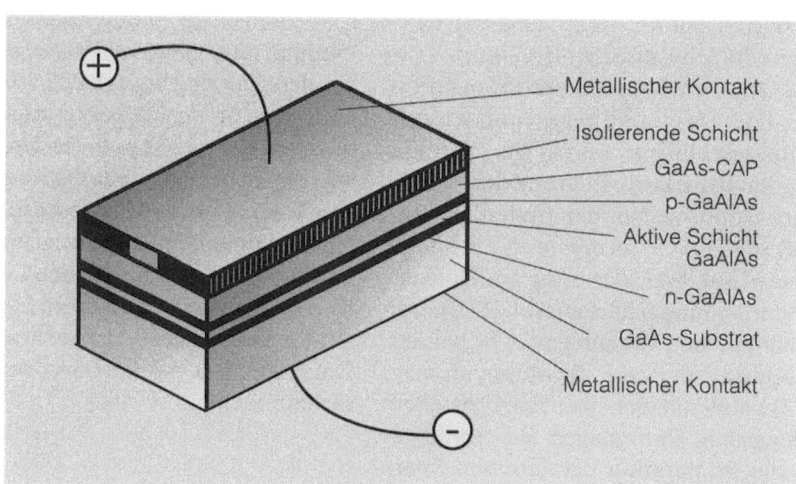

27.7

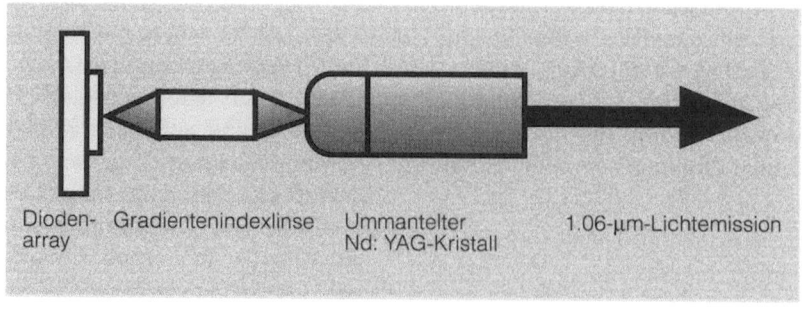

27.8

Strahlqualität attraktiv, die die effiziente Erzeugung neuer Wellenlängen (durch Frequenzverdoppelung) in nicht-linearen Kristallen, wie z. B. Kaliumtitanylphosphat, erlauben. Die Durchstimmbarkeit dieser tragbaren Diodenlaser kann sogar noch erweitert werden durch den Einsatz von Kristallen wie Harnstoff und β-Bariumborat, die als optische parametrische Oszillatoren (OPO) fungieren. Diese Kristalle können Photonen mit geringerer Energie (längerer Wellenlänge) herausfiltern.

Entwicklung der Fernhantierungstechnologie[3]

Die Nukleartechnik hat aufgrund ihrer Gefährlichkeit den Hauptantrieb für die Entwicklung der Fernhantierungstechnik gegeben. Solche Geräte wurden zuerst in den Vereinigten Staaten benutzt, um die sichere Handhabung radioaktiver Materialien zu ermöglichen, werden aber jetzt auch in anderen Bereichen verwendet, wie z. B. in der konventionellen Industrie (Gießerei- und Schmiedewesen), Unterwassertechnik, Medizin, bei der Beseitigung von Sprengkörpern und in der Raumfahrttechnik.

Innerhalb der letzten 40 Jahre wurde der *Manipulator* von einem relativ einfachen mechanischen Gerät zu einem hochentwickelten computerunterstützten System entwickelt. Der Manipulator wird normalerweise von einem Bediener geführt und kontrolliert und für unterschiedliche und variierende Arbeiten eingesetzt. In dieser Hinsicht muß er von einem *Roboter* unterschieden werden, der normalerweise für identische, sich wiederholende Manöver benutzt wird, wie z. B. der Industrieroboter in der Fließbandproduktion.

Die vielfältigen Komponenten eines Fernhantierungssystems sind in Abb. 27.9 gezeigt. Sie stellen die Basis dar für die Entwicklung von Instrumenten und Systemen für die endoskopische Chirurgie, da diese komplizierte fernbediente Manipulationen erfordert. Gegenwärtig gibt es die folgenden Typen von Fernhantierungsgeräten:

1. Ferngreifer,
2. mechanische Parallelmanipulatoren,
3. Kraftmanipulatoren,
4. Servo-master-slave-Manipulatoren.

---

[3] Der folgende Beitrag wurde von H. Rininsland, R. Trapp und H. Becker verfaßt.

Ferngreifer. Es handelt sich um einfache mechanische Geräte, die für die Übertragung von Handkräften eingesetzt werden und starr oder schwenkbar sind. Ihr Arbeitsraum ist sehr klein und ihre Anwendbarkeit ist durch die eingeschränkte Mobilität behindert.

Mechanische Master-slave- oder Parallelmanipulatoren werden ebenfalls zur Übertragung von Handkräften benutzt. Verglichen mit Ferngreifern haben sie eine höhere Beweglichkeit durch 7 Freiheitsgrade der Bewegung, die sie in die Lage versetzt, komplizierte Laborarbeiten zu verrichten. Sie bestehen aus 3 Hauptkomponenten: dem Master-Arm, einem Durchgangsrohr oder Verbindungselement und dem Slave-Arm (Abb. 27.9 und 27.10). Der Slave-Arm folgt präzise den Bewegungen des Master-Arms, der wiederum vom Bediener geführt wird. Üblicherweise werden sie paarweise benutzt, wie beispielsweise das Fernhantierungsinstrumentarium in Heißen Zellen.

Kraftmanipulator. Dieser wird normalerweise mit einem Schalter oder Joystick bedient und von Elektromotoren angetrieben. Die komplette Einheit besteht aus einem Arm und einer Halteeinrichtung, um den Arm an die nächste Stelle zu bewegen (Abb. 27.9 und 27.11). Der Arm hat bis zu 3 Achsen, die zwischen 4 und 8 Einzelbewegungen erlauben. Das Standarddesign eines solchen Armes erlaubt 5 Einzelbewegungen: Rotation und Abwinkelung in der Schulter, Abwinkelung im Ellbogen, Rotation des Handgelenks und Greifen. In Abhängigkeit von ihrer Auslegung können Kraftmanipulatoren gebaut werden, die Objekte mit einem Gewicht bis zu einigen Tonnen heben können. Kraftmanipulatoren bieten die Vorteile der Mobilität, hoher Tragfähigkeit und unbegrenzter Drehbarkeit der Zange. Der hauptsächliche Nachteil ist die geringe Arbeitsgeschwindigkeit, da der Bediener nicht verschiedene Bewegungen auf einmal kontrollieren kann und diese Bewegungen deshalb nacheinander ausgeführt werden müssen.

Servo-master-slave-Manipulator. Dieser kombiniert die Vorteile des mechanischen Master-slave-Manipulators mit denen des Kraftmanipulators, indem er gleichzeitig hohes Feingefühl, Kraftverstärkung und präzise Positionierung ermöglicht. Im Unterschied zum mechanischen Master-slave- und zum Kraftmanipulator sind die mechanischen Kraftübertragungselemente zwischen Master und Slave durch ein elektrisches oder elektrohydraulisches System ersetzt. Die beiden Arme (Master und Slave) bilden einen bilateralen Algorithmus. Zusätzlich zur hohen Positio-

Industrie (Manipulatoren)

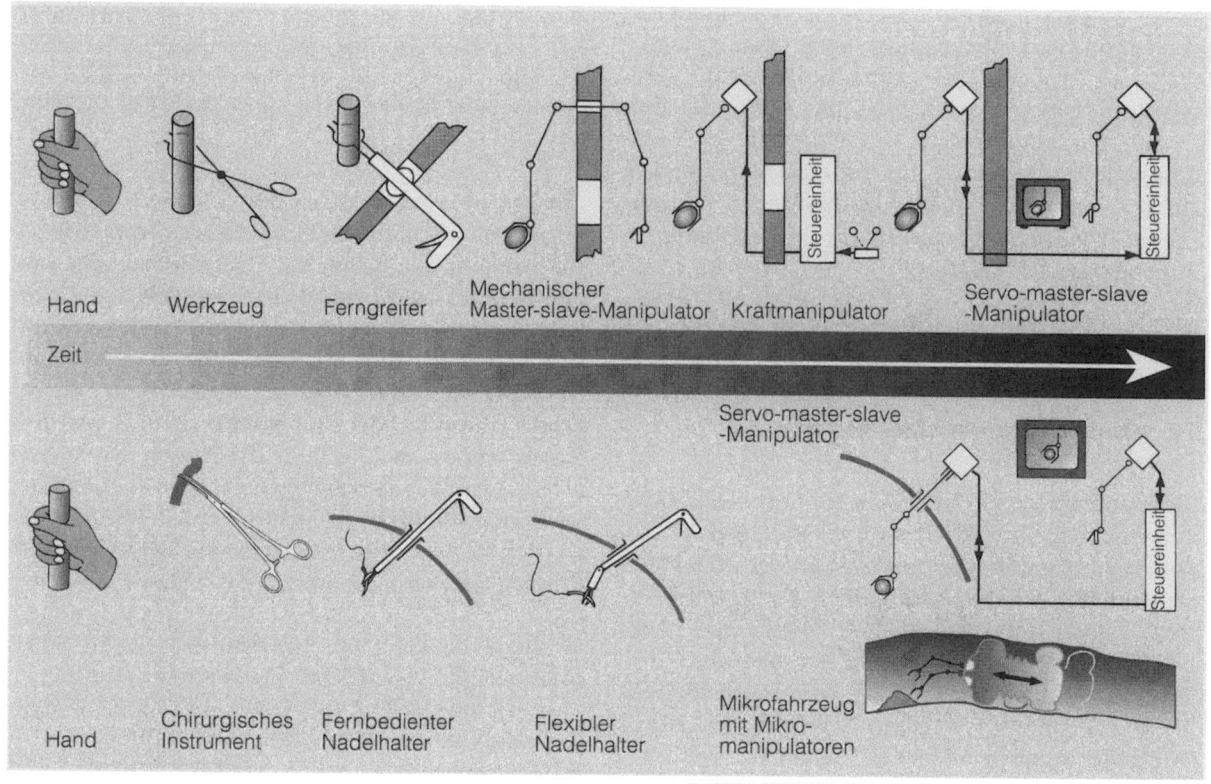

Endoskopische Chirurgie

Abb. 27.9. Entwicklung der Fernhantierungstechnik in Industrie und endoskopischer Chirurgie

nierungsgenauigkeit bietet dieses Steuerungssystem eine Kraftreflexion, so daß der Bediener eine Rückkoppelung erhält.

Die digitale Kontrolle durch ein Computersystem – wobei die Funktionen Software-vermittelt sind – erweitert den Anwendungsbereich und die Flexibilität hinsichtlich der Anzahl an Aufgaben, Algorithmen und Arbeitssequenzen. Der Operateur kann seine Aktivität auf Befehle begrenzen, sowie auf Dateneingaben in detaillierter oder allgemeiner Form (in Abhängigkeit von der Leistungsfähigkeit des Systems) und auf die Überwachung der Ausführung der vorgesehenen Arbeit. Dies kann durch feste Programme oder durch „Teach and repeat-Operationen" erreicht werden, z.B. Master-slave-Betriebsart, Roboterbetriebsart und gemischte Betriebsart. Der sofortige Übergang von der einen zur anderen Betriebsart ist möglich. In der Praxis leitet der Bediener den Manipulator und führt die Aufgabe mit dem Slave-Arm unter visueller Videokontrolle aus. Der Slave-Arm wird durch die Fernsehkamera überwacht, während der Master-Arm unter Zuhilfenahme der Information auf dem Fernsehschirm geführt wird. Der Bediener kann die Interaktion durch den Einsatz von Spracheingabe oder eines Touch-Screens auf ein Minimum reduzieren. Dank der hohen Genauigkeit und der guten Steuerbarkeit können sehr komplizierte Aufgaben ausgeführt werden, wie z.B. Freihandschweißen, Bombenentschärfung, Verbinden und Trennen von Leitungssystemen usw. Zusätzlich bietet die computerunterstützte Bedienung die Möglichkeit der Fehlerdiagnose und Sicherheitsüberwachung, wie z.B. Kollisionsschutz.

Der Master-slave-Manipulator kann an ein Trägersystem, wie z.B. ein Fahrzeug (Abb. 27.12) oder einen Kran, gekoppelt werden, die ebenfalls fernhantiert geführt werden. Ausgerüstet mit Sensorsystemen, geeigneter Software und einem Computer kann eine solche Einrichtung halbautonom arbeiten, wenn auch durch den Bediener überwacht. Weitergehende Forschungs- und Entwicklungsprogramme konzentrie-

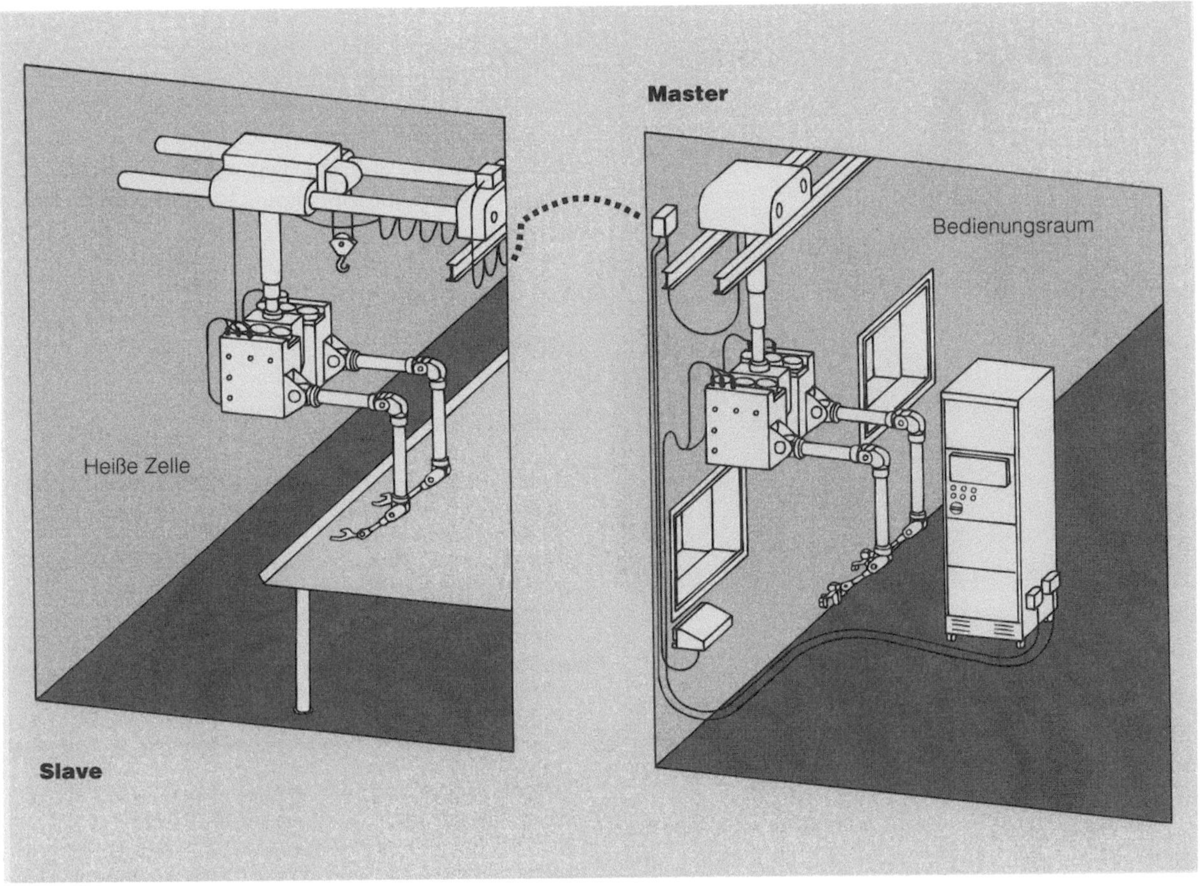

Abb. 27.10. Master-slave-Manipulator in einer Heißen Zelle mit Abschirmfenstern

ren sich darauf, die autonome Betriebsart zu unterstützen.

Anwendung in der endoskopischen Chirurgie

Die Instrumente, die gegenwärtig in der endoskopischen Chirurgie benutzt werden, entsprechen den Ferngreifern, die in der Kerntechnik in den frühen 50er Jahren eingesetzt wurden. Die operativen Manipulationen werden in einem gewissen Abstand zum Operationsfeld ausgeführt, das über einen Videoschirm betrachtet wird. Diese chirurgischen Instrumente haben allerdings nur eine eingeschränkte Beweglichkeit, und deshalb sind Nahttechniken schwierig, da der Winkel der Nadel, wenn sie vom Nadelhalter gefaßt ist, nicht einfach verändert werden kann (Abb. 27.9). Dieses Problem wäre gelöst und die Möglichkeit zur präzisen Führung der Nadel ge-

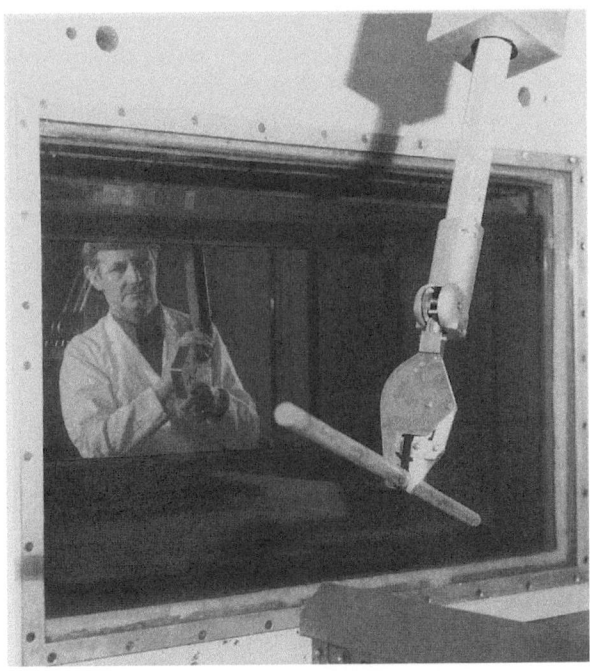

Abb. 27.11. Master-slave-Manipulator in einer Heißen Zelle

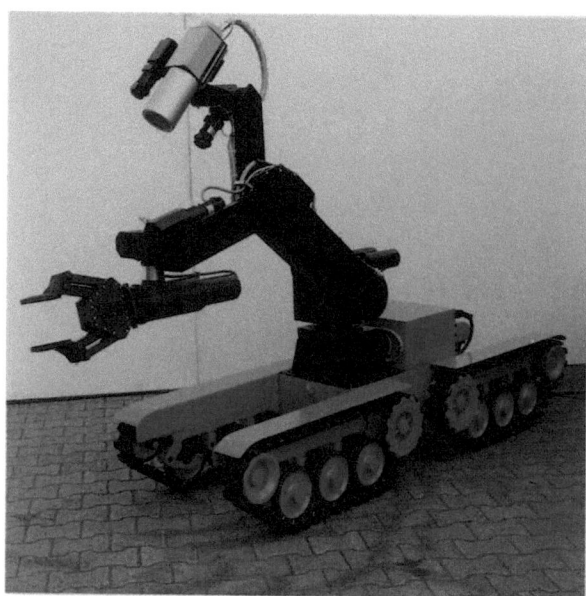

Abb. 27.12. Fahrzeug mit Kraftmanipulator

schaffen, wenn ein weiteres Gelenk in den „Fernnadelhalter" integriert würde. Im Prinzip würde diese Modifikation einem mechanischen Master-slave-Manipulator entsprechen.

Leistungsfähige Kraftmanipulatortechnologie wäre notwendig, um komplexe Manipulationen mit den notwendigen Freiheitsgraden, vergleichbar der menschlichen Hand, zu ermöglichen. Solche Systeme wären in der Lage, eine Nadel auf einer kompletten Kreisbahn zu führen.

Fortschrittliche Miniaturmanipulatoren (Abb. 27.9) werden die Steuerbarkeit von Instrumenten, eingebracht durch kleine Stichinzisionen, wesentlich erhöhen und damit auch den Anwendungsbereich und die Sicherheit in der endoskopischen Chirurgie.

Die gegenwärtige Forschung und Entwicklung in der *Mikrotechnologie* ist vielversprechend und die Aussicht ist günstig, daß Mikromechanik, Mikroaktoren, Mikroelektronik und Mikrosensoren zur Konstruktion von Mikrosystemen mit leistungsfähigen Eigenschaften führen werden wie zu Mikrofahrzeugen (Abb. 27.9), die mit Mikromanipulatoren, Sichtsystemen und Sensoren ausgerüstet sind.

Literatur

Formgedächtnislegierungen

Castleman LS, Motzkin SM, Alicandri FP, Bonawit V (1976) Biocompatibility of Nitinol alloy as an implant material. J Biomed Mater Res 10: 695–731

Cragg A, Lund G, Rysay J, Castaneda F, Castaneda-Zuniga W, Amplatz K (1983) Nonsurgical placement of arterial endoprosthesis: a new technique using Nitinol wire. Radiology 147: 261–263

Cuschieri A (1992) Variable curvature shape memory dissecting spatula for laparoscopic surgery. Surg Endosc (im Druck)

Duerig TW, Melton KN, Stockel D, Wayman CM (eds) (1990) Engineering aspects of shape memory alloys, vol 1. Butterworth, London

Otsuka K, Shimizu K (1986) Pseudoelasticity and shape memory effects in alloys. Int Metall Rev 31: 93–114

Schettler D, Baumgart F, Bensmann G, Haasters J (1987) Memory alloys – a new material used for implantation in orthopaedic surgery. Orthop Pract 1: 1–4

Diodenlaser

Byer RL (1988) Diode laser-pumped solid-state lasers. Science 239: 742–747

Streifer W, Scifres DR, Harnagel GL, Welch DF, Berger J, Sakamoto M (1988) Advances in diode-laser pumps. IEEE J Quantum Electron 24: 883–894

Sachverzeichnis

Arteria / Arteriae
A. appendicularis, anatomische Veränderungen 217
A. cystica 234
Abdomen, akutes 197
Aberdeen-Knoten 108, 316
Abszeß, perityphilytischer 218
Achalasie 152
  laparoskopische Kardiomyopathie (s. dort) 319 ff.
Achselhöhlenhyperhidrosis 121
Adenome, breitbasige 325
Adhäsiologie, laparoskopische 193 ff., 204 ff.
  allgemeine Grundregeln 206
  Komplikationen 206
Adhäsiolyse, Training 83
Aktivelektrode 54
Analglyphtechnik 362
Analogskalen 355
Anästhesie
  laparoskopische Chirurgie 199
    Antirefluxchirurgie, laparoskopische 302
    Cholezystektomie, laparoskopische 227ff., 253
    Drainage der Gallenblase, laparoskopische 260
    Kardiomyopathie, laparoskopische 319
    Leistenhernie 266
    TEM (transanale endoskopische Mikrochirurgie) 329
    Ulcus duodeni, perforiertes 293
  thorakoskopische Chirurgie 116
    Bullae der Lunge, thorakoskopische Ligatur und Resektion 146 ff.
    EMDÖ 162
    thorakoskopische Myotomie des Ösophagus 153
Anastomose, kollare 176
angewandte Verfahren 4
Angina pectoris 123
Antirefluxchirurgie, laparoskopische 300 ff.
  Dilatationsbehandlung 301
  Fundoplicatio (s. dort) 313 ff.
  Indikationen 301
  Kardiopexie 311
  klinische Ergebnisse 318
  Komplikationen 301
  Mobilisierung 308
  Lig. falciforme 306, 307
  Lig.-teres (s. auch dort) 300 ff., 318

Spülung des Peritoneums 313
Wundverschluß 313
Appendektomie, laparoskopische 209 ff.
  Alters- und Geschlechtsverteilung 221
  Appendixextraktor 217
  atypische Lage des Appendix 215
  beim hochstehenden Zäkum 215
  Drain 218
  Erweiterung zur Laparatomie 222
  klinische Ergebnisse 220
  Komplikationen 221
  Morbidität und Mortalität 222
  Operationsdauer 220
  Operationsmethoden 220
  operatives Vorgehen 210
  perforierte Appendizitis 219
  perityphlitischer Abszeß 218
  phlegmonös-gangränöse Appendizitis 218
  retrograde Abtragung des Appendix 216
  retrozäkal fixierter Appendix 216
  Stumpfversorgung 223
  Technik 212
  Training 83
Argon beamer 52
Argonlaser 63
Aspiration 25
Aspirationstest 185
Asthma bronchiale 122
Aszites 197
Ausbildung 70 ff.
austenitische Phase 363
Automatisierung operativer Abläufe 16
Azidose 24

Ballondilatation 319
Ballonkatheter, Absaugen der Gallenblase 261
BAO (basic acid output) 283
Bauchlage, thorakoskopische Chirurgie 127
Bauchraumeingriffe (s. auch laparoskopische Chirurgie) 180 ff.
Bauchschmerzen, chronische 197
Bauchverletzungen 198
Behinderung, Ausmaß 353
Bergebeuteltechnik, Gallensteine 241
Beschwerden, Beurteilung 353
Bewegung, Instrumente und Geräte, Freiheitsgrade der Bewegung 16
Bildübertragungssysteme, Entwicklung 5
binokulares System 362
Biopsie 202 ff.

Hot biopsy 346
Nadelbiopsie 202
Blasenkatheterisierung 190
Blitzgerät 23
Blutgerinnungsstörungen 199
Blutungen, starke, Maßnahmen 98
Bullae der Lunge, thorakoskopische Ligatur und Resektion 146 ff.
  klinische Ergebnisse 150
  Komplikationen, intraoperative 150
  postoperative Versorgung 150
Bürstenzytologie 203

Cardiaci-Ramikotomie 143
Catgut 101
CCD
  CCD-Chipkameratechnologie 360
  CCD-Chips 21
  3-CCD-Kamera 44, 360
Chipkamera 1/2″ (13 mm) 44
Chipligatur 98
Chirurgie
  chirurgische Grundtechniken 90 ff.
  endoluminale 5, 12
  laparoskopische (s. auch Laparoskopie) 1 ff., 11, 181 ff., 193 ff.
  MAS (minimal access surgery) 11
  MIC (minimal invasive Chirurgie) 11
  Mikrochirurgie, endoskopische 10
  offene (s. auch dort) 9ff.
  periviszeral endoskopische Dissektion 12
  Spezialgebiet der Chirurgie, neues 14
  thorakoskopische (s. auch Thorakoskopie) 4, 9 ff., 115 ff., 120 ff., 146 ff., 152ff.
Cholangiofiberskope 245
Cholangiographie 204
  Gallenblase 204
  Gallengangsystem 204
  Leber 204
  intrapoerative 235
  Training 87
  transhepatische 204
Choledochussteine 245
Cholestase 195
Cholezystektomie
  chemische 263
  laparoskopische 225 ff.
    Bergebeuteltechnik 241
    Cholangiographie, intraoperative 235
    Erweiterung zur Laparotomie 248
    Indikationen 226, 251
    klinische Ergebnisse 247, 257

Cholezystektomie
    Komplikationen 247, 248
    Lithotripsie, intrakorporale 238 ff.
    Mobilität und Schmerzen danach 357
    Mortalität 247
    Operationsschritte 231, 254
    Pneumoperitoneum 185
    postoperative Versorgung 242, 257
    technische Varianten 243 ff.
    Training 86
    Z-Technik 232
Cholezystitis, endoskopische Behandlung 258 ff.
    akute obstruktive steinbedingte 258
    akute steinlose 259
    Drainage, perkutane, entzündete Gallenblase 260 ff.
    emphyseatöse 260
    Instrumente zum Leersaugen der entzündeten Gallenblase 259
    konservative Behandlung 262
    Operationstechnik 260
    postoperative Versorgung 262
Cholezystoskop 252, 253
Cholezystostomie 262
Clip 36 ff., 108 ff.
    Endoclip 108
    magazinierter Clipapplikator 38
    Stapler / Staplersysteme (s. auch dort) 36 ff.
    - und Knotenersatz 108 ff.
Clipzange 254
CO_2-Gasembolien 189
CO_2-Insufflation
    laparoskopische Chirurgie 207
    thorakoskopische Chirurgie 118
CO_2-Laser 60, 62
Corpus oesophagi 152, 156

Daten, harte 354
Deckenampel, Monitor 43, 69
Definition und Sprektrum, endoskopische Chirurgie 9 ff.
Dilatationsbehandlung / Dilatationssysteme 24, 26
    Antirefluxchirurgie, laparoskopische 301
    Dehnung, mechanische 24
Disability 354
Discomfort 354
Disk-Rekorder 47
Dissatisfaction 355
Dokumentation 45 ff.
Dor, Semifundoplicatio 276
Drain / Drainage
    der Gallenblase, akute Cholezystitis 258 ff.
    laparoskopische Appendektomie 218
Druck / Drücke 25
    Maximaldruck 25
Ductus cysticus 233, 234
Dundee-Knoten 106

ED-Beta 46
Edelstähle 37
Edinburg-Schutzstab (Wilson) 88
EHT (Elektrohydrothermosation) 57
    EHT-Präparation 58

EHT-Nadelelektrode 58
EHT-Zange 58
Einführungskurs 71, 72
    endoskopische Chirurgie 71
    TEM (transanale endoskopische Mikrochirurgie) 72
Einmalsysteme, Trokare und Trokarhülsen 29, 182, 183
Einstich-Techniken (s. Zugang)
Elektrohydrothermosation (EHT) 57
Elektrokauter 49 ff.
    bipolarer 2, 191
    HF-(Hochfrequenz)-Chirurgie (s. auch dort) 52 ff.
    monopolarer 190
    NF-(Niederfrequenz)-Chirurgie 125
Elektrokoagulation, endoskopische 2, 96
EMDÖ (endoskopisch-mikrochirurgische Dissektion des Ösophagus) 12, 115, 162 ff.
    klinische Ergebnisse 177
    Kombinationssauger 166
    Operationsmedistinoskop 165
    Operationsschritte 168 ff.
    periösophageale Präparation 169
    postoperative Versorgung 177
    Ventilationsprobleme 163
Empyembehandlung 151
Endo-Retraktor 91, 308
Endoclip 108
Endokoagulation (Heater probe) 97
Endokoagulator 51
Endoligatur, vorgeknotete 100
endoluminale Chirurgie 5, 12
    Rektumchirugie (s. auch TEM) 325 ff.
Endoskope / Optiken
    flexible und semiflexible 20, 154
    starre monokulare 18, 19
    stereoskopische 19, 360
Endpunktvariable 354
Entwicklungen, künftige 13
Erbium-YAG-Laser 59
Ergonomie, Instrumente und Geräte 15
Erythrodermiesyndrom 121
ESWL (extrakoporale Stoßwellenlithotripsie) 251 ff.
    Indikationen 251
Eximer-Laser 59
Exzisionen, Rektum 338 ff.

Fächerretraktion 90
Farbstofflaser, gepulster 253
Fasern
    faseroptische Laser 63
    Gradientenfasern 21
    Silikatfasern 21
    Stufenfasern 21, 22
Faßinstrumente (s. Greif- und Faßinstrumente) 31, 33, 36, 125, 202, 369
Feinnadelaspirationszytologie 203
Fernhantierungstechnologie, Entwicklung 369, 370
Festkörperdiodenlaser 367
Fibrinkleber 298
First Assistant 30
flexible und semiflexible
    Endoskope / Optiken 20

Endoskopie, thorakoskopische Chirurgie 119
Flowraten 24
Flüssigkristall-Lichtleiter 22
Forced-Koagulation 96
Formgedächtnisinstrumente 363
    Spannungs-Dehnungsdiagramm 365
Formgedächtnislegierungen 38
Fragebogen, Bewertung 356
Frame grabber board 46
Fundoplicatio
    komplette 315
    partielle, nach Toupet 313 ff.
        operatives Vorgehen 313
        postoperative Behandlung 315
    vollendete 317

Gallenblasenextraktion (s. Cholezystektomie, laparoskopische) 225 ff.
Gallenblaseninhalt, Absaugen 261
Gallensteinentfernung, laparoskopische (s. auch ESWL) 251 ff.
Galvanokauter 51
Gas-bloat-Syndrom 300
Gasembolien
    CO_2- 189
    Laparoskopie 207
Gasinsufflationskombinationsgerät 331
gastroösophageale Refluxkrankheit (s. auch Antirefluxchirurgie, laparoskopische) 300 ff.
Gedächtnisstahl 315
Geschicklichkeit, manuelle 70
Gliederzwischenoptik 125
Gradientenfasern 21
Greif- und Faßinstrumente 31, 33, 36, 125, 202
    bipolare Zangen 125
    EHT-Zange 58
    Faßzange, gelenkfreie 31
    Ferngreifer 369
    Koagulationszange, bipolare 31, 36
    Zangen für Probeexzision 202
Grundausrüstungen, endoskopische Operationen 5

Haken
    Hakenschere 33
    HF-Präparierhaken 31
Haltesysteme 29, 190
    Anforderungen 30
    pneumatischer Laparoskophalter 320
Hämostase 96
    thorakoskopische Chirurgie 119
    Vagotomie, trunkuläre 284
harte Daten 354
Hasson-Trokar 27, 185, 187
Heater probe (s. auch Endokoagulation) 51, 97
Hegar-Dilatator 201
Helium 24
Herniastat 266
Hernie (s. Leistenhernie) 264 ff.
HF (Hochfrequenz)
    Elektrokauter 52 ff.
    HF-Chirurgie 52 ff., 190 ff.
        bipolare 56
    HF-Elektroden 56

HF-Koagulation 54 ff.
HF-Präparierhaken 31, 94
HF-Schnitt 54
HF-Tomie 56
monopolare Technik 52, 53
Hi8 46
Hilfsgeräte 67ff.
 Anordnung 69
 Überwachung und Steuerung 69
His-Winkel 312
historische Aspekte 1 ff.
Hochdruckwasserstrahl 39
Hochfrequenz (s. HF)
Hochgeschwindigkeitsshuter 363
Holmium-YAG-Laser 59
Hopkins 2
Hot biopsy (s. auch Biopsie) 346
Hydrops 259
Hyperämie 49
Hyperhidrosis 120 ff.
 Achselhöhlen 121

Implantation von Fremdmaterialien, Leistenhernien 270
Index
 Index Medicus 351
 Index von Spitzer 354
Instrumente und Technologie 15 ff., 31 ff.
 Adhäsiologie, laparoskopische 204 ff.
 Anforderungen 15 ff.
 Antirefluxchirurgie, laparoskopische 302
 Appendektomie, laparoskopische 210
 chirurgische Instrumente 31 ff., 67
 Bullae der Lunge, thorakoskopische Ligatur und Resektion 146 ff.
 Cholezystektomie, laparoskopische 230, 253
 Cholezystitis 259
 EHT-Instrumente 58
 EMDÖ 164 ff., 168
 Fernhantierungstechnologie, Entwicklung 369
 Formgedächtnisinstrumente 363
 Greif- und Faßinstrumente 31, 33, 36, 125, 369
 Hilfsgeräte 67
 Instrumentenhalter (s. auch Haltesysteme) 29 ff., 190, 320
 Knotenschieber, ringförmig 104
 Kombinationsinstrumente 16, 35, 89
 Krokodilklemme 240
 Leistenhernie 266
 Mediastinoskop 176
 Messroghli-Instrumente 32
 Minilaparoskopie 193 ff.
 Nadelhalter 35
 Nahtinstrumente 110
 nasogastrische Sonde 157
 ösophageale Motilitätsstörungen, thorakoskopische Myotomie 154
 Operationsmediastinoskop 165
 Präparationsinstrumente 33
 Rundgriffinstrumente 33
 Saug-/Spül-Kombinationsinstrumente 26, 126, 166, 261
 Schneidinstrumente 33

TEM (transanale endoskopische Mikrochirurgie) 331 ff.
 thorakoskopische Chirurgie 115 ff., 124 ff.
 Thoraxdrainage 119, 157, 159
 Ulcus duodeni, perforiertes 293
 Vagotomie, laparoskopische 284
 Zangen (s. Greif- und Faßinstrumente) 31, 33, 36, 125
Insufflationsgeräte 24
Insufflationsmenge 25
Intensivkurs, TEM (transanale endoskopische Mikrochirurgie) 72
Invasivität 351
Inzisionen, thorakoskopische Chirurgie 127
Irrigation 25
Isolationen 32

JSL-(jamming slip loop)-Knoten 106

Kabelverbindungen, Befestigung 69
Kaltlichtquellen 22
Kameras (s. auch Photographie) 43 ff.
 3-CCD-Kamera 44, 360
 Chipkamera 1/2" 44
 Training und praktische Unterweisung 83
Kanüle nach Mayo-Oschner 261
Karbonisation 49
kardiale Komplikationen, Laparoskopie 207
Kardiomyotomie, laparoskopische, Achalasie 319 ff.
 Hiatusdarstellung 321
 Indikationen 319
 klinische Ergebnisse 323
 Ösophagus 157
 postoperative Versorgung 323
 operatives Vorgehen 320
kardiorespiratorische Störungen 199
Karzinome, Rektum, TEM 325
 Low-risk-Karzinome 325
Klammergeräte 37, 111
Klammernaht 16
Klappenventil 28
Knoten 98 ff.
 Aberdeen-Knoten 108, 316
 Clips und Knotenersatz 108 ff.
 Dundee-Knoten 106
 extrakorporaler chirurgischer Knoten 104
 intrakorporale Knoten 105
 JSL-(jamming slip loop)-Knoten 106
 PDS-Knoten, extrakorporaler 101
 Roeder-Knoten, extrakorporaler 100, 215, 219
 Schiebeknoten, extrakorporale 98
 Standardknotentechnik, Mikrochirurgie 105
Koagulation
 EHT-Koagulation 57
 Elektrokauter (s. auch dort) 2, 49 ff., 125
 zur bipolaren Koagulation 34
 zur monopolaren Koagulation 34
 Elektrokoagulation, endoskopische 2, 96

Endokoagulation (s. auch dort) 51, 97
 Forced-Koagulation 96
 Galvanokoagulator 51
 HF-Koagulation 54
 Koagulationsspitze, bipolare 31
 Koagulationszange, bipolare 31, 36
 Photokoagulation 98
 Softkoagulation 96
 Spraykoagulation 54, 55
 Thermokoagulation 49 ff.
 Thermokoagulator 51
 Tiefe der Koagulation 51
Kollagenspray 285
kollare Anastomose 176
Kombinationsinstrumente 16, 35, 89
Kombinationssauger, EMDÖ 166
Kontaktspitzen, Laser 59
körperliche Aktivität 356
Korrekturlinsen 2, 18
 neues (Olympus, Winter & Ibe) 18
Kraftmanipulatoren 369
Kreislaufkollaps, Pneumoperitoneum 188
Krokodilklemme 240
KTP-Laser 63
Kugelventil 28
Kursablauf 72

Lagerung des Patienten 116, 146 ff., 163, 229, 260, 266, 302, 320
 Antirefluxchirurgie, laparoskopische 302
 Appendektomie, laparoskopische 210
 Bauchlage 127
 Bullae der Lunge, thorakoskopische Ligatur und Resektion 146 ff.
 Cholezystektomie, laparoskopische 229
 Drainage der Gallenblase, laparoskopische 260
 EMDÖ 163
 Kardiomyopathie, laparoskopische 319
 Leistenhernie 266
 TEM (transanale endoskopische Mikrochirurgie) 329
 thorakoskopische Myotomie des Ösophagus 153
 Ulcus duodeni, perforiertes 293
 Vagotomie, laparoskopische 283
Laparoskopie / laparoskopische Chirurgie 1 ff., 11, 181 ff., 193 ff.
 Adhäsiologie, laparoskopische 193 ff., 204 ff.
 Allgemeinchirurgie 3
 allgemeine Grundlagen 181 ff.
 Anatomie 182
 Antirefluxchirurgie, laparoskopische 300 ff.
 Appendektomie, laparoskopische 209 ff.
 Bewegung, Freiheitsgrade bei der Präparation 182
 Cholezystektomie, laparoskopische (s. dort) 225 ff.
 diagnostische 193 ff., 202 ff.
 Drainage der Gallenblase, laparoskopische 260
 Einrichtung des Operationssaales 67 ff.
 Einstichstellen 191
 Entwicklung 3

Laparoskopie / laparoskopische Chirurgie
  Gallensteinentfernung, laparoskopische 251 ff.
  Gastroenterologie 3
  Indikationen 195
  Komplikationen 206 ff.
  Kontraindikationen 198
  Laser 62 ff.
  Leistenhernie 264 ff.
  Lernprogramm 79 ff.
  Minilaparoskopie 193
  Morbidität und Mortalität 206
  Naht, laparoskopische 109 ff.
  Patienten mit hohem Risiko 198
  Probleme 181
  Vagotomie, laparoskopische 272 ff., 282 ff.
Laparoskopwärmer 190
Laser 59ff., 244
  Argon-Laser 63
  CO_2-Laser 60, 62
  Erbium-YAG-Laser 59
  Eximer-Laser 59
  Farbstofflaser, gepulster 253
  faseroptische Laser 63
  Festkörperdiodenlaser 367, 368
  Holmium-YAG-Laser 59
  KTP-Laser 63
  laparoskopische Chirurgie 62 ff.
  Laserpräparation 95
  Nd-(Nedoym)-YAG-Laser 61, 64, 65, 244
  Laserdiole, Single-strip-GaAlAs 368
  Nichtkontaktverfahren 59
  Übertragungssysteme für Laserstrahlung 60
  Vergleich verschiedener Verfahren 65, 66
  Wellenlänge 62
Lebensqualität 351 ff.
Leber
  Erkrankungen 195
  Metastasen 196
  Tumoren 196
Legierung
  Formgedächtnislegierungen 38
  superelastische Eigenschaft 39
Leistenhernie, laparoskopische Operation 264 ff.
  direkte Hernie 269
  Implantation von Fremdmaterialien 270
  Indikationen 265
  indirekte Hernie 268
  Instrumente 266
  klinische Ergebnisse 268
  operatives Vorgehen 266
  postoperatives Vorgehen 267
Lernprogramme (s. auch Training) 70 ff.
Leyla-Retraktor 29, 30
Lichtquellen 22 ff. 42
  automatische Lichtregelung 42
  Flüssig-Kristall-Lichtleiter 22
  Kaltlichtquellen 22
Lichtreflexion 15
Ligamentum (Lig.)
  Lig. falciforme 306, 307
  Lig.-teres 300 ff.
    Anatomie der Gefäße 306

Kardiopexie 303, 311, 318
Mobilisierung 305
Umschlingung 300
Ligaturen
  Appendektomie, laparoskopische 215
  Bullae (s. auch dort) 146 ff.
  Chipligatur 98
  vor Durchtrennung des Gefäßes 98
  Endoligatur, vorgeknotete 100
Likert, 10-Punkte-Skala 356, 357
Linsen (s. auch Optik)
  Korrekturlinsensystem (s. auch dort) 2, 18
  Stablinsensystem (s. auch dort) 2, 18, 42
  Zoomlinse 41
Lithotripsie
  intrakorporale 238 ff.
  Stoßwellenlithotripsie, extrakorporale (s. ESWL) 251
Lithotripter 230
  elektrohydraulischer 253
  Ultraschallithotripter 253

Magenentleerung 282
  Störung 280
Manipulatoren 369
  Kraftmanipulatoren 369
  Master-Slave-Manipulator 370, 371
  Miniaturmanipulatoren 372
  Paralellmanipulatoren, mechanische 369
  Servo-master-slave-Manipulatoren 369
manuelle Geschicklichkeit 70
manuelles Training 73
martensitische Phase 363
Martin-Arm 29, 333
MAS (minimal access surgery) 11
Mason, Stadieneinteilung, TEM 326
Master-Slave-Manipulator 370, 371
Maulteil
  beidseitig öffnendes 31
  einseitig öffnendes 31
Maximaldruck 25
Mayo-Oschner-Kanüle 261
Mediastinalemphysem, Laparoskopie 207
Mediastinoskop 176
mesenteriale Ischämie 198
Mesh 269
Messroghli-Instrumente 32
Metallrektoskop 78
MIC (minimal invasive Chirurgie) 11
Mikrochirurgie, endoskopische 10
  Standardknotentechnik 105
  transanale endoskopische Mikrochirurgie (s. TEM) 72 ff., 325 ff.
Miniaturmanipulatoren 372
Minilaparoskopie 193
Mobilität und Schmerzen nach laparoskopische Cholezystektomie 357
Monitore / Monitoring 41 ff.
  Dual-Monitor-System 362
  laparoskopische Chirurgie 211, 229, 243
  Plazierung / Position 41, 43, 67, 69
  thorakoskopische Chirurgie 116
Morbidität
  laparoskopische Chirurgie 206, 222
  respiratorische 292

Mortalität, laparoskopische Chirurgie 206, 222, 247
Motilitätsstörungen des Ösophagus (s. auch dort) 152 ff.
Mukosektomie 337
Mukozele 259
Myotomie 323
  Kardiomyotomie (s. auch Kardiomyopathie) 319 ff.
  des Ösophagus 156 ff.

Nervus / Nervi
  N. cutaneus femoris lateralis 268
  N. Latarjet 283
  N. splanchnicus 136
  N. vagus 273
Nachteile und Grenzen
  endoskopische Chirurgie 12
  offene Chirurgie 9 ff.
  Trokare und Trokarhülsen 29
Nadel
  EHT-Nadelelektrode 58
  Feinnadelaspirationszytologie 203
  Nadelbiopsie 202
  Nadelhalter 35
  Skinadeln 110
  Veress-Nadel 24, 184
Naht / Nahttechnik
  Klammernaht 16
  laparoskopische Chirurgie 109 ff.
  Nahtmaterial 110
  Skinadeln 110
  Nahtheilungsstörungen, TEM 345
  thorakoskopische Chirurgie 119
nasogastrische Sonde 157
Nd-(Nedoym)-YAG-Laser 61, 64, 65, 244
Nekrose 49
Netzlappen, perforiertes Ulcus duodeni 295
NF (Niederfrequenz) Elektrokauter 125
Nichtkontaktverfahren, Laser 59
Nickel-Titan-Verbindungen 38, 366
Niederfrequenz (s. NF)
Notfälle 197
Nußknackerösophagus 152

offene Chirurgie, Nachteile 9 ff.
Omentum-plug-Technik 296
Onlaypatch 296
Operationscholezystoskop 254
Operationsmedistinoskop, EMDÖ 165
Operationsrektoskop 332
Operationssaal
  Anforderungen 67
  Einrichtung für die endoskopische Chirurgie 67 ff.
Operationstechnik, thorakoskopische Chirurgie 128 ff.
Operationsthorakoskop 115
  erstes gasdichtes 124
Optiken / optische Systeme 18 ff.
  Anforderungen 21
  Gliederzwischenoptik 125
  starre monokulare 18, 19
  stereoskopische 19, 333
  Winkeloptik (Schrägeinblickoptik) 124
Ösophagektomie, periviszerale endoskopische (s. auch EMDÖ) 12, 115, 162 ff.

Ösophagus, Motilitätsstörungen 152 ff.
 Achalasie 152, 319 ff.
 Corpus oesophagi-Bereich 152, 156
 Einstichstellen der Trokare 154
 endoskopisch-mikrochirurgische Dissektion des Ösophagus (s. auch EMDÖ) 12, 115, 162 ff.
 intrathrorakaler Druck 155
 klinische Ergebnisse 159
 Myotomie des Ösophagus 156 ff.
 Nußknackerösophagus 152
 postoperative Versorgung 158
 Operationsschritte 155 ff.
 Ösophagusspasmen, diffuse 152
 thorakoskopische Myotomie 152 ff.
 Thoraxdrainage 157, 159
Ösophagusperforation, laparoskopische Vagotomie 280
Outcomevariable 354

Pankreas, laparoskopische Untersuchung 201
PAO (peak acid output) 283
Paralellmanipulatoren, mechanische 369
PDS-Knoten, extrakorporaler 101
Pelvi-Trainer 80, 81
Perikardektomie 151
Peritoneallavage 203, 297
perityphylitischer Abszeß 218
periviszeral endoskopische Dissektion (s. auch EMDÖ) 12, 115
Pes anserinus, Seromyotomie 287, 288
Phantom 71
Photoablation 59
Photographie (s. auch Kameras) 45
 3,5-mm- 45
Photokoagulation 98
Photoübertragung 41 ff.
Pixel 44
Pleurafenster 130
Pleurektomie, parietale 149 ff.
Pneumoperitoneum, Anlegen 184, 231
 Kreislaufkollaps 188
 Verwachsungsbauch 185
Pneumothorax 207
 Spontanpneumothorax, rezidivierender 146 ff.
Präparation 90 ff.
 HF-Präparierhaken 31, 94
 Mikroskalpell-Präparation 95
 periösophageale 169 ff.
 scharfe 93
 stumpfe 93
 Techniken 91 ff.
 thorakoskopische Chirurgie 119
Präparationsaufgaben 78
Präparationsinstrumente 33
Präparierhaken, HF- 31
Projektion, sequentielle 363
Punktionskanüle 254
 mit Dilatationsballon 254

Quality of Life (QL) 351 ff.
Quality-Adjusted Life Years (QUALYs) 352ff.

Ramikotomie, Cardiaci- 143
Recorder

Disk-Recorder 47
 VHS-Rekorder 42
Refluxkrankheit, gastroösophageale (s. auch Antirefluxchirurgie, laparoskopische) 300 ff.
Rektopexie, transanale endoskopische (TER) 326, 343
Rektoskopie 326
 Metallrektoskop 78
 Operationsrektoskop 332
Rektumchirurgie, endoluminale (s. auch TEM) 325 ff.
Rektumtumoren 325
 endoluminaler Ultraschall des Rektums 328
 endoskopische Klassifizierung 327
 respiratorische Morbidität 292
Retraktion, endoskopische 366
 Endo-Retraktor 91, 308, 367
 Retraktionszügel 367
 Stab- und Fächerretraktion 90
Robotrac 29
Roeder-Knoten, extrakorporaler 100, 215, 219
Rollenpumpe 332
Ramus (Rr.)
 Rr. bronchiales 138 ff.
 Rr. communicantes 130 ff.
Rundgriffinstrumente 33

S-VHS 46
Samenstrang 266
Saug-/Spül-Kombinationsinstrumente 26, 126, 166, 261
 Saugrohre 34
 Saugtrokar 261
Scheren
 gekrümmte 33
 gerade 33
 Hakenschere 33
Schiebeknoten, extrakorporale 98
Schlauch- und Kabelverbindungen, Befestigung 69
Schmerzen
 und Mobilität nach laparoskopische Cholezystektomie 357
 postoperative 9
 Schmerzsyndrom 122
Schneidinstrumente (s. auch Scheren) 33
Schrägeinblickoptik 124
Schutzstab (Wilson, Edinburgh) 88
Schweißtest 133
semiflexible Endoskope / Optiken 20
Semifundoplicatio nach Dor 276
Semm-Pelvi-Trainer 80, 81
Seromyotomie, anteriore 287 ff.
 klinische Ergebnisse 290
 Pes anseinus 287, 288
 postoperative Behandlung 290
Servo-master-slave-Manipulatoren 369
Sheath drag 184
Sicherheitsabstand 336
Silberclip 335
Silikatfasern 21
Skinadeln 110
Soft-Koagulation 96
Spannungs-Dehnungsdiagramm, Formgedächtnislegierung 365

Spezialgebiet der Chirurgie, neues 14
Spitzer, Index von Spitzer 354
Splanchnikotomien 135 ff.
Spontanpneumothorax, rezidivierender 146 ff.
Spraykoagulation 54, 55
Spülflüssigkeit 26
Spülinstrumente, Saug-/Spül-Kombinationsinstrumente 26
SPV (selektiv proximale Vagotomie) 272, 275
Stab- und Fächerretraktion 90
Stablinsensystem 2, 18
 nach Hopkins 18
Stablinsenoptik 42
Stadieneinteilung nach Mason, TEM 326
Stapler / Staplersysteme 36 ff.
 Endo-GIA-Stapler 38
starre monokulare Endoskope / Optiken 18, 19
Steinzertrümmerung durch Ultraschall 239
Stenosierung, TEM 345
stereoskopische Endoskope / Optiken 19
Sterilisierbarkeit, Instrumente und Geräte 15
Still Video Printer 47
Stoffwechselreaktion 9
Strahlendurchlässigkeit, Instrumente und Geräte 15
Stripping (Zupftechnik) 95
Stufenfasern 21, 22
Superelastizität 364
Surgineedle 231
Sympathektomie, thorakoskopische 120 ff.
Sympathikotomien 130 ff.
 interganglionäre 134
Sympathikusanatomie 128
Systeme, gegenwärtig verfügbare 18 ff.

Technologie (s. auch Instrumente) 15 ff.
 chirurgische Grundtechniken 91 ff.
 Präparation 91 ff.
 Fernhantierungstechnologie, Entwicklung 369
 Hilfstechniken 17, 49 ff., 202 ff.
 Omentum-plug-Technik 296
 Tru-Cut-Technik 202
 Z-Technik 186, 232
TEM (transanale endoskopische Mikrochirurgie) 72, 325 ff.
 Exzisionen, rektale 338 ff.
 Segmentexzision 338
 Teilwandexzision 338
 Vollwandexzision 338
 Indikationen 325
 klinische Ergebnisse 344
 Komplikationen 345
 Mukosektomie 337
 Operationsschritte 336
 Positionsnähte 340
 postoperative Überwachung 343
 Sicherheitsabstand 336
 Stadieneinteilung nach Mason 326
 steroskopische Optik 333
 Teilwandexzision 338

TEM (transanale endoskopische Mikrochirurgie
  Training 72
  Vollwandexzision 338
  Vorbereitung 329
temperaturabhängige Reaktionen, biologisches Gewebe 49
TER (transanale endoskopische Rektopexie) 326, 343
Terminologie 10
Tests
  Schweißtest 133
  Sondierungstest 187
thermische Verfahren 50 ff.
Thermokauter 51
Thermokoagulation 49 ff.
Thorakoskop 115, 124
Thorakoskopie / thorakoskopische Chirurgie 4, 9 ff., 115 ff., 120 ff., 146 ff., 152 ff.
  Anästhesie (s. auch dort) 116, 146, 153, 162
  allgemeine Grundlagen 115 ff.
  Bullae der Lunge (s. auch dort) 146 ff.
  CO_2-Insufflation 118
  flexible Endoskopie 119
  Geräte 126 ff.
  Hämostase 119
  Hyperhidrosis (s. auch dort) 120 ff.
  Instrumente 115 ff., 124
  Inzisionen 127
  Lagerung des Patienten (s. auch dort) 116, 127, 146 ff., 153, 163
  Monitoring 116
  Myotomie, thorakoskopische, Ösophagus 153
  Nahttechnik 119
  ösophageale Motilitätsstörungen (s. auch Ösophagus) 152 ff.
  Operationstechnik 128 ff.
  Pleurektomie, parietale 146 ff.
  Präparation 119
  Sympathektomie, thorakoskopische 120 ff.
  Vagotomie, thorakoskopische 120 ff.
    trunkuläre 278
  Zugänge (s. auch dort) 115 ff.
Thoraxdrainage 119, 157, 159
Tierversuche 71
Titan 37
Titan-Nickel-Verbindungen 38, 366
Toupet, partielle Fundoplicatio nach Toupet (s. auch Fundoplicatio) 313 ff.
Training 70 ff.
  Adhäsiolyse 83
  Appendektomie 86
  Cholangiographie 87
  Cholezystektomie 86
  endoskopische Chirurgie 70 ff.
  laparoskopische Eingriffe 79 ff.
  manuelles 73 ff.
  Operationsteam 83
  Semm-Pelvi-Trainer 80, 81
  TEM (transanale endoskopische Mikrochirurgie) 72 ff.
  Tübinger Trainer (Phantom) 80, 82
  Videotechnik 83

transhepatische Cholangiographie 204
Trokare und Trokarhülsen 26 ff., 182
  Anforderungen 28
  Einmal vs. wiederverwendbare Systeme 182
  Einmalsysteme 29, 183
  Hasson-Trokar 27, 185, 187
  Positionierung, Mehrstichzugang
    laparoskopische Chirurgie 274, 305
    thorakoskopische Chirurgie 116
  Saugtrokar 261
  Training / praktische Übungen 80
  Vor- und Nachteile 29
Trompetenventile 26
Tru-Cut-Technik 202
Trunci-abdominales-Vagotomie 140 ff.
trunkuläre Vagotomie (s. auch dort) 272, 277, 282 ff.
TTL-Automatik 23
Tübinger Trainer (Phantom) 80 ff.
Tupferpräparation 92

U-Matik 46
Ulcus duodeni 283
  perforierter, laparoskopische Behandlung 292 ff.
    Indikationen 292
    laparoskopischer Notfalleingriff 292
    Nahttechniken 295
    Operationsschritte 293
    Perforationsbeurteilung 294
    Perneoneallavage 297
    postoperative Versorgung 298
    Verschluß der Perforation 295
    zukünftige Entwicklungen 298
Ulcus pepticum 123
Ultraschall / Ultraschalluntersuchung
  Rektum, endoluminaler Ultraschall 328
  Steinzertrümmerung durch Ultraschall (s. auch Lithotripsie) 239
  Tastsonden 13
Ultraschallithotripter 253
Ultraschallpräparation 95
Unzufriedenheit 355
Uretenkatheter 235

Vagotomie
  laparoskopische 139 ff., 272 ff.
    Anatomie 272
    Hämostase 284
    Indikationen 283
    klinische Ergebnisse 280, 290
    Komplikationen 280
    Mischformen 278
    Operationstechnik 274, 283 ff.
    postoperative Behandlung 279, 290
    selektive 278
    Seromyotomie, anteriore (s. dort) 287 ff.
    SPV (selektiv proximale Vagotomie) 272, 275
    Trunci-abdominales-Vagotomie 140 ff.
  trunkuläre Vagotomie 272, 277, 282 ff.
    komplette 277

    posteriore, anteriore Seromyotomie 282 ff.
    thorakoskopische tunkuläre 278
    thorakoskopische 120 ff.
Vagusanatomie 138 ff.
Ventilationsprobleme, EMDÖ 163
Ventile
  Klappenventil 28
  Kugelventil 28
  Trompetenventile 26, 28
  Zylinderventile 26
Veress-Nadel 24, 184
Verfahren, angewandte 4
Verletzungen beim Ersteinstich, Laparoskopie 207
Versuchstiere 71
Verwachsungsbauch 185 ff.
  Pneumoperitoneum 185
  Trokarhülse 186
VHS-Rekorder 42
  ED-Beta 46
  Hi8 46
  S-VHS 46
Video 46 ff.
  3-D-Videosystem 360
  Format 46
  Recorder (s. auch dort) 46, 47
  Still Video Printer 47
  Training / praktische Übungen 83
  U-Matic 46
  Übertragung 41 ff.

Wärme, therapeutische 49 ff.
Wärmeformgedächtnis 363
Wasserstrahltechnik 95
Wedgeresektionen der Lunge 148
Weißabgleich, Videobildübertragung 41
Wellenlänge, Laser 62
Wilson-Schutzstab (Edinburgh) 88
Winkeloptik 124
Wundkomplikationen, Laparoskopie 207

Z-Technik 186
  Sondierungstest 187
Zangen (s. Greif- und Faßinstrumente) 31, 33, 36, 125, 202
Zielkriterien 351 ff.
Zoomlinse 41
Zugänge
  laparoskopische Chirurgie 200
    infragastrischer Zugang 200
    supragastrischer Zugang 200
  thorakoskopische Chirurgie 115 ff.
    Ein-Einstich-Technik 115
    Mehrstichzugang, Positionierung der Trokarhülsen 116
    Primäreinstich 117
    Zugang über das Mediastinum 115
Zukunftstechnologien, endoskopische Chirurgie 360 ff.
Zupftechnik (Stripping) 95
Zwerchfellplastik 315
Zylinderventile 26
Zytologie 203 ff.
  Bürstenzytologie 203
  Feinnadelaspirationszytologie 203

If you have any concerns about our products,
you can contact us on
ProductSafety@springernature.com

In case Publisher is established outside the EU,
the EU authorized representative is:
**Springer Nature Customer Service Center GmbH
Europaplatz 3, 69115 Heidelberg, Germany**

Printed by Libri Plureos GmbH
in Hamburg, Germany